实用孕产妇处方集

主　编　严鹏科　陈敦金　郑志华

副主编　黄汉辉　谭湘萍　梅峥嵘

编　委（以姓氏拼音为序）

常　宏	常惠礼	陈　杰	陈敦金	陈文瑛
陈晞明	郭惠娟	郭洁文	何艳玲	何志晖
侯红瑛	黄汉辉	黄素然	黄泳华	李瑞满
廖景光	林卓慧	刘春霞	梅峥嵘	丘峻朝
石　琨	谭湘萍	王志坚	吴良芝	伍俊妍
肖大立	严鹏科	杨　威	杨小红	于红宇
郑志华	钟　超	周晓宁		

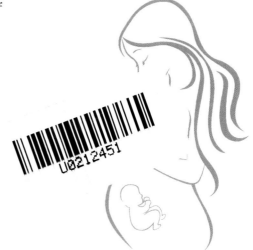

人民卫生出版社

·北京·

图书在版编目（CIP）数据

实用孕产妇处方集 / 严鹏科，陈敦金，郑志华主编
. —北京：人民卫生出版社，2021.3
ISBN 978-7-117-30592-1

Ⅰ.①实… Ⅱ.①严… ②陈… ③郑… Ⅲ.①孕妇-
处方-汇编②产妇-处方-汇编 Ⅳ.①R71

中国版本图书馆 CIP 数据核字（2020）第 196702 号

人卫智网	www.ipmph.com	医学教育、学术、考试、健康， 购书智慧智能综合服务平台
人卫官网	www.pmph.com	人卫官方资讯发布平台

实用孕产妇处方集
Shiyong Yunchanfu Chufangji

主　　编：严鹏科　陈敦金　郑志华
出版发行：人民卫生出版社（中继线 010-59780011）
地　　址：北京市朝阳区潘家园南里 19 号
邮　　编：100021
E - mail：pmph @ pmph.com
购书热线：010-59787592　010-59787584　010-65264830
印　　刷：三河市尚艺印装有限公司
经　　销：新华书店
开　　本：710×1000　1/16　　印张：47　　插页：4
字　　数：869 千字
版　　次：2021 年 3 月第 1 版
印　　次：2021 年 3 月第 1 次印刷
标准书号：ISBN 978-7-117-30592-1
定　　价：128.00 元

打击盗版举报电话：010-59787491　E-mail：WQ @ pmph.com
质量问题联系电话：010-59787234　E-mail：zhiliang @ pmph.com

执笔人 （以姓氏拼音为序）

蔡 云	常 宏	常惠礼	陈 杰	陈敦金	陈美君
陈文瑛	陈晞明	戴素娟	邓惠容	关秉恩	郭惠娟
郭洁文	何艳玲	何知广	何志晖	侯红瑛	黄 宏
黄汉辉	黄素然	黄泳华	简晓顺	蒋绍艳	李瑞满
李振华	梁 颖	廖景光	林广庆	林卓慧	刘春霞
卢永铭	卢泳妍	梅峥嵘	祈俊华	丘峻朝	施胜英
石 琨	谭湘萍	王 颖	王丽莉	王志坚	邬 贤
吴凯珊	吴良芝	伍俊妍	冼诗瑶	肖大立	许 俊
严鹏科	杨 威	杨小红	于红宇	袁中文	郑晓霞
郑志华	钟 超	钟 明	周晓宁	朱雯婷	邹 端

主 编 介 绍

严鹏科,医学博士,药学教授、主任药师,博士研究生导师,现任广州医科大学附属第三医院药学部主任,广东省药学会妇产药学专家委员会主任委员,中国药学会医院药学专业委员会妇产科药学学组副组长。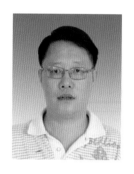

从事医院药学相关工作33年,紧密依托医院产科国家临床重点专科,组建妇产临床药学研究团队,开展以孕产妇及儿童合理用药为特色的临床药学工作。组织和主持两届"广东省妇产药学合理用药师资培训班";连续8年举办国家级医学继续教育项目"危重孕产妇药学监护及临床合理用药",在全国范围内开展妊娠期合理用药教育;发表妊娠期合理用药相关论文70余篇。先后主持完成省市各级各类课题18项,包括省科技重大1项、市科技重大2项。发表学术论文136篇,其中SCI论文13篇。参编著作4部,获中国发明专利授权1项、国际专利授权6项。

主 编 介 绍

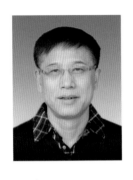

　　陈敦金,现任广州医科大学附属第三医院／广州妇产科研究所所长、广东省重症产妇救治中心主任、广东省产科重大疾病重点实验室主任、广东省产科临床质量控制中心主任、广东省母胎医学工程技术研究中心主任、广州医科大学妇产科学系主任等职;享受国务院特殊津贴专家,是广东省妇产科学领军人才、广州市高层次人才。兼任中国医师协会妇产科医师分会母胎医学学组主任委员、世界华人妇产科医师分会母胎医学专业委员会主任委员、中国医师协会毕业后医学教育妇产科专业委员会副主任委员、中国医师协会妇产科分会常委、中华医学会围产医学分会常委、中华医学会围产医学分会重症学组常务副组长、广东省医师协会母胎医学医师分会主任委员、广东省医学会妇产科分会副主任委员等;中华产科急救电子杂志总编辑、*Maternal-Fetal Medicine* 副主编、中国实用妇科与产科杂志副主编、中国妇产科临床杂志副主编、中国生育健康杂志副主编、中华妇产科杂志编委、中华围产医学杂志编委。

　　从事妇产科临床及教学工作至今37年,现主要从事重症孕产妇急救、重症管理及相关技术研发和推广。主持国家级课题11项,省级科研课题15项;获得科技成果8项、发表SCI论文85篇,参与撰写专著14部、主编5部,获得国家发明专利3项。荣获全国优秀教师、广东省五一劳动奖章、南粤优秀教师、感动广州教师、"国之名医·优秀风范"、广东医院优秀管理干部等荣誉称号。

主 编 介 绍

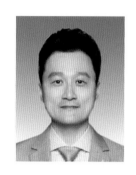

郑志华,主任药师,理学硕士,广东省药学会副理事长兼秘书长,《今日药学》杂志主编,*Journal of Affective Disorders* 审稿人,*AOP* 中文版副主编,*CPT* 中文版编委,中山大学新华学院兼职教授,广东药科大学客座教授,广东省药品监督管理局科普宣传专家。

中华人民共和国人力资源和社会保障部、中国科协全国科协系统先进工作者,中国药学会"优秀药师",广东省处方审核培训班"优秀讲师"。美国药师协会(APhA)药物治疗管理(MTM)认证药师和培训师资,并将教材翻译引入我国。发表 SCI 论文 12 篇,主编专著 3 部,参编 1 部,主译 1 部,主审我国第一本审方教材——《药师处方审核培训教材》。

主持编写我国第一个静脉用药调配中心质量管理规范,获广东省科技厅立项,并获原广东省卫生厅和广东省物价局采用作为收费依据。主持的超说明书用药规范管理工作成果在全球四大主导医学期刊之一的《英国医学杂志》(*The BMJ*)发表,并入编国家卫生健康委员会规划教材和《执业药师蓝皮书》。自先将"Deprescribing"概念引入我国,并将其译为"处方精简",推动药学门诊和外科药师岗位的开设。

序

妊娠期和哺乳期妇女的用药安全是一个棘手的问题,面对母亲和胎儿(或婴儿)两个紧密联系的生命体,在选择治疗药物时,必须顾及母亲和胎儿(或婴儿)的安全。

临床实践中,医师、药师常常被问及妊娠期、哺乳期间患者用药的问题。妊娠期和哺乳期间用药往往会导致不良的妊娠和新生儿结局,胎儿和婴儿对药品敏感性高,更易发生药源性损害,用药复杂性增加,风险评估更为困难。60年代的"反应停事件"时刻警醒着广大医药工作者,为妊娠期和哺乳期妇女选择治疗药物需要慎之又慎。曾经有许多这样的案例,因为担心胎儿发育,患者擅自中断了对疾病的药物治疗,导致了母婴的不良结局。

如何为妊娠期和哺乳期妇女选择最安全、最有效的药物,解决医师开处方时的战战兢兢、如履薄冰的状态,如何为药师审核处方和医嘱提供权威、基于循证的参考资料,是当前医师和药师的刚性需求。

《实用孕产妇处方集》山广州医科大学附属第二医院广鹏科教授牵头,联合广东省药学会妇产科药学专家委员会的全体成员,包括具有丰富临床经验的重症孕产妇救治经验的临床专家、药学专家以及临床药师,分别从药学、医学最新学科发展特点结合最新版本的临床指南、药物说明书、《中华人民共和国药典临床用药须知》《妊娠哺乳期用药指南》、*UpToDate*、*Micromedex*、*e-lactancia* 等国内外权威书籍及数据库共同完成编写。

本书的特色突出体现在:结合循证医学证据对妊娠期、哺乳期妇女安全与合理用药选择方案进行评价,收载几百种用于治疗妊娠期、哺乳期妇女常见疾病的药物,阐述每一种药物对母亲和胎儿的影响,并详细说明用药过程中需要特别注意的事项,以降低胎儿、婴儿的用药风险,保障药物治疗安全、有效。

该书的出版必将满足一线临床工作的实际需求,有助于提升妊娠期和哺乳期妇女疾病药物治疗的整体水平,对于基层医院的实用价值更高。

特此感谢编写团队的辛勤付出！

郑重推荐该书作为医师和药师在妊娠期和哺乳期妇女药物治疗时用药选择的参考。

赵志刚

2020 年 9 月 7 日

前　言

为贯彻落实《中华人民共和国药品管理法》和《处方管理办法》，加强妊娠期、哺乳期妇女临床用药管理，指导妊娠期、哺乳期妇女临床合理用药，保障妊娠期、哺乳期妇女用药安全、有效、经济、适当，广州医科大学附属第三医院牵头，组织广东省药学会妇产科药学专家委员会中具丰富临床经验与技术的妇产科医师、临床药学专家共同编写了《实用孕产妇处方集》一书。

本书编委会高度重视该项工作，充分整合治疗指南、专家共识及临床经验，希望通过本书助力于规范医疗行为、提高临床用药合理性，使妊娠期、哺乳期合理用药的观念得到普及，使得临床一线的医务工作人员对妊娠期、哺乳期妇女的临床用药特点有更系统的认识，更全面地进行药学监护，有助于提升临床药学的整体服务质量和基层医院综合水平，保障孕产妇的用药安全。

全书分为总论、各论、附录、索引。

总论部分包括女性生殖系统生理、妊娠生理、妊娠期药动学特点、药物在胎儿体内的药动学特点、妊娠期用药对胎儿的影响、妊娠期用药原则、围产期用药原则、哺乳期妇女用药、妊娠期和哺乳期抗菌药物的使用等内容，帮助医药工作者厘清概念，掌握了解相关基础知识。

各论部分借鉴《中国国家处方集》，按照疾病治疗系统分为 13 章，每章按照疾病、药物特点和具体情况又分为若干节。在编写上采取"医药结合"的形式，阐述了医务人员所需掌握的妊娠期、哺乳期合理使用药物的知识。以疾病为主线，结合妊娠期、哺乳期的病理生理变化、疾病的临床表现、诊疗原则，按照药物的类别、特点，重点叙述药物的选择、合理应用原则及注意事项。有关药物治疗的内容主要参照国内外临床诊疗指南中的"药物治疗部分"，同时参考 *Medications and Mothers Milk*（17th edition）、*Drugs in Pregnancy and Lactation*（10th edition）等权威书籍和 *UpToDate* 循证医学资料库，力求内容科学严谨、翔实全面，以期为医药工作者提供最新颖的、最有裨益的信息。

附录部分包括肝脏细胞色素 P-450 同工酶与药物代谢的影响、药物的皮肤敏感试验、美国 FDA 妊娠期药物安全分级为 X 级药物目录、肿瘤治疗药物药动学参数、超说明书用药规定和药品使用提示标签，作为各论的有益补充。

索引包括中英、英中药品名称对照索引，以方便检索和使用。

《实用孕产妇处方集》读者定位于具有处方权的执业医师，以及各级药师。我们期望本书的出版,对促进妊娠期、哺乳期合理用药,保障患者的用药安全发挥重要作用。本书所载有关疾病诊断标准、治疗方案、治疗药物、用药方案仅作参考,具体诊断与用药由主诊医师结合患者临床诊断处理,在具体用药中须严格遵守法律法规、行业规范要求。

《实用孕产妇处方集》旨在探究妊娠期或哺乳期的各类疾病的治疗、用药的理论与实践,为临床医师和药师提供治疗、用药方案建议与指导,因是首次编写,难免存在不足之处,希望各级卫生行政部门和广大医务工作者,对阅读过程中发现的问题,及时反馈给我们以便再版时进行修正和完善,更好地服务于临床。

《实用孕产妇处方集》编委会

2020 年 9 月

使 用 说 明

　　《实用孕产妇处方集》是一部针对妊娠期、哺乳期妇女常见疾病的处方集,包括总论、各论、附录和索引四部分,阐述了医务人员所需掌握的国家相关政策与规定,以及妊娠期、哺乳期合理使用药物的知识。各论每类疾病均以如下版式编排:

疾病简介

第 1 章　呼吸系统疾病用药

1.1　急性上呼吸道感染

1.1.1　疾病简述

1.1.2　诊断标准

药物选择

1.1.3　治疗方案

1.1.4　治疗药物

解热镇痛药　对乙酰氨基酚

H_1 受体拮抗剂　氯苯那敏

黏液溶解药　乙酰半胱氨酸

药物名称

……

对乙酰氨基酚　Paracetamol

药物信息

【**适应证**】本品为乙酰苯胺类非甾体抗炎药(nonsteroidal anti-inflammatory drug, NSAID)。适用于缓解轻度至中度疼痛,如头痛、关节痛、神经痛及偏头痛、癌性疼痛及手术后止痛等。退热,如感冒或其他原因引起的高热。治疗轻、中度骨关节炎。本品还可用于对阿司匹林过敏、不耐受或不适于应用阿司匹林的患者(水痘、血友病以及其他出血性疾病等)。

【**用法和用量**】口服:解热镇痛,一次 0.3 ~ 0.6g,每 4 小时1 次,每日最大剂量 2g,退热疗程一般不超过 3 日,镇痛不宜超过 10 日。肌内注射:一次 0.15 ~ 0.25g,不宜长期应用。直肠给药:一次 0.3g,肛门给药,若持续高热或疼痛,可间隔 4 ~ 6 小时重复 1 次,24 小时内不超过 1.2g。

【**不良反应**】少数病例可发生过敏性皮炎(皮疹、皮肤瘙痒等)、粒细胞缺乏、血小板减少、高铁血红蛋白血症、贫血及

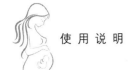

肝肾功能损害等。

【禁忌证】严重肝肾功能不全者。对本品过敏者禁用。

【注意事项】①肝肾功能不全者慎用。②用于解热,连续使用不超过 3 日,用于镇痛不超过 10 日。③剂量过大可引起肝脏损害,严重者可致昏迷甚至死亡。④服用期间不得饮酒或含有酒精的饮料。⑤不宜大量或长期用药以防引起造血系统和肝肾损伤。

妊娠期
用药信息

【FDA 妊娠期药物安全性分级】B 级。说明书标示:妊娠期间经常使用本品可能与幼童时期的哮鸣和哮喘有关,妊娠晚期用药可能导致动脉导管产前收缩,故妊娠期妇女慎用。对乙酰氨基酚常规短期应用于妊娠期各个阶段的镇痛和退热。在治疗剂量下,短期用药显然比较安全,然而连续每日大剂量用药一个月可能导致母亲严重贫血(溶血性)及新生儿肾脏疾病。鉴于对乙酰氨基酚的循证医学证据及人类资料,推荐妊娠期解热镇痛药首选对乙酰氨基酚。

哺乳期
用药信息

【哺乳期用药安全等级】L1 级。对乙酰氨基酚分泌至乳汁的浓度很低。美国儿科学会将对乙酰氨基酚列为可母乳喂养的药物。

【制剂与规格】对乙酰氨基酚片:0.1g/ 片、0.3g/ 片、0.5g/ 片;对乙酰氨基酚咀嚼片:0.08g/ 片、0.16g/ 片;对乙酰氨基酚分散片:0.1g/ 片、0.125g/ 片;对乙酰氨基酚泡腾片:0.5g/ 片;对乙酰氨基酚缓释片:0.65g/ 片;对乙酰氨基酚口腔崩解片:0.16g/ 片;对乙酰氨基酚胶囊:0.3g/ 粒;对乙酰氨基酚软胶囊:0.3g/ 粒。

注:

1. 每类疾病在"综述性前言"后,以疾病为起点,重点描述疾病与治疗密切相关的内容,然后叙述治疗药物的类别和具体品种,结合治疗方案,按照药物的类别、特点,重点叙述药物的选择、合理应用原则及注意事项。有关药物治疗的内容主要参照我国《临床诊疗指南》中的"药物治疗部分",同时参阅国内外相关疾病诊疗指南及药物治疗权威书籍。

2. 具体药物内容主要参考药品说明书、《中华人民共和国药典》《中华人民共和国药典临床用药须知》等资料。

3. 各章(节)药品有交叉重复之处,可按标注参见。

目　录

总　论

各　　论

总　论

1 女性生殖系统生理

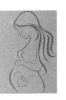

1.1 月经及月经周期的调节

1.1.1 定义

月经是指随卵巢的周期性变化,子宫内膜周期性脱落及出血,是女性生殖功能成熟的标志之一。月经第一次来潮称月经初潮。月经初潮年龄多在女性13~14岁,但可能早在11岁或迟至15岁。月经初潮的迟早,受各种内外因素影响。近年来,月经初潮年龄有逐渐提前的趋势。

出血的第1日为月经周期的开始,两次月经第1日的间隔时间称一个月经周期,一般为21~35日,平均28日。月经周期长短因人而异,受下丘脑－垂体－卵巢轴的调节。正常月经持续时间为2~8日,多数为4~6日。一般月经第2~3日的出血量最多。月经量为一次月经的总失血量,正常为20~60ml,超过80ml为月经过多。

1.1.2 下丘脑－垂体－卵巢轴

下丘脑－垂体－卵巢轴(hypothalamic-pituitary-ovarian axis, HPOA)是由下丘脑、垂体和卵巢之间相互调节而形成的一个完整而协调的神经内分泌系统。它的每个环节均有其独特的神经内分泌功能,同时互相调节。HPOA的神经内分泌活动受到大脑高级中枢调控,它的主要生理功能是控制女性发育、正常月经周期和性功能,因此又称性腺轴。此外,它还参与机体内环境和物质代谢的调节。

(1)下丘脑:下丘脑分泌促性腺激素释放激素(gonadotropin-releasing hormone, GnRH),GnRH通过垂体门脉系统输送到腺垂体,调节垂体促性腺激素的合成和分泌。同时,GnRH的分泌又受垂体促性腺激素的反馈调节(短反馈)和卵巢性激素的反馈调节(长反馈),这样的反馈作用包括正反馈和负反馈。下丘脑GnRH对其本身的合成也有负反馈调节,称为超短反馈。

(2)垂体:垂体分为腺垂体(垂体前叶)和神经垂体(垂体后叶),腺垂体分泌促性腺激素和催乳素。促性腺激素包括卵泡刺激素(follicle-stimulating hormone, FSH)和黄体生成素(luteinizing hormone, LH)。GnRH促进腺垂体合成和分泌促性腺激素,促性腺激素的分泌也受卵巢性激素的调节。FSH 是卵泡发育的必需激素,其具有促进卵泡生长发育、促进雌激素合成与分泌、与雌激素协同为排卵及黄素化作准备等功能。LH 在卵泡期刺激雌激素合成所需底物雄激素的合成,排卵前促进卵母细胞的成熟和排卵,黄体期维持黄体功能,促进孕激素、雌二醇等的合成和分泌。催乳素(prolactin,PRL)具有促进乳汁合成的功能,其分泌除了受下丘脑释放入门脉系统的多巴胺(PRL 抑制因子)负调节,还受促甲状腺激素释放激素(thyrotropin-releasing hormone,TRh)的正调节。多巴胺与 GnRH 常同时发生效应,因此,当 GnRH 分泌受抑制时,可出现促性腺激素水平下降,多巴胺分泌也受抑制,PRL 分泌增多,临床表现为闭经泌乳综合征。一些甲状腺功能减退的妇女由于 TRh 分泌增多,也可出现泌乳。

(3)卵巢:卵巢分泌雌激素和孕激素,雌孕激素对下丘脑、垂体都有反馈调节作用。卵泡早期,雌激素对下丘脑有负反馈调节作用,从而实现对垂体促性腺激素脉冲式分泌的抑制。卵泡晚期,雌激素发挥正反馈作用,刺激 LH 分泌高峰,促进排卵。黄体期,雌激素协同孕激素对下丘脑有负反馈调节作用。孕激素在排卵前增强雌激素的正反馈调节作用,促进排卵,黄体期对下丘脑的负反馈调节作用抑制 GnRH 的分泌。

1.1.3　月经周期的调节机制

(1)卵泡期:下丘脑分泌 GnRH,使垂体 FSH 分泌增多,促进卵泡发育,分泌雌激素,子宫内膜呈增生期改变。雌激素逐渐增多,负反馈调节下丘脑,抑制 GnRH 分泌,使垂体 FSH 分泌减少。随着卵泡成熟,雌激素水平逐渐升高,并在排卵前达到第一个高峰,对下丘脑和垂体产生正反馈,形成 LH 和 FSH 高峰,两者协同促进排卵。

(2)黄体期:排卵后 LH 和 FSH 迅速下降,黄体形成并逐渐发育成熟,分泌孕激素和雌激素,使子宫内膜发生分泌期改变。排卵后 7~8 日孕激素达高峰,雌激素达到第二个高峰。随后雌激素和孕激素共同负反馈,使垂体 FSH 和 LH 分泌进一步减少,黄体开始萎缩,雌孕激素分泌减少,子宫内膜剥脱,月经来潮。雌孕激素的减少解除了对下丘脑、垂体的负反馈,FSH 分泌增多,卵泡开始发育,下一个月经周期重新开始。

1.2　卵巢功能及周期性变化

1.2.1　卵巢功能

卵巢是女性的性腺,主要有生殖功能和内分泌功能。生殖功能即产生卵子并排卵,内分泌功能即分泌雌激素和孕激素。

1.2.2 卵巢的周期性变化

卵泡自胚胎形成后在生长发育的同时,卵泡闭锁也一直进行着。胎儿期的卵泡不断闭锁,出生时约剩200万个,至青春期只剩下30万个。从青春期开始到绝经期,卵巢在形态和功能上发生周期性变化称为卵巢周期。

(1)卵泡发育和成熟:女性进入青春期后,卵泡的发育成熟开始依赖FSH和LH的刺激。生育期每月发育一批卵泡,其中一般只有一个优势卵泡成熟并排卵。女性一生中一般有400~500个卵泡发育成熟并排卵,约占总数的0.1%。

(2)排卵:卵细胞和它周围的卵丘颗粒细胞一起被排出的过程称为排卵。排卵前,雌激素达第一个峰值,促进LH/FSH高峰形成。LH/FSH排卵峰和孕酮相互作用,激活卵泡液内的蛋白溶酶活性,消化卵泡壁形成小孔,卵细胞和卵丘颗粒细胞一起被排出。排卵多发生在下次月经来潮前14日左右,卵子排出后,被输卵管伞捡拾,如果输卵管中有精子,即发生受精。如果输卵管中没有精子,卵子会被输卵管运输到宫腔并被白细胞吞噬消化。

(3)黄体形成和退化:排卵后卵泡壁塌陷。形成皱襞,周围由结缔组织的卵泡外膜包围,形成黄体。黄体主要分泌孕激素和雌激素。排卵后7~8日,黄体体积和功能达高峰,孕激素分泌达高峰,雌激素分泌达第二个高峰。如果卵子受精,黄体则在胚胎滋养细胞分泌的人绒毛膜促性腺激素(human chorionic gonadotropin, hCG)作用下转变为妊娠黄体,至妊娠3个月末才退化。如果卵子未受精,黄体在排卵后9~10日开始退化,功能限于14日。黄体退化时,周围结缔组织和成纤维细胞侵入并取代黄体,组织纤维化,因外观色白,称为白体。黄体衰退后月经来潮,卵巢中又有新的卵泡发育。

1.2.3 卵巢性激素的合成和分泌

卵巢性激素均为甾体激素,主要是雌激素、孕激素和雄激素。雌激素主要由排卵前的卵泡膜细胞和排卵后的黄体细胞分泌;孕激素主要由排卵后的黄体细胞分泌;雄激素主要由卵巢间质细胞和门细胞分泌。卵巢甾体激素是在多种羟化酶和芳香化酶的作用下在相应的细胞内合成和分泌的。卵巢雌激素的合成是由卵泡膜细胞和颗粒细胞在FSH与LH共同作用下完成的。甾体激素主要在肝内代谢,代谢产物经肾脏排泄。

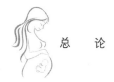

1.3　子宫内膜及生殖器其他部分的周期性变化

1.3.1　子宫内膜的组织学变化和生物化学变化

（1）子宫内膜的组织学变化：子宫内膜从形态学上分为功能层和基底层。功能层受雌孕激素调节，发生周期性的增殖、分泌和脱落。基底层在月经后再生，重新生成功能层。子宫内膜的组织学变化将月经周期分为增殖期、分泌期和月经期。

1）增殖期：月经周期第 5～14 日，子宫内膜厚度自 0.5mm 增生至 3～5mm。在雌激素的作用下，内膜表面上皮、腺体、间质和血管均发生增殖性变化。

2）分泌期：月经周期第 15～28 日，对应卵巢周期中的黄体期。分泌晚期子宫内膜厚度可达 10mm。子宫内膜在雌激素和孕激素的作用下继续增厚，腺体增长弯曲，出现分泌现象，血管更加弯曲，间质疏松水肿。此时内膜厚而软，有利于受精卵着床发育。

3）月经期：月经周期第 1～4 日，子宫内膜功能层从基底层脱落，脱落的内膜碎片和血液一起从阴道流出，形成月经。这是雌、孕激素撤退的结果。

（2）子宫内膜的生物化学变化

1）甾体激素受体和蛋白激素受体：雌孕激素受体属于甾体激素受体。雌激素受体在增殖期子宫内膜含量最高，排卵后明显减少；孕激素受体在排卵时达高峰，随后逐渐减少。蛋白激素受体，如 hCG/LH 受体、生长激素受体等，可能对子宫内膜的发育有一定影响。

2）各种组织水解酶、酸性糖胺聚糖、血管收缩因子：这些物质都存在于子宫内膜中，其中各种组织水解酶被限制在溶酶体中，不具活性。雌激素促进酸性糖胺聚糖在内膜间质中浓聚，对增殖期子宫内膜的生长起支架作用，排卵后孕激素抑制其生成，促使其降解。月经来潮前 24 小时，子宫内膜缺血坏死，使血管收缩因子达最高水平，引起子宫血管和肌层收缩，同时溶酶体膜通透性增加，各种组织水解酶被释放入组织，对组织有破坏作用，从而造成子宫内膜功能层迅速缺血坏死，剥脱出血。

1.3.2　阴道黏膜、宫颈黏液和输卵管的周期性变化

（1）阴道黏膜的周期性变化：阴道黏膜的周期性变化以阴道上段最明显。排卵前，阴道上皮在雌激素作用下，底层细胞增生，表层细胞角化，阴道上皮逐渐增厚。细胞内糖原经阴道杆菌分解而成乳酸，保持阴道内酸度，防止致病菌繁殖。排卵后在孕激素作用下，表层细胞脱落。

（2）宫颈黏液的周期性变化：在雌孕激素的周期性变化作用下，宫颈腺细胞分泌的宫颈黏液也发生周期性变化。在卵泡期，雌激素分泌逐渐增多，宫颈管黏液量逐渐增多，黏液稀薄、透明，其中的蛋白质排列成网状，近排卵时，网眼变大，最适合精子通过。此时将黏液涂片检查，干燥后可见羊齿植物叶状结晶，在排卵期最为典型。排卵后受孕激素影响，黏液分泌量减少，黏液中氯化钠含量增多，黏液质地黏稠而浑浊。涂片检查时羊齿植物叶状结晶逐渐模糊，至月经第 22 日左右消失，代之以排列成行的椭圆体。

（3）输卵管的周期性变化：在雌、孕激素的周期性变化作用下，输卵管的形态和功能发生周期性改变。在卵泡期，雌激素使输卵管黏膜上皮纤毛细胞生长发育，非纤毛细胞分泌增多，利于卵子运输。雌激素还促进输卵管发育和肌层的节律性收缩振幅，利于卵子的运输。排卵后，孕激素逐渐增多，抑制输卵管的节律性收缩振幅。雌、孕激素协同作用，保证受精卵在输卵管内的正常运行。

2 妊娠生理

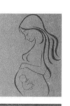

2.1 受精及受精卵发育、输送与着床

2.1.1 受精的过程和定义

精液射入阴道内,精子沿宫颈管、子宫腔进入输卵管腔,在此过程中,精子顶体表面的糖蛋白被女性生殖道分泌物中的淀粉酶降解,顶体膜稳定性降低,此过程称为精子获能,需要约 7 小时。获能的精子停留在输卵管中等待与卵子(次级卵母细胞)相遇。当卵子从卵巢排出后,被输卵管拾获,在输卵管中与精子相遇,精子头部顶体外膜破裂,释放出顶体酶,溶解卵子外围的放射冠和透明带,称为顶体反应。借助酶的作用,精子穿透放射冠和透明带。当精子头部与卵子表面接触时,卵子的透明带结构发生改变,阻止其他精子进入透明带,这一过程称为透明带反应。穿过透明带的精子外膜与卵子胞膜融合,精子进入卵子内。卵子迅速完成第二次减速分裂形成卵原核,卵原核和精原核融合,染色体互相混合,形成二倍体受精卵,完成受精。获能的精子与次级卵母细胞相遇于输卵管,结合形成受精卵的过程称为受精。受精的过程约需 24 小时,一般发生在排卵后 12 小时内。

2.1.2 受精及受精卵发育、输送与着床

受精后 30 小时,受精卵在输卵管的运输下向宫腔移动,同时开始有丝分裂,形成多个子细胞,称为分裂球。受精后 50 小时为 8 细胞阶段,72 小时为 16 细胞阶段,称为桑葚胚,随后早期囊胚形成。受精后第 4 日早期囊胚进入宫腔,第 5~6 日形成晚期囊胚。晚期囊胚经过定位、黏附和侵入 3 个过程完成着床。最终囊胚完全埋入子宫内膜中且被内膜覆盖。受精卵着床必须具备的条件是透明带消失、囊胚细胞滋养细胞分化出合体滋养细胞、囊胚和子宫内膜同步发育且功能协调、孕妇体内有足够的孕酮。子宫允许受精卵着床的时期很短。

2.1.3 受精卵着床后子宫内膜的变化

受精卵着床后,在雌孕激素的作用下,子宫内膜腺体增大,腺上皮细胞内糖原增加,结缔组织细胞肥大,血管充血,此时的子宫内膜称为蜕膜。按照蜕膜与囊胚的关系,将蜕膜分为 3 个部分,囊胚着床部分的子宫内膜称为底蜕膜;覆盖在囊胚表面的蜕膜称为包蜕膜;底蜕膜和包蜕膜以外覆盖宫腔其他部分的蜕膜称为真蜕膜。妊娠 14 ~ 16 周,羊膜腔明显增大,包蜕膜和真蜕膜贴近融合,宫腔消失。

2.2 胚胎及胎儿发育特征和 胎儿生理特点

孕周从末次月经第 1 天开始计算,大约需要 40 周,即 280 天。妊娠 10 周(受精后 8 周)内的人胚称为胚胎,是器官分化、形成的时期。妊娠 11 周(受精后 9 周)开始称为胎儿,是生长、成熟的时期。

2.2.1 胚胎和胎儿发育特征

胚胎的发育从受精卵开始,不同胚龄有不同的特点。胚龄第 1 周主要在输卵管和子宫腔内完成,是受精卵开始分裂、形成胚囊和准备着床的过程。这一时期药物对其影响不大。胚龄第 2 周主要是完成着床,晚期囊胚形成内外胚层和绒毛膜。这一时期药物对胚胎的影响是全或无的影响,即药物要么对囊胚毒性极强,造成早期流产;要么对囊胚的毒性小,囊胚细胞自我修复,对胚胎的发育没有影响。胚龄第 3 ~ 8 周,是胚体形成,外、中、内三胚层形成和分化为不同器官的关键时期。这一时期胚胎高度分化,各器官不断形成,对药物非常敏感。此时孕妇用药,药物毒性可能干扰胚胎器官的正常分化,造成某一部位的组织或器官发生畸形。药物毒性作用出现越早,发生畸形可能性越大。

受精后第 9 周开始称为胎儿。此时神经系统、牙齿和生殖器官仍在继续分化,其他各器官基本已形成,药物的致畸作用明显减弱。但由于神经系统、牙齿和生殖器官仍在继续分化,要考虑到药物对这些系统的可能影响,特别是神经系统的分化发育是在整个孕周中持续进行的。妊娠 12 周末(受精后10 周末),胎儿四肢可活动,外生殖器可初辨性别;妊娠 16 周末,从外生殖器可确认胎儿性别,胎儿头皮长出毛发,开始呼吸运动,部分孕妇可自觉胎动;妊娠 20 周末,胎儿开始出现吞咽、排尿功能,运动增加;妊娠 24 周末,胎儿皮下脂肪开始沉积,细小支气管和肺泡已经发育,出生后可有呼吸,但存活能力极差;妊娠 28 周末,四肢活动好,有呼吸运动,出生后可存活,但因肺发育不成熟,易患特发性呼吸窘迫综合征;妊娠 32 周末,生活力尚可,出生后注意护理可能存活;妊娠 36 周末,出生后能吮吸和啼哭,生活能力良好,基本能存活;妊娠 40 周末,胎儿发育成熟,外观体型丰满,足底皮肤有纹理,男性睾丸已降至阴囊内,女性大小阴唇发育良好,出生后能很好存活。

2.2.2　胎儿生理特点

（1）循环系统:胎儿的营养供给和代谢产物排出,需经胎盘转运后由母体完成。胎儿的血液循环有如下特点,①脐静脉进入胎儿体内后分为 3 支,一支直接入肝,一支与门静脉汇合后入肝,这两支血液最后又经肝静脉入下腔静脉;第三支经静脉导管直接入下腔静脉。②卵圆孔位于左右心房之间,其开口正对下腔静脉入口。下腔静脉进入右心房的血液绝大部分经卵圆孔进入左心房。上腔静脉进入右心房的血液流向右心室,然后进入肺循环。③肺循环阻力大,肺动脉血液绝大部分经动脉导管流入主动脉,仅部分经肺静脉进入左心房。左心房血液进入左心室,继而进入主动脉直至全身,然后经腹下动脉、脐动脉进入胎盘,与母体血液进行气体和其他物质交换。胎儿体内无纯动脉血,而是动静脉混合血。

（2）血液系统:①红细胞生成。妊娠 10 周,肝是红细胞生成的主要器官,随后是骨髓和脾。妊娠足月时,90% 的红细胞由骨髓产生。胎儿红细胞寿命仅为成人的 2/3。②血红蛋白生成。妊娠前半期均为胎儿血红蛋白,足月时胎儿血红蛋白占 25%,其余为成人血红蛋白。③白细胞生成。妊娠 12 周,胸腺和脾产生淋巴细胞。妊娠足月时白细胞为（$15 \sim 20$）$\times 10^9$/L。

（3）呼吸系统:孕期胎儿有呼吸运动,但进出呼吸道的是羊水。新生儿出生后肺泡扩张,开始呼吸功能。肺泡 II 型细胞合成肺泡表面活性物质,包括卵磷脂和磷脂酰甘油,其能降低肺泡表面张力,利于肺泡扩张。早产儿肺不成熟主要就是肺泡表而活性物质产生不足,可能导致呼吸窘迫综合征,影响新生儿存活。

（4）神经系统:胎儿神经系统的发育贯穿于整个孕期。妊娠 24 ~ 26 周胎儿在子宫内能听到声音,妊娠 28 周胎儿眼睛对光开始出现反应。

（5）消化系统:①胃肠功能在妊娠 16 周基本建立,胎儿能吞咽羊水,吸收一些可溶性营养物质。②由于胎儿肝脏缺乏许多酶,不能结合游离胆红素。胆红素经胆道排入小肠后氧化为胆绿素。胆绿素的降解产物导致胎粪为黑绿色。

（6）泌尿系统:妊娠 14 周胎儿膀胱内已有尿液。胎儿通过排尿参与羊水循环。

（7）内分泌系统:胎儿甲状腺从 12 周开始合成甲状腺素。甲状腺对胎儿各器官,尤其是大脑的正常发育均有作用。胎儿肾上腺发育良好,与胎儿肝脏、胎盘、母体共同完成雌三醇的合成。妊娠 12 周胎儿胰腺开始分泌胰岛素。

(8)生殖系统及性腺分化发育:性染色体 XY 或 XX 在受精时已经确定。当性染色体为 XY 时,在 Y 染色体作用下,原始生殖细胞逐渐分化为睾丸。睾丸形成后分泌睾酮,还分泌副中肾管抑制物使副中肾管退化,外阴部靶器官中的 5α- 还原酶使睾酮转化为二氢睾酮,外生殖器向男性分化。当性染色体为 XX 时,原始生殖细胞分化为卵巢,由于缺乏睾丸分泌的副中肾管抑制物,副中肾管发育形成阴道、子宫、输卵管,外生殖器缺乏 5α- 还原酶从而向女性分化。

2.3　胎盘生理及其他胎儿附属物

2.3.1　胎盘的形成和功能

妊娠足月胎盘呈盘状,多为圆形或椭圆形,重 450 ~ 650g,直径 16 ~ 20cm,厚 1 ~ 3cm,中央厚,边缘薄。胎盘分为胎儿面和母体面。胎儿面被覆羊膜,光滑半透明,脐带动静脉从附着处分支向四周呈放射状分布直达胎盘边缘。母体面呈暗红色,可见 20 个左右被蜕膜间隔分开的母体叶。

(1)胎盘的结构和形成:胎盘由胎儿部的羊膜和叶状绒毛膜以及母体部分的底蜕膜构成。

羊膜:附着在胎盘胎儿面的半透明薄膜。羊膜光滑,无血管、神经和淋巴。羊膜与羊水间有少量物质交换。

叶状绒毛膜:是胎盘的主要结构。晚期囊胚着床后,着床部位的滋养层细胞和其内面的胚外中胚层共同构成绒毛膜,与底蜕膜接触的绒毛膜称为叶状绒毛膜。叶状绒毛膜经历初级绒毛、次级绒毛和三级绒毛 3 个阶段,绒毛分支越来越小。同时,脐动脉和脐静脉的分支,随着绒毛干一再分支,脐血管越来越细,最终形成胎儿毛细血管进入三级绒毛,此时胎儿 - 胎盘循环建立。绒毛之间的间隙称为绒毛间隙。在滋养细胞侵入子宫壁的过程中,子宫螺旋动脉破裂,直接开口于绒毛间隙。绒毛间隙充满母体血,游离绒毛悬浮于其中,母儿间的物质交换就在此处进行。胎儿血和母体血不直接相通,之间隔有绒毛毛细血管壁、绒毛间质和绒毛滋养细胞层,构成母胎界面,有胎盘屏障的作用。

底蜕膜:来自胎盘附着部位的子宫内膜,占胎盘的很小部分。底蜕膜和固定绒毛的滋养层细胞共同形成蜕膜板,蜕膜板向绒毛膜伸出脱膜间隔,不超过胎盘厚度的 2/3,将胎盘母体面分为 20 个左右的母体叶。

(2)胎盘的功能:胎盘是维持胎儿宫内生长发育的重要器官,具有物质交

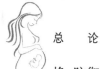

换、防御、合成以及免疫等功能,包括以下几点。

1)物质交换功能:包括其他物质交换、营养物质供应和排出胎儿代谢产物。物质交换以及转运的方式有简单扩散、易化扩散、主动运输和其他方式。

2)防御功能:胎盘的屏障功能有限,各种病毒(如风疹、巨细胞病毒等)及大部分药物均可通过胎盘影响胎儿,母血中抗体免疫球蛋白G(IgG)分子量最小,能通过胎盘使胎儿获得被动免疫。细菌、弓形虫、衣原体、螺旋体不能通过胎盘屏障,但可在胎盘形成病灶。

3)合成功能:胎盘合体滋养细胞能合成多种激素、酶和细胞因子,对维持正常妊娠起了重要作用,主要合成物质有以下几种。①人绒毛膜促性腺激素(human chorionic gonadotropin, hCG),包含 α 和 β 两个亚基的糖蛋白。β亚基羟基端的最后 24 个氨基酸片段为其所特有,故临床利用 β-hCG 的特异抗血清测定母体血清 β-hCG。受精后 6 日滋养细胞开始分泌 hCG,受精后 10 日可在母血清中检测出,为诊断早孕的最敏感方法。着床后 10 周达高峰,持续约 10 日迅速下降,至妊娠中晚期下降至峰值的 10%,产后 2 周内消失。hCG 的功能有维持黄体寿命,使月经黄体增大成为妊娠黄体,增加孕激素分泌维持妊娠;促进雌孕激素合成;吸附于滋养细胞表面,以免胚胎滋养层被母体淋巴细胞攻击;促进男胎性分化;刺激母体甲状腺活性。②人胎盘生乳素(human placental lactogen, HPL),为多肽激素,妊娠 5~6 周可在母血中检出,妊娠 34~36 周达峰值并维持至分泌,产后 7 小时后即测不出。其功能主要为促进乳腺腺泡发育,为产后泌乳做准备;促进胰岛素生成;提高母血游离脂肪酸浓度,抑制母体对葡萄糖的摄取,使多余葡萄糖运输给胎儿;抑制母体对胎儿的排斥作用。HPL 是通过母体促进胎儿发育的"代谢调节因子"。

4)其他激素、酶、生长因子:胎盘还合成雌激素、孕激素、缩宫素酶、耐热性碱性磷酸酶、细胞因子与生长因子(如表皮生长因子,神经生长因子,胰岛素样生长因子,肿瘤坏死因子,白细胞介素 -1、2、6、8 等)等。这些物质对于维持妊娠、进行胚胎和胎儿的免疫保护及营养方面都有重要作用。

5)免疫功能:母体不排斥胎儿的具体机制还不清楚,可能与早期胚胎组织无抗原性、母胎界面的免疫耐受及妊娠期母体免疫力低下有关。

2.3.2 胎膜

胎膜是由外层的平滑绒毛膜和内层的羊膜组成。胎膜的重要作用是维持羊膜腔的完整性,对胎儿起保护作用,在分娩发动上也有一定作用。

2.3.3 脐带

连接胎儿与脐盘的条索状组织,胎儿借助脐带悬浮于羊水中。足月妊娠脐带长 30~100cm,平均约 55cm,直径 0.8~2.0cm。脐带中有两条脐动脉,一条脐静脉。脐血管中有胶样组织保护,称为华通胶。脐带受压可导致血流受阻,胎儿缺氧,甚至危及胎儿生命。

2.3.4 羊水

充满在羊膜腔中的液体称为羊水。妊娠期羊水量逐渐增多,妊娠 38 周约 1 000ml,此后羊水量逐渐减少,40 周约 800ml,过期妊娠羊水量明显减少,可减少至 300ml 以下。妊娠中期以后,胎儿尿液成为羊水的主要来源;妊娠晚期胎儿肺参与羊水生成;羊膜、脐带华通胶和胎儿皮肤渗出液也参与羊水生成,但量很少。羊水的吸收 50% 由胎膜完成,羊水的其他吸收过程包括胎儿吞咽羊水、脐带吸收、胎儿角化前皮肤吸收。羊水的主要功能是保护胎儿,孕期适量的羊水对胎儿有缓冲作用,可以避免胎儿受到挤压,防止胎肢粘连,避免子宫壁对脐带的直接压迫;临产宫缩时使宫压均匀分布于胎儿,避免局部压迫;胎儿吞咽或吸入羊水可促进消化道和肺的发育,孕期羊水过少可引起胎儿肺发育不良。同时羊水也可保护母体,孕期减少胎动引起的不适感;临产后,借助前羊水囊扩张宫颈和阴道;破膜后羊水冲洗阴道,减少感染机会。

2.4 妊娠期母体的变化

2.4.1 生殖系统的变化

(1)子宫:子宫是妊娠期及分娩后变化最大的器官。妊娠子宫不断增大,妊娠 12 周后,增大的子宫超出盆腔,在耻骨联合上方可触及。妊娠足月时,子宫体积可达 35cm×25cm×22cm,容量约 5 000ml,增加约 1 000 倍;重量约 1 100g,增加近 20 倍。妊娠晚期子宫轻度右旋,与乙状结肠占据盆腔左侧有关。子宫肌壁厚度非孕期约 1cm,至妊娠中期逐渐增厚达 2.0~2.5cm,至妊娠末期逐渐变薄为 1.0~1.5cm 或更薄。自妊娠 12~14 周起,子宫可出现不规律无痛性收缩,为稀发、不规律、不对称、随妊娠进展逐渐增多的宫缩,这种宫缩持续时间不足 30 秒,不伴宫颈管扩张,称为 Braxton Hicks 收缩。孕早期子宫血流量为 50ml/min,足月时为 450~650ml/min,主要供应胎盘。子宫峡部在非孕期长约 1cm,妊娠后变软、伸展、拉长、变薄,扩展为宫腔的一部分,临产后伸展至 7~10cm,成为产道的一部分,称为子宫下段。子宫颈在妊娠后逐渐变软,妊娠期关闭维持至足月,妊娠期宫颈黏液栓有保护宫腔免受外来感染侵蚀的作用,分娩期宫颈扩张,产褥期迅速复旧。

(2)卵巢:妊娠期卵巢排卵和新卵泡发育均停止。妊娠 6~7 周前卵巢黄体产生大量雌孕激素维持妊娠。妊娠 10 周后黄体功能由胎盘取代,黄体开始萎缩。

（3）输卵管:输卵管伸长,但肌层并不增厚。

（4）阴道:妊娠期阴道黏膜变软,水肿充血呈紫蓝色（Chadwick 征）。阴道伸展性增加,有利于胎儿娩出。阴道上皮细胞糖原增多,乳酸含量增多,阴道 pH 值降低,有利于防止感染。

（5）外阴:妊娠期外阴伸展性增加,利于胎儿娩出。部分孕妇由于增大的子宫压迫,阻碍盆腔和下肢静脉回流,出现外阴或下肢静脉曲张,产后多自行消失。

（6）乳房:妊娠期胎盘分泌雌激素刺激乳腺腺管发育,分泌孕激素刺激乳腺腺泡发育。乳腺发育还需要垂体催乳素、人胎盘生乳素、胰岛素和皮质醇等参与。妊娠早期乳房开始增大、充血,孕妇自觉乳房发胀。乳晕颜色加深,外周的皮脂腺肥大形成散在的结节状隆起,称为蒙氏结节。妊娠末期挤压乳房,可有少量初乳泌出。妊娠期无乳汁分泌与大量雌孕激素抑制乳汁生成可能有关。产后新生儿吮吸乳头,乳汁开始分泌。

2.4.2 循环系统的变化

（1）心脏:妊娠期由于膈肌升高,心脏向左、上、前移位,同时沿纵轴顺时针方向扭转,心浊音界稍扩大,心尖搏动左移 1～2cm。部分孕妇可闻心尖区 Ⅰ～Ⅱ级柔和的吹风样收缩期杂音,第一心音分裂及第三心音,产后逐渐消失。妊娠末期心脏容量增加约 10%,心率每分钟增加 10～15 次。

（2）心排出量和血压:心排出量自妊娠 10 周开始增加,至妊娠 32～34 周达高峰,持续至分娩。孕妇左侧卧位心排出量比非孕期增加 30% 左右,约每次 80ml。临床后第二产程心排出量也显著增加。因此,妊娠 32～34 周和分娩期,有基础心脏病的孕产妇容易发生心力衰竭。妊娠早、中期血压偏低,妊娠 24～26 周开始轻度增加。妊娠晚期仰卧位时增大的子宫压迫下腔静脉,回心血量减少、心排出量减少使血压下降,称为仰卧位低血压综合征。侧卧位能缓解子宫压迫,改善血液回流。应鼓励孕妇在妊娠中、晚期侧卧休息。

2.4.3 血液的变化

血容量在妊娠 6～8 周开始增加,32～34 周达高峰,平均增加 1 450ml,其中血浆平均增加 1 000ml,红细胞平均增加 450ml,由于血浆增多大于红细胞增多,故出现生理性血液稀释。妊娠期红细胞计数约为 $3.6×10^{12}/L$（非孕妇女约 $4.2×10^{12}/L$）,血红蛋白约为 110g/L（非孕妇女约 130g/L）,血细胞比容为 0.31～0.34（非孕妇女 0.38～0.47）。白细胞数量轻度增加,一般为（5～12）$×10^9/L$,有时可达

15×10^9/L,临产及产褥期白细胞一般为$(14 \sim 16) \times 10^9$/L,有时可达25×10^9/L。中性粒细胞数量增多。妊娠期血液处于高凝状态,多种凝血因子增加,血小板数量轻度减少,血浆纤维蛋白原增加约50%。由于血浆稀释,血浆白蛋白数量减少,至妊娠中期约为35g/L,维持至分娩。

2.4.4 泌尿系统的变化

肾血浆流量(renal plasma flow,RPF)和肾小球滤过率(glomerular filtration rate,GFR)在妊娠期增加,导致代谢产物尿素、肌酸等排泄增多,血清浓度低于非孕期。孕妇仰卧位时尿量增多,故夜尿增多。因GFR增多而肾小管重吸收未增加,故15%的孕妇可出现妊娠期生理性尿糖。受孕激素影响,输尿管蠕动减弱,尿流缓慢,肾盂和输尿管可轻度扩张,右侧输尿管受右旋子宫压迫,可导致肾盂积水。孕早期膀胱受增大子宫压迫,可出现尿频,子宫长出盆腔后可缓解。妊娠晚期,胎头入盆压迫膀胱,部分孕妇可出现尿频及尿失禁。

2.4.5 呼吸系统的变化

孕妇氧耗量于妊娠中期增加10%~20%,肺通气量增加40%,有过度通气现象。妊娠晚期膈肌活动幅度减小,以胸式呼吸为主,气体交换不减。呼吸次数于妊娠期变化不大,每分钟不超过20次,但呼吸较深大。

2.4.6 消化系统的变化

受雌激素影响,孕妇牙龈肥厚,容易充血、水肿、出血。胃贲门括约肌松弛,胃内酸性内容物逆流入食管下部产生胃烧灼感;胃排空时间延长,容易出现上腹部饱满感。胆囊排空时间延长,易诱发胆囊炎和胆石症。肠蠕动减少,容易发生便秘,直肠静脉高压,容易发生痔疮。妊娠期子宫使胃、肠管向上和两侧移位,阑尾炎时可表现为右侧腹部中部或上部的疼痛。

2.4.7 内分泌系统的变化

(1)垂体:妊娠期间大量的雌孕激素对垂体的负反馈使FSH和LH的分泌减少,卵巢内卵泡不再发育成熟,也无排卵。催乳素妊娠期逐渐增多,分娩前达高峰,为非孕期妇女的10倍。催乳素促进乳腺发育,为产后泌乳做准备。其他垂体激素如促甲状腺激素、促肾上腺皮质激素分泌都增加,但无甲状腺或肾上腺功能亢进的表现。促黑素细胞激素分泌增多,孕妇皮肤色素沉着。

(2)肾上腺:糖皮质激素、醛固酮分泌都增多,但有活性的游离皮质醇和醛固酮增多不明显,故孕妇无肾上腺皮质功能亢进的表现,也没有过多的水钠潴留。睾酮分泌略增加,一些孕妇的阴毛、腋毛增多及增粗。

（3）甲状腺：甲状腺中度增大，血清中甲状腺激素水平自妊娠8周开始增加，18周达到高峰，直至分娩。游离甲状腺素并未增多，孕妇无甲状腺功能亢进表现。由于胎儿甲状腺要妊娠12周才开始合成甲状腺素，12周前胎儿大脑等全身器官发育所需甲状腺素基本来自母体，所以甲状腺功能减退或亚临床型甲状腺功能减退的孕妇应及时补充甲状腺素满足胎儿需要。

（4）甲状旁腺：妊娠早期甲状旁腺素水平降低，妊娠中晚期逐渐升高，有利于为胎儿提供钙。

2.4.8　皮肤和新陈代谢的变化

妊娠期黑色素增加，孕妇乳头、乳晕、腹白线、外阴等处可出现色素沉着。色素沉着于颧颊部累及眼眶，前额、上唇和鼻部边缘，呈蝶状褐色斑，称为妊娠黄褐斑，产后自行消退。孕妇腹壁皮肤张力加大，皮肤弹力纤维断裂，呈紫色或淡紫色不规律平行略凹陷的条纹，称为妊娠纹，见于初产妇。旧妊娠纹呈银色亮光，见于经产妇。

妊娠晚期基础代谢率可增高15%～20%。妊娠期每日需要总能量约300kcal。孕期平均体重增加12.5kg。孕妇空腹血糖值稍低，产后高血糖和高胰岛素血症，利于胎儿摄取葡萄糖。妊娠期能量消耗多，母体脂肪存积多，糖原储备少。对蛋白质需要量明显增多，显正氮平衡。胎儿生长需要大量的钙，胎儿骨骼储存的钙大部分在妊娠最后3个月内积累，因此，孕中、晚期孕妇需加强饮食中钙的摄入，必要时补钙。孕期需铁约1 000mg，主要在妊娠晚期，所以在妊娠中、晚期通常需要补充铁剂。

3 妊娠期药动学特点

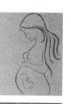

3.1 药物吸收

药物由给药部位进入血液循环的过程称为吸收。除静脉注射或静脉滴注给药直接进入血液循环之外,其他血管外给药途径都存在药物跨血管壁进入血液的吸收过程。大多数药物都以单纯扩散进入体内,扩散速度取决于屏障膜的性质、面积及膜两侧的浓度梯度、药物的性质。分子量小的(1 000以下)、脂溶性大的、不易离子化的药物较易吸收。药物的解离常数 pK_a 以及所在溶液的 pH,是影响吸收的因素。如弱酸性药物在胃液中非离子型多,较易被吸收;弱碱性药物在胃液中离子型多,则胃中吸收差,多在小肠吸收。妊娠期间,恶心呕吐等妊娠反应可使口服药物吸收减少,同时胃酸分泌减少、胃和肠蠕动减慢,使口服药物吸收延缓导致药物的血浆浓度降低。但如果药物的吸收减慢,并且停留在肠道的时间延长,则吸收的总量可能增加。如在妊娠期间发生呕吐,则会干扰药物的吸收,使吸收降低。因潮气量和肺血流量增加,经肺进入循环的气体药物可很快与血中的浓度平衡,使总吸收增加。透皮吸收制剂,由于皮肤血流量、细胞水量及皮下脂肪组织量的增加,使吸收量增加。另外,妊娠晚期由于血流动力学的改变,下肢血液回流不畅,会影响药物经皮下或肌内注射的吸收,故如需快速起作用者,应采用静脉注射。

3.2 药物分布

1. 妊娠过程中体内总水分增加约7L,所增加水分的 60% 分布到胎盘、胎儿和羊水,另 40% 分布到母体组织,使妊娠期间母体血浆容量增加 50%,药物分布容积也随之增加,药物吸收后稀释度也增加,故理论上药物需要量高于非妊娠期。妊娠期的这些改变主要影响极性药物的分布容积。

2. 妊娠期间体内脂肪平均增加 25%,使主要沉积在脂肪组织的药物分布容积增加,而血浆浓度降低。

3. 妊娠期单位体积血清蛋白含量降低,其中白蛋白下降更为明显,对于

17

一些高蛋白结合率的药物,与白蛋白结合减少,血内游离药物增多,药理活性增强,通过胎盘屏障的药物增多,增加了胎儿风险。

3.3　药物代谢

妊娠期间药酶的诱导和抑制取决于代谢系统的活性。例如在妊娠期间代谢咖啡因的细胞色素 P-450 酶活性较低,而代谢苯妥英钠的活性增高。

3.4　药物排泄

大部分药物从肾脏排泄,从妊娠早期开始,肾血流量增加 35%,肾小球滤过率增加 50%,以后整个孕期维持高水平,这些因素均使经肾排泄的药物排泄加快。

3.5　药物在胎盘的转运

胎盘由羊膜、母体底蜕膜及胎儿叶状绒毛膜构成,是维持胎儿生命的重要器官。其中,绒毛膜是胎盘的主要功能部分,起着物质交换和分泌某些激素的作用,绒毛上皮将母血与胎儿血隔开,称为胎盘屏障。这层薄膜屏障由滋养层合体细胞、基底层、基质及绒毛内的胎儿毛细血管组成。胎盘转运作用主要是将母体血中物质通过合体细胞层及毛细血管壁转运到胎儿血中。

3.5.1　胎盘的药物转运方式

胎儿经胎盘从母体吸收和排泄药物。胎盘对药物的转运与体内其他生物膜对药物的转运类似,转运药物的速度和程度与药物的理化性质、脂溶性、解离度等有关,同时也与母体内药动学、胎盘的功能状态及血流情况有关。转运方式有以下几种。

(1)被动扩散:大部分药物通过胎盘是以被动扩散形式进行的。被动扩散不需要能量,遵循菲克定律(Fick law)可用 $\Delta q/\Delta t = KA(C_m - C_f)/d$ 公式表示。式中 $\Delta q/\Delta t$ 为一种物质的转运速率,K 为药物扩散常数,A 为膜的表面积,C_m 是母体内游离药物血浓度,C_f 是胎儿体内游离药物血浓度,d 是膜的厚度。按这个公式,转运速率取决于被转运物质的物理化学特性、可用于扩散的膜面积、母体和胎儿之间游离药物的浓度梯度、与膜的厚度成反比。简而言之,由于膜的表面积和厚度在妊娠某一发展期是恒定的,因此对于一种具体药物来说,转运快慢主要取决于浓度梯度和理化性质。

（2）易化扩散：易化扩散是内源性化合物（如葡萄糖）的重要转运方式，是一个通过载体介导但不消耗能量的转运过程，是药物通过胎盘的次要方式，如头孢氨苄等药物是通过此方式来转运的。易化扩散可使药物达到较高浓度，但不改变平衡时的浓度。此过程有饱和性，也有竞争性抑制。

（3）主动转运：主动转运可以逆浓度梯度转运药物，是耗能过程。主动转运的物质通常是对胚胎生长重要的物质，如氨基酸等。多数药物不通过主动转运，除非是内源性化合物的类似物，如甲基多巴、氟尿嘧啶、肌苷、维生素 B_{12} 等。电解质及维生素多以主动转运方式通过胎盘。

（4）胞饮作用：也是胎盘物质转运的一种重要方式。大分子物质如免疫球蛋白被合体细胞吞饮入细胞内，再进入胎儿血液循环。有些物质的转运还需要在细胞内经历复杂的分解和合成过程，如维生素 B_2，其代谢物黄素腺嘌呤二核酸透过胎盘时，重新合成维生素 B_2 再进入胎儿循环。

3.5.2 影响药物经胎盘转运的因素

（1）胎盘因素：胎盘的有效膜面积、胎盘厚度和胎盘血流量对药物的转运会产生一定的影响。随胎儿的发育，可供母体 – 胎儿物质交换的有效膜面积迅速增大，胎盘灌注也会相应增加。胎盘对非脂溶性药物的通透性差，转运速率主要不依赖于血流量，而受膜厚度的影响较大。妊娠早期胎盘膜较厚，药物通过的时间会延长，但进入胎儿体内脂溶性药物的量并不减少。

大多数药物的胎盘转运是通过子宫 – 胎盘循环和胎盘 – 胎儿循环来完成的，影响这两种循环血流量的因素可相应改变药物的转运，例如先兆子痫患者常伴有子宫 – 胎盘循环障碍，会使某些相关的胎盘转运能力下降。

（2）药物因素：胎盘屏障为脂质屏障，脂溶性高、相对分子质量小、解离度小、蛋白结合率低的药物相对容易通过，药物因素较胎盘因素对影响药物经胎盘转运更为重要。

药物的脂溶性和解离度：药物的胎盘转运受药物脂溶性和解离度的影响甚大。由于多数药物均为弱电解质，当药物分子处在非解离状况下时，脂溶性较高，易于透过胎盘，而解离后则脂溶性降低，不易透过胎盘。因此，凡能影响药物解离的因素均能影响药物通过胎盘。众所周知，药物解离与液体的 pH 和药物的 pK_a 有密切的关系。例如，安替比林和硫喷妥钠两种药物，在生理 pH 时很少解离，因此可迅速通过胎盘进入胎儿循环；而高 pK_a 的有机碱和低 pK_a 的有机酸，在生理 pH 时多数解离，脂溶性低而难于通过胎盘。

母体血 pH 和胎儿血 pH 梯度也会影响药物在胎盘两侧的扩散。在生理情况下，胎盘两侧存在约相差 0.1pH 单位的 pH 梯度（胎儿血 pH 通常较母体血低 0.1）因此，当药物转运达到平衡时，弱酸性药物较集中在偏碱的母体一侧,如果胎盘功能受损,胎儿血的 pH 会进一步下降,弱碱性药物的胎儿 - 母体浓度比率就会明显升高。

分子量:分子量大小与药物能否通过胎盘屏障也有密切关系。一般来说,小分子药物较大分子药物易于通过胎盘。分子量在 250~500 的药物易通过,超过 1 000 者则很难通过。

血浆蛋白结合力:药物与血浆蛋白结合形成大分子物质,因而妨碍药物通过胎盘。当药物在母体与血浆蛋白结合增多,游离型药物减少时,进入胎儿体内药物可减少;反之,则可增多。妊娠期母体血浆容积增加,血液稀释的结果导致血浆白蛋白减少,妊娠晚期胎儿白蛋白的水平升高并超过母体水平。妊娠期应用苯巴比妥、苯妥英钠、华法林、水杨酸类、地西泮、普萘洛尔、地塞米松等,均可使游离型药物浓度增高。现已证明,临产给予地西泮和其他苯二氮䓬类,均可经胎盘迅速转运,并在新生儿体内蓄积,产生有害影响。此时测得的胎儿 - 母体地西泮浓度比率在 2 左右。

除胎盘外,药物还可通过羊膜进入羊水以后,经胎儿皮肤转运至胎体内。从妊娠第 12~15 周,胎儿开始吞饮羊水,故羊水中药物可进入消化道被吸收。羊膜腔内注药亦为胎儿给药途径之一。

3.5.3　胎盘的药物代谢

胎盘除具有转运功能外,尚对药物具有生物转化(代谢)活性。现证实胎盘中也存在细胞色素 P-450 酶。从整体看,药物在胎盘中的代谢不及胎儿肝脏,但现已确定胎盘也具有氧化、还原、水解和结合等代谢形式的催化系统,但在胎盘匀浆中,以水解和还原最为活跃。一系列化学上不同的内源性和外源性物质,除肾上腺素、去甲肾上腺素、组胺和雌激素可经胎盘代谢外,5- 羟色胺、乙酰胆碱和多肽类激素,如胰岛素、缩宫素、加压素和血管紧张素等,亦可被胎盘代谢。胎盘含有特殊的混合功能氧化酶系的催化剂,它同肝药酶一样,能被含有多环的芳烃类化合物所诱导,妊娠期妇女吸烟可显著改变此酶的活性。

研究证实,氢化可的松、皮质醇及泼尼松可通过胎盘转化失活为 11- 酮衍生物,而地塞米松通过胎盘时不经代谢直接进入胎儿体内。因此治疗孕妇疾病,可用泼尼松;治疗胎儿疾病则宜用地塞米松。

4 药物在胎儿体内的药动学特点

4.1 胎儿药物吸收

药物进入胎儿体内的主要方式是通过胎盘转运,也可通过胎儿吞咽羊水,自胃肠道吸收少量药物。现已证明,胎儿 24 小时吞咽羊水 500～700ml。此外,胎儿皮肤也可从羊水中吸收药物。

4.2 胎儿药物分布

药物在胎儿体内分布与胎儿血液一致。血流通过脐静脉,大部分经肝脏至心脏,小部分经静脉导管至下腔静脉,故血流分布至肝脏量很大。另外,50% 心排出量回胎盘,而另一半中相当大一部分至胎儿脑(胎儿的血脑屏障未发育完全),因而药物分布脑和肝脏较多。妊娠 12 周前,胎儿体液含量高于脂肪含量,水溶性药物分布容积较大,脂溶性药物分布容积较小。随着胎儿生长至妊娠晚期,胎儿体内细胞外液明显减少,脂肪含量增多,脂溶性药物分布增多。胎儿血浆蛋白低于母体,游离型药物比较多,易进入胎儿组织,使胎儿对药物的敏感性增强。缺氧时,由于血流的再分配,分配至脑血流增加,药物更集中。而胎儿在不同胎龄血供不同。致使不同组织的药物浓度随胎龄不同而有所差别。整个孕期,胎儿含水量亦随胎龄而不同。如孕 16 周时全身含水量为 94%,而足月时则下降至 76%。细胞外液减少,因而脂溶性药物分布和蓄积亦少,随着胎龄增加,脂肪蓄积渐渐增多,脂溶性药物亦随脂肪分布而分布,胎儿脑水分少,故脂溶性药物蓄积也少。

药物与血浆和组织内蛋白结合确定药物效应,如大量与血浆蛋白结合,则药物游离至组织的较少,但药效时间较长;反之,则进入组织的游离药物多,而药效持续时间较短,胎儿血浆蛋白与组织蛋白结合能力较低,且一种药物和蛋白结合后,可阻碍其他药物或体内内源性药物与蛋白结合,如孕妇用磺胺药物后,可阻碍胎儿蛋白与胆红素结合,从而使游离胆红素增加。早产儿蛋白结合能力则更低。

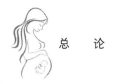

4.3　胎儿药物代谢

胎儿对药物代谢从质和量上都较成人差,胎儿肝脏线粒体酶系统功能低,分解药物的酶系统活性也不完善,葡萄糖醛酸转移酶活性仅为成人的 1%,对药物代谢能力极低。主要由胎盘转运,从胎儿重返母体,再由母体解毒排泄。

4.4　胎儿药物排泄

胎儿肾脏发育不全,肾小球滤过率低,排泄缓慢,药物在血液内或组织内半衰期延长,消除率下降,容易引起药物的蓄积中毒,对器官产生损害。药物经肾脏排入羊水,胎儿吞咽羊水又再进入羊水 – 肠 – 肝的再循环,或通过脐动脉再回到母体。

4.5　受 体 作 用

药物是否起作用与组织有无同药物结合的受体有关,胎儿器官的各种不同受体在不同胎龄产生。故在某一时期,有些药物可能对胎儿起作用,有些则无作用,如肾上腺素 α– 受体拮抗剂则对胎儿不起作用。

4.6　胎儿宫内治疗

孕妇用药,若目的不是给孕妇治疗,而是为了给胎儿治疗,可以选择已经证实有效的胎儿宫内药物治疗,如应用肾上腺皮质激素促使胎儿肺成熟提高胎儿成活率,减少新生儿呼吸困难综合征发生。也有的给孕妇用药以治疗胎儿生长受限、胎儿心律不齐等症。所选药物必须是不经胎盘代谢,直接经胎盘转送给胎儿。如以上提到的肾上腺皮质激素,应用地塞米松或倍他米松而不用泼尼松。

5 妊娠期用药对胎儿的影响

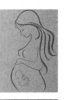

药物对胎儿产生不良影响最主要的因素是药物本身的性质、药物的剂量、使用药物的持续时间、用药途径、胎儿或新生儿对药物的敏感性，以及用药时的胎龄。

5.1 药物的性质

脂溶性药物渗透性越高，越容易透过胎盘；离子化程度越高（渗透性越低），越不容易透过胎盘；分子量越小越易转运至胎儿，如止痛剂、镇静剂、安眠药（如地西泮）等。

5.2 药物的剂量

胎儿对药物的反应存在个体化，效应和剂量有很大关系，少量药物有时只造成暂时的机体损害，而大量则可使胚胎死亡。用药持续时间长和重复使用，都会加重对胎儿的伤害。

5.3 药物的敏感性

药物对机体的损害与机体的遗传因素有关。同样的药物在动物与动物之间、动物与人之间有不同的影响，如沙利度胺人比鼠敏感 60 倍、比大鼠敏感 100 倍、比狗敏感 200 倍、比田鼠敏感 700 倍。

5.4 用药时胎龄

用药时胎龄与损害性质有密切关系。受精后 2 周内孕卵着床前后，药物对胚胎的影响是"全"或"无"的，"全"的表现为胚胎早期死亡导致流产；"无"则为胚胎继续发育，无异常。受精后 3 ~ 8 周内（即停经 5 ~ 10 周以内）处于胚胎器官分化阶段，胚胎开始定向发育，受到有害的药物作用后，机体产

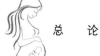

生形态上的异常而导致畸形,称为"致畸高度敏感期",如神经组织于受精后 15～25 日、心脏于受精后 20～40 日、肢体于受精后 24～46 日均易受药物影响。

受精后第 9 周至足月是胎儿生长、器官发育、功能完善阶段,唯有神经系统、生殖器官和牙齿仍继续分化。特别是神经系统的分化、发育和增生,是在妊娠晚期和新生儿期达最高峰。在此期间受到药物作用后,由于肝酶结合功能差及血脑通透性高,易使胎儿受损,对中枢神经系统的损害还可表现为胎儿生长受限,出生体重和功能行为异常,早产率亦有所增加。

6 妊娠期用药原则

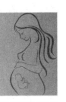

6.1 FDA 妊娠期药物安全性分级

1979 年,美国食品药品管理局(US Food and Drug Administration, FDA)推出了妊娠期药物安全性分级,该分级是根据动物实验和临床用药经验总结,将临床常用的各种药物按其在妊娠期应用时的安全性由高到低依次分为 A、B、C、D 和 X 共 5 个等级,每个等级都有其具体的含义和推荐意见。该分级因对比鲜明、简单易记,特别是对非妇产科医师开具安全的妊娠期药物有很大的帮助,因此一直以来获得广泛接受和使用。

2015 年 6 月 30 日,FDA 推出了新的"怀孕与哺乳期标示规则(Pregnancy and Lactation Labeling Rule, PLLR)"。FDA 认为应用一个叙述性的结构取代现在的等级系统,可以更好地传达妊娠期和哺乳期药物暴露的潜在风险。但由于新规则涉及药品信息的更新和说明书的重新修订,这项浩大的工程可能会持续数年之久,而且新规则并不覆盖非处方药物(OTC),OTC 的妊娠期用药指导暂不会改变。本处方集考虑到上述原因,以及旧的分级系统简单明了和深入人心,故仍然保留在本处方集各个药物的叙述中,但同时以更多的篇幅加入了该药物目前最新的妊娠期/哺乳期用药安全信息,涵盖了新规则的更新内容,以便读者参考和作出更佳的临床决策。

6.1.1 FDA 妊娠期药物安全性分级

A 级:在设对照组的药物研究中,在妊娠前 3 个月的妇女未见到对胎儿产生危害的迹象(并且也没有在其后 6 个月具有危害性的证据),该类药物对胎儿的影响甚微。

B 级:在动物生殖性研究中(并未进行孕妇的对照研究),未见到药物对胎儿的不良影响或在动物生殖性研究中发现药物副作用,但这些副作用并未在设对照的、妊娠前 3 个月的妇女中得到证实(也没有在其后 6 个月具有危险性的证据)。

C 级:在动物的研究证明药物对胎儿有危险性(致畸或胚胎死亡等),或尚未设对照妊娠期妇女研究,或尚未对妊娠期妇女及动物进行研究。本类药物只有在权衡对孕妇的益处大于对胎儿的危害之后，方可使用。

D级：有明确证据显示，药物对胎儿有危害性，但尽管如此，孕妇用药后绝对有益（例如用该药物来挽救孕妇的生命，或治疗用其他较安全的药物无效的严重疾病）。

X级：对动物和人类的药物研究或人类用药的经验表明，药物对胎儿有危害，而且孕妇应用这类药物无益，因此禁用于妊娠或可能怀孕的患者。

6.1.2　FDA新的"怀孕与哺乳期标示规则"

新规则要求，药品生产商需在其药品说明书中提供妊娠期、哺乳期妇女药物风险及获益的详细相关信息。新修订的说明书将删除妊娠期用药"五字母分级系统"，针对孕妇、胎儿及哺乳期婴儿提供更多的有效信息，包括药物是否泌入乳汁、是否影响婴儿等。同时，新说明书还将加入"备孕的男性与女性"条目，就药物对妊娠测试、避孕及生育的影响注明相关信息。除此之外，新说明书还将包括孕期药物暴露、药物疗效信息收集与上报登记系统，鼓励正在服用药物或生物制品的孕妇将相关信息上报参与研究。

6.2　妊娠期安全用药原则

（1）避免忽略用药：有受孕可能的妇女用药时，需注意月经是否过期；孕妇在就诊时应主动告知医师自己已怀孕和孕期时间，医师接诊时应询问患者末次月经及受孕情况，以免"忽略用药"。

（2）孕妇的健康有利于胎儿的正常生长发育，有急、慢性疾病的患者应注意在孕前进行治疗，待治愈后或在医师指导和监护下妊娠，孕妇患病则应及时明确诊断，并给予合理治疗，包括药物的治疗和是否需要终止妊娠的考虑。

（3）妊娠期可用可不用的药物尽量少用，尤其是在妊娠3个月以前；必须用药时，应根据病情选用临床有效且对胎儿安全的药物，不可自行用药。烟酒、麻醉药均属药物范畴，对孕妇和胎儿同样有害。

（4）根据孕周大小即胎儿发育时期考虑用药。如妊娠早期为胎儿器官发育的重要时期，如果治疗可以推迟，尽量推迟到妊娠早期以后。

（5）尽量降低药物对胎儿的影响程度。选择对胎儿影响最小的药物，同时能用小剂量药物就避免用大剂量。一般从调节用药剂量着手，使用量调节至控制病情发作的最小剂量，如抗癫痫药。

（6）妊娠期患病，必须用药时，应根据孕妇病情需要，选用有效且对胎儿比较安全的药物。一般来说，能单独用药，就避免联合用药；能用结论比较肯定的药物，就避免使用比较新的、但尚未肯定对胎儿是否有不良影响的药物。

严格掌握剂量和用药持续时间,注意及时停药。

(7)如孕妇已用了某种可能致畸的药物,应根据用药量、用药时妊娠月份等因素综合考虑处理方案。早孕期间用过明显致畸药物,应考虑终止妊娠。

(8)中药并非意味着安全无毒,因中药成分复杂,应参看药物说明或向中医师和中药师咨询。

7 围产期用药原则

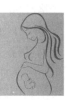

　　我国目前常用的围产期（围生期）的定义是，从妊娠 28 周至出生后 7 日的一段时期。围产期期间，孕妇、胎儿、新生儿各自有特殊的生理特点，在此期间药物的转运不同于非妊娠期和早、中孕期。围产期用药后有胎盘转运和乳汁转运特点，除遵守一般用药原则外，应考虑到孕妇和胎儿双方的因素，权衡其利弊，合理用药，防止围产期滥用药和不敢用药两种偏向。

　　妊娠晚期、分娩期用药，要考虑到药物对新生儿的影响。如 4 小时内可能分娩者，注射吗啡可能会引起新生儿呼吸抑制。因治疗需要用药者，一般不需中断哺乳，可在哺乳后即服药，尽可能推迟下次哺乳，延长服药至哺乳的间隔时间，以减少乳汁中的药物浓度。

8 哺乳期妇女用药

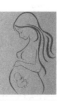

8.1 哺乳期生理特点

胎盘一旦娩出,产妇便进入了哺乳期。胎盘娩出至产妇全身各器官除乳腺外恢复或接近正常未孕状态所需要的一段时间,一般为6周,称为产褥期。产褥期妇女的生理具有以下特点。

8.1.1 乳房的变化

随着胎盘剥离排出,产妇血中雌激素、孕激素、胎盘生乳素水平急剧下降,产后呈低雌激素高催乳素激素水平,乳汁开始产生。由于多数药物可经母血渗入乳汁中,故产妇于哺乳期用药时,应考虑药物对新生儿有无不良反应。

8.1.2 循环系统及血液的变化

(1)胎盘娩出后,子宫胎盘血液循环不复存在,且子宫缩复,大量血液从子宫涌入体循环,加之妊娠期过多组织间液回吸收,产后72小时内,血容量增加15%~25%,原有心脏病产妇,容易发生心力衰竭。血容量于产后2~3周恢复到未孕状态。

(2)产褥早期血液仍处于高凝状态。纤维蛋白原、凝血酶、凝血酶原于产后2~4周内将降至未孕状态。

(3)红细胞计数及血红蛋白值逐渐增多。白细胞总数于产褥早期仍较高,淋巴细胞稍减少,中性粒细胞增多,血小板数增多。

8.1.3 消化系统的变化

妊娠期胃肠张力及蠕动减弱,约需要2周恢复。

8.1.4 泌尿系统的变化

妊娠期体内潴留的多量水分主要经肾脏排出,故产后最初1周尿量增多。子宫复旧的代谢产物经尿排出,故尿中氨基酸、肌酐、肌酸增加,约1周后

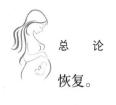

恢复。

8.1.5　内分泌系统的变化

与维持妊娠有关的激素减少,而与维持泌乳及排乳的激素增加。垂体催乳激素因是否哺乳而异,哺乳产妇于产后下降,但仍高于非妊娠水平,吮吸乳汁时催乳激素明显增高;不哺乳产妇则于产后 2 周降至非妊娠水平。

8.2　哺乳期药动学特点

大多数药物在从血浆向乳汁转运过程中,均以被动扩散的方式进入乳汁,分子量低于 200 的非电解质药物,可经乳腺上皮的膜孔扩散进入乳汁。扩散进入乳汁的药物量及速度,与药物的脂溶性、解离度、分子量大小、血浆与乳汁的 pH 及药物在血浆和乳汁中的浓度梯度等因素有关。此外,乳腺的血流量、乳汁脂肪含量、婴儿吸吮的乳量等,对药物进入乳汁的量也有影响。一般规律如下。

(1)乳汁中脂肪含量比血浆高,脂溶性高的药物容易穿过生物膜到乳汁中。

(2)药物分子量越小,越容易扩散到乳汁。分子量 <200 的药物,如酒精、吗啡、四环素,通过纯扩散作用即可从血浆向乳汁转运,而肝素、胰岛素等高分子化合物难以向乳汁转运。

(3)蛋白结合率低的药物,游离药物浓度高,易透入乳汁。进入乳汁后即与乳蛋白结合,但结合明显少于血浆中与蛋白的结合。因而当乳汁和血浆中的游离药物浓度达到平衡时,血浆中药物总量较大。

(4)细胞膜具有磷脂 – 蛋白质结构,非解离的药物更易通过细胞膜进入乳汁。

(5)乳汁中药物峰值一般比血浆中峰值晚出现 30 ~ 120 分钟,其峰值一般不超过血浆中峰值。乳汁中药物消散随时间而减少,减少的速度慢于血浆中药物消散的速度。

(6)母乳 pH 通常比血浆低,正常血浆 pH 变化很小,可认为恒定在 7.4,但乳汁 pH 变化较大,在 6.8 ~ 7.2。因而药物在这两种环境中的解离有差异。弱酸性药物在乳汁中的浓度低于血浆浓度。实验证明,弱碱性药物如红霉素、林可霉素、异烟肼等,易于通过血浆乳汁屏障,用药后乳汁中药物浓度可与血浆相同,甚至比血浆高。相反,弱酸性药物如青霉素、磺胺类药物,不易通过屏障,则乳汁中的药物浓度常低于血浆中浓度。

常用以下的指标评估药物在乳汁中的转运情况。

（1）乳汁／血浆比值（M/P）：指母亲乳汁中的药物浓度与母亲血浆药物浓度的比值。如果比值高（1~5），提示乳汁中的药物水平高；如果比值低（<1），仅有少量药物转运至乳汁。药物转运到乳汁的量很大程度上取决于母亲的血浆药物浓度。

（2）理论婴儿剂量（theoretic infant dose，TID）：该剂量是对婴儿每日每公斤体重从乳汁中摄取的可能的最大药物剂量的一种估算值。已知药物在乳汁中的峰值水平（C_{max}），用每日摄取乳量的标准值（150ml/kg）乘以乳汁中的药物浓度［（C_{max}/L）×0.150L/（kg·d）=TID］。该浓度为最大转运浓度，大多数情况下婴儿获得的实际剂量更低。

（3）相对婴儿剂量（relative infant dose，RID）：用来自乳汁的婴儿药物剂量［TID，mg/（kg·d）］除以母亲剂量［mg/（kg·d）］。这种方法以体重为标准描述有多少母亲的药量被婴儿获得。一般情况下，任何药物低于母亲剂量的10%可能是安全的。本处方集采用的是该评价指标。

8.3 哺乳期用药对新生儿的影响

药物的潜在影响与新生儿的肾脏和肝脏发育有关，年、月龄越小，药物潜在的影响越大。新生儿的神经系统仍在发育阶段，血脑屏障发育尚未成熟，药物较易透过血脑屏障直接作用于较脆弱的中枢神经系统产生不良反应，此外，新生儿肝功能还未健全，肾小球滤过率低，药物消除能力低下，易导致经母乳吸收的药物在新生儿体内蓄积而发生毒性反应。

8.4 哺乳期药物安全性分级

哺乳期用药危险性分级在不同的著作里存在不同的论述。Thomas W. Hale 博士在他的 *Medications & Mothers'Milk*（17th edition）一书里提出哺乳期用药危险性的"L分级"，本处方集采用的是该分级。除了"L分级"，Richard K. Miller 教授在他的著作 *Drugs During Pregancy and Lactation：Treatment options and risk assessment* 里，将妊娠／哺乳期用药危险等级分为五级（1、2、S、T、C）。此外，美国儿科学会（American Academy of Pediatrics，AAP）、WHO和美国国家医学图书馆旗下的数据库 LactMed 也提供了各自哺乳期用药的建议。

Thomas W. Hale 博士的哺乳期用药"L分级"按安全性由高至低依次分为L1~L5 五个等级（具体见下）。该分级虽未被官方采纳，但已出现在各种药学工具书和网络资料中,故本处方集也将其收录,作为临床哺乳期药物选择的参考。

哺乳期药物安全性分级如下:

L1级(适用):许多哺乳期妇女服药后没有观察到对婴儿的副作用会增加。在哺乳期妇女的对照研究中没有证实对婴儿有危险,可能对喂哺婴儿的危害甚微;或者该药物在婴儿不能口服吸收利用。

L2级(可能适用):在有限数量的对哺乳期妇女用药研究中没有证据显示副作用增加和/或哺乳期妇女使用该种药物有危险的证据很少。

L3级(可能适用):没有在哺乳期妇女进行对照研究,但喂哺婴儿出现不良反应的危险性可能存在;或者对照研究仅显示有很轻微的非致命的副作用。本类药物只有在权衡对胎儿的利大于弊后方可应用。没有发表相关数据的新药自动划分至该级别,不管其安全与否。

L4级(有潜在危险):有对喂哺婴儿或对乳汁分泌的危害性的明确证据。但哺乳期妇女用药后的益处大于对婴儿的危害,例如母亲处在危及生命或严重疾病的情况下,而其他较安全的药物不能使用或无效。

L5级(危险):对哺乳期妇女的研究已证实对婴儿有明显的危害或该药物对婴儿产生明显损害的风险高。哺乳期妇女应用这类药物显然是无益的。本类药物禁用于哺乳期妇女。

哺乳期用药的基本原则是尽可能减少药物对子代的影响。哺乳期用药时,哺乳时间应避开血药浓度高峰期,减少乳汁中的药物浓度。由于人乳是持续地产生在体内而不潴留,因此,哺乳期可服用较安全的药物,并等到过了药物一个血浆半衰期后再喂奶,如果母亲所用药物对孩子影响较大,则应停止喂奶,暂时实行人工喂养。

（1）评估婴儿处理药物的能力:询问有关婴儿的信息,包括年龄、发育情况、过敏史。早产儿和新生儿用药风险高,需谨慎;较年长的婴儿相对容易代谢和清除药物。胃肠稳定性差的婴儿用药会增加风险。

（2）应建议母亲在权衡利弊后确实需要使用的情况下才服用药物。

（3）选用已有一定依据证明对婴儿无明显损害的药物。

（4）选用药物代谢特点比较清楚,向婴儿转运较少的药物。

（5）告知可能发生的任何不良反应。

（6）一旦发生不良反应应及时向医师报告。婴儿的毒性反应与成人不同,如不能肯定婴儿身体变化是否与乳汁中药物有关,应暂停授乳。

（7）测定母乳内和婴儿血中药物浓度,也有助于判断婴儿的变化是否与乳汁中的药物有关。

（8）如母亲正在接受抗凝血剂治疗，而婴儿因某种原因需接受手术治疗，必须在手术前测定婴儿凝血酶原时间。

（9）血药浓度降低时乳汁中药物有可能渗透回血浆，应选择下一次服药前授乳，或在服药后尽可能长的时间后授乳。

（10）严格掌握适应证：控制用药剂量，限制用药时间。

9 妊娠期和哺乳期抗菌 药物的使用

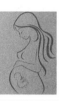

妊娠期和哺乳期妇女由于其生理条件的改变,容易导致各种感染性疾病的发生,常需接受抗菌药物的治疗。但是,由于妊娠期许多生理功能发生适应性的变化,往往会影响抗菌药物的代谢动力学过程,而且必须同时考虑药物特性及用药期间胎儿所处的发育阶段。

9.1 妊娠期抗菌药物治疗性应用的注意事项

妊娠期的抗菌治疗包括:孕妇感染、胎儿感染或孕妇和胎儿的共同感染。妊娠期抗菌药物的应用需考虑药物对母体和胎儿两方面的影响,妊娠期抗菌药物的治疗性应用应遵循以下基本原则。

根据药物代谢动力学特点为妊娠期患者正确选择抗菌药物的品种、剂量、给药次数、给药途径、疗程及联合用药等,制订最合适的给药方案,必要时,对母体血药浓度进行检测,预测胎儿或子宫组织药物浓度。

妊娠期抗菌药物应选用青霉素类、头孢菌素类、阿奇霉素等对胎儿较安全的药物,避免使用氨基糖苷类、喹诺酮类、四环素类抗菌药物。

9.2 哺乳期抗菌药物治疗性应用的注意事项

(1)哺乳期患者接受抗菌药物后,某些药物可从乳汁中分泌,药物主要通过被动扩散进入乳汁,进入乳汁的影响因素主要是母亲的血浆药物浓度、药物的分子量、蛋白结合率和脂溶性。一些抗菌药物乳汁中分泌量较高,如四环素类、大环内酯类、氟喹诺酮类、氯霉素、甲硝唑、磺胺甲噁唑等。某些药物乳汁中含量低,如青霉素类、头孢菌素类等 β- 内酰胺类和氨基糖苷类等。因此,哺乳期应用抗菌药物须进行充分的风险评估。

(2)尽可能选用半衰期短、蛋白结合率高、经乳汁分泌少的抗菌药物。应尽量避免使用会对婴儿产生严重不良反应的药物如氯霉素、四环素及喹诺酮类等药物,如确有指征应用,则需停止哺乳。

(3)哺乳期使用抗菌药物均可能会导致婴儿的不良反应,包括过敏、菌群失调（继发腹泻）、影响婴儿感染时的病原学分析及细菌耐药性。因此需进行监测。

9.3　剖宫产手术抗菌药预防性应用

剖宫产手术抗菌药物预防性应用目的是预防手术部位感染，包括切口感染、宫腔感染及术中可能涉及的其他器官的感染（与手术无直接关系的全身感染除外）。剖宫产手术属于Ⅱ类（清洁 – 污染）切口手术，为进宫腔手术，与阴道相通，正常孕妇阴道中的菌群多为正常菌群，手术可能使厌氧菌与需氧菌比例失调，在机体免疫力下降时容易出现机会感染，剖宫产术后宫腔的组织创伤、渗血、渗液也增加了感染机会，故需预防用药。由于妊娠特殊的生理特点以及考虑抗菌药物对胎儿、新生儿可能存在的影响，剖宫产手术应用抗菌药物预防手术感染时需遵循一定的原则。

9.3.1　预防用药的品种选择

选择抗菌药物时要根据手术部位的常见病原菌、孕妇病理生理状况、抗菌药物的抗菌谱、药动学特点、不良反应等综合考虑。

剖宫产手术切口表面主要感染病原菌以革兰氏阳性球菌（葡萄球菌）为主，深部以革兰氏阴性杆菌（如大肠埃希菌）、肠球菌及厌氧菌为主。择期剖宫产手术首选第一代头孢菌素作为预防用药。若存在感染高危因素（如胎膜早破）、产前出血（如前置胎盘）等妊娠并发症、临产后的剖宫产手术、产前多次阴道检查以及存在易发生感染的妊娠合并症；术中如手术时间较长及进行宫腔纱条填塞的剖宫产手术；产后出血等，可选择第一代或第二代头孢菌素加用甲硝唑或单用头孢西丁。第一代头孢菌素主要推荐头孢唑林，第二代头孢菌素主要推荐头孢呋辛。对 β– 内酰胺类过敏者，可选用克林霉素联合氨曲南预防感染。

9.3.2　预防用药的给药方式、给药时机、给药剂量、溶媒、疗程

围手术期抗菌药物预防性应用应在皮肤、黏膜切开前 0.5 ~ 1 小时内或麻醉开始时给药，目前剖宫产手术抗菌药物的预防性应用时机存在两种说法，一是皮肤、黏膜切开前 0.5 ~ 1 小时内给药，二是钳夹脐带后给药。美国儿科学会和美国妇产科医师学会在最新发表的文章里提到术前抗菌药物预防性给药比钳夹脐带后给药更有效，剖宫产预防性抗菌药物应在切皮前给药。

预防用药应静脉滴注，溶媒体积不超过 100ml，一般应 30 分钟内滴注完毕，以达到有效浓度。抗菌药物的有效覆盖时间应包括手术过程和术后 4 小时。若手术时间超过 3 小时或超过所用药物半衰期的 2 倍以上，或术中出血量超过 1 500ml，术中应追加一次。一般应短程预防用药，手术结束后不必再用。若有

感染高危因素者,术后 24 小时内可再用 1 次,特殊情况可延长至术后 48 小时。

9.3.3　抗菌药物的预防性应用不能代替严格的无菌操作

围手术期抗菌药物的预防性应用对于减少术后感染的发生十分重要,但是抗菌药物的预防性应用不能代替严格的消毒、灭菌技术和精细的无菌操作,应严格遵守术中无菌原则,细致操作、彻底止血。不提倡用抗菌药物溶液冲洗盆腔或伤口。对于新上市的、限制性使用级和特殊使用级的抗菌药物应严格控制其预防性应用于剖宫产手术。此外,对于有特殊病理生理状态的孕妇,预防用药应参照《抗菌药物临床应用指导原则(2015 年版)》、药品说明书等相关规定执行。

(严鹏科　谭湘萍　陈文瑛)

参 考 文 献

[1] 马玉燕,马丽娟,高凌雪.妊娠及哺乳期药物代谢特点[J].中国实用妇科与产科杂志,2008,24(6):462-464.

[2] 陈力,赵文艳,张伶俐,等.药物进入乳汁的机制及哺乳期妇女用药安全[J].中华妇幼临床医学杂志(电子版),2012,8(5):552-555.

[3] 汪娟.哺乳期患者的安全合理用药[J].中国药业,2014(11):56-58.

[4] NEWPORT D J, CALAMARAS M R, DEVANE C L, et al. A typical antipsychotic administration during late pregnancy: placental passage and obstetrical outcomes[J]. American Journal of Psychiatry, 2007, 164(8): 1214-1220.

[5] 刘丽萍.妊娠期和哺乳期安全用药速查[M].北京:人民军医出版社,2014.

[6] LINDHOFFLAST E, BAUERSACHS R. Heparin-induced thrombocytopenia-alternative anticoagulation in pregnancy and lactation[J]. Seminars in Thrombosis & Hemostasis, 2002, 28(5): 439-446.

[7] AMBROS L, MONTOYA L, KREIL V, et al. Pharmacokinetics of erythromycin in nonlactating and lactating goats after intravenous and intramuscular administration[J]. Journal of Veterinary Pharmacology & Therapeutics, 2007, 30(1): 80-85.

[8] 刘凤琴.哺乳期用药对乳儿的影响因素分析[J].药物流行病学杂志,2009(1):63-65.

[9] 金有豫.中国国家处方集[M].北京:人民军医出版社,2010.

[10] 谢幸,孔北华,段涛.妇产科学.9 版[M].北京:人民卫生出版社,2018.

各 论

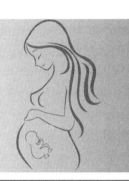

第1章 呼吸系统疾病用药

1.1 急性上呼吸道感染

1.1.1 疾病简述

急性上呼吸道感染是指鼻腔、咽或喉部急性炎症的总称。70%～80%由病毒引起,主要包括流感病毒、副流感病毒、呼吸道合胞病毒、腺病毒、鼻病毒、柯萨奇病毒、麻疹病毒、风疹病毒等。细菌只占20%～30%,以溶血性链球菌最为多见,其次为流感嗜血杆菌、肺炎链球菌和葡萄球菌等。主要通过患者喷嚏和含有病原菌的飞沫经空气传播,也可经污染的手和用具接触传播。常有混合感染倾向。通常病情较轻,病程短,绝大多数具有自限性,大部分预后良好,但有时可伴有严重并发症,应积极预防。

1.1.2 诊断标准

根据患者的病史、流行情况、鼻咽部的卡他和炎症症状和体征,结合外周血象和胸部X线检查结果可作出临床诊断。有条件的应进行病原学检查,特殊情况下可进行细菌培养和病毒分离,以及免疫荧光和病毒血清学检查等确定病原体。

1.1.3 治疗方案

急性上呼吸道感染的治疗以对症为主,细菌性急性气管炎和支气管炎应及时应用抗菌药物。在妊娠早期,高热有可能导致胎儿畸形,一般情况下,妊娠期上呼吸道感染经过适当休息、饮水及对症治疗预后良好。

1.1.3.1 对症治疗主要目的是缓解症状,发热、病情较重的患者应卧床休息,多饮水,保持室内空气流通,防止受凉。有头痛、发热、鼻塞流涕、全身肌肉酸痛、咳嗽等症状者,可酌情给予解热镇痛、抗过敏、化痰、镇咳等药物。妊娠期退热首选对乙酰氨基酚,抗过敏药可选用氯苯那敏或氯雷他定,需要祛痰者可选用乙酰半胱氨酸,咳嗽的患者在妊娠3个月后可谨慎短期使用右美沙芬镇咳。哺乳期对症治疗的药物可选用对乙酰氨基酚或者布洛芬解热,氯雷他定或者西替利嗪抗过敏,但需注意氯雷他定可能引起乳汁减少。由于复方感冒药含有多种成分,妊娠期和哺乳期尽量避免使用复方感冒药。

1.1.3.2　抗菌治疗对于单纯病毒感染者不应用抗菌药物,合并细菌感染可酌情选用抗菌药物(治疗药物见 1.5 肺炎)。妊娠期抗菌药物应选用青霉素类、头孢菌素类、阿奇霉素等对胎儿较安全的药物,避免使用氨基糖苷类、喹诺酮类、四环素类抗菌药物。哺乳期患者应避免使用喹诺酮类、四环素类、氯霉素及磺胺类药物,确需使用这些药物时应暂停哺乳。青霉素、头孢菌素对乳儿较安全;氨基糖苷类口服吸收较少,哺乳期患者可以谨慎哺乳。但哺乳期使用抗菌药物对哺乳婴儿可能存在三个问题,肠道菌群改变、对婴儿的直接影响(如过敏反应)、如果婴儿发热需要进行细菌培养时影响培养结果。青霉素类药物使用前需详细询问药物过敏史并进行青霉素皮肤试验,一旦发生过敏性休克,必须就地抢救,予以保持气道畅通、吸氧及给用肾上腺素、糖皮质激素等治疗措施。

1.1.4　治疗药物

非甾体抗炎药:对乙酰氨基酚、布洛芬。

H_1 受体拮抗剂:氯苯那敏、氯雷他定、西替利嗪。

黏液溶解药:乙酰半胱氨酸。

白三烯抑制剂:孟鲁司特。

对乙酰氨基酚　Paracetamol

【适应证】本品为乙酰苯胺类非甾体抗炎药(nonsteroidal antiinflammatory drug, NSAID)。适用于缓解轻度至中度疼痛,如头痛、关节痛、神经痛及偏头痛、癌性疼痛及手术后止痛等。退热,如感冒或其他原因引起的高热。治疗轻、中度骨关节炎。本品还可用于对阿司匹林过敏、不耐受或不适于应用阿司匹林的患者(水痘、血友病以及其他出血性疾病等)。

【用法和用量】口服:解热镇痛,一次 0.3 ~ 0.6g,每 4 小时 1 次,每日最大剂量 2g,退热疗程一般不超过 3 日,镇痛不宜超过 10 日。肌内注射:一次 0.15 ~ 0.25g,不宜长期应用。直肠给药:一次 0.3g,肛门给药,若持续高热或疼痛,可间隔 4 ~ 6 小时重复 1 次,24 小时内不超过 1.2g。

【不良反应】少数病例可发生过敏性皮炎(皮疹、皮肤瘙痒等)、粒细胞缺乏、血小板减少、高铁血红蛋白血症、贫血及肝肾功能损害等。

【禁忌证】严重肝肾功能不全者,对本品过敏者禁用。

【注意事项】①肝肾功能不全者慎用。②用于解热连续使用不超过 3 日,用于镇痛不超过 10 日。③剂量过大可引起肝脏损害,严重者可致昏迷甚至死亡。④服用期间不得饮酒或饮用含有酒精的饮料。⑤不宜大量或长期用药以防引起造血系统和肝、肾损伤。

【FDA 妊娠期药物安全性分级】B 级。说明书标示：妊娠期间经常使用本品可能与幼童时期的哮鸣和哮喘有关，妊娠晚期用药可能导致动脉导管产前收缩，故妊娠期妇女慎用。对乙酰氨基酚常规短期应用于妊娠期各个阶段的镇痛和退热。在治疗剂量下，短期用药显然比较安全，然而连续每日大剂量用药一个月可能导致母体严重贫血（溶血性）及新生儿肾脏疾病。鉴于对乙酰氨基酚的循证医学证据及人类资料，推荐妊娠期解热镇痛药首选对乙酰氨基酚。

【哺乳期用药安全等级】L1 级。对乙酰氨基酚分泌至乳汁的浓度很低。美国儿科学会将对乙酰氨基酚列为可母乳喂养的药物。

【制剂与规格】对乙酰氨基酚片：0.1g/ 片、0.3g/ 片、0.5g/ 片；对乙酰氨基酚咀嚼片：0.08g/ 片、0.16g/ 片；对乙酰氨基酚分散片：0.1g/ 片、0.125g/ 片；对乙酰氨基酚泡腾片：0.5g/ 片；对乙酰氨基酚缓释片：0.65g/ 片；对乙酰氨基酚口腔崩解片：0.16g/ 片；对乙酰氨基酚胶囊：0.3g/ 粒；对乙酰氨基酚软胶囊：0.3g/ 粒。

布洛芬　Ibuprofen

【适应证】本品为非甾体抗炎药。适用于普通感冒或流行性感冒引起的发热。用于缓解轻至中度疼痛如头痛、关节痛、偏头痛、牙痛、肌肉痛、神经痛、痛经。用于各种慢性关节炎的急性发作期或持续性的关节肿痛症状，无病因及控制病程的作用；非关节性的各种软组织风湿性疼痛；急性轻、中度疼痛。

【用法和用量】口服。普通制剂：一次 0.2 ~ 0.4g，每 4 ~ 6 小时 1 次，每日最大剂量 2.4g；缓释制剂：一次 0.3 ~ 0.6g，一日 2 次（早晚各 1 次）；混悬液：一次 15 ~ 20ml，一日 3 ~ 4 次。

【不良反应】少数患者可出现恶心、呕吐、腹痛、腹泻、便秘、肠胃气胀、胃烧灼感或轻度消化不良、胃肠道溃疡及出血、转氨酶升高、头痛、头晕、耳鸣、视力模糊、精神紧张、嗜睡、下肢水肿或体重骤增等症状。罕见皮疹、荨麻疹、瘙痒。极罕见严重皮肤过敏反应，剥脱性皮炎、史 – 约综合征（Stevens Johnson syndrome）或大疱性皮肤病，如多形性红斑和表皮坏死松解症。罕见过敏性肾炎、膀胱炎、肾病综合征、肾乳头坏死或肾功能衰竭，尤其注意在长期使用时，通常伴有血清尿素水平升高和水肿。罕见支气管痉挛和哮喘加重。有肠道疾病，如溃疡性结肠炎和克罗恩病（Crohn's disease）既往史者，有可能加重病情。极罕见造血障碍（贫血、白细胞减少症、血小板减少症、全血细胞减少症、粒细胞缺乏症）；极罕见严重过敏反应（血管性水肿或休克），症状包括面部、舌和咽喉水肿,呼吸困难,心动过速,低血压。用非甾体抗炎药治疗,有出现水肿、高血压、液体潴留和心力衰竭的报道。在自身免疫性疾病患者中(如系统性红斑狼疮、混合性结缔组织病),布洛芬治疗期间有发生无菌性脑膜炎症状的个别案例,如颈强直、头痛、恶心、呕吐、发热或意识混乱。

【禁忌证】对本品过敏及阿司匹林过敏的哮喘者禁用。严重肝、肾功能不全者或严重心力衰竭者禁用。既往有与使用非甾体抗炎药治疗相关的上消化道出血或穿孔史者禁用。活动性或既往有消化性溃疡史、胃肠道出血或穿孔的患者禁用。

【注意事项】①本品为对症治疗药,自我用药不宜长期或大量使用,用于止痛不得超过 5 日,用于解热不得超过 3 日,如症状不缓解,请咨询医师或药师。②本品宜在餐中或餐后服用。③对本品及其他非甾体抗炎药过敏者禁用。过敏体质者慎用。④第一次使用本品如出现皮疹、黏膜损伤或过敏症状,应停药并咨询医师。⑤如果是缓释胶囊,必须整粒吞服,不得打开或溶解后服用。不得咀嚼或吮吸缓释胶囊,因为这样会破坏其缓释作用。⑥不能同时服用非甾体抗炎药(如某些复方抗感冒药)。⑦服用本品期间不得饮酒或含有酒精的饮料。⑧肠胃病患者使用前请咨询医师或药师。⑨有下列情况患者慎用:支气管哮喘、肝肾功能不全、凝血机制或血小板功能障碍(如血友病或其他出血性疾病),以及未控制高血压的患者、充血性心力衰竭患者、已确诊的缺血性心脏病患者、外周动脉疾病和 / 或脑血管疾病患者。⑩下列情况患者应在医师指导下使用:近期进行过胃部手术、慢性肠炎或克罗恩病、心功能不全、高血压、已被告知有动脉狭窄(症状包括运动时小腿疼痛或小型中风)。⑪有系统性红斑狼疮或混合性结缔组织病,免疫系统疾病导致关节疼痛、皮肤改变和其他器官的病症患者应慎用,因有增加无菌性脑膜炎的风险。在使用布洛芬治疗的患者中发现极少的无菌性脑膜炎病例。尽管无菌性脑膜炎可能更易于发生在系统性红斑狼疮和相关结缔组织疾病患者中,但已在并无基础慢性疾病的患者中发现该病例报道。⑫如出现胃肠道出血或溃疡、肝肾功能损害、尿液混浊或尿中带血、背部疼痛、视力或听力障碍、血象异常、胸痛、气短、无力、言语含糊等情况,应停药并咨询医师。⑬在有溃疡史、特别是伴有出血或穿孔的患者中,增加非甾体抗炎药的服用剂量会增加胃肠道出血、溃疡或穿孔的风险。⑭与其他非甾体抗炎药相同,长期服用布洛芬会导致肾乳头坏死和其他肾病理变化。在那些肾前列腺素对维持肾灌注发挥代偿作用的患者中,已观察到肾毒性。在这些患者中,服用非甾体抗炎药可能导致剂量依赖性的前列腺素合成量降低,并导致肾血流降低,从而加剧肾脏代偿失调。在肾功能损伤患者、心力衰竭患者、肝功能障碍患者、服用利尿剂和血管紧张素转化酶抑制剂的患者中,发生该反应的风险最高。通常在停止非甾体抗炎药治疗后恢复至治疗前状态。⑮小剂量布洛芬（每日≤1.2g）不会导致心肌梗死风险增加，而在采用高剂量和延长治疗时，应警惕这种风险增加的可能。⑯准备怀孕的妇女应慎用或在医师指导下使用，因布洛芬属于非甾体抗炎药，有可能削弱女性生育力，但停药后具有可逆性。

【FDA 妊娠期药物安全性分级】 B 级（早期和中期），D 级（妊娠晚期或临近分娩时）。目前循证医学人类资料提示布洛芬在妊娠早期和晚期使用存在风险。在妊娠期间使用前列腺素合成酶抑制剂导致胎儿动脉导管收缩，如果在妊娠晚期接近分娩时使用这些药物，新生儿可能出现持续性肺动脉高压。在人类和动物中，这些药物也抑制临产而使妊娠延期。准备怀孕的妇女不应该使用任何前列腺素合成酶抑制剂，包括布洛芬，因为在不同的动物模型中发现这些药物能阻碍胚泡的植入。孕早期使用布洛芬还与自然流产、心脏缺损、口唇裂、腹裂有关，但这些风险似乎很小。基于目前的资料提示本品孕中期较安全，建议孕中期可以使用。部分说明书标示：孕妇禁用。因此，该药用于妊娠期属于超说明书用药，应综合目前循证医学证据，按超说明书用药规范管理，须知情同意。

【哺乳期用药安全等级】 L1 级。布洛芬可以分泌到母乳中，但只极低水平进入乳汁中（低于母体剂量的 0.6%），美国儿科学会将布洛芬列为可母乳喂养的药物。部分说明书标示：哺乳期妇女禁用。因此，该药用于哺乳期属于超说明书用药，应综合目前循证医学证据，按超说明书用药规范管理，须知情同意。

【制剂与规格】 布洛芬片：0.1g/ 片、0.2g/ 片；布洛芬分散片：0.05g/ 片；布洛芬泡腾片：0.1g/ 片；布洛芬缓释片：0.3g/ 片；布洛芬口腔崩解片：0.05g/ 片、0.1g/ 片、0.2g/ 片；布洛芬胶囊：0.1g/ 粒、0.2g/ 粒；布洛芬软胶囊：0.2g/ 粒；布洛芬缓释胶囊（妊娠期禁用）：0.3g/ 粒；布洛芬颗粒：0.1g/ 袋、0.2g/ 袋；布洛芬干混悬剂：34g：1.2g/ 袋；布洛芬胶丸：0.1g/ 丸、0.2g/ 丸；布洛芬咀嚼片：0.05g/ 片、0.2g/ 片；布洛芬糖浆：10ml：0.2g/ 瓶、20ml：0.4g/ 瓶、60ml：1.2g/ 瓶、90ml：1.8g/ 瓶；布洛芬口服溶液：10ml：0.1g/ 瓶；布洛芬混悬液：5ml：0.1g/ 瓶、25ml：0.5g/ 瓶、30ml：0.6g/ 瓶、60ml：1.2g/ 瓶、100ml：2g/ 瓶。

氯苯那敏　Chlorpheniramine

【适应证】 本品为烷基胺类抗组胺药。适用于治疗皮肤过敏症：荨麻疹、湿疹、皮炎、药疹、皮肤瘙痒症、神经性皮炎、虫咬症、日光性皮炎。也可用于过敏性鼻炎、血管舒缩性鼻炎、药物及食物过敏。

【用法和用量】 口服：一次 4~8mg，一日 3 次。肌内注射：一次 5~20mg。

【不良反应】 常见：嗜睡、口渴、多尿、咽喉痛、困倦、虚弱感、心悸、皮肤瘀斑、出血倾向。少数患者出现药疹。

【禁忌证】对本品过敏者禁用。癫痫患者、接受单胺氧化酶抑制剂治疗者禁用。

【注意事项】①服药期间不得驾驶机、车、船,不得从事高空作业、机械作业及操作精密仪器。②膀胱颈梗阻、幽门十二指肠梗阻、甲状腺功能亢进、青光眼、消化性溃疡、高血压和前列腺肥大者慎用。③如服用过量或出现严重不良反应,应立即就医。④过敏体质者慎用。⑤本品性状发生改变时禁止使用。

【FDA 妊娠期药物安全性分级】B 级。动物研究发现该药有致畸作用,但人类流行病学研究未发现该药具有致畸性,虽然发现可能与几种个例畸形有关,但尚需独立的证据以确定实际风险。美国妇产科医师学会(ACOG)和美国过敏、哮喘和免疫学学院(ACAAI)推荐氯苯那敏为孕期可选用的抗组胺药。

【哺乳期用药安全等级】L3 级。目前尚无哺乳期使用氯苯那敏的临床数据,本品有可能引起乳汁分泌减少,建议哺乳期慎用。

【制剂与规格】马来酸氯苯那敏片:4mg/ 片;马来酸氯苯那敏滴丸:2mg/ 丸、4mg/ 丸;马来酸氯苯那敏控释胶囊:8mg/ 粒;马来酸氯苯那敏注射液:1ml:10mg/ 瓶、2ml:20mg/ 瓶。

氯雷他定　Loratadine

【适应证】本品为抗组胺药。适用于治疗过敏性鼻炎、急性或慢性荨麻疹、过敏性结膜炎、花粉症及其他过敏性皮肤病。

【用法和用量】口服:一次 10mg,一日 1 次。

【不良反应】偶见:乏力、头痛、嗜睡、口干、胃肠道不适包括恶心、胃炎以及皮疹等;罕见:脱发、过敏反应、肝功能异常、心动过速及心悸等。

【禁忌证】对本品过敏者禁用。

【注意事项】①严重肝或肾脏功能损害者、孕妇、哺乳期妇女慎用;②如连续用氯雷他定在 1 个月以上者,应更换药物品种,以防产生耐药性;③饮酒者、经常服用安定类药物者在初用氯雷他定时,应加强观察是否有加重嗜睡作用或其他中枢抑制作用的情况,并注意调节用量,或在用药期间停止饮酒及停用地西泮类药物;④在做药物皮试前大约 48 小时,应停用氯雷他定,因抗组胺药能防止或减轻皮肤对所用抗原的阳性反应。

【FDA 妊娠期药物安全性分级】B 级。在前瞻性人类研究中未显示不良结局,推荐可用于妊娠期。

【哺乳期用药安全等级】L1 级。有限的人类资料显示哺乳期可能适用。目前没有经乳汁导致婴儿不良反应的报道。本品有可能引起乳汁分泌减少。

【制剂与规格】氯雷他定片：10mg/ 片；氯雷他定口腔崩解片：10mg/ 片；氯雷他定胶囊：10mg/ 粒。

西替利嗪　Cetirizine

【适应证】本品为第二代抗组胺药。用于治疗季节性或常年性过敏性鼻炎，以及由过敏原引起的荨麻疹及皮肤瘙痒。

【用法和用量】口服：一次 10mg，一日 1 次，晚餐时服用，对不良反应敏感者，可每日早晚各 1 次，一次 5mg。

【不良反应】少数患者可出现头痛、口干、嗜睡、情绪不稳定等，但发生率很低；极少数患者可出现皮疹、皮肤瘙痒、恶心、呕吐、腹痛、腹泻等过敏反应。用药期间（尤其长期用药者）应加强对本药可能引起的心律失常、Q–T 间期延长、室性心动过速及肥胖等不良反应的观察及随访。

【禁忌证】对羟嗪过敏者、严重肾功能损害患者禁用。

【注意事项】①肾功能损害者应减半量。②酒后避免使用。③司机、操作机器或高空作业人员慎用。④本品无特效拮抗剂，严重超量患者应立即洗胃，采用支持疗法，并长期严密观察病情变化。⑤同时服用镇静剂时应慎重。

【FDA 妊娠期药物安全性分级】B 级。没有证据表明抗组胺剂对人类胎儿有显著风险，但是由于人类妊娠暴露研究数量过少而不足以评价其潜在风险。在妊娠期（特别是在孕早期）需抗组胺剂治疗时，推荐首选第一代药物抗组胺药物氯苯那敏，如不耐受，除在孕早期外，西替利嗪或氯雷他定可作为备选药物。推荐本品为治疗怀孕期间过敏症状的二线用药。

【哺乳期用药安全等级】L2 级。哺乳期适用。

【制剂与规格】盐酸西替利嗪片：10mg/ 片；盐酸西替利嗪分散片：10mg/ 片；盐酸西替利嗪胶囊：10mg/ 粒；盐酸西替利嗪滴剂：5ml：50mg/ 瓶、10ml：100mg/ 瓶；盐酸西替利嗪口服溶液：10ml：10mg/ 瓶；盐酸西替利嗪糖浆：120ml：120mg/ 瓶。

乙酰半胱氨酸　Acetylcysteine

【适应证】本品为黏液溶解药。用于浓稠痰、黏液过多的呼吸系统疾病：急性支气管炎、慢性支气管炎急性发作、支气管扩张症。

【用法和用量】口服。颗粒剂：一次 0.2g，一日 2 ~ 3 次；泡腾片：一次 0.6g，一日 1 ~ 2 次，用半杯温开水溶解后服用。

雾化吸入：一次 1 安瓿（3ml），一日 1 ~ 2 次。

【不良反应】偶见：恶心和呕吐；极少见：皮疹和支气管痉挛等过敏反应。

【禁忌证】对本品过敏或曾出现过敏反应的患者；哮喘患者禁用。

【注意事项】①支气管哮喘患者在用本品期间应严密监控,如发生支气管痉挛须立即停药。②对支气管哮喘或有支气管痉挛史、胃溃疡、胃炎患者慎用。③应用喷雾剂时应新鲜配制,剩余的溶液需保存在冰箱内,48 小时内用完。

【FDA 妊娠期药物安全性分级】B 级。动物研究证明该药无致畸作用,有限的人类资料未发现本品有胎儿风险。

【哺乳期用药安全等级】暂无。

【制剂与规格】乙酰半胱氨酸泡腾片:0.6g/ 片;乙酰半胱氨酸颗粒:100mg/ 袋、200mg/ 袋;吸入用乙酰半胱氨酸溶液:3ml:0.3g/ 支。

孟鲁司特　Montelukast

【适应证】本品为白三烯受体拮抗剂。适用于减轻季节性过敏性鼻炎引起的症状;个别咀嚼剂型适用于哮喘的预防和长期治疗,包括预防白天和夜间的哮喘症状,治疗对阿司匹林敏感的哮喘患者以及预防运动诱发的支气管收缩。

【用法和用量】口服:一次 10mg,一日 1 次。哮喘患者应在睡前服用;季节性过敏性鼻炎患者可根据自身的情况在需要时服药;同时患有哮喘和季节性过敏性鼻炎的患者应每晚用药 1 次。

【不良反应】免疫系统紊乱:超敏反应(包括过敏反应、血管性水肿、皮疹、瘙痒、荨麻疹和罕见的肝脏嗜酸性粒细胞浸润);神经及精神系统紊乱:夜梦异常和幻觉、嗜睡、兴奋、激惹、攻击性行为、烦躁不安、失眠、感觉异常 / 触觉障碍及较罕见的癫痫发作;消化系统:恶心、呕吐、消化不良、腹泻、谷丙转氨酶和谷草转氨酶升高、罕见的胆汁淤积性肝炎;其他还有关节痛,包括肌肉痉挛的肌痛,出血倾向增加,心悸和水肿。

【禁忌证】对本品任何成分过敏者禁用。

【注意事项】①口服本品治疗急性哮喘发作的疗效尚未确定。因此,不应用于治疗急性哮喘发作。②不应应用本品突然取代吸入或口服皮质类固醇。③可与食物同服或另服。应建议患者无论在哮喘控制还是恶化阶段都坚持服用。④肾功能不全患者、轻至中度肾损害的患者及不同性别的患者无须调整剂量。⑤本品加入患者现有的治疗方案时,可减少合并用药物的剂量。

【FDA 妊娠期药物安全性分级】B 级。孟鲁司特在动物实验中没有致畸性,人类资料非常有限,缺乏足够资料验证该药物增加先天性畸形风险或者不良妊娠结局的能力。美国妇产科医师学会(ACOG)认为本品可用于那些在怀孕前对该药有独特疗效的顽固性哮喘患者。可用于妊娠期。

【哺乳期用药安全等级】L3 级。母乳中孟鲁司特钠的含量很低,而且该药在美国被批准用于 6 个月大的儿童,剂量远远大于母乳中的剂量。婴儿通过母乳摄入的药量不会造成明显的不良影响。该药可用于哺乳期。

【制剂与规格】孟鲁司特钠片:10mg/ 片;孟鲁司特钠咀嚼片:4mg/ 片、5mg/ 片;孟鲁司特钠颗粒:0.5g:4mg/ 袋。

1.2　流行性感冒

1.2.1　疾病简述

流行性感冒(以下简称流感)是由流感病毒引起的一种急性呼吸道传染病,在世界范围内引起暴发和流行。流感起病急,虽然大多为自限性,但部分因出现肺炎等并发症可发展为重症流感,少数重症病例病情进展快,可因急性呼吸窘迫综合征(ARDS)和 / 或多脏器衰竭而死亡。

孕产妇是罹患重症流感的高危人群。妊娠期流感亦会对胎儿和新生儿产生不良影响。在流感季节,准备妊娠和妊娠任何阶段的女性都属于接种流感灭活疫苗的优先对象。孕妇感染流感病毒,较易发展为重症病例,应给予高度重视,有适应证者尽早(发病 48 小时内)开始抗病毒药物治疗。

1.2.2　诊断标准

孕产妇流感的诊断与普通人群相同,主要结合流行病学、临床表现和病原学检查。

1.2.2.1　临床表现　流感潜伏期为数小时至 7 日,多为 1 ~ 3 日,潜伏期越短,病情越重。有明确流感接触史,有助于诊断;无流感接触史,不能除外。流行季节孕产妇出现以下临床表现时,需考虑流感可能性:发热 >37.8℃,甚至 40℃以上,畏寒但少有寒战;伴头痛、全身肌肉关节酸痛或不适、乏力等全身症状;可有鼻塞、流涕、胸骨后不适等;常有咽痛或咽部不适、干咳或少许白黏痰;食欲减退,部分可出现恶心、呕吐、腹痛和腹泻等。应注意,并非所有流感患者都会发热,没有发热不应排除流感诊断,如患者未诉发热但突发流感症状,也需要评估流感可能。流感的临床特点是症状重、体征轻。体格检查常无明显阳性体征,可有颜面潮红、眼结膜充血、咽部红肿。

1.2.2.2　临床诊断　有上述流感临床表现,具有以下一种或以上病原学检测结果阳性。

(1)流感病毒核酸检测阳性(可采用 real-time RT-PCR 和 RT-PCR 方法)。

(2)流感病毒分离培养阳性。

(3)急性期和恢复期双份血清的流感病毒特异性 IgG 抗体水平呈 4 倍或

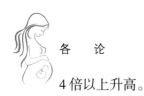

4 倍以上升高。

1.2.3　治疗方案

1.2.3.1　对症治疗　高热者可进行物理降温,或应用解热药物。咳嗽、咳痰严重者给予止咳祛痰药物。根据缺氧程度可采用鼻导管、开放面罩及储氧面罩进行氧疗。解热、止咳、祛痰药物见 1.1 急性上呼吸道感染。

1.2.3.2　抗病毒治疗

(1)抗流感病毒治疗时机:与疑似或确诊甲型流感感染者(症状发作前1 日至发热症状消退后 24 小时)密切接触后,建议预防性应用抗病毒药物。在流感流行季节,孕产妇出现流感样症状,在排除其他病因后,应尽早开始抗流感病毒治疗,在发病 48 小时内开始进行抗病毒治疗,可减少流感并发症、降低病死率、缩短住院时间。

(2)抗流感病毒药物:神经氨酸酶抑制剂(NAI)对甲型、乙型流感均有效。

1)奥司他韦:口服,一次 75mg,一日 2 次,疗程 5 天,重症病例剂量可加倍,疗程可延长。肾功能不全者要根据肾功能调整剂量。

2)扎那米韦:吸入,一次 10mg(分两次吸入),每 12 小时 1 次,吸入剂不建议用于重症或有并发症的患者。

3)帕拉米韦:静脉滴注,一次 0.3 ~ 0.6g,一日 1 次,疗程 1 ~ 5 日,重症病例疗程可适当延长。目前临床应用数据有限,应严密观察不良反应。

(3)妊娠期抗病毒药物的安全性:奥司他韦、扎那米韦、帕拉米韦均被美国食品药品管理局(FDA)归为妊娠期 C 类药物。目前尚未见对孕妇和胎儿有严重的不良反应的报道。有前瞻性研究观察了妊娠期间使用奥司他韦和扎那米韦对孕妇及胎儿的影响,两种药物均未造成不良妊娠结局。孕妇如怀疑为流行性感冒,应尽早使用奥司他韦或扎那米韦治疗。

(4)哺乳期间抗病毒药物的安全性数据有限,目前认为奥司他韦及其活性代谢产物很少排泄到母乳中,对婴儿较安全,用药不影响母乳喂养。尚缺乏关于扎那米韦在母乳喂养期间安全性的研究。

1.2.4　治疗药物

抗病毒药:奥司他韦、扎那米韦。

奥司他韦　Oseltamivir

【适应证】本品为抗病毒药。适用于治疗甲型和乙型流感(磷酸奥司他韦能够有效治疗甲型和乙型流感,但是乙型流感的临床应用数据尚不多)。

【用法和用量】口服,一次 75mg,一日 2 次,疗程 5 日。用于与流感患者密切接触后的流感预防:一次 75mg,一日 1 次,疗程 10 日。用于流感季节时预防:一次 75mg,一日 1 次,有数据表明连用药物 6 周安全有效,服药期间一直具有预防作用。磷酸奥司他韦可以与食物同服或分开服用,但对于一些患者,进食同时服药可提高药物的耐受性。应在流感症状开始的第一日或第二日(理想状态为 36 小时内)开始治疗。

　　【不良反应】皮肤:皮疹、皮炎、荨麻疹、湿疹、中毒性表皮坏死松解症、Stevens-Johnson 综合征、多形性红斑。消化系统:肝炎、肝功能检查异常。心脏:心律失常。胃肠道:胃肠道出血、出血性结肠炎。神经系统:癫痫发作。代谢:糖尿病恶化。精神:行为异常、谵妄,包括以下症状,如幻觉、易激动、意识水平改变、意识模糊、梦魇、妄想。

　　【禁忌证】对本品的任何成分过敏者禁用。

　　【注意事项】①有流感患者使用磷酸奥司他韦治疗发生自我伤害和谵妄事件的报告,大部分报告来自日本,主要是儿科患者,但磷酸奥司他韦与这些事件的相关性还不清楚。在使用该药物治疗期间,应该对患者的自我伤害和谵妄事件等异常行为进行密切监测。②尚无证据显示磷酸奥司他韦对甲型流感和乙型流感以外的其他疾病有效。③在健康状况差或不稳定必须入院的患者中奥司他韦的安全性和有效性尚无资料。④在免疫抑制的患者中奥司他韦治疗和预防流感的安全性和有效性尚不确定。⑤在合并有慢性心脏病或 / 和呼吸道疾病的患者中奥司他韦治疗流感的有效性尚不确定。这些人群中治疗组和安慰剂组观察到的并发症发生率无差别。⑥磷酸奥司他韦不能取代流感疫苗。磷酸奥司他韦的使用不应影响每年接种流感疫苗。磷酸奥司他韦对流感的预防作用仅在用药时才具有。只有在可靠的流行病学资料显示社区出现了流感病毒感染后才考虑使用磷酸奥司他韦治疗和预防流感。⑦对肌酐清除率 10～30ml/min 者,用于治疗和预防的推荐剂量应做调整。磷酸奥司他韦不推荐用于肌酐清除率 <10ml/min 的患者,和严重肾功能衰竭需定期进行血液透析和持续腹膜透析的患者。⑧没有观察到药物对患者驾驶车辆或者操纵机械的能力产生影响。但是必须考虑流感本身可能造成的影响。

　　【FDA 妊娠期药物安全性分级】C 级。有限的人类资料显示奥司他韦并不增加胚胎发育异常风险。可用于治疗或预防妊娠期流感(H1N1)。

　　【哺乳期用药安全等级】L2 级。奥司他韦可用于治疗儿童流感,乳儿经乳汁吸收的剂量远小于儿科的治疗剂量。哺乳期适用。

　　【制剂与规格】磷酸奥司他韦胶囊:30mg(以奥司他韦计)/ 粒、45mg(以奥司他韦计)/ 粒、75mg(以奥司他韦计)/ 粒;磷酸奥司他韦颗粒:15mg(以奥司他韦计)/ 袋;磷酸奥司他韦口服混悬液:60ml:360mg(以奥司他韦计)/ 瓶。

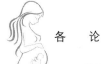

扎那米韦　Zanamivir

【适应证】本品为抗病毒药。适用于治疗甲型和乙型流感。治疗应尽早开始,且不应晚于感染初始症状出现后 48 小时。治疗甲型和乙型流感时,抗病毒药物通常是非必需使用的药物,因此使用本品治疗流感时,应慎重考虑其必要性。

【用法和用量】吸入:一次两吸(2×5mg),一日 2 次,疗程 5 日。为达到最大治疗效果,症状出现后尽快开始治疗。本品在给药方式为经口吸入,使用提供的碟形吸入器－旋达经口吸入肺部给药。肾功能不全患者无须调整剂量。扎那米韦在肝脏不被代谢,肝功能不全患者无须调整剂量。

【不良反应】消化系统:可见恶心、呕吐、腹泻。呼吸系统:可见鼻部症状、支气管炎、咳嗽、鼻和咽喉部感染、支气管痉挛及呼吸困难等。免疫系统异常:很罕见,包括过敏样和类过敏性反应、面部和口咽水肿。神经系统异常:很罕见,在出现流感症状的患者中,曾有吸入扎那米韦后立即发生血管－迷走样反应报告,如发热和脱水。呼吸、胸廓和纵隔异常很罕见:支气管痉挛、呼吸困难。皮肤和皮下组织异常:很罕见,皮疹、荨麻疹、重度皮肤反应,包括多形性红斑、Stevens-Johnson 综合征、中毒性表皮坏死溶解。

【禁忌证】禁用于对扎那米韦或乳糖过敏患者。

【注意事项】①流行性感冒感染可能伴有气道的高反应性增加。在因流行性感冒而接受治疗的患者中,曾有在使用扎那米韦后出现支气管痉挛和／或呼吸功能降低的极罕见报告,其中部分患者既往并无任何呼吸道疾病史。任何出现此类反应的患者均应停用扎那米韦,并就医检查。并有潜在呼吸道疾病的患者,在使用吸入扎那米韦时,应当随时备妥速效支气管扩张剂。②扎那米韦吸入粉雾剂不得临时配成溶液,通过喷雾或机械通气给药。曾有住院流感患者接受通过喷雾或机械通气给药的扎那米韦吸入粉雾剂的报告,包括 1 个致死病例,据报告这种制剂中的乳糖破坏了装置的适当功能。扎那米韦吸入粉雾剂,必须只能通过随药提供的装置给药。③流感可以伴有各种神经和行为症状。在接受神经氨酸酶抑制剂(包括扎那米韦)的流感患者中,曾有惊厥、谵妄、幻觉和行为异常的上市后报告(大部分来自日本和儿科受试者)。主要是在疾病早期观察到事件,经常突然发作,快速消退。尚未确定扎那米韦对上述事件的影响。如果发生了神经精神症状,应当对每位患者评价继续治疗的风险和受益。④支气管痉挛:由于研究病例数有限,对于扎那米韦治疗有严重哮喘或其他严重慢性呼吸疾病的流感患者还没有充分的评价。本品不推荐用于有呼吸道疾病或潜在呼吸道疾病(如哮喘、慢性阻塞性肺疾病)患者流感的治疗。已有一些报告显示有／无潜在呼吸道疾病的患者使用扎那米韦进行流感治疗后,出现了严重的支气管痉挛症状,甚至死亡。一些病例为上市后报告,其因果关系很难评价。任何患者在使用扎那米韦后有呼吸功能减退和 / 或支气管痉挛症状,应立即停药并立即治疗和住院。一些患者无既往的肺部疾病可能也出现由于急性呼吸道感染引起的呼吸道异常,可能与不良反应类似,或者增加患者呼吸道不良反应的发生。⑤神经精神事件:上市后有报告,接受神经氨酸酶抑制剂包括本品治疗流感的患者中有谵妄和不正常行为并导致自我伤害。由于这些事件是临床治疗中的自发报告,发生频率不能预估,但基于本品的使用数据,这些事件似乎很罕见。这些事件主要在儿童患者报告中,并经常是突然发生和快速消除。这些事件与本品的相关性还不清楚。在使用该药物治疗期间,应密切观察不正常行为的信号。如果发生神经精神症状,应评估每个患者继续治疗的风险和收益。⑥过敏反应:扎那米韦上市后出现过敏样反应,包括口咽部水肿,严重皮疹,及过敏性反应的报道。如果出现或怀疑出现过敏反应,应该立即停药,及时就医。

【FDA 妊娠期药物安全性分级】C 级。动物研究显示低风险,人类资料较少。扎那米韦全身吸收有限。可用于孕妇流感的预防。

【哺乳期用药安全等级】L3 级。该药品吸入给药血浆中的药物浓度极低,目前未见有母乳喂养婴儿不良影响的报道。

【制剂与规格】扎那米韦吸入粉雾剂:每个泡囊含扎那米韦 5mg。

1.3　急性气管 – 支气管炎

1.3.1　疾病简述

急性气管 – 支气管炎是由感染、理化刺激、过敏引起的气管 – 支气管黏膜的急性炎症,是呼吸系统疾病的常见病,病愈后其黏膜可完全恢复正常。临床症状主要为咳嗽、咳痰,其特征为持续至少 5 日的咳嗽,通常为自限性,可在 1 ~ 3 周内消退。

急性气管 – 支气管炎最常见的病因为病毒感染,包括腺病毒、鼻病毒、流感病毒、呼吸道合胞病毒等。少数为细菌感染,常为流感嗜血杆菌、肺炎链球菌等。近年来,肺炎支原体和肺炎衣原体引起的急性气管 – 支气管炎也趋多见。本病多数发生于受凉、淋雨、过度疲劳等诱因导致机体气管 – 支气管防御功能受损时,往往在病毒感染的基础上继发细菌感染。

在妊娠早期,急性气管 – 支气管炎引起的高热,以及引发感染的病原体有可能影响胎儿发育,导致胎儿畸形,妊娠中、晚期心肺负荷逐渐加重,剧烈的咳嗽及喘憋症状,可造成胎儿宫内缺氧,还可引起早产、流产及胎膜早破等。

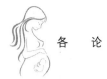

1.3.2　诊断标准

根据病史、咳嗽、咳痰等呼吸道症状，两肺散在干、湿啰音等体征，结合血象和 X 线胸片检查结果，可做出临床诊断。若患者的咳嗽至少持续 5 日，但没有发热、呼吸过速等肺炎的临床表现，则应怀疑急性支气管炎。病毒和细菌检查有助于病因诊断。

1.3.3　治疗方案

大多数气管 - 支气管炎具有自限性，可在 1 ~ 3 周内消退，治疗以控制症状为主，不推荐常规使用抗菌药物。

对症治疗：很多急性支气管炎患者都有普通感冒的症状，尤其是在疾病早期，其对症治疗与急性上呼吸道感染相同，包括使用盐水鼻腔喷雾剂或缓冲盐水鼻腔冲洗缓解鼻塞，对乙酰氨基酚缓解头痛、肌肉疼痛和关节痛等症状，倍氯米松或布地奈德等类固醇鼻喷雾剂缓解呼吸不畅等症状。

合并细菌感染：绝大多数气管 - 支气管炎都不需要使用抗菌药物，但合并细菌感染时，可以选用青霉素类、头孢菌素类或大环内酯类等药物。

解热、止咳、祛痰药物见 1.1 急性上呼吸道感染；抗病毒药物见 1.2 流行性感冒；抗菌药物的选择见 1.5 肺炎。

1.3.4　治疗药物

β 受体激动剂：沙丁胺醇、特布他林。

沙丁胺醇　Salbutamol

【适应证】本品为 β_2 肾上腺素受体激动剂。适用于各型支气管哮喘以及伴有支气管痉挛的各种支气管及肺部疾患。

【用法和用量】口服：一次 2 ~ 4mg，一日 3 次。气雾吸入：缓解哮喘急性发作，包括支气管痉挛，以 1 揿 100μg 作为最小起始剂量，如有必要可增至 2 揿；用于预防过敏原或运动引发的症状，运动前或接触过敏原前 10 ~ 15 分钟给药；对于长期治疗，最大剂量为一次 2 揿，一日 4 次。

【不良反应】过敏反应及反常的支气管痉挛。常见：震颤、恶心、心悸、头痛、失眠。少见：头晕、目眩、口咽发干。

【禁忌证】对本品及其他肾上腺素能受体激动药过敏者禁用，甲状腺功能亢进患者禁用。对抛射剂氟利昂过敏患者禁用本品。

【注意事项】①对其他肾上腺素受体激动剂过敏者可能对本品呈交叉过敏。②长期用药亦可形成耐受性，不仅疗效降低，且可能使哮喘加重。③病情恶化或对哮喘控制不当,在医师的指导下,才可增加剂量或用药次数。④不宜合用 β 受体拮抗剂如普萘洛尔。⑤心血管功能不全、冠状动脉供血不足、高血压、糖尿病和甲状腺功能亢进患者慎用。⑥肝功能的损害可造成原型沙丁胺醇的蓄积。肾功能损害的患者需减少剂量以防止过度或延长的药物作用。

【FDA 妊娠期药物安全性分级】C 级。本品全身使用可引起母婴心动过速和高血糖,应特别注意妊娠期糖尿病妇女慎用。没有证据表明沙丁胺醇能够引起胎儿结构异常,但有证据表明长期使用可能产生神经行为学毒性。临近分娩使用沙丁胺醇会产生子宫出血的危险,分娩期禁用。

【哺乳期用药安全等级】L1 级。吸入使用本品母体血药浓度低。目前未见人哺乳期使用沙丁胺醇的不良影响报道。可用于哺乳期。

【制剂与规格】硫酸沙丁胺醇片(以沙丁胺醇计,下同):2mg/片;硫酸沙丁胺醇口腔崩解片:0.5mg/片、2mg/片;硫酸沙丁胺醇缓释片:4mg/片、8mg/片;硫酸沙丁胺醇控释片:4mg/片、8mg/片;硫酸沙丁胺醇胶囊:2mg/粒、4mg/粒、8mg/粒;硫酸沙丁胺醇缓释胶囊:4mg/粒、8mg/粒;硫酸沙丁胺醇控释胶囊:4mg/粒、8mg/粒;硫酸沙丁胺醇吸入气雾剂:100μg/揿;硫酸沙丁胺醇糖浆:10ml:4mg/瓶;硫酸沙丁胺醇雾化吸入溶液:0.083%(3ml:2.5mg)/瓶、0.5%(10ml:50mg)/瓶、0.5%(20ml:100mg)/瓶、1%(2.5ml:2.5mg)/瓶;硫酸沙丁胺醇粉雾剂:0.2mg/瓶、0.4mg/瓶。

特布他林　Terbutaline

【适应证】本品为短效 β$_2$ 肾上腺素受体激动剂。适用于治疗支气管哮喘、慢性支气管炎、肺气肿和其他伴有支气管痉挛的肺部疾病。

【用法和用量】给药剂量应个体化。口服:开始 1~2 周,一次 1.25mg,一日 2~3 次,以后可加至一次 2.5mg,一日 3 次。通过雾化器给药:1 个小瓶即 5mg(2ml)的药液,一日 3 次。

【不良反应】偶见:震颤、强直性痉挛和心悸,不良反应的程度取决于剂量和给药途径。从小剂量逐渐加至治疗量能减少不良反应。不良反应可于开始用药后 1~2 周内自然消失。

【禁忌证】对硫酸特布他林或处方中任一成分过敏者禁用。

【注意事项】①少数病例有手指震颤、头痛、心悸及胃肠障碍。口服 5mg 时,手指震颤发生率可达 20%~33%。②甲状腺功能亢进、冠心病、高血压、糖尿病患者慎用。③大剂量应用可使有癫痫病史的患者发生酮症酸中毒。④长期应用可形成耐药,疗效降低。本品可在雾化器中稳定存放 24 小时。开封后,其中的单剂量药液应在 3 个月内使用。

【FDA 妊娠期药物安全性分级】B 级。有限的人类资料及动物实验显示低风险,但新的数据表明,通过任何途径连续使用特布他林(>2 周)可能与出生后自闭症的发生有关。避免在孕早期使用本品。因可松弛子宫平滑肌,所以可抑制孕妇的子宫活动能力及分娩,分娩期禁用。

【哺乳期用药安全等级】L2 级。特布他林可以分泌至乳汁中,但在治疗剂量时不会对乳儿产生不良影响,目前没有经乳汁引起婴儿不良反应的报道。美国儿科学会将特布他林列为可母乳喂养的药物。

【制剂与规格】硫酸特布他林片:2.5mg/ 片、5mg/ 片;硫酸特布他林胶囊:1.25mg/ 粒、2.5mg/ 粒;硫酸特布他林颗粒:1.25mg/ 袋;硫酸特布他林口服溶液:100ml:30mg/ 瓶;硫酸特布他林注射液:1ml:0.25mg/ 瓶、2ml:0.5mg/ 瓶;硫酸特布他林氯化钠注射液:100ml(硫酸特布他林 0.25mg、氯化钠 0.9g)/ 瓶;注射用硫酸特布他林:0.25mg/ 瓶、0.5mg/ 瓶、1mg/ 瓶;硫酸特布他林气雾剂:2.5ml:25mg/ 瓶、5ml:50mg/ 瓶、10ml:100mg/ 瓶;硫酸特布他林吸入粉雾剂:0.5mg(每吸)/ 瓶;硫酸特布他林雾化液:2ml:5mg/ 瓶。

1.4　支气管哮喘

1.4.1　疾病简述

支气管哮喘(bronchial asthma)简称哮喘,是多种细胞包括嗜酸性粒细胞、肥大细胞、T 淋巴细胞、中性粒细胞等,以及细胞成分参与的气道慢性炎症性疾病,这种慢性炎症导致了气道高反应性的发生和发展。临床上表现为反复发作的喘息、气急、胸闷、咳嗽等症状,常在夜间和 / 或清晨发作、加剧,同时伴有可变的气流受限。

妊娠期哮喘是指女性怀孕期间出现的哮喘,大约 4%～8% 孕妇患哮喘,1/3 哮喘患者因妊娠而加重,多发生在妊娠第 24～36 周;妊娠哮喘不仅影响孕妇,还影响胎儿;未控制的妊娠哮喘会导致孕妇发生子痫或妊娠高血压综合征,还可增加围产期病死率、早产率和低体重儿的发生率。

1.4.2　诊断标准

妊娠期哮喘的诊断原则主要依据病史(包括哮喘家族史、过敏史、过敏性鼻炎、青少年时期哮喘史)、临床表现、肺功能等检查以确诊。分为典型哮喘及不典型哮喘。

1.4.2.1　典型哮喘的诊断标准

(1)哮喘的典型间断性症状病史:反复发作喘息、气急、胸闷或咳嗽,多数在接触变应原、冷空气、病毒性上呼吸道感染、运动等诱发因素后出现。

（2）发作时在双肺可闻及散在或弥漫性、以呼气相为主的哮鸣音,呼气相延长。

（3）上述症状可经平喘药物治疗后缓解或自行缓解。

（4）可变气流受限的客观检查:①支气管舒张试验阳性。吸入支气管舒张剂后,第 1 秒用力呼气容积(FEV1)增加 >12%,且 FEV1 绝对值增加 >200ml。②支气管激发试验阳性。孕妇不建议做激发试验。③呼气流量峰值(peak expiratory flow, PEF)平均每日昼夜变异率(至少连续 7 日每日 PEF 昼夜变异率的平均值)>10%,或是 PEF 周变异率[(2 周内最高 PEF− 最低 PEF 值)/[(2 周内最高 PEF+ 最低 PEF 值)× 1/2]× 100%]>20%。符合上述症状和体征,同时具备气流受限客观检查中的任一条,并除其他疾病所引起的喘息、气急、胸闷及咳嗽外,可以诊断为哮喘。

1.4.2.2　非典型哮喘的诊断

（1）咳嗽变异性哮喘:咳嗽作为唯一或主要症状,无喘息、气急等典型哮喘的症状和体征,同时具备可变气流受限客观检查中的任一条,除其他疾病所引起的咳嗽外。

（2）胸闷变异性哮喘:胸闷作为唯一或主要症状,无喘息、气急等典型哮喘的症状和体征,同时具备可变气流受限客观检查中的任一条,除其他疾病所引起的胸闷外。

（3）隐匿性哮喘:指无反复发作喘息、气急、胸闷或咳嗽的表现,但长期存在气道反应性增高者。随访发现有 14% ~ 58% 的无症状气道反应性增高者可发展为有症状的哮喘。

1.4.3　治疗方案

1.4.3.1　正确评价孕妇和胎儿的临床状况第一次评估采用肺功能,随访也可使用峰速仪测定呼气峰流速;对于哮喘控制不理想者和中、重度哮喘患者,可以考虑在孕 32 周时开始连续进行超声监测;重度哮喘发作恢复后进行超声检查也是有帮助的。控制哮喘加重的因素,避免接触诱发因素。

1.4.3.2　药物治疗妊娠合并哮喘最重要的治疗目标是预防哮喘的急性发作和改善持续下降的肺功能,防止孕妇缺氧的发生,以维持胎儿适当的氧合。妊娠期间哮喘药物治疗的一般原则与非妊娠患者相似,包括阶梯式分步治疗法,但妊娠期需尽量避免使用对孕妇和胎儿安全性尚不确定的药物;如果病情需要用药,应将用药剂量尽量控制在最低水平;尽可能通过吸入方式给药,减少口服或注射用药,以减少药物对全身的影响。

常见的治疗哮喘的药物主要分为两类:一是控制类药物,即需要每日使用并长时间维持应用的药物,主要通过其抗炎作用使哮喘患者维持在临床控制状态,包括吸入性糖皮质激素(ICS,最有效安全的控制类药物)、ICS/长效 β₂ 受体激动剂(ICS/LABA)、全身性激素、白三烯调节剂(LTRA)、缓释茶碱、抗 IgE 单克隆抗体;二是缓解类药物,又称急救药物,急性发作时可按需使用,主要通过迅速解除支气管痉挛从而缓解患者哮喘症状,包括速效吸入和短效口服 β₂ 受体激动剂(SABA)、ICS/福莫特罗、吸入型抗胆碱能药物、全身性激素、短效茶碱。

妊娠期哮喘推荐的药物如下。

(1)吸入型糖皮质激素:是妊娠合并支气管哮喘患者的一线治疗药物,主张首选吸入性糖皮质激素缓解哮喘症状。

(2)吸入型短效 β₂ 受体激动剂:用于快速缓解哮喘症状,首选沙丁胺醇,因为其孕妇使用资料较多,对人类妊娠结局罕有不良影响,提示其安全性良好。

(3)吸入型长效 β₂ 受体激动剂:对于单用 ICS 不能很好控制症状的持续哮喘者,可联合使用吸入性长效 β₂ 受体激动剂,在抗炎的同时给予平喘治疗。长效 β₂ 受体激动剂用于预防哮喘的急性发作,其中沙美特罗和福莫特罗在人类妊娠期使用的数据显示其安全性良好。

(4)吸入型抗胆碱能药物:由于临床数据有限,不推荐孕期使用。需注意妊娠晚期及分娩前应避免使用 β₂ 受体激动剂,因为 β₂ 受体激动剂抑制子宫收缩可能引起产后出血,另外,对妊娠期高血压患者,应避免使用含麻黄碱、异丙肾上腺素等平喘药物。

(5)全身性糖皮质激素给药用于:①应用大剂量 ICS/LABA 后仍不能控制的持续性哮喘和激素依赖性哮喘,一般推荐半衰期较短的激素,推荐采用每日或隔日给药的方式,泼尼松的每日维持剂量最好≤10mg;②对 SABA 初始治疗反应不佳或在控制药物治疗基础上发生急性发作的哮喘患者,推荐使用泼尼松龙 0.5～1.0mg/kg 或等效剂量的其他全身激素。严重的急性发作患者或不宜口服激素的患者可以静脉给药,推荐用法为氢化可的松一日 0.4～1.0g 分次给药,或甲泼尼龙一日 80～160mg,地塞米松因半衰期较长,对肾上腺皮质功能抑制作用较强,一般不推荐使用。对妊娠期及哺乳期暴露于激素的婴儿随访 12 个月,未发现免疫功能异常。妊娠期妇女哮喘发作时使用全身糖皮质激素的指征与非妊娠患者相同,其使用剂量与非妊娠患者的推荐剂量无差异,因为糖皮质激素的生物利用度不会受到妊娠影响。但使用全身性糖皮质激素可能引起一些问题,包括出现以下情况的风险略微上升:先天畸形(主要是唇、腭裂)、子痫前期、低出生体重和新生儿肾上腺皮质功能减退。然而,与未受控的重度哮喘给母亲和胎儿带来的风险相比,使用全身性糖皮质激素的风险较小。在使用过程中,尽量选择胎盘传递率较差的药物作为首选,如泼尼松、泼尼松龙和甲泼尼龙,不应选用较易通过胎盘的含氟的糖皮质激素地塞米松和倍氯米松。对于胎儿疾病或为促进胎儿肺发育成熟,可以使用地塞米松和倍氯米松。

大多数糖皮质激素均可少量分泌进入乳汁,但小剂量使用对哺乳期母亲并非禁忌,应尽可能使用小剂量替代产品,如气雾剂或吸入剂。大剂量激素(>每日 40mg)治疗,特别是长期使用,很可能影响婴儿生长发育,但目前尚无此方面资料,也不知道多大剂量会引起不良反应。短期大剂量疗法并不禁用,因为总吸收量不多。使用母乳喂养时若服用泼尼松剂量超过每日 20mg 或相当剂量者应弃去服药后 4 小时内的乳汁,在服药 4 小时后再进行哺乳,以减少婴儿的摄入量。

1.4.4　治疗药物

糖皮质激素:①吸入糖皮质激素,包括布地奈德、倍氯米松、氟替卡松;②全身用糖皮质激素,包括泼尼松、泼尼松龙、甲泼尼龙、氢化可的松。

非皮质激素类抗炎药:色甘酸钠。

白三烯受体拮抗剂:孟鲁司特。

β_2 受体激动剂:沙丁胺醇、沙美特罗。

茶碱类:氨茶碱、多索茶碱。

M 胆碱受体拮抗剂:异丙托溴铵、噻托溴铵。

布地奈德　Budesonide

【适应证】本品为吸入性糖皮质激素。适用于非糖皮质激素依赖性或糖皮质激素依赖性的支气管哮喘和哮喘性慢性支气管炎患者。

【用法和用量】吸入给药,布地奈德气雾剂的剂量应个体化。①对严重哮喘和停用或减量使用口服激素的患者,开始使用布地奈德气雾剂的剂量是一日 200～1 600μg,分成 2～4 次使用(较轻微的病例一日 200～800μg,较严重的则一日 800～1 600μg)。②对需要加强治疗效果的患者,可以增加布地奈德气雾剂的剂量,因为与加用口服激素的治疗相比,前者的全身性副作用发生率较小。③非激素依赖的患者,一般在十天内达到治疗作用,对支气管分泌黏液过多的患者,开始时可同时给予一个短期(约 2 周)口服激素的治疗。④激素依赖的患者,在开始由口服激素改用布地奈德气雾剂时,患者应处于相对稳定期。大剂量布地奈德气雾剂应与以前口服激素合用 10 天左右,随后口服激素可逐渐减至最低剂量(例如醋酸泼尼松龙每月减量 2.5mg 或相当剂量)。吸入用布地奈德混悬液应经合适的雾化器给药。起始剂量、严重哮喘期或减少口服糖皮质激素时的剂量为一次 1～2mg,一日 2 次。维持剂量应个体化,应是使患者保持无症状的最低剂量,一次 0.5~1mg,一日 2 次。

【不良反应】主要表现为轻度喉部刺激、咳嗽、声嘶。咽部念珠菌感染已有报道。极少数病例曾有皮疹的报道。

【禁忌证】对布地奈德或任何其他成分过敏者禁用。

【注意事项】①肺结核、气道真菌和霉菌类感染者应慎用。②在由布地奈德气雾剂替代口服激素的这一转化过程中,患者会重新表现出一些早期症状,如鼻炎、湿疹、肌肉或关节痛,暂时增加这些病例口服激素的剂量有时是必要的。③极少数病例,如果出现下述症状,如疲劳、头痛、恶心、呕吐,应该预计到是全身性激素缺乏的表现。④为减少咽喉部鹅口疮,患者在用药后应漱口。⑤运动员慎用。

【FDA 妊娠期药物安全性分级】C 级。大量的前瞻性流行病学研究结果及世界范围的上市后使用经验,未发现怀孕期间使用吸入布地奈德会对胚胎及新生儿产生不良作用,但全身使用糖皮质激素有可能导致腭裂唇裂风险增加。控制不好的哮喘可能导致母亲、胎儿及新生儿结局不良。控制不佳的哮喘母亲的并发症包括子痫前期、妊娠相关的高血压、妊娠剧吐、阴道出血及引产和难产的风险增加;胎儿和新生儿的不良反应包括围产期死亡、胎儿宫内发育受限、早产、低出生体重及新生儿缺氧的发生率增加。由于控制母亲的哮喘可以减轻或防止这些并发症,治疗的好处大于药物导致的畸形或毒性的潜在的风险。如果孕妇需要使用糖皮质激素,可以选用吸入性糖皮质激素。

【哺乳期用药安全等级】L1 级。该药全身吸收少,体内清除迅速,进入乳汁中的浓度不会引起临床相关症状。可用于哺乳期。

【制剂与规格】吸入用布地奈德混悬液:2ml:0.5mg/瓶、2ml:1mg/瓶;布地奈德气雾剂:5ml:20mg(0.2mg×100 喷)/瓶、10ml:10mg(0.05mg×200 喷)/瓶、20ml:20mg(0.1mg×200 喷)/瓶;布地奈德鼻喷雾剂:32μg×120 喷/瓶、64μg×120 喷/瓶;布地奈德粉吸入剂:0.1mg×200 吸/瓶。

丙酸倍氯米松　Beclometasone Dipropionate

【适应证】本品为吸入性糖皮质激素。适用于持续哮喘的长期治疗及预防和治疗常年性及季节性过敏性鼻炎,也可用于血管舒缩性鼻炎。

【用法和用量】丙酸倍氯米松鼻气雾剂:鼻腔喷入,左手喷右侧鼻孔,右手喷左侧鼻孔,避免直接喷向鼻中隔。一次每鼻孔 2 揿(100μg),一日 2 次;也可一次每鼻孔 1 揿(50μg),一日 3~4 次。一日总量不可超过 8 揿(400μg)。吸入用丙酸倍氯米松混悬液:一次喷药 0.05~0.1mg(每揿一次约喷出主药 0.05mg),一日 3~4 次。重症用全身性皮质激素控制后再用本品治疗,每日最大量不超过 1mg。

【不良反应】少数患者可出现鼻、咽部干燥或烧灼感、打喷嚏、味觉及嗅觉改变以及鼻出血等。偶见：过敏反应如皮疹，荨麻疹，瘙痒，皮肤红斑，眼、面、唇以及咽喉部水肿。罕见：眼压升高、鼻中隔穿孔。

【禁忌证】严重高血压，糖尿病，胃十二指肠溃疡，骨质疏松症，有精神病史、癫痫病史以及青光眼患者禁用。对该药品过敏者禁用。

【注意事项】①该药品仅为鼻腔用药，不得接触眼睛，若接触眼睛，请立即用水清洗。②使用该药品 14 日后，症状仍未改善，请咨询医师。③自我治疗时间不得超过 3 个月，如需要超过 3 个月，应在医师指导下使用。④注意避免以下诱因：花粉、尘螨、动物毛屑、真菌、气味烟雾、温湿变化、情绪变化、饮食刺激等。⑤使用全身性糖皮质激素转而使用该药品者，应在医师指导下使用。⑥如鼻腔伴有细菌感染，应同时给予抗菌治疗。⑦该药品不可过量使用，如使用过量或发生严重不良反应，应立即就医。⑧过敏体质者慎用。

【FDA 妊娠期药物安全性分级】C 级。倍氯米松广泛用于孕妇，具有良好的安全性。美国妇产科医师学会与美国过敏、哮喘和免疫学协会推荐倍氯米松可作为妊娠期吸入性类固醇类药物的选择。

【哺乳期用药安全等级】L2 级。该药全身吸收少，进入乳汁中的浓度不会引起临床相关症状。可用于哺乳期。

【制剂与规格】丙酸倍氯米松气雾剂：50μg×200 揿 / 瓶、250μg×80 揿 / 瓶；丙酸倍氯米松粉雾剂：100μg/ 瓶、200μg/ 瓶；丙酸倍氯米松鼻喷雾剂：50μg×100 揿 / 瓶、50μg×200 揿 / 瓶。

丙酸氟替卡松　Fluticasone Propionate

【适应证】本品为吸入性糖皮质激素。适用于持续哮喘的长期治疗。具有轻度持续性哮喘以上程度即可使用。

【用法和用量】丙酸氟替卡松鼻喷雾剂：鼻腔喷入，左手喷右侧鼻孔，右手喷左侧鼻孔，避免直接喷向鼻中隔。每个鼻孔各 2 喷，一日 1 次（每日 200μg），以早晨用药为好。某些患者需每个鼻孔各 2 喷，早晚各 1 次直至症状改善。当症状得到控制时，维持剂量为每个鼻孔 1 喷，一日 1 次。一日最大剂量为每个鼻孔不超过 4 喷。丙酸氟替卡松吸入气雾剂：该吸入气雾剂只能经口腔吸入。对吸气和吸药同步进行有困难的患者可以借助储物罐。患者应该注重丙酸氟替卡松吸入气雾剂用于预防性的治疗，即使无症状也应该定期使用。用药后 4~7 日内显效。一次 100~1 000μg，一日 2 次。通常为每次两揿，一日 2 次。应以病情的严重程度给予患者合适的初始剂量。

【不良反应】常见：鼻衄，与其他鼻部吸入剂一样，使用后有令人不愉快的味道和气味，头痛并可引起鼻、喉部干燥、刺激等；罕见：过敏 / 过敏样反应、支气管痉挛、皮疹、面部或舌部水肿、鼻中隔穿孔、青光眼、眼压升高及白内障等。

【禁忌证】对本品中任何组成成分过敏者禁用。

【注意事项】①应在接触过敏原之前使用本品,以防止过敏性鼻炎症状的发生。②必须规律地用药才能获得最大疗效,最佳疗效会在连续治疗的 3～4 日后才能达到。③如果连续使用 7 日,症状仍无改善或虽然症状有改善但不能完全控制,则需停药并去医院检查。④未经医师许可连续使用本品不得超过 3 个月。⑤正在服用其他糖皮质激素药物的患者使用前应咨询医师或到医院检查。⑥糖尿病患者请咨询医师。⑦孕妇及哺乳期妇女应用时应咨询医师或药师。⑧鼻孔感染或感冒发烧的患者应在医师指导下使用。⑨过敏体质者慎用。⑩本品性状发生改变时禁止使用。⑪虽然在大多数病例中本品可控制季节性过敏性鼻炎,但是在夏季过敏原水平可异常增高,在某些病例中需要给予额外的治疗。⑫如正在使用其他药品,使用本品前请咨询医师或药师。⑬运动员慎用。⑭吸入型糖皮质激素的全身性作用曾经报道过,尤其是在长期大剂量使用时。与口服糖皮质激素相比,发生这些作用的可能性要小得多,且在不同个体和不同糖皮质激素制剂之间有差异。

【FDA 妊娠期药物安全性分级】C 级。尚无充分证据表明人类在妊娠期应用此药是否安全。怀孕动物使用皮质激素可造成胚胎的畸形,包括腭裂和宫内生长发育迟缓。这种作用发生于人类的可能性很小。但应注意,只有在大剂量全身应用皮质类激素时才会对动物的胎仔产生作用,而直接经鼻给药时皮质激素的全身暴露量很低。但正如其他药物一样,妊娠期间使用本品时需权衡其益处和可能的危险性。

【哺乳期用药安全等级】L3 级。尚未见有关丙酸氟替卡松在人乳中分泌的研究。灵长类经鼻给药在血浆中未测到药物,因此不可能在乳汁中检测到。鉴于丙酸氟替卡松在母亲体内的血药浓度很低,被新生儿摄取的丙酸氟替卡松的量估计很少,哺乳期适用。

【制剂与规格】丙酸氟替卡松吸入气雾剂:50μg×60 揿 / 瓶、50μg×120 揿 / 瓶、125μg×60 揿 / 瓶、125μg×120 揿 / 瓶、250μg×60 揿 / 瓶、250μg×120 揿 / 瓶;丙酸氟替卡松粉吸入剂:250μg/ 瓶;丙酸氟替卡松鼻喷雾剂:50μg×60 喷 / 瓶、50μg×120 喷 / 瓶。

泼尼松 Prednisone

【适应证】本品为中效糖皮质激素,适用于过敏性与自身免疫性炎症疾病、胶原性疾病。如严重支气管哮喘、风湿病、类风湿关节炎、红斑狼疮、肾病综合征、血小板减少性紫癜、粒细胞减少症、急性淋巴性白血病、各种肾上腺皮质功能不足症、剥脱性皮炎、无疱疮神经性皮炎、类湿疹等。

【用法和用量】口服：一次 5~10mg，一日 10~60mg。对于系统性红斑狼疮、胃病综合征、溃疡性结肠炎、自身免疫性溶血性贫血等自身免疫性疾病，可给一日 40~60mg，病情稳定后逐渐减量；对药物性皮炎、荨麻疹、支气管哮喘等过敏性疾病，可给泼尼松一日 20~40mg，症状减轻后减量，每隔 1~2 日减少 5mg。

【不良反应】长期使用可引起以下不良反应：医源性库欣综合征面容和体态、体重增加、下肢浮肿、紫纹、易出血倾向、创口愈合不良、痤疮、月经紊乱、肱或股骨头缺血性坏死、骨质疏松及骨折（包括脊椎压缩性骨折、长骨病理性骨折）、肌无力、肌萎缩、低钾血症、胃肠道刺激（恶心、呕吐）、胰腺炎、消化性溃疡或穿孔、青光眼、白内障、良性颅内压升高综合征、糖耐量减退和糖尿病加重。精神症状：欣快感、激动、谵妄、不安、定向力障碍，也可表现为抑制。精神症状尤易发生于患慢性消耗性疾病的患者及以往有过精神不正常者。并发感染为肾上腺皮质激素的主要不良反应，以真菌、结核菌、葡萄球菌、变形杆菌、铜绿假单胞菌和各种疱疹病毒为主。还可能出现糖皮质激素停药综合征。有时患者在停药后出现头晕、昏厥、腹痛或背痛、低热、食欲减退、恶心、呕吐、肌肉或关节疼痛、头疼、乏力、软弱，经仔细检查如能排除肾上腺皮质功能减退和原来疾病的复燃，则可考虑为对糖皮质激素的依赖综合征。

【禁忌证】对本品及甾体激素类药物过敏者禁用。以下疾病患者一般不宜使用，特殊情况下应权衡利弊使用，注意病情恶化的可能：严重的精神病（过去或现在）和癫痫，活动性消化性溃疡病，新近胃肠吻合手术，骨折，创伤修复期，角膜溃疡，肾上腺皮质功能亢进症，高血压，糖尿病，抗菌药物不能控制的感染如水痘、麻疹、真菌感染、较重的骨质疏松症等。

【注意事项】

（1）诱发感染：在激素作用下，原来已被控制的感染可活动起来，最常见者为结核感染复发。在某些感染时应用激素可减轻组织的破坏、减少渗出、减轻感染中毒症状，但必须同时用有效的抗生素治疗、密切观察病情变化，在短期用药后，即应迅速减量、停药。

（2）对诊断的干扰：①糖皮质激素可使血糖、血胆固醇和血脂肪酸、血钠水平升高，使血钙、血钾下降；②对外周血象的影响为淋巴细胞、真核细胞及嗜酸性粒细胞、嗜碱性粒细胞数下降，多核白细胞和血小板增加，后者也可下降；③长期大剂量服用糖皮质激素可使皮肤试验结果呈假阴性，如结核菌素试验、组织胞浆菌素试验和过敏反应皮试等；④还可使甲状腺 ^{131}I 摄取率下降，减弱促甲状腺激素（TSH）对 TSH 释放素（TRH）刺激的反应，使 TRH 兴奋实验结果呈假阳性，干扰促黄体素释放素（LHRH）兴奋试验的结果；⑤使同位素脑和骨显像减弱或稀疏。

（3）下列情况应慎用：心脏病或急性心力衰竭、糖尿病、憩室炎、情绪不稳定和有精神病倾向、全身性真菌感染、青光眼、肝功能损害、眼单纯性疱疹、高脂蛋白血症、高血压、甲状腺功能减退（简称甲减，此时糖皮质激素作用增强）、重症肌无力、骨质疏松、胃溃疡、胃炎或食管炎、肾功能损害或结石、结核病等。

（4）随访检查：长期应用糖皮质激素者，停药前应逐渐减量并定期检查以下项目。①血糖、尿糖或糖耐量试验，尤其是糖尿病或糖尿病倾向者；②眼科检查，注意白内障、青光眼或眼部感染的发生；③血清电解质和大便隐血；④高血压和骨质疏松的检查，尤以老年人为然。

【FDA 妊娠期药物安全性分级】C 级、D 级（如在妊娠早期用药）。糖皮质激素可通过胎盘。动物实验研究证实孕期给药可增加胚胎腭裂，胎盘功能不全、自发性流产和子宫内生长发育迟缓的发生率。人类资料提示存在风险，泼尼松和泼尼松龙对胎儿发育的风险较小，其中之一是唇腭裂。孕妇使用可增加胎盘功能不全、新生儿体重减少或死胎的发生率，动物试验有致畸作用，应权衡利弊使用。

【哺乳期用药安全等级】L2 级。说明书标示：哺乳期接受大剂量给药，应暂停哺乳，以防止药物经乳汁排泄，造成婴儿生长抑制、肾上腺功能抑制等不良反应。泼尼松可少量分泌进入乳汁。目前未见经乳汁导致婴儿不良反应的报道。美国儿科学会将泼尼松列为可母乳喂养的药物。

【制剂与规格】醋酸泼尼松片：5mg/ 片。

泼尼松龙　Prednisolone

【适应证】本品为中效糖皮质激素。主要用于过敏性与自身免疫性炎症疾病，适用于严重支气管哮喘、活动性风湿性关节炎和类风湿关节炎、红斑狼疮、肾病综合征、血小板减少性紫癜、粒细胞减少症、各种肾上腺皮质功能不足症、严重皮炎、急性白血病等，也用于某些感染的综合治疗。

【用法和用量】口服：初始剂量一日 15 ～ 40mg（根据病情），需要时可用到 60mg 或一日 0.5 ～ 1mg/kg，发热患者分 3 次服用，体温正常者每日晨起一次顿服。病情稳定后逐渐减量，维持量 5 ～ 10mg，视病情而定。肌内注射或关节腔注射：一日 10 ～ 40mg，必要时可加量；静脉滴注：一次 10 ～ 20mg，加入 5% 葡萄糖注射液 500ml 中滴注；静脉注射：用于危重患者，一次 10 ～ 20mg，必要时可重复。

【不良反应】①长期使用可引起以下不良反应：医源性库欣综合征面容和体态、体重增加、下肢浮肿、紫纹、易出血倾向、创口愈合不良、痤疮、月经紊乱、肱或股骨头缺血性坏死、骨质疏松及骨折（包括脊椎压缩性骨折、长骨病理性骨折）、肌无力、肌萎缩、低钾血症、胃肠道刺激（恶心、呕吐）、胰腺炎、消化性溃疡或穿孔、青光眼、白内障、良性颅内压升高综合征、糖耐量减退和糖尿病加重。②患者可出现精神症状：欣快感、激动、谵妄、不安、定向力障碍，也可表现为抑制。精神症状尤易发生于患慢性消耗性疾病的人及以往有过精神不正常者。③并发感染为肾上腺皮质激素的主要不良反应。以真菌、结核菌、葡萄球菌、变形杆菌、铜绿假单胞菌和各种疱疹病毒为主。④糖皮质激素停药综合征。有时患者在停药后出现头晕、昏厥倾向、腹痛或背痛、低热、食欲减退、恶心、呕吐、肌肉或关节疼痛、头疼、乏力、软弱，经仔细检查如能排除肾上腺皮质功能减退和原来疾病的复燃，则可考虑为对糖皮质激素的依赖综合征。

【禁忌证】对本品及其他糖皮质激素过敏者禁用。原发性细菌性、真菌性及病毒性等感染性皮肤病患者禁用。

【注意事项】

（1）诱发感染：在激素作用下，原来已被控制的感染可活动起来，最常见者为结核感染复发。在某些感染时应用激素可减轻组织的破坏、减少渗出、减轻感染中毒症状，但必须同时用有效的抗生素治疗、密切观察病情变化，在短期用药后，即应迅速减量、停药。

（2）对诊断的干扰：①糖皮质激素可使血糖、血胆固醇和血脂肪酸、血钠水平升高，使血钙、血钾下降。②对外周血象的影响为淋巴细胞、真核细胞及嗜酸性粒细胞、嗜碱性粒细胞数下降，多核白细胞和血小板增加，后者也可下降。③长期大剂量服用糖皮质激素可使皮肤试验结果呈假阴性，如结核菌素试验、组织胞浆菌素试验和过敏反应皮试等。④还可使甲状腺 ^{131}I 摄取率下降，减弱促甲状腺激素对 TSH 释放素刺激的反应，使 TRH 兴奋实验结果呈假阳性。干扰促黄体素释放素兴奋试验的结果。⑤使同位素脑和骨显像减弱或稀疏。

（3）下列情况应慎用：心脏病或急性心力衰竭、糖尿病、憩室炎、情绪不稳定和有精神病倾向、全身性真菌感染、青光眼、肝功能损害、眼单纯性疱疹、高脂蛋白血症、高血压、甲减（此时糖皮质激素作用增强）、重症肌无力、骨质疏松、胃溃疡、胃炎或食管炎、肾功能损害或结石、结核病等。

（4）随访检查：长期应用糖皮质激素者，应定期检查以下项目。①血糖、尿糖或糖耐量试验，尤其是糖尿病或糖尿病倾向者。②眼科检查，注意白内障、青光眼或眼部感染的发生。③血清电解质和大便隐血。④高血压和骨质疏松的检查，尤以老年人为然。

【FDA 妊娠期药物安全性分级】C 级；D 级（如在妊娠早期用药）。糖皮质激素可通过胎盘。动物实验研究证实孕期给药可增加胚胎腭裂，胎盘功能不全、自发性流产和子宫内生长发育迟缓的发生率。人类资料提示存在风险，泼尼松和泼尼松龙对胎儿发育的风险较小，其中之一是唇腭裂。孕妇使用可增加胎盘功能不全、新生儿体重减少或死胎的发生率,动物试验有致畸作用,应权衡利弊使用。

【哺乳期用药安全等级】L2级。说明书标示:哺乳期妇女接受大剂量给药,应暂停哺乳,以防止药物经乳汁排泄,造成婴儿生长抑制、肾上腺功能抑制等不良反应。目前未见经乳汁导致婴儿不良反应的报道。美国儿科学会将泼尼松龙列为可母乳喂养的药物。

【制剂与规格】泼尼松龙片:5mg/片;醋酸泼尼松龙片:1mg/片、5mg/片;醋酸泼尼松龙注射液:1ml:25mg/支、5ml:125mg/支。

甲泼尼龙　Methylprednisolone

【适应证】本品为中效糖皮质激素。糖皮质激素只能作为对症治疗,只有在某些内分泌失调的情况下,才能作为替代药品。适用于哮喘急性发作、危重型系统性红斑狼疮、重症多肌炎、皮肌炎、血管炎、严重急性感染及器官移植术前后。

【用法和用量】根据不同疾病的治疗需要,甲泼尼龙片的初始剂量可在4~48mg/d之间调整。症状较轻者,通常给予较低剂量即可;某些患者则可能需要较高的初始剂量。临床上需要用较高剂量治疗的疾病包括多发性硬化症(0.2g/d)、脑水肿(0.2~1g/d)和器官移植[可达7mg/(kg·d)]。若经过长期治疗后需停药时,建议逐量递减,而不能突然撤药。当临床症状出现好转,应在适当的时段内逐量递减初始剂量,直至能维持已有的临床效果的最低剂量,此剂量即为最佳维持剂量。医师还应注意对药物剂量作持续的监测,当出现下列情况时可能需要调整剂量:病情减轻或加重导致临床表现改变;患者对药物反应的个体差异;患者遇到与正在治疗的疾病无关的应激状况,在这种情况下,可能需要根据患者的情况在一段时间内加大甲泼尼龙片的剂量。这里必须强调的是,剂量需求不是一成不变的,必须根据治疗的疾病和患者的反应进行个体化调整。隔日疗法(ADT)是一种服用皮质类固醇的方法,即指在隔日早晨一次性给予两日的皮质类固醇总量。采用这种治疗方法旨在为需要长期服药的患者提供皮质激素的治疗作用,同时减少某些不良反应,例如对垂体-肾上腺皮质轴的抑制、类库欣综合征、皮质激素撤药症状。

【不良反应】体液及电解质紊乱:常规和高剂量的氢化可的松和可的松可产生盐皮质激素作用,除非在高剂量下,合成类衍生物很少发生类似作用。限钠、补钾的饮食可能是必要的,所有类固醇类药物都增加钙的排泄。如钠潴留、某些敏感患者的充血性心力衰竭、高血压、体液潴留、钾离子丧失、低钾性碱中毒。肌肉骨骼系统:类固醇性肌病、肌无力、骨质疏松(骨质疏松是与长期大剂量使用糖皮质激素有关的常见且不易察觉的不良反应)、无菌性坏死、压迫性椎骨骨折、病理性骨折。胃肠道：可能穿孔或出血的消化性溃疡、消化道出血、胰腺炎、食管炎、肠穿孔。皮肤：伤口愈合延迟、瘀点和瘀斑、皮肤脆薄。代谢：因蛋白质分解造成的负氮平衡。神经系统：颅内压升高、假性脑肿瘤。精神错乱：欣快感、失眠、情绪不稳、个性改变、严重抑郁甚至明显的精神病表现、癫痫发作、眩晕。内分泌：月经失调、引发库欣病、抑制垂体－肾上腺皮质轴、糖耐量降低、引发潜在的糖尿病、增加糖尿病患者对胰岛素和口服降糖药的需求、抑制儿童生长。过敏反应：血管水肿。眼：长期使用糖皮质激素可引发后房囊下白内障、青光眼和可能损伤视神经，并增加眼部继发真菌或病毒感染的机会。为防止角膜穿孔，糖皮质激素慎用于眼部单纯疱疹患者。眼压增高、眼球突出。心血管：高剂量可引起心动过速。免疫系统：掩盖感染、潜在感染发作、机会性感染、过敏反应、可能抑制皮试反应。呼吸异常：高剂量皮质类固醇引起持续性呃逆。

【禁忌证】全身性真菌感染禁用。已知对甲泼尼龙片或甲泼尼龙过敏者禁用。特别危险的人群：儿童、糖尿病患者、高血压患者和有精神病史的患者、某些传染性疾病（如肺结核）或某些病毒引发的疾病（如疱疹和波及眼部的带状疱疹）的患者，使用此药时，应进行严格的医疗监护并尽可能缩短用药期。

【注意事项】

（1）特殊危险人群：对属下列特殊危险人群的患者应采取严密的医疗监护并尽可能缩短疗程。①糖尿病患者，引发潜在的糖尿病或增加糖尿病患者对胰岛素和口服降糖药的需求；②高血压病患者，使动脉高血压病情恶化；③有精神病史者，已有的情绪不稳和精神病倾向可能会因服用皮质类固醇而加重；④眼部单纯疱疹或有眼部表现的带状疱疹患者，可能发生角膜穿孔。

（2）因糖皮质激素治疗的并发症与用药的剂量和时间有关，对每个病例均需就剂量、疗程及每日给药还是隔日给药作出风险／利益评价。应尽可能缩短用药期限，慢性疾病的治疗应进行医疗观察。在控制病情方面，应采用尽可能低的剂量。当可以降低剂量时，应逐渐减少。长期治疗的中断应在医疗监护下进行（逐量递减，评估肾上腺皮质的功能）。肾上腺皮质功能不全最主要的症状为无力、体位性低血压和抑郁。

（3）服用皮质类固醇治疗发生异常的紧急状况的患者，在紧急状况发生前、发生时和发生后须加大速效皮质类固醇的剂量。应用皮质类固醇可能会掩盖一些感染的征象，并可能有新的感染出现。皮质类固醇应用期间患者抵抗力可能下降，感染不能局限化。在身体任何部位由病原体引起的感染，如细菌、病毒、真菌、原生动物或蠕虫，都可能与单独使用皮质类固醇或联合使用其他能影响细胞免疫、体液免疫、中性粒细胞活性的免疫抑制药物有关。这些感染可能是中度、重度，偶尔是致命性的。随着皮质类固醇的剂量增加，发生感染的概率也会增加。对于使用免疫抑制剂量的皮质类固醇进行治疗的患者，禁忌接种减毒活疫苗。另一方面，接种灭活疫苗及生物基因技术生产的疫苗，其效果会降低，甚至无效。对于接受非免疫抑制剂量皮质类固醇治疗的患者，可按要求接受免疫接种。服用皮质类固醇的患者不可接种牛痘，也不可接受其他免疫措施，特别是大剂量服用的患者，因为有出现神经系统并发症和缺乏抗体反应的可能性。

（4）甲泼尼龙片用于结核活动期患者时，应仅限于暴发性或扩散性结核病，这时皮质激素可与适当的抗结核病药物联用以控制病情。如皮质类固醇用于结核病潜伏期或结核菌素试验阳性的患者时，必须密切观察以防疾病复发。此类患者长期服用皮质类固醇期间应接受药物预防治疗。

（5）关于皮质类固醇治疗是否会导致消化性溃疡尚未达成共识，但服用糖皮质激素会掩盖溃疡的症状，使穿孔或出血在未感到明显疼痛时就出现。

若有下列情况应慎用皮质类固醇，有立即穿孔风险的非特异性溃疡性结肠炎、脓肿或其他化脓性感染；憩室炎；近期已行肠吻合术；消化性溃疡活动期或潜伏期；肾功能不全；高血压；骨质疏松；重症肌无力。甲减和肝硬化会增强皮质类固醇的作用。皮质类固醇治疗只有在参照人体生物检验报告和参数的情况下才可以考虑使用（例如，皮下实验、甲状腺激素水平）。在接受皮质类固醇治疗的患者中曾有报道发生 Kaposi 肉瘤，停用皮质类固醇后可以临床缓解。

【FDA 妊娠期药物安全性分级】C 级。动物研究表明，妊娠期间使用大剂量的皮质类固醇，可能会导致胎儿畸形。一些皮质类固醇容易穿过胎盘。一项回顾性研究发现，正在接受皮质类固醇治疗的母亲所生的婴儿低出生体重的发生率增加。尽管在子宫内接触过皮质类固醇的婴儿似乎极少出现新生儿肾上腺皮质功能不全，但是对于那些接触过大剂量皮质类固醇的婴儿，必须仔细观察并且评估其肾上腺皮质功能不全的迹象。已经发现，妊娠期间接受过长期皮质类固醇治疗的母亲所生的婴儿在出生时患有白内障。没有证据表明皮质类固醇会损害生育能力。然而，因为人类研究并不能排除危害的可能性，所以只有确实需要时，甲泼尼龙才可用于孕妇。

【哺乳期用药安全等级】L2 级。一般来说，只要每日剂量不超过 80mg，甲泼尼龙和其他糖皮质激素转运到乳汁中的量很小。大剂量长期使用可导致婴儿出现类固醇样不良反应，包括生长速度减缓，但低至中等剂量的药物对母乳喂养婴儿影响较小。所以只有在判断治疗的益处要大过它对婴儿的潜在风险之后，才能够将这些药物用于哺乳期母亲。

【制剂与规格】甲泼尼龙片：2mg/ 片、4mg/ 片、16mg/ 片；甲泼尼龙醋酸酯混悬注射液（局部注射）：1ml：20mg/ 瓶、1ml：40mg/ 瓶、1ml：80mg/ 瓶；注射用甲泼尼龙琥珀酸钠（以甲泼尼龙计）：20mg/ 瓶、40mg/ 瓶、0.125g/ 瓶、0.25g/ 瓶、0.5g/ 瓶。

氢化可的松　Hydrocortisone

【适应证】本品为短效糖皮质激素。主要用于治疗肾上腺皮质功能减退症及垂体功能减退症的补充或替代治疗及危象时的治疗,亦可用于支气管哮喘、类风湿关节炎、风湿性发热、痛风、过敏性和炎症性疾病,并可用于严重感染和抗休克治疗等。

【用法和用量】口服：一日 20～30mg,清晨服 2/3,午餐后服 1/3,在应激状况时,应适量加量,可增至一日 80mg,分两次服用。

【不良反应】糖皮质激素在应用生理剂量替代治疗时一般无明显不良反应。不良反应多发生在应用药理剂量时,且与疗程、剂量、用药种类、用法及给药途径等有密切关系。甾体激素类药物常见不良反应有以下几类。①长期使用可引起以下不良反应：医源性库欣综合征面容和体态、体重增加、下肢浮肿、紫纹、易出血倾向、创口愈合不良、痤疮、月经紊乱、肱或股骨头缺血性坏死、骨质疏松及骨折（包括脊椎压缩性骨折、长骨病理性骨折）、肌无力、肌萎缩、低钾血综合征、胃肠道刺激（恶心、呕吐）、胰腺炎、消化性溃疡或穿孔、儿童生长受到抑制、青光眼、白内障、良性颅内压升高综合征、糖耐量减退和糖尿病加重。②患者可出现精神症状：欣快感、激动、谵妄、不安、定向力障碍,也可表现为抑制。精神症状尤易发生于患慢性消耗性疾病的患者及以往有过精神不正常者。③并发感染为肾上腺皮质激素的主要不良反应,以真菌、结核菌、葡萄球菌、变形杆菌、铜绿假单胞菌和各种疱疹病毒为主。④糖皮质激素停药综合征。有时患者在停药后出现头晕、昏厥倾向、腹痛或背痛、低热、食欲减退、恶心、呕吐、肌肉或关节疼痛、头疼、乏力、软弱,经仔细检查如能排除肾上腺皮质功能减退和原来疾病的复燃,则可考虑为对糖皮质激素的依赖综合征。

【禁忌证】对本品及其他甾体激素过敏者禁用。下列疾病患者一般不宜使用,特殊情况应权衡利弊使用,但应注意病情恶化可能：严重的精神病（过去或现在）和癫痫,活动性消化性溃疡病,新近胃肠吻合手术,骨折,创伤修复期,角膜溃疡,肾上腺皮质功能亢进症,高血压,糖尿病,孕妇,抗菌药物不能控制的感染如水痘、麻疹、霉菌感染,较重的骨质疏松症等。

【注意事项】

（1）诱发感染：在激素作用下,原来已被控制的感染可活动起来,最常见者为结核感染复发。在某些感染时应用激素可减轻组织的破坏、减少渗出、减轻感染中毒症状,但必须同时用有效的抗生素治疗、密切观察病情变化,在短期用药后,即应迅速减量、停药。

（2）对诊断的干扰:①糖皮质激素可使血糖、血胆固醇和血脂肪酸、血钠水平升高,使血钙、血钾下降;②对外周血象的影响为淋巴细胞、真核细胞及嗜酸性粒细胞、嗜碱性粒细胞数下降,多核白细胞和血小板增加,后者也可下降;③长期大剂量服用糖皮质激素可使皮肤试验结果呈假阴性,如结核菌素试验、组织胞浆菌素试验和过敏反应皮试等;④还可使甲状腺 ^{131}I 摄取率下降,减弱促甲状腺激素（TSH）对 TSH 释放素（TRH）刺激的反应,使 TRH 兴奋实验结果呈假阳性。干扰促黄体素释放素（LHRH）兴奋试验的结果;⑤使同位素脑和骨显像减弱或稀疏。

（3）下列情况应慎用:心脏病或急性心力衰竭、糖尿病、憩室炎、情绪不稳定和有精神病倾向、全身性真菌感染、青光眼、肝功能损害、眼单纯性疱疹、高脂蛋白血症、高血压、甲减（此时糖皮质激素作用增强）、重症肌无力、骨质疏松、胃溃疡、胃炎或食管炎、肾功能损害或结石、结核病等。

（4）随访检查:长期应用糖皮质激素者,应定期检查以下项目。①血糖、尿糖或糖耐量试验,尤其是糖尿病或糖尿病倾向者;②眼科检查,注意白内障、青光眼或眼部感染的发生;③血清电解质和大便隐血;④高血压和骨质疏松的检查,尤以老年人为主。

【FDA 妊娠期药物安全性分级】C 级;D 级（如在妊娠早期用药）。糖皮质激素可通过胎盘。动物实验研究证实孕期给药可增加胚胎腭裂,胎盘功能不全、自发性流产和子宫内生长发育迟缓的发生率。人类资料提示存在风险。氢化可的松及其无活性前体可的松,对人类胎儿产生的危险很小。这些皮质类固醇在遗传易感性实验动物中产生的与剂量相关的致畸和毒性作用,包括腭裂、白内障、自然流产、宫内生长发育迟缓及多囊性肾病。尽管大数据资料不支持在多数妊娠中会发生上述效应,但是的确观察到不良结局,并可能由皮质类固醇所致。此外,有报道有宫内暴露史的人类子代发生白内障,但是其与母亲使用皮质类固醇的关系不十分确定。

【哺乳期用药安全等级】L3 级。目前未见内源性氢化可的松或者可的松进入人类乳汁的报道。但是这些药物不太可能对婴儿产生危险。哺乳期可能适用。

【制剂与规格】氢化可的松片:4mg/ 片、10mg/ 片、20mg/ 片;氢化可的松注射液:2ml: 10mg/ 支、3ml: 25mg/ 支、5ml: 25mg/ 支、10ml: 50mg/ 支、20ml: 100mg/ 支;注射用氢化可的松琥珀酸钠(按氢化可的松计):50mg/ 瓶、0.1g/ 瓶、0.5g/ 瓶。

色甘酸钠　Sodium Cromoglicate

【适应证】本品为非皮质激素类抗炎药,能稳定肥大细胞的细胞膜,抑制过敏介质的释放。适用于预防和治疗支气管哮喘、过敏性哮喘及过敏性鼻炎。

【用法和用量】气雾吸入:一次 3.5～7mg,一日 3～4 次。喷吸前应先摇匀液体。

【不良反应】偶有排尿困难;气雾吸入可致刺激性咳嗽。

【禁忌证】对本品及赋形剂过敏者禁用。

【注意事项】①由于本品系预防性地阻断肥大细胞脱颗粒,而非直接舒张支气管,因此对于支气管哮喘病例应在发病季节之前 2～3 周提前用药。②极少数人在开始用药时出现哮喘加重,此时可先吸入少许扩张支气管的气雾剂,如沙丁胺醇。③不要中途突然停药,以免引起哮喘复发。④肝、肾功能不全者慎用。⑤本品起效较慢,需连用数日甚至数周后才起作用,故对正在发作的哮喘无效。⑥首次使用或用后放置一周以上再使用时,应先向空气中试喷;如遇喷不出情况,请确认使用是否正确或检查助动器喷孔是否堵塞。⑦连续使用数次后,须取下助动器,用温水浸泡冲洗,擦净晾干后重新安装,以防助动器喷孔堵塞。⑧本品系受压容器,严禁受热、撞击或在瓶上戳刺,即使将药用完也应避免。

【FDA 妊娠期药物安全性分级】B 级。妊娠期使用本药物安全。虽然一小部分药物从肺部吸收,但它是否能通过胎盘进入胎儿尚不清楚。

【哺乳期用药安全等级】L2 级。色甘酸钠吸入剂经胃肠道吸收的药量<1%,未见对婴儿产生不良影响的报道,该药在儿科中较为常用,哺乳期母亲使用本品对婴儿的危险较小。

【制剂与规格】吸入用色甘酸钠胶囊:20mg/ 粒;色甘酸钠气雾剂:14g: 0.7g(每揿含色甘酸钠 3.5mg)/ 瓶、19.97g: 0.7g(每揿含色甘酸钠 5mg)/ 瓶。

孟鲁司特　Montelukast

【适应证】本品为白三烯受体拮抗剂。适用于哮喘的预防和长期治疗,包括预防白天和夜间的哮喘症状,治疗对阿司匹林敏感的哮喘患者以及预防运动诱发的支气管收缩。

【用法和用量】口服:一次 10mg,一日 1 次。哮喘患者应在睡前服用。季节性过敏性鼻炎患者可根据自身的情况在需要时服药。同时患有哮喘和季节性过敏性鼻炎的患者应每晚用药 1 次。哮喘和 / 或季节性过敏性鼻炎:一次 10mg,一日 1 次。

其他各项见 1.1 急性上呼吸道感染。

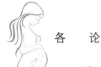

沙丁胺醇　Salbutamol

【适应证】本品为选择性 β_2 肾上腺素受体激动剂。适用于各型支气管哮喘以及伴有支气管痉挛的各种支气管及肺部疾患。

【用法和用量】口服：一次 2~4mg，一日 3 次。气雾吸入：缓解哮喘急性发作，包括支气管痉挛，以 1 揿 100μg 作为最小起始剂量，如有必要可增至 2 揿；用于预防过敏原或运动引发的症状，运动前或接触过敏原前 10~15 分钟给药；对于长期治疗，最大剂量为每日给药 4 次，每次 2 揿。静脉滴注：一次 0.4mg，用 5% 葡萄糖注射液 100ml 稀释后滴注。

其他各项见 1.3 急性气管炎 – 支气管炎。

沙美特罗　Salmeterol

【适应证】本品为长效 β_2 受体激动剂。常以联合用药（支气管扩张剂和吸入皮质激素），用于可逆性气道阻塞性气道疾病的规律治疗，包括哮喘。对夜间哮喘患者具有极好的治疗作用。

【用法和用量】气雾吸入：一次 50μg，一日 2 次；严重时，一次 100μg，一日 2 次。粉雾吸入：一次 50μg，一日 2 次。除去罩帽，将瓶倒置，把罩壳含入口中，对准咽喉并在用力吸气的同时立即揿压喷雾头，药液即成雾状喷出，然后再屏气片刻，以便药液雾粒吸入附着在支气管和肺部，发挥作用。

【不良反应】曾报道震颤、主观的心悸及头痛等 β_2 激动剂的药理学副作用，但均为暂时性，并随规律治疗而减轻；一些患者可出现心律失常（包括房颤、室上性心动过速及期外收缩）。曾有关节痛，肌痛，肌肉痉挛及过敏反应包括皮疹、水肿和血管神经性水肿的报道；曾有口咽部刺激的报道；非常罕见高血糖症的报道。

【禁忌证】对本品中任何活性成分或赋形剂有过敏史者、对乳糖及牛奶过敏的患者禁用。

【注意事项】①运动员慎用。②对可逆性阻塞性气道疾病（包括哮喘）的处理应常规遵循阶梯方案，并应由临床症状及通过肺功能测定监测患者的反应。③本品不适用于缓解急性哮喘症状，而需要使用快速短效的支气管扩张剂（如沙丁胺醇）。应建议患者随时携带能够快速缓解症状的药物。本品不推荐作为哮喘控制的起始治疗药物，应在病情所需皮质激素的合适剂量已确立时使用。④如增加使用短效支气管扩张剂来缓解哮喘症状，提示对哮喘的控制尚不满意，患者应由医师再次评估。⑤哮喘控制的突发性和进行性恶化有可能危及生命，应请医师对患者进行紧急复查，并应考虑增加皮质激素治疗。同样，当本品当前剂量不足以控制哮喘时，患者也应找医师复查。⑥对哮喘患者应同时考虑给予其他的皮质激素治疗，不建议使用沙美特罗单一疗法治疗哮喘,如有急性加重伴有感染还应加用抗菌药物。⑦不可突然中断本品的治疗,因为这样可能引起病情恶化。⑧甲状腺功能亢进的患者慎用本品。⑨所有拟交感神经兴奋药物,特别是服用剂量较高时,均可能出现一过性血钾水平降低。因此有低血钾倾向的患者应谨慎使用本品。⑩所有拟交感神经兴奋药物,特别是服用剂量较高时,均可能导致心血管系统反应,如收缩压升高和心率加快。因此已患有心血管疾病的患者应谨慎使用本品。⑪与其他吸入型治疗一样,用药后可能出现支气管异常痉挛并立即出现喘鸣加重。应立即用快速短效的吸入型支气管扩张剂进行治疗,同时应立即停用沙美特罗 / 丙酸氟替卡松准纳器,并对患者进行评估,如果必要,实施替代治疗。

【FDA 妊娠期药物安全性分级】C 级。目前仍缺乏足够的临床证据证明其安全性。有限的资料显示妊娠期可能适用,由于具有较多的人类妊娠使用经验,如果孕妇需要吸入 β 肾上腺素能支气管扩张剂,沙美特罗或沙丁胺醇都是较好的选择。

【哺乳期用药安全等级】L2 级。该药吸入后产妇血浆药物水平非常低或检测不到,乳汁中的浓度很低,到达胎儿体内的药物很少。

【制剂与规格】昔萘酸沙美特罗气雾剂:3.23g:1.5mg(每揿含沙美特罗 25μg)/ 瓶、14g:5mg(每揿含沙美特罗 25μg)/ 瓶;沙美特罗胶囊:50μg/ 粒。

氨茶碱　Aminophylline

【适应证】本品对呼吸道平滑肌有直接松弛作用,适用于支气管哮喘、喘息型支气管炎、阻塞性肺气肿等缓解喘息症状;也可用于心源性肺水肿引起的哮喘。

【用法和用量】口服:一次 0.1 ~ 0.2g,一日 3 次;极量为一次 0.5g,一日 1g。静脉滴注:一次 0.25 ~ 0.5g,一日 0.5 ~ 1g;极量为一次 0.5g。

【不良反应】茶碱的毒性常出现在血清浓度为 15 ~ 20μg/ml,特别是在治疗开始,早期多见的有恶心、呕吐、易激动、失眠等;当血清浓度超过 20μg/ml,可出现心动过速、心律失常;血清中茶碱超过 40μg/ml,可发生发热、脱水、惊厥等症状,严重的甚至呼吸停止、心脏停搏致死。

【禁忌证】对本品过敏的患者禁用;活动性消化性溃疡和未经控制的惊厥性疾病患者禁用。

【注意事项】①本品不适用于哮喘持续状态或急性支气管痉挛发作的患者。②应定期监测血清茶碱浓度,以保证最大的疗效而不发生血药浓度过高的危险。③肾功能或肝功能不全的患者、年龄超过 55 岁特别是伴发慢性肺部疾病的患者、任何原因引起的心力衰竭患者、持续发热患者、以及使用某些药物的患者及茶碱清除率减低者,在停用合用药物后,血清茶碱浓度的维持时间往往显著延长。应酌情调整用药剂量或延长用药间隔时间。④茶碱制剂可致心律失常和 / 或使原有的心律失常恶化；患者心率和 / 或节律的任何改变均应进行监测和研究。⑤甲状腺功能亢进、酒精中毒、严重心脏病、急性心肌损害、肾脏疾病、肝脏疾病、低氧血症、高血压或者消化性溃疡病史的患者慎用本品。

【FDA 妊娠期药物安全性分级】C 级。未见氨茶碱与胎儿先天性缺陷相关报道。有报道母亲接受茶碱的新生儿出现一过性心动过速、过敏及呕吐，这种现象更常见于足月后母体血清药物浓度达到或超过高治疗浓度时，脐带血药浓度几乎和母体血药浓度相当。

【哺乳期用药安全等级】L3 级。本品可随乳汁排出，除需要警惕母乳喂养的婴幼儿出现易激惹反应外，美国儿科学会将茶碱列为母乳喂养的药物。

【制剂与规格】氨茶碱片：0.1g/ 片、0.2g/ 片；氨茶碱缓释片：0.1g/ 片；氨茶碱注射液：2ml：0.125g/ 支、2ml：0.25g/ 支、2ml：0.5g/ 支、10ml：0.25g/ 支；注射用氨茶碱：0.25g/ 瓶、0.5g/ 瓶；氨茶碱注射液：100ml（氨茶碱 0.25g、氯化钠 0.9g）/ 瓶。

多索茶碱　Doxofylline

【适应证】适用于支气管哮喘、喘息性慢性支气管炎及其他支气管痉挛引起的呼吸困难。

【用法和用量】口服：一次 0.2 ~ 0.4g，一日 2 次，饭前或饭后 3 小时服用，重症哮喘患者应遵医嘱用药。

【不良反应】少数患者服药后有心悸、窦性心动过速、上腹不适、纳差、恶心、呕吐、兴奋、失眠等症状。如过量服用可出现严重心律不齐、阵发性痉挛等。

【禁忌证】对多索茶碱或黄嘌呤衍生物类药物过敏者禁用；急性心肌梗死患者禁用。

【注意事项】①茶碱类药物个体差异较大，多索茶碱剂量亦要视个体病情变化选择最佳剂量和用药方法。必要时监测血药浓度。②患有甲亢、窦性心动过速、心律失常者，请遵医嘱用药。③严重心、肺、肝、肾功能异常者以及活动性胃、十二指肠溃疡患者慎用。④本品不得与其他黄嘌呤类药物同时服用，建议不要同时饮用含咖啡因的饮料或食品。

【FDA 妊娠期药物安全性分级】C 级。

【哺乳期用药安全等级】暂无。

【制剂与规格】多索茶碱片：0.2g/ 片；多索茶碱胶囊：0.2g/ 粒；多索茶碱注射液：10ml：0.1g/ 瓶。

异丙托溴铵　Ipratropium Bromide

【适应证】本品为支气管扩张剂。适用于慢性阻塞性肺疾病引起的支气管痉挛的维持治疗,包括慢性支气管炎和肺气肿,也可用于支气管哮喘。可与吸入性 β 受体激动剂合用于治疗慢性阻塞性肺疾病包括慢性支气管炎和哮喘引起的急性支气管痉挛。

【用法和用量】喷雾吸入:每揿 40μg,一次 1～2 揿,必要时一日 2～3 次。使用时先除去罩壳帽,将瓶倒置,罩壳含在口内,对准咽喉,在吸气的同时揿压阀门上的喷头,吸入喷出的药液,屏气片刻。必要时可再重复如上揿吸一次。

【不良反应】临床试验中最常见的非呼吸系统的不良反应为头痛、恶心和口干。由于异丙托溴铵肠道吸收较少,诸如心动过速、心悸、眼部调节障碍、胃肠动力障碍和尿潴留等抗胆碱能副作用少见并且可逆,但对已有尿道梗阻的患者其尿潴留危险性增高。眼部不良反应已有报道。和其他吸入性的支气管扩张剂一样,本品可能引起咳嗽,局部刺激,极少情况下出现吸入刺激产生的支气管收缩。变态反应如皮疹,舌、唇和面部血管性水肿,荨麻疹,喉痉挛和过敏反应有报道。

【禁忌证】对阿托品及其衍生物和对本产品中任何其他成分过敏者禁用。

【注意事项】有闭角型青光眼倾向、前列腺增生或膀胱癌颈部梗阻的患者应慎用。有囊性纤维变性的患者更易于出现胃肠动力障碍。使用其雾化吸入液后可能会立即出现过敏反应,极少病例报道出现荨麻疹、血管性水肿,皮疹、支气管痉挛和口咽部水肿及过敏反应等。当异丙托溴铵单独或与肾上腺素 β$_2$ 受体激动剂合用,雾化液进入患者眼睛时,有个别报告眼部可出现并发症(如瞳孔散大、眼压增高、闭角型青光眼、眼痛)。眼睛疼痛或不适,视物模糊,结膜和角膜充血所致的红眼而视物有光晕或有色成像可能是急性闭角型青光眼的征象。如果出现某些上述症状,应首先使用缩瞳药并立即求助医师。应注意避免药液或气雾进入眼睛。建议雾化吸入液通过口件(咬嘴)吸入。如果得不到该装置,可以使用合适的雾化器面罩。特别提醒有青光眼倾向的患者应注意保护眼睛。

【FDA 妊娠期药物安全性分级】B 级。人类资料显示低风险。临床前试验显示给予高于推荐量的吸入或鼻内剂量,目前未见新生儿毒性或致畸作用的报道。

【哺乳期用药安全等级】L2 级。由于结构的关系,或许仅有极少量进入乳汁,由于这类药物组织分布及口服吸收少,故婴儿不太可能吸收。

【制剂与规格】吸入用异丙托溴铵溶液:2ml:250μg/ 瓶、2ml:500μg/ 瓶;异丙托溴铵气雾剂:20μg/ 揿 / 瓶、40μg/ 揿 / 瓶。

噻托溴铵　Tiotropium Bromide

【适应证】本品为支气管扩张剂,适用于慢性阻塞性肺疾病(COPD)的维持治疗,也可用于治疗支气管哮喘。

【用法和用量】临用前,取胶囊1粒放入专用吸入器的刺孔槽内,用手指揿压按钮,胶囊两端分别被细针刺孔,然后将口吸器放入口腔深部,用力吸气,胶囊随着气流产生快速旋转,胶囊中的药粉即喷出囊壳,并随气流进入呼吸道。一次18μg,一日1次。老年患者、肝功能不全和肾功能不全患者无须调整剂量,但对中、重度肾功能不全患者(肌酐清除率<50ml/min)必须进行密切监控。

【不良反应】口干、咽干、恶心、声音嘶哑、头晕、心率加快、视力模糊、青光眼、排尿困难、便秘、尿潴留、血管性水肿、皮疹、风疹和皮肤瘙痒等症状。

【禁忌证】噻托溴铵吸入性粉末禁用于对噻托溴铵、阿托品或其衍生物,如异丙托溴铵或氧托溴铵或本产品的赋形剂乳糖有过敏反应的患者。

【注意事项】①噻托溴铵作为每日1次维持治疗的支气管扩张药,不应用作支气管痉挛急性发作的初始治疗,即抢救治疗药物。②在吸入噻托溴铵粉末后有可能立即发生过敏反应。③与其他抗胆碱能药物一样,对于闭角型青光眼、前列腺增生或膀胱颈梗阻的患者应谨慎使用。④吸入药物可能引起吸入性支气管痉挛。⑤与所有主要经肾脏排泄的药物一样,对于中、重度肾功能不全(肌酐清除率≤50ml/min)的患者,只有在预期利益大于可能产生的危害时,才能使用噻托溴铵。尚无严重肾功能不全患者长期使用噻托溴铵的经验。⑥胶囊应该密封于囊泡中保存,仅在用药时取出,取出后应尽快使用,否则药效会降低,不小心暴露于空气中的胶囊应丢弃。⑦患者需注意避免将药物粉末弄入眼内。必须告知患者药粉误入眼内可能引起或加重闭角型青光眼、眼睛疼痛或不适、短暂视力模糊、视觉晕轮或彩色影像并伴有结膜充血引起的红眼和角膜水肿的症状。如果出现闭角型青光眼的征象,应停止使用噻托溴铵并立即去看医师。⑧口干是由抗胆碱能治疗引起的,长期可引起龋齿。⑨噻托溴铵的使用不得超过一日1次。⑩本胶囊仅供吸入,不能口服。

【FDA妊娠期药物安全性分级】C级。动物实验研究显示出与母体相关的生殖毒性。人类资料有限,早孕阶段避免使用。

【哺乳期用药安全等级】L3级。噻托溴铵难以经胃肠道吸收,口服生物利用度只有2%~3%,表观分布容积大,血浆和乳汁中的浓度很低,目前未见经哺乳导致婴儿不良反应的报道,哺乳期可能适用。

【制剂与规格】噻托溴铵粉吸入剂:18μg/瓶;噻托溴铵粉雾剂:18μg/瓶。

1.5 肺　炎

1.5.1　疾病简述

肺炎是指远端气道、肺泡和肺间质的炎症,可由病原微生物、理化因素、免疫损伤、过敏及药物所致。细菌性肺炎是最常见的肺炎,也是最常见的感染性疾病之一。

妊娠合并肺炎并不罕见,在妊娠期间,呼吸系统和免疫系统发生了大量生理上的适应性改变,以适应孕妇高代谢、高容量需氧量的增加及胎儿发育的需要,这种改变可能增加了肺炎的易感性,使妊娠期肺炎的病程、严重程度和病死率均较非妊娠期增加。妊娠早期是胚胎发育关键期,其受到感染之后容易引起胚胎发育畸形、胚胎停育、流产、胎儿神经系统发育障碍,妊娠中晚期感染社区获得性肺炎容易造成胎儿宫内缺氧、早产、新生儿低体重等。

根据发病场所和宿主状态分为社区获得性肺炎(community acquired pneumonia, CAP)和医院获得性肺炎(hospital acquired pneumonia, HAP)。CAP是指在社区环境中机体受微生物感染而发生的肺炎,包括在社区感染,尚在潜伏期,因其他原因住院后而发病的肺炎,并排除在医院内感染而出院后发病的肺炎。HAP是指患者住院期间没有接受有创机械通气、未处于病原感染的潜伏期,而于入院48小时后新发生的肺炎。

根据致病菌分为细菌性肺炎、肺炎支原体肺炎、肺炎衣原体肺炎及肺真菌病等类型。细菌性肺炎是感染性肺炎最常见的类型,妊娠合并肺炎最常见的致病菌为肺炎链球菌,为30%~50%,其次为流感嗜血杆菌,约为10%;其他的致病菌有葡萄球菌、克雷伯菌、军团菌及铜绿假单胞菌等。肺真菌病包括肺念珠菌病、肺曲霉菌病及肺隐球菌病等。

1.5.2　诊断标准

诊断肺炎需要拍摄胸片,且对于疑似肺炎的妊娠期女性,需进行这项检查。妊娠期拍摄胸片(后前位和侧位)的指征与非妊娠患者相同,包括呼吸急促和/或咳嗽伴发热、心动过速、呼吸过速、血氧饱和度降低或者肺部检查发现啰音或肺实变征象。估计胎儿因拍摄胸片的辐射吸收量<0.01mGy(<0.001rad);该辐射剂量远低于引起近期或远期不良反应的剂量。妊娠期拍摄胸片时应当屏蔽患者腹部。

1.5.2.1　判断肺炎诊断是否成立首先必须与呼吸道感染区别开来;其次,

必须与肺结核、肺癌、肺血栓栓塞症、非感染性肺部浸润相鉴别。

1.5.2.2　评估病情严重程度,选择适当治疗场所。如果肺炎诊断成立,准确地对病情严重程度的评估对于选择治疗场所、经验性抗感染药物和辅助支持治疗至关重要。肺炎严重性决定于三个主要因素,肺部局部炎症程度、肺部炎症的播散和全身炎症反应程度。

1.5.2.3　CAP 诊断标准

（1）新出现或进展性肺部浸润性病变。

（2）发热,体温≥38℃。

（3）新出现的咳嗽、咳痰、或原有呼吸道疾病症状加重,并出现脓性痰,伴或不伴胸痛。

（4）肺实变体征和 / 或湿啰音。

（5）白细胞 >10×10⁹/L 或 <4×10⁹/L 伴或不伴核左移。

以上（1）加（2）~（5）中的任何一项,并除外肺结核、肺部肿瘤、非感染性肺间质病、肺水肿、肺不张、肺栓塞、肺嗜酸性粒细胞浸润和肺血管炎等。

1.5.2.4　HAP 诊断标准

（1）胸部 X 线或 CT 显示新出现或进展性的浸润影、实变影或磨玻璃影,加上下列 3 种临床症候中的 2 种或以上,可建立临床诊断:①发热,体温 >38℃;②脓性气道分泌物;③外周血白细胞计数 >10×10⁹/L 或 <4×10⁹/L。

（2）在临床诊断的基础上,若同时满足以下任何一项,可作为确定致病菌的依据:①合格的下呼吸道分泌物（中性粒细胞数 >25 个 / 低倍镜视野,上皮细胞数 <10 个 / 低倍镜视野,或二者比值 >2.5∶1;②经支气管镜防污染毛刷（PSB）;③支气管肺泡灌洗液（BALF）;④肺组织或无菌体液培养出病原菌,且与临床表现相符。

1.5.2.5　重症肺炎的诊断标准

美国感染疾病学会 / 美国胸科学会 2018 年发表的成人 CAP 处理共识指南,重症肺炎标准。

（1）主要标准:①需要有创机械通气;②感染性休克需要血管收缩剂治疗。

（2）次要标准:①呼吸频率≥30 次 /min;②氧合指数（PaO₂/FiO₂）≤250;③多肺叶浸润;④意识障碍 / 定向障碍;⑤氮质血症（尿素氮≥20mg/dl）;⑥血细胞减少（WBC<4.0×10⁹/L）;⑦血小板减少（血小板 <10.0×10⁹/L）;⑧低体温（T<36℃）;⑨低血压,需要强力的液体复苏。符合 1 项主要标准或 3 项次要标准以上者可诊断为重症肺炎,考虑收入 ICU 治疗。

1.5.3 治疗方案

1.5.3.1 妊娠期细菌性肺炎经验性抗感染治疗的推荐意见

（1）无基础疾病妊娠期社区获得性肺炎（CAP）患者推荐使用青霉素类、第一代或第二代头孢菌素、大环内酯类等抗菌药物。

（2）有基础疾病或住院的妊娠期 CAP 推荐第二、三代头孢菌素，β- 内酰胺 /β- 内酰胺酶抑制剂，可联合大环内酯类。若患者对 β- 内酰胺类药物过敏，可用克林霉素替代 β- 内酰胺类药物。

（3）妊娠期医院获得性肺炎（HAP）使用第二、三代头孢菌素，β- 内酰胺类 /β- 内酰胺酶抑制剂或美罗培南。

（4）需要入住 ICU 的无基础疾病妊娠合并重症 CAP 的患者，推荐 β- 内酰胺类联合大环内酯类。

（5）妊娠期重症 HAP 推荐使用抗假单胞菌的 β- 内酰胺类、广谱青霉素 /β- 内酰胺酶抑制剂、碳青霉烯类任何一种联合阿奇霉素，如怀疑有多重耐药球菌感染可选择联合万古霉素、替考拉宁或利奈唑胺。抗感染治疗一般可于热退 2～3 日且主要呼吸道症状明显改善后停药，但疗程应视病情严重程度、缓解速度、并发症以及不同病原体而异，应根据症状、体征、降钙素原、血常规等决定停药，不必以肺部阴影吸收程度作为停用抗菌药物的指征。

通常轻、中度 CAP 患者疗程 5～7 日，重症以及伴有肺外并发症患者可适当延长抗感染疗程。非典型病原体治疗反应较慢者疗程延长至 10～14 日。金黄色葡萄球菌、铜绿假单胞菌、克雷伯菌属、大肠埃希菌或厌氧菌等容易导致肺组织坏死，抗菌药物疗程可延长至 14～21 日。一般妊娠期避免使用的抗菌药物包括四环素类、氨基糖苷类和氟喹诺酮类。

1.5.3.2 妊娠期抗肺真菌治疗药物选择推荐意见

（1）肺念珠菌病：对疑似患者可予以经验治疗。对血流动力学稳定、非中性粒细胞减少的非危重感染，先前未使用唑类药物者，氟康唑为首选治疗药物；血流动力学不稳定或中性粒细胞减少，且可能为光滑念珠菌或克柔念珠菌感染者应选用两性霉素 B 或棘白菌素类。

（2）侵袭型肺曲霉菌病：肺真菌诊断和治疗专家共识推荐可选用伏立康唑、伊曲康唑、卡泊芬净或米卡芬净、含脂质体两性霉素 B。上述方案有效者在 2～3 周均可改为伏立康唑或伊曲康唑口服混悬液。

（3）肺隐球菌病

1）免疫功能正常者的肺隐球菌病：①无症状者，医学观察或口服氟康唑一日 0.2～0.4g，疗程 3～6 个月。②轻、中症状患者，口服氟康唑一日 0.2～0.4g，疗程 6～12 个月；或伊曲康唑一日 0.2～0.4g，疗程 6～12 个月；不能口服者应用两性霉素 B 0.8mg/（kg·d）（或相当剂量含脂制剂）+5– 氟胞嘧啶 37.5mg，每 6 小时口服 1 次，退热或培养转阴（约 6 周）后，改用氟康唑一日 0.2g 口服，可持续至 24 个月。

2）HIV/AIDS 或其他免疫抑制者的肺隐球菌病：①轻中症患者，使用氟康唑或伊曲康唑，剂量同免疫功能健全者，终生使用；②重症患者，诱导期两性霉素 B 联合氟胞嘧啶使用 2 周，巩固期氟康唑一日 0.4g 连用 10 周，以后加强期氟康唑一日 0.2 ~ 0.4g，终生应用。

关于抗真菌药对孕妇及胎儿的安全性临床资料很少。

（1）多烯类：两性霉素 B 是妊娠期最安全的全身性抗真菌药。两性霉素 B 脂质体也应被认为是安全的。在妊娠早期治疗严重的弥漫性真菌病时，首选药物为两性霉素 B。

（2）棘白菌素类：卡泊芬净可通过大鼠和兔的胎盘屏障，表现出胚胎毒性和致畸性；卡泊芬净是否可通过人胎盘屏障尚未可知，所有的棘白菌素类抗真菌药被 FDA 归为 C 类，在啮齿类动物和兔中有胚胎毒性和致畸作用，目前尚无人体数据报道，此类药物被认为在妊娠期是安全的。

（3）三唑类：在妊娠期间，尽量避免口服唑类（如氟康唑）药物治疗，特别是在妊娠早期，因为口服氟康唑可能增加胎儿出现法洛氏四联症的发病风险，中晚孕期使用口服氟康唑的安全性仍有待研究。伊曲康唑对啮齿类动物具有胎盘毒性和致畸性，包括颅面和肋骨致畸；一项大型流行病学调查伊曲康唑在妊娠早期的风险，结果显示致畸风险未增加，但早期胎儿流产率增加；考虑到三唑类药物在人体中的风险概率，仍然要限制伊曲康唑在妊娠期，尤其是妊娠前 3 个月的使用。生产厂家建议在接受伊曲康唑治疗期间及治疗后 2 个月内采取避孕措施。

（4）嘧啶类：氟胞嘧啶可通过人胎盘屏障，并在羊水和脐带血中达到高的浓度，已有报道在妊娠前 3 个月氟胞嘧啶暴露的流产胎儿结构异常，这期间应禁忌使用氟胞嘧啶；氟胞嘧啶仅用于治疗危及孕妇生命的弥漫性真菌感染，若孕妇在妊娠早期不慎应用，无须终止妊娠，但应对胎儿进行超声检查。

1.5.4　治疗药物

青霉素类：青霉素 G、青霉素 V 钾、阿莫西林、氨苄西林。

头孢菌素类：头孢氨苄、头孢唑林、头孢孟多酯、头孢克洛、头孢呋辛、头孢丙烯、头孢地尼、头孢克肟、头孢曲松、头孢他啶、头孢泊肟酯、头孢吡肟。

头霉素类：头孢西丁。

氧头孢烯类：拉氧头孢。

β– 内酰胺酶抑制剂复方制剂：阿莫西林克拉维酸钾、阿莫西林舒巴坦、氨

苄西林 / 舒巴坦、哌拉西林钠 / 他唑巴坦钠、头孢哌酮 / 舒巴坦。

大环内酯类：阿奇霉素、红霉素、罗红霉素、克拉霉素。

林可霉素类：克林霉素。

碳青霉烯类：亚胺培南西司他丁、美罗培南。

糖肽类：万古霉素、替考拉宁。

噁唑烷酮类：利奈唑胺。

抗真菌药：①多烯类，包括两性霉素 B、两性霉素 B 脂质体；②棘白菌素类，包括卡泊芬净、米卡芬净；③三唑类，包括氟康唑、伊曲康唑、伏立康唑；④嘧啶类，包括氟胞嘧啶。

青霉素 G   Penicillin G

【适应证】本品为青霉素类抗菌药物，适用于敏感细菌所致的各种感染，如脓肿、菌血症、肺炎和心内膜炎等。其中青霉素为以下感染的首选药物：①溶血性链球菌感染，如咽炎、扁桃体炎、猩红热、丹毒、蜂窝织炎和产褥热等；②肺炎链球菌感染如肺炎、中耳炎、脑膜炎和菌血症等；③不产青霉素酶葡萄球菌感染；④炭疽；⑤破伤风、气性坏疽等梭状芽孢杆菌感染；⑥梅毒（包括先天性梅毒）；⑦钩端螺旋体病；⑧回归热；⑨白喉；⑩青霉素与氨基糖苷类药物联合用于治疗草绿色链球菌心内膜炎。

【用法和用量】肌内注射：一日 80 万~200 万 U，分 3~4 次给药，每 50 万 U 青霉素钠溶于 1ml 灭菌注射用水，超过 50 万 U 则需加 2ml 灭菌注射用水。静脉滴注：一日 200 万~2 000 万 U，分 2~4 次给药，滴注速度 <50 万 U/min，以免发生中枢神经系统毒性反应。

【不良反应】过敏反应：青霉素过敏反应较常见，包括荨麻疹等各类皮疹、白细胞减少、间质性肾炎、哮喘发作等和血清病型反应，过敏性休克偶见，一旦发生，必须就地抢救，予以保持气道畅通、吸氧及使用肾上腺素、糖皮质激素等治疗措施。毒性反应：少见，但静脉滴注大剂量本品或鞘内给药时，可因脑脊液药物浓度过高导致抽搐、肌肉阵挛、昏迷及严重精神症状等（青霉素脑病）。此种反应多见于婴儿、老年人和肾功能不全患者。赫氏反应和治疗矛盾：用青霉素治疗梅毒、钩端螺旋体病等疾病时可由于病原体死亡致症状加剧，称为赫氏反应；治疗矛盾也见于梅毒患者，系治疗后梅毒病灶消失过快，而组织修补相对较慢或病灶部位纤维组织收缩，妨碍器官功能所致。二重感染：可出现耐青霉素金葡菌、革兰氏阴性杆菌或念珠菌等二重感染。应用大剂量青霉素钠可因摄入大量钠盐而导致心力衰竭。

【禁忌证】有青霉素类药物过敏史或青霉素皮肤试验阳性患者禁用。

【注意事项】①应用本品前需详细询问药物过敏史并进行青霉素皮肤试

验,皮试液为每毫升含 500U 青霉素,皮内注射 0.05～0.1ml,经 20 分钟后,观察皮试结果,呈阳性反应者禁用。必须使用者脱敏后应用,应随时做好过敏反应的急救准备。一旦发生过敏性休克,必须就地抢救,予以保持气道畅通、吸氧及给用肾上腺素、糖皮质激素等治疗措施。②对一种青霉素过敏者可能对其他青霉素类药物、青霉胺过敏,有哮喘、湿疹、花粉症、荨麻疹等过敏性疾病患者应慎用本品。③青霉素水溶液在室温下不稳定,20U/ml 青霉素溶液 30℃放置 24 小时效价下降 56%,青霉烯酸含量增加 200 倍,因此应用本品须新鲜配制使用。④大剂量使用本品时应定期检测电解质。⑤对诊断的干扰:应用青霉素期间,以硫酸铜法测定尿糖时可能出现假阳性,而用葡萄糖酶法则不受影响;静脉滴注本品可出现血钠测定值增高;本品可使谷丙转氨酶或谷草转氨酶升高。

【FDA 妊娠期药物安全性分级】B 级。动物繁殖研究显示青霉素没有使其生育能力受损或胎儿受损的证据,围产期合作计划监测均未发现用药与先天畸形有关,因此认为妊娠期间使用青霉素是低风险的,推荐用于妊娠期抗感染。

【哺乳期用药安全等级】L1 级。乳汁中的剂量较低,目前无乳儿不良反应的报道,哺乳期适用。

【制剂与规格】注射用青霉素钠(每毫升青霉素钠相当于 1 670 个青霉素 U):0.12g(20 万 U)/瓶、0.24g(40 万 U)/瓶、0.48g(80 万 U)/瓶、0.6g(100 万 U)/瓶、0.96g(160 万 U)/瓶、2.4g(400 万 U)/瓶、3.84g(640 万 U)/瓶、4.8g(800 万 U)/瓶。注射用青霉素钾(每毫升青霉素钠相当于 1 598 个青霉素单位):0.125g(20 万 U)/瓶、0.25g(40 万 U)/瓶、0.5g(80 万 U)/瓶、0.625g(100 万 U)/瓶。

青霉素 V 钾　Penicillin V Potassium

【适应证】本品为青霉素类抗菌药物。适用于对青霉素 G 敏感的致病菌引起的轻度到中度感染,如链球菌所致的扁桃体炎、咽喉炎,肺炎球菌所致的中耳炎、鼻窦炎。

【不良反应】①可能发生的变态反应包括荨麻疹、血管神经性水肿、多形红斑、剥脱性皮炎、发热、关节痛、过敏性休克和过敏反应(哮喘、紫癜、胃肠道症状)。②恶心、腹泻、呕吐、胃胀、有时可见口炎和舌炎。③治疗过程中如果出现腹泻则有可能是假膜性肠炎。④血液系统异常。嗜酸性粒细胞增多,直接抗球蛋白(Coombs)试验呈阳性、溶血性贫血、白细胞减少症、血小板减少症和粒细胞缺乏症,都非常少见。⑤长期或大剂量用药可致耐青霉素金黄色葡萄球菌、革兰氏阴性杆菌或白念珠菌感染(舌苔呈棕色甚至黑色)。

【用法和用量】青霉素 V 钾的剂量通常由致病菌对药物的敏感性和感染严重程度决定,并根据患者对药物的临床反应来调整。推荐剂量:①链球菌感染轻中度的上呼吸道感染:一次 0.125～0.25g(20 万～40 万 U),一日 3～4 次,一疗程 10 日。②肺炎球菌感染轻中度的呼吸道感染包括中耳炎:一次 0.25～0.5g(40 万～80 万 U),一日 4 次,患者无热后两天停药。

【禁忌证】对本药或其他青霉素类药过敏者禁用。传染性单核细胞增多症患者禁用。

【注意事项】①在应用本品前须详细询问患者青霉素类及其他药物过敏史并进行青霉素皮肤试验。②长期或大剂量服用本品的患者应进行全血细胞计数和血细胞分类计数以及肝、肾功能的检查和检测血钾、钠。③长期治疗期间应注意耐药微生物和真菌的过度繁殖。④用药后以硫酸铜法进行尿糖测定时可出现假阳性,用葡萄糖酶法测定则不受影响。⑤本药可空腹或饭后服用,不宜与双硫仑等乙醛脱氢酶抑制药合用。⑥对头孢菌素类药物过敏者,有哮喘、湿疹、花粉症、荨麻疹等过敏性疾病史者,肾功能减退者和老年人等慎用。

【FDA 妊娠期药物安全性分级】B 级。青霉素于孕期常规用于抗感染,围产期合作计划未发现用药与先天畸形有关。

【哺乳期用药安全等级】L1 级。目前未见哺乳期不良反应的报道,推荐用于哺乳期感染。

【制剂与规格】青霉素 V 钾片:0.125g(20 万单位)/片、0.25g(40 万单位)/片、0.5g(80 万单位)/片;青霉素 V 钾分散片:0.25g(40 万单位)/片;青霉素 V 钾胶囊:0.125g(20 万单位)/粒、0.25g(40 万单位)/粒;青霉素 V 钾颗粒:0.125g(20 万单位)/袋、0.25g(40 万单位)/袋;青霉素 V 钾干糖浆:5ml:0.125g/瓶、5ml:0.25g/瓶。

阿莫西林 Amoxicillin

【适应证】本品为青霉素类抗菌药物。适用于敏感菌(不产 β- 内酰胺酶菌株)所致的下列感染:①溶血链球菌、肺炎链球菌、葡萄球菌或流感嗜血杆菌所致的中耳炎、鼻窦炎、咽炎、扁桃体炎等上呼吸道感染。②大肠埃希菌、奇异变形杆菌或粪肠球菌所致的泌尿生殖道感染。③溶血链球菌、葡萄球菌或大肠埃希菌所致的皮肤软组织感染。④溶血链球菌、肺炎链球菌、葡萄球菌或流感嗜血杆菌所致的急性支气管炎、肺炎等下呼吸道感染。⑤急性单纯性淋病。⑥本品尚可用于治疗伤寒、伤寒带菌者及钩端螺旋体病;阿莫西林亦可与克拉霉素、兰索拉唑三联用药根除胃、十二指肠幽门螺杆菌,降低消化性溃疡复发率。

【用法和用量】口服:一次 0.5g,每 6～8 小时 1 次,一日剂量不超过 4g。

肌内注射或稀释后静脉滴注给药：一次 0.5～1g，每 6～8 小时 1 次。肾功能严重损害患者使用需调整给药剂量，其中肌酐清除率为 10～30ml/min 的患者每 12 小时 0.25～0.5g；肌酐清除率 <10ml/min 的患者每 24 小时 0.25～0.5g。血液透析可清除本品，每次血液透析后应给予阿莫西林 1g。

【不良反应】恶心、呕吐、腹泻及假膜性肠炎等胃肠道反应。皮疹、药物热和哮喘等过敏反应，偶发过敏性休克。贫血、血小板减少、嗜酸性粒细胞增多、白细胞减少等。少见谷丙转氨酶或谷草转氨酶轻度增高。由念珠菌或耐药菌引起的二重感染。偶见兴奋、焦虑、失眠、头晕以及行为异常等中枢神经系统症状。偶见急性间质性肾炎等。

【禁忌证】青霉素过敏及青霉素皮肤敏感试验阳性患者禁用。

【注意事项】①在应用本品前须详细询问患者青霉素类及其他药物过敏史并进行青霉素皮肤试验。一旦发生过敏性休克，必须就地抢救，予以保持气道畅通、吸氧及给用肾上腺素、糖皮质激素等治疗措施。②疗程较长患者应检查肝、肾功能和血常规。③大剂量应用阿莫西林钠时，应检测血清钠。④阿莫西林可导致采用 Benedit 或 Fehling 试剂的尿糖试验出现假阳性。⑤下列情况应慎用：有哮喘、湿疹、花粉症、荨麻疹等过敏性疾病史者；肾功能严重损害时可能须调整剂量。

【FDA 妊娠期药物安全性分级】B 级。围产期合作计划监测均未发现用药与先天畸形有关。对于孕妇，为治疗细菌性感染，阿莫西林的单次剂量最高达 3g，未发现对胎儿有任何损害。

【哺乳期用药安全等级】L1 级。目前未见乳儿不良反应的报道，可用于哺乳期。

【制剂与规格】阿莫西林片：0.125g/ 片、0.25g/ 片；阿莫西林分散片：0.125g/ 粒、0.25g/ 粒、0.5g/ 粒；阿莫西林控释片：0.775g/ 片；阿莫西林胶囊：0.125g/ 粒、0.25g/ 粒；阿莫西林干混悬剂：0.125g/ 包、0.25g/ 包；阿莫西林颗粒：0.05g/ 袋、0.125g/ 袋、0.25g/ 袋；注射用阿莫西林钠：0.5g/ 瓶、2g/ 瓶。

氨苄西林　Ampicillin

【适应证】本品为广谱青霉素类抗菌药物。适用于治疗由敏感细菌引起的泌尿道感染。

【用法和用量】口服：一次 0.25～0.75g，一日 4 次。肌内注射：一日 2～4g，分 4 次给药。静脉滴注或注射：一日 4～8g，分 2～4 次给药；重症感染患者一日剂量可以增加至 12g，一日最高剂量 14g。肾功能不全者：肌酐清除率为 10～50ml/min 或 <10ml/min 时，给药间期应分别延长至 6～12 小时和 12～24 小时。

【不良反应】常见：过敏反应，皮疹是最常见的反应，多发生于用药后 5 日，呈荨麻疹或斑丘疹；亦可发生间质性肾炎。多见：胃肠道反应如胃炎、恶心、呕吐、肠炎、腹泻及轻度腹痛等。偶见：过敏性休克、粒细胞和血小板减少。抗菌药物相关性肠炎少见，少数患者出现谷丙转氨酶升高。

【禁忌证】对青霉素类、头孢菌素类药物过敏者或青霉素皮肤试验阳性患者禁用。尿酸性肾结石、痛风急性发作、活动性消化性溃疡患者禁用。

【注意事项】①在应用本品前须详细询问青霉素类及其他药物过敏史并进行青霉素皮肤试验。一旦发生过敏性休克，必须就地抢救，予以保持气道畅通、吸氧及给用肾上腺素、糖皮质激素等治疗措施。②血液生化与血象异常患者慎用。③肝肾功能不全患者不宜服用本品。④传染性单核细胞增多症、巨细胞病毒感染、淋巴细胞白血病、淋巴瘤患者应用本品时易发生皮疹，宜避免使用。

【FDA 妊娠期药物安全性分级】B 级。青霉素类被认为是妊娠期低风险的药物，推荐用于妊娠期感染。

【哺乳期药物安全性分级】L2 级。氨苄西林在乳汁中的浓度很低。研究发现，母亲哺乳期应用氨苄西林对婴儿的影响很小，但仍然需要注意以下 3 个问题，即肠道菌群改变、对婴儿的直接影响（如过敏反应）、如果婴儿发热需要进行细菌培养时对培养结果的影响。

【制剂与规格】氨苄西林片：0.125g/ 片；氨苄西林胶囊：0.1g/ 粒、0.25g/ 粒、0.5g/ 粒；注射用氨苄西林钠（按氨苄西林计）：0.5g/ 支、1g/ 支、2g/ 支。

头孢氨苄 Cefalexin

【适应证】本品为第一代头孢菌素。适用于敏感细菌所致的急性扁桃体炎、咽峡炎、中耳炎、鼻窦炎、支气管炎、肺炎等呼吸道感染、尿路感染及皮肤软组织感染等。本品为口服制剂，不宜用于严重感染。

【用法和用量】口服：一次 0.25～0.5g，一日 4 次，最高剂量一日 4g。肾功能减退的患者，应根据肾功能减退的程度，减量用药。治疗单纯性膀胱炎、皮肤软组织感染及链球菌咽峡炎患者皮肤软组织感染及链球菌咽峡炎，一次 0.5g，每 12 小时 1 次。

【不良反应】①恶心、呕吐、腹泻和腹部不适较为多见。②皮疹、药物热等过敏反应。③头晕、复视、耳鸣、抽搐等神经系统反应。④应用本品期间偶可出现一过性肾损害。⑤偶有患者出现血清氨基转移酶升高、Coombs 试验阳性。溶血性贫血罕见，中性粒细胞减少和假膜性结肠炎也有报告。

【禁忌证】对头孢菌素过敏者及有青霉素过敏性休克或即刻反应史者禁用。

【注意事项】①在应用本品前须详细询问患者头孢菌素、青霉素类及其他药物过敏史并进行青霉素皮肤试验。②有胃肠道疾病史的患者,尤其有溃疡性结肠炎、局限性肠炎或抗菌药物相关性结肠炎(头孢菌素很少产生假膜性肠炎)者以及肾功能减退者应慎用本品。③头孢氨苄主要经肾排出,肾功能减退患者应用本品须减量。

【FDA 妊娠期药物安全性分级】B 级。动物研究未观察到头孢氨苄对胎儿有毒性。大样本研究中,未见与头孢氨苄有关的致畸风险,通常认为妊娠期使用头孢菌素类是安全的。

【哺乳期用药安全等级】L1 级。头孢氨苄仅微量转运至乳汁。可用于哺乳期。

【制剂与规格】头孢氨苄片:0.125g / 片、0.25g / 片、0.5g / 片;头孢氨苄胶囊:0.125g / 粒、0.25g/ 粒;头孢氨苄颗粒:0.05g / 袋、0.125g/ 袋;头孢氨苄干混悬剂;0.5g / 袋、1.5g/ 袋。

头孢唑林　Cefazolin

【适应证】本品为第一代头孢菌素。适用于敏感细菌所致的中耳炎、支气管炎、肺炎等呼吸道感染、尿路感染、皮肤软组织感染、骨和关节感染、败血症、感染性心内膜炎、肝胆系统感染及眼、耳、鼻、喉科等感染。本品也可作为外科手术前的预防用药。本品不宜用于中枢神经系统感染。对慢性尿路感染,尤其伴有尿路解剖异常者的疗效较差。本品不宜用于治疗淋病和梅毒。

【用法和用量】缓慢静脉注射、静脉滴注或肌内注射:一次 0.5～1g,一日 2～4 次,严重感染可增加至一日 6g,分 2～4 次静脉给予。肾功能减退者的肌酐清除率大于 50ml/min 时,仍可按正常剂量给药;肌酐清除率为 20～50ml/min 时,一次 0.5g,每 8 小时 1 次;肌酐清除率为 11～34ml/min 时,一次 0.25g,每 12 小时 1 次;肌酐清除率 <10ml/min 时,一次 0.25g,每 18～24 小时 1 次。所有不同程度肾功能减退者的首次剂量均为 0.5g。

【不良反应】静脉注射发生的血栓性静脉炎和肌内注射区疼痛均较头孢噻吩少而轻。药疹发生率为 1.1%,嗜酸性粒细胞增高的发生率为 1.7%,偶有药物热。个别患者可出现暂时性血清氨基转移酶、碱性磷酸酶升高。肾功能减退患者应用高剂量(每日 12g)的本品时可出现脑病反应。白念珠菌二重感染偶见。

【禁忌证】对头孢菌素过敏者及有青霉素过敏性休克或即刻反应史者禁用。

【注意事项】①在应用本品前须详细询问患者头孢菌素、青霉素类及其他药物过敏史,有青霉素类药物过敏性休克史者不可应用本品。②肾功能不全患者应谨慎使用本品,且必须减量。③长期应用可导致对本品耐药细菌过度生长,治疗期间一旦发生二重感染,应及时采取适当措施。④有胃肠道疾患者,尤其是结肠炎患者,应用本品需谨慎。⑤肾功能不全患者应用大剂量本品可发生惊厥,因此宜减量应用。⑥氨基糖苷类和头孢菌素类合用易产生肾毒性。

【FDA 妊娠期药物安全性分级】B 级。在妊娠期使用头孢唑林,通常认为是安全的。每 8 小时静脉给药 2g 用于在妊娠后半期治疗肾盂肾炎,没有观察到药物相关的胎儿不良反应。本品可通过胎盘,尚无孕妇剖宫产前使用本品导致胎儿出现不良反应的报道。

【哺乳期用药安全等级】L1 级。头孢唑林在乳汁中呈低浓度分泌,建议哺乳期适用。

【制剂与规格】注射用头孢唑林钠(按头孢唑林计,下同):0.5g/ 瓶、1g/ 瓶、2g/ 瓶、3g/ 瓶;注射用五水头孢唑林钠:0.5g/ 瓶、1g/ 瓶、1.5g/ 瓶、2g/ 瓶。

头孢孟多酯　Cefamandole

【适应证】本品为第二代头孢菌素。适用于肺炎链球菌、流感嗜血杆菌、克雷伯菌属、金黄色葡萄球菌(包括耐青霉素酶和不耐青霉素酶)、β- 溶血性链球菌、奇异变形杆菌所引起的肺部感染,如肺炎等。

【用法和用量】静脉滴注:一次 0.5 ~ 1g,每 4 ~ 8 小时 1 次。

【不良反应】消化系统:治疗期间或治疗后可能产生假膜性结肠炎的症状。此外,偶有恶心及呕吐的报告;与一些青霉素及其他头孢菌素相同,偶有暂时性肝炎及胆汁淤积性黄疸的报告;会有暂时性谷草转氨酶、谷丙转氨酶及碱性磷酸酶升高之报告。过敏性反应:斑丘疹状红疹、荨麻疹、嗜酸性粒细胞增多和药物热均有报告。患者原有过敏性病史,尤其是对青霉素过敏者,更易发生过敏反应。血液系统:血小板减少,中性粒细胞减小比较罕见。肾脏:有肌酐清除率降低的报道,特别是肾功能差之患者。其他头孢菌素亦偶有发现尿素氮短暂升高的现象。与其他广谱抗生素相同,罕见的报告中会提到会产生出血性或无出血性凝血酶原过少症,但经注射维生素 K 后很快复原。此种偶发病症常发生在老年人、虚弱或维生素 K 缺乏的患者。局部反应:有时在肌内注射部位有点痛,静脉炎罕见发生。

【禁忌证】对头孢菌素及青霉素类过敏者禁用。

【注意事项】①在应用本品前须详细询问患者头孢菌素、青霉素类及其他药物过敏史,对青霉素过敏患者应用本品时应根据患者情况充分权衡利弊后决定。有青霉素过敏性休克或即刻反应者,不宜再选用头孢菌素类。②有胃肠道疾病史者,特别是溃疡性结肠炎、局限性肠炎或抗生素相关性结肠炎(头孢菌素类很少产生假膜性结肠炎)者应慎用。有报道称,在所有的广谱性抗生素(包括大环内酯类、青霉素类、头孢菌素类)中都可以使患者产生假膜性结肠炎,因此,在使用抗生素治疗中考虑伴有腹泻的患者是因抗生素使用引起的,假膜性结肠炎可由轻度发展至具有致命性。其他原因引起的结肠炎应被排除。③肾功能减退患者应减少剂量,并须注意出血并发症的发生。若应用大剂量,偶可发生低凝血酶原血症,有时可伴出血,因此在治疗前和治疗过程中应测定出血时间。虽然本品罕见引起肾功能改变,但必须推荐测量肾功能状况,尤其针对使用最大剂量的严重患者。④应用本品期间饮酒可出现双硫仑样反应,故在应用本品期间和以后数天内,应避免饮酒和饮用含酒精饮料。⑤谷丙转氨酶、谷草转氨酶、血肌酐和尿素氮升高。⑥长期使用本品,可能会促使耐药菌株的增加,故在治疗期间,如发现有再度感染时,须重做药敏试验。⑦有报告指出同时并用氨基糖苷类及头孢菌素类的抗生素可能与肾毒性有关。

【FDA 妊娠期药物安全性分级】B 级。动物实验未发现致畸性。可用于妊娠期。

【哺乳期用药安全等级】暂无。本品在乳汁中含量甚少。可用于哺乳期。

【制剂与规格】注射用头孢孟多酯钠:0.5g/ 支、1g/ 支、2g/ 支。

头孢克洛　Cefaclor

【适应证】本品为第二代头孢菌素。适用于敏感菌所致的呼吸道感染,如肺炎、支气管炎、咽喉炎、扁桃体炎等;中耳炎;鼻窦炎;尿路感染,如淋病、肾盂肾炎、膀胱炎;皮肤与皮肤组织感染等;胆道感染等。

【用法和用量】口服:普通制剂,一次 0.25g,一日 3 次,宜空腹给药,严重感染患者剂量可加倍,一日总量不超过 4g;缓释制剂,一次 0.375g,一日 2 次,于早、晚餐后服用,重症感染剂量可加倍。

【不良反应】常见胃肠道反应:软便、腹泻、胃部不适、食欲不振、恶心、呕吐等,也有治疗期间或治疗之后出现假膜性肠炎的报道。过敏反应:皮疹、荨麻疹、瘙痒、血清病样反应[较其他抗生素多见,典型症状包括皮肤反应(多形性红斑、皮疹)],关节痛和过敏性休克。其他:血清氨基转移酶、碱性磷酸酶、尿素氮及肌酐轻度升高、蛋白尿、管型尿等,血液中可见嗜酸性粒细胞增多,罕见血小板减少。

【禁忌证】对头孢菌素或青霉素过敏者禁用。

【注意事项】①在应用本品前须详细询问患者头孢菌素、青霉素类及其他药物过敏史并进行青霉素皮肤试验。②肾功能减退及肝功能损害者慎用。③有胃肠道疾病史者,特别是溃疡性结肠炎、局限性肠炎或抗生素相关性结肠炎者慎用。④长期服用本品可致菌群失调,引发继发性感染。

【FDA 妊娠期药物安全性分级】B 级。动物研究未观察到头孢克洛对胎儿有毒性。大样本研究中,未见与头孢克洛有关的致畸风险,通常认为妊娠期使用头孢菌素类是安全的。

【哺乳期用药安全等级】L1 级。头孢克洛可低浓度分泌入乳汁。可用于哺乳期。

【制剂与规格】头孢克洛片:0.125g/ 片、0.25g/ 片;头孢克洛缓释片:0.375g/ 片;头孢克洛分散片:0.125g/ 片、0.25g/ 片;头孢克洛咀嚼片:0.125g / 片;头孢克洛胶囊:0.25g/ 粒;头孢克洛缓释胶囊:0.187 5g/ 粒;头孢克洛干混悬剂:0.125g/ 包、1.5g/ 包;头孢克洛颗粒:0.1g/ 袋、0.125g/ 袋、0.25g/ 袋;头孢克洛混悬液:30ml:0.75g/ 瓶、60ml:1.5g/ 瓶。

头孢呋辛　Cefuroxime

【适应证】本品为二代头孢菌素。适用于敏感细菌引起的下列感染:上呼吸道感染、下呼吸道感染、泌尿道感染、皮肤和软组织感染、耳鼻部感染、急性无并发症的淋病(尿道炎和子宫颈炎)。

【用法和用量】口服:一次 0.25g,一日 2 次,疗程 5 ~ 10 日。肌内注射或静脉给药:一次 0.75 ~ 1.5g,每 8 小时 1 次,疗程 5 ~ 10 日;严重感染或罕见敏感菌引起的感染,一次 1.5g,每 6 小时 1 次。配制方法为①肌内注射,每 0.25g用 1ml 无菌注射用水溶解,缓慢摇匀后注射;②静脉注射,每 0.25g、0.75g 和 1.5g 药物应分别溶入不少于 2ml、6ml 和 12ml 的注射用水溶解,溶解后缓慢静脉注射;③静脉滴注,每 1.5g 至少溶入 50ml 0.9% 氯化钠注射液中,溶解后静脉滴注。

【不良反应】本药主要不良反应包括消化系统反应(如腹痛、腹泻、恶心、呕吐、食欲减退、口腔溃疡)、皮肤反应(如皮疹、红斑、瘙痒)、头痛等。罕见不良反应有:①过敏反应,包括过敏性休克、血管神经性水肿、药物引起的发热、血清病样反应和风疹等;②消化系统,包括假膜性结肠炎、肝炎、胆汁淤积、黄疸、肝酶(谷丙转氨酶、谷草转氨酶、碱性磷酸酶、乳酸脱氢酶)及血清胆红素一过性升高等;③血液系统,如溶血性贫血、白细胞减少、全血细胞减少和血小板减少、嗜酸性粒细胞增多等;④皮肤反应,如多形性红斑、史 – 约综合征、中毒性表皮坏死症(疹型的表皮坏死症)等;⑤泌尿生殖系统,如肾功能损害(尿素氮和肌酐升高)、中毒性肾病、阴道炎(包括阴道念珠菌病);⑥中枢神经系统,如癫痫,用药过量时可发生惊厥;⑦较大剂量肌内注射或静脉给药时,注射部位可出现暂时性疼痛,少见静脉炎。

【禁忌证】对头孢菌素类抗生素过敏者禁用。有青霉素过敏性休克或即刻反应史者不宜使用本药。

【注意事项】①头孢菌素类抗生素与青霉素类药物有交叉反应的报告,因而对青霉素类药物过敏的患者慎用。②和其他抗生素一样,使用本品会引起念珠菌的过度生长,长期使用会引起其他非敏感性细菌(如肠球菌和艰难梭菌)的过度生长,此时需要中断治疗。③用药期间和用药后1周内应避免饮酒、口服或静脉输入含乙醇的药物,以免发生双硫仑样反应。④严重肾功能损害者,应延长用药间隔。

【FDA妊娠期药物安全性分级】B级。大样本临床试验中未观察到头孢呋辛有致畸风险。可用于妊娠期。

【哺乳期用药安全等级】L2级。头孢呋辛可低浓度分泌入乳汁。未发现对乳儿的不良反应。可用于哺乳期。

【制剂与规格】头孢呋辛酯片(按头孢呋辛计):0.125g/片、0.25g/片、0.5g/片;头孢呋辛酯分散片(按头孢呋辛计):0.125g/片;头孢呋辛酯胶囊(按头孢呋辛计):0.125g/粒;头孢呋辛酯干混悬剂(按头孢呋辛计):0.125g/包、0.25g/包;注射用头孢呋辛钠(按头孢呋辛计):0.25g/瓶、0.5g/瓶、0.75g/瓶、1.5g/瓶。

头孢丙烯　Cefprozil

【适应证】本品为二代头孢菌素。用于敏感菌所致的下列轻、中度感染。①上呼吸道感染:化脓性链球菌性咽炎/扁桃体炎,肺炎链球菌、流感嗜血杆菌(包括产β-内酰胺酶菌株)和卡他莫拉菌(包括产β-内酰胺酶菌株)性中耳炎,肺炎链球菌、流感嗜血杆菌(包括产β-内酰胺酶菌株)和卡他莫拉菌(包括产β-内酰胺酶菌株)性急性鼻窦炎。②下呼吸道感染:由肺炎链球菌、流感嗜血杆菌(包括产β-内酰胺酶菌株)和卡他莫拉菌(包括产β-内酰胺酶菌株)引起的急性支气管炎继发细菌感染和慢性支气管炎急性发作。③由甲氧西林敏感性金黄色葡萄球菌和化脓性链球菌所致单纯性皮肤和软组织感染。

【用法和用量】口服:上呼吸道感染,一次0.5g,一日1次;下呼吸道感染,一次0.5g,一日2次;皮肤或皮肤软组织感染,一日0.5g,分1次或2次,严重病例一次0.5g,一日2次。

【不良反应】胃肠道反应:包括腹泻、恶心、呕吐和腹痛等,偶见结肠炎(包括假膜性结肠炎)。过敏反应:常见为皮疹、荨麻疹、药物热。多在开始治疗的几日内出现,停药后几日内消失。肝胆系统:谷草转氨酶和谷丙转氨酶升高。偶见碱性磷酸酶和胆红素升高。胆汁淤积性黄疸罕见。中枢神经系统:眩晕、多动、头痛、精神紧张、失眠,偶见嗜睡。血液系统:白细胞减少,嗜酸性粒细胞增多及血红蛋白降低。肾脏:尿素氮、肌酐增高,也有出现蛋白尿、管型尿的报道。其他：尿布皮炎样皮疹和二重感染，生殖器瘙痒和阴道炎。

【禁忌证】对本药及其他头孢菌素类过敏患者禁用。有青霉素类药物过敏性休克或其他严重过敏反应史者不宜使用。

【注意事项】①在应用本品前须详细询问患者头孢菌素、青霉素类及其他药物过敏史。既往有青霉素过敏性休克或者其他严重即刻过敏反应者避免用本品。如发生过敏反应，应停止用药。严重过敏反应需使用肾上腺素并采取其他紧急措施，包括给氧，静脉输液，静脉注射抗组胺药、皮质激素、升压药，人工呼吸。②几乎所有抗菌药物包括头孢丙烯，长期使用可引起非敏感性微生物的过度生长，改变肠道正常菌群，诱发二重感染，尤其是假膜性肠炎。因此应仔细观察用药患者服药后的反应，特别注意对继发腹泻患者的诊断。如在治疗期间发生二重感染，应采取适当的措施。对于假膜性肠炎患者，轻度病例仅需停用药物，而中至重度病例，根据临床症状采取调节水和电解质平衡、补充蛋白和用对耐药菌有效的抗菌药物治疗。③确诊或疑有肾功能损伤的患者在用本品治疗前和治疗时，应严密观察临床症状并进行适当的实验室检查。在这些患者中，常规剂量时血药浓度较高或 / 和排泄减慢，故应减少本品的每日用量。同时服用强利尿剂治疗患者使用头孢菌素应谨慎，因为这些药物可能会对肾功能产生有害影响。④患有胃肠道疾病，尤其是肠炎患者应慎用头孢丙烯。

【FDA 妊娠期药物安全性分级】B 级。大样本临床试验中未观察到头孢丙烯有致畸风险。可用于妊娠期。

【哺乳期用药安全等级】L1 级。乳汁中的浓度较低。可用于哺乳期。

【制剂与规格】头孢丙烯片：0.25g/ 片、0.5g/ 片；头孢丙烯分散片：0.25g/ 片；头孢丙烯咀嚼片：0.25g/ 片；头孢丙烯胶囊：0.125g/ 粒、0.25g/ 粒；头孢丙烯干混悬剂：0.125g/ 包；头孢丙烯颗粒：0.125g/ 袋。

头孢地尼　Cefdinir

【适应证】本品为第三代头孢菌素。适用于治疗对头孢地尼敏感的葡萄球菌属、链球菌属、肺炎球菌、消化链球菌、丙酸杆菌、淋病奈瑟球菌、卡他莫拉菌、大肠埃希菌、克雷伯菌属、奇异变形杆菌、普鲁威登斯菌属、流感嗜血杆菌等菌株所引起咽喉炎、扁桃体炎、急性支气管炎，和敏感菌引起的肺炎。

【用法和用量】口服：一次 0.1g，一日 3 次。剂量可依年龄、症状进行适量增减，或遵医嘱。

【不良反应】主要不良反应为消化道症状，如腹泻或腹痛；皮肤症状，如皮疹或瘙痒。主要的实验室数据异常包括：谷丙转氨酶和谷草转氨酶升高；嗜酸性粒细胞增多。其他不良反应：①皮肤系统。可能发生史 – 约综合征

（<0.1%）或毒性表皮坏死松解症（<0.1%）。应严密观察患者,若出现发热、头痛、关节痛、皮肤或黏膜出现红斑/水疱、皮肤感觉紧绷/灼烧/疼痛,应立即停药并进行适当处理。②过敏反应。可能发生过敏反应,如呼吸困难、红斑、血管性水肿、荨麻疹,发生率<0.1%。应严密观察患者,若出现异常情况,应立即停药并进行适当处理。③休克。可能发生休克,发生率<0.1%。应严密观察患者,若出现感觉不适感、口内不适感、喘憋、眩晕、便意、耳鸣或出汗等症状,应立即停药并进行适当处理。④血液系统。可能发生全血细胞减少症（<0.1%）、粒细胞缺乏症（<0.1%,初期症状为发热、咽喉痛、头痛）、血小板减少症（<0.1%,初期症状为瘀斑、紫癜）或溶血性贫血（<0.1%,初期症状为发热、血红蛋白尿、贫血症状）。应严密观察患者,若出现异常情况,应立即停药并进行适当处理。⑤结肠炎。可能发生严重的结肠炎（<0.1%）,如经血便证实的假膜性结肠炎。应严密观察患者,若出现腹痛或频繁腹泻等症状,应立即停药并进行适当处理。

【禁忌证】对本品有休克史者禁用。对青霉素或头孢菌素有过敏史者慎用。

【注意事项】

（1）在应用本品前须详细询问患者头孢菌素、青霉素类及其他药物过敏史。

（2）根据惯例,应在确定微生物对本品的敏感性后,本品的疗程应限于治疗患者所需的最短周期,以防止耐药菌的产生。

（3）建议避免与铁制剂合用。如果合用不能避免,应在服用本品3小时以后再使用铁制剂。

（4）因有出现休克等过敏反应的可能,应详细询问过敏史。

（5）下列患者应慎重使用:①对青霉素类抗生素有过敏史者。②本人或亲属中有易发生支气管哮喘、皮疹、荨麻疹等过敏症状体质者。③严重的肾功能障碍者（由于头孢地尼在严重肾功能障碍患者血清中存在时间较长,应根据肾功能障碍的严重程度酌减剂量以及延长给药间隔时间。对于进行血液透析的患者,建议剂量一次0.1g,一日1次）。④患有严重基础疾病、不能很好进食或非经口摄取营养者、高龄者、恶病质等患者（因可出现维生素K缺乏,要进行严密临床观察）。

（6）其他注意事项:与添加铁的产品（如奶粉或肠营养剂）合用时,可能出现红色粪便,也可能出现红色尿。

【FDA妊娠期药物安全性分级】B级。人类资料未发现本品有致畸风险。

【哺乳期用药安全等级】L1级。哺乳期适用。

【制剂与规格】头孢地尼胶囊:50mg/粒、0.1g/粒;头孢地尼分散片:50mg/片、0.1g/片;头孢地尼颗粒:50mg/袋。

头孢克肟　Cefixime

【适应证】本品为第三代头孢菌素。适用于对本品敏感的肺炎链球菌、淋球菌、大肠埃希菌、克雷伯菌属、沙雷菌属、变形杆菌属、流感嗜血杆菌等所致下列轻、中度感染：慢性支气管炎急性发作、急性支气管炎并发细菌感染、支气管扩张合并感染、肺炎、肾盂肾炎、膀胱炎、胆道感染、急性中耳炎、鼻窦炎等。

【用法和用量】口服：一次 0.1g，一日 2 次。可以根据年龄、体重、症状进行适当增减；重症患者一次 0.2g，一日 2 次。

【不良反应】不良反应发生率在 0.1%~5% 为常见，在 0.1% 以下为少见。①休克：有引起休克（<0.1%）的可能性，应密切观察，如有出现不适感、口内异常感、哮喘、眩晕、便意、耳鸣、出汗等现象，应停止给药，采取适当处置。②过敏样症状：有出现过敏样症状（包括呼吸困难、全身潮红、血管性水肿、荨麻疹等）（<0.1%）的可能性，应密切观察，如有异常发生时停止给药，采取适当处置。③皮肤病变：有发生重症多形性红斑（Stevens-Johnson 综合征，<0.1%）、中毒性表皮坏死症（Lyell 综合征，<0.1%）的可能性，应密切观察，如有发生发热、头痛、关节痛、皮肤或黏膜红斑、水疱、皮肤紧张感、灼热感、疼痛等症状，应停止给药，采取适当处置。④血液障碍：有发生粒细胞缺乏症（<0.1%，早期症状：发热、咽喉痛、头痛、倦怠感等）、溶血性贫血（<0.1%，早期症状：发热、血红蛋白尿、贫血等症状）、血小板减少（<0.1%，早期症状：点状出血、紫斑等）的可能性，且有其他头孢类抗生素造成全血细胞减少的报告，因此应密切观察，例如进行定期检查等，如有异常发生时，应停止给药，采取适当处置。⑤肾功能障碍：有引起急性肾功能不全等严重肾功能障碍（<0.1%）的可能性，因此应密切观察，例如进行定期检查等，有异常发生时应停止给药，采取适当处置。⑥胃肠道反应：腹泻、排便次数增多、腹痛、恶心、消化不良、腹胀；结肠炎，可能引起伴有血便的严重大肠炎，如假膜性结肠炎等（<0.1%），若有腹痛、反复腹泻出现时，应立即停止给药，采取适当处置。⑦肝脏：常见谷丙转氨酶、谷草转氨酶升高，少见黄疸。⑧菌群失调症：少见口腔炎、口腔念珠菌症。⑨间质性肺炎、PIE 综合征：有出现伴有发热、咳嗽、呼吸困难、胸部 X 线异常、嗜酸性粒细胞增多等症状的间质性肺炎，PIE 综合征（分别 <0.1%）等的可能性，如有上述症状发生应停止给药，采取给予糖皮质激素等适当处置。

【禁忌证】对本品或其他头孢类过敏者禁用。

【注意事项】

（1）在应用本品前须详细询问患者头孢菌素、青霉素类及其他药物过敏史。有青霉素过敏性休克史者避免使用本品。

（2）对于严重肾功能障碍患者，由于药物在血液中可维持浓度，因此应根据肾功能调整给药剂量。

（3）下列患者慎重给药：①对青霉素类有过敏史的患者；②本人或父母、兄弟姐妹中，具有易引起支气管哮喘、皮疹、荨麻疹等过敏症状体质的患者；③严重的肾功能障碍患者；④经口给药困难或非经口营养患者、全身恶病质状态患者，因时有出现维生素 K 缺乏症状，应注意观察。

（4）由于有可能出现休克，给药前应充分询问病史。

（5）不要将牛奶、果汁等与药混合后放置。

（6）有胃肠疾病史，尤其是结肠炎患者慎用。

【FDA 妊娠期药物安全性分级】B 级。有限的人类妊娠数据提示未发现增加胚胎风险及致畸风险。

【哺乳期用药安全等级】L2 级。虽然尚无本品乳汁转运的相关数据，但是基于其较大的分子量（507）以及较低的口服生物利用度，在母乳喂养的婴儿中无法达到具有临床意义的浓度，且目前未见婴儿发生不良反应的报道。

【制剂与规格】头孢克肟片：50mg/ 片、0.1g/ 片、0.2g/ 片；头孢克肟分散片：50mg/ 片、0.1g/ 片、0.2g/ 片；头孢克肟咀嚼片：50mg/ 片、0.1g/ 片；头孢克肟胶囊：50mg/ 粒、0.1g/ 粒、0.2g/ 粒；头孢克肟颗粒：50mg/ 袋、0.1g/ 袋；头孢克肟干混悬剂：50mg/ 袋、0.1g/ 袋、0.3g/ 袋；头孢克肟口服混悬液：每 5ml 含本品 0.1g/ 瓶。

头孢曲松　Ceftriaxone

【适应证】本品为第三代头孢菌素。适用于敏感菌引起的下呼吸道感染，尿路、胆道感染，以及腹腔感染、盆腔感染、皮肤软组织感染、骨和关节感染、败血症、脑膜炎等及手术期感染预防。本品单剂可治疗单纯性淋病。

【用法和用量】肌内注射或静脉滴注给药。一般感染：一次 1～2g，一日 1 次，疗程 4～14 日。危重患者或由中度敏感菌引起的感染：一次 4g，一日 1 次，疗程 4～14 日，严重复杂感染可适当延长。肌内注射：每克溶入 3.6ml 灭菌注射用水、0.9% 氯化钠注射液、5% 葡萄糖注射液或 1% 盐酸利多卡因注射液中，制成每毫升含 0.25g 头孢曲松的溶液，溶解后肌内注射；静脉注射：每克溶入 10ml 灭菌注射用水中，溶解后静脉注射，注射时间不少于 2～4 分钟；静脉滴注：2g 溶于 4ml 0.9% 氯化钠注射液或 5% 葡萄糖注射液中，再用同一溶剂稀释至 100～250ml，溶解后静脉滴注。如使用剂量大于 50mg/kg，输注时间不少于 30 分钟以上。

【不良反应】不良反应与治疗的剂量、疗程有关。局部反应有静脉炎（1.86%），此外可有皮疹、瘙痒、发热、支气管痉挛和血清病等过敏反应（2.77%），头痛或头晕（0.27%），腹泻、恶心、呕吐、腹痛、结肠炎、黄疸、胀气、味觉障碍和消化不良等消化道反应（3.45%）。实验室检查异常约 19%，其中血液学检查异常占 14%,包括嗜酸性粒细胞增多、血小板增多或减少和白细胞减少。肝肾功能异常者为 5% 和 1.4%。

【禁忌证】对本品及其他头孢菌素类抗生素过敏者禁用。本品禁止与含钙的药品同时静脉给药,包括继续静脉输注胃肠外营养等含钙的输液。

【注意事项】①本品应在专业的医师指导下给药,且医院能对过敏反应采取急救措施。使用本品前,需详细询问病史,询问要有针对性,包括青霉素类、头孢菌素类、其他任何药物过敏史、过敏体质(如是否有过敏性休克、过敏性哮喘、过敏性鼻炎、荨麻疹等疾病病史)、家族史等。对一种头孢菌素或头霉素过敏者对其他头孢菌素或头霉素也可能过敏,对于有过敏史特别是对药物过敏史的患者应谨慎使用本品,有青霉素过敏性休克者不宜用头孢菌素类药物。用药后,尤其首次用药的 30 分钟内留院严密观察,如发现过敏性休克及时予以紧急处理。②有胃肠道疾病史者,特别是溃疡性结肠炎、局限性肠炎或抗生素相关性结肠炎(头孢菌素类很少产生假膜性结肠炎)者应慎用。③由于头孢菌素类毒性低,所以有慢性肝病患者应用本品时不需调整剂量。患者有严重肝肾损害或肝硬化者应调整剂量。④肾功能不全患者肌酐清除大于 5ml/min,每日应用本品剂量少于 2g 时,不需作剂量调整。血液透析清除本品的量不多,透析后无须增补剂量。⑤对诊断的干扰:应用本品的患者以硫酸铜法测尿糖时可获得假阳性反应,以葡萄糖酶法则不受影响;尿素氮和肌酐可有暂时性升高;胆红素、碱性磷酸酶、谷丙转氨酶和谷草转氨酶皆可升高。⑥头孢菌素类静脉输液中加入红霉素、四环素、两性霉素 B、血管活性药(间羟胺、去甲肾上腺素等)、苯妥英钠、氯丙嗪、异丙嗪、维生素 B 族、维生素 C 等时将出现混浊。由于本品的配伍禁忌药物甚多,所以应单独给药。⑦应用本品期间饮酒或服含酒精药物时在个别患者可出现双硫仑样反应,故在应用本品期间和以后数日内,应避免饮酒和服含酒精的药物。

【FDA 妊娠期药物安全性分级】B 级。妊娠期适用。

【哺乳期用药安全等级】L1 级。哺乳期适用。

【制剂与规格】注射用头孢曲松钠: 0.25g/ 支、0.5g/ 支、0.75g/ 支、1g/ 支、1.5g/ 支、2g/ 支、2.5g/ 支、3g/ 支、4g/ 支。

头孢他啶　Ceftazidime

【适应证】本品为第三代头孢菌素。适用于敏感革兰氏阴性杆菌引起的下呼吸道感染、腹腔和胆道感染、复杂性尿路感染和严重皮肤软组织感染等。对于由多种耐药革兰氏阴性杆菌引起的免疫缺陷者感染、医院内感染以及革兰氏阴性杆菌或铜绿假单胞菌所致中枢神经系统感染尤为适用。

【用法和用量】静脉注射或肌内注射:一次 1g,每 8 小时 1 次;或一次 2g,

每 12 小时 1 次。

【不良反应】本品的不良反应少见而轻微。少数患者可发生皮疹、皮肤瘙痒、药物热；恶心、腹泻、腹痛；注射部位轻度静脉炎；偶可发生一过性血清氨基转移酶、尿素氮、肌酐轻度升高；白细胞、血小板减少及嗜酸性粒细胞增多等。

【禁忌证】对本品或其他头孢菌素类抗生素过敏者禁用。

【注意事项】①在应用本品前须详细询问患者头孢菌素及其他药物过敏史，对青霉素过敏患者应用本品时应根据患者情况充分权衡利弊后决定。有青霉素过敏性休克或即刻反应史者，不宜再选用头孢菌素类。②有胃肠道疾病史者，特别是溃疡性结肠炎、局限性肠炎或抗生素相关性结肠炎者应慎用。③肾功能明显减退者应用本品时，需根据肾功能损害程度减量。④对重症革兰氏阳性球菌感染，本品为非首选品种。⑤在不同存放条件下，本品粉末的颜色可变暗，但不影响其活性。⑥对诊断的干扰：应用本品的患者直接抗球蛋白（Coombs）试验可出现阳性；本品可使硫酸铜尿糖试验呈假阳性；谷丙转氨酶、谷草转氨酶、碱性磷酸酶、尿素氮和肌酐皆可升高。⑦以生理盐水、5% 葡萄糖注射液或乳酸钠稀释成的静脉注射液（20mg/ml）在室温存放不宜超过24 小时。

【FDA 妊娠期药物安全性分级】B 级。可用于妊娠期。

【哺乳期用药安全等级】L1 级。乳汁中的浓度较低，美国儿科学会将头孢他啶列为可母乳喂养的药物。

【制剂与规格】注射用头孢他啶：0.25g/ 支、0.5g/ 支、0.75g/ 支、1g/ 支、1.5g/ 支、2g/ 支、3g/ 支。

头孢泊肟酯　Cefpodoxime Proxetil

【适应证】本品为三代头孢菌素。适用于敏感菌引起的下述轻到中度感染症：①肺炎、急性支气管炎、慢性支气管炎、咽喉炎（咽喉脓肿）、扁桃体炎（扁桃体周围炎、扁桃体周围脓肿）、支气管扩张症继发感染、慢性呼吸道疾病继发感染；②肾盂肾炎、膀胱炎、淋球菌性尿道炎；③乳腺炎；④毛囊炎（包括脓疱性痤疮）、疖、疖肿症、痈、丹毒、蜂窝组织炎、淋巴管（结）炎、化脓性甲沟炎、皮下脓肿、汗腺炎、簇状痤疮、感染性粉瘤、肛门周围脓肿；⑤中耳炎、副鼻窦炎。

【用法和用量】口服：一次 0.1 ~ 0.2g，一日 2 次，饭后服用。上呼吸道感染一次 0.1g，一日 2 次；重症可增至 0.2g，一日 2 次，疗程 5 ~ 7 日；下呼吸道感染一次 0.2g，一日 2 次，疗程 7 ~ 14 日。

【不良反应】①胃肠道反应：有时出现恶心、呕吐、腹泻、软便、胃痛、腹痛、食欲不振或胃部不适感,偶见便秘等。②过敏反应:如出现皮疹、荨麻疹、红斑、瘙痒、发热、淋巴结肿胀或关节痛时应停药并适当处理。③血液系统:有时出现嗜酸性粒细胞增多、血小板减少,偶见粒细胞减少。④肝胆系统:有时出现谷草转氨酶、谷丙转氨酶、碱性磷酸酶、乳酸脱氢酶等上升。⑤肾脏:有时出现尿素氮、肌酐上升。⑥菌群交替症:偶见口腔炎、念珠菌症。⑦其他:偶见眩晕、头痛、浮肿。

【禁忌证】对青霉素或 β- 内酰胺类抗菌药过敏的患者禁用。对本药或其他头孢菌素类药过敏者禁用。

【注意事项】①在应用本品前须详细询问患者头孢菌素、青霉素类及其他药物过敏史。既往有青霉素过敏性休克或者其他严重即刻过敏反应者避免用本品。②被诊断为假膜性结肠炎的腹泻患者慎用。③与其他抗生素一样,长期使用头孢泊肟酯可能会引致非敏感微生物(例如念珠菌、肠球菌、艰难梭菌)过度生长,因而可能需要中断治疗。曾有因使用抗生素而出现假膜性结肠炎的报告,因而在使用抗生素期间或之后发生严重腹泻的患者应考虑这种诊断的可能。④应用利尿剂的患者慎用头孢泊肟酯。

【FDA 妊娠期药物安全性分级】B 级。大样本临床试验中未观察到头孢泊肟酯有致畸风险。妊娠期适用。

【哺乳期用药安全等级】L2 级。头孢泊肟酯可低浓度分泌入乳汁。该药为头孢类抗菌药物,目前未见乳儿不良反应的报道。部分说明书标示:哺乳期妇女禁用。因此,该药用于哺乳期妇女属于超说明书用药,应综合目前循证医学证据,按超说明书用药规范管理,须知情同意。

【制剂与规格】头孢泊肟酯片:0.1g/ 片、0.2g/ 片;头孢泊肟酯分散片:0.1g/ 片;头孢泊肟酯胶囊:0.05g/ 粒、0.1g/ 粒、0.2g/ 粒;头孢泊肟酯干混悬剂:0.05g/ 包、0.1g/ 包。

头孢吡肟 Cefepime

【适应证】本品为第四代头孢菌素。适用于敏感细菌引起的下呼吸道感染(肺炎和支气管炎),单纯性下尿路感染和复杂性尿路感染(包括肾盂肾炎),非复杂性皮肤和皮肤软组织感染,复杂性腹腔内感染(包括腹膜炎和胆道感染),妇产科感染,败血症,以及中性粒细胞减少伴发热患者的经验治疗。

【用法和用量】静脉滴注或肌内注射,一次 1g,每 12 小时 1 次;严重感染并危及生命时,静脉滴注,一次 2g,每小时 1 次。

静脉滴注:1 ~ 2g 溶入 50 ~ 100ml 0.9% 氯化钠注射液、5% 或 10% 葡萄糖注射液、M/6 乳酸钠注射液、5% 葡萄糖氯化钠注射液、乳酸林格氏和 5% 葡萄糖混合注射液中,药物浓度不应超过 40mg/ml,约 30 分钟滴注完毕。肌内注射：0.5g 溶入 1.5ml 注射用溶液，或 1g 加 3.0ml 溶解后，经深部肌群（如臀肌群或外侧股四头肌）注射。

【不良反应】常见：腹泻、皮疹和注射部位的局部反应（如静脉炎、注射部位疼痛和炎症）。偶见：肠炎（包括假膜性肠炎）、口腔念珠菌感染的报道。其他：恶心、呕吐、瘙痒、发热、感觉异常和头痛等。肾功能不全患者未减量时可引起脑病、肌痉挛、癫痫等。用药后引起的实验室检查异常多为一过性，停药即可恢复，包括：①血清磷升高或减少、血钾升高、血钙降低、红细胞比容减少、嗜酸性粒细胞增多、凝血酶原时间延长等，也有白细胞和血小板减少的报道；②谷丙转氨酶、谷草转氨酶、碱性磷酸酶或总胆红素升高；③尿素氮、肌酐升高。

【禁忌证】对本药或其他头孢菌素类药过敏者禁用。对 L– 精氨酸、青霉素类药或其他 β– 内酰胺类抗生素有即刻过敏反应史者禁用。

【注意事项】①使用本品前，应该确定患者是否有头孢吡肟、其他头孢菌素类药物、青霉素或其他 β– 内酰胺类抗生素过敏史。对于任何有过敏，特别是药物过敏史的患者应谨慎。②广谱抗菌药可诱发假膜性肠炎。在用本品治疗期间患者出现腹泻时应考虑假膜性肠炎发生的可能性。对轻度肠炎病例，仅停用药物即可；中、重度病例需进行特殊治疗。有胃肠道疾患，尤其是肠炎患者应谨慎处方头孢吡肟。③与其他头孢菌素类抗生素类似，头孢吡肟可能会引起凝血酶原活性下降。对于存在引起凝血酶原活性下降危险因素的患者，如肝、肾功能不全，营养不良以及延长抗菌治疗的患者应监测凝血酶原时间，必要时给予外源性维生素 K。④本品所含精氨酸在所用剂量为最大推荐剂量的 33 倍时会引起葡萄糖代谢紊乱和一过性血钾升高。较低剂量时精氨酸的影响尚不明确。⑤对肾功能不全（肌酐清除率≤60ml/min）的患者，应根据肾功能调整本品剂量或给药间歇时间。⑥本品与氨基糖苷类药物或强效利尿剂合用时，应加强临床观察，并监测肾功能，避免引发氨基糖苷类药物的肾毒性或耳毒性作用。

【FDA 妊娠期药物安全性分级】B 级。人类现有的资料未发现有致畸风险。妊娠期适用。

【哺乳期用药安全等级】L2 级。少量的头孢吡肟可转运至乳汁中，目前未见经乳汁导致婴儿不良反应的报道。哺乳期适用。

【制剂与规格】注射用盐酸头孢吡肟：0.5g/ 瓶、1g/ 瓶、2g/ 瓶。

头孢西丁钠　Cefoxitin Sodium

【适应证】本品是头霉素类抗菌药物。适用于敏感细菌引起的下列感染：上下呼吸道感染；泌尿道感染包括无并发症的淋病；腹膜炎以及其他腹腔内、盆腔内感染；败血症（包括伤寒）；妇科感染；骨、关节软组织感染；心内膜炎。由于本品对厌氧菌有效及对 β- 内酰胺酶稳定，故特别适用需氧及厌氧混合感染，以及对于由产 β- 内酰胺酶而对本品敏感细菌引起的感染。

【用法和用量】肌内注射、静脉注射或静脉滴注。一次 1～2g，每 6～8 小时 1 次。

【不良反应】常见：静脉注射或肌内注射后局部反应，静脉注射后可发生血栓性静脉炎，肌内注射局部疼痛、硬结。其他不良反应：过敏反应如皮疹、荨麻疹、瘙痒，嗜酸性粒细胞增多，药物热，呼吸困难，间质性肾炎，血管神经性水肿等，也可有腹泻、肠炎、恶心、呕吐等消化道反应，高血压、重症肌无力患者症状加重等。实验室异常可有血细胞减少、贫血、骨髓抑制、直接 Coombs 试验阳性，一过性谷草转氨酶、谷丙转氨酶、碱性磷酸酶、乳酸脱氢酶、胆红素、尿素氮、肌酐升高，偶有尿素氮和肌酐升高。

【禁忌证】对本品及头孢菌素类抗生素过敏者禁用。避免用于有青霉素过敏性休克病史者。

【注意事项】①在应用本品前须详细询问患者头孢菌素及其他药物过敏史，青霉素过敏者慎用。②肾功能损害者及有胃肠疾病史（特别是结肠炎）者慎用。③本品与氨基糖苷类抗生素配伍时，会增加肾毒性。④高浓度头孢西丁钠可使血及尿肌酐、尿 17- 羟皮质类固醇出现假性升高，铜还原法尿糖检测出现假阳性。

【FDA 妊娠期药物安全性分级】B 级。人类资料未显示有致畸风险。妊娠期适用。

【哺乳期用药安全等级】L1 级。分泌至乳汁中的量很少，美国儿科学会将头孢西丁列为可母乳喂养的药物。

【制剂与规格】注射用头孢西丁钠：0.5g/ 支、1g/ 支、2g/ 支、3g/ 支。

拉氧头孢　Latamoxef

【适应证】本品为头霉素类抗菌药。适用于敏感菌引起的各种感染症，如败血症、脑膜炎、呼吸系统感染症（肺炎、支气管炎、支气管扩张症、肺化脓症、脓胸等）、消化系统感染症（胆道炎、胆囊炎等）、腹腔内感染症（肝脓疡、腹膜炎等）、泌尿系统及生殖系统感染症（肾盂肾炎、膀胱炎、尿道炎、淋病、副睾炎、子宫内感染、子宫附件炎、盆腔炎等）、皮肤及软组织感染、骨和关节感染及创伤感染。

【用法和用量】静脉注射或肌内注射，一日 1～2g，一日 2 次。难治性或严重感染：一日 4g，分 2～4 次给药。静脉注射：一次 0.5g，溶入 4ml 以上的灭菌注射用水、5% 葡萄糖注射液或 0.9% 氯化钠注射液，溶解后静脉注射；肌内注射:溶入 0.5% 利多卡因注射液 2~3ml,溶解后肌内注射。溶解后于 2~8℃保存 72 小时以内使用,室温保存 24 小时内使用。

【不良反应】本品不良反应轻微,很少发生过敏性休克,主要有发疹、荨麻疹、瘙痒、恶心、呕吐、腹泻、腹痛等,偶有转氨酶升高,停药后均可自行消失。

【禁忌证】对本品及头孢菌素类有过敏反应史者禁用。

【注意事项】①对青霉素过敏者、肾功能损害者慎用。②静脉内大量注射,应选择合适部位,缓慢注射,以减轻对血管壁的刺激及减少静脉炎的发生。

【FDA 妊娠期药物安全性分级】暂无。

【哺乳期用药安全等级】暂无。本品可少量分泌入乳汁。

【制剂与规格】注射用拉氧头孢钠:0.25g/ 支、0.5g/ 支、1g/ 支。

阿莫西林克拉维酸钾　Amoxicillin and Clavulanate Potassium

【适应证】本品为青霉素类复方制剂。适用于以下敏感菌株引起的感染。

(1)下呼吸道感染:由产生 β- 内酰胺酶的嗜血杆菌或摩拉克菌引起。如急性支气管炎、慢性支气管炎急性发作、肺炎、肺脓肿和支气管扩张合并感染。

(2)耳鼻喉感染:由产生 β- 内酰胺酶的嗜血杆菌或摩拉克菌引起,如鼻窦炎、中耳炎、扁桃体炎、咽炎。

(3)皮肤及软组织感染:由产生 β- 内酰胺酶的葡萄球菌、大肠埃希菌或克雷伯菌引起,如疖、脓肿、蜂窝织炎、伤口感染、腹内脓毒症。

(4)泌尿生殖系统感染:由大肠埃希菌、克雷伯菌或肠杆菌引起,如膀胱炎、尿道炎、肾盂肾炎、盆腔炎、淋球菌性尿路感染及软性下疳等。

(5)其他感染:骨髓炎、败血症、腹膜炎和手术后感染。

【用法和用量】口服:轻至中度感染,一次 0.375g(阿莫西林 0.25g,克拉维酸钾 0.125g),每 8 小时 1 次,疗程 7~8 日;严重感染,一次 0.625g(阿莫西林 0.5g,克拉维酸钾 0.125g)。静脉注射或静脉滴注:一次 1.2g(阿莫西林 1g,克拉维酸钾 0.2g),一日 2~3 次,疗程 7~14 日。严重感染者可增至一日 4 次。一次用量溶于 50~100ml 0.9% 氯化钠注射液中,滴注时间 30 分钟内。

【不良反应】①可见恶心、呕吐、消化不良、腹泻、口炎、舌炎、舌苔黑、黏膜念珠菌病、胃炎、结肠炎等胃肠道反应,在治疗期间或治疗后可出现假膜性肠炎(间歇服药所致),长期服药可出现抗生素相关性肠炎(梭状芽孢杆菌过度生长所致)。胃肠道发生率高于单独使用阿莫西林时。②偶见荨麻疹和皮疹(尤易发生于传染性单核细胞增多症者),若发生,应停止使用本品,并对症治疗。③可见过敏性休克、药物热和哮喘等。④偶见血清氨基转移酶升高、嗜酸性粒细胞增多、白细胞减少及念珠菌或耐药菌引起的二重感染。⑤文献报道个别患者注射部位出现静脉炎。⑥罕见激动、焦虑、行为变化、意识模糊、头晕、失眠和可逆性的功能亢进。

【禁忌证】青霉素皮试阳性反应者、对本品及其他青霉素类药物过敏者禁用。使用本药或其他青霉素类药曾出现胆汁淤积性黄疸或肝功能损害者禁用。传染性单核细胞增多症患者禁用。

【注意事项】①在应用本品前须详细询问患者青霉素类及其他药物过敏史并进行青霉素皮肤试验。②对头孢菌素类药物过敏者、严重肝功能障碍者、中度或严重肾功能障碍者及有哮喘、湿疹、花粉症、荨麻疹等过敏性疾病史者慎用。③本品和氨苄西林有完全交叉耐药性,与其他青霉素类和头孢菌素类有交叉耐药性。若有过敏反应产生,则应立即停用本品,采取相应措施。④肾功能减退者应根据肌酐清除率调整剂量或给药间期;血液透析可影响本品中阿莫西林的血药浓度,因此在血液透析过程中及结束时应加用本品 1 次。⑤长期或大剂量使用本品者,应定期检查肝、肾、造血系统功能和检测血钾或血钠。⑥本品在含有葡萄糖、葡聚糖或酸性碳酸盐的溶液中会降低稳定性,故本品不能与含有上述物质的溶液混合。⑦本品溶液在体外不可与血制品、含蛋白质的液体(如水解蛋白等)混合,也不可与静脉脂质乳化液混合。⑧本品不能与氨基糖苷类抗生素在体外混合,因为本品可使后者丧失活性。

【FDA 妊娠期药物安全性分级】B 级。一些研究观察了阿莫西林克拉维酸钾用于孕妇的各种感染,结果没有观察到阿莫西林克拉维酸对胎儿或新生儿的不良影响。然而,在胎膜早破裂的单项研究中,有使用本品作为预防用药增加新生儿坏死性小肠结肠炎概率的报道。

【哺乳期用药安全等级】L1 级。少量的阿莫西林被分泌到乳汁中,并在用药 4~5 小时后达到峰值。目前尚无克拉维酸的资料,克拉维酸的分子量较小(237),理论上可以经乳汁分泌。目前未见乳儿不良反应的报道。哺乳期适用。

【制剂与规格】阿莫西林克拉维酸钾片:228.5mg(阿莫西林 200mg,克拉维酸钾 28.5mg)/ 片、375mg(阿莫西林 250mg,克拉维酸钾 125mg)/ 片、457mg(阿莫西林 400mg,克拉维酸钾 57mg)/ 片、625mg(阿莫西林 500mg,克拉维酸钾 125mg)/ 片、1g(阿莫西林 875mg,克拉维酸钾 125mg)/ 片;阿莫西林克拉维酸钾分散片:156.25mg(阿莫西林 125mg,克拉维酸钾 31.25mg)/ 片、228.5mg(阿莫西林 200mg,克拉维酸钾 28.5mg)/ 片;阿莫西林克拉维酸钾咀嚼片:228.5mg(阿莫西林 200mg,克拉维酸钾 28.5mg)/ 片;阿莫西林克拉维酸钾干混悬剂:1g:156.25mg(阿莫西林 125mg,克拉维酸钾 31.25mg)/ 包、1.5g:228.5mg(阿莫西林 200mg,克拉维酸钾 28.5mg)/ 包、2g:156.25mg(阿莫西林 125mg,克拉维酸钾 31.25mg)/ 包;阿莫西林克拉维酸钾颗粒:156.25mg(阿莫西林 125mg,克拉维酸钾 31.25mg)/ 袋、187.5mg(阿莫西林 125mg,克拉维酸钾 62.5mg）/ 袋、228.5mg（阿莫西林 200mg，克拉维酸钾 28.5mg）/ 袋；阿莫西林克拉维酸钾混悬液：5ml：156.25mg（阿莫西林 125mg，克拉维酸钾 31.25mg）/ 瓶、5ml：312.5mg（阿莫西林 250mg，克拉维酸钾 62.5mg）/ 瓶；注射用阿莫西林钠克拉维酸钾：0.6g（阿莫西林 0.5g，克拉维酸钾 0.1g）/ 瓶、1.2g（阿莫西林 1g，克拉维酸钾 0.2g）/ 瓶。

阿莫西林舒巴坦　Amoxicillin and Sulbactam

【适应证】本品为青霉素类复方制剂。适用于产酶耐药菌引起的上呼吸道感染，包括中耳炎、鼻窦炎、扁桃体炎、喉炎及咽炎。

【用法和用量】口服：一次 0.5 ~ 1.0g，每 8 小时 1 次。静脉滴注：一日 4.5 ~ 6g，分 2 ~ 3 次给药，严重感染时每日用量可增加至 9.0g 或 0.15g /kg，疗程 7 ~ 14 日，重症感染者可适当延长疗程。以适量注射用水或 0.9% 氯化钠注射液溶解后，稀释至 0.9% 氯化钠溶液 100ml 中静脉滴注，每次滴注时间不少于 30 分钟。

【不良反应】①常见不良反应有腹泻和面部潮红；②少见不良反应有皮疹（红斑性斑丘疹损伤、荨麻疹）、瘙痒、恶心、呕吐、腹胀、疲劳、头痛、胸痛、尿潴留、排尿困难、水肿、寒战、鼻出血和黏膜出血、舌炎、血清氨基转移酶升高等；③长期使用本药时易发生二重感染（如假单胞菌和念珠菌感染）；④肌内注射或静脉给药时，可出现注射部位疼痛、血栓性静脉炎等局部不良反应症状。

【禁忌证】对青霉素类、头孢菌类药物或其他 β- 内酰胺类抗生素及舒巴坦过敏者禁用。

【注意事项】①在应用本品前须详细询问患者青霉素类及其他药物过敏史并进行青霉素皮肤试验。②本品与其他青霉素类药物和头孢菌素类药物之间存在交叉过敏性。③延长疗程时，应不定期检查肝肾功能和血象。④孕妇服用时，血浆中的结合雌三醇、雌三醇 - 葡萄糖苷酸、结合雌酮、雌三醇会出现一过性升高。⑤单核细胞增多症患者，严重肾功能障碍者，有哮喘、湿疹、花粉症、荨麻疹等过敏性疾病史者慎用。

【FDA 妊娠期药物安全性分级】B 级。妊娠期适用。

【哺乳期用药安全等级】暂无。

【制剂与规格】阿莫西林舒巴坦匹酯片：0.5g（阿莫西林 0.25g、舒巴坦 0.25g）/ 片；注射用阿莫西林钠巴坦钠：0.375g（阿莫西林 0.25g、舒巴坦 0.125g）/ 瓶、0.75g（阿莫西林 0.5g、舒巴坦 0.25g）/ 瓶、1.5g（阿莫西林 1.0g、舒巴坦 0.5g）/ 瓶。

氨苄西林钠舒巴坦　Ampicillin Sodium and Sulbactam

【适应证】本品为青霉素类复方制剂。适用于产 β- 内酰胺酶的流感嗜血杆菌、卡他莫拉菌、淋病奈瑟球菌、葡萄球菌属、大肠埃希菌、克雷伯菌属、奇异变形杆菌、脆弱拟杆菌、不动杆菌属、肠球菌属等所致的呼吸道、肝胆系统、泌尿系统、皮肤软组织感染,对需氧菌与厌氧菌混合感染,特别是腹腔感染和盆腔感染尤为适用。对于氨苄西林敏感菌所致的上述感染也同样有效。本品不宜用于铜绿假单胞菌、枸橼酸杆菌、普罗威登菌、肠杆菌属、莫根菌属和沙雷菌属所致的感染。

【用法和用量】深部肌内注射、静脉注射或静脉滴注:一次 1.5 ~ 3g(包括氨苄西林和舒巴坦),每 6 小时 1 次。肌内注射一日剂量不超过 6g,静脉用药一日剂量不超过 12g(舒巴坦一日剂量最高不超过 4g)。配制:将每次药量溶于 50 ~ 100ml 的适当稀释液中于 15 ~ 30 分钟内静脉滴注。

【不良反应】注射部位疼痛发生率约为 3.6%,腹泻、恶心等反应偶有发生,皮疹发生率 1% ~ 6%。偶见血清氨基转移酶一过性增高。极个别病例发生剥脱性皮炎、过敏性休克。

【禁忌证】对青霉素类抗生素过敏者。传染性单核细胞增多症、巨细胞病毒感染、淋巴细胞白血病、淋巴瘤等患者应用本品易发生皮疹,故不宜应用。

【注意事项】

(1)在应用本品前须详细询问患者头孢菌素、青霉素类及其他药物过敏史并进行青霉素皮肤试验。

(2)交叉过敏反应:对一种青霉素类抗生素过敏者可能对其他青霉素类抗生素也过敏。也可能对青霉胺或头孢菌素过敏。

(3)下列情况应慎用:有哮喘、湿疹、花粉症、荨麻疹等过敏性疾病史者。

(4)肾功能减退者,根据肌酐清除率调整用药剂量。

(5)氨苄西林溶液浓度愈高,稳定性愈差,其稳定性亦随温度升高而降低,且溶液放置后致敏物质可增加,故本品配成溶液后须及时使用,不宜久置。

(6)对诊断的干扰:①用药期间,以硫酸铜法进行尿糖测定时可出现假阳性,用葡萄糖酶法者则不受影响;②大剂量注射给药可出现高钠血症;③可使谷丙转氨酶或谷草转氨酶升高。

(7)应用大剂量时应定期检测血清钠。

(8)因本品肌内注射对家兔股四头肌有刺激性,肌内注射时应深部肌肉给药。

【FDA 妊娠期药物安全性分级】B 级。动物生殖研究结果表明,舒巴坦和氨苄西林不会对生育能力和胎儿造成损害。舒巴坦可通过胎盘屏障,但在妊娠期间可快速清除,大样本研究中,未见氨苄西林舒巴坦致畸的报道,通常认为妊娠期使用青霉素类是安全的。孕妇在使用青霉素或头孢菌素产生耐药或确有应用指征时，可改用 β- 内酰胺酶抑制剂进行治疗。

【哺乳期用药安全等级】L1 级。舒巴坦可以通过乳汁分泌，对乳儿的潜在影响尚不明确，美国儿科学会将氨苄西林钠舒巴坦钠列为可母乳喂养的药物。

【制剂与规格】注射用氨苄西林钠舒巴坦钠：0.75g（氨苄西林 0.5g、舒巴坦 0.25g）/ 支、1.5g（氨苄西林 1.0g、舒巴坦 0.5g）/ 支。

哌拉西林钠他唑巴坦　Piperacillin Sodium and Tazobactam Sodium

【适应证】本品为青霉素类复方制剂。适用于已检出或疑为敏感细菌引起的全身和 / 或局部细菌感染。

（1）下呼吸道感染：由产生 β- 内酰胺酶的流感嗜血杆菌分离株导致的社区获得性肺炎（仅限中等严重程度）。由产生 β- 内酰胺酶的金黄色葡萄球菌和对哌拉西林 / 他唑巴坦敏感的鲍曼不动杆菌、流感嗜血杆菌、肺炎克雷伯菌和铜绿假单胞菌导致的医院获得性肺炎（中等至严重程度）（由铜绿假单胞菌导致的医院获得性肺炎应与氨基糖苷类药物合用治疗）。

（2）泌尿道感染：由大肠埃希菌、变形杆菌属、铜绿假单胞菌、肺炎克雷伯菌、金黄色葡萄球菌（对甲氧西林不耐药的金黄色葡萄球菌）导致的泌尿道感染。

（3）腹腔内感染：由产生 β- 内酰胺酶的大肠埃希菌分离株或脆弱拟杆菌族的以下成员导致的阑尾炎（并发穿孔或脓肿而）和腹膜炎，包括脆弱拟杆菌、卵形类杆菌、多形拟杆菌或普通拟杆菌。

（4）皮肤及软组织感染：单纯性和复杂性皮肤和皮肤组织感染，包括由产生 β- 内酰胺酶的金黄色葡萄球菌分离株导致的蜂窝织炎、皮肤脓肿和缺血性 / 糖尿病足感染。

（5）细菌性败血症：由大肠埃希菌、金黄色葡萄球（对甲氧西林不耐药的金黄色葡萄球菌）、肺炎克雷伯菌、铜绿假单胞菌及鲍曼不动杆菌导致的细菌性败血症。

（6）妇科感染：由产生 β- 内酰胺酶的大肠埃希菌分离株导致的产后子宫内膜炎或盆腔炎。

（7）与氨基糖苷类药物联合用于由金黄色葡萄球（对甲氧西林不耐药的金黄色葡萄球菌）、大肠埃希菌、肺炎克雷伯菌、铜绿假单胞菌、不动杆菌、拟杆菌属导致的患中性粒细胞减少症的患者的细菌感染。

（8）骨与关节感染：由金黄色葡萄球（对甲氧西林不耐药的金黄色葡萄球菌）、链球菌属、大肠埃希菌、铜绿假单胞菌、肺炎克雷伯菌导致的骨与关节感染。

（9）多种细菌混合感染：本品适用于治疗多种细菌混合感染，包括怀疑感染部位（腹腔内、皮肤和软组织、上下呼吸道、妇科）存在需氧菌和厌氧菌的感染。

【用法和用量】静脉滴注：医院获得性肺炎，一次 3.375g（含哌拉西林 3g 和他唑巴坦 0.375g），每 6 小时 1 次，并可根据病情及细菌学检查结果进行调整，疗程 7～14 日，或一次 3.375g，每 4 小时 1 次，同时合并使用氨基糖苷类药物；如果未分离出铜绿假单胞菌，可根据感染程度及病情考虑停用氨基糖苷类药物。配制：将适量本品溶于 20ml 0.9% 氯化钠注射液或灭菌注射用水后，立即加入 250ml 0.9% 氯化钠注射液或 5% 葡萄糖注射液中静脉滴注，滴注时间不少于 30 分钟，

【不良反应】消化系统：如腹泻、便秘、恶心、呕吐、腹痛、消化不良等。皮肤系统：斑丘疹、疱疹、荨麻疹、湿疹、瘙痒等。局部反应：如注射局部刺激反应、疼痛、静脉炎、血栓性静脉炎和水肿等。其他：如血小板减少、胰腺炎、发热、发热伴嗜酸性粒细胞增多、血清氨基转移酶升高等，这些反应发生在本品与氨基糖苷类药物联合治疗时。

【禁忌证】对青霉素类、头孢菌素类抗生素或内酰胺酶抑制药过敏者禁用。

【注意事项】①在应用本品前须详细询问患者头孢菌素、青霉素类及其他药物过敏史并进行青霉素皮肤试验。②交叉过敏反应：对头孢菌素类、头霉素类、灰黄霉素或青霉胺过敏者，对本品也可过敏，对一种青霉素过敏者也可能对其他青霉素过敏，故有青霉素过敏史者应避免使用本品。③有过敏史、出血史、溃疡性结肠炎、局限性肠炎或抗生素相关肠炎者皆应慎用；肾功能减退者应适当减量。④本品含钠，需要控制盐摄入量的患者使用本品时，应定期检查血清电解质水平；对于同时接受细胞毒药物或利尿药治疗的患者，要警惕发生低钾血症的可能。⑤在肾功能减退患者应用本品前或应用期中要测定凝血时间。一旦发生出血，应即停用。⑥发生假膜性肠炎者应进行粪便检查、艰难梭菌培养以及此菌的细胞毒素分析。⑦肝、肾功能不全者，应监测哌拉西林的浓度以调整剂量。⑧应定期检查造血功能，特别是对疗程≥21 日的患者。⑨对诊断的干扰：应用本品期间 Coombs 试验可呈阳性，也可出现尿素氮和肌酐升高、高钠血症、低钾血症、血清氨基转移酶和乳酸脱氢酶升高、胆红素增多。

【FDA 妊娠期药物安全性分级】B 级。尽管哌拉西林在妊娠中使用的经验有限，但所有的青霉素都被认为是妊娠低风险的药物。有限的人类资料显示他唑巴坦妊娠期使用低风险。

【哺乳期用药安全等级】L2 级。仅有少量分泌入乳汁且口服吸收差，仅有 1% 的量进入乳儿体内。

【制剂与规格】注射用哌拉西林钠他唑巴坦钠：0.562 5g（哌拉西林 0.5g，他唑巴坦 0.062 5g）/ 瓶、1.125g（哌拉西林 1.0g，他唑巴坦 0.125g）/ 瓶、2.25g（哌拉西林 2.0g，他唑巴坦 0.25g）/ 瓶、3.375g（哌拉西林 3.0g，他唑巴坦 0.375g）/ 瓶、4.5g（哌拉西林 4.0g，他唑巴坦 0.5g）/ 瓶。

头孢哌酮 / 舒巴坦　Cefoperazone and Sulbactam

【适应证】本品为 β- 内酰胺类复方制剂。适用于敏感细菌引起的下列感染：上、下呼吸道感染，上、下泌尿道感染，腹膜炎、胆囊炎、胆管炎和其他腹腔内感染，败血症，脑膜炎，皮肤和软组织感染，骨骼和关节感染，盆腔炎、子宫内膜炎、淋病和其他生殖系统感染。

【用法和用量】静脉滴注：一次 2～4g（头孢哌酮 1.0～2.0g，舒巴坦 1～2g，比例 1∶1），每 12 小时 1 次。严重感染或难治性感染：每日剂量可增加到 8g（即头孢哌酮 4g，舒巴坦 4g）。舒巴坦每日推荐最大剂量为 4g。

【不良反应】消化系统：与其他抗生素一样，本品最常见的不良反应为胃肠道反应。有报道，腹泻 / 稀便最为常见，其次为恶心和呕吐。皮肤系统：有报道，与所有青霉素类和头孢菌素类抗生素一样，过敏反应表现为斑丘疹和荨麻疹。这些过敏反应易发生在有过敏史，特别是对青霉素过敏的患者中。血液系统：曾报道有患者出现中性粒细胞轻微减少。与其他 β- 内酰胺类抗生素一样，长期使用本品可发生可逆性中性粒细胞减少症。本品可降低血红蛋白和红细胞比容。曾发生过一过性嗜酸性粒细胞增多和血小板减少症。有报道，发生过低凝血酶原血症。其他：头痛、发热、注射部位疼痛和寒战。实验室检查异常：曾发现肝功能一过性升高。局部反应：本品肌内注射耐受良好，偶有注射后注射部位出现一过性疼痛。与青霉素类和头孢菌素类抗生素一样，当通过静脉插管注射本品时，某些患者可在注射部位发生静脉炎。有报道，本品上市后还发生了下列不良反应：过敏反应（包括休克）、低血压、假膜性肠炎、淋巴细胞减少症、瘙痒、Stevens-Johnson 综合征、血尿、血管炎。

【禁忌证】已知对青霉素类、舒巴坦、头孢哌酮及其他头孢菌素类抗生素过敏者禁用。

【注意事项】

（1）有报道，接受 β- 内酰胺类或头孢菌素类抗生素治疗的患者可发生严重的及偶可发生的致死性过敏反应。这些过敏反应更易发生在对多种过敏原有过敏史的患者中。一旦发生过敏反应，应立即停药并给予适当的治疗。对有引起诸如支气管哮喘、皮疹、荨麻疹等之类过敏反应倾向的患者本人或患者的父母、兄弟或姐妹，应谨慎使用本品。发生严重过敏反应的患者须立即给予肾上腺素紧急处理，必要时应吸氧、静脉给予激素，并采用包括气管内插管在内的畅通气道等治疗措施。

（2）肝功能障碍患者的用药：头孢哌酮主要经胆汁排泄。当患者有肝脏疾病和／或胆道梗阻时，头孢哌酮的血清半衰期通常延长并且由尿中排出的药量会增加。即使患者有严重肝功能障碍时，头孢哌酮在胆汁中仍能达到治疗浓度并且其半衰期仅延长 2～4 倍。遇到严重胆道梗阻、严重肝脏疾病或同时合并肾功能障碍时，可能需要调整用药剂量。同时合并有肝功能障碍和肾功能损害的患者，应监测头孢哌酮的血清浓度，根据需要调整用药剂量。对这些患者如未密切监测本品的血清浓度，头孢哌酮的每日剂量不应超过 2g。

（3）一般注意事项：与其他抗生素一样，少数患者使用头孢哌酮治疗后出现了维生素 K 缺乏症状，其机制很可能与合成维生素的肠道菌群受到抑制有关，包括营养不良、吸收不良（如肺囊性纤维化患者）和长期静脉输注高营养制剂在内的患者存在上述危险。应监测上述这些患者以及接受抗凝血药治疗患者的凝血酶原时间，需要时应另外补充维生素 K。与其他抗生素一样，长期使用本品可引起不敏感细菌过度生长。因此在治疗过程中应仔细观察患者的病情变化。与其他全身应用的抗生素一样，建议在疗程较长时应定期检查患者是否存在各系统器官的功能障碍，其中包括肾脏、肝脏和血液系统。这一点对新生儿，尤其是早产儿特别重要。

（4）几乎所有抗菌药物的应用都有难辨梭菌相关性腹泻（CDAD）的报告，其中包括头孢哌酮钠／舒巴坦钠，其严重程度可表现为轻度腹泻至致命性肠炎。抗菌药物治疗可引起结肠正常菌群的改变，导致难辨梭菌的过度生长。难辨梭菌产生的毒素 A 和毒素 B 与 CDAD 的发病有关。高产毒的难辨梭菌导致发病率和死亡率升高，这些感染可能对抗菌药物治疗无效，有可能需要结肠切除。对于所有使用抗生素后出现腹泻的患者，必须考虑到 CDAD 的可能。由于曾经有给予抗菌药物治疗之后超过 2 个月发生 CDAD 的报道，因此需仔细询问病史。

（5）配伍禁忌：①由于本品与氨基糖苷类抗生素之间有物理性配伍禁忌，因此两种药液不能直接混合。如确需本品与氨基糖苷类抗生素合用，可采用序贯间歇静脉输注给药，但必须使用不同的静脉输液管，或在输注间歇期用一种适宜的稀释液充分冲洗之前使用过的静脉输液管。另外，建议在全天用药过程中本品与氨基糖苷类抗生素两者给药的间隔时间尽可能长一点。②由于本品与乳酸钠林格注射液混合后有配伍禁忌，因此应避免在最初溶解时使用该溶液。在两步稀释法中，先用注射用水进行最初的溶解，再用乳酸钠林格注射液做进一步稀释，从而得到能够相互配伍的混合药液。③由于本品与 2% 盐酸利多卡因注射液混合后有配伍禁忌，因此应避免在最初溶解时使用此溶液。在两步稀释法中，先用注射用水进行最初的溶解，再用 2% 盐酸利多卡因注射液做进一步稀释,从而得到能够相互配伍的混合药液。

【FDA 妊娠期药物安全性分级】B 级。大样本研究中,未见头孢哌酮具有致畸作用。妊娠期使用通常认为是安全的。舒巴坦可以通过足月胎盘到达胎儿,但还没有妊娠早期的胎盘转运研究报道。舒巴坦动物研究中没有发现其对生殖能力有危害,但还没有人类早期妊娠的相关研究。

【哺乳期用药安全等级】头孢哌酮 L2 级。头孢哌酮可低浓度分泌入乳汁,舒巴坦可以少量随乳汁分泌。

【制剂与规格】注射用头孢哌酮钠舒巴坦钠(1∶1)∶0.5g(头孢哌酮钠 0.25g、舒巴坦钠 0.25g)/支、0.75g(头孢哌酮钠 0.375g、舒巴坦钠 0.375g)/支、1g(头孢哌酮钠 0.5g、舒巴坦钠 0.5g)/支、1.5g(头孢哌酮钠 0.75g、舒巴坦钠 0.75g)/支、2g(头孢哌酮钠 1g、舒巴坦钠 1g)/支、3g(头孢哌酮钠 1.5g、舒巴坦钠 1.5g)/支、4g(头孢哌酮钠 2g、舒巴坦钠 2g)/支;注射用头孢哌酮钠舒巴坦钠(2∶1)∶0.75g(头孢哌酮钠 0.5g、舒巴坦钠 0.25g)/支、1.5g(头孢哌酮钠 1g、舒巴坦钠 0.5g)/支、2.25g(头孢哌酮钠 1.5g、舒巴坦钠 0.75g)/支、3g(头孢哌酮钠 2g、舒巴坦钠 1g)/支。

阿奇霉素　Azithromycin

【适应证】本品为大环内酯类抗菌药物。适用于敏感细菌引起的下列感染:支气管炎、肺炎等下呼吸道感染;皮肤和软组织感染;急性中耳炎;鼻窦炎、咽炎、扁桃体炎等上呼吸道感染。阿奇霉素可用于性传播疾病中由沙眼衣原体所致的单纯性生殖器感染,亦可用于由非多重耐药淋球菌所致的单纯性生殖器感染及由杜克嗜血杆菌引起的软下疳(需排除梅毒螺旋体的合并感染)。

【用法和用量】口服:一次 0.5g,一日 1 次,疗程 3 日。或总剂量相同,首日服用 0.5g,第 2 日至第 5 日,一日 1 次 0.25g。整片吞服,可与食物同时服用。

【不良反应】消化系统:恶心,呕吐,腹泻,稀便,腹部不适(疼痛或痉挛),胃肠胀气。肝胆系统:肝功能异常。皮肤和皮下软组织:包括皮疹和血管神经性水肿在内的过敏反应。血液和淋巴系统异常:血小板减少症。免疫系统异常:过敏反应(罕有致死)。精神异常:攻击性反应,神经质,焦虑不安,忧虑。神经系统异常:头晕,惊厥(与其他大环内酯类相似),头痛,活动增多,感觉迟钝,感觉异常,嗜睡,昏厥。耳和迷路异常:眩晕。心脏异常:心悸和心律失常,包括室性心动过速(和其他大环内酯类一样)均有报道;罕有报道 Q-T 间期延长和尖端扭转型室性心动过速。

【禁忌证】对阿奇霉素、红霉素、其他大环内酯类或酮内酯类药物过敏者禁用。

【注意事项】①由于阿奇霉素主要经肝脏清除,故肝功能损害的患者应慎用阿奇霉素。肾小球滤过率(GFR)<10ml/min 的受试者的资料有限,这类患者也应慎用阿奇霉素。曾有肝功能异常、肝炎、胆汁淤积性黄疸、肝坏死和肝衰竭的报道,其中某些病例可能致死。如果出现肝炎的体征和症状,应立即停用阿奇霉素(严重肝功能不全者、严重肾功能不全者和 Q-T 间期延长者应慎用本药)。②在未确诊或并非高度怀疑细菌感染,或无预防指征的情况下,使用本品可能对患者无益,还会增加耐药菌产生的风险。③对一种大环内酯类药过敏,对其他大环内酯类药也可能过敏。④治疗期间如发生过敏反应应立即停药。同其他抗生素一样,应注意观察包括真菌在内的非敏感菌所致的二重感染症状。如出现腹泻症状,应考虑是否有假膜性肠炎发生,如诊断确立应立即停药,并采取相应治疗措施。

【FDA 妊娠期药物安全性分级】B 级。动物未发现致畸性,目前人类数据未发现阿奇霉素有致畸性。妊娠期适用。

【哺乳期用药安全等级】L2 级。阿奇霉素转运进入乳汁的量极低,母乳喂养的婴儿不太可能引起临床相关症状。目前未见乳汁引起不良反应的报道。哺乳期适用。

【制剂与规格】阿奇霉素片:0.1g/ 片、0.125g/ 片、0.25g/ 片、0.5g/ 片、0.6g/ 片;富马酸阿奇霉素片:0.25g/ 片;阿奇霉素分散片:0.1g/ 片、0.125g/ 片、0.25g/ 片;阿奇霉素胶囊:0.125g/ 粒、0.25g/ 粒;富马酸阿奇霉素胶囊:0.25g/ 粒;阿奇霉素软胶囊:0.125g/ 粒;阿奇霉素干混悬剂:0.1g/ 包;阿奇霉素颗粒:0.1g/ 袋、0.25g/ 袋、0.5g/ 袋;阿奇霉素细粒:0.1g/ 粒;阿奇霉素散:0.25g/ 袋;阿奇霉素混悬剂:15ml:0.3g/ 袋、15ml:0.6g/ 袋、22.5ml:0.9g/ 袋、30ml:1.2g/ 袋。

红霉素　Erythromycin

【适应证】本品为大环内酯类抗菌药物。适用于:①可作为青霉素过敏患者治疗下列感染的替代用药。溶血性链球菌、肺炎链球菌等所致的急性扁桃体炎、急性咽炎、鼻窦炎;溶血性链球菌所致猩红热、蜂窝织炎;白喉及白喉带菌者;气性坏疽、炭疽、破伤风;放线菌病;梅毒;李斯特菌病等。②军团菌病。③肺炎支原体肺炎、肺炎衣原体肺炎。④衣原体属、支原体属所致泌尿生殖系感染。⑤沙眼衣原体结膜炎。⑥淋病奈瑟球菌感染。

【用法和用量】口服:一日 1 ~ 2g,分 3 ~ 4 次服用。军团菌病患者,一日 2 ~ 4g,分 4 次服用。

【不良反应】胃肠道反应有腹泻、恶心、呕吐、中上腹痛、口舌疼痛、胃纳减退等,其发生率与剂量有关。肝毒性少见,患者可有乏力、恶心、呕吐、腹痛、发热及肝功能异常,偶见黄疸等。大剂量(≥4g/d)应用时,尤其肝、肾疾病患者或老年患者,可能引起听力减退,主要与血药浓度过高(>12mg/L)有关,停药后大多可恢复。过敏反应表现为药物热、皮疹、嗜酸性粒细胞增多等,发生率约 0.5% ~ 1%。其他偶有心律失常,口腔或阴道念珠菌感染。

【禁忌证】对本品及其他大环内酯类药物过敏者禁用。

【注意事项】①溶血性链球菌感染用本品治疗时,至少需持续 10 日,以防止急性风湿热的发生。②肾功能减退患者一般无须减少用量,但严重肾功能损害者本品的剂量应适当减少。③肝病患者本品的剂量应适当减少。④用药期间定期随访肝功能。⑤患者对一种红霉素制剂过敏或不能承受时,对其他红霉素制剂也可能过敏或不能承受。⑥因不同细菌对红霉素的敏感性存在一定差异,故应做药敏测定。

【FDA 妊娠期药物安全性分级】B 级。红霉素被认为是一种在妊娠期可安全使用的抗菌药物。幽门狭窄与新生儿红霉素的使用有关,但没有证据表明孕妇在妊娠晚期接受红霉素治疗会导致婴儿肥厚性幽门狭窄。

【哺乳期用药安全等级】L1;L3(新生儿早期幽门狭窄)。红霉素可通过乳汁排泄,哺乳期妇女慎用。幽门狭窄与新生儿红霉素的使用和通过母乳暴露有关。

【制剂与规格】红霉素片:0.1g(10 万 U)/ 片、0.125g(12.5 万 U)/ 片、0.25g(25 万 U)/ 片;红霉素肠溶片:0.125g(12.5 万 U)/ 片、0.25g(25 万 U)/ 片;红霉素肠溶散:1g:0.1g/ 袋;红霉素肠溶微丸胶囊:0.125g(12.5 万 U)/ 粒、0.25g(25 万 U)/ 粒。

罗红霉素　Roxithromycin

【适应证】本品为大环内酯类抗菌药物。适用于敏感细菌引起的支气管炎、肺炎等下呼吸道感染。化脓性链球菌引起的咽炎及扁桃体炎,敏感菌所致的鼻窦炎、中耳炎。

【用法和用量】口服:一次 0.15g,一日 2 次(或一次 0.3g,一日 1 次),疗程 5 ~ 12 日。宜空腹口服。

【不良反应】常见:腹痛、腹泻、恶心、呕吐等胃肠道反应,但发生率明显低于红霉素。偶见:皮疹、皮肤瘙痒、头昏、头痛、肝功能异常(谷丙转氨酶及谷草转氨酶升高)、外周血细胞下降等。

【禁忌证】对本品、红霉素或其他大环内酯类药物过敏者禁用。

【注意事项】①肝功能不全者慎用。严重肝硬化者的半衰期延长至正常水平 2 倍以上,如确实需要使用,则一次给药 0.15g,一日 1 次。②轻度肾功能不全者不需作剂量调整,严重肾功能不全者给药时间延长一倍(一次给药 0.15g,一日 1 次)。③本品与红霉素存在交叉耐药性。④食物对本品的吸收有影响,进食后服药会减少吸收,与牛奶同服可增加吸收。⑤服用本品后可影响驾驶及机械操作能力。

【FDA 妊娠期药物安全性分级】B 级。

【哺乳期用药安全等级】暂无。低于 0.05% 的给药量排入母乳,目前未见对婴儿有较大影响的报道。

【制剂与规格】罗红霉素片:0.05g/ 片、0.075g/ 片、0.15g/ 片、0.25g/ 片;罗红霉素分散片:0.05g/ 片、0.075g/ 片、0.15g/ 片;罗红霉素胶囊:0.05g/ 粒、0.075g/ 粒、0.15g/ 粒;罗红霉素干混悬剂:0.025g/ 包、0.05g/ 包;罗红霉素颗粒:0.025g/ 袋、0.05g/ 袋、0.075g/ 袋、0.15g/ 袋。

克拉霉素　Clarithromycin

【适应证】本品为大环内酯类抗菌药物。适用于敏感菌引起的下列感染。①鼻咽感染:扁桃体炎、咽炎、鼻窦炎。②下呼吸道感染:急性支气管炎、慢性支气管炎急性发作和肺炎。③皮肤软组织感染:脓疱病、丹毒、毛囊炎、疖和伤口感染。④急性中耳炎、肺炎支原体肺炎、沙眼衣原体引起的尿道炎及宫颈炎等。⑤军团菌感染,或与其他药物联合用于鸟分枝杆菌感染、幽门螺杆菌感染的治疗。

【用法和用量】口服:一次 0.25g,一日 2 次;严重感染时,剂量增加为一次 0.5g,一日 2 次。疗程 5 ~ 14 日,窦炎疗程为 6 ~ 14 日。

【不良反应】常见:胃肠不适,如恶心、消化不良、腹痛、呕吐和腹泻,其他不良反应包括头痛、味觉异常和肝酶短暂升高。很少见肝功能异常,如肝酶升高,黄疸或无黄疸的肝细胞性和 / 或胆汁淤积性(药物性)肝炎,这种异常可能会很严重但经常是可逆转的。极少数有肝坏死的报道,且多与严重疾病和 / 或同服其他药物有关。罕见胰腺炎和惊厥报告。极少病例引起肌酐浓度升高,但原因不明。口服克拉霉素,曾有发生过敏反应报告,轻者为荨麻疹和轻度发疹,重者为过敏和 Stevens-Johnson 综合征或毒性表皮坏死松解。曾有发生短暂性中枢神经系统的不良反应报告,包括头昏、眩晕、焦虑、失眠、噩梦、耳鸣、意识模糊、定向力障碍、幻觉和精神病,但因果关系不清楚。有报告表明,克拉霉素会导致可逆转的失聪、味觉改变和味觉失调。克拉霉素治疗期间,会发生舌炎、胃炎、口腔念珠菌病和舌无色。也有牙变色的报告,但牙变色可通过专业牙科逆转。极少有发生低血糖症的报告,有些是同服降血糖药或胰岛素造成。极少会发生白细胞和血小板减少症。与其他大环内酯类药物类似,克拉霉素很少会导致 Q-T 间期延长,心律失常如室性心动过速、室颤和充血性心力衰竭。

【禁忌证】大环内酯类抗生素过敏者禁用。心脏病(如心律失常、心动过

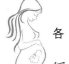

缓、Q-T 间期延长、缺血性心脏病、充血性心力衰竭等）患者。严重肝功能损害者、水电解质紊乱者。

【注意事项】①克拉霉素主要由肝脏代谢，因此，对肝功能损伤的患者用药应谨慎，中度至严重肾功能损伤的患者使用本品也应注意。②血液透析或腹膜透析对克拉霉素的血浆浓度影响不大。③应注意克拉霉素和其他大环内酯类药物的交叉耐药性，和林可霉素及克林霉素之间也有交叉耐药性。④应注意克拉霉素与秋水仙碱合用时会发生秋水仙碱毒性，尤其是对于肾功能不全的患者，其中某些病例死亡。⑤与其他抗生素相似，长期或重复使用克拉霉素可能出现耐药菌或真菌引起的二重感染，此时必须立刻停止用药并采取适当的支持疗法。⑥在其他联合应用克拉霉素和奎尼丁或丙吡胺的病例中也报道 7 例尖端扭转性室性心动过速。在与克拉霉素联合应用时应该监测这些药物的血清浓度。⑦和其他大环内酯类药物相似，克拉霉素有可能与华法林和环孢霉素发生相互作用。

【FDA 妊娠期药物安全性分级】C 级。动物实验表明高风险，但有限的人类资料显示低风险。一项丹麦的队列研究发现克拉霉素增加早孕阶段流产的风险，但是不增加主要畸形发生的风险及新生儿幽门狭窄的风险。目前的循证医学证据表明该药在妊娠期使用有一定的风险。说明书标示孕妇禁用。因此，该药在哺乳期使用属于超说明书用药，应综合目前循证医学证据，按超说明书用药规范管理，须知情同意。

【哺乳期用药安全等级】L1 级。人类资料有限，目前未见经乳汁导致婴儿不良反应的报道。哺乳期适用。

【制剂与规格】克拉霉素片（0.1g 相当于 10 万 U，下同）：0.125g/ 片、0.25g/ 片、0.5g/ 片；乳糖酸克拉霉素：0.125g/ 片；克拉霉素分散片：0.05g/ 片、0.1g/ 片、0.125g/ 片、0.25g/ 片；克拉霉素缓释片：0.5g/ 片；克拉霉素胶囊：0.05g/ 粒、0.125g/ 粒、0.25g/ 粒、0.5g/ 粒。克拉霉素缓释胶囊：0.25g/ 粒；克拉霉素混悬剂：2.5%（50ml：1.25g）/ 包、2.5%（100ml：2.5g）/ 包、5%（50ml：2.5g）/ 包、5%（100ml：5g）/ 包；克拉霉素干混悬剂：1g：0.125g/ 包、2g：0.125g/ 包、2g：0.25g/ 包；克拉霉素颗粒：600mg：0.125g/ 袋、1g：0.05g/ 袋、1g：0.125g/ 袋、1.5g：0.125g/ 袋、2g：0.1g/ 袋、2.5g：0.1g/ 袋、2.5g：0.125g/ 袋；克拉霉素干糖浆：0.125g/ 瓶。

克林霉素　Clindamycin

【适应证】本品为林可霉素类抗菌药物。适用于由敏感细菌（如厌氧菌与葡萄球菌、链球菌、肺炎球菌等）引起的呼吸系统感染；泌尿系统感染；五官感染及皮肤软组织感染等。

【用法和用量】口服：一次 0.15 ~ 0.3g，一日 4 次。重症感染：一次 0.45g，一日 4 次。静脉滴注：中度感染，一日 0.6 ~ 1.2g，分 2 ~ 3 次给药；严重感染每日 1.2 ~ 2.7g，分 2 ~ 3 次给药，或遵医嘱。滴注时间：大于 30 分钟。

【不良反应】胃肠道反应：包括恶心、呕吐、腹痛、腹泻等症状；严重者可出现假膜性肠炎，表现为腹绞痛、腹部压痛、严重腹泻（水样或脓血样），伴发热、异常口渴和疲乏等。腹泻，肠炎和假膜性肠炎等可出现于治疗中或停药后。过敏反应：通常以轻到中度的麻疹样皮疹最为多见，其次为水疱样皮疹和荨麻疹，偶见多形红斑、剥脱性皮炎，部分表现为 Stevens-Johnson 综合征。可出现肝功能异常、肾功能异常，偶见中性粒细胞减少和嗜酸性粒细胞增多等。

【禁忌证】对克林霉素和林可霉素以及本品中任何成分过敏者禁用。

【注意事项】①对林可霉素过敏时有可能对克林霉素类也过敏。②对诊断的干扰：服药后谷丙转氨酶及谷草转氨酶可增高。③肠道疾病或有既往史者（特别如溃疡性结肠炎、局限性肠炎或抗生素相关肠炎）、肝功能减退和肾功能严重减退者慎用，既往有哮喘或其他过敏史者慎用。④用药期间需密切注意抗生素相关性肠炎的可能。⑤为防止急性风湿热的发生，用本类药物治疗溶血性链球菌感染时的疗程，至少为 10 日。⑥偶可导致二重感染。⑦疗程长者，需定期检测肝、肾功能和血常规。⑧严重肾功能减退和 / 或严重肝功能减退，伴严重代谢异常者，采用高剂量时需进行血药浓度监测。

【FDA 妊娠期药物安全性分级】B 级。目前未见克林霉素与先天性缺陷有关的报道。妊娠期适用。

【哺乳期药物安全性分级】L2 级。研究表明，克林霉素可以通过乳汁分泌，但由于其在母体血浆浓度低，几乎在乳汁中检测不到。美国儿科学会将克林霉素列为可母乳喂养的药物。

【制剂与规格】盐酸克林霉素片：0.15g/ 片；盐酸克林霉素胶囊：75mg/ 粒、0.1g/ 粒、0.15g/ 粒、0.3g/ 粒。

亚胺培南西司他丁钠　Imipenem and Cilastatin Sodium

【适应证】本品为碳青霉烯类抗菌药。本品特别适用于多种病原体所致和需氧 / 厌氧菌引起的混合感染，以及在病原菌未确定前的早期治疗。本品适用于由敏感细菌引起的下列感染：腹腔内感染、下呼吸道感染、妇科感染、败血症、泌尿生殖道感染、骨关节感染、皮肤软组织感染、心内膜炎。

本品适用于治疗由敏感的需氧菌 / 厌氧菌株所引起的混合感染。这些混合感染主要与粪便、阴道、皮肤及口腔的菌株污染有关。脆弱拟杆菌是这些混合感染中最常见的厌氧菌，它们通常对氨基糖苷类、头孢菌素类和青霉素类抗生素耐药，而对本品敏感。

已经证明本品对许多耐头孢菌素类的细菌,包括需氧和厌氧的革兰氏阳性及革兰氏阴性细菌所引起的感染仍具有强效的抗菌活性;这些细菌耐药的头孢菌素类抗菌药包括头孢唑啉、头孢哌酮、头孢噻吩、头孢西丁、头孢噻肟、拉氧头孢、头孢孟多、头孢他啶和头孢曲松。同样,许多由耐氨基糖苷类(如庆大霉素、阿米卡星、妥布霉素)和/或青霉素类(氨苄西林、羧苄西林、青霉素、替卡西林、哌拉西林、阿洛西林、美洛西林)的细菌引起的感染,使用本品仍有效。

本品不适用于脑膜炎的治疗。

【用法和用量】静脉滴注或肌内注射,严禁静脉注射。静脉滴注:①一日2~3g,每6~8小时1次,每日最大剂量不得超过50mg/kg或4g(目前无资料显示剂量超过4g可提高临床疗效);②肾功能减退患者剂量,肌酐清除率50~90ml/min者,一次0.25~0.5g,每6~8小时1次;肌酐清除率10~50ml/min者,一次0.25g,每6~8小时1次;肌酐清除率6~10ml/min者,一次0.25~0.5g,每12小时1次;肌酐清除常<5ml/min者,仅在预期48小时内进行血液透析时方可应用本品。由于本品在肾功能不全患者惊厥发生率增高,血液透析患者仅在充分权衡利弊后方可应用本品,一次0.25g,每12小时1次,透析结束时补充0.25g;连续性非卧床腹膜透析(CAPD)患者剂量与内生肌酐清除率<10ml/min者相同。肌内注射:一次0.5~0.75g,每12小时1次。

【不良反应】一般来说,本品的耐受性良好。临床对照研究显示,本品的耐受性与头孢唑啉、头孢噻吩和头孢噻肟一样良好。不良反应大多轻微而短暂,很少需要停药,极少出现严重的不良反应。最常见的不良反应是一些局部反应。①局部反应:红斑、局部疼痛和硬结,血栓性静脉炎。②过敏反应/皮肤:皮疹、瘙痒、荨麻疹、多形性红斑、Stevens-Johnson综合征、血管性水肿、中毒性表皮坏死(罕见)、表皮脱落性皮炎(罕见)、念珠菌病、发热包括药物热及过敏反应。③胃肠道反应:恶心、呕吐、腹泻、牙齿和/或舌色斑。与使用其他所有广谱抗生素一样,已有报道本品可引起假膜性结肠炎。④血液:嗜酸性粒细胞增多症、白细胞减少症、中性白细胞减少症,包括粒细胞缺乏症、血小板减少症、血小板增多症、血红蛋白降低和全血细胞减少症,以及凝血酶原时间延长。部分患者可能出现直接Coombs试验阳性反应。⑤肝功能:血清转氨酶、胆红素和/或碱性磷酸酶升高;肝衰竭(罕见),肝炎(罕见)和暴发性肝炎(极罕见)。⑥肾功能:少尿/无尿、多尿、急性肾功能衰竭(罕见)。由于这些患者通常已有导致肾前性氮质血症或肾功能损害的因素,因此难以评估本品对肾功能改变的作用。已观察到本品可引起肌酐和尿素氮升高的现象;尿液变色的情况是无害的,不应与血尿混淆。⑦神经系统/精神疾病:与其他β-内酰胺类抗生素一样,已有报道本品可引起中枢神经系统的不良反应,如肌阵挛、精神障碍,包括幻觉、错乱状态或癫痫发作,感觉异常和脑病亦有报道。⑧特殊感觉:听觉丧失,味觉异常。⑨粒细胞减少:与无粒细胞减少症的患者相比,在粒细胞减少的患者中使用本品静脉滴注更常出现药物相关性的恶心和 / 或呕吐症状。

【禁忌证】本品禁用于对本品任何成分过敏的患者。

【注意事项】①一些临床和实验室资料表明,本品与其他 β- 内酰胺类抗生素、青霉素类和头孢菌素类抗生素有部分交叉过敏反应。已报道,大多数 β- 内酰胺抗生素可引起严重的反应(包括过敏性反应)。因此,在使用本品前,应详细询问患者过去有无对 β- 内酰胺类抗生素的过敏史。若在使用本品时出现过敏反应,应立即停药并作相应处理。②有文献报道,合并碳青霉烯类用药,包括亚胺培南,患者接受丙戊酸或双丙戊酸钠会导致丙戊酸浓度降低。因为药物相互作用,丙戊酸浓度会低于治疗范围,因此癫痫发作的风险增加。增加丙戊酸或双丙戊酸钠的剂量并不足以克服该类相互作用。一般不推荐亚胺培南与丙戊酸 / 双丙戊酸钠同时给药。当患者癫痫发作经丙戊酸或双丙戊酸钠良好控制后,应考虑非碳青霉烯类的其他抗生素用于治疗感染。如果必须使用本品,应考虑补充抗惊厥治疗。③已有报告几乎所有抗生素都可引起假膜性结肠炎,其严重程度由轻度至危及生命不等。因此,对曾患过胃肠道疾病尤其是结肠炎的患者,应小心使用抗生素。对在使用抗生素过程中出现腹泻的患者,应考虑诊断假膜性结肠炎的可能。有研究显示,梭状芽孢杆菌所产生的毒素是在使用抗生素期间引起结肠炎的主要原因,但也应予以考虑其他原因。④中枢神经系统:本品与其他 β- 内酰胺类抗生素一样,可产生中枢神经系统的不良反应,如肌肉阵挛、精神错乱或癫痫发作,尤其当使用剂量超过了根据体重和肾功能状态所推荐的剂量时。但这些不良反应大多发生于已有中枢神经系统疾患的患者(如脑损害或有癫痫病史)和 / 或肾功能损害者,因为这些患者会发生药物蓄积。已有癫痫发作的患者,应继续使用抗惊厥药来治疗。⑤如发生病灶性震颤、肌阵挛或癫痫时,应作神经病学检查评价;如原来未进行抗惊厥治疗,应给予治疗。如中枢神经系统症状持续存在,应减少本品的剂量或停药。⑥肌酐清除率≤5ml/(min·1.73m^2)的患者不应使用本品,除非在 48 小时内进行血液透析。血液透析患者亦仅在使用本品的益处大于癫痫发作的危险性时才可考虑。

【FDA 妊娠期药物安全性分级】C 级。在妊娠期妇女使用本品方面,尚未有足够及良好对照的研究资料,只有考虑在对胎儿益处大于潜在危险的情况下,才能在妊娠期间给药。

【哺乳期药物安全性分级】L3 级。本品用于哺乳期妇女的经验有限,并没有证据表明使用本品会使母乳喂养的婴儿发生不良反应。

【制剂与规格】注射用亚胺培南西司他丁钠：0.5g（亚胺培南 0.25g 与西司他丁 0.25g）/ 支、1g（亚胺培南 0.5g 与西司他丁 0.5g）/ 支、2g（亚胺培南 1g 与西司他丁 1g）/ 支。

美罗培南　Meropenem

【适应证】本品为碳青霉烯类抗菌药。适用于由单一或多种对美罗培南敏感的细菌引起的感染：肺炎（包括院内获得性肺炎）、尿路感染、妇科感染（如子宫内膜炎和盆腔炎）、皮肤软组织感染、脑膜炎、败血症。经验性治疗，对成人粒细胞减少症伴发热患者，可单独应用本品或联合抗病毒药或抗真菌药使用。美罗培南单用或与其他抗微生物制剂联合使用可用于治疗多重感染。

【用法和用量】给药剂量和时间间隔应根据感染类型、严重程度及患者的具体情况而定。静脉滴注：肺炎、尿路感染、妇科感染（如子宫内膜炎）、皮肤或软组织感染，一次 0.5g，每 8 小时 1 次。院内获得性肺炎、腹膜炎、中性粒细胞减少患者的合并感染、败血症的治疗，一次 1g，每 8 小时 1 次。脑膜炎，一次 2g，每 8 小时 1 次。肾功能不全者肌酐清除率 <51ml/min 患者按下面的规定减少剂量，肌酐清除率 26 ~ 50ml/min 者，一次 1g，每 12 小时 1 次；肌酐清除率 10 ~ 25ml/min 者，一次 0.5g，每 12 小时 1 次；肌酐清除率 <10ml/min 者，一次 0.5g，一日 1 次。溶媒为 0.9% 氯化钠注射液、5% 或 10% 葡萄糖注射液、5% 葡萄糖氯化钠注射液、25% 或 10% 甘露醇注射液，静脉滴注时间大于 15 分钟。静脉注射：0.25g 溶于 5ml 注射用水（浓度为 50mg/ml）中静脉注射。静脉注射时间应大于 5 分钟。配制好的溶液应在 15 ~ 30 分钟内完成给药，如特殊情况需放置，仅能用 0.9% 氯化钠注射液溶解，并于室温下放置（不可冷冻），6 小时内使用。

【不良反应】常见：皮疹、腹泻、软便、恶心、呕吐。实验室检查值主要异常：谷草转氨酶、谷丙转氨酶、碱性磷酸酶升高，红细胞减少，血红蛋白降低，血小板减少及嗜酸性粒细胞增多等。严重：过敏性休克、急性肾衰等严重肾功能障碍、伴有血便的重症结肠炎如假膜性结肠炎等、间质性肺炎、PZF 综合征、痉挛、意识障碍等中枢神经系统症状、中毒性表皮坏死症、Stevens-Johnson 综合征。其他还可见以下不良反应：黄疸、头痛、口腔炎、念珠菌感染、维生素 K 缺乏症状及维生素 B 族缺乏症状。

【禁忌证】对本品成分及其他碳青霉烯类抗生素过敏者禁用。使用丙戊酸的患者禁用。

【注意事项】①对青霉素类或其他 β- 内酰胺类抗生素过敏患者也可对本品呈现过敏，应慎用。②对严重肝、肾功能障碍的患者慎用。③对进食不良或非经口营养的患者，全身状况不良的患者慎用。④有癫痫史或中枢神经系统功能障碍的患者慎用。⑤肝病患者使用美罗培南应认真监测患者的肝功能。⑥本品不推荐用于耐甲氧西林葡萄球菌引起的感染。⑦在抗生素的使用过程中,可能导致轻微至危及生命的假膜性结肠炎,对使用美罗培南后引起的腹泻或腹痛加剧的患者,应确诊其是否为艰难梭菌引起的假膜性结肠炎,同时也应认真考虑其他因素。治疗铜绿假单胞菌等单胞菌感染时,应常规进行药物敏感试验。⑧本品可通过血液透析清除,若病情需要持续使用本品,建议在血透后根据病情再给予全量,以达到有效的血浆浓度。⑨对肝功能不全患者不必进行剂量调整。⑩美罗培南不应冰冻。使用前摇晃均匀。本品配制后应一次用完。配制及使用时应严格遵循无菌操作。

【FDA 妊娠期药物安全性分级】B 级。动物研究提示低风险,尚未确立本药在妊娠期给药的安全性,当利大于弊时,才可用于妊娠期或有可能妊娠的妇女。

【哺乳期药物安全性分级】L3 级。哺乳期用药数据有限,哺乳期妇女不推荐使用本品,除非证实使用该药对乳儿的影响利大于弊。

【制剂与规格】注射用美罗培南:0.25g/ 支、0.5g/ 支。

万古霉素　Vancomycin

【适应证】本品为糖肽类抗菌药。适用于耐药革兰氏阳性菌所致的严重感染,特别是甲氧西林耐药葡萄球菌属、肠球菌属及青霉素耐药肺炎链球菌所致的败血症,肠球菌属及青霉素耐药肺炎链球菌引起的心内膜炎、脑膜炎、肺炎、骨髓炎等;中性粒细胞减少或缺乏症合并革兰氏阳性菌感染患者;青霉素过敏或经其他抗菌药物治疗无效的严重革兰氏阳性菌感染患者;口服万古霉素可用于经甲硝唑治疗无效的艰难梭菌所致的假膜性肠炎患者。

【用法和用量】静脉滴注:全身性感染,一次 0.5 ~ 1g 或 7.5 ~ 15mg/kg,每 6 ~ 12 小时 1 次;肾功能减退者给予首剂冲击量 0.75 ~ 1.0g 后,肌酐清除率 50 ~ 80ml/min 者,一次 1g,每 12 小时 1 次;肌酐清除率 10 ~ 50ml/min 者,一次 1g,每 1 ~ 4 日 1 次;肌酐清除率 <10ml/min 者,一次 1g,每 4 ~ 7 日 1 次。配制:0.5g 溶于 10ml 注射用水后,稀释于至少 100ml 0.9% 氯化钠注射液或 5% 葡萄糖注射液中,输注时间至少应在 60 分钟以上。

【不良反应】早期的制剂中有较多的杂质,耳、肾毒性及皮疹等不良反应发生率较高。目前使用的制剂较纯,不良反应尤其是肾毒性明显减少。①发生率较少者有听力减退、耳鸣或耳部胀满感(耳毒性);血尿、呼吸困难、嗜睡、尿量或排尿次数显著增多或减少、食欲缺乏、恶心或呕吐、异常口渴、软弱无力(肾毒性)等。②"红人综合征"的发生率低,多见于快速大剂量静脉滴注后,症状有食欲缺乏、寒战或发热、晕厥、瘙痒、恶心或呕吐、心动过速、皮疹或面红、颈根、上半身背部、前臂等处发红或麻刺感（释放组胺）。用药前使用抗组胺药常可使症状减轻或避免出现。③偶有药物热、皮疹、瘙痒、过敏样反应等变态反应，静脉给药可引起血栓性静脉炎，偶有中性粒细胞或血小板减少、心力衰竭等。

【禁忌证】对本品有既往过敏性休克史的患者禁用。

【注意事项】

（1）基本注意事项：①本品对耐甲氧西林金黄色葡萄球菌所致的感染明确有效，但对葡萄球菌肠炎非口服用药，其有效性尚未明确。②用药期间希望能监测血药浓度。

（2）有关用法和用量：①快速推注或短时间内静脉滴注本药可使组胺释放出现红人综合征（面部、颈躯干红斑性充血、瘙痒等）、低血压等副作用，所以每次静脉滴注应在 60 分钟以上。②肾功能损害的患者应调节用药量和用药间隔，监测血药浓度慎重给药。③为防止使用本药后产生耐药菌，原则上应明确细菌的敏感性。

（3）配伍：目前已明确本品与下列注射剂混合使用引起药物变化，所以不能混注。与氨茶碱、5- 氟尿嘧啶混合后可引起外观改变，时间延长药物效价可显著降低。

（4）给药：①因可引起血栓性静脉炎，所以应十分注意药液的浓度和静脉滴注的速度，再次静脉滴注时应更换部位。②药液渗漏于血管外可引起坏死，所以在给药时应慎重，不要渗漏于血管外。

（5）给药途径：肌内注射可伴有疼痛，所以不能肌内注射。

（6）其他注意事项：国外有快速静脉滴注本药引起心脏停搏的报道。

【FDA 妊娠期药物安全性分级】B 级（口服给药）；C 级（肠道外给药）。万古霉素可在发生危及孕妇生命的感染时使用，单独应用本品无须终止妊娠或进行侵入性检查。有关其对胎儿安全性的临床资料较少，尚未有关于新生儿畸胎、肾毒性、听力受损的报道出现。曾有一例病例报道，孕妇服用万古霉素后，分娩过程中药物扩散过快，致使低血压发作，期间婴儿出现了心动过缓。

【哺乳期药物安全性分级】L1 级。由于药物分子量大，很少能够分泌进入乳汁，该药的口服生物利用度低，乳汁中的药物一般难以被婴儿肠道所吸收，而且，因为它在婴儿胃肠道吸收率低，进一步限制了它引起婴儿全身不良反应的可能性。

【制剂与规格】注射用盐酸万古霉素：0.5g/ 支。

替考拉宁　Teicoplanin

【适应证】本品为糖肽类抗菌药。适用于：①甲氧西林耐药葡萄球菌、肠球菌等以及对本品敏感革兰氏阳性菌所致的中、重度感染；②用于青霉素过敏患者的肠球菌或链球菌所致严重感染；③已证明替考拉宁对下列感染有效：皮肤和软组织感染，泌尿道感染，呼吸道感染，骨和关节感染，败血症，心内膜炎及持续不卧床腹膜透析相关性腹膜炎；④在骨科手术具有革兰氏阳性菌感染的高危因素时，本品也可作预防用；⑤本品也可口服用于艰难梭菌相关性腹泻和结肠炎的替代治疗。

【用法和用量】静脉注射或静脉滴注。配制：用3ml注射用水缓慢地注入含替考拉宁瓶内，轻轻转动小瓶，直至粉末完全溶解，注意不能产生泡沫。如有泡沫形成将瓶放置15分钟，直到泡沫消失，将液体完全吸入注射器中。配制好的溶液可加入下列注射液中使用：0.9%氯化钠注射液或5%葡萄糖注射液或5%葡萄糖氯化钠注射液或腹膜透析液中。测定血清药物浓度可优化治疗。

（1）肾功能正常者：下呼吸道感染，静脉注射，首剂0.4g，以后维持剂量，一次0.2g，一日1次。

（2）肾功能不全者：于第4日开始减少剂量，具体剂量如下。①肌酐清除率40~60ml/min者，剂量应减半。可原有剂量隔日1次，或原有剂量减半，一日1次。②肌酐清除率<40ml/min以及血透析患者，用量为肌酐清除率正常者的1/3。可原有剂量，每3日1次，或用原有剂量的1/3，一日1次。替考拉宁不能被透析清除。③持续不卧床腹膜透析者，首剂0.4g，后第一周按每升透析液20mg给药，第二周按每升透析液10mg给药，第三周按每3升透析液20mg给药。

【不良反应】①应用本品后常见的不良反应为注射部位的疼痛和皮疹等过敏反应。②其次为一过性的肝、肾功能异常，少数患者可发生耳、肾毒性，偶见恶心、呕吐、眩晕、嗜酸性粒细胞增多、白细胞减少、血小板减少等。③对照研究的结果显示替考拉宁引起的"红人综合征"明显较万古霉素少见，而血小板减少的发生率则在替考拉宁组较为常见，尤其常见于应用高剂量者。对照研究显示在常用剂量下替考拉宁的肾毒性较万古霉素稍低。本品与万古霉素有交叉过敏反应。

【禁忌证】对本品过敏者禁用，对万古霉素、去甲万古霉素等糖肽类抗菌药物过敏者禁用。

【注意事项】①过敏反应：已有关于使用替考拉宁导致严重、危及生命甚至致死性的过敏反应（如过敏性休克）的报道。已知对万古霉素过敏的患者必须慎用替考拉宁，因为可能发生交叉过敏反应，包括致死性过敏性休克。②输液相关反应：观察到罕见病例（甚至在第一次给药时）出现"红人综合征"，停止输液或降低输液速度可能会终止这些反应。③重度大疱性反应：

已有关于使用替考拉宁发生危及生命、甚至发生致死性皮肤反应 Stevens-Johnson 综合征和中毒性表皮坏死松解症（TEN）的报道。④抗菌谱：替考拉宁的抗菌谱窄（革兰氏阳性菌），其合理用药应考虑抗菌谱、安全性和个体患者标准抗菌治疗的适用性。⑤负荷剂量方案：由于安全性数据有限，当替考拉宁按 12mg/kg、每日 2 次给药时，应密切监测患者的不良反应。在此给药方案下，除推荐的定期血液学检查外，还应监测血肌酐值。替考拉宁不应通过心室内途径进行给药。⑥血小板减少：有使用替考拉宁出现血小板减少的报道。在治疗期间推荐进行定期血液学检查，包括全血细胞计数。⑦肾毒性：有使用替考拉宁出现肾衰竭的报道。对于肾功能不全患者和 / 或接受替考拉宁治疗的同时或序贯服用其他已知有肾毒性药物（氨基糖苷类、多黏菌素 E、两性霉素 B、环孢素和顺铂）的患者，应密切监测。因为替考拉宁主要通过肾脏排泄，肾功能不全患者应调整剂量。⑧耳毒性：与其他糖肽类相同，使用替考拉宁治疗的患者中有报道出现耳毒性（耳聋和耳鸣）。对于替考拉宁治疗期间出现听力损伤或内耳疾病体征和症状的患者，应进行谨慎评估和监测，特别是长期治疗和肾功能不全的患者。对于接受替考拉宁治疗的同时或序贯服用其他已知有神经毒性 / 耳毒性药物（氨基糖苷类、环孢素、顺铂、呋塞米和依他尼酸）的患者，应进行密切监测，如果出现听力减弱应评估替考拉宁治疗的获益。⑨二重感染：与其他抗生素相同，使用替考拉宁特别是长期使用时，可能导致非敏感微生物过度繁殖。如果治疗期间出现二重感染，应采取适当措施。⑩其他：替考拉宁可引起头晕和头痛，可能影响驾驶车辆或操纵机器的能力，出现上述不良影响的患者不应驾驶车辆或操纵机器。

【FDA 妊娠期药物安全性分级】暂无。妊娠期妇女使用替考拉宁的数据有限。动物研究表明高剂量时具有生殖毒性：大鼠死胎率和新生鼠死亡率增高。对人的潜在风险尚不清楚。因此，除非明确必须使用，妊娠期间不能使用替考拉宁。不能排除对胎儿内耳和肾脏损伤的潜在风险。

【哺乳期药物安全性分级】暂无。尚不清楚替考拉宁是否可分泌至人体的乳汁中。没有替考拉宁分泌至动物乳汁中的信息。应考虑哺乳对幼儿的受益和替考拉宁治疗对母亲的受益来决定是否继续 / 终止哺乳或继续 / 终止替考拉宁治疗。

【制剂与规格】注射用替考拉宁：0.2g/ 支。

利奈唑胺　Linezolid

【适应证】本品为噁唑烷酮类抗菌药物。治疗由特定微生物敏感株引起的下列感染。①医院获得性肺炎：由金黄色葡萄球菌（甲氧西林敏感和耐药的菌株）或肺炎链球菌引起的医院获得性肺炎。②社区获得性肺炎：由肺炎链球菌引起的社区获得性肺炎,包括伴发的菌血症,或由金黄色葡萄球菌(仅为甲氧西林敏感的菌株)引起的社区获得性肺炎。③复杂性皮肤和皮肤软组织感染:包括未并发骨髓炎的糖尿病足部感染,由金黄色葡萄球菌(甲氧西林敏感和耐药的菌株)、化脓性链球菌或无乳链球菌引起的复杂性皮肤和皮肤软组织感染。尚无利奈唑胺用于治疗褥疮的研究。④非复杂性皮肤和皮肤软组织感染:由金黄色葡萄球菌(仅为甲氧西林敏感的菌株)或化脓性链球菌引起的非复杂性皮肤和皮肤软组织感染。⑤万古霉素耐药的屎肠球菌感染:包括伴发的菌血症。为减少细菌耐药的发生,确保利奈唑胺及其他抗菌药物的疗效,利奈唑胺应仅用于治疗或预防确诊或高度怀疑敏感菌所致感染。如可获得细菌培养和药物敏感性结果,应当考虑据此选择或调整抗菌治疗。如缺乏这些数据,当地的流行病学资料和药物敏感性状况可能有助于经验性治疗的选择。⑥利奈唑胺不适用于治疗革兰氏阴性菌感染。如确诊或疑诊合并革兰氏阴性菌感染,立即开始针对性的抗革兰氏阴性菌治疗十分重要。

【用法和用量】静脉滴注或口服。①医院获得性肺炎、复杂性皮肤与软组织感染和耐药革兰氏阳性球菌所致社区获得性肺炎、万古霉素耐药屎肠球菌感染:一次 0.6g,每 12 小时 1 次静脉滴注或口服,对万古霉素耐药屎肠球菌感染患者疗程至少 2 周。②复杂性皮肤与软组织感染:口服,一次 0.4g,一日 2 次。③肾功能损害患者:利奈唑胺剂量无须调整。血液透析 3 小时约可排出 30% 的给药量,因此血液透析的患者在完成透析后应适当补充剂量或在完成透析后再行给药。

【不良反应】本品的不良反应多数为轻至中度。常见:腹泻、恶心、呕吐、头痛、发热、头晕、味觉改变、口腔念珠菌病、外阴阴道念珠菌病、真菌感染、肝功能检查异常、尿素氮升高、血小板减少。少见:可逆性骨髓抑制(包括贫血、白细胞减少,甚至全血细胞减少)、周围神经病、癫痫和视神经病变、乳酸性酸中毒、5- 羟色胺综合征、胆红素、肌酐升高等。

【禁忌证】已知对利奈唑胺或本品其他成分过敏者禁用。禁止本品与单胺氧化酶抑制药合用或使用间隔不足 2 周。

【注意事项】①不同年龄、性别对成人药代动力学特性没有影响,无须调整剂量。②肾功能异常患者利奈唑胺剂量无须调整。轻至中度肝功能损害患者,利奈唑胺剂量无须调整;重度肝功能损害患者中尚缺乏临床资料,故不宜采用。③应用利奈唑胺的患者中有可逆性骨髓抑制的报道。对应用利奈唑胺的患者或用药前已有骨髓抑制的患者,应每周进行全血细胞计数的检查,尤其是用药超过 2 周者。发生骨髓抑制的患者应停用利奈唑胺治疗。④由于本品具有单胺氧化酶抑制药作用,在应用利奈唑胺过程中,应避免食用含有大量酪氨酸的食品,包括腌渍、烟熏、发酵的食品。⑤利奈唑胺混悬剂每 5ml 含有苯丙氨酸 20mg,苯丙酮尿症患者应注意。⑥应用利奈唑胺有发生乳酸性酸中毒的报道。因此,患者在接受利奈唑胺治疗时,如发生反复恶心或呕吐、原因不明的酸中毒或低碳酸血症,需进行相关检查。⑦在利奈唑胺治疗的患者中有周围神经病和视神经病变的报道,疗程超过 28 日者,则发生风险增加。若患者出现视力损害的症状,如视敏度改变、色觉改变、视物模糊或视野缺损,应及时进行眼科检查。对于所有长期应用利奈唑胺的患者或出现新发视觉症状的患者(不论其接受利奈唑胺治疗时间的长短),均应进行视觉功能监测。⑧在利奈唑胺治疗过程中有惊厥的报道。在有癫痫病史或有癫痫发作危险因素的患者中应注意观察。⑨利奈唑胺若疗程超过 28 日,治疗的安全性和有效性尚未确立。⑩禁用于类癌综合征,除非能监测 5- 羟色胺综合征的体征或症状。

【FDA 妊娠期药物安全性分级】C 级。尚未在孕妇中进行充分的、严格对照的临床研究。只有对胎儿的潜在益处大于风险时,才建议孕妇使用。

【哺乳期药物安全性分级】L3 级。利奈唑胺及其代谢产物可分泌至哺乳期大鼠的乳汁中,乳汁中的药物浓度与母体的血浆药物浓度相似。利奈唑胺是否分泌至人类的乳汁中尚不明确。

【制剂与规格】利奈唑胺片:0.6g/ 片;利奈唑胺注射液:100ml:0.2g/ 瓶、300ml:0.6g/ 瓶。

两性霉素 B　Amphotericin B

【适应证】本品为多烯类抗真菌药。适用于敏感真菌引起的深部真菌感染且病情呈进行性发展者,如腹腔感染(包括与透析相关者)、肺部感染等。

【用法和用量】静脉用药:开始静脉滴注时先试以 1 ~ 5mg 或 0.02 ~ 0.1mg/kg 给药,以后根据患者耐受情况每日或隔日增加 5mg,当增至一次 0.6 ~ 0.7mg/kg 时即可暂停增加剂量,此为一般治疗量。每日最高剂量 1mg/kg,每日或隔 1 ~ 2 日给药 1 次,累积总量 1.5 ~ 3.0g,疗程 1 ~ 3 个月,也可长至 6 个月,视病情及疾病种类而定。对敏感真菌感染宜采用较小剂量,即一次 20 ~ 30mg,疗程仍宜长。鞘内给药:首次 0.05 ~ 0.1mg,以后渐增至每次 0.5mg,最大量一次不超过 1mg,每周给药 2 ~ 3 次,总量 15mg 左右。鞘内给药时宜与小剂量地塞米松或琥珀酸氢化可的松同时使用,并需用脑脊液反复稀释药液,边稀释边缓慢注入以减少不良反应。局部用药:气溶吸入时成人每次 5 ~ 10mg,用灭菌注射用水溶解成 0.2% ~ 0.3% 溶液应用;超声雾化吸入时本品浓度为 0.01% ~ 0.02%,每日吸入 2 ~ 3 次,每次吸入 5 ~ 10ml;持续膀胱冲洗时每日以两性霉素 B 5mg 加入 1 000ml 灭菌注射用水中,按每小时注入 40ml 速度进行冲洗,共用 5 ~ 10 日。

配制:静脉滴注或鞘内给药时,本品 50mg 溶于灭菌注射用水,然后稀释于 5% 葡萄糖注射液 (不可用氯化钠注射液,因可产生沉淀),滴注液的药物浓度不超过 10mg/100ml,避光缓慢静滴,每次滴注时间需 6 小时以上;鞘内注射时可取 5mg/ml 浓度的药液 1ml,加 5% 葡萄糖注射液 19ml 稀释,使最终浓度成 250μg/ml。注射时取所需药液量以脑脊液 5~30ml 反复稀释,并缓慢注入。鞘内注射液的药物浓度不可高于 25mg/100ml,pH 值应在 4.2 以上。

【不良反应】静脉滴注过程中或静脉滴注后发生寒战、高热、严重头痛、食欲不振、恶心、呕吐,有时可出现血压下降、眩晕等。几乎所有患者在疗程中均可出现不同程度的肾功能损害,尿中可出现红细胞、白细胞、蛋白和管型、尿素氮和肌酐升高,肌酐清除率降低,也可引起肾小管性酸中毒。低钾血症,由于尿中排出大量钾离子所致。血液系统毒性反应有正常红细胞性贫血,偶可有白细胞或血小板减少。肝毒性,较少见,可致肝细胞坏死,急性肝功能衰竭亦有发生。心血管系统反应如静脉滴注过快时可引起心室颤动或心脏骤停。此外,本品所致的电解质紊乱亦可导致心律失常的发生。本品静脉滴注时易发生血栓性静脉炎。神经系统毒性反应,鞘内注射本品可引起严重头痛、发热、呕吐、颈项强直、下肢疼痛及尿潴留等,严重者可发生下肢截瘫等。过敏性休克、皮疹等变态反应偶有发生。

【禁忌证】对本品过敏及严重肝病的患者。

【注意事项】

（1）本品毒性大,不良反应多见,但它又是治疗危重深部真菌感染的唯一有效药物,选用本品时必须权衡利弊后作出决定。

（2）下列情况应慎用:①肾功能损害,本品主要在体内灭活,故肾功能重度减退时半衰期宜轻度延长,因此肾功能轻、中度损害的患者如病情需要仍可选用本品,重度肾功能损害者则需延长给药间期或减量应用,应用其最小有效量,当治疗累积剂量大于 4g 时可引起不可逆性肾功能损害;②肝功能损害,本品可致肝毒性,肝病患者避免应用本品。

（3）治疗期间定期严密随访血、尿常规、肝、肾功能、血钾、心电图等,如尿素氮或肌酐明显升高时,则需减量或暂停治疗,直至肾功能恢复。

（4）为减少本品的不良反应,给药前可给解热镇痛药和抗组胺药,如吲哚美辛和异丙嗪等,同时给予琥珀酸氢化可的松 25~50mg 或地塞米松 2~5mg 一同静脉滴注。

（5）本品治疗如中断 7 日以上者,需重新自小剂量 (0.25mg/kg) 开始逐渐增加至所需量。

（6）本品宜缓慢避光滴注,每剂滴注时间至少 6 小时。

（7）药液静脉滴注时应避免外漏,因本品可致局部刺激。

（8）仅 5mg 规格用于鞘内注射。

【FDA 妊娠期药物安全性分级】B 级。两性霉素 B 是妊娠期最安全的全身性抗真菌药,是妊娠期首选用药。

【哺乳期药物安全性分级】L3 级。目前尚无关于哺乳期妇女使用的相关研究资料。未见关于本品转运到乳汁中的数据,药物几乎不能被口服吸收,该药分子量大,蛋白结合率高,乳汁中的药量不太可能使乳儿出现临床症状。

【制剂与规格】注射用两性霉素 B:5mg(5 000 单位)/ 支、25mg(2.5 万单位)/ 支、50mg(5 万单位)/ 支。

两性霉素 B 脂质体　Amphotericin B Liposome

【适应证】本品为多烯类抗真菌药。适用于敏感真菌所致的深部真菌感染,且病情呈进行性发展者,如肺部感染等。

【用法和用量】静脉滴注:根据要求可按 3.0 ~ 4.0mg/(kg·d)的剂量使用。若无改善或真菌感染恶化,剂量可增至 6mg/(kg·d)。将溶解的本品用 5% 葡萄糖注射液稀释,以每小时 1mg/kg 的速度作静脉注射。在每一个疗程的第一次用药前建议作试验注射,以少量药(10ml 稀释液含有 1.6 ~ 8.3mg)用 15 ~ 30 分钟注射。再仔细观察 30 分钟。如果患者可以忍受并无与输注有关的反应,则输注时间可缩短至不少于 2 小时,如果患者出现急性反应或不能耐受输容积,则输注时间要延长。

【不良反应】下列不良反应在 5% 或更多的使用本品的患者中出现,但是导致原因尚不清楚。一般(全身):腹痛、腹胀、胸痛、背痛、注射部位炎症、面部浮肿、黏膜异常、疼痛、败血症;心血管系统:心血管功能紊乱、出血、体位性低血压;消化系统:腹泻、口干、呕血、黄疸、口炎;血液及淋巴系统:贫血、凝血障碍、凝血酶原减少;代谢和营养障碍:水肿、全身性水肿、低钙血症,低磷血症、周围性水肿、体重增加;神经系统:精神错乱(意识混乱)、眩晕、失眠、嗜睡、异想、震颤;呼吸系统:窒息、哮喘、咳嗽加剧、鼻衄、通气过度,肺部异常,鼻炎;皮肤及附属器官:斑丘疹、瘙痒、皮疹、出汗;特殊感官:眼部出血;泌尿生殖系统:血尿。在 1% ~ 5% 使用的患者中出现下列不良反应,但其原因尚不清楚。一般(全身):过敏反应、无力、死亡、低体温、免疫系统异常、感染、注射部位疼痛及注射部反应、颈痛;心血管系统:心律失常、心房纤颤、心动过缓、充血性心衰、心搏停止、静脉炎、休克、室上性心动过速、昏厥、血管扩张、肝静脉阻塞性疾病、室性期外收缩;消化系统:厌食、血性腹泻、便秘、消化不良、大便失禁、γ- 谷氨酰转肽酶升高、胃肠道异常、胃肠道出血、齿龈炎、舌炎、肝功能衰竭、黑粪症、口腔溃疡、念珠菌病、直肠异常;造血及淋巴系统:瘀斑、纤维蛋白原增加、低血色素性贫血、白细胞增多、白细胞减少、出血点、促凝血酶原减少;代谢和营养障碍:酸中毒、尿素氮升高、脱水、低钠血症、高钾血症、高脂血症、血（高）钠血症、高血容量、低血糖、低蛋白血症,乳酸脱氢酶、谷草转氨酶、谷丙转氨酶升高,体重下降;骨骼肌系统:关节痛、肌痛;神经系统:激动、焦虑、惊厥、抑郁、幻觉、张力过高、神经质、神经病、感觉异常、精神病、言语功能障碍、木僵;呼吸系统:咯血、肺水肿、咽炎、胸腔积液、呼吸道异常、鼻窦炎;皮肤及附属器官:痤疮、脱发、瘀点疹、皮肤颜色改变、皮丘、大疱疹;特别感官:弱视、耳聋、听力异常、耳鸣;泌尿生殖系统:白蛋白尿、排尿困难、糖尿、肾衰、少尿、尿失禁、尿潴留。

【禁忌证】对本品过敏及严重肝病的患者。

【注意事项】

（1）静脉输液瓶应加黑布遮光,以免药物效价降低。

（2）静脉滴注前后均应用等渗葡萄糖液静脉滴注,以避免药液滴至血管外和防止静脉炎的发生。

（3）治疗期间定期监测血常规、尿常规、肝、肾功能、血钾和心电图。如尿素氮或肌酐值明显升高时,则需减量或暂停治疗,直至肾功能恢复。

（4）本品不可用 0.9% 氯化钠注射液溶解,应新鲜配制适用,滴注速度宜缓慢（滴速不得超过 30 滴 /min）。每剂滴注时间至少 6 小时。

（5）本品应从小剂量开始。如可耐受毒副反应,逐渐增加至所需量。

（6）本品不良反应多见,但又是治疗危重深部真菌感染的唯一有效药物,选用本品时必须权衡利弊后作出决定。

（7）本品不可肌内注射。

【FDA 妊娠期药物安全性分级】B 级。两性霉素 B 是妊娠期目前最安全的全身性抗真菌药,脂质制剂降低了两性霉素 B 的毒性。因此,两性霉素 B 脂质体也应被认为是安全的。

【哺乳期药物安全性分级】L3 级。目前尚无关于哺乳期妇女使用的相关研究资料。没有关于本品转运到乳汁中的数据,该药分子量大,蛋白结合率高,几乎不能被口服吸收,乳汁中的药量不太可能使乳儿出现临床症状。

【制剂与规格】注射用两性霉素 B 脂质体:10mg/ 支。

卡泊芬净　Caspofungin

【适应证】本品为棘白菌素类抗真菌药。适用于:①经验性治疗中性粒细胞减少、伴发热患者的可疑真菌感染。②治疗对其他治疗无效或不能耐受的侵袭性曲霉菌病。

【用法和用量】输注液需大约 1 小时的时间经静脉缓慢地输注。①经验性治疗:第 1 日单次 70mg 负荷剂量,随后每日单次 50mg。疗程取决于患者的临床反应。经验治疗需要持续至患者的中性粒细胞恢复正常。确诊真菌感染的患者需要至少 14 日的疗程；在中性粒细胞恢复正常和临床症状消除后治疗还需持续至少 7 日。如果 50mg 剂量耐受性好，但缺乏有效的临床反应，可以将每日剂量升高至 70mg。虽然尚无证据证明每日使用 70mg 剂量能够提高疗效，但现有的有限的安全性资料显示每日剂量增加至 70mg 耐受性好。②侵袭性曲霉菌病：第 1 日给予单次 70mg 负荷剂量的注射用醋酸卡泊芬净，随后每日给予 50mg 的剂量。疗程取决于患者疾病的严重程度、被抑制的免疫功能恢复情况以及对治疗的临床反应。

【不良反应】已报告的不良反应中包括可能由组胺介导的症状，其中包括皮疹，颜面肿胀、瘙痒、温暖感或支气管痉挛。使用本品治疗的患者中出现了过敏反应报告。在临床研究中已有 1 865 名成人使用过单剂或多剂注射用醋酸卡泊芬净：564 名发热性中性粒细胞减少的患者（经验治疗研究），382 名侵袭性念珠菌病患者，297 名食道念珠菌病和 / 或口咽念珠菌病的患者，228 名侵袭性曲霉菌病的患者和 394 名 I 期临床的参加者。在经验治疗研究中，患者均接受过恶性肿瘤的化疗或进行过造血干细胞移植。在有明确诊断的念珠菌感染的患者进行的研究中，大多数患者的病情非常严重（例如血液系统恶性肿瘤或其他肿瘤，近期大型手术，艾滋病），需要同时进行多种治疗手段。在无对照的曲霉菌病研究中，患者的病情均严重，而且原有的疾病又复杂（例如骨髓或外周血干细胞移植，血液恶性肿瘤，实体瘤或器官移植），需要同时进行多种治疗手段。

【禁忌证】对本品中任何成分过敏的患者。

【注意事项】已在健康的成人受试者和成人患者中评价过本品与环孢霉素合用的情况。一些健康成人受试者在接受两次剂量为 3mg/kg 的环孢霉素且同时使用本品治疗后，谷丙转氨酶和谷草转氨酶出现不到或等于 3 倍正常上限（ULN）水平的一过性升高，但停药后又恢复正常。当本品与环孢素同时使用时，本品的药时曲线下面积（AUC）会增加大约 35%；而血中环孢素的水平未改变。在一项 40 名患者使用本品和环孢素 1～290 日不等（平均 17.5 日）的回顾性研究中，没有发现严重的肝脏不良事件。在进行同种异基因造血干细胞移植和实体器官移植的患者中，与事先预期的一样，肝酶异常经常发生；然而，没有患者谷丙转氨酶的升高被认为与用药有关。5 名患者谷草转氨酶的升高被认为可能与使用本品或环孢素有关，但所有的升高低于正常上限的 3.6 倍。4 名患者由于各种原因引起的实验室肝酶异常停药，其中 2 名患者被认为可能与使用本品或环孢素有关，也可能有其他原因。在前瞻性的侵袭性曲霉病和同情使用的研究中，6 名成人患者同时使用本品和环孢素 2～56 日不等，没有发现患者肝酶升高的情况。所有这些结果显示当可能的益处超过可能的风险时可以将本品给予接受环孢素治疗的患者使用。

【FDA 妊娠期药物安全性分级】C 级。目前尚无卡泊芬净在妊娠期应用的报道。卡泊芬净可以通过大鼠和兔的胎盘屏障,在人推荐剂量下表现出胚胎毒性和致畸性(产仔数减少,骨化,肋骨畸形)。卡泊芬净是否可以通过人胎盘屏障尚未可知。

【哺乳期药物安全性分级】L3 级。没有关于本品转运到乳汁中的数据。

【制剂与规格】注射用醋酸卡泊芬净:50mg/ 支、70mg/ 支。

米卡芬净　Micafungin

【适应证】本品为棘白菌素类抗真菌药。用于治疗由曲霉菌和念珠菌引起的下列感染:真菌血症、呼吸道真菌病、胃肠道真菌病等。

【用法和用量】①曲霉病:一日单次剂量为 50～150mg 米卡芬净钠,一日 1 次静脉输注。对于严重或者难治性曲霉病患者,根据患者情况剂量可增加至一日 0.3g。②念珠菌病:一日单次剂量为 50mg 米卡芬净钠,一日 1 次静脉输注。对于严重或者难治性念珠菌病患者,根据患者情况剂量可增加至一日 0.3g。静脉输注本品时,应将其溶于生理盐水、葡萄糖注射液或者补充液,剂量为 75mg 或以下时输注时间不少于 30 分钟,剂量为 75mg 以上时输注时间不少于 1 小时。切勿使用注射用水溶解本品(该溶液为非等渗性)。

由于将本品剂量增加至每日 0.3g 用以治疗严重或难治性感染的安全性尚未完全确立,故在此用量时必须谨慎,密切观察患者的病情。体重为 50kg 或以下的患者,剂量不应超过 6mg/kg。配制时注意:溶解本品时切勿用力摇晃输液袋,因本品容易起泡且泡沫不易消失。给药时注意:因本品在光线下可慢慢分解,应避免阳光直射。如果从配制到输液结束需时超过 6 小时,应将输液袋遮光(不必将输液管遮光)。

【不良反应】①血液学异常:可能发生白细胞减少、中性粒细胞减少(发生率 1.1%)、溶血性贫血(含血管内溶血)或血小板减少。应通过定期检查等密切观察患者,如果观察到此类不良反应,应采取适当措施如停药。在开始给药后可能会立即发生溶血性贫血,因此,如发现溶血的情况应采取适当的措施如停药。②可能发生休克或过敏样反应。应密切观察患者,一旦发现异常如血压下降、口腔不适、呼吸困难、全身弥漫性潮红、血管性水肿或荨麻疹等,应停药。必要时应采取适当措施如保持呼吸道通畅或者使用肾上腺素、类固醇激素或抗组胺药等。③肝功能异常或黄疸:可能出现谷草转氨酶、谷丙转氨酶、碱性磷酸酶升高等肝功能异常或黄疸。应通过定期检查等密切观察患者,如果观察到此类异常应采取适当措施如停药。④急性肾衰:可能发生严重肾功能不全如急性肾衰。应通过定期检查等密切观察患者,如果观察到此类异常应采取适当措施如停药。⑤可能发生中毒性表皮坏死松解症(TEN)、Stevens-

Johnson 综合征、多形性红斑,应对患者密切观察。若治疗期间观察到任何异常,应采取适当的措施,如停用本品。

【禁忌证】对本品任何成分有过敏史的患者、对其他棘白菌素类药物过敏的患者禁用。

【注意事项】下列患者应慎用米卡芬净:有药物过敏史的患者;肝功能不全患者(使用本品可能使肝功能不全加重)。应通过定期肝功能检查,对患者进行监测,出现异常时应采取适当的处理措施如停止给药等。患者使用本品可能会出现肝功能异常或黄疸。另外,在动物试验中出现变异肝细胞灶,其中部分后来形成肝细胞瘤。如果确定病原体不是曲霉菌或念珠菌,或者使用本品后无效,必须采取适当措施如换用其他药物。在一项体外研究中,米卡芬净与伊曲康唑合用降低了后者抗新型隐球菌活性。

【FDA 妊娠期药物安全性分级】C 级。米卡芬净可以通过兔胎盘屏障,显示出胚胎毒性和致畸性(在人推荐剂量的 4 倍时,可导致内脏畸形和流产)。目前尚无米卡芬净在妊娠期应用的报道。孕妇用药的安全性尚未建立。

【哺乳期药物安全性分级】L3 级。目前尚未可知米卡芬净是否分泌进入乳汁,动物(大鼠)实验表明本品可分泌至乳汁。建议哺乳期妇女避免使用本品。如果确实有必要使用,治疗期间必须停止哺乳。

【制剂与规格】注射用米卡芬净钠:50mg/ 支。

氟康唑　Fluconazole

【适应证】本品为唑类抗真菌药。适用于以下真菌病。①全身性念珠菌病:包括念珠菌血症、播散性念珠菌病及其他形式的侵入性念珠菌感染,如泌尿道感染等。②急性或复发性阴道念珠菌病等。

【用法和用量】口服或静脉滴注。一次 50 ~ 100mg,一日 1 次。

【不良反应】①中枢和周围神经系统:头痛、眩晕、抽搐。②皮肤系统:皮疹、脱发、剥脱性皮肤病,包括 Stevens-Johnson 综合征及中毒性表皮溶解性坏死。③消化系统:腹痛、腹泻、胃肠胀气、消化不良、恶心、呕吐。④肝胆系统:肝毒性,包括罕见的致死性肝毒性病例,碱性磷酸酶、胆红素升高,肝衰竭、药物性肝炎、肝细胞坏死、黄疸。⑤造血和淋巴系统:白细胞减少包括中性粒细胞减少和粒细胞缺乏症,血小板减少症。⑥免疫系统:过敏反应,包括血管神经性水肿、面部浮肿、瘙痒。⑦代谢 / 营养:高胆固醇血症、高甘油三酯血症、低钾血症。⑧其他感官:味觉异常。

某些患者,尤其是那些有严重基础病的患者,如艾滋病和癌症患者,在接受氟康唑和其他对照药治疗时观察到肾功能和血液学检查结果的改变及肝功能异常,但尚不明确该结果的临床意义及与治疗药物的关系。

【**禁忌证**】对氟康唑及其无活性成分、或其他唑类药物过敏的患者禁用。根据多剂量药物相互作用的研究结果,多剂量接受氟康唑每日 0.4g 或更高剂量治疗的患者禁止同时服用特非那定、西沙必利。与其他吡咯类药物可发生交叉过敏反应,因此对任何一种吡咯类药物过敏者都应禁用氟康唑。

【**注意事项**】①需定期监测肝、肾功能,用于肝肾功能减退者需减量应用。②在免疫缺陷者中的长期预防用药,已导致念珠菌属等对氟康唑等吡咯类抗真菌药耐药性的增加,应避免无指征预防用药。③治疗过程中可发生轻度一过性谷丙转氨酶及谷草转氨酶升高,偶可出现肝毒性症状。治疗前后均应定期检查肝功能,如出现持续异常或肝毒性临床症状时均需立即停用。④与肝毒性药物合用、需服用氟康唑 2 周以上或接受多倍于常用剂量的本品时,可使肝毒性的发生率增高,需严密观察。⑤疗程应视感染部位及个体治疗反应而定。一般治疗应持续至真菌感染的临床表现及实验室检查指标显示真菌感染消失为止。隐球菌脑膜炎或反复发作口咽部念珠菌病的艾滋病患者需用氟康唑长期维持治疗以防止复发。

【**FDA 妊娠期药物安全性分级**】C 级。一项观察性研究显示在妊娠前 3 个月的妇女中使用氟康唑时自发性流产风险升高;有报道患球孢子菌病的母亲接受了大剂量氟康唑(每日 0.4~0.8g)3 个月或超过 3 个月的治疗后,婴儿出现了多处先天性异常(包括短头畸形、耳发育不良、前囟门巨大、股骨弓形化和肱桡关节融合)。这些异常是否与使用氟康唑有关尚不清楚。在妊娠期间,尽量避免口服唑类(如氟康唑)药物治疗,特别是在妊娠早期。除非发生有潜在生命威胁的感染,妊娠期应避免氟康唑大剂量和 / 或长期治疗。妊娠早期,如必须大剂量连续应用氟康唑进行治疗,须告知患者对胎儿有潜在风险。

【**哺乳期药物安全性分级**】L2 级。说明书标示:哺乳妇女用药期间应暂停哺乳。有研究资料表明,虽然氟康唑可分泌至乳汁中,但是婴儿的治疗剂量远远超过了乳儿从母乳中获得的药量。美国儿科学认为使用氟康唑可以哺乳。因此,该药用于哺乳期属于超说明书用药,应综合目前循证医学证据,按超说明书用药规范管理,须知情同意。

【**制剂与规格**】氟康唑片:50mg/ 片、0.1g/ 片、0.15g/ 片、0.2mg/ 片;氟康唑分散片:50mg/ 片、0.15g/ 片;氟康唑胶囊:50mg/ 粒、0.1g/ 粒、0.15g/ 粒;氟康唑颗粒:1g:50mg/ 袋、2g:0.1g/ 袋;氟康唑注射液:50ml:0.1g/ 瓶、100ml:0.2mg/ 瓶、10ml:0.1g/ 瓶、5ml:0.2g / 瓶。

伊曲康唑　Itraconazole
【**适应证**】本品为唑类抗真菌药。适用于系统性真菌感染:系统性曲霉病及念珠菌病、隐球菌病(包括隐球菌性脑膜炎)、组织胞浆菌病、孢子丝菌病、副球孢子菌病、芽生菌病和其他各种少见的系统性或热带真菌病。

【用法和用量】口服：伊曲康唑不溶于水，餐前服用效果不佳，为达到最佳吸收，用餐后立即给药。冲击疗法：一次 0.2g，一日 2 次，连服 1 周，指甲感染需两个冲击疗程。连续治疗：一日 0.2g，共服 3 个月。伊曲康唑不溶于水，餐前服用效果不佳，为达到最佳吸收，用餐后立即给药。

【不良反应】常见胃肠道不适，如厌食、恶心、腹痛和便秘。较少见头痛、可逆性氨基转移酶升高、月经紊乱、头晕和过敏反应(如瘙痒、红斑、风团和血管性水肿)。有个例报告出现了 Stevens-Johnson 综合征(重症多形性红斑)。已有潜在病理改变并同时接受多种药物治疗的大多数患者，在接受伊曲康唑长疗程治疗时可见低钾血症、水肿、肝炎和脱发等症状。有个例报告出现了外周神经病变，但是否与服用伊曲康唑有关还不能肯定。

【禁忌证】对本品过敏者。

【注意事项】①对持续用药超过 1 个月的患者，以及治疗过程中出现厌食、恶心、呕吐、疲劳、腹痛或尿色加深的患者，建议检查肝功能。如果出现异常，应停止用药。②伊曲康唑绝大部分在肝脏代谢，因而肝功能异常患者慎用(除非治疗的必要性超过肝损伤的危险性)。③当发生神经系统症状时应终止治疗。④对肾功能不全的患者，本品的排泄减慢，建议监测本品的血药浓度以确定适宜的剂量。

【FDA 妊娠期药物安全性分级】C 级。伊曲康唑在啮齿类动物中有胚胎毒性和致畸性。临床研究中并未发现妊娠过程中增加任何风险，尤其是妊娠前 3 个月。考虑到三唑类药物在人体中的风险概率，仍然要限制伊曲康唑在妊娠期尤其是妊娠前 3 个月的使用。建议在接受伊曲康唑治疗期间及治疗后 2 个月内采取避孕措施。

【哺乳期药物安全性分级】L3 级。伊曲康唑可以分泌进入乳汁。动物实验中在 2～20 倍相应血浆浓度水平伊曲康唑在脂肪组织、网膜、肝脏、肾脏和皮肤组织蓄积。因此，持续的日剂量，甚至更低的剂量，会导致乳儿广泛的组织蓄积。由于该暴露的潜在效应还未被研究，服用伊曲康唑的妇女不应哺乳。

【制剂与规格】伊曲康唑分散片：0.1g/ 片；伊曲康唑胶囊：0.1g/ 粒；盐酸伊曲康唑胶囊：0.1g(以伊曲康唑计)/ 粒；伊曲康唑口服液：150ml：1.5g/ 瓶；伊曲康唑颗粒：0.1g/ 袋；伊曲康唑注射液：25ml：0.25g/ 瓶；伊曲康唑氯化钠注射液：100ml(伊曲康唑 200mg、氯化钠 0.9g)/ 瓶。

伏立康唑　Voriconazole

【适应证】本品为广谱的三唑类抗真菌药。适用于：①侵袭性曲霉病；

②对氟康唑耐药的念珠菌引起的严重侵袭性感染（包括克柔念珠菌）；③由足放线病菌属和镰刀菌属引起的严重感染；④免疫缺陷患者中进行性的、可能威胁生命的感染。

【用法和用量】静脉滴注和口服的互换用法：无论是静脉滴注或是口服给药，首次给药时第 1 日均应给予首次负荷剂量，以使其血药浓度在给药第 1 日即接近于稳态浓度。由于口服片剂的生物利用度很高（96%），所以在有临床指征时静脉滴注和口服两种给药途径可以互换。序贯疗法：静脉滴注和口服给药尚可以进行序贯治疗，此时口服给药无须给予负荷剂量，因为此前静脉滴注给药已经使伏立康唑血药浓度达稳态。疗程：疗程视患者用药后的临床和微生物学反应而定。静脉用药的疗程不宜超过 6 个月。剂量调整：在使用本品治疗过程中，应当严密监测其潜在的不良反应，并根据患者具体情况及时调整药物方案。

口服给药：如果患者治疗反应欠佳，口服给药的维持剂量可以增加到一次 0.3g，一日 2 次；体重 <40kg 的患者口服剂量可增加至一次 0.15g，一日 2 次。如果患者不能耐受上述较高的剂量，口服给药的维持剂量可以一次减 50mg，逐渐减到一次 0.2g，一日 2 次（体重 <40kg 的患者减到一次 0.1g，一日 2 次）。与苯妥英合用时，伏立康唑的口服维持剂量应从一次 0.2g，一日 2 次，增加到一次 0.4g，一日 2 次（体重 <40kg 的患者剂量应增加到一次 0.2g，一日 2 次）。与利福布汀合用时，伏立康唑的口服维持剂量应从一次 0.2g，一日 2 次，增加到一次 0.35g，一日 2 次（体重 <40kg 的患者剂量应增加到一次 0.2g，一日 2 次）。静脉给药：如果患者不能耐受一次 4mg/kg，一日 2 次，可减为一次 3mg/kg，一日 2 次。与苯妥英或利福布汀合用时，建议伏立康唑的静脉维持剂量增加到一次 5mg/kg，一日 2 次。

【不良反应】最常见的不良反应为视觉障碍、发热、皮疹、恶心、呕吐、腹泻、头痛、周围性水肿、腹痛以及周围性水肿。这些不良反应通常为轻度到中度。与治疗有关的，导致停药的最常见不良事件包括肝功能异常、皮疹和视觉障碍。

视觉障碍：视觉改变、视觉增强、视力模糊、色觉改变和 / 或畏光。视觉障碍通常为轻度，罕有导致停药者。视觉障碍可能与较高的血药浓度和 / 或剂量有关。伏立康唑对视觉的影响在用药早期即可发生，并持续存在于整个用药期间。有证据表明视觉障碍与多次给药有关。

皮肤反应：皮疹发生率约为 6%。大多数的皮疹为轻度到中度，包括 Stevens-Johnson 综合征、中毒性表皮融解坏死和多形红斑。一旦患者出现皮疹，必须进行严密观察，若皮损加重，则必须停药。亦有光过敏的报道，光敏反应在长期治疗的患者中较为多见。严重皮肤反应极少见。建议伏立康唑治疗期间避免强烈的日光直射。

临床实验室检查值：转氨酶异常的总发生率为13.4%。肝功能试验异常可能与较高的血药浓度和／或剂量有关。绝大部分的患者按照原给药方案继续用药，或者调整剂量继续用药（包括停药）后均可缓解。在应用伏立康唑的患者中，黄疸等严重的肝毒性很少发生，肝炎和致死性的肝衰竭更是罕见。

全身反应：过敏反应，发热、寒战、头痛等流感样症状，注射部位疼痛，注射部位感染／炎症，腹膜炎，败血症，胸骨下胸痛等。

心血管系统：房性心律失常、房颤、完全性房室传导阻滞、二联率、心动过缓、束支传导阻滞、心脏扩大、心肌病、脑出血、脑缺血、脑血管意外、充血性心力衰竭、深部血栓性静脉炎、心内膜炎、期外收缩、心搏停止、心肌梗死、结性心律失常、心悸、静脉炎、体位性低血压、肺栓塞、Q–T间期延长、室上性心动过速、昏厥、血栓性静脉炎、血管扩张、室性心律失常、室颤、室性心动过速（包括尖端扭转型室速）。

消化系统：厌食、唇炎、胆囊炎、胆石症、便秘、十二指肠溃疡穿孔、十二指肠炎、消化不良、吞咽困难、食道溃疡、食道炎、肠胃气胀、胃肠炎、胃肠出血，谷氨酰转肽酶、乳酸脱氢酶升高，齿龈炎、舌炎、齿龈出血、齿龈增生、吐血、肝昏迷、肝衰竭、肝炎、肠穿孔、肠溃疡、肝肿大、黑粪症、口腔溃疡、胰腺炎、腮腺肿大、牙周炎、直肠炎、伪膜性肠炎、直肠功能紊乱、直肠出血、胃溃疡、胃炎、舌肿大。

内分泌：肾上腺皮质功能不全、尿崩症、甲状腺功能亢进、甲状腺功能降低。

血液和淋巴：粒细胞缺乏症、贫血（大细胞性贫血、巨幼细胞性贫血、小细胞性贫血、正细胞性贫血）、再生障碍性贫血、溶血性贫血、出血时间延长、发绀、播散性血管内凝血、瘀斑、嗜酸性粒细胞增多、血容量过多、淋巴结病、淋巴管炎、骨髓抑制、瘀点、紫癜、脾肿大、血栓性血小板减少性紫癜。

营养和代谢：蛋白尿、尿素氮升高、肌酐磷酸激酶升高、水肿、糖耐量降低、高钙血症、高胆固醇血症、高血糖、高钾血症、高镁血症、高钠血症、高尿酸血症、低钙血症、低血糖、低钠血症、低磷血症、尿毒症。

肌肉骨骼：关节痛、关节炎、骨坏疽、骨痛、小腿痛性痉挛、肌痛、肌无力、肌病、骨软化、骨质疏松。

神经系统：异梦、急性脑综合征、激动、静坐不能、健忘、焦虑、共济失调、脑水肿、昏迷、精神错乱、惊厥、谵妄、痴呆、人格解体、抑郁、复视、脑炎、脑病、欣快感、锥体外系综合征、癫痫大发作性惊厥、格林–巴利综合征、张力过高、感觉减退、失眠、颅内压增高、性欲减退、神经痛、神经病变、眼球震颤、眼球旋动危象、感觉异常、精神病、嗜睡、自杀倾向、震颤、眩晕。

呼吸系统：咳嗽增加、呼吸困难、鼻衄、咯血、缺氧、肺水肿、咽炎、胸腔积液、肺炎、呼吸功能紊乱、呼吸窘迫综合征、呼吸道感染、鼻炎、窦炎、声音改变。

泌尿生殖系统：无尿、肌酐清除率降低、痛经、排尿困难、附睾炎、糖尿、出血性膀胱炎、血尿、肾积水、阳痿、肾痛、肾小管坏死、子宫不规则出血、肾炎、肾病、少尿、阴囊水肿、尿失禁、尿潴留、泌尿道感染、子宫出血、阴道出血。

【禁忌证】已知对伏立康唑或任何一种赋形剂有过敏史者禁用。

【注意事项】①过敏反应：已知对其他唑类药物过敏者慎用本品。②疗程：静脉用药的疗程不宜超过 6 个月。③在伴有心律失常危险因素的患者中需慎用伏立康唑。④静脉滴注相关反应：在伏立康唑静脉剂型使用过程中曾观察到静脉滴注相关反应，主要是潮红和恶心。应根据症状的轻重考虑是否停药。⑤监测肝功能：患者接受伏立康唑治疗时必须仔细监测肝毒性。临床监测应包括在开始伏立康唑治疗时进行肝功能实验室检查（特别是谷草转氨酶和谷丙转氨酶）并且第 1 个月内至少每周检查 1 次。治疗时间应该越短越好，但在根据效益 – 风险评估后治疗继续的情况下，如果肝功检查未见改变，检查频率可以降为每月 1 次。如果肝功检查发现指标显著升高，除非医师评估患者的效益 – 风险后认为应该继续用药，否则均应该停用伏立康唑。⑥如果连续治疗超过 28 日，需监测视觉功能，包括视敏度、视野以及色觉。⑦监测肾功能：用本品时需要监测肾功能，其中包括实验室检查，特别是肌酐值。⑧监测胰腺功能：具有急性胰腺炎高危因素（如最近接受过化疗，造血干细胞移植）的患者，在接受伏立康唑治疗期间应密切监测胰腺功能。在这种临床情况下可以考虑监测血清淀粉酶或脂肪酶。⑨药物相互作用：禁止与利福平、卡马西平、苯巴比妥、依非韦伦和利福布丁合用，后者可以显著降低本品的血浓度。不可与麦角生物碱类药物（麦角胺、二氢麦角胺）合用。麦角生物碱类为 CYP3A4 的底物，二者合用后麦角类药物的血药浓度增高可导致麦角中毒。西罗莫司与伏立康唑合用时，前者的血药浓度可能显著增高，因此这两种药物不可同时应用。禁止与利托那韦（一次 0.4g，每 12 小时 1 次）合用，因为本品的血药浓度显著降低；利托那韦一次 0.1g，每 12 小时 1 次，用于抑制 CYP3A，从而使其他抗逆转录病毒药物浓度增高，但这种给药方案对伏立康唑浓度的影响尚无研究。

【FDA 妊娠期药物安全性分级】D 级。目前还没有人类研究的相关数据，考虑伏立康唑与氟康唑的相似性，大剂量下也疑有致畸性，在妊娠期应避免使用伏立康唑。有专家认为在妊娠 3 个月后，受到生命威胁且缺乏其他更安全的治疗方法时才考虑使用伏立康唑。

【哺乳期药物安全性分级】L3 级。目前尚无哺乳期使用伏立康唑的报道。伏立康唑有可能分泌入乳汁，对哺乳期婴儿有潜在毒性作用，尤其是新生儿肝功能尚未成熟。因此,服用伏立康唑的妇女应避免哺乳。

【制剂与规格】伏立康唑片:50mg/ 片、0.2g/ 片;伏立康唑胶囊:50mg/ 粒;伏立康唑干混悬剂:45g:3g/ 袋;注射用伏立康唑:50mg/ 支、0.1g/ 支、0.2g/ 支。

氟胞嘧啶　Flucytosine

【适应证】本品为嘧啶类抗真菌药。适用于念珠菌属及隐球菌属所致的感染。

【用法和用量】口服:一次 1.0 ~ 1.5g,一日 4 次。静脉滴注:一次 0.1 ~ 0.15g/kg,分 2 ~ 3 次静脉滴注。

【不良反应】可有恶心呕吐、厌食、腹泻、皮疹、发热、贫血、氨基转移酶升高、血细胞及血小板减少等不良反应。偶见肝坏死、全血细胞减少、骨髓抑制和再生障碍性贫血。

【禁忌证】对本品过敏者禁用。肾功能不全者禁用。严重肝病患者禁用。

【注意事项】①用药期间应定期检查血象。②血液病患者、肝功能减退者慎用。

【FDA 妊娠期药物安全性分级】C 级。动物研究表明本品有致畸性,由于本品代谢为 5- 氟尿嘧啶,妊娠早期禁用。

【哺乳期药物安全性分级】L4 级。尚无氟胞嘧啶转运至乳汁的相关研究,本品危险性大,不建议在哺乳期使用。

【制剂与规格】氟胞嘧啶片:0.25g/ 片、0.5g/ 片;氟胞嘧啶注射液:250ml:2.5g。

1.6　肺　结　核

1.6.1　疾病简述

肺结核(pulmonary tuberculosis)是由结核分枝杆菌通过呼吸道感染而引起的肺部急、慢性传染病。多数妊娠合并结核病患者缺乏典型症状或症状与妊娠期某些生理反应极为相似,因此妊娠合并结核病易被误诊误治,导致严重后果。

1.6.2　诊断标准

诊断主要依据病史、临床表现、胸部影像学检查以及痰液结核菌检查等确诊。具有下列情况之一者应作为肺结核可疑患者进行排查:①低热、乏力、盗汗等结核中毒症状,无其他原因可解释。②伴咳嗽、咳痰 2 周以上,或伴咯血等呼吸道症状者。③既往有不孕病史的患者在妊娠各期出现难以解释的发热,伴或不伴呼吸道症状。

根据筛查结果,可将肺结核分为疑似病例、临床诊断病例及确诊病例。

疑似病例:①有肺结核可疑症状的孕产妇,同时伴有与痰涂片阳性肺结核患者密切接触史或 PPD 试验强阳性。②仅胸部影像学检查显示与活动性肺结核相符的病变。凡符合上述条件之一者为疑似病例。

临床诊断病例:具有痰涂片 3 次阴性,胸部影像学检查显示与活动性肺结核相符的病变必备条件,再符合下列选择条件之一者即为临床诊断病例。①有咳嗽、咳痰、咯血等肺结核可疑症状。②PPD 试验强阳性。③抗结核抗体阳性。④肺外组织病理检查证实为结核病变。⑤经诊断性治疗或随访观察可排除其他肺部疾病者。

确诊病例:①痰涂片阳性肺结核。②仅培养阳性肺结核。同时符合上述2项者为仅培养阳性肺结核。③肺部病变标本病理学诊断为结核病变者。

1.6.3　治疗方案

根据卫生行政主管部门《肺结核门诊诊疗规范(2012 年版)》推荐药物治疗方案分为初治肺结核、复治肺结核及耐药肺结核 3 种方案。对于妊娠合并肺结核的患者需要产科与内科医师共同制订抗结核治疗方案,监测治疗效果及妊娠结局。治疗的指征方案适用于临床诊断和确诊病例,孕期推荐强化期 2 个月和巩固期 4 个月。强化期治疗可选药物有异烟肼(isoniazid, H)、利福平(rifampin, R)、吡嗪酰胺(pyrazinamide, Z)和乙胺丁醇(ethambutol, E)。相关指南建议初治患者治疗方案为 2HRZE/4HR。对粟粒型肺结核(无结核性脑膜炎者)上述方案疗程可适当延长,强化期为 3 个月,巩固期为 HR 方案 6～9 个月,总疗程为 9～12 个月。痰菌阴性肺结核患者可在上述方案的强化期中删除乙胺丁醇。

针对妊娠期对药物敏感的活动性结核的经验治疗首选方案包括用异烟肼、利福平和乙胺丁醇治疗 2 个月,之后用异烟肼和利福平治疗 7 个月,总疗程为 9 个月。如果有药敏试验结果且已知分离株对异烟肼和利福平敏感,则 1 个月后可停用乙胺丁醇。吡嗪酰胺不是活动性结核一线治疗方案的绝对必需用药,由于缺乏有关胎儿风险的信息,吡嗪酰胺一般不作为妊娠期肺结核的常规用药。异烟肼、利福平和乙胺丁醇可用于妊娠期肺结核的治疗。围产期应用异烟肼可能增加肝炎及周围神经毒性的风险,一般来说,应用异烟肼的益处(鉴于其对治疗活动性结核的重要性)超过其潜在风险。对应用异烟肼的妊娠期妇女及母乳喂养的婴儿(即便该婴儿未接受异烟肼治疗),应给予补充维生素 B_6。

对于接受活动性结核治疗至少 2 周后的女性和接受潜伏性结核治疗的女性,应鼓励其进行母乳喂养。母乳中一线抗结核药物的浓度较低,对母乳喂养的婴儿不具有治疗作用,也不会产生毒性作用(即大约为正常新生儿治疗剂量的 20% 或以下)。接受异烟肼(通过母乳或作为针对性治疗获得)的纯母乳喂养婴儿,均应补充维生素 B_6。接受利福布汀或氟喹诺酮类治疗的女性不应进行母乳喂养。

多耐药结核的治疗需根据结核病专家意见选择药物,孕妇罕见多重耐药结核,本书不详述。

1.6.4　治疗药物

抗结核病药:异烟肼、利福平、乙胺丁醇、吡嗪酰胺。

异烟肼　Isoniazid

【适应证】本品为一种具有杀菌作用的合成抗菌药。

(1)与其他抗结核药联合,适用于各型结核病的治疗,包括结核性脑膜炎以及其他分枝杆菌感染。

(2)异烟肼单用适用于各型结核病的预防:①新近确诊为结核病患者的家庭成员或密切接触者;②结核菌素纯蛋白衍生物试验(PPD)强阳性同时胸部 X 射线检查符合非进行性结核病,痰菌阴性,过去未接受过正规抗结核治疗者;③正在接受免疫抑制剂或长期激素治疗的患者,某些血液病或网状内皮系统疾病(如白血病、霍奇金病)、糖尿病、尿毒症、硅肺或胃切除术等患者,其结核菌素纯蛋白衍生物试验呈阳性反应者;④35 岁以下结核菌素纯蛋白衍生物试验阳性的患者;⑤已知或疑为 HIV 感染者,其结核菌素纯蛋白衍生物试验呈阳性反应者,或与活动性肺结核患者有密切接触者。

【用法和用量】口服。①预防:一日 0.3g,顿服。②治疗:与其他抗结核药合用时,一日 5mg/kg,最高日剂量为 0.3g。或一次 15mg/kg,最高 0.9g,一周 2~3 次。③急性粟粒性肺结核:适当增加剂量,一日 0.4~0.6g。④间歇疗法:剂量为 0.9g 或 15mg/kg,一周 2 次,用前亦可先用正规剂量 1~3 个月。

肌内注射:一日 5mg/kg,最高日剂量为 0.3g。或一日 15mg/kg,最高 0.9g,一周 2~3 次。

静脉注射:用于不能口服的重症患者,用 0.9% 氯化钠注射液或 5% 葡萄糖注射液溶解并稀释后静脉滴注,一日 0.3~0.6g。

雾化吸入:本品 0.1~0.2g 溶于 10~20ml 0.9% 氯化钠注射液中,一日 2 次。

胸腔内注射:治疗局灶性结核病,一次 0.05~0.2g。

【不良反应】常用剂量不良反应的发生率较低。剂量加大至 6mg/kg 时,不良反应发生率显著增加,主要为肝脏毒性及周围神经炎,加用维生素 B_6 虽可减少毒性反应,但也可影响疗效。

肝胆系统:本品可引起轻度一过性肝损害,如血清氨基转移酶升高及黄疸等,发生率约为 10% ~ 20%。肝脏毒性与本品的代谢产物乙酰肼有关,快乙酰化者乙酰肼在肝脏积聚增多,故易引起肝损害。服药期间饮酒可使肝损害增加。毒性反应表现为食欲不佳、异常乏力或软弱、恶心或呕吐(肝毒性的前驱症状)及深色尿、眼或皮肤黄染(肝毒性)。

神经系统:周围神经炎多见于慢乙酰化者,并与剂量有明显关系。较多患者表现为步态不稳、麻木针刺感、烧灼感或手脚疼痛。此种反应在铅中毒、动脉硬化、甲亢、糖尿病、酒精中毒、营养不良及孕妇等较易发生。

变态反应:包括发热、多形性皮疹、淋巴结病、脉管炎等。一旦发生,应立即停药,如需再用,应从小剂量开始,逐渐增加剂量。

血液系统:可有粒细胞减少、嗜酸性粒细胞增多、血小板减少、高铁血红蛋白血症等。

其他:兴奋、欣快感、失眠、丧失自主力、中毒性脑病或中毒性精神病则均属少见,口干、维生素 B_6 缺乏症、高血糖症、代谢性酸中毒、内分泌功能障碍、视神经炎及萎缩等偶有报道。

【禁忌证】对本药及乙硫异烟胺、吡嗪酰胺、烟酸或者其他化学结构相关的药物过敏者禁用。急性肝病患者。有异烟肼引起的肝脏损害病史患者。

【注意事项】①精神病、癫痫、肝功能损害及严重肾功能损害者应慎用本品或剂量酌减。②本品与乙硫异烟胺、吡嗪酰胺、烟酸或其他化学结构有关药物存在交叉过敏。③异烟肼结构与维生素 B_6 相似,大剂量应用时,可使维生素 B_6 大量随尿排出,抑制脑内谷氨酸脱羧变成氨酪酸而导致惊厥,同时也可引起周围神经系统的多发性病变。因此,成人每日同时口服维生素 B_6 50 ~ 100mg 有助于防止或减轻周围神经炎和 / 或维生素 B_6 缺乏症状。如出现轻度手脚发麻、头晕,可服用维生素 B_1 或维生素 B_6,若重度者或有呕血现象,应立即停药。④肾功能减退但肌酐值低于 6mg/100ml 者,异烟肼的用量无须减少。如肾功能减退严重或患者系慢乙酰化者则需减量,以异烟肼服用后24 小时的血药浓度不超过 1mg/L 为宜。在无尿患者中异烟肼的剂量可减为常用量的一半。⑤肝功能减退者剂量应酌减。⑥用药前、疗程中应定期检查肝功能,包括胆红素、谷丙转氨酶、谷草转氨酶,疗程中密切注意有无肝炎的前驱症状,一旦出现肝毒性的症状及体征时应即停药,必须待肝炎的症状、体征完全消失后方可重新应用本品,此时必须从小剂量开始,逐步增加剂量,如有任何肝毒性表现应即停药。⑦如疗程中出现视神经炎症状,需立即进行眼部检查,并定期复查。⑧慢乙酰化患者较易产生不良反应,故宜用较低剂量。⑨对实验室检查指标的干扰:用硫酸铜法进行尿糖测定可呈假阳性反应,但不影响酶法测定结果。本品可使胆红素、谷丙转氨酶及谷草转氨酶的测定值增高。

【FDA 妊娠期药物安全性分级】C 级。研究并未提示异烟肼具有致畸作用,美国胸科协会推荐对在妊娠期间发生的结核病可用异烟肼治疗,因对孕妇和胎儿来说对结核病不进行治疗比进行治疗有更大的危害。

【哺乳期用药安全等级】L3 级。异烟肼及其代谢产物都能通过母乳分泌,本品在乳汁中浓度可达 12mg/L,与血药浓度相近,目前有限的资料没有关于该药经乳汁导致婴儿不良反应的报道。有专家建议,若哺乳需定期检查婴儿的周围神经和肝炎的症状和体征。美国儿科学会将异烟肼列为可母乳喂养的药物。建议在母亲服用异烟肼后暂停母乳喂养 3 小时,以避免在 2 小时的血浆峰浓度。说明书标示:哺乳期禁用。因此,该药在哺乳期使用属于超说明书用药,应综合目前循证医学证据,按超说明书用药规范管理,须知情同意。

【制剂与规格】异烟肼片:0.05g/ 片、0.1g/ 片、0.3g/ 片;异烟肼注射液:2ml:0.05g/ 支、2ml:0.1g/ 支;注射用异烟肼:0.1g/ 支;异烟肼氯化钠注射液:250ml(异烟肼 0.3g、氯化钠 2.25g)/ 瓶。

利福平　Rifampicin

【适应证】本品为半合成广谱杀菌药。①本品与其他抗结核药联合用于治疗各种结核病的初治与复治,包括结核性脑膜炎的治疗。②本品与其他药物联合用于麻风、非结核分枝杆菌感染的治疗。③本品与万古霉素(静脉)可联合用于甲氧西林耐药葡萄球菌所致的严重感染。利福平与红霉素联合方案用于军团菌属严重感染。④用于无症状脑膜炎奈瑟菌带菌者,以消除鼻咽部脑膜炎奈瑟菌,但不适用于脑膜炎奈瑟菌感染的治疗。

【用法和用量】与其他抗结核药合用。口服:一日 0.45 ~ 0.6g,早餐前顿服,每日最高剂量 1.2g,疗程半年左右。体重 <50kg 者,一日 0.45g;体重≥50kg 者,一日 0.6g。

【不良反应】消化道反应最为多见,口服本品后可出现厌食、恶心、呕吐、上腹部不适、腹泻等胃肠道反应,发生率为 1.7% ~ 4.0%,但均能耐受。肝毒性为本品的主要不良反应,发生率约 1%。在疗程最初数周内,少数患者可出现血清氨基转移酶升高、肝肿大和黄疸,大多为无症状的血清氨基转移酶一过性升高,在疗程中可自行恢复。老年人、酗酒者、营养不良、原有肝病或其他因素造成肝功能异常者较易发生。变态反应:大剂量间歇疗法后偶可出现"流感样综合征",表现为畏寒、寒战、发热、不适、呼吸困难、头昏、嗜睡及肌肉疼痛等,发生频率与剂量大小及间歇时间有明显关系。偶可发生急性溶血或肾功能衰竭,目前认为其产生机制属过敏反应。其他:患者服用本品后,大小便、唾液、痰液、泪液等可呈橘红色。偶见白细胞减少、凝血酶原时间缩短、头痛、眩晕、视力障碍等。

【禁忌证】对本品或利福霉素类抗菌药过敏者禁用、肝功能严重不全者禁用、胆道阻塞者禁用。

【注意事项】①对诊断的干扰:可引起 Coombs 试验阳性;干扰血清叶酸浓度测定和血清维生素 B_{12} 浓度测定结果;可使磺溴酞钠试验滞留出现假阳性;可干扰利用分光光度计或颜色改变而进行的各项尿液分析试验的结果;可使血液尿素氮、碱性磷酸酶、谷丙转氨酶、谷草转氨酶、胆红素及尿酸浓度测定结果增高。②利福平可致肝功能不全,在原有肝病患者或本品与其他肝毒性药物同服时有伴发黄疸死亡病例的报道。因此原有肝病患者,仅在有明确指征情况下方可慎用,治疗开始前、治疗中严密观察肝功能变化,肝损害一旦出现,立即停药。肝功能减退的患者每日剂量≤8mg/kg。③高胆红素血症:系肝细胞性和胆汁潴留的混合型,轻症患者用药中自行消退,重者需停药观察。胆红素升高也可能是利福平与胆红素竞争排泄的结果。治疗初期 2 ~ 3 个月应严密监测肝功能变化。④单用利福平治疗结核病或其他细菌性感染时病原菌可迅速产生耐药性,因此本品必须与其他药物合用。治疗可能需持续 6 个月 ~ 2 年,甚至数年。⑤利福平可能引起白细胞和血小板减少,并导致齿龈出血和感染、伤口愈合延迟等。此时应避免拔牙等手术,并注意口腔卫生,刷牙及剔牙均需慎重,直至血象恢复正常。用药期间应定期检查周围血象。⑥因进食影响利福平吸收,本品应于餐前 1 小时或餐后 2 小时服用,清晨空腹一次服用吸收最好。⑦肾功能减退者不需减量。在肾小球滤过率减低或无尿患者中利福平的血药浓度无显著改变。⑧服药后尿、唾液、汗液等排泄物均可显橘红色。有发生间质性肾炎的可能。⑨酒精中毒患者慎用。

【FDA 妊娠期药物安全性分级】C 级。利福平能通过胎盘进入胎儿体内,但目前的循证医学证据表明妊娠期结核病治疗中利福平不是致畸因子,并且建议在必要时,可联合使用异烟肼和乙胺丁醇,其他报道均未发现妊娠期使用该药对胎儿有害。如病情需要,孕期使用利福平治疗对孕产妇的益处大于对胎儿和新生儿的潜在风险。说明书标示:3 个月以内孕妇禁用。因此,该药用于妊娠期 3 个月以内属于超说明书用药,应综合目前循证医学证据,按超说明书用药规范管理,须知情同意。

【哺乳期用药安全等级】L2 级。对母乳喂养婴儿的风险较低,未发现对喂养婴儿有不良影响的报道。美国儿科学会将利福平列为可母乳喂养的药物。

【制剂与规格】利福平片:0.1g/ 片、0.15g/ 片、0.3g/ 片、0.45g/ 片、0.6g/ 片;利福平胶囊:0.1g/ 粒、0.15g/ 粒、0.3g/ 粒、0.45g/ 粒、0.6g/ 粒;利福平口服混悬

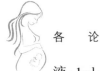

液：1ml：20mg/瓶。

　　乙胺丁醇　Ethambutol

　　【适应证】本品为合成抑菌抗结核药。与其他抗结核药联合用于治疗结核分枝杆菌所致的肺结核，尤其适用于不能耐受链霉素注射的患者。

　　【用法和用量】口服。结核初治：与其他抗结核药合用，①一次 0.015g/kg，一日 1 次；②一次 0.025 ~ 0.03g/kg，最高 2.5g，一周 3 次；③一次 0.05g/kg，最高 2.5g，一周 2 次。结核复治：一次 0.025g/kg，一日 1 次，疗程 60 日，继以一次 0.015g/kg，一日 1 次。非结核分歧杆菌感染：一日 0.015 ~ 0.025g/kg，顿服。

　　【不良反应】常见：视神经损害，如球后视神经炎、视神经中心纤维损害。可能与本品同铜、锌等金属元素螯合后引起这些金属元素含量下降有关。球后视神经炎发生率约为 0.8%，与剂量、疗程有关，长期服药，每日剂量大于 25mg/kg 时易于发生。表现为视力模糊、眼痛、红绿色盲或视力减退、视野缩小。上述反应早期发现和及时停药则可于数周或数月内自行消失，永久性视觉功能丧失极少发生。少见：畏寒、关节肿痛（尤其大趾、踝、膝关节）和病变关节表面皮肤发热拉紧感（急性痛风、高尿酸血症）。偶见：胃肠道不适、恶心、呕吐、腹泻、肝功能损害、周围神经炎（常表现为麻木、针刺感、烧灼痛或手足软弱无力）和过敏反应（常表现为皮疹、瘙痒、头痛、发热、关节痛）等。

　　【禁忌证】对本品过敏者禁用。已报道本品对视力的不良反应或发生不能解释的视力变化者、乙醇中毒者禁用。

　　【注意事项】

　　（1）痛风，视神经炎，糖尿病眼底病变，肝、肾功能减退患者慎用。肾功能减退的患者使用时应减量。

　　（2）单用本品细菌可迅速产生耐药性，因此必须与其他抗结核药联合应用。

　　（3）治疗期间应检查：①眼部，视野、视力、红绿鉴别力等，在用药前、疗程中每月检查 1 次，尤其是疗程长、每日剂量超过 15mg/kg 的患者；②由于本品可使血中尿酸浓度增高，引起痛风发作，因此在疗程中应定期测定血清尿酸。

　　（4）对诊断的干扰：服用本品可使尿酸浓度测定值增高。

　　（5）如发生胃肠道刺激，本品可与食物同服。一日剂量分次服用可能达不到有效血药浓度，因此本品一日剂量宜 1 次服用。

　　【FDA 妊娠期药物安全性分级】B 级。目前没有乙胺丁醇与胎儿先天性缺陷的相关性报道，大多数学者认为乙胺丁醇联合异烟肼、利福平是最安全的抗结核治疗。

　　【哺乳期用药安全等级】L3 级。人类资料有限，美国儿科学会将乙胺丁醇列为可母乳喂养的药物。说明书标示：哺乳期妇女禁用。因此，该药用于哺乳期妇女属于超说明书用药，应综合目前循证医学证据，按超说明书用药规范管理，须知情同意。

【制剂与规格】盐酸乙胺丁醇片：0.25g/ 片；盐酸乙胺丁醇胶囊：0.25g/ 粒。

吡嗪酰胺 Pyrazinamide

【适应证】本品为对分枝杆菌有效的抗结核药，与其他抗结核药（如链霉素、异烟肼、利福平及乙胺丁醇）联合用于治疗结核病。

【用法和用量】口服：与其他抗结核药联合，每日 15 ~ 30mg/kg 顿服，或 50 ~ 70mg/kg，每周 2 ~ 3 次；每日服用者最高每日 2g，每周 3 次者最高每次 3g，每周服 2 次者最高每次 4g。间歇给药法：每次 50mg/kg，每周 2 次。

【不良反应】常见：关节痛（由于高尿酸血症引起，常轻度，有自限性）。少见：食欲减退、发热、乏力或软弱、眼或皮肤黄染（肝毒性）、畏寒。

【禁忌证】对本品过敏者禁用。

【注意事项】①交叉过敏，对乙硫异烟胺、异烟肼、烟酸或其他化学结构相似的药物过敏患者可能对本品也过敏。②对诊断的干扰：本品可与硝基氰化钠作用产生红棕色，影响尿酮测定结果。可使谷丙转氨酶、谷草转氨酶、血尿酸浓度测定值增高。③糖尿病、痛风或严重肝功能减退者慎用。④应用本品疗程中尿酸常增高，可引起急性痛风发作，须进行血清尿酸测定。

【FDA 妊娠期药物安全性分级】C 级。由于缺乏有关胎儿风险的信息，妊娠期间治疗，吡嗪酰胺不能作为常规用药。妊娠期结核病患者可先用异烟肼、利福平和乙胺丁醇治疗 9 个月，如对上述药物中任一种耐药而对本品可能敏感者可考虑采用本品。

【哺乳期用药安全等级】L3 级。哺乳期妇女使用本品对乳儿的危害不能排除，故哺乳期妇女禁用本品，如确有服用指征需暂停哺乳。

【制剂与规格】吡嗪酰胺片：0.25g/ 片。

（梅峥嵘 杨 威 郭洁文）

参 考 文 献

［1］中华医学会围产医学分会 . 孕产妇流感防治专家共识（2019）［J］. 中华围产医学杂志，2019，22（2）：73-77.

［2］SNIDER DE，LAYDE PM，JOHNSON MW，et al. Treatment of tuberculosis during pregnancy［J］. Am Rev Respir Dis，1980，122（6）：989.

［3］American Thoracic Society. Treatment of tuberculosis and tuberculosis infection in adults and children［J］. Am Rev Respir Dis, 1986, 134（2）: 355-363.

　　［4］MEDCHILL MT, GILLUM M. Diagnosis and management of tuberculosis during pregnancy［J］. ObstetGynecol Surv, 1989, 44（2）: 81-84.

　　［5］GERALD G BRIGGS, ROGER K. FREEMAN MD. Drugs in Pregnancy and Lactatio. 10th ed［M］. Philadelphia: Lippincott Williams & Wilkins.

　　［6］中华人民共和国卫生部. 肺结核门诊诊疗规范（2012年版）［J］. 中国医学前言杂志（电子版）, 2013, 5（3）: 73-75.

第2章 消化系统疾病用药

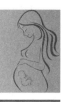

2.1 胃 炎

2.1.1 急性胃炎

2.1.1.1 疾病简述 急性胃炎(acute gastritis)指因各种原因引起的胃黏膜急性炎症,胃镜下可有充血、水肿、糜烂、出血等改变。常见病因有急性应激、化学性损伤(如药物、乙醇、胆汁、胰液)和急性细菌感染等。急性胃炎病程短,及时治疗,一般对妊娠无不良影响。

2.1.1.2 诊断标准 由病史和症状做出拟诊,经胃镜确诊。但吞服腐蚀物质者禁忌胃镜检查。

(1)多数呈急性起病。

(2)上腹部饱胀、隐痛、食欲减退、恶心呕吐、嗳气等,部分伴有发热、腹泻,严重者有脱水、酸中毒或休克等。

(3)伴有胃黏膜糜烂出血,则有呕血和/或黑便。

(4)体征常见上腹部压痛。

(5)出血者实验室检查可见红细胞及血红蛋白指标下降,呕吐物或大便隐血阳性。

(6)内镜检查见胃黏膜充血、糜烂、渗出、出血或溃疡等。胃镜检查最常用,具有确诊价值,可于出血后24~28小时急诊胃镜检查,可发现胃内病变的范围、程度和性质。对于鉴别诊断,腹痛为主者,与急性胰腺炎、胆囊炎和急性阑尾炎等急腹症甚至急性心肌梗死相鉴别。

2.1.1.3 治疗方案

(1)一般治疗:应祛除病因,多休息,停止一切对胃有刺激的食物或药物,给予清淡饮食,必要时禁食,多饮水,腹泻较重时可饮糖盐水。

(2)维持水、电解质及酸碱平衡:因呕吐、腹泻导致水、电解质紊乱时,轻者可给予口服补液,重者应予静脉补液。可选用平衡盐液或5%葡萄糖氯化钠注射液,并注意补钾;对于有酸中毒者可用5%碳酸氢钠注射液予以纠正。

(3)对症治疗:针对不同的症状进行治疗。

1）腹痛者可行局部热敷以缓解疼痛。疼痛剧烈者给予解痉止痛药，临床常用屈他维林、间苯三酚等，但两者对于妊娠期和哺乳期的使用风险，目前人类研究资料有限。

2）剧烈呕吐时，一般将维生素 B_6 作为初始治疗药物。《2016 英国皇家妇产科医师学院（RCOG）指南：妊娠期恶心呕吐以及妊娠剧吐的管理（No.69）》提出，甲氧氯普胺用于治疗妊娠剧吐是安全有效的，但是因其可导致锥体外系不良反应，将它作为二线治疗药物。

3）必要时可以应用：①抗酸药，如铝碳酸镁，可有效缓解症状，动物实验中未发现有致畸作用，孕妇可用。②黏膜保护药，如硫糖铝，它不被吸收，未发现对胎儿和乳儿有不良影响，妊娠期和哺乳期可用。③质子泵抑制剂（PPI），如奥美拉唑及其类似物，奥美拉唑在妊娠期临床使用的经验丰富，被证明是安全的。埃索美拉唑和雷贝拉唑人类资料有限，动物研究低风险，在妊娠中不推荐首选使用。如果妊娠期需要 PPI 治疗，建议选用奥美拉唑、兰索拉唑或泮托拉唑。婴儿对 PPI 的生物利用度差，口服吸收少。④H_2 受体拮抗剂，如西咪替丁、雷尼替丁、法莫替丁等。目前临床关于雷尼替丁的研究较多，发现其并不会对妊娠产生不利影响，推荐作为首选药物。西咪替丁和雷尼替丁在过去 30 年中已被广泛用于妊娠期消化道症状的治疗，无明显致畸的报道。目前，有关法莫替丁在妊娠期应用和临床对照的研究很少，在有限的报道和动物实验中未发现明显致畸性。由于法莫替丁在乳汁中浓度低，哺乳期妇女最好首选法莫替丁。

（4）抗感染治疗：一般不需要抗感染治疗，但由细菌引起尤其伴腹泻者，应选用青霉素类、头孢菌素类、阿奇霉素等对胎儿较安全的药物，避免使用氨基糖苷类、喹诺酮类、四环素类抗菌药物。哺乳期患者应避免使用喹诺酮类、四环素类、氯霉素及磺胺类药物，使用这些药物时应暂停哺乳。青霉素、头孢菌素对乳儿较安全，氨基糖苷类口服吸收较少，哺乳期患者可以谨慎哺乳。但哺乳期使用抗菌药物对哺乳婴儿可能存在三个问题：肠道菌群改变、对婴儿的直接影响（如过敏反应）、如果婴儿发热需要进行细菌培养时影响培养结果。青霉素类药物使用前需详细询问药物过敏史并进行青霉素皮肤试验，一旦发生过敏性休克，必须就地抢救，予以保持气道畅通、吸氧及给予肾上腺素、糖皮质激素等治疗措施。

2.1.1.4　治疗药物

抑酸药：质子泵抑制剂、奥美拉唑、兰索拉唑、艾司奥美拉唑、雷贝拉唑、泮托拉唑。

H_2 受体拮抗药：西咪替丁、雷尼替丁、法莫替丁。

抗酸药：磷酸铝、氢氧化铝、铝碳酸镁、三硅酸镁、碳酸钙。

胃黏膜保护剂：硫糖铝、替普瑞酮、瑞巴派特。

奥美拉唑　Omeprazole

【**适应证**】本品为质子泵抑制剂。适用于胃溃疡、十二指肠溃疡、应激性溃疡、反流性食管炎和胃泌素瘤（卓 – 艾综合征）。

【**用法和用量**】口服，不可咀嚼。消化性溃疡：一次 20mg，一日 1～2 次。每日晨起吞服或早晚各 1 次，胃溃疡疗程通常为 4～8 周，十二指肠溃疡疗程通常 2～4 周。反流性食管炎：一次 20～60mg，一日 1～2 次。晨起吞服或早晚各 1 次，疗程 4～8 周。卓 – 艾综合征：一次 60mg，一日 1 次，后每日总剂量可根据病情调整为 20～120mg，若一日总剂量需超过 80mg 时，应分为一日 2 次服用。

静脉滴注：临用前将瓶中的内容物溶于 100ml 0.9% 氯化钠注射液或 5% 葡萄糖注射液中，本品溶解后静脉滴注时间应在 20～30 分钟或更长。禁止用其他溶剂或其他药物溶解和稀释。当口服疗法不适用于十二指肠溃疡、胃溃疡和反流性食管炎的患者时，推荐静脉滴注本品的剂量为 40mg，一日 1 次。卓 – 艾综合征患者推荐静脉滴注奥美拉唑 60mg 作为起始剂量，一日 1 次。卓 – 艾综合征患者每日剂量可能要求更高，剂量应个体化。当每日剂量超过 60mg 时分两次给药。

【**不良反应**】①全身性疾病：超敏反应包括速发过敏反应、过敏性休克、血管性水肿、支气管痉挛、间质性肾炎、荨麻疹、发热、疼痛、疲乏、不适。②心血管系统：胸痛、心绞痛、心动过速、心动过缓、心悸、血压升高、外周水肿。③内分泌系统：男性乳房发育。④胃肠道系统：胰腺炎（某些可致命）、厌食、肠易激、粪便变色、食管念珠菌病、舌黏膜萎缩、口炎、口干、腹胀、显微镜下结肠炎。奥美拉唑治疗期间，极罕见观察到患者出现胃底腺息肉。这些息肉为良性，在停止治疗后可逆转。患有卓 – 艾综合征的患者在接受奥美拉唑长期治疗时报告发生胃十二指肠类癌，该发现被认为与基础疾病有关。⑤肝胆系统：肝衰竭（某些可致命）、肝坏死（某些可致命）、肝性脑病、肝细胞疾病、胆汁淤积、混合型肝炎、黄疸、肝功能指标（谷丙转氨酶、谷草转氨酶、谷氨酰转肽酶、碱性磷酸酶和胆红素）升高。⑥感染：艰难梭菌性腹泻。⑦代谢疾病及营养不良：低血糖、低镁血症、低钙血症、低钾血症、低钠血症、体重增加。⑧肌肉骨骼系统：肌无力、肌痛、肌痉挛、关节疼痛、腿部疼痛、骨折。⑨神经系统 / 精神性疾病：抑郁、激动、攻击性、幻觉、意识模糊、失眠、紧张不安、淡漠、嗜睡、焦虑、梦异常、震颤、感觉异常、眩晕、味觉障碍。⑩呼吸系统：鼻衄、咽痛。⑪皮肤和皮下组织：亚急性皮肤型红斑狼疮、中毒性表皮坏死松解症（某些可致命）、史蒂文斯 – 约翰逊综合征、多形性红斑、光敏性、荨麻疹、皮疹、皮炎、瘙痒、瘀点、紫癣、脱发、皮肤干燥、多汗。⑫耳部和迷路系统：耳鸣。⑬眼部疾病：视神经萎缩、前部缺血性视神经病变、视神经炎、干眼综合征、眼刺激、视物模糊、复视。⑭泌尿生殖系统：间质性肾炎、血尿、蛋白尿、肌酐升高、镜下脓尿、尿路感染、糖尿、尿频、睾丸疼痛。⑮血液和淋巴系统：粒细胞缺乏症（某些可致命）、溶血性贫血、全血细胞减少症、中性粒细胞减少症、贫血、血小板减少症、白细胞减少症、白细胞增多症。

【禁忌证】对本品过敏者、严重肾功能不全者。

【注意事项】

（1）肾功能不全及严重肝功能不全者慎用。

（2）药物对诊断的影响：①奥美拉唑可抑制胃酸分泌，使胃内 pH 值升高，反馈性地使胃黏膜中的 G 细胞分泌促胃泌素，从而使血中促胃泌素水平升高。②奥美拉唑可使 ^{13}C- 尿素呼气试验（UBT）结果出现假阴性，其机制可能是奥美拉唑对幽门螺杆菌（Hp）有直接或间接的抑制作用。临床上应在奥美拉唑治疗后至少 4 周才能进行 ^{13}C- 尿素呼气试验。

（3）用药前后及用药时应当检查或监测的项目：①疗效监测。治疗消化性溃疡时，应进行内镜检查了解溃疡是否愈合；治疗 Hp 相关的消化性溃疡时，可在治疗完成后 4~6 周进行 UBT 试验，以了解 Hp 是否已根除；治疗卓 - 艾综合征时，应检测基础胃酸分泌值是否 <10mEq/h（即治疗目标）。②毒性监测。应定期检查肝功能；长期服用者，应定期检查胃黏膜有无肿瘤样增生，用药超过 3 年者还应监测血清维生素 B_{12} 水平。

（4）治疗胃溃疡时，应首先排除癌症的可能后才能使用本药。因用本药治疗可减轻其症状，从而延误治疗。

（5）为防止抑酸过度，在治疗一般消化性溃疡时，建议不要长期大剂量地使用本药（卓 - 艾综合征时除外）。

【FDA 妊娠期药物安全性分级】C 级。动物实验和大量的人体早孕期接触药物的数据均未发现致畸性。奥美拉唑可用于治疗妊娠期反流性食管炎，在妊娠中使用的经验较丰富，临床研究发现妊娠期使用奥美拉唑不增加主要畸形的风险。

【哺乳期药物安全性分级】L2 级。奥美拉唑的乳汁药物浓度在 4 小时内基本维持在平稳水平，因而说明书标示：哺乳期妇女慎用。但奥美拉唑对酸极不稳定，pH 低于 4 时，其半衰期为 10 分钟。事实上，几乎所有经乳汁摄入的奥美拉唑很可能在吸收之前即在婴儿胃中被破坏，故不太可能经乳汁吸收。目前未见经乳汁导致婴儿不良反应的报道。

【制剂与规格】奥美拉唑肠溶片：10mg/ 片、20mg/ 片；奥美拉唑镁肠溶片：10mg/ 片、20mg/ 片；奥美拉唑钠肠溶片：10mg/ 片、20mg/ 片；奥美拉唑肠溶胶囊：10mg/ 粒、20mg/ 粒；注射用奥美拉唑钠：20mg/ 瓶、40mg/ 瓶。

兰索拉唑　Lansoprazole

【适应证】本品为质子泵抑制剂。适用于胃溃疡、十二指肠溃疡、反流性食管炎以及卓 – 艾综合征等。

【用法和用量】口服：一次 30mg，一日 1 次，疗程 6 ~ 8 周。维持治疗、高龄者、有肝功能障碍及肾功能低下的患者，一次 15mg，一日 1 次。静脉滴注：一次 30mg，溶于 0.9% 氯化钠注射液 100ml 中，一日 2 次，推荐静脉滴注时间 30 分钟，疗程不超过 7 日。使用时注意：①本品静脉滴注使用时应配有孔径为 1.2μm 的过滤器，以便去除输液过程中可能产生的沉淀物。这些沉淀物有可能引起小血管栓塞而产生严重后果。②在喷出性或涌出性大量出血、血管暴露等危险性大的情况下，应先采用内镜下止血措施。③本品仅用于静脉滴注。溶解后应尽快使用，勿保存。避免与 0.9% 氯化钠注射液以外的液体和其他药物混合静脉滴注。④经本品治疗的前 3 日内达到止血效果的，应改用口服用药，不可无限制静脉给药。

【不良反应】过敏反应：偶有皮疹、瘙痒等症状，如出现上述症状时请停止用药。肝脏：偶有谷丙转氨酶、谷草转氨酶、碱性磷酸酶、乳酸脱氢酶、γ- 谷氨酰转肽酶上升等现象，所以须细心观察，如有异常现象就应采取停药等适当的处置。血液：偶有贫血、白细胞减少、嗜酸性粒细胞增多等症状，血小板减少之症状极少发生。消化系统：偶有便秘、腹泻、口渴、腹胀等症状。精神及神经系统：偶有头痛、嗜睡等症状，失眠、头晕等症状极少发生。其他：偶有发热、总胆固醇上升、尿酸上升等症状。

【禁忌证】对本品过敏者禁用。

【注意事项】①在治疗过程中，应充分观察，按其症状使用治疗上所需最小剂量。②下列患者慎重用药：曾发生药物过敏症的患者，肝功能障碍的患者。③本药会掩盖胃癌的症状，所以须先排除胃癌，方可给药。

【FDA 妊娠期药物安全性分级】B 级。PPI 的人类和动物数据表明，这类药物在怀孕期间可被认为是低风险，但单独使用兰索拉唑的人类怀孕经验仍然有限。

【哺乳期药物安全性分级】L2 级。兰索拉唑在结构上类似于奥美拉唑，在胃酸中非常不稳定，在很大程度上被婴儿胃酸破坏，故不太可能经乳汁吸收，但目前还没有人体的数据，故哺乳期妇女尽可能避免使用兰索拉唑，如确有服用指征需暂停哺乳。

【制剂与规格】兰索拉唑片：15mg/ 片、30mg/ 片；兰索拉唑肠溶片：15mg/ 片；兰索拉唑口崩片：15mg/ 片、30mg/ 片；兰索拉唑胶囊：15mg/ 粒、30mg/ 粒；兰

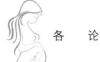

索拉唑肠溶胶囊：15mg/粒、30mg/粒；注射用兰索拉唑：30mg/瓶。

艾司奥美拉唑 Esomeprazole

【适应证】本品为质子泵抑制剂。适用于胃食管反流性疾病（GERD）：糜烂性反流性食管炎、已经治愈的食管炎患者防止复发的长期维持治疗、胃食管反流性疾病（GERD）的症状控制、适当的抗菌疗法联合用药根除幽门螺杆菌。与幽门螺杆菌感染相关的十二指肠溃疡、防止与幽门螺杆菌相关的消化性溃疡复发、需要持续非甾体抗炎药（NSAID）治疗的患者以及与使用非甾体抗炎药治疗相关的胃溃疡。

【用法和用量】口服，不可咀嚼或倾出内容物。胃食管反流病（GERD）—反流性食管炎的治疗：一次40mg，一日1次，连服4周。对于食管炎未治愈或持续有症状的患者建议再服药治疗4周。已经治愈的食管炎患者预防复发的长期治疗：一次20mg，一日1次。胃食管反流病（GERD）的症状控制：没有食管炎的患者，一次20mg，一日1次。如果用药4周症状未获控制，应对患者进行进一步的检查。一旦症状消除，随后的症状控制可采用按需疗法，即需要时口服20mg，一日1次。对于使用NSAID治疗有发生胃及十二指肠溃疡危险的患者，随后的症状控制不推荐按需治疗。与适当的抗菌疗法联合用药根除幽门螺杆菌，并且愈合与幽门螺杆菌相关的十二指肠溃疡，预防与幽门螺杆菌相关的消化性溃疡复发：本品20mg+阿莫西林1g+克拉霉素500mg，每日2次，共7日。需要持续NSAID治疗的患者与使用NSAID治疗相关的胃溃疡的治疗：常用剂量每日1次20mg，4～8周。

①对于不能口服用药的胃食管反流病患者，推荐一日1次静脉注射或静脉滴注本品20～40mg。反流性食管炎患者应使用40mg，一日1次；对于反流疾病的症状治疗应使用20mg，一日1次。本品通常应短期用药（不超过7日），一旦可能，就应转为口服治疗。②对于不能口服用药的Forrest分级Ⅱc-Ⅲ的急性胃或十二指肠溃疡出血患者，推荐静脉滴注本品40mg，每12小时1次，用药5日。③降低成人胃和十二指肠溃疡出血内镜治疗后72小时内再出血风险：经内镜治疗胃及十二指肠溃疡急性出血后，应给予患者80mg艾司奥美拉唑静脉注射，持续时间30分钟，然后持续静脉滴注8mg/h。静脉治疗期结束后应进行口服抑酸治疗。胃或十二指肠溃疡出血患者伴有肝功能损害的患者需要调整剂量。伴有轻至中度肝损害（Child-Pugh A和B级），最大持续滴注速度不超过6mg/h；伴有重度肝损害患者（Child-Pugh C级）最大持续滴注速度不超过4mg/h。

【不良反应】在艾司奥美拉唑口服或静脉给药的临床试验以及口服给药的上市后研究中，已确定或怀疑有下列不良反应。这些反应按照发生频率分为以下几类。常见：恶心、呕吐、腹痛、便秘、腹泻、腹胀；偶见：视力模糊、眩晕、皮炎、瘙痒、皮疹、荨麻疹、口干、肝酶升高；罕见：脱发、光过敏、关节痛、肌痛、支气管痉挛、白细胞减少症、血小板减少症、口炎、胃肠道念珠菌病、伴或不伴黄疸的肝炎、超敏反应如发热、血管性水肿和过敏反应 / 休克；十分罕见：多形红斑、Stevens–Johnson 综合征、中毒性表皮坏死松解症（TEN）、肌无力、肝衰竭、先前有肝病的患者中出现脑病、间质性肾炎、粒细胞缺乏症、全血细胞减少症。

【**禁忌证**】已知对艾司奥美拉唑、其他苯并咪唑类化合物或本品的任何其他成分过敏者。

【**注意事项**】①当患者被怀疑患有胃溃疡或已患有胃溃疡时，如果出现异常症状（如明显的非有意识的体重减轻、反复呕吐、吞咽困难、呕血或黑便），应先排除恶性肿瘤的可能性。因为使用本品治疗可减轻症状，延误诊断。②可能会使胃肠道感染（如沙门氏菌和弯曲菌）的危险略有增加。③不推荐本品与阿扎那韦联合使用。如果阿扎那韦与质子泵抑制剂必须联合使用，阿扎那韦剂量需增至 400mg（同时辅以利托那韦 100mg）；建议配合密切的临床监测，且本品剂量不应超过 20mg。④对于长期用药的患者应考虑体内维生素 B_{12} 储存量减少或维生素 B_{12} 吸收量降低的风险因素。⑤艾司奥美拉唑是一种 CYP2C19 抑制剂，作为预防，不建议艾司奥美拉唑与氯吡格雷合并使用。⑥在长期接受 PPI（如艾司奥美拉唑）治疗的患者中，可能会出现低镁血症的严重临床表现，如疲乏、手足抽搐、谵妄、惊厥、头晕以及室性心律失常，但开始时往往是隐秘的，从而被忽略。在补镁治疗以及停用 PPI 后，低镁血症改善。可考虑在开始 PPI 治疗前及定期监测血镁浓度。⑦质子泵抑制剂，尤其是使用高剂量及长期用药时（>1 年），可能会增加髋部、腕部和脊柱骨折的风险，对有骨质疏松风险的患者应根据当前临床指南接受治疗，并服用适量的维生素 D 和钙剂。⑧实验室检查干扰神经内分泌瘤。使用抗酸药物治疗期间，胃酸分泌减少会导致血清胃泌素增高。⑨肾功能损害的患者无须调整剂量。由于严重肾功能不全的患者使用本品的经验有限，治疗时应慎重。

【**FDA 妊娠期药物安全性分级**】B 级。艾司奥美拉唑的人类妊娠数据非常有限。本类药物中其他药物的动物数据和人类怀孕经验表明风险较低。如需使用 PPI，可优先使用奥美拉唑或其他具有人体数据的药物，如兰索拉唑或泮托拉唑等。

【**哺乳期药物安全性分级**】L2 级。艾司奥美拉唑是奥美拉唑的 S- 异构体，本质上与奥美拉唑基本相同。艾司奥美拉唑由于在酸中不稳定，当溶解于乳汁中不太可能被吸收，目前没有经乳汁导致婴儿不良反应的报道。尚不清楚艾司奥美拉唑是否会经人乳排泄，也未在哺乳期妇女中进行过相关研究，在

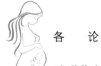

哺乳期间不应使用本品。

【制剂与规格】艾司奥美拉唑肠溶片：20mg/ 片、40mg/ 片（以艾司奥美拉唑计）；艾司奥美拉唑肠溶胶囊：20mg/ 粒、40mg/ 粒（以艾司奥美拉唑计）；注射用艾司奥美拉唑钠：20mg/ 支、40mg/ 支（以艾司奥美拉唑计）。

雷贝拉唑　Rabeprazole

【适应证】本品为质子泵抑制剂。适用于胃溃疡、十二指肠溃疡、吻合口溃疡、反流性食管炎、胃泌素瘤（卓 – 艾综合征）。

【用法和用量】本品不能咀嚼或压碎服用，应整片吞服。口服：活动性十二指肠溃疡和活动性良性胃溃疡患者，一次 20mg，一日 1 次。疗程 4 ~ 6 周。侵蚀性或溃疡性的胃 – 食管反流病（GERD）患者，一次 20mg，一日 1 次，疗程为 4 ~ 8 周。GERD 的长期治疗方案的维持治疗：一次 10 ~ 20mg，一日 1 次。疗程为 12 个月。幽门螺旋杆菌的根治性治疗：应与适当的抗生素合用。本品应在早晨、餐前服用。推荐用于不能口服时静脉注射，可以口服用药时即停止注射。推荐剂量为一日 20mg。不能进行注射以外的非胃肠道给药。注射：注射前药物须用 5ml 无菌注射用水溶解 5 ~ 15 分钟。静脉滴注：溶液须进一步稀释，并于 15 ~ 30 分钟内滴注完毕。与各种注射液的相容性：本品可溶于葡萄糖注射液、葡萄糖氯化钠注射液。不同人群的用药剂量：老年患者、肾损伤患者和轻至中度肝损伤患者无须调整用药剂量。轻至中度肝损伤患者使用雷贝拉唑钠可增加暴露量和减少消除量。配制：本品需用 5ml 注射用水制成溶液后进行注射。溶液配制好后需在 4 小时内使用，不用的部分弃去。注射用药物的混合物、补充液或进一步稀释的溶液需检查颜色、沉淀、澄清度、泄漏等的变化，不用的部分弃去。补液后的 pH 8.5 ~ 10.5。

【不良反应】偶见：光敏性反应、头痛、恶心、呕吐、便秘、腹胀、腹泻、皮疹、荨麻疹；红细胞减少、白细胞减少、白细胞增多、嗜酸性粒细胞增多、嗜中性粒细胞增多、淋巴细胞减少；谷草转氨酶、谷丙转氨酶、碱性磷酸酶、γ– 谷氨酰转肽酶、乳酸脱氢酶、总胆红素、总胆固醇、尿素氮升高；蛋白尿等。罕见：休克、心悸、心动过缓、下腹痛、消化不良、胸痛、肌痛、视力障碍、眩晕、失眠、困倦、倦怠感、握力低下、四肢乏力、感觉迟钝、口齿不清、步态蹒跚、溶血性贫血等。此外国外 1 例有肝性脑症既往史的肝硬化患者出现了精神错乱、识辨力丧失和嗜睡。

【禁忌证】对雷贝拉唑钠、苯并咪唑替代品或对该制剂制备中使用的任何赋形剂过敏者禁用。

【注意事项】①本品开始治疗之前应排除胃或食管癌的可能性。②服用本品时，应定期进行血液检查及血液生化学检查（如肝酶检查），发现异常，即停止用药,并进行及时处理。③重度肝损伤患者初次使用本品治疗时,应特别注意;肝功能损伤的患者慎用。

【FDA 妊娠期药物安全性分级】B 级。未见孕妇应用雷贝拉唑的相关报道。使用其他三种 PPI 药物(见兰索拉唑、奥美拉唑和泮托拉唑)的人类妊娠经历未显示与先天性畸形有关系。避免怀孕期间特别是在妊娠早期使用雷贝拉唑。如需使用雷贝拉唑,基于雷贝拉唑的动物数据和其他 PPI 资料,其对胚胎和胎儿的先天性缺陷形成的风险是比较低的。

【哺乳期药物安全性分级】L3 级。雷贝拉唑类似于奥美拉唑。在胃酸中不稳定,成人对肠溶剂的生物利用度仅有 52%。即使出现在母乳中,在被吸收之前就已经在婴儿胃内破坏了,故不易被吸收进入婴儿体内。目前未见经乳汁导致婴儿不良反应的报道,哺乳期妇女应避免使用本品。

【制剂与规格】雷贝拉唑钠肠溶片:10mg/ 片、20mg/ 片;雷贝拉唑钠肠溶胶囊:10mg/ 粒、20mg/ 粒;注射用雷贝拉唑:20mg/ 瓶。

泮托拉唑　Pantoprazole

【适应证】本品为质子泵抑制剂。适用于活动性消化性溃疡(胃、十二指肠溃疡)、反流性食管炎和卓 – 艾综合征。

【用法和用量】口服:每日早晨餐前 40mg。十二指肠溃疡疗程通常为 2~4 周,胃溃疡和反流性食管炎疗程通常为 4~8 周。静脉滴注:一次 40~80mg,一日 1~2 次,临用前将 10ml 0.9% 氯化钠注射液注入冻干粉小瓶内,溶解后加入 100~250ml 0.9% 氯化钠注射液中静脉滴注,15~60 分钟内滴注完成。本品溶解和稀释后必须在 4 小时内用完,禁止用其他溶剂或其他药物溶解和稀释。

【不良反应】偶有头痛、头晕、失眠、嗜睡、恶心、腹痛、腹泻和便秘、腹胀、皮疹、肌肉疼痛等症状。

【禁忌证】对本品过敏者禁用。

【注意事项】①本品为肠溶制剂时请勿咀嚼。②当怀疑胃溃疡时,应首先排除癌症的可能性。因为本品治疗可减轻其症状,从而延误诊断。③肝肾功能不全者慎用。严重肝病时本品清除延缓,应减少用量。④本品不宜同时再服用其他抗酸剂和抑酸剂。为防止抑酸过度,除卓 – 艾综合征外,用于消化性溃疡等病时,不宜大剂量长期应用。

【FDA 妊娠期药物安全性分级】B 级。动物和有限的人体数据表明,泮托拉唑在怀孕期间的风险较低。其他 PPI 的人类怀孕经验未显示与先天性畸形有因果关系。如需使用泮托拉唑,其对胚胎和胎儿的风险也是较低的。

【哺乳期药物安全性分级】L1 级。泮托拉唑与奥美拉唑类似。与其他质子泵抑制剂一样,在酸性环境及母乳中很不稳定,在哺乳婴儿吸收前已被大量破坏,故乳汁中药物不会被吸收。目前未见经乳汁导致婴儿不良反应的报道。只有当泮托拉唑对母体的益处大于其对胎儿或婴儿的潜在危害时,才可使用本品。

【制剂与规格】泮托拉唑钠肠溶片:20mg/片、40mg/片(以泮托拉唑钠计);泮托拉唑钠肠溶胶囊:20mg/粒、40mg/粒(以泮托拉唑钠计);注射用泮托拉唑钠:40mg/瓶、60mg/瓶、80mg/瓶(以泮托拉唑钠计)。

西咪替丁　Cimetidine

【适应证】本品为 H_2 受体拮抗药。用于缓解胃酸过多引起的胃痛、胃灼热感(烧心)、反酸。

【用法和用量】口服:一次1片,一日2次,24小时内不超过4次;静脉注射:一次0.2g,溶于20ml 5%葡萄糖注射液或0.9%氯化钠注射液中缓慢静脉注射(2~3分钟),每6小时1次;静脉滴注:一次0.2~0.6g,溶于250~500ml 5%葡萄糖注射液或0.9%氯化钠注射液中静脉滴注。

【不良反应】常见:腹泻、眩晕、乏力、头痛和皮疹等。有轻度抗雄性激素作用,长期用药或用药剂量较大(每日在1.6g以上)时可引起溢乳、性欲减退、肌痉挛或肌痛、脱发等,停药后即可消失。偶见:①精神紊乱,停药后48小时内能恢复;②咽喉痛热;③不明原因的出血或瘀斑以及异常倦怠无力;④粒细胞减少、血小板减少或其他异常血象,多见于合并症严重的患者;⑤发热、血小板减少、间质性肾炎、肝脏毒性、心动过缓、心动过速等。

【禁忌证】对本品过敏者禁用。

【注意事项】①本品连续使用不得超过7日,症状未缓解请咨询医师或药师。②下列情况慎用:严重心脏及呼吸系统疾患、系统性红斑狼疮、器质性脑病、肝肾功能不全。③用药期间应注意检查肾功能。④本品对骨髓有一定的抑制作用,用药期间应注意检查血象。⑤应避免本品与中枢抗胆碱药同时使用,以防加重中枢神经毒性反应,可用拟胆碱药毒扁豆碱治疗改善症状。

【FDA妊娠期药物安全性分级】B级。本品可以通过胎盘屏障。有报道称,西咪替丁在妊娠期使用不会增加新生儿先天异常的概率。部分说明书标示:孕妇禁用。因此,该药用于妊娠期属于超说明书用药,应综合目前循证医学证据,按超说明书用药规范管理,须知情同意。鉴于与 H_2 受体拮抗药相比,PPI的相对安全性及有效性更确切,建议首选PPI类药物。

【哺乳期药物安全性分级】L1级。本品可随乳汁排泄,理论上对哺乳婴儿的胃液酸度有不良影响,阻止药物代谢,导致中枢神经系统刺激,但这些影响尚未见报道。部分说明书标示:哺乳期妇女禁用。美国儿科学会将西咪替丁列为可母乳喂养的药物。因此,该药用于哺乳期属于超说明书用药,应综合目前循证医学证据,按超说明书用药规范管理,须知情同意。鉴于与 H_2 受体拮抗药相比,PPI 的相对安全性及有效性更确切,建议首选 PPI 类药物。

【制剂与规格】西咪替丁片:0.2g/ 片、0.4g/ 片、0.8g/ 片;西咪替丁缓释片:0.15g/ 片;西咪替丁咀嚼片:0.1g/ 片、0.2g/ 片;西咪替丁胶囊:0.2g/ 粒;西咪替丁口服乳:1%(10ml:0.1g)/ 瓶、1%(20ml:0.2g)/ 瓶、1%(250ml:2.5g)/ 瓶;西咪替丁注射液:2ml:0.2g/ 支;注射用西咪替丁:0.2g/ 瓶、0.4g/ 瓶;西咪替丁氯化钠注射液:50ml(西咪替丁 0.2g、氯化钠 0.45g)、100ml(西咪替丁 0.2g、氯化钠 0.9g)、100ml(西咪替丁 0.4g、氯化钠 0.9g)。

雷尼替丁　Ranitidine

【适应证】本品为 H_2 受体拮抗药。适用于十二指肠溃疡、胃溃疡、反流性食管炎、卓 – 艾(Zollinger–Ellison)综合征及其他高胃酸分泌疾病。

【用法和用量】口服:一次 0.15g,一日 2 次;或一次 0.3g,睡前 1 次。维持治疗:一次 0.15g,每晚 1 次。严重肾病患者:一次 0.075g,一日 2 次;卓 – 艾(Zollinger–Ellison)综合征,宜用大量,一日 0.6 ~ 1.2g。

【不良反应】常见:恶心、皮疹、便秘、乏力、头痛、头晕等。与西咪替丁相比,损伤肾功能、性腺功能和中枢神经的不良反应较轻。少数患者服药后引起轻度肝功能损伤,停药后症状即消失,肝功能也恢复正常。服用可因持续降低胃液酸度,而利于细菌在胃内繁殖,从而使食物内硝酸盐还原为亚硝酸盐,形成 N– 亚硝基化合物。

【禁忌证】对本品及成分过敏者禁用。

【注意事项】①对肝有一定毒性,但停药后即可恢复。②肝功能不全者,偶见服药后出现定向力障碍、嗜睡、焦虑等精神状态。③肝、肾功能不全患者慎用。④可降低维生素 B_{12} 的吸收,长期使用,可致维生素 B_{12} 缺乏。

【FDA 妊娠期药物安全性分级】B 级。动物研究未发现该药有致畸性或毒性,现有的临床资料表明妊娠期使用雷尼替丁不增加主要畸形和其他妊娠期并发症的风险。部分说明书标示:孕妇禁用。因此,该药用于妊娠期属于超说明书用药,应综合目前循证医学证据,按超说明书用药规范管理,须知情同意。鉴于与 H_2 受体拮抗药相比,PPI 的相对安全性及有效性更确切,建议首选 PPI 类药物。

【哺乳期药物安全性分级】L2 级。虽然雷尼替丁可经由乳汁排泄,但尚无不良反应报道。雷尼替丁已被批准作为儿科用药。部分说明书标示:哺乳期妇女禁用。因此,该药用于哺乳期属于超说明书用药,应综合目前循证医学证据,按超说明书用药规范管理,须知情同意。鉴于与 H_2 受体拮抗药相比,PPI

的相对安全性及有效性更确切,建议首选 PPI 类药物。

【制剂与规格】盐酸雷尼替丁片 : 0.15g/ 片、0.3g/ 片 ; 盐酸雷尼替丁胶囊 : 0.15g/ 粒。

法莫替丁　Famotidine

【适应证】本品为 H_2 受体拮抗药。适用于缓解胃酸过多引起的胃痛、胃灼热感(烧心)、反酸,也可用于慢性胃炎。

【用法和用量】口服 : 一次 20mg,一日 2 次。24 小时内不超过 40mg。饭前半小时或胃痛发作时嚼碎后服。注射 : 在消化性溃疡并发上消化道出血或胃及十二指肠黏膜糜烂出血者必须减少胃酸分泌而又不宜经口服给药时,使用本品。本品一次 20mg,溶于 250ml 5% 的葡萄糖注射液中静脉滴注,滴注时间大于 30 分钟,或加 0.9% 的氯化钠注射液 20ml 缓慢静脉注射(注射时间大于 3 分钟)。一日 2 次(间隔 12 小时),疗程 5 日,一旦病情许可,应迅速将静脉用药改为口服给药。

【不良反应】长期大剂量服用,可致严重便秘、粪结块引起肠梗阻。肾功能不全患者服用后,可能引起血铝升高。偶见转氨酶升高等肝功能异常,皮疹、荨麻疹等过敏反应,如出现过敏现象,应停药。罕见心率增加、血压上升、颜面潮红,腹胀、食欲缺乏、便秘、腹泻、软便、口渴、恶心及呕吐,头痛、头重及全身乏力感,月经不调、面部水肿及耳鸣等。

【禁忌证】严重肾功能不全者禁用。

【注意事项】①本品连续使用不得超过 7 日,症状未缓解,请咨询医师或药师。②肾功能不全者、长期便秘者慎用。③因本品能妨碍磷的吸收,故不宜长期大剂量使用。低磷血症(如吸收不良综合征)患者慎用。④青光眼、高血压、心脏病、胃肠道阻塞性疾病、甲状腺功能亢进、溃疡性结肠炎等患者慎用。

【FDA 妊娠期药物安全性分级】B 级。动物生殖数据表明风险较低,但人类孕期资料有限。有报道称,法莫替丁在妊娠期使用不会增加新生儿先天异常的概率。部分说明书标示 : 孕妇禁用。因此,该药用于妊娠期属于超说明书用药,应综合目前循证医学证据,按超说明书用药规范管理,须知情同意。鉴于与 H_2 受体拮抗药相比,PPI 的相对安全性及有效性更确切,建议首选 PPI 类药物。

【哺乳期药物安全性分级】L1 级。尚无乳儿通过乳汁暴露于法莫替丁的报道。与西咪替丁及雷尼替丁相比,哺乳期妇女可首选法莫替丁。尽管可能存在潜在不良反应,但美国儿科学会仍将法莫替丁列为可母乳喂养的药物。部分说明书标示 : 哺乳期妇女禁用。因此,该药用于哺乳期属于超说明书用药,应综合目前循证医学证据,按超说明书用药规范管理,须知情同意。鉴于与 H_2

受体拮抗药相比,PPI 的相对安全性及有效性更确切,建议首选 PPI 类药物。

【制剂与规格】法莫替丁片:20mg/ 片;法莫替丁注射液:2ml:20mg;注射用法莫替丁:20mg/ 瓶。

磷酸铝　Aluminium Phosphate

【适应证】本品为抗酸药。适用于缓解胃酸过多引起的反酸等症状,用于胃及十二指肠溃疡及反流性食管炎等相关性疾病的抗酸治疗。

【用法和用量】口服:一次 1 ~ 2 袋,一日 2 ~ 3 次(或在症状发作时服用)请于使用前充分振摇均匀,亦可伴开水或牛奶服用。不同适应证在不同的时间给予不同的剂量:①食管疾病于饭后给药;②食管裂孔疝、胃 – 食管反流、食管炎,饭后和晚上睡觉前服用;③胃炎、胃溃疡,饭前半小时前服用;④十二指肠溃疡,饭后 3 小时及疼痛时服用。

【不良反应】偶可引起便秘,可给予足量的水加以避免。建议同时服用缓泻剂。

【禁忌证】慢性肾功能衰竭者、高磷血症者禁用。

【注意事项】每袋磷酸铝凝胶含蔗糖 2.7g,糖尿病患者使用本品时,一次不得超过 1 袋。

【FDA 妊娠期药物安全性分级】B 级。在体内不吸收,妊娠期使用较安全。

【哺乳期药物安全性分级】暂无。

【制剂与规格】磷酸铝凝胶:20g:11g/ 袋、20g:2.5g/ 袋。

氢氧化铝　Aluminium Hydroxide

【适应证】本品为抗酸药。适用于缓解胃酸过多引起的胃痛、胃灼热感(烧心)、反酸,也可用于慢性胃炎。

【用法和用量】口服:一次 2 ~ 4 片,一日 3 次。饭前半小时或胃痛发作时嚼碎后服。

【不良反应】长期大剂量服用,可致严重便秘、粪结块引起肠梗阻。肾功能不全患者服用后,可能引起血铝升高。

【禁忌证】阑尾炎、急腹症患者禁用。

【注意事项】①本品连续使用不得超过 7 日,若症状未缓解,请咨询医师或药师。②肾功能不全者、长期便秘者慎用。③因本品能妨碍磷的吸收,故不宜长期大剂量使用。低磷血症(如吸收不良综合征)患者慎用。④青光眼、高血压、心脏病、胃肠道阻塞性疾病、甲状腺功能亢进、溃疡性结肠炎等患者慎用。

【FDA 妊娠期药物安全性分级】C 级。妊娠期前三个月慎用。

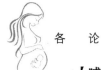

【哺乳期药物安全性分级】暂无。

【制剂与规格】复方氢氧化铝片：每片含氢氧化铝 0.245g、三硅酸镁 0.105g、颠茄流浸膏 0.002 6ml。

铝碳酸镁　Hydrotalcite

【适应证】本品为抗酸药。适用于慢性胃炎，与胃酸有关的胃部不适症状，如胃痛、胃灼热感（烧心）、酸性嗳气以及饱胀等。

【用法和用量】口服：一次 0.5~1.0g，一日 3~4 次，两餐之间或睡前嚼服，或胃部不适时服用。

【不良反应】可见胃肠不适、消化不良、呕吐、腹泻。长期服用可致血清电解质变化。

【禁忌证】对本品过敏者禁用。

【注意事项】①急腹症患者应在医师指导下使用。②妊娠期前 3 个月，严重心、肾功能不全者，高镁血症、高钙血症者慎用。③如服用过量或出现严重不良反应，应立即就医。④过敏体质者慎用。

【FDA 妊娠期药物安全性分级】暂无。由于本药在肠内吸收较低，孕妇可短期使用。

【哺乳期药物安全性分级】暂无。目前尚无本药通过乳汁分泌的资料。由于铝碳酸镁在母亲和儿童肠内吸收较低，对新生儿的健康风险较低。

【制剂与规格】铝碳酸镁片：0.5g/ 片；铝碳酸镁咀嚼片：0.5g/ 片；铝碳酸镁颗粒：2g：0.5g/ 袋；铝碳酸镁悬胶液：5ml：0.5g/ 袋；铝碳酸镁混悬液：200ml：20g/ 瓶。

三硅酸镁　Magnesium

【适应证】本品为抗酸药。适用于中和胃酸、保护溃疡面，用于治疗胃酸过多、胃灼热感（烧心）。

【用法和用量】口服：一次 1~3 片，一日 3~4 次。

【不良反应】本品有轻泻作用。长期大剂量服用本品，偶见肾硅酸盐结石。

【禁忌证】尚不明确。

【注意事项】①阑尾炎或急腹症患者服用本品可使症情加重，有增加阑尾穿孔的危险。②骨折患者不宜服用，这是由于不溶性磷酸铝复合物的形成，导致血清磷酸盐浓度降低及磷自骨内移出。③低磷血症（如吸收不良综合征）患者不宜服用本品，否则会导致骨软化、骨质疏松症，甚至骨折。

【FDA 妊娠期药物安全性分级】暂无。

【哺乳期药物安全性分级】暂无。

【制剂与规格】三硅酸镁片：0.3g/ 片。

碳酸钙　Calcium Carbonate

【适应证】本品为抗酸药。适用于预防和治疗钙缺乏症，如骨质疏松、手足抽搐症、骨发育不全、佝偻病以及儿童、妊娠期和哺乳期妇女、绝经期妇女、老年人钙的补充。

【用法和用量】口服：一日 1 ~ 4 片，分次饭后服用。

【不良反应】嗳气、便秘。偶可发生奶 – 碱综合征，表现为高血钙、碱中毒及肾功能不全。过量长期服用可引起胃酸分泌反跳性增高，并可发生高钙血症。

【禁忌证】对本品及各成分过敏的患者禁用。

【注意事项】心肾功能不全者慎用。对本品过敏者禁用，过敏体质者慎用。

【FDA 妊娠期药物安全性分级】暂无。

【哺乳期药物安全性分级】暂无。

【制剂与规格】碳酸钙片：0.5g/ 粒、0.75g/ 粒；碳酸钙咀嚼片：1.25g/ 粒；碳酸钙胶囊：0.25g/ 粒。

硫糖铝　Sucralfate

【适应证】本品为黏膜保护剂。适用于胃溃疡、十二指肠溃疡、急性及有症状的慢性胃炎、食管溃疡等。

【用法和用量】口服：活动性胃及十二指肠溃疡，一次 1g，一日 3 ~ 4 次，疗程 4 ~ 6 周；预防十二指肠溃疡的复发，一次 1g，一日 2 次。宜饭前 1 小时及睡前服用。

【不良反应】有便秘、口干、腹泻、皮疹、瘙痒、面部水肿、乏力、头晕、失眠和肝转氨酶升高等不良反应。

【禁忌证】对本品过敏者禁用。

【注意事项】长期大剂量服用本品，可能会造成体液中磷的缺乏。肝肾功能不全者、长期便秘者慎用。本品入口会产生一种独特的涩味，可服用少量清水消除这种感觉。

【FDA 妊娠期药物安全性分级】B 级。美国胃肠道学会把硫糖铝列为一种潜在益处大于潜在风险的药物。

【哺乳期药物安全性分级】L1 级。尚不明确本品是否经母乳分泌。

【制剂与规格】硫糖铝片：0.25g/ 片、0.5g/ 片；硫糖铝分散片：0.25g/ 片、0.5g/ 片；硫糖铝咀嚼片：0.1g/ 片、0.25g/ 片、0.5g/ 片、1g/ 片；硫糖铝胶囊：0.25g/ 粒；

硫糖铝混悬液：5ml：1g/ 瓶、10ml：1g/ 瓶、20ml：24g/ 瓶、200ml：20g/ 瓶、200ml：40g/ 瓶；硫糖铝混悬凝胶：5ml：1g/ 瓶；硫糖铝颗粒：0.9g/ 袋。

替普瑞酮　Teprenone

【适应证】本品为黏膜保护药。适用于改善下列疾病的胃黏膜病变（如糜烂、出血、发红、水肿）：胃溃疡、急性胃炎、慢性胃炎的急性加重期。

【用法和用量】口服：一次 1 粒，一日 3 次（以替普瑞酮计 150mg），饭后口服。可视年龄、症状酌情增减。

【不良反应】不良反应的发生率约为 2.22%，一般停药后即可消失。消化系统：可出现便秘、腹胀、腹泻、口渴、恶心、腹痛等症状，也可出现谷丙转氨酶、谷草转氨酶轻度升高；精神 / 神经系统：可出现头痛等症状；皮肤：可出现皮疹、全身瘙痒等症状；其他：有时会出现血清总胆固醇升高、上睑发红或发热等症状。

【禁忌证】尚不明确。

【注意事项】出现皮疹、全身瘙痒等皮肤症状时，应停止用药。尚未确定孕妇使用本品的安全性。对妊娠或可能妊娠的妇女应慎重权衡获益和风险。

【FDA 妊娠期药物安全性分级】暂无。

【哺乳期药物安全性分级】暂无。

【制剂与规格】替普瑞酮胶囊：50mg/ 粒。

瑞巴派特　Rebamipide

【适应证】本品为黏膜保护药。适用于胃溃疡、急性胃炎、慢性胃炎的急性加重期胃黏膜病变（糜烂、出血、充血、水肿）的改善。

【用法和用量】口服：一次 0.1g，一日 3 次，早、晚及睡前服用。

【不良反应】①血液系统：可引起白细胞减少（不足 0.1%），也有血小板减少的报道。②精神及神经系统：有导致麻木、眩晕、嗜睡的报道。③胃肠道：发生率不足 0.1%，有味觉异常、嗳气、打嗝、呕吐、胃灼热（烧心）、腹痛、腹胀、便秘、腹泻等。另有引起口渴的报道。④肝脏：引起谷丙转氨酶、谷草转氨酶、γ- 谷氨酸转肽酶、碱性磷酸酶升高等肝功能异常。另有黄疸报道。⑤内分泌系统 / 代谢：有引起乳腺肿胀、乳房疼痛、男性乳房肿大、诱发乳汁分泌的报道。⑥呼吸系统：有引起咳嗽、呼吸困难的报道。⑦过敏反应：发生率不足 0.1%，可有皮疹、瘙痒、药疹样湿疹等。另有引起荨麻疹的报道。⑧其他：瑞巴派特所致的月经异常、尿素氮升高、浮肿等的发生率不足 0.1%。另有引起心悸、发热、颜面潮红的报道。

【禁忌证】对本品过敏既往史的患者禁用。

【注意事项】用于孕妇时,必须认真权衡利弊。服药期间若出现瘙痒、皮疹或湿疹等过敏反应,应立即停药。

【FDA 妊娠期药物安全性分级】暂无。孕妇用药安全性尚不明确。

【哺乳期药物安全性分级】暂无。哺乳期妇女用药时应避免哺乳。

【制剂与规格】瑞巴派特片:0.1g/ 片;瑞巴派特胶囊:0.1g/ 粒。

2.1.2　慢性胃炎

2.1.2.1　疾病简述　慢性胃炎(chronic gastritis)指由多种病因引起的胃黏膜慢性炎症,主要病因为幽门螺杆菌(Hp)感染。慢性胃炎胃黏膜呈非糜烂的炎性改变,如黏膜色泽不均、颗粒状增殖及黏膜皱襞异常等;组织学以显著炎症细胞浸润、上皮增殖异常、胃腺萎缩及瘢痕形成等为特点。主要包括非萎缩性(浅表性)胃炎和萎缩性胃炎两大基本类型及一些特殊类型的胃炎。病变轻者不需治疗,当有上皮增殖异常、胃腺萎缩时应积极治疗。幽门螺杆菌感染是常见病因。

2.1.2.2　诊断标准

(1)缺乏特异性症状,并且症状轻重与胃黏膜的病变程度并非一致。

(2)大多数患者无症状或有程度不等的消化不良症状,如上腹部隐痛、食欲减退、餐后饱胀、反酸、恶心等。

(3)严重萎缩性胃炎患者可有贫血、消瘦、舌炎、腹泻等。

(4)胃镜检查可发现胃内病变的范围、程度和性质,可做活检进行病理学检查。

1)慢性非萎缩性(浅表性)胃炎胃镜下表现:可见红斑、黏膜粗糙不平、出血点或出血斑。

2)慢性萎缩性胃炎镜下的表现:黏膜色泽变淡,可弥漫性或局限性,呈颗粒状,变薄,皱襞变细小,血管显露,黏液量较少,可见糜烂、胆汁反流。

(5)Hp 的检查。

1)非侵入性检查:血清抗体检测、^{13}C 或 ^{14}C 尿素呼气试验(考虑到放射性因素,孕妇一般不做该检查)、粪便 Hp 培养等。

2)侵入性检查:在胃镜下取得标本的相关性检查,包括尿素酶、病理 Hp 检查等。

(6)鉴别诊断要点:通过胃镜检查能明确慢性胃炎的诊断,同时对胃癌、消化性溃疡等疾病也可以排除。需要注意的是消化不良症状并不一定由慢性胃炎引起,当按慢性胃炎处理后,症状改善不明显时,需要考虑其他疾病如慢性胆囊炎、慢性胰腺炎、功能性消化不良等,可通过超声检查、生化检查等排除。

2.1.2.3　治疗方案

（1）治疗原则：祛除病因、保护胃黏膜、合理饮食、根除 Hp、对症处理。

（2）合理饮食：饮食清淡，避免刺激性食物、粗糙食物、过热性饮料,忌烟酒、浓茶、咖啡等。

（3）祛除病因：尽可能发现并祛除各种病因,避免服用损伤胃黏膜的药物。

（4）根除 Hp 治疗：根据《中国慢性胃炎共识意见（2017 年）》,推荐根除方案为铋剂四联方案,质子泵抑制剂 +2 种抗菌药物 + 铋剂,疗程为 10～14 日（多联合使用：奥美拉唑、克拉霉素、阿莫西林和铋剂）。目前国内外指南根除的 Hp 方案中提到的抗菌药物大部分妊娠期药物安全性分级为 C 级,铋剂对胎儿有致畸作用,在妊娠期禁用,因此妊娠期女性并没有合适的根除 Hp 的方案。对于感染的幽门螺杆菌的妊娠期及哺乳期妇女,可以等到哺乳期结束以后再进行根除治疗。

（5）对症治疗。

1）非萎缩性胃炎,以反酸为主要表现者,可使用 PPI 如奥美拉唑及其类似物。关于 PPI 在妊娠期及哺乳期的应用同 2.1.1 急性胃炎。

2）以消化不良为主要表现的,可用铝碳酸镁来改善症状,动物实验中未发现有致畸作用。

2.1.2.4　治疗药物

抗酸药：磷酸铝、氢氧化铝、铝碳酸镁、三硅酸镁、碳酸钙。

抑酸药：①H_2 受体拮抗药,包括西咪替丁、雷尼替丁、法莫替丁；②质子泵抑制剂,包括奥美拉唑、兰索拉唑、艾司奥美拉唑、雷贝拉唑、泮托拉唑。

胃黏膜保护药：硫糖铝、替普瑞酮、瑞巴派特。

以上药物见 2.1.1 急性胃炎。

促胃动力药物：伊托必利、莫沙必利、多潘立酮。

解痉止痛药：屈他维林、间苯三酚。

伊托必利　Ltopride

【适应证】本品为促胃动力药物。适用于因胃肠动力减慢引起的消化不良症状,包括上腹部饱胀感、上腹痛、食欲不振、恶心和呕吐等症状,如功能性消化不良、慢性胃炎等。

【用法和用量】口服：一次 50mg,一日 3 次,饭前服用。

【不良反应】少见：皮疹、潮红、瘙痒（<0.1%）,须停药；谷草转氨酶、谷丙转氨酶、γ- 谷氨酰转肽酶和碱性磷酸酶升高。偶见：腹泻、便秘、腹痛、唾液增

多（0.1%～5%）；头晕、易激惹、头痛、睡眠改变、眩晕等症状，很少有震颤报告；泌乳素增高（当发生溢乳和／或男性乳房发育等异常时，必须暂停或终止治疗）；白细胞减少（应监测血常规，若发生白细胞减少应停药）；尿素氮和肌酐升高；胸背痛、乏力、手指发麻、手抖等。

【禁忌证】对本品过敏者。胃肠道出血、阻塞或穿孔以及其他刺激胃肠道可能引起危险的疾病。

【注意事项】抗胆碱能药可能有对抗本品的作用，不宜合用。

【FDA 妊娠期药物安全性分级】暂无。尚未确认孕妇给药的安全性，对于孕妇或有妊娠可能的妇女，只有确认其治疗上的有益性高于危险性时才可以给药。

【哺乳期药物安全性分级】暂无。已有报告在动物实验（大白鼠）中向乳汁中转移，因此服用本药时应当避免哺乳。

【制剂与规格】盐酸伊托必利片：50mg／片；盐酸伊托必利分散片：50mg／片；盐酸伊托必利胶囊：50mg／粒；盐酸伊托必利颗粒：50mg／袋。

莫沙必利　Mosapride

【适应证】本品为促胃动力药物。适用于功能性消化不良伴有胃灼热（烧心）、嗳气、恶心、呕吐、早饱、上腹胀等消化道症状；也可用于胃食管反流性疾病、糖尿病性胃轻瘫及部分胃切除患者的胃功能障碍。

【用法和用量】口服：一次 5mg，一日 3 次，饭前服用。

【不良反应】常见：腹泻、腹痛、口干、皮疹及倦怠、头晕等。偶见：嗜酸性粒细胞增多、甘油三酯升高及谷草转氨酶、谷丙转氨酶、碱性磷酸酶、γ- 谷氨酰转肽酶升高。

【禁忌证】对本药过敏者。胃肠道出血或穿孔者。肠梗阻患者。

【注意事项】服用一段时间（通常为 2 周），消化道症状没有改变时，应停止服用。

【FDA 妊娠期药物安全性分级】暂无。妊娠期及哺乳期妇女用药安全性未确定，应避免使用。对孕妇及有可能怀孕的妇女确需使用，应在治疗上有益性大于危险性时才使用。

【哺乳期药物安全性分级】暂无。哺乳期如确需服用本品时，应停止哺乳[动物实验（大鼠）中发现莫沙必利可以从乳汁分泌]。

【制剂与规格】枸橼酸莫沙必利片：5mg／片；枸橼酸莫沙必利分散片：5mg／片；枸橼酸莫沙必利胶囊：5mg／粒；枸橼酸莫沙必利颗粒：100g：1g／袋（以无水枸橼酸莫沙必利计）；枸橼酸莫沙必利口服溶液：10ml：5mg／瓶。

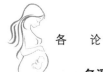

多潘立酮　Domperidone

【适应证】本品为促胃动力药物。适用于治疗消化不良、腹胀、嗳气、恶心、呕吐、腹部胀痛等。

【用法和用量】口服：普通制剂，一次 10mg，一日 3 次，餐前 15～30 分钟服用；混悬液，一次 10ml，一日 3 次，餐前 15～30 分钟服用。

【不良反应】偶见：轻度腹部痉挛、口干、皮疹、头痛、腹泻、神经过敏、倦怠、嗜睡、头晕等。有时导致血清泌乳素水平升高、溢乳、男子乳房女性化等，但停药后即可恢复正常。

【禁忌证】嗜铬细胞瘤、乳癌、机械性肠梗阻、胃肠出血等疾病患者禁用。

【注意事项】①孕妇慎用，哺乳期妇女使用本品期间应停止哺乳。②心脏病患者（心律失常）以及接受化疗的肿瘤患者应用时需慎重，有可能加重心律失常。③如服用过量或出现严重不良反应，应立即就医。④对本品过敏者禁用，过敏体质者慎用。⑤本品性状发生改变时禁止使用。

【FDA 妊娠期药物安全性分级】C 级。关于多潘立酮在人类妊娠期间的使用未见报道。动物资料和人类妊娠用药经验有限。然而，对成人严重的剂量依赖毒性已经被报道，美国 FDA 不赞成使用该药品，建议在妊娠期使用更加安全的药品。

【哺乳期药物安全性分级】L1 级。少量的多潘立酮被分泌到乳汁中，尚不知哺乳期妇女服用本药是否会对新生儿产生危害，美国儿科学会认为使用此药可母乳喂养。然而，由于对母亲潜在的严重毒性，建议选择更安全的药物。

【制剂与规格】多潘立酮片：10mg/片；多潘立酮分散片：10mg/片；多潘立酮口腔崩解片：10mg/片；多潘立酮胶囊：10mg/粒；多潘立酮混悬液：100ml：0.1g/瓶。

屈他维林　Drotaverine

【适应证】本品为解痉止痛药。适用于胃肠道平滑肌痉挛，应激性肠道综合征，胆绞痛和胆道痉挛，胆囊炎，胆囊结石，胆道炎。

【用法和用量】口服：一次 1～2 片，一日 3 次，疗程 4～12 周，如有必要可在医师指导下可延长服药时间，每年重复 2～3 次。肌内注射：一日 40～240mg，分 1～3 次服用。急诊用药：急性结石绞痛（肾性和/或胆源性），一次 40～80mg，缓慢静脉注射（大约 30 秒）；腹部痉挛性疼痛，一次 40～80mg，肌内注射，必要时可重复使用，一日最多 3 次。

【不良反应】不良反应罕见。胃肠道系统：恶心、便秘；神经系统：头痛、眩晕和失眠；心血管系统：心悸和低血压；免疫系统：过敏反应（血管性水肿，荨麻疹,皮疹,瘙痒症)。

【禁忌证】对药物成分过敏者,严重的肝、肾脏、心功能不全的患者禁用。

【注意事项】①血压过低的患者使用本品需要特别注意。②由于片剂中所含乳糖,会导致乳糖不耐受患者的胃肠道不适。因此,对于患有罕见的半乳糖不耐受、LaPP 乳糖酶缺陷或者葡萄糖 - 半乳糖吸收不良的遗传性疾病患者,不宜服用本品。③如果患者有眩晕经历,使用本品应该避免有潜在危险性的作业,如驾驶和操纵机器。

【FDA 妊娠期药物安全性分级】暂无。孕妇的临床数据有限。尽管本品对于妊娠和胚胎 / 胎儿的发育,动物实验并没有表现存在直接或间接的有害影响,但孕妇使用仍需慎重。

【哺乳期药物安全性分级】暂无。目前没有关于动物乳汁中是否分泌本品的研究,因此不推荐哺乳期妇女使用本品。对于针剂,在分娩时禁止使用。

【制剂与规格】盐酸屈他维林片 : 40mg/ 片 ; 盐酸屈他维林注射液 : 2ml : 40mg/ 支 (以盐酸屈他维林计)。

间苯三酚　Phloroglucinol

【适应证】本品为解痉止痛药。适用于消化系统和胆道功能障碍引起的急性痉挛性疼痛 ; 急性痉挛性尿道、膀胱、肾绞痛 ; 妇科痉挛性疼痛。

【用法和用量】肌内或静脉注射 : 一次 40 ~ 80mg,一日 40 ~ 120mg。静脉滴注 : 每日最大剂量 0.2g,溶于 5%、10% 葡萄糖注射液中静脉滴注。

【不良反应】极少见过敏反应,如皮疹,荨麻疹。

【禁忌证】对本品过敏者禁用。

【注意事项】本品不能与安乃近在同一注射针筒混合使用 (可引起血栓性静脉炎)。

【FDA 妊娠期药物安全性分级】暂无。动物试验未发现间苯三酚有致畸作用。妊娠期间使用本品仍应权衡利弊。

【哺乳期药物安全性分级】暂无。哺乳期应避免使用。

【制剂与规格】间苯三酚注射液 : 40ml : 40mg/ 支 ; 注射用间苯三酚 : 40mg/ 瓶。

2.2　消化性溃疡

2.2.1　疾病简述

消化性溃疡主要指发生于胃和十二指肠的慢性溃疡,是一种多发病、常见

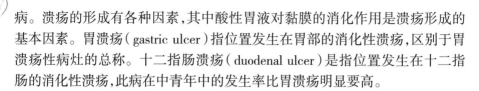

病。溃疡的形成有各种因素,其中酸性胃液对黏膜的消化作用是溃疡形成的基本因素。胃溃疡(gastric ulcer)指位置发生在胃部的消化性溃疡,区别于胃溃疡性病灶的总称。十二指肠溃疡(duodenal ulcer)是指位置发生在十二指肠的消化性溃疡,此病在中青年中的发生率比胃溃疡明显要高。

2.2.2　诊断标准

(1)胃溃疡:慢性病程、周期性发作、节律性的上腹部疼痛是诊断消化性溃疡的重要病史,胃镜是可以确诊的依据,不能接受胃镜检查的,吞钡 X 线检查提示龛影的,也可以诊断。孕妇应该尽量避免此类检查,尤其是妊娠前三个月的孕妇。

症状:慢性的、周期性、节律性发作的上腹部疼痛,多位于剑突下正中或偏左,但高位胃溃疡的疼痛可出现在左上腹或胸骨后,多在餐后半小时出现,持续 1~2 小时逐渐消失,发作频率与季节、情绪紧张、饮食不调等诱因有关,但胃溃疡的症状相对不典型。

体征:普遍缺乏特异性的体征,活动期可有上腹部局限性轻压痛,缓解期无明显体征。幽门梗阻时胃部可闻及振水音,严重时还可见胃型及胃蠕动波等相应体征,少数患者可出现贫血、体重减轻等体质性症状,多为轻度,部分患者体质较瘦弱。

检查:粪便潜血可呈阳性;胃酸分泌试验提示胃溃疡患者胃酸分泌正常或稍低于正常;应做 Hp 感染检测以明确是否存在感染;上消化道钡剂 X 线检查提示龛影,胃溃疡对侧可见痉挛性胃切迹;电子胃镜下可见胃黏膜有缺损改变。

(2)十二指肠溃疡:和胃溃疡的标准基本相同,均有慢性病程、周期性发作、节律性的上腹部疼痛,如行吞钡 X 线检查提示龛影,电子胃镜可见十二指肠球部有黏膜缺损,区别在于十二指肠的溃疡发生处多位于十二指肠球部。

症状:慢性、周期性、节律性发作的上腹部疼痛,多位于上腹部正中或偏右,疼痛多出现在早餐后 2~3 小时,持续到下次进食或服用抗酸药物后完全缓解,还可出现夜间痛,表现为夜间睡眠中痛醒。

体征:普遍缺乏特异性的体征,和胃溃疡者相似。

检查:粪便潜血可呈阳性;胃酸分泌试验提示十二溃疡患者胃酸分泌增高,以夜间及空腹时更明显;应做 Hp 感染检测以明确是否存在感染;上消化道钡剂 X 线检查提示龛影,可见球部变形、激惹、痉挛性切迹及局部压痛点,十二指肠球部变形常表现为三叶草形和花瓣样;电子胃镜下可见十二指肠黏膜有缺损改变。

2.2.3　治疗方案

缓解临床症状,促进溃疡愈合,防止复发和减少并发症,提高生活质量。

2.2.3.1　一般治疗　生活规律,充分休息,少食多餐,避免情绪紧张,戒除烟酒,粪便隐血阳性者应卧床休息。

2.2.3.2　药物治疗

（1）胃黏膜保护、减少胃酸分泌:抑制胃酸分泌以 PPI 类药物为主,胃溃疡患者疗程为 6~8 周,十二指肠溃疡患者疗程为 4~6 周。H_2 受体拮抗药如雷尼替丁、西咪替丁等。上述药物相关的妊娠期、哺乳期用药注意事项见2.1.1 急性胃炎。

（2）溃疡病出血者:当溃疡出血严重时需采取止血措施,如内镜下止血,及时输血（收缩压 <90mmHg,心率 >120 次 /min）,当无效时应及时行手术治疗,避免胎儿窒息。

（3）根除 Hp 治疗:根据《中国慢性胃炎共识意见（2017 年）》,推荐根除方案为铋剂四联方案,质子泵抑制剂 + 铋剂 +2 种抗菌药物,疗程为 10~14 日（多联合使用:奥美拉唑、克拉霉素、阿莫西林和铋剂）。目前国内外指南根除的 Hp 方案中提到的抗菌药物大部分妊娠期药物安全性分级为 C 级,铋剂对胎儿有致畸作用在妊娠期禁用,因此妊娠期妇女并没有合适的根除 Hp 的方案。对于感染幽门螺杆菌的妊娠期、哺乳期妇女,可以等到哺乳期结束以后再进行根除治疗。

（4）抗酸药:可中和胃酸,缓解疼痛,促进溃疡愈合,为妊娠期消化性溃疡的一线药物。常用的有氢氧化铝和氢氧化镁合剂、铝碳酸镁等,目前尚无抗酸药致畸的可靠证据,妊娠中、晚期使用抗酸药是安全的。

（5）硫糖铝:可与溃疡面渗出物相结合形成保护膜,使溃疡不受胃酸和胃蛋白酶侵蚀。妊娠期和哺乳期可用,未发现对胎儿有不良影响。

（6）手术治疗:仅用于合并出血或穿孔的患者,溃疡病穿孔者,应积极手术治疗,以降低母儿死亡率。凡有外科手术指征的孕妇,如胎儿已成熟,术前应终止妊娠（剖宫产）,为外科手术提供方便;对孕周较低、胎儿不成熟者可加强保胎措施,预防早产。若继续妊娠对孕妇构成威胁,或妊娠子宫妨碍手术操作者,为提高孕妇的安全度,亦应终止妊娠。

2.2.4　治疗药物

抗酸药:磷酸铝、氢氧化铝、铝碳酸镁、三硅酸镁、碳酸钙。

胃黏膜保护药:硫糖铝、替普瑞酮、瑞巴派特。

抑酸药:①H_2 受体拮抗药,包括西咪替丁、雷尼替丁、法莫替丁;②质子泵抑制剂,包括奥美拉唑、兰索拉唑、艾司奥美拉唑、雷贝拉唑、泮托拉唑。

以上药物见 2.1 胃炎。

青霉素类:阿莫西林(见 1.5 肺炎)。

大环内酯类:克拉霉素(见 1.5 肺炎)。

2.3　溃疡性结肠炎

2.3.1　疾病简述

溃疡性结肠炎(ulcerative colitis,UC)是一种病因不明的直肠和结肠慢性非特异性炎症性疾病,病变局限于大肠黏膜及黏膜下层。病变多位于乙状结肠和直肠,也可延伸至降结肠,甚至整个结肠。病程漫长,常反复发作。本病见于任何年龄,但 20~30 岁最多见。营养及健康情况不良的孕妇易患此病。妊娠期发生该病的病因尚未明确,多与自身免疫及遗传因素有关,精神刺激、过度劳累、感染、过激及饮食失调等可能成为发病诱因。

2.3.2　诊断标准

UC 缺乏诊断的金标准,主要结合临床、实验室检查、影像学检查、内镜和组织病理学表现进行综合分析,在排除感染性和其他非感染性结肠炎的基础上做出诊断。若诊断存疑,应在一定时间(一般是 6 个月)后进行内镜及病理组织学复查。

2.3.3　治疗方案

2.3.3.1　一般治疗　慢性疾病常伴有营养不良,主张高糖、高蛋白、低脂饮食,少渣饮食能减少排便次数。适当补充叶酸、维生素和微量元素,全肠外营养适用于重症患者及中毒性巨结肠、肠瘘、短肠综合征等并发症者。应用止泻剂(洛哌丁胺)可减轻肠道蠕动,但严重结肠炎时,止泻剂与解痉剂须禁用,其有诱发中毒性巨结肠的可能。

2.3.3.2　药物治疗

(1)氨基水杨酸制剂:常用药物为美沙拉秦和柳氮磺吡啶。美沙拉秦可以通过胎盘屏障,有孕妇接受高剂量治疗导致新生儿肾衰竭的个案,孕妇仅在利大于弊时方可用药。美沙拉秦及其代谢物可随乳汁排泄,哺乳期妇女仅在利大于弊时方可用药。如乳儿出现腹泻,应立即停止哺乳。如果孕期使用柳氮磺吡啶治疗,需每日补充叶酸 5mg;对于健康足月婴儿,哺乳期可使用;对于早产儿、高胆红素血症或葡萄糖 -6- 磷酸脱氢酶缺乏症(G-6-PD 缺乏症)患儿的母亲,若使用柳氮磺吡啶应避免哺乳。

（2）糖皮质激素:妊娠期和哺乳期可以使用的有泼尼松、泼尼松龙和甲泼尼龙。这些激素均可在胎盘代谢,进入胎儿的比例≤10%;对妊娠期及哺乳期暴露于激素的婴儿随访 12 个月,未发现免疫功能异常。

妊娠期使用糖皮质激素与口面裂（包括唇裂、腭裂和唇腭裂）的相关性尚不清楚。虽然美国国家出生缺陷防治研究（National Birth Defect Prevention Study,NBDPS）1997—2002 年的数据报道,母亲使用糖皮质激素（所有给药途径）与后代唇腭裂之间的相关性具有统计学意义,但随后（2003—2009 年）的一项更大型 NBDPS 数据库研究分析发现两者之间并无关联。在 1997—2009 年,全身使用任意糖皮质激素母亲的后代发生口面裂的风险并未增加。这种相关性不清楚,可能也与用药剂量和适应证有关。

（3）免疫抑制剂:如硫唑嘌呤,在妊娠期应用是安全有效的,不会增加先天畸形等不良妊娠结局,且不会影响胎儿发育及免疫功能,但停药后复发或处于疾病活动期会增加早产发生率。因对胎儿和乳儿有不良影响,甲氨蝶呤在备孕期、妊娠期和哺乳期均不得使用。育龄女性使用甲氨蝶呤,需停用 3 个月后方可备孕。

（4）生物制剂:孕期哺乳期可用的有英夫利昔单抗和阿达木单抗等。英夫利昔单抗可用至妊娠 16 周,之后若因为治疗活动性疾病而继续使用,则在婴儿出生后 6 个月后再接种活疫苗。阿达木单抗可用于妊娠早期和中期,不可用于妊娠晚期。在孕妇使用最后一剂阿达木单抗 5 个月内,不推荐对其婴儿注射活疫苗。

2.3.4 治疗药物

氨基水杨酸类:柳氮磺胺吡啶、美沙拉秦。
糖皮质激素:泼尼松龙、泼尼松、甲泼尼龙、氢化可的松。
免疫抑制剂:硫唑嘌呤、环孢素。
生物制剂:英夫利昔单抗、阿达木单抗。

柳氮磺吡啶　Sulfasalazine

【适应证】本品为氨基水杨酸类药物。适用于炎症性肠病,即克罗恩病和溃疡性结肠炎。

【用法和用量】口服:初始剂量,一日 1~2g,无明显不适可渐增至一日 4~6g,分次口服,用药间隔不超过 8 小时。轻中度发作,一次 1g,一日 3~4 次,缓解期一次 1g,一日 2~3 次。

【不良反应】常见:恶心、呕吐、腹泻、红斑、头痛、心悸。少见:①过敏反应,可表现为出疹、多形红斑、剥脱性皮炎和表皮松解萎缩性皮炎等,也有表现为光敏反应;②中性粒细胞减少或缺乏症,血小板减少症及再生障碍性贫血;③溶血性贫血及血红蛋白尿;④肾脏损害,可发生结晶尿、血尿。

【禁忌证】对磺胺类药物过敏者禁用。肠梗阻或泌尿系统梗阻患者、急性间歇性卟啉症患者禁用。

【注意事项】①G-6-PD 缺乏、肝功能不全、肾功能不全、血卟啉症、血小板、粒细胞减少、肠道或尿路阻塞患者应慎用。②服用本品期间多饮水,保持高尿流量,以防结晶尿的发生,必要时服碱化尿液的药物。失水、休克和老年患者应用本品易致肾损害,应慎用或避免应用本品。③对呋塞米、砜类、噻嗪类利尿药、磺脲类、碳酸酐酶抑制药及其他磺胺类药物过敏者慎用。④治疗中须注意检查。全血象检查,对接受较长疗程的患者尤为重要;直肠镜与乙状结肠镜检查,观察用药效果及调整剂量;治疗中定期尿液检查(每 2～3 日查尿常规 1 次)以发现长疗程或高剂量治疗时可能发生的结晶尿;肝、肾功能检查。⑤遇有胃肠道刺激症状,除强调餐后服药外,也可分成小量多次服用,甚至每小时 1 次,使症状减轻。⑥根据患者的反应与耐药性,随时调整剂量,部分患者可采用间歇治疗(用药 2 周,停药 1 周)。⑦腹泻症状无改善时,可加大剂量。⑧夜间停药间隔不得超过 8 小时。⑨肾功能损害者应减小剂量。

【FDA 妊娠期药物安全性分级】B 级(口服给药、直肠给药),D 级(临近分娩时使用)。柳氮磺吡啶及其代谢产物磺胺吡啶容易通过胎盘到达胎儿循环,母儿体内的药物浓度大致一样,由于在盲肠和结肠吸收很少,且很快经尿液排出,胎盘对 5- 对氨基水杨酸转运很有限。磺胺药可穿过血胎盘屏障至胎儿体内,动物实验发现有致畸作用。有共识意见指出,在经口和 / 或直肠 5- 氨基水杨酸(5-ASA)维持治疗的妊娠 IBD 女性中,推荐在整个妊娠期间继续 5-ASA 治疗。有报道称,目前关于柳氮磺胺吡啶的临床研究已较为全面,动物实验和人类研究没有表明其具有致畸作用。在整个怀孕期间使用柳氮磺胺吡啶,母亲和胎儿能够很好地耐受。说明书标示:孕妇禁用。因此,该药用于妊娠期属于超说明书用药,应综合目前循证医学证据,按超说明书用药规范管理,须知情同意。

【哺乳期药物安全性分级】L3 级。磺胺药可自乳汁中分泌,乳汁中浓度约可达母体血药浓度的 50%～100%,药物可能对乳儿产生影响;磺胺药在 G-6-PD 缺乏的新生儿中的应用有导致溶血性贫血发生的可能。有报道称,对于健康足月婴儿,哺乳期可使用柳氮磺吡啶。说明书标示:哺乳期妇女禁用。因此,该药用于哺乳期属于超说明书用药,应综合目前循证医学证据,按超说明书用药规范管理,须知情同意。

【制剂与规格】柳氮磺吡啶肠溶片：0.25g/片。

美沙拉秦 Mesalazine

【适应证】本品为氨基水杨酸类药物。适用于溃疡性结肠炎，包括急性发作期的治疗和防止复发的维持治疗；也可用于克罗恩病急性发作期的治疗。

【用法和用量】口服：溃疡性结肠炎（急性发作），一次1g，一日4次；溃疡性结肠炎（维持治疗），一次0.5g，一日4次；克罗恩病病急性期和维持期，一次1g，一日4次。直肠给药（栓剂）：0.25~0.5g，一日2~3次塞肛，或1g，一日1~2次塞肛；灌肠剂：一次4g，一日1次，睡前用药，由肛门灌进大肠。

【不良反应】可能出现不依赖剂量的过敏反应，如皮疹、药物热、支气管痉挛、红斑狼疮样综合征等。个别可能出现发育不全性贫血、粒细胞缺乏症、全血细胞减少、中性白细胞减少症、白细胞减少和血小板减少等；血素氮升高；关节炎、瘙痒、关节痛、痉挛性肌痛等。可能出现头晕、头痛、定向力障碍；可能发生腹泻、恶心、呕吐、口干、便秘、轻微胃肠不适等。

【禁忌证】下列患者禁用本品：对美沙拉秦、水杨酸及其衍生物、本品赋形剂过敏者；肾功能障碍和严重的肝功能障碍者；胃或十二指肠溃疡患者；有出血倾向体质者（易引起出血）。

【注意事项】①根据医师判定，必要时在治疗前和治疗过程中检查血象（血细胞分类计数、肝功能参数如谷丙转氨酶或谷草转氨酶、肌酐）和尿液状况（试纸或尿沉渣）。建议开始治疗后14日检查这些项目，此后每隔4周进一步复查2~3次：如检查结果正常，每3个月例行检查1次。如发现其他症状，必须立即进行相关检查。②肝功能障碍者应慎用本品。③肾功能障碍者勿使用本品。如使用本品期间出现肾功能恶化，应考虑到美沙拉秦引起的中毒性肾损伤。④患有肺功能障碍的患者，特别是哮喘患者，应在医师的严密监控下使用本品治疗。⑤对含柳氮磺吡啶的药物过敏的患者，应在严密的医学监控下使用本品。如出现急性不耐受反应（如抽搐、急性腹痛、发热、严重头痛以及皮疹等症状），须立即停止治疗。

【FDA妊娠期药物安全性分级】B级。美沙拉秦可通过胎盘屏障，其治疗对母体的益处超过对胎儿的潜在风险，尚未发现其致畸作用。

【哺乳期药物安全性分级】L3级。可能存在过敏反应，接受美沙拉秦治疗的妇女的婴儿应严密观察其大便情况。有报道称，母亲直肠用美沙拉嗪，导致婴儿腹泻。美国儿科学会认为美沙拉秦可导致婴儿不良反应，哺乳期慎用。

【制剂与规格】美沙拉秦肠溶片：0.25g/片、0.4g/片、0.5g/片；美沙拉秦缓释片：0.5g/片；美沙拉秦缓释胶囊：0.375g/粒；美沙拉秦控释胶囊：0.25g/粒；美沙拉秦缓释颗粒剂：0.25g/袋、0.5g/袋；美沙拉秦栓：0.25g/粒、0.5g/粒、1g/粒；

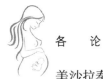

美沙拉秦灌肠液：60ml：4g/瓶。

泼尼松龙　Prednisolone

【适应证】本品为糖皮质激素类药物。适用于过敏性与自身免疫性炎症疾病，胶原性疾病。也用于某些感染的综合治疗。

【用法和用量】口服：过敏性、自身免疫性炎症性疾病，初始剂量一日15～40mg，需要时可到60mg或一日0.5～1mg/kg，发热患者分3次服用，体温正常者每日晨起一次顿服。病情稳定后逐渐减量，维持量5～10mg，视病情而定。肌内注射或关节腔注射：一日10～40mg，必要时可加量。

其他各项见1.4支气管哮喘。

泼尼松　Prednisone

【适应证】本品为糖皮质激素类药物。适用于治疗过敏性与自身免疫性炎症疾病，胶原性疾病等。

【用法和用量】口服：对于胃病综合征、溃疡性结肠炎等自身免疫性疾病，可给一日40～60mg，病情稳定后逐渐减量。

其他各项见1.4支气管哮喘。

甲泼尼龙　Methylprednisolone

【适应证】本品为糖皮质激素类药物。可用于治疗胃肠道疾病，如溃疡性结肠炎、局限性回肠炎等。

【用法和用量】根据不同疾病的治疗需要，甲泼尼龙片的初始剂量可在每日4～48mg之间调整。症状较轻者，通常给予较低剂量即可；某些患者则可能需要较高的初始剂量。若经过长期治疗后需停药，建议逐量递减，而不能突然撤药。当临床症状出现好转，应在适当的时段内逐量递减初始剂量，直至能维持已有的临床效果的最低剂量，此剂量即为最佳维持剂量。医师还应注意对药物剂量进行持续的监测，当出现下列情况时可能需要调整剂量：病情减轻或加重导致临床表现改变；患者对药物反应的个体差异；患者遇到与正在治疗的疾病无关的应激状况。在最后一种情况下，可能需要根据患者的情况在一段时间内加大甲泼尼龙片的剂量。这里必须强调的是，剂量需求不是一成不变的，必须根据治疗的疾病和患者的反应作个体化调整。隔日疗法（ADT）：一种服用皮质类固醇的方法，即指在隔日早晨一次性给予两日的皮质类固醇总量。采用这种治疗方法旨在为需要长期服药的患者提供皮质激素的治疗作用，同时减少某些不良反应，例如对垂体-肾上腺皮质轴的抑制、类库欣综合征、皮质激素撤药症状。

其他各项见 1.4 支气管哮喘。

氢化可的松　Hydrocortisone

【适应证】本品为糖皮质激素类药物。主要用于治疗肾上腺皮质功能减退症及垂体功能减退症的补充或替代治疗及危象时的治疗,亦可用于严重感染和抗休克治疗等。

【用法和用量】口服:一日 20～30mg,清晨服 2/3,午餐后服 1/3,在应激状况时,应适量加量,可增至一日 80mg,分次服用。静脉滴注:一次 0.1g,必要时可用至 0.3g,用氯化钠注射液或 5% 葡萄糖注射液稀释至 0.2mg/ml 后滴注。疗程不超过 3～5 日。

其他各项见 1.4 支气管哮喘。

硫唑嘌呤　Azathioprine

【适应证】本品为免疫抑制剂。适用于慢性非特异性溃疡性结肠炎、节段性肠炎等。

【用法和用量】口服:一日 1.5～4mg/kg,一日 1 次或分次口服。

【不良反应】与巯嘌呤相似但毒性稍轻,可致骨髓抑制、肝功能损害、畸胎,亦可发生皮疹,偶见肌萎缩。

【禁忌证】已知对本品高度过敏的患者禁用。

【注意事项】肝功能差者慎用,用药期间严格检查血象。

【FDA 妊娠期药物安全性分级】D 级。研究发现,妊娠不良结局与硫唑嘌呤剂量相关,母亲使用剂量超过 2mg/（kg·d）的婴儿出现造血抑制。目前的循证医学证据表明妊娠期可以使用硫唑嘌呤,患者的配偶备孕期间也可使用该药。推荐硫唑嘌呤可用于整个妊娠期,但剂量需≤2mg/（kg·d）。建议在用药期间检测药物浓度。说明书标示:本品对人类存在潜在的致畸作用,孕妇或准备近期内怀孕的妇女禁用本品;接受本品治疗的患者的配偶需采取充分的避孕措施。因此,妊娠期使用硫唑嘌呤以及女性患者的配偶备孕期间使用硫唑嘌呤,均属于超说明书用药,应综合目前循证医学证据,按超说明书用药规范管理,须知情同意。

【哺乳期药物安全性分级】L3 级。有研究表明,对服用剂量高达 0.2g/d 的母亲的乳汁和婴儿血清进行 6- 巯基嘌呤浓度的测定,发现 6- 巯基嘌呤的浓度很低甚至测不出;没有发现 3.5 岁以下母乳喂养的婴儿的健康和发育受到不良影响。因此,认为本药对母乳喂养婴儿的风险很低,哺乳期用药可以哺乳。但是它是一种强效的免疫抑制剂,应密切监测婴儿有无免疫抑制、白细胞较少、血小板减少、肝毒性和胰腺炎等症状。说明书标示:已证实哺乳期妇女服用硫唑嘌呤后,在初乳和母乳中可测得 6- 巯基嘌呤(硫唑嘌呤的一种代谢物),服用本品的患者不应进行哺乳。因此,使用硫唑嘌呤后继续哺乳属于超说明书用药,应综合目前循证医学证据,按超说明书用药规范管理,须知情同意。

【制剂与规格】硫唑嘌呤片 : 50mg/ 片、0.1g/ 片。

环孢素　Cyclosporin

【适应证】本品为免疫抑制剂。适用于预防同种异体肾、肝、心、骨髓等器官或组织移植所发生的排斥反应,也适用于预防及治疗骨髓移植时发生的移植物抗宿主反应(GVHD)。经其他免疫抑制剂治疗无效的狼疮肾炎、难治性肾病综合征等自身免疫性疾病。

【用法和用量】狼疮肾炎、难治性肾病综合征:初始剂量 $4 \sim 5$ mg/(kg·d),分 $2 \sim 3$ 次口服,出现明显疗效后缓慢减量至 $2 \sim 3$ mg/(kg·d),疗程 $3 \sim 6$ 个月。器官移植:采用三联免疫抑制方案时,起始剂量 $6 \sim 11$ mg/(kg·d),并根据血药浓度调整剂量,根据血药浓度每 2 周减量 $0.5 \sim 1$ mg/(kg·d),维持剂量 $2 \sim 6$ mg/(kg·d),分 2 次口服。在整个治疗过程,必须在有免疫抑制治疗经验医师的指导下进行。骨髓移植:预防 GVHD,移植前一日起先用环孢素注射液,2.5mg/(kg·d),分 2 次静脉滴注,待胃肠反应消失后(约 $0.5 \sim 1$ 个月),改服环孢素,起始剂量 6mg/(kg·d),分 2 次口服,一月后缓慢减量,总疗程半年左右;治疗 GVHD,单独或在原用肾上腺皮质激素基础上加用环孢素,$2 \sim 3$ mg/(kg·d),分 2 次口服,待病情稳定后缓慢减量,总疗程半年以上。

【不良反应】本品不良反应通常与剂量相关,降低剂量即可减轻。不良反应发生的范围通常在所有适应证的患者中相同,但严重程度和发生频率存在差异。由于器官移植受者的起始剂量较高,应用时间较长,故相比其他适应证患者,在他们中发生不良反应的机会较多且较严重。在移植受者、葡萄膜炎和肾病综合征患者中应用环孢素时,重要的安全性方法是使用特异的单克隆抗体测定环孢素的全血浓度。

肾脏:在治疗的最初几周内可以出现肌酐和尿素氮水平升高,这是最常见和最严重的不良反应。这些肾脏功能的改变是剂量依赖性的并且是可逆的,当剂量减少时,可恢复。

心血管系统:常见动脉高血压,罕见缺血性心脏病。

神经系统和感觉器官:常见震颤,无力,头痛,下身感觉消失特别是手足的烧灼感(通常在治疗的第 1 周);少见抽搐;罕见运动神经元病,不同程度的脑病:意识模糊,意识障碍(有时昏迷),视听障碍,运动失调,皮质盲,耳聋,瘫痪(偏瘫,四肢瘫),共济失调,激越和睡眠障碍。个案报告有视力损害伴乳头水肿,也可继发于脑部的假性肿瘤（良性颅内高压 BIH）。如果出现 BIH 症状,需要检查患者。确认诊断后,要减少剂量,必要时停药以防出现永久性视力伤害。

肝脏和胃肠道:常见齿龈增生,胃肠功能紊乱（食欲减退、恶心、呕吐、腹痛、胃炎、胃肠炎）;少见胃溃疡;罕见胰腺炎。个案报告有结肠炎。本品可以导致剂量相关性的、可逆的胆红素和肝酶的明显的升高,需要减药。应该密切监测肝脏功能以防肝功能衰竭。

代谢/生化:常见轻度的可逆的血脂升高,特别是合并糖皮质激素使用时。因此,建议在开始治疗前后一个月的时候测定血脂水平,必要时减少剂量或改为低脂饮食。少见体重增加、高血糖、高尿酸、痛风、高血钾的发生或加重,低镁血症。

皮肤系统:常见多毛。少见痤疮、皮疹、过敏样皮肤反应。罕见红斑,瘙痒。

肌肉骨骼系统:罕见痉挛,疼痛和/或肌无力。

血液:少见贫血,罕见白细胞减少。个案报告有血小板减少伴微血管性溶血性贫血和肾脏衰竭（溶血尿毒综合征）。

免疫系统:和其他免疫抑制剂一样,本品可以增加淋巴细胞增生性疾病和恶性肿瘤的发生率（特别是皮肤）。发生的频率取决于免疫抑制的程度和持续的时间,而与免疫抑制剂的种类无关。长期使用本品的患者应该密切监测,特别是合用几种大剂量免疫抑制剂时,因为这样有可能导致严重的淋巴增生性疾病和实体瘤,使得预后很差。在一些银屑病的患者中使用环孢素会出现良性的淋巴增生性疾病和 B 细胞、T 细胞淋巴瘤,立即停药即可消失。和其他免疫抑制剂一样,在使用本品治疗的过程中,细菌、寄生虫、病毒和真菌感染的发生危险增加,常为机会病原体。由于这种感染证明为致命的,因此,需要相应的预防和治疗措施。这在几种免疫抑制药物合并长期使用的时候尤为重要。

其他:少见水肿;个别葡萄膜炎患者发生眼和其他部位的出血;罕见高热,潮热。

【禁忌证】对环孢素及其任何赋形剂过敏者。

【注意事项】①本品有肾损害,服药期间应特别注意监测肾功能。长期使用的肾移植患者,环孢素可以导致肾脏的结构性改变（如间质纤维化）,这需要与慢性排斥反应相鉴别。在一些患者中,环孢素诱导的肾脏功能紊乱会被同时出现的肾病综合征的症状和体征掩盖。因此,少数患者虽然出现了肾脏结构的改变但是却没有明显的肌酐水平的增高。所以,在长期（如超过 1 年）应用环孢素的肾病综合征的患者,推荐进行肾活检。②服药期间应密切监测肝功能,若出现异常应降低给药剂量。③服用本品潜在皮肤恶性病变的危险,应提醒服用本品患者,避免过度暴晒在紫外线下。④治疗期间应定期监测血压。⑤本品可增加高钾血症风险,肾功能明显改变的患者建议监测血钾浓度。⑥本品可引起低镁血症,也是肾(小管)功能紊乱的表现。在围手术期和出现神经系统症状时,要监测血镁浓度,必要时补充。⑦在治疗有高尿酸血症的患者时需谨慎。⑧服药期间,应避免使用减毒活疫苗。

【FDA妊娠期药物安全性分级】C级。据小样本研究,妊娠期使用没有对胎儿产生严重危害。有限人类妇女的一些资料提示环孢素不太可能成为人类致畸药物,有限的几例异常新生儿中,缺陷的出现没有固定的模式。在有指证使用环孢素的疾病中,是疾病本身使妊娠风险增高,存在多种潜在问题,最常见的是药物治疗期间发生的生长受限。生长受限可能与疾病本身有关,但也不排除药物的作用。尚缺乏对孕妇进行充分和完善的对照研究。因此,只有在药物的疗效明显超过其对胎儿的潜在危险时,孕妇方可接受本品治疗。

【哺乳期药物安全性分级】L3级。有研究表明,乳汁中环孢素的浓度波动比较大。一般而言,全母乳喂养的婴儿从乳汁中获得的药量通常低于儿童治疗剂量的1%。目前还没有哺乳期使用环孢素对婴儿生长、发育或肾功能产生不良影响的报告。哺乳期妇女使用环孢素后,应密切观察胎儿的不良反应,有条件者应监测血药浓度。部分说明书标示:哺乳期妇女服用本品不得哺乳。因此,该药在哺乳期使用属于超说明书用药,应综合目前循证医学证据,按超说明书用药规范管理,须知情同意。

【制剂与规格】环孢素胶囊:25mg/粒、50mg/粒、100mg/粒。环孢素口服溶液:10%,50ml:5g/瓶。

2.4　便　　秘

2.4.1　疾病简述

便秘是指排便次数减少,一般每周少于3次,伴排便困难或费力、粪便干结或不尽感。孕妇由于妊娠后期胎儿体积增大,胎儿压迫子宫后方的结直肠,导致肠道运动减慢、活跃度变低导致功能性便秘多见。

2.4.2　诊断标准

根据《通便药在妇产科合理应用专家共识》,功能性便秘的诊断标准为如下。

(1)必须满足以下2条或多条:①至少25%的排便感到费力;②至少

25% 的排便为块状或硬便；③至少 25% 的排便有不尽感；④至少 25% 的排便有肛门直肠梗阻和 / 或阻塞感；⑤至少 25% 的排便需要用手法（如手指辅助排便、盆底支撑排便）以促进排便；⑥每周排便少于 3 次。

（2）不用泻药时很少出现稀便。

（3）不符合肠易激综合征的诊断标准。

2.4.3　治疗方案

治疗的目的是缓解症状,恢复正常肠道动力和排便生理功能。

（1）一般治疗：首先调整生活方式,合理的膳食、多饮水和运动、建立良好的排便习惯是便秘的基础治疗措施。

（2）若短期出现便秘症状通过调整生活方式无效时,可酌情给予通便药治疗以减轻便秘发生,避免诱发早产、肠梗阻、痔疮以及其他肛肠疾病等,提高生活质量。由于妊娠期和哺乳期的特殊性,通便药在孕产妇中的选择应以保证产妇及胎儿的安全性为先。便秘是妊娠期间尤其是妊娠晚期常见的症状,一般情况下,要禁用剧烈泻药,以免引起流产、早产。孕妇在妊娠前 3 个月内,最好不使用任何泻药。3 个月后,如便秘很严重,可考虑使用泻药治疗。常用通便药物：①容积性泻药,如小麦纤维素,服药时需补充足够液体,起效较慢,仅适用于轻度便秘患者。②渗透性泻药,如乳果糖,是目前应用于治疗妊娠期和哺乳期便秘常用的通便药。乳果糖不被吸收入血,不影响胎儿发育,不影响哺乳。③其他渗透性泻药,如聚乙二醇 4000,妊娠期安全性有待进一步研究。

2.4.4　治疗药物

缓泻剂：乳果糖、聚乙二醇 4000。
容积性泻药：小麦纤维素。

乳果糖　Lactulose

【适应证】本品为缓泻剂。适用于缓解便秘。

【用法和用量】每日剂量可根据个人需要进行调节。口服：一日 30ml,维持剂量一日 10～25ml。治疗几日后,可根据患者情况酌情减剂量。本品宜在早餐时一次服用。根据乳果糖的作用机制,1～2 日可取得临床效果。如 2 日后仍未有明显效果,可考虑加量。

【不良反应】治疗初始几日可能会有腹胀,通常继续治疗即可消失。长期大剂量服用（通常仅见于 PSE 的治疗）,可能会因腹泻出现电解质紊乱。

【禁忌证】对本品过敏者、胃肠道梗阻者、对乳糖或半乳糖不耐受者、有乳酸血症患者、尿毒症和糖尿病酸中毒者禁用。

【注意事项】①如果在治疗 2～3 日后,便秘症状无改善或反复出现,请咨询医师。②当剂量高于推荐治疗剂量时,可能会出现腹痛和腹泻,此时应减少使用剂量。③妊娠前 3 个月慎用。糖尿病患者慎用。

【FDA 妊娠期药物安全性分级】B 级。没有关于人类在妊娠期或哺乳期使用该药的报道,该药对胎儿和新生儿的危险可能是微不足道的。乳果糖是合成的二糖,其仅由结肠中的细菌生物降解为小分子酸,如乳酸、甲酸和乙酸。口服后吸收少量乳果糖,约占剂量的 3%。

【哺乳期药物安全性分级】L3 级。乳果糖吸收差,不太可能转运到乳汁中。

【制剂与规格】乳果糖口服溶液:10ml:5g/瓶、100ml:50g/瓶;乳果糖溶液(10ml:6.7g):100ml/瓶、300ml/瓶。

聚乙二醇 4000　Macrogol 4000

【适应证】本品为缓泻剂。适用于缓解便秘。

【用法和用量】口服:一次 10～20g,一日 1 次,溶解在水中服用。

【不良反应】当大剂量服用时,有出现腹泻的可能,停药后 24～48 小时内即可消失,随后可减少剂量继续治疗。对肠功能紊乱患者,有出现腹痛的可能,也可能出现恶心、腹胀、胃胀气现象。罕见:过敏性反应,如皮疹、荨麻疹和水肿。可引起休克、过敏样症状,所以要进行充分观察,出现颜面苍白、血压下降等症状时要进行适当处置。低钠血症,有时出现意识障碍、痉挛等,此时可适当补充电解质。

【禁忌证】小肠或结肠疾病者禁用,如炎症性肠病(如溃疡性结肠炎、克罗恩病)、肠梗阻、肠穿孔、胃潴留、消化道出血、中毒性肠炎、中毒性巨结肠或肠扭转患者。未明确诊断的腹痛患者禁用。

【注意事项】①本品既不含糖也不含多元醇,可用于糖尿病或需要无乳糖饮食的患者。②对于患有肠道狭窄或便秘等肠内容物潴留的患者,应在确认给药前日或给药前有无排便后小心给药,以免引起肠内压升高。

【FDA 妊娠期药物安全性分级】暂无。动物研究确切证实聚乙二醇 4000 无致畸作用。国内外临床应用数年中亦无致流产或致畸的个例报道。由于医学伦理学方面的原因,目前尚无妊娠期妇女使用聚乙二醇 4000 的安全性方面的临床研究资料。因此,妊娠期妇女需在医师指导下使用本品。

【哺乳期药物安全性分级】L3 级。口服聚乙二醇 4000 不会被消化道吸收。没有资料显示聚乙二醇 4000 能够进入母乳。因此可以在哺乳期服用本品。

【制剂与规格】聚乙二醇 4000 粉:10g/袋。

小麦纤维素　Testa Triticum Tricum Purif

【适应证】本品为容积性泻药。适用于治疗便秘。作为肠易激综合征、憩室病、肛裂和痔疮等伴发便秘的辅助治疗，也可用于手术后软化大便。

【用法和用量】口服：一次 3.5g，一日 2～3 次；至少 1 周之后逐渐减量至每日 2 次或 1 次；每日清晨都应服药。本品可加入食物或饮料中服用，如汤、粥、牛奶、果汁等，每次用 200ml 左右的液体一起服用可达最佳效果。

【不良反应】少数患者服用本品后可能出现腹胀和腹鸣，但短时间内缓解，并在 1～2 周内消失。

【禁忌证】肠梗阻患者禁用。

【注意事项】建议患者服用本品期间喝足量的水，可达到最佳效果。本品每 100g 产品含少于 0.02g 的麸质，对小麦过敏的患者可能对本品产生过敏反应。

【FDA 妊娠期药物安全性分级】暂无。

【哺乳期药物安全性分级】暂无。

【制剂与规格】小麦纤维素颗粒：3.5g/ 包。

2.5　腹　　泻

2.5.1　疾病简述

腹泻是指排便次数增多，粪质稀薄，或带有黏液、脓血或未消化的食物，腹泻分为急性与慢性两种，一般病程超过 3 周属慢性腹泻。

2.5.2　诊断标准

排便次数每日 3 次以上，或每日粪便总量大于 200g，其中粪便含水量大于85%，则可认为是腹泻。

2.5.3　治疗方案

病因治疗和对症治疗都很重要。在未明确病因之前，要慎重使用止痛药及止泻药，以免掩盖症状造成误诊，延误病情。

2.5.3.1　对症治疗

（1）一般治疗：纠正水、电解质、酸碱平衡紊乱和营养失衡。酌情补充液体，补充维生素、氨基酸、脂肪乳剂等营养物质。

（2）黏膜保护剂：如硫糖铝，它不能被吸收，妊娠期和哺乳期可用，未发现对胎儿有不良影响。

（3）微生态制剂：如双歧杆菌可以调节肠道菌群。但在妊娠期和哺乳期的使用风险，目前尚不明确。

（4）止泻剂：如蒙脱石散，用药后不吸收入血，妊娠期妇女及哺乳期妇女可安全服用。

（5）其他：如屈他维林、间苯三酚等，具有解痉止痛作用，但在妊娠期和哺乳期的使用风险，目前人类研究资料有限。

2.5.3.2　病因治疗

（1）抗感染治疗：根据不同病因，选用相应的抗菌药物。妊娠期抗菌药物应选用青霉素类、头孢菌素类、阿奇霉素等对胎儿较安全的药物，避免使用氨基糖苷类、喹诺酮类、四环素类抗菌药物。哺乳期患者应避免使用喹诺酮类、四环素类、氯霉素及磺胺类药物，使用这些药物时应暂停哺乳。青霉素、头孢菌素对乳儿较安全，氨基糖苷类口服吸收较少，哺乳期患者可以谨慎哺乳。但哺乳期使用抗菌药物对哺乳婴儿可能存在三个问题：肠道菌群改变、对婴儿的直接影响（如过敏反应）、如果婴儿发热需要进行细菌培养时影响培养结果。青霉素类药物使用前需详细询问药物过敏史并进行青霉素皮肤试验，一旦发生过敏性休克，必须就地抢救，予以保持气道畅通、吸氧及给用肾上腺素、糖皮质激素等治疗措施。

（2）其他：如乳糖不耐受症不宜用乳制品，成人乳糜泻应禁食麦类制品。慢性胰腺炎可补充多种消化酶。药物相关性腹泻应立即停用有关药物。

2.5.4　治疗药物

肠黏膜修复剂：谷氨酰胺。

微生态制剂：双歧杆菌、乳酸菌、枯草杆菌、嗜酸乳杆菌。

止泻药：洛哌丁胺、匹维溴铵。

肠黏膜保护剂：蒙脱石散。

谷氨酰胺　Glutamine

【适应证】本品为肠黏膜修复剂。适用于烧伤、创伤、大手术后需要补充谷氨酰胺的患者，也可用于那些处于分解代谢和高代谢状况的患者的辅助治疗。

【用法和用量】口服：一日 10～30g，一日 3 次，疗程 7 日。

【不良反应】有时会出现便秘、腹泻、呕吐、偶尔有胃部不适等。

【禁忌证】谷氨酰胺不能用于严重肾功能不全（肌酐清除率 <25ml/min）或严重肝功能不全的患者。对于代偿性肝功能不全的患者，建议定期监测肝功能。

【注意事项】使用谷氨酰胺颗粒剂,应用温开水溶解,即配即用。应监测碱性磷酸酶、谷丙转氨酶、谷草转氨酶和酸碱平衡。

【FDA 妊娠期药物安全性分级】C 级。本品为人体条件性必需氨基酸,对孕妇有一定的益处,对胎儿是否影响尚不明确,但有报道证实羊水中谷氨酰胺含量较高,同时给早产儿静脉应用谷氨酰胺没有发现任何不良反应。

【哺乳期药物安全性分级】暂无。本品是否随乳汁排泄、对胎儿是否影响均尚不明确。

【制剂与规格】谷氨酰胺颗粒:1.0g/ 包;谷氨酰胺散:2.5g/ 包;谷氨酰胺胶囊:0.25g/ 粒。

双歧杆菌　Bifidobacterium

【适应证】本品为微生态制剂。适用于肠道菌群失调引起的肠功能紊乱,如急性、慢性腹泻,便秘等。

【用法和用量】口服,胶囊剂一次 1 ~ 2 粒,片剂一次 3 片,散剂一次 2 包,一日 1 ~ 3 次,饭后服用。

【不良反应】未见不良反应。

【禁忌证】对本品过敏者禁用。过敏体质者慎用。

【注意事项】①本品为活菌制剂,需冷藏保管,切勿将本品置于高温处。②避免与抗菌药同服。③开袋后应尽快服用,当性状发生改变时禁止使用。

【FDA 妊娠期药物安全性分级】暂无。

【哺乳期药物安全性分级】暂无。

【制剂与规格】双歧杆菌乳杆菌三联活菌片:0.5g/ 片;双歧杆菌活菌胶囊:0.35g(含活菌不低于 3.3×10^6 CFU)/ 粒;双歧杆菌活菌散:1.0g(含活菌不低于 1.0×10^6 CFU)/ 包。

乳酸菌　Lacidophilin

【适应证】本品为微生态制剂。适用于肠内异常发酵、消化不良、肠炎和儿童腹泻。

【用法和用量】口服:一次 1.2 ~ 2.4g,一日 3 次,根据病情可适当增量。

【不良反应】偶见皮疹、头晕、口干、恶心、呕吐和便秘等。

【禁忌证】对乳糖、半乳糖及乳制品有高度过敏者禁用。

【注意事项】对乳制品敏感者慎用;可使尿液颜色变化;可影响胰腺外分泌功能检查结果,检查前应停药 3 日。

【FDA 妊娠期药物安全性分级】暂无。

【哺乳期药物安全性分级】暂无。

【制剂与规格】乳酸菌素片：0.2g/ 片、0.4g/ 片、1.2g/ 片；乳酸菌素散：1.2g/ 袋、2.4g/ 袋、4.8g/ 袋；乳酸菌素颗粒：0.5g/ 袋、1g/ 袋、2g/ 袋、6g/ 袋。

枯草杆菌　Bacillus subtilis

【适应证】本品为微生态制剂。适用于肠道菌群失调（抗生素、化疗药物等）引起的腹泻、便秘、肠炎、腹胀、消化不良、食欲不振等。

【用法和用量】口服，一次 0.25 ~ 0.5g，一日 2 ~ 3 次，或遵医嘱。

【不良反应】根据临床试验结果，偶可见恶心、头痛、头晕、心慌。

【禁忌证】对微生态制剂过敏史者禁用。

【注意事项】①治疗 1 个月，症状仍无改善时，请停止用药，向药师或医师咨询。②本品为活菌制剂，需冷藏保管，切勿将本品置于高温处，溶解时水温不宜超过 40℃。③开封后应尽快服用，当性状发生改变时禁止使用。

【FDA 妊娠期药物安全性分级】暂无。

【哺乳期药物安全性分级】暂无。

【制剂与规格】枯草杆菌二联活菌肠溶胶囊：250mg/ 粒；枯草杆菌二联活菌颗粒：1g/ 袋。

嗜酸乳杆菌　Eosinophil-Lactobacillus

【适应证】本品为微生态制剂。适用于肠道菌群失调引起的肠功能紊乱，如转型急性腹泻等。

【用法和用量】口服：一次 0.5 ~ 1.0g，一日 3 次。

【不良反应】尚不明确。

【禁忌证】对本品过敏者禁用。

【注意事项】①服用过量或出现严重不良反应，应立即就医。②开封后应尽快服用，当性状发生改变时禁止使用。

【FDA 妊娠期药物安全性分级】暂无。

【哺乳期药物安全性分级】暂无。

【制剂与规格】复方嗜酸乳杆菌片：0.5g/ 片（每克含嗜酸乳杆菌 10^7 个）。

洛哌丁胺　Loperamide

【适应证】本品为止泻药。适用于控制急、慢性腹泻的症状。用于回肠造瘘术患者可减少排便量及次数，增加大便稠硬度。

【用法和用量】急性腹泻：起始剂量 2 ~ 4mg，以后每次腹泻后 2mg，一日总量不超过 16mg。慢性腹泻：起始剂量，起始剂量 2 ~ 4mg，以后根据维持大便正常情况调节剂量，一日可 2 ~ 12mg。

【不良反应】不良反应轻,可出现过敏如皮疹等,消化道症状如口干、腹胀、食欲不振、胃肠痉挛、恶心、呕吐、便秘,以及头晕、头痛、乏力等。

【禁忌证】肠梗阻、便秘以及胃肠胀气或严重脱水的患者,溃疡性结肠炎的急性发作期以及广谱抗菌药物引起假膜性肠炎的患者。

【注意事项】①腹泻患者,经常发生水和电解质丢失,补充水和电解质是最重要的治疗措施。②对于急性腹泻,如服用本品 48 小时后,临床症状无改善,应停用本品,建议咨询医师。③肝功能障碍患者可能导致药物相对过量,应注意中枢神经系统毒性反应症状。④本品治疗腹泻时,可能出现乏力、头晕或困倦的症状。因此在驾驶和操作机器时,应予以注意。⑤请置于儿童不易拿到处。

【FDA 妊娠期药物安全性分级】B 级。本品无致畸作用和胚胎毒性,但妊娠 3 个月内的孕妇,仍应权衡利弊使用。

【哺乳期药物安全性分级】L2 级。本品可少量分泌于母乳中,哺乳期慎用。

【制剂与规格】盐酸洛哌丁胺颗粒:1g:1mg/ 袋;盐酸洛哌丁胺胶囊:2mg/ 粒。

蒙脱石散   Montmorillonite Powder

【适应证】本品为肠黏膜保护剂。适用于急性、慢性腹泻。

【用法和用量】口服。一次 3g,一日 3 次。服用时将本品倒入半杯温开水(约 50ml)中混匀快速服完。治疗急性腹泻时首剂加倍。

【不良反应】偶见便秘,大便干结。

【禁忌证】尚不明确。

【注意事项】①治疗急性腹泻时,应注意纠正脱水。②如出现便秘,可减少剂量继续服用。③如正在使用其他药品,使用本品前请咨询医师或药师。

【FDA 妊娠期药物安全性分级】暂无。本品不进入血液循环,孕妇可使用,但应注意过量服用容易导致便秘。

【哺乳期药物安全性分级】暂无。本品不进入血液循环,哺乳期妇女可使用。

【制剂与规格】蒙脱石散:3g/ 袋。

2.6   消化道出血

2.6.1   疾病简述

消化道出血是指从食管到肛门之间消化道的出血。可分为屈氏韧带以近的上消化道出血,屈氏韧带至回盲部的中消化道出血,回盲部以远的下消化道

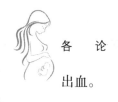

出血。

2.6.2 诊断标准

消化道出血的诊断包含以下几点。

（1）确定是否为消化道出血，可以依据呕血、黑便和失血性周围循环衰竭临床表现，也可以依据呕吐物或黑粪隐血试验呈强阳性，血红蛋白浓度、红细胞计数及血细胞比容下降等实验室检查帮助诊断，同时排除消化道以外的出血因素。

（2）评估出血程度，从周围循环状态及有无头晕、心悸、乏力等症状大致判断出血量。

（3）判断出血是否停止：①有反复呕血和/或黑便次数增多，肠鸣音活跃。②周围循环状态经过充分补液及输血后未见明显改善。③复查血红蛋白浓度、红细胞计数及血细胞比容持续下降。④补液与尿量足够的情况下，尿素氮持续或再次升高。

（4）判断出血部位和病因：①胃镜和结肠镜是诊断上、下消化道出血病因、部位和出血情况的首选方法，但多主张在出血后 24～48 小时内进行检查，提高诊断率。在孕妇身上进行该检查时，应综合判断利弊，同时应该保证胎儿情况稳定的基础上进行。孕妇不应进行结肠镜检查。②胶囊内镜在出血活动期或静止期均可进行，在小肠出血的诊断中阳性率较高。③超声及 MRI 有助于了解肝、胆、胰病变，对胆道出血具有重要诊断意义。④当检查不能明确出血病灶且大出血危及患者生命时，必须手术探查。

（5）预后估计，死亡率较高的情况有：①当合并严重疾病，如心、肺、肝、肾功能不全时；②本次出血量大或短期内反复出血者；③食管胃底静脉曲张出血伴肝衰竭；④消化性溃疡 Forrest Ⅰa 期。

2.6.3 治疗方案

（1）消化道大量出血时病情急、变化快，抗休克、迅速补充血容量应放在首位。①卧床休息、持续吸氧、保持呼吸道通畅、禁食等，定期复查血常规，必要时可行中心静脉压测定。②积极补充血容量，可先输注平衡液、葡萄糖氯化钠注射液、右旋糖酐及其他血浆替代品后，再输血。

（2）药物治疗

1）抑酸药物：治疗上消化道出血时，临床常用 PPI 和 H_2 受体拮抗剂抑制胃酸分泌，提高胃内 pH 值。在各种 PPI 类药物中，艾司奥美拉唑是起效较快的药物。关于 PPI 和 H_2 受体拮抗剂在妊娠期及哺乳期的应用（见 2.1.1 急性胃炎）。

2）生长抑素及其类似物：如奥曲肽等，用于静脉曲张出血。除了生长发育迟缓之外，暂时未发现奥曲肽对妊娠、胚胎 / 胎儿发育、分娩或出生后发育有直接或间接的有害作用。只有在必须使用的情况下才能向孕妇给予这种药物。

3）抗菌药物：用于静脉曲张出血，可以减少死亡率，一般不需要使用。抗菌药物在妊娠期及哺乳期的应用（见 1.5 肺炎）。

4）止凝血治疗：对于凝血功能障碍患者，目前治疗观点为①输注新鲜血浆；②给予氨甲环酸，补充纤维蛋白原。一般不在分娩前给予氨甲环酸，因为它可以自由穿过胎盘，但有限的证据尚未证实其对胎儿有害。

2.6.4　治疗药物

生长抑素类：奥曲肽、生长抑素。

H_2 受体拮抗药：西咪替丁、雷尼替丁、法莫替丁（见 2.1 胃炎）。

质子泵抑制剂：奥美拉唑、兰索拉唑、艾司奥美拉唑、雷贝拉唑、泮托拉唑（见 2.1 胃炎）。

抗纤维蛋白溶解药：氨甲环酸。

抗菌药物：头孢菌素类（见 1.5 肺炎）。

奥曲肽　Octreotide

【适应证】本品为生长抑素类药物。适用于肢端肥大症。肝硬化所致食管 – 胃静脉曲张出血的紧急治疗，与特殊治疗（如内镜硬化剂治疗）合用。预防胰腺术后并发症。缓解与胃肠内分泌肿瘤有关的症状和体征。

【用法和用量】皮下注射：开始 50 ~ 100μg，每 8 小时 1 次，最适剂量一日 200 ~ 300μg，每日最大剂量 1.5mg。用于胃肠胰内分泌肿瘤：初始剂量一次 50μg，一日 1 ~ 2 次，可逐渐提高至一次 200μg，一日 3 次；预防胰腺术后并发症：一次 0.1mg，一日 3 次，持续 7 日。静脉滴注：用于食管胃底静脉曲张出血：溶于 0.9% 氯化钠注射液稀释后持续静脉滴注，1 小时 25μg（最大 1 小时 50μg），最多治疗 5 日。

【不良反应】主要有注射部位疼痛或针刺感，一般可于 15 分钟后缓解。消化道不良反应有厌食、恶心、呕吐、腹泻、腹部痉挛疼痛等，偶见高血糖、胆结石、糖耐量异常和肝功能异常等。

【禁忌证】对本品过敏者禁用。

【注意事项】肾脏、胰腺功能异常者和胆石症患者慎用。胰岛素依赖型糖尿病或已患糖尿病患者，应密切监测血糖水平。

【FDA 妊娠期药物安全性分级】B 级。动物资料提示低风险，目前的资料对于评估该药对人体胚胎 / 胎儿的风险性仍非常有限,该药物能穿透胎盘进入胎儿体内,新生儿体内能检出药物。除了生长发育迟缓之外,暂时未发现奥曲肽对妊娠、胚胎 / 胎儿发育、分娩或出生后发育有直接或间接的有害作用。只有在必须使用的情况下才能向孕妇给予这种药物。

【哺乳期药物安全性分级】L3 级。目前尚不知道生长抑素能否进入母乳,但是应该考虑到这种可能,因为文献报道该药可通过胎盘。目前尚无哺乳期使用该药的报道,然而因为婴儿服用乳汁后,该药可能被消化,所以对于所哺乳的婴儿的风险似乎是不存在的。

【制剂与规格】醋酸奥曲肽注射液:1ml:0.1mg/ 支。

生长抑素　Somatostatin

【适应证】本品为生长抑素类药物。适用于治疗严重急性食管静脉曲张出血,严重急性胃或十二指肠溃疡出血,或并发急性糜烂性胃炎或出血性胃炎。胰、胆和肠瘘的辅助治疗。

【用法和用量】药物冻干粉须在使用前用 0.9% 氯化钠注射液溶解。静脉给药,通过慢速冲击注射(3 ~ 5 分钟)250μg 或 250μg/h 的速度连续滴注(约相当于每小时 3.5μg/kg)给药。对于连续滴注给药,须用 1 支 3mg 的本品配制足够使用 12 小时的药液,以 0.9% 氯化钠注射液或 5% 的葡萄糖注射液为溶媒,输液量应调节为每小时 250μg,并建议使用输液注射器。

（1）对严重急性上消化道出血（包括食管静脉曲张出血）的治疗:负荷剂量 250μg,缓慢静脉注射;维持剂量,每小时 250μg 静脉滴注。当止住大出血后（一般在 12 ~ 24 小时内）,治疗应继续 48 ~ 72 小时,以防止再次出血。对于上述病例,通常的治疗时间是 120 小时。

（2）对胰瘘、胆瘘、肠瘘的辅助治疗:应采用 250μg/h 的速度静脉滴注给药,直到瘘管闭合（2 ~ 20 日）,这种治疗可作为全胃肠外营养的辅助措施。当瘘管闭合后,本品静脉滴注应继续进行 1 ~ 3 日,而后逐渐停药,以防反跳作用。

（3）对胰腺外科手术后并发症的预防和治疗:手术开始时,作为辅助治疗,每小时 250μg 静脉滴注;手术后,持续静脉滴注 5 日。

【不良反应】少数患者用药后产生恶心、眩晕、脸红等反应。当滴注速度高于 50μg/min 时,可出现恶心和呕吐现象。

【禁忌证】已证实对于本品过敏者禁用。孕妇不得使用本品,除非无其他安全替代措施。

【注意事项】由于本品抑制胰岛素及胰高血糖素的分泌,在治疗初期会引起短暂的血糖水平下降。更应注意的是,胰岛素依赖型糖尿病患者使用本品后,每隔 3 ~ 4 小时应测试一次血糖浓度。同时,如果可能,应避免给予胰岛素所需的葡萄糖。如果必须给予,应同时给予胰岛素。

【FDA 妊娠期药物安全性分级】暂无。动物资料提示低风险,目前的资料对于评估该药对人体胚胎 / 胎儿的风险性仍非常有限,该药物能穿透胎盘进入胎儿体内,新生儿体内能检出药物。对人类胚胎 / 胎儿的评估数据非常有限,因此妊娠期不应使用本品。

【哺乳期药物安全性分级】暂无。目前尚不知道生长抑素能否进入母乳,但是应该考虑到这种可能,因为文献报道该药可通过胎盘。目前尚无哺乳期使用该药的报道,然而因为婴儿服用乳汁后,该药可能被消化,所以对于所哺乳的婴儿的风险似乎是不存在的。对人类胚胎 / 胎儿的评估数据非常有限,因此哺乳期不应使用本品。

【制剂与规格】注射用生长抑素:250μg/ 支、750μg/ 支、3mg/ 支。

氨甲环酸　Tranexamic Acid

【适应证】本品为抗纤维蛋白溶解药。适用于急性或慢性、局限性或全身性原发性纤维蛋白溶解亢进所致的各种出血,弥散性血管内凝血所致的继发性高纤溶状态,在未肝素化前,一般不用本品。用于尿道、肺、脑、子宫、肾上腺、甲状腺等富有纤溶酶原激活物脏器的外伤或手术出血。用作组织型纤溶酶原激活物(t-PA)、链激酶及尿激酶的拮抗物。用于人工流产、胎盘早期剥落、死胎和羊水栓塞引起的纤溶性出血,以及病理性宫腔内局部纤溶性增高的月经过多症。用于中枢神经病变轻症出血,如蛛网膜下腔出血和颅内动脉瘤出血,应用本品止血优于其他抗纤溶药,但必须注意并发脑水肿或脑梗死的危险性,至于重症有手术指征患者,本品仅可作辅助用药。用于治疗遗传性血管神经性水肿,可减少其发作次数和严重程度。血友病患者发生活动性出血,可联合应用本药。用于防止或减轻因子Ⅷ或因子Ⅸ缺乏的血友病患者拔牙或口腔手术后的出血。

【用法和用量】静脉注射或静脉滴注:一次 0.25 ~ 0.5g,一日 0.75 ~ 2g。静脉注射液以 25% 葡萄糖注射液稀释;静脉滴注液以 5%、10% 葡萄糖注射液稀释。为防止手术前后出血,可参考上述剂量。治疗原发性纤维蛋白溶解所致出血时,剂量可酌情加大。

【不良反应】偶见:药物过量所致颅内血栓形成和出血;可见:腹泻、恶心及呕吐;较少见:经期不适(经期血液凝固所致);由于本品可进入脑脊液,注射后可有视力模糊、头痛、头晕、疲乏等中枢神经系统症状,特别与注射速度有关,但很少见。

【禁忌证】尚不明确。

【注意事项】

（1）慎用：①对于有血栓形成倾向者（如急性心肌梗死）慎用；②由于本品可导致继发性肾盂肾炎和输尿管凝血块阻塞，故血友病或肾盂实质病变发生大量血尿时要慎用。

（2）本品与其他凝血因子（如因子Ⅸ）等合用，应警惕血栓形成。一般认为在凝血因子使用后 8 小时再用本品较为妥当。

（3）本品一般不单独用于弥散性血管内凝血所致的继发性纤溶性出血，以防进一步血栓形成，影响脏器功能，特别是急性肾功能衰竭时。如有必要，应在肝素化的基础上才应用本品。

（4）宫内死胎所致的低纤维蛋白原血症出血，肝素治疗较本品安全。

（5）慢性肾功能不全时，本品用量应酌减，因给药后尿液中药物浓度常较高。

（6）本品与青霉素或输注血液有配伍禁忌。

（7）必须持续应用本品较久者，应作眼科检查监护（例如视力测验、视觉、视野和眼底）。

【FDA 妊娠期药物安全性分级】B 级。不论是动物研究还是人类研究，目前缺乏孕期使用氨甲环酸对胎儿或新生儿产生不良影响的证据，因此孕妇慎用本品。可通过胎盘到达胎儿，据报道它可以保护胎儿和新生儿免受潜在的血栓形成的风险。

【哺乳期药物安全性分级】L3 级。本品可经过乳汁分泌。连续两日药物治疗后 1 小时测定母乳药物浓度，血清浓度峰值可达 1%。口服后 30% ~ 50% 会被吸收。经母乳喂养的婴儿的吸收率、母乳中少量的药物对婴儿的影响尚不确定。确实需要时，哺乳期妇女应遵医嘱使用。

【制剂与规格】氨甲环酸片：0.25g/ 片；氨甲环酸注射液：2ml：0.1g/ 支、5ml：0.5g/ 支。

2.7 妊娠期肝内胆汁淤积症

2.7.1 疾病简述

妊娠期肝内胆汁淤积症（intrahepatic cholestasis of pregnancy，ICP）是一种重要的妊娠期并发症，主要危害胎儿，使围产儿病死率增高。其发病有明显的地域和种族差异，智利、瑞典及我国长江流域等国家及地区发病率较高，迄今国际上尚无有关 ICP 的统一诊治意见。

80% 患者在妊娠 30 周后首发无皮肤损伤的瘙痒,甚至更早。瘙痒由手掌、脚掌或脐周开始,逐渐延至四肢、躯干、颜面部;瘙痒程度不一,夜间加剧;大多在分娩后 24~48 小时缓解,少数在 48 小时以上。瘙痒出现后 2~4 周内部分患者可出现黄疸,发生率较低较轻,于分娩后 1~2 周内消退。黄疸的出现与胎儿预后有一定关系,有黄疸者羊水污染、新生儿窒息及围产儿死亡率均显著增加。个别可有恶心、呕吐、食欲下降、上腹不适、腹泻、轻微脂肪痢等非特异性症状,极少数孕妇出现体重下降及维生素 K 相关凝血因子缺乏,而后者可增加产后出血的风险。

2.7.2　诊断标准

(1)出现其他原因无法解释的皮肤瘙痒。

(2)空腹血总胆汁酸水平升高:总胆汁酸水平≥10μmol/L 可诊断为 ICP。

(3)胆汁酸水平正常者:肝功能异常无法用其他原因解释,谷丙转氨酶和谷草转氨酶水平轻、中度升高,也可诊断为 ICP。γ- 谷氨酰转移酶水平也可升高,可伴胆红素水平升高,以直接胆红素为主。

(4)皮肤瘙痒和肝功能异常在产后恢复正常:皮肤瘙痒多在产后 24~48 小时消退,肝功能在分娩后 4~6 周恢复正常。

(5)产前总胆汁酸水平≥40μmol/L 者是预测围产结局不良的重要指标。

2.7.3　治疗方案

治疗目的是缓解瘙痒症状,恢复肝功能,降低血胆酸水平,重点是胎儿宫内状况的监护,及时发现胎儿缺氧并采取相应措施。延长孕周,改善妊娠结局。

(1)一般处理:适当卧床休息,取左侧卧位,以增加胎盘血流量,给予间断吸氧、高渗葡萄糖、维生素类及能量合剂,既保肝又可提高胎儿对缺氧的耐受性。定期复检肝功能、血胆酸、胆红素。

(2)药物治疗:至今尚无一种药物能够治愈 ICP,故临床以合理延长孕周为目的。无论选用何种治疗方案,治疗前必须检查胆汁酸指标、肝功能、胆红素以及凝血功能,治疗中及治疗后需及时监测治疗效果、观察药物不良反应,及时调整用药。

降胆酸的基本药物如下。

1)熊去氧胆酸:治疗 ICP 的一线药物,但在治疗 ICP 中的疗效仍不确切,与其他药物对照治疗相比,在缓解皮肤瘙痒、降低血清学指标、延长孕周、改善母儿预后方面具有优势。动物实验证明,熊去氧胆酸在羊水和脐血中的蓄积量很低,对胚胎和出生的幼仔无直接损害,也未发现其对人类胎儿的毒副作用和造成围产儿远期不良影响的报道,妊娠中晚期使用安全性良好。

2)腺苷蛋氨酸:国内就其治疗 ICP 疗效的荟萃分析显示,其可以改善某些妊娠结局,如降低剖宫产率、延长孕周等,停药后存在反跳。《妊娠期肝内胆汁淤积症诊疗指南(2015)》建议将其作为 ICP 临床二线用药或联合治疗。尚未发现其存在对胎儿的毒副作用和对新生儿远期的不良影响。

3)降胆酸药物的联合治疗:比较集中的联合方案是口服熊去氧胆酸,一次 0.25g,一日 3 次;静脉滴注腺苷蛋氨酸,一次 0.5g,一日 2 次。对于重度、进展性、难治性 ICP 患者可考虑联合治疗。

(3)产科处理

1)产前监护:从孕 34 周开始每周行无刺激胎心监护(NST)试验,必要时行胎儿生物物理评分,以便及早发现隐性胎儿缺氧。NST、基线胎心率变异消失可作为预测 ICP 胎儿缺氧的指标。每日数胎动,若 12 小时内胎动少于 10 次,应警惕胎儿宫内窘迫。定期超声检查,注意有无羊水过少。

2)适时终止妊娠:孕妇出现黄疸,胎龄已达 36 周、无黄疸、妊娠已足月或胎肺已成熟者,有胎盘功能明显减退或胎儿窘迫者应及时终止妊娠。应以剖宫产为宜,经阴道分娩会加重胎儿缺氧,甚至死亡。

2.7.4　治疗药物

利胆药:熊去氧胆酸、腺苷蛋氨酸。

熊去氧胆酸　Ursodeoxycholic Acid

【适应证】本品为利胆药。胆汁淤积性肝病及慢性肝病伴肝内胆汁淤积;胆汁返流性胃炎。

【用法和用量】口服:15mg/(kg·d),一日 3 次;常规剂量疗效不佳,而又未出现明显不良反应时,可加大剂量为一日 1.5~2.0g。

【不良反应】常见:腹泻;偶见:便秘、过敏反应、瘙痒、头痛、头晕、胃痛、胰腺炎和心动过缓等;罕见:发生胆结石钙化、荨麻疹、治疗晚期原发性胆汁性肝硬化、肝硬化失代偿等情形,停止治疗后部分恢复。

【禁忌证】胆道完全阻塞、急性胆囊炎和胆管炎发作期者;严重肝功能减退者;胆结石钙化者出现胆管痉挛或胆绞痛时。

【注意事项】在治疗前 3 个月每 4 周检查一次患者的一些肝功能指标,并且治疗后每 3 个月检查肝功能指标。

【FDA 妊娠期药物安全性分级】B 级。熊去氧胆酸是一种天然的胆酸,口服用于溶解胆石,对治疗妊娠肝内胆汁淤积是安全而且有效的。

【哺乳期药物安全性分级】L3 级。根据极少数有记录的哺乳期妇女数据,乳汁中熊去氧胆酸水平极低。

【制剂与规格】熊去氧胆酸片：0.05g/ 片、0.15g/ 片、0.25g/ 片；熊去氧胆酸胶囊：0.05g/ 粒、0.15g/ 粒、0.25g/ 粒。

腺苷蛋氨酸　Ademetionine

【适应证】本品利胆药。用于肝硬化前和肝硬化所致肝内胆汁淤积，也用于妊娠期肝内胆汁淤积。

【用法和用量】肌内或静脉注射：初始治疗，一日 0.5 ~ 1g，连续 2 周。口服：维持治疗，一日 1 ~ 2g。

【不良反应】因为本品只有在酸性环境中才能保持活性，故有些患者服后感胃灼热（烧心）和上腹痛。偶可引起昼夜节律紊乱，睡前服用镇静安眠药可减轻此症状。以上症状均表现轻微，不需中断治疗。

【禁忌证】对本品过敏者禁用。

【注意事项】①注射用冻干粉针须在临用前用所附溶剂溶解。静脉注射必须非常缓慢，需在溶解后 6 小时用完。②稀释需使用等渗溶液，不可与碱性液体或含钙液体混合。③配制时，请使用外径 <0.8mm 的针头，针头应扎进橡皮塞界定的圆形中央位置。④口服片剂为肠溶片，应整片吞服，不得嚼碎；应在两餐之间服用。

【FDA 妊娠期药物安全性分级】暂无。本品可以改善某些妊娠结局，如降低剖宫产率、延长孕周等，停药后存在反跳。有指南建议将其作为 ICP 临床二线用药或联合治疗。

【哺乳期药物安全性分级】暂无。可用于哺乳期妇女，尚未发现其存在对胎儿的毒副作用和对新生儿远期的不良影响。

【制剂与规格】腺苷蛋氨酸肠溶片：0.5g/ 片；注射用腺苷蛋氨酸：0.5g/ 支。

2.8　妊娠合并病毒性肝炎

2.8.1　疾病简述

妊娠合并病毒性肝炎是产科常见的传染病，由肝炎病毒感染引起、以肝细胞变性坏死为主要病变的传染性疾病。对母婴的影响均较大，母婴垂直传播、母婴死亡以及母乳喂养等均受到关注。妊娠合并病毒性肝炎的发病率为0.025% ~ 0.08%，妊娠晚期出现并发症的可能性高，包括妊娠合并甲型肝炎、妊娠合并乙型肝炎。其中我国以慢性乙型病毒性肝炎最为常见，而慢性乙型病毒性肝炎在妊娠期更容易进展为重型肝炎，妊娠合并重型肝炎是我国孕产妇死亡的主要原因之一。早识别、规范诊治、合理产科处理是救治成功的一个重要因素。

2.8.2 诊断标准

2.8.2.1 妊娠合并甲型肝炎 其症状与非孕妇者相同,发病较急,除有消化道症状及黄疸外,血清学检查抗甲型肝炎的急性期抗体(HAV-IgM)阳性可确诊。

2.8.2.2 妊娠合并乙型肝炎 可无明显临床表现,常见临床表现如下。

(1)消化系统症状:恶心、呕吐及乏力、黄疸等,起病急,谷丙转氨酶升高。

(2)血清学检测指标:①乙肝表面抗原(HBsAg)为最常用的乙肝感染指标。在感染潜伏期,谷丙转氨酶升高之前 HBsAg 即可阳性;当 HBsAg 为高滴度时,则 e 抗原(HBeAg)多数情况下同时为阳性。临床只以单项 HBsAg 作为感染指标是不够的,应与临床表现及其他指标结合判断。②乙肝表面抗体(抗 HBs)为有保护性的抗体。急性乙肝病毒感染时,经过一段时间(大约 6 个月)出现抗 HBs 提示机体获得了免疫力。③乙肝 e 抗原(HBeAg)是 HBcAg 的降解产物,急性感染时 HBeAg 的出现稍晚于 HBsAg。e 抗原的亚型 e1、e2 可反映乙肝病毒复制的活性。④乙肝 e 抗体(抗 HBe)是一般当 HBeAg 在血中消失后出现的抗 HBe,提示病毒复制减少,传染性降低,病情多渐趋稳定;但亦有 HBeAg 变异,而只出现抗 HBe 阳性者(e 抗原阴性的病毒性肝炎)。⑤核心抗体(抗 HBc)在急性感染时,HBsAg 出现后 2~4 周,临床症状出现之前即可检出。所以抗 HBc-IgM 多见于感染早期或慢性感染的活动期。⑥乙肝病毒 DNA(HBV-DNA)阳性是乙肝病毒复制的直接证据及传染性指标。HBV-DNA 与 HBeAg 和 DNA- 多聚酶多呈平衡关系。凡是 HBeAg 阳性的血中,86%~100% 可检测到 HBV-DNA。

2.8.2.3 妊娠合并重型肝炎 起病急剧,肝细胞在短时间内大量坏死,中毒症状明显,黄疸严重。

(1)1 周内胆红素≥171μmol/L(10mg/dl),或每日升高≥17.1μmol/L(1mg/dl)。

(2)凝血酶原活动度(PTA)下降,PTA<40%。

(3)常出现不同程度的肝性脑病,可闻及肝臭。

(4)出现腹水、感染、水电解质紊乱、肝性脑病等。

(5)肝脏通常缩小。

2.8.3 治疗方案

2.8.3.1 原则 与非孕期病毒性肝炎相同。以休息、营养为主,保肝药物为辅,避免加重因素(如饮酒、过度劳累、熬夜、使用损害肝的药物及精神刺激等)。

2.8.3.2　处理　肝炎急性期应卧床休息,饮食宜清淡,必要时静脉输液,以保证液体和热量的补充;注意纠正水和电解质的紊乱,维持酸碱平衡;禁用对肝功能有害的药物,如氯丙嗪、巴比妥类等。

(1)妊娠合并甲型肝炎:目前对甲肝尚无特效药,一般多采取下列综合措施。

1)休息、保肝支持疗法:常用维生素 C 和复合维生素 B 等,或静脉滴注葡萄糖注射液等。

2)由于甲肝病毒不通过胎盘屏障,不传给胎儿,故不必进行人工流产或中期妊娠引产。肝功能受损可影响母体代谢,产生缺氧等,较易发生早产,孕晚期加强胎监,如有早产先兆及早住院治疗,并行无激惹试验及 B 超等生物物理指标监护,临产过程中注意缩短第二产程、预防产后出血和产褥感染。

3)分娩后甲肝已痊愈者可以哺乳。

(2)妊娠合并乙型肝炎:目前国际指南推荐用于孕期的抗病毒药物有替诺福韦酯(TDF)、替比夫定(LDT)和拉米夫定(LAM)。

1)生育时机的选择:①年轻的慢性乙型肝炎患者有抗病毒治疗指征,建议在感染科专科医师指导下给予治疗。可选用干扰素治疗,也可选用核苷(酸)类似物,用药期间采取可靠避孕措施,干扰素治疗结束后 6 个月复查未发生病情反弹可妊娠。若干扰素效果不佳,未达到停药标准,可根据情况换用 LDT 或 TDF 口服,换药 6 个月后、肝功能正常情况下可妊娠。②年龄较大有迫切生育要求且有治疗指征者,如既往未行抗病毒治疗,建议选用 LDT 或 TDF 抗病毒治疗,肝功能正常后可在服药期间妊娠。如既往使用恩替卡韦(ETV)、阿德福韦酯(ADV)等药物初治者,可在妊娠前换用 LDT 或 TDF 治疗,换药后可妊娠;如有 LAM、LDT 耐药史者,建议直接换用 TDF 后妊娠。以上均需向患者充分告知基础出生缺陷率及其相关风险,签署知情同意书。如在使用 ETV、ADV 期间妊娠,建议换用 LDT 或 TDF,妊娠继续,不建议终止妊娠。年纪大且有治疗指征,而需妊娠者,不推荐使用干扰素治疗。

2)孕期管理:对 HBV-DNA<10^6IU/ml 的妊娠慢性乙肝患者可不予干预;对 HBV-DNA≥10^6IU/ml 的妊娠慢性乙肝患者可在充分告知风险、权衡利弊、签署知情同意书的情况下,在妊娠 24 周后开始口服 TDF 或 LDT 抗病毒治疗以降低 HBV 母婴传播的风险。无论孕期使用何种母婴阻断方案,用药期间常规密切监测肝功能及 HBV-DNA。LDT:一日 0.6g,孕 24 周开始服用,需定期监测肌酸激酶等。TDF:一日 0.3g,孕 24 周开始,需定期监测肾功能。

3)产时管理:虽然剖宫产分娩可能会减少婴儿接触 HBV 的机会,但与阴道分娩相比,剖宫产分娩方式并不能降低 HBV 阻断失败率或宫内感染率,目前的母婴阻断措施可成功阻断产时感染。①肝功能正常、无内科并发症的 HBV 感染孕妇,建议根据产科情况决定分娩方式。②肝功能轻中度异常、无内科并发症的 HBV 感染孕妇,若经过保肝治疗肝功能正常且无产科禁忌证者可经阴道试产;若肝功能持续异常,应充分评估肝脏功能及 Child-Pugh 分级,适时剖宫产结束分娩。③代偿期及失代偿期肝硬化患者,应充分评估肝脏功能及 Child-Pugh 分级,决定剖宫产手术时机。④有研究显示过期妊娠可增加 HBV 母婴传播的风险,建议尽量避免过期妊娠,以减少宫内感染的机会。

治疗妊娠期慢性乙型肝炎病毒感染的主要目的是保持母亲的肝功能稳定,预防新生儿感染。因此,在妊娠期间应定期监测母亲 HBV-DNA 和肝功能。HBV-DNA 水平是影响乙型肝炎病毒母婴传播的最关键因素。HBV-DNA 水平较高($>10^6$IU/ml)母亲的新生儿更易发生母婴传播。对这部分母亲建议在妊娠中后期应用口服抗病毒药物,以降低孕妇产前血清中 HBV-DNA 水平,进一步提高母婴阻断成功率。80% 以上的宫内传播发生在妊娠晚期。这是因为妊娠中晚期,随着胎儿的生长,胎膜变薄,毛细血管膜通透性增高,胎盘屏障减弱,乙肝病毒容易突破胎盘屏障,感染胎儿。①一般治疗:在肝炎急性期卧床休息,清淡及低脂肪饮食,每日应供给足够热能。如消化道症状较剧,则给予葡萄糖注射液静脉滴注。②保肝药物的应用:可给予适量水溶性维生素,不推荐使用脂溶性维生素。如有贫血或低蛋白血症者,可予适量输鲜血、白蛋白或血浆。③妊娠 24 周以后服用 LDT 或 TDF 可有效地降低母亲血清 HBV-DNA 水平,提高乙型肝炎病毒母婴阻断成功率。而且,妊娠晚期胎儿的发育已经成熟,药物不会引起胎儿器官发育缺陷。有研究显示全孕期服用 LAM、LDT 未增加孕妇及新生儿不良事件的发生率。服用口服抗病毒药物期间意外妊娠,使用 ETV 或 ADV 者换用 LDT 或 TDF,在充分告知风险、权衡利弊、签署知情同意书的情况下,不建议终止妊娠。

（3）妊娠合并重型肝炎

1）一般处理:需专人护理,正确记录血压、呼吸、脉搏及出入量;卧床休息,补充热量;维持水电解质及酸碱平衡;给予低脂、低蛋白、高碳水化合物、富含维生素、易消化的饮食。

2）加强监护:密切监护血压、呼吸、心率、中心静脉压、每小时尿量、24 小时出入液体量、水电解质变化、酸碱平衡、肝肾功能、凝血功能及胎儿宫内情况。

3）保肝药物的应用:①输新鲜冰冻血浆 600～800ml,以增加凝血因子,输入人体白蛋白,有利防止肝细胞坏死和降低脑水肿的发生;②胰高血糖素

1mg、正规胰岛素 8U、10% 氯化钾注射液 10 ~ 20ml，溶于 500 ~ 1 000ml 10% 葡萄糖注射液中静脉滴注；③胎肝细胞悬液 200ml，静脉滴注，每日或隔日 1 次，可用 3 ~ 5 次，能收到极好效果，称为胎肝细胞移植；④14- 氨基酸 –800 250ml，静脉滴注，每日 1 ~ 2 次，可促进肝功能情况好转；⑤10% 门冬氨酸钾镁 40ml，溶于 10% 葡萄糖注射液 250ml 中缓慢静脉滴注；⑥有感染征象者，应给予对肝肾功能影响最小的广谱抗生素。

　　4）积极防治各种并发症。①肝性脑病：避免使用大量镇静药和利尿药，防止消化道出血，防止感染，纠正水电解质及酸碱平衡，保持大便通畅，减少氨的形成和吸收，血氨升高者可用精氨酸降血氨，补充支链氨基酸；②肝肾综合征：限制液体输入量，避免使用损害肾脏的药物，适当利尿，对于药物利尿效果不佳者应及时进行血液透析；③出血：防治产后大出血、弥散性血管内凝血（DIC），给予新鲜冰冻血浆、冷沉淀、血小板、凝血酶原复合物等补充凝血因子，用小剂量肝素预防 DIC。

　　5）抗病毒治疗：孕妇体内高水平 HBV–DNA 是母婴传播的主要风险因素，因此降低病毒是减少传播的关键。

　　6）人工肝治疗：非生物型人工肝支持系统已应用于临床，主要作用是清除患者血中毒性物质及补充生物活性物质，治疗后可使胆红素明显下降，凝血酶原活动度升高，但部分病例几日后又恢复到原水平。生物型人工肝研究进展缓慢。

　　7）干细胞治疗：效果尚不完全确切。

2.8.4　治疗药物

　　抗病毒药：替诺福韦酯、拉米夫定、替比夫定、恩替卡韦、阿德福韦酯。

　　护肝利胆药：葡醛内酯、多烯磷脂酰胆碱、还原型谷胱甘肽、熊去氧胆酸、腺苷蛋氨酸（见 2.7 妊娠期肝内胆汁淤积症）、复方甘草酸苷、辅酶 A。

　　维生素、电解质及能量补充剂：维生素 C、复合维生素 B、维生素 K_1、氯化钾、门冬氨酸钾镁、氨基酸。

　　生物制品：人血白蛋白、乙肝疫苗、乙肝免疫球蛋白、促肝细胞生长素、胰高血糖素、胰岛素（见 4.1 妊娠合并糖尿病）。

替诺福韦酯　Tenofovir Disoproxil

【适应证】本品为抗病毒药，是针对 HIV–1 的核苷酸类逆转录酶抑制药，同时也是针对 HBV 多聚酶的抑制药。适用于 HIV–1 感染的联合治疗组分之一，也用于治疗慢性乙型肝炎。

【用法和用量】口服：HIV 感染或慢性乙型肝炎，一次 0.3g，一日 1 次，药物口服吸收不受进食影响。肾功能受损患者：肌酐清除率 30～49ml/min 者，一次 0.3g，每 48 小时 1 次；肌酐清除率 10～29ml/min 者，一次 0.3g，每 72～96 小时 1 次；血液透析患者，一次 0.3g，每 7 日 1 次或透析后约 12 小时服药。

【不良反应】常见不良反应有皮疹、腹泻、头痛、虚弱、乏力、抑郁、恶心、呕吐、肠胃气胀。严重的不良反应尚有过敏反应、乙型肝炎、骨质丢失、肾脏损害、急性肾小管坏死、急性肾功能衰竭、间质性肾炎、肾源性尿崩症等。有报道包含本品的联合抗逆转录病毒治疗可能造成乳酸性酸中毒、肝肿大、肝脂肪变，严重可致死。这些病例多见于女性，肥胖、核苷类药物长期暴露可能是危险因素。

【禁忌证】对本品过敏者禁用。本品主要经肾脏排出，肌酐清除率 <60ml/min 者不宜使用。

【注意事项】①本品在用于治疗慢性乙型肝炎患者时应首先明确患者 HIV-1 抗体检测是否为阳性。由于本品只能作为抗逆转录病毒治疗的组分之一，合并 HIV-1 感染的慢性乙型肝炎患者不可单独使用本品。②乙型肝炎病毒感染患者中断本品治疗时，可出现严重的急性肝炎恶化。一旦停止治疗应加强监测，如必要，重新开始抗乙型肝炎治疗。③使用本品可出现免疫重建综合征。

【FDA 妊娠期药物安全性分级】B 级。在大鼠和家兔中进行了生殖研究，结果显示没有证据表明因为替诺福韦造成生育力受损害或对胚胎有伤害。然而，没有在孕妇中进行过充分及有良好对照的研究。

【哺乳期药物安全性分级】暂无。美国疾病控制和预防中心建议，HIV-1 感染的妇女不应以母乳喂养婴儿，以避免出生后 HIV-1 传播的风险。

【制剂与规格】富马酸替诺福韦二吡呋酯片：0.3g/ 片。

拉米夫定　Lamivudine

【适应证】本品为抗病毒药。适用于伴有谷丙转氨酶升高和病毒活动复制的、肝功能代偿的成年慢性乙型肝炎患者的治疗。

【用法和用量】口服：一次 0.1g，一日 1 次，饭前或饭后服用均可。肾功能损伤者：由于肾清除功能下降，中度至严重肾功能损害患者服用本品后，血清拉米夫定浓度（药时曲线下面积 AUC）有所升高。因此对于肌酐清除率 <50ml/min 的慢性乙型肝炎患者，应降低本品的用药剂量。肝功能损伤者：对有严重肝功能损伤者，包括晚期肝病等待接受肝移植患者的研究数据表明，除非患者合并肾功能损害，否则单纯肝功能不全不会对拉米夫定的药代动力学有显著影响。药代动力学研究结果提示，对有中度或重度肝脏损害的患者不必调整用药剂量。

【不良反应】拉米夫定获准在临床使用期间发现了下列不良反应。①消化系统:胃炎。②内分泌和代谢:高血糖。③全身:无力。④血液和淋巴系统:贫血,纯红细胞再生障碍,淋巴结病,脾肿大。⑤肝脏和胰腺:乳酸酸中毒和脂肪变性,胰腺炎,治疗结束后肝炎加重。⑥过敏:过敏反应,风疹。⑦肌肉骨骼:横纹肌溶解。⑧神经系统:感觉异常,外周神经病变。⑨呼吸系统:呼吸音异常 / 哮鸣。⑩皮肤:脱发,瘙痒,皮疹。

【禁忌证】对拉米夫定或制剂中任何成分过敏者及妊娠 3 个月内患者禁用。

【注意事项】①应提醒患者注意,拉米夫定不是一种可以根治乙型肝炎的药物。患者必须在有乙肝治疗经验的专科医师指导下用药,不能自行停药,并需在治疗中进行定期监测。至少应每 3 个月测 1 次谷丙转氨酶水平,每 6 个月测 1 次 HBV-DNA 和 HBeAg。②HBsAg 阳性但谷丙转氨酶水平正常的患者,即使 HBeAg 和 / 或 HBV-DNA 阳性,也不宜开始拉米夫定治疗,应定期随访观察,根据病情变化而再考虑。③如果 HBeAg 阳性的患者在血清转换前停用本品,或者因治疗效果不佳而停用药者,一些患者有可能出现肝炎加重,主要表现为 HBV-DNA 重新出现及谷丙转氨酶升高。因此如果停用,要对患者进行严密观察,若肝炎恶化,应考虑重新使用拉米夫定治疗。④如果停止拉米夫定治疗,应对患者的临床情况和血清肝功能指标(谷丙转氨酶和胆红素水平)进行定期监测至少 4 个月,之后根据临床需要进行随访。⑤目前尚无本品用于孕妇的资料,故仍应对新生儿进行常规的乙型肝炎疫苗免疫接种。⑥应告知患者尚未证明本品治疗可降低乙肝病毒传染他人的风险,故仍需给予恰当预防。⑦本品可通过血脑屏障,进入脑脊液。

【FDA 妊娠期药物安全性分级】C 级。本品可通过胎盘进入胎儿血液循环。动物和人体研究表明,拉米夫定导致胎儿畸形的风险较小。目前尚无本品用于孕妇的资料,因此服药期间不宜怀孕。对于使用拉米夫定期间不慎怀孕的妇女必须考虑到停止拉米夫定治疗后肝炎复发的可能性。是否终止妊娠,须权衡利弊并与患者及其家属商量。

【哺乳期药物安全性分级】L5 级。口服给药后,拉米夫定在母乳中的浓度与血浆中的相似[范围在 1 ~ 8μg/ml(4.4 ~ 34.9μmol/L)],故建议正在服药的妇女暂停哺乳。

【制剂与规格】拉米夫定片:0.1g/ 片。

替比夫定　Telbivudine

【适应证】本品为抗病毒药。适用于有乙型肝炎病毒活动复制证据、并伴有谷丙转氨酶或谷草转氨酶持续升高或肝脏组织学活动性病变的肝功能代偿

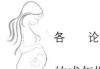

的成年慢性乙型肝炎。

【超说明书适应证】口服：高病毒载量的 HBsAg 阳性孕妇，妊娠晚期服用，一次 0.6g，一日 1 次，餐前或餐后均可，不受进食影响。有报道称，高病毒载量的 HBeAg 阳性孕妇应用 LDT 治疗，可显著降低 HBV 母婴垂直传播的风险，且用药安全，母婴的耐受性均良好。该用法属于超适应证用药，应综合目前循证医学证据，按超适应证用药规范管理，须知情同意。

【用法和用量】口服：一次 0.6g，一日 1 次，饭前或饭后服用均可。肾功能不全：肌酐清除率≥30～49ml/min 者，一次 0.6g，每 48 小时 1 次；肌酐清除率 <30ml/min（无须透析）者，一次 0.6g，每 72 小时 1 次；终末期肾病患者，一次 0.6g，每 96 小时 1 次，应在血液透析完后服用。

【不良反应】常见：恶心，腹泻，腹胀，消化不良，头晕，头痛，皮疹，血淀粉酶、脂肪酶、谷丙转氨酶、肌酸激酶升高，咳嗽，流感等。偶见：关节痛、肌痛、全身不适、谷草转氨酶升高等。严重：乳酸性酸中毒、肝肿大、脂肪肝、肌肉疾病、横纹肌溶解症。

【禁忌证】对本品或其中任何辅料过敏者禁用。

【注意事项】①停止治疗可能发生肝炎急性加重，停止治疗时应密切监测肝功能，若必要，应重新进行抗乙肝治疗。②肾功能障碍或潜在肾功能障碍风险的患者，使用时应调整给药间隔，并密切监测肾功能。③与其他影响肾功能的药物合用可能会影响两者的血药浓度。④单用核苷类似物或合用其他抗逆转录病毒药物会导致乳酸性酸中毒和严重的伴有脂肪变性的肝肿大，包括致命事件。肥胖、女性或长期核苷治疗的患者风险增加。疗程中应监测肝功能及乳酸性酸中毒的发生。⑤长期使用本品治疗的患者耐药率较高，替比夫定已经不作为抗 HBV 的一线药物。

【FDA 妊娠期药物安全性分级】B 级。临床前研究中替比夫定无致畸性，且显示其对胚胎和胎儿发育无不良作用。对妊娠大鼠和家兔的研究显示替比夫定可以通过胎盘。目前对孕妇还没有足够的对照良好的研究。孕妇只有在利益大于风险时，方可使用。

【哺乳期药物安全性分级】L3 级。在大鼠试验中，替比夫定能通过乳汁分泌。替比夫定是否能通过人类的乳汁分泌尚不清楚。故建议正在服药的妇女暂停哺乳。

【制剂与规格】替比夫定片：0.6g/ 片。

恩替卡韦　Entecavir

【适应证】本品为抗病毒药。用于病毒复制活跃、谷丙转氨酶持续升高或肝脏组织学显示有活动性病变的成人慢性乙型肝炎。

【用法和用量】口服：应空腹服用（餐前或餐后至少 2 小时）。一次 0.5mg，一日 1 次。拉米夫定治疗时病毒血症或出现拉米夫定耐药突变的患者一次 1mg，一日 1 次。

（1）肾功能不全：肌酐清除率 <50ml/min 者（包括接受血液透析或 CAPD 治疗的患者）应根据肌酐清除率的值调整用药剂量。①肌酐清除率 30 ~ 50ml/min 者：一次 0.25mg，一日 1 次；拉米夫定治疗失效（1mg）者一次 0.5mg，一日 1 次。②肌酐清除率 10 ~ 30ml/min 者：一次 0.15mg，一日 1 次；拉米夫定治疗失效（1mg）者一次 0.3mg，一日 1 次。

（2）血液透析或 CAPD 者：一次 0.15mg，一日 1 次；拉米夫定治疗失效（1mg）者一次 0.3mg，一日 1 次。血液透析后用药。肝功能不全患者无须调整用药剂量。

【不良反应】常见：谷丙转氨酶升高、疲乏、眩晕、恶心、腹痛、腹部不适、肝区不适、肌痛、嗜睡、失眠和皮疹。使用恩替卡韦的患者在治疗过程中发生谷丙转氨酶增高至 10 倍的正常值上限和基线值的 2 倍时，通常继续用药一段时间，谷丙转氨酶可恢复正常；在此之前或同时伴随有病毒载量 2 个对数值的下降。故在用药期间，需定期监测肝功能。国外曾报道有乳酸性酸中毒、肝肿大伴脂肪变性、肝炎复发、过敏反应等严重不良反应。对白蛋白、淀粉酶、肌酐、空腹血糖、血小板及脂酶等实验室指标可能有影响。

【禁忌证】对本品或其中任何成分过敏者禁用。

【注意事项】①恩替卡韦主要由肾脏排泄，在肾功能损伤的患者中，可能发生毒性反应的危险性更高。②核苷类似物可引起乳酸性酸中毒和伴随脂肪变性的严重肝肿大。肥胖、女性、长期应用核苷类似物治疗者，或有已知的肝病危险因素的患者，风险增加。一旦出现乳酸性酸中毒或肝毒性的体征和症状，应立即停药。

【FDA 妊娠期药物安全性分级】C 级。恩替卡韦的人类怀孕资料有限。未见胎儿结构异常的报道。动物数据提示低风险。如果有指征使用，应对胎儿潜在的风险利益作出充分的权衡后使用，不应该因怀孕而中止使用。

【哺乳期药物安全性分级】L4 级。没有关于人类哺乳期间使用恩替卡韦的报道。分子量约 277，新陈代谢慢，消除半衰期长（128 ~ 149 小时）表明该药物将被排泄到母乳中。对婴儿的影响尚不清楚，所以不推荐服用本品的母亲哺乳。HBsAg 阳性或 HBeAg 阳性母亲的婴儿应在出生时接种乙型肝炎免疫球蛋白，然后在出生后不久开始接种乙型肝炎疫苗。《慢性乙型肝炎防治指南》建议，新生儿在出生 12 小时内接受第一剂免疫球蛋白后，可以接受母乳喂养。但感染艾滋病毒的妇女禁忌母乳喂养。

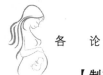

【制剂与规格】恩替卡韦片：0.5mg/片。

阿德福韦酯　Adefovir Dipivoxil

【适应证】本品为抗病毒药。适用于有乙型肝炎病毒活动复制证据、并伴有谷丙转氨酶或谷草转氨酶持续升高或肝脏组织学活动性病变的肝功能代偿的成年慢性乙型肝炎患者。

【用法和用量】口服：患者必须在有慢性乙型肝炎治疗经验的医师指导下用本品治疗。对于肾脏功能正常的患者，一次 10mg，一日 1 次，饭前或饭后口服均可，但不宜与食物同服。肌酐清除率 <10ml/min 者，不推荐使用；肌酐清除率 10～19ml/min 者，一次 10mg，每 72 小时 1 次；肌酐清除率为 20～49ml/min 者，一次 10mg，每 48 小时 1 次。血液透析的患者在透析后给予 10mg，每 7 日 1 次（推荐的给药方案来自每周 3 次高流量透析的研究结果）。肝脏功能损害患者不需要调整用药方案。

【不良反应】全身：乏力、头痛、发热。消化系统：恶心、呕吐、腹痛、腹泻、胃肠胀气、肝衰竭。代谢及营养：谷丙转氨酶和谷草转氨酶升高、肝功能异常。呼吸系统：咳嗽增加、咽炎、鼻窦炎。皮肤及皮下组织：瘙痒、皮疹。泌尿生殖系统：肌酐升高、肾功能不全、肾衰竭。这些患者多有一定程度的基础肾功能不全或在治疗期间导致肾功能不全的危险因素。

【禁忌证】对阿德福韦酯过敏者禁用。

【注意事项】①使用的剂量不允许超过推荐的剂量，最佳疗程尚未确定。②在停止乙型肝炎治疗（包括用阿德福韦酯治疗）的患者中，已有报告发生肝炎的急性加重。所以停止阿德福韦酯治疗的患者，必须严密监测肝功能数月，包括临床表现和实验室指标。需要时应恢复乙型肝炎的治疗。③在本身有肾功能不全危险因素或有基础肾功能不全的患者中，长期使用阿德福韦酯可能引起肾毒性。这些患者必须密切监测肾功能，并可能需要调整给药间隔时间。④在合并 HIV 感染（HIV 感染未被诊断或未予治疗）的慢性乙肝患者中，采用具有抗 HIV 活性的抗乙肝治疗，例如阿德福韦酯（10mg 为治疗乙肝的推荐剂量，更高剂量可能具有抗 HIV 活性），可能使 HIV 产生耐药。⑤建议采用阿德福韦酯的育龄妇女要采取有效的避孕措施。

【FDA 妊娠期药物安全性分级】C 级。动物数据提示低风险，但人体数据有限，无法评估胚胎/胎儿风险。如果有指征，可以使用该药。

【哺乳期药物安全性分级】L4 级。目前还不知道阿德福韦是否会分泌到人的乳汁中，因此哺乳期妇女应避免哺乳。

【制剂与规格】阿德福韦酯片：10mg/片。

葡醛内酯　Glucurolactone

【适应证】本品为护肝利胆药。用于急慢性肝炎的辅助治疗。

【用法和用量】口服：一次 0.1 ~ 0.2g，一日 3 次。肌内或静脉注射：一次 0.1 ~ 0.2g，一日 1 ~ 2 次，或遵医嘱。

【不良反应】偶有面红、轻度胃肠不适，减量或停药后即消失。

【禁忌证】对本品过敏者禁用。

【注意事项】①本品为肝病辅助治疗药，第一次使用本品前应咨询医师。②治疗期间应定期到医院检查；如服用过量或出现严重不良反应，应立即就医。③过敏体质者慎用。④本品性状发生改变时禁止使用。⑤如正在使用其他药品，使用本品前请咨询医师或药师。

【FDA 妊娠期药物安全性分级】暂无。

【哺乳期药物安全性分级】暂无。

【制剂与规格】葡醛内酯片：50mg/ 片、0.1g/ 片；葡醛内酯胶囊：0.1g/ 粒。葡醛内酯注射液：2ml : 0.1g/ 支、2ml : 0.2g/ 支。

多烯磷脂酰胆碱　Polyene Phosphatidylcholine

【适应证】本品为护肝利胆药。适用于不同原因引起的脂肪肝、急慢性肝炎，包括肝硬化、继发性肝功能失调；妊娠导致的肝脏损害（妊娠中毒）、银屑病、放射综合征。

【用法和用量】口服：一次 2 粒，一日 3 次。每日最大量不能超过 6 粒。维持剂量可减至一次 1 粒，一日 3 次。静脉注射：缓慢静脉注射 1 ~ 2 支，严重病例每日可增至 2 ~ 4 支。静脉滴注：严重病例每日静脉滴注 2 ~ 4 支，可增至 6 ~ 8 支。

【不良反应】大剂量时偶见胃肠道功能紊乱（腹泻）。注射剂中含有苯甲醇作稳定剂，可能会引起极少数患者发生过敏反应。注射过快可引起血压下降。

【禁忌证】对本品所含的任何一种成分过敏者。

【注意事项】①静脉注射时，只可使用澄清的溶液缓慢注射。如需稀释使用，只能以患者静脉血 1 : 1 稀释，不能加入其他药物稀释。②严禁用电解质溶液（生理氯化钠溶液、林格液等）稀释。静脉滴注只能用不含电解质的葡萄糖溶液稀释，配制好的溶液在输液过程中必须保持澄清，否则禁止使用。③在进行静脉注射或静脉滴注治疗时，建议尽早口服多烯磷脂酰胆碱胶囊进行治疗。④本品口服制剂应在餐中用足量液体整粒吞服，不可咀嚼。

【FDA 妊娠期药物安全性分级】暂无。注射液中含苯甲醇，可能穿过胎

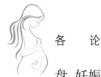

盘,妊娠期应慎用。

【哺乳期药物安全性分级】暂无。

【制剂与规格】多烯磷脂酰胆碱胶囊:0.228g/粒;多烯磷脂酰胆碱注射液:5ml:0.232 5g/支。

还原型谷胱甘肽　Reduced Glutathione

【适应证】本品为护肝利胆药。适用于:①肝损伤,包括病毒性肝病、药物性肝病、中毒性肝损伤、脂肪肝、肝硬化等。②肾损伤,包括急性药物性肾损伤、尿毒症。③化放疗保护。④缺血缺氧性脑病,各种低氧血症。

【用法和用量】静脉注射:将之溶解于注射用水后,加入100ml、250ml、500ml 0.9% 氯化钠注射液或5% 葡萄糖注射液中静脉滴注;肌内注射给药:溶解于注射用水后肌内注射。

(1)化疗患者:给化疗药物前15分钟内将1.5g/ml本品溶解于100ml 0.9% 氯化钠注射液中,于15分钟内静脉输注,第2～5日,每日肌内注射本品0.6g。使用环磷酰胺(CTX)时,为预防泌尿系统损害,建议在CTX注射完后立即静脉注射本品,于15分钟内输注完毕;用顺氯铵铂化疗时,建议本品的用量不宜超过35mg/mg顺氯铵铂,以免影响化疗效果。

(2)肝脏疾病的辅助治疗:静脉注射。①病毒性肝炎,一日1.2g,疗程30日;②重症肝炎,一日1.2～2.4g,疗程30日;③活动性肝炎,一日1.2g,疗程30日;④脂肪肝,一日1.8g,疗程30日;⑤酒精性肝炎,一日1.8g,疗程14～30日;⑥药物性肝炎,一日1.2～1.8g,疗程14～30日,1～2小时内滴注完成。

(3)用于放疗辅助用药,照射后给药,剂量$1.5g/m^2$,或遵医嘱。

(4)其他疾病:如低氧血症,可将$1.5g/m^2$本品溶解于100ml 0.9% 氯化钠注射液中静脉滴注,病情好转后每日肌内注射0.3～0.6g维持。肝脏疾病一般30日为一疗程,其他情况根据病情决定。

【不良反应】罕见:突发性皮疹。偶见:食欲不振、恶心、呕吐、胃痛等消化道症状。注射局部轻度疼痛。

【禁忌证】对本品有过敏反应者禁用。

【注意事项】①注射前必须完全溶解,外观澄清、无色。溶解后本品在室温下可保存2小时。在0～5℃于0.9% 氯化钠注射液中可保存8小时。②放在儿童不宜触及的地方。③如在用药过程中出现皮疹、面色苍白、血压下降、脉搏异常等症状,应立即停药。肌内注射仅限于需要此途径给药使用,并避免同一部位反复注射。

【FDA 妊娠期药物安全性分级】暂无。动物试验未见生殖毒性反应。对孕妇影响尚不明确。

【哺乳期药物安全性分级】暂无。动物试验未见生殖毒性反应。对哺乳期妇女影响尚不明确。

【制剂与规格】还原型谷胱甘肽片：0.1g/ 片；注射用还原型谷胱甘肽：0.3g/ 瓶。

复方甘草酸苷　Compound Glycyrrhizin

【适应证】本品为护肝利胆药。适用于治疗慢性肝病,改善肝功能异常。

【用法和用量】口服：一次 50 ~ 75mg,一日 3 次,可依年龄、症状适当增减。

【不良反应】重要不良反应：假性醛固酮症,可以出现低钾血症、血压上升、钠及液体潴留、浮肿、尿量减少、体重增加等假性醛固酮增多症状,因此在用药过程中,要注意观察（血钾值等）,发现异常情况,应停止给药。另外,还可出现脱力感、肌力低下、肌肉痛、四肢痉挛、麻痹等横纹肌溶解症的症状,在发现 CK（CPK）升高,血、尿中肌红蛋白升高时应停药并给予适当处置。

【禁忌证】醛固酮症患者、肌病患者、低钾血症患者（可加重低钾血症和高血压症）禁用。有血氨升高倾向的末期肝硬化患者（该制剂中含有的蛋氨酸的代谢物可以抑制尿素合成,而使对氨的处理能力低下）禁用。

【注意事项】①对高龄患者应慎重给药（高龄患者低钾血症发生率高）。②由于该制剂中含甘草酸苷,所以与其他甘草制剂并用时,可增加体内甘草酸苷含量,容易出现假性醛固酮增多症,应予注意。

【FDA 妊娠期药物安全性分级】暂无。

【哺乳期药物安全性分级】暂无。

【制剂与规格】复方甘草酸苷片：25mg/ 片。

辅酶 A　Coenzyme A

【适应证】本品为护肝利胆药。用于白细胞减少症、原发性血小板减少性紫癜及功能性低热的辅助治疗。

【用法和用量】静脉滴注：一次 50 ~ 200U,一日 50 ~ 400U,临用前溶于 500ml 5% 葡萄糖注射液中静脉滴注。肌内注射：一次 50 ~ 200U,一日 50 ~ 400U,临用前溶于 2ml 0.9% 氯化钠注射液中肌内注射。

【不良反应】静脉注射要缓慢,否则易引起心悸、出汗等。

【禁忌证】急性心肌梗死患者以及对本品过敏者禁用。

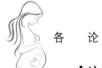

【注意事项】尚不明确。

【FDA 妊娠期药物安全性分级】暂无。

【哺乳期药物安全性分级】暂无。

【制剂与规格】注射用辅酶 A：50U/ 瓶、100U/ 瓶、200U/ 瓶。

维生素 C　Vitamin C

【适应证】本品为维生素补充剂。适用于预防维生素 C 缺乏症（坏血病），也可用于各种急慢性传染疾病及紫癜等的辅助治疗。

【用法和用量】口服：用于补充维生素 C，一日 50～100mg；用于治疗维生素 C 缺乏，一次 0.1～0.2g，一日 3 次，至少服 2 周。肌内或静脉注射：一次 0.1～0.25g，一日 1～3 次。

【不良反应】长期服用每日 2～3g 可引起停药后生素 C 缺乏症，故宜逐渐减量停药。长期应用大量维生素 C 可引起尿酸盐、半胱氨酸盐或草酸盐结石。过量服用（每日用量 1g 以上）可引起腹泻、皮肤红而亮、头痛、尿频（每日用量 0.6g 以上）、恶心呕吐、胃痉挛。

【禁忌证】对本品过敏者禁用。

【注意事项】①不宜长期过量服用本品，否则，突然停药有可能出现生素 C 缺乏症症状。②半胱氨酸尿症、痛风、高草酸盐尿症、草酸盐沉积症、尿酸盐性肾结石、葡萄糖 -6- 磷酸脱氢酶缺乏症、血色病、铁粒幼细胞性贫血或地中海贫血、镰形红细胞贫血、糖尿病（因维生素 C 干扰血糖定量）患者慎用。③如服用过量或出现严重不良反应，应立即就医。④过敏体质者慎用。⑤本品性状发生改变时禁止使用。

【FDA 妊娠期药物安全性分级】A 级；C 级（如剂量超过美国的每日推荐摄入量）。轻到中度的维生素 C 缺乏或过量对母亲或婴儿似乎并无严重危险。因为维生素 C 对于母体和胎儿健康有益，而且在妊娠期维生素 C 的需求量也会增加，所以推荐摄入 RDA 量（膳食摄入量）。孕妇每日大量摄入本品可能对胎儿有害，但未经动物实验证实。

【哺乳期药物安全性分级】L1 级。维生素 C 分泌入乳汁的量在超过一定的饱和度以后可被调节阻断。

【制剂与规格】维生素 C 片：0.1g/ 片；维生素 C 注射液：2ml：0.25g/ 支、2ml：0.5g/ 支。

复合维生素 B　Compound Vitamin B

【适应证】本品为维生素补充剂。适用于预防和治疗 B 族维生素缺乏所致的营养不良、厌食、脚气病、糙皮病等。

【用法和用量】口服：一次 1～3 片，一日 3 次。肌内或皮下注射：一次 2ml，或遵医嘱。

【不良反应】大剂量服用可出现烦躁、疲倦、食欲减退等；偶见皮肤潮红、瘙痒；尿液可能呈黄色。

【禁忌证】尚不明确。

【注意事项】当药品性状发生改变时禁止服用。

【FDA 妊娠期药物安全性分级】A 级（肠道外给药）；D 级（剂量超过美国的每日推荐摄入量）。

【哺乳期药物安全性分级】暂无。

【制剂与规格】复合维生素 B 片：100 片 / 瓶；复合维生素 B 注射液：2ml/ 支。

维生素 K_1　Vitamin K_1

【适应证】本品为维生素补充剂。适用于维生素 K 缺乏所致的凝血障碍性疾病。如肠道吸收不良所致维生素 K 缺乏。各种原因所致的阻塞性黄疸、慢性溃疡性结肠炎、慢性胰腺炎和广泛小肠切除后肠道吸收功能减低；长期应用抗生素可导致体内维生素 K 缺乏；双香豆素等抗凝剂的分子结构与维生素 K 相似，在体内干扰其代谢，使环氧叶绿醌不能被还原成维生素 K，体内的维生素 K 不能发挥其作用，造成与维生素 K 缺乏相类似的后果。

【用法和用量】口服：一次 2～4mg，一日 3 次。肌内或深部皮下注射：一次 10mg，一日 1～2 次，24 小时内总量不超过 40mg。

【不良反应】口服后可引起恶心、呕吐等胃肠道反应。严重肝病患者慎用。

【禁忌证】严重梗阻性黄疸、小肠吸收不良所致腹泻等病例，不宜使用。

【注意事项】①有肝功能损伤的患者，本品的疗效不明显，盲目加量可加重肝损伤。②本品对肝素引起的出血倾向无效。外伤出血不必使用本品。③本品用于静脉注射宜缓慢，给药速度不应超过 1mg/min。④本品应避免冻结，如有油滴析出或分层则不宜使用，但可在遮光条件下加热至 70～80℃，振摇使其自然冷却，如澄明度正常则仍可继续使用。⑤维生素 K_1 遇光快速分解，使用过程中应避光。

【FDA 妊娠期药物安全性分级】C 级。维生素 K_1 是治疗母亲低凝血酶原血症和预防新生儿出血性疾病的首选药物。除了有维生素 K 缺乏风险的患者外，不需要额外补充。建议在怀孕期间每日从食物中推荐摄入 45μg（100nmol）的维生素 K_1。可通过胎盘，故对临产孕妇应尽量避免使用。

【哺乳期药物安全性分级】L1 级。

【制剂与规格】维生素 K_1 片：4mg/ 片、5mg/ 片；维生素 K_1 注射液：1ml：10mg/ 支。

氯化钾　Potassium Chloride

【适应证】本品为电解质补充药。适用于：①各种原因引起的低钾血症，如进食不足、呕吐、严重腹泻、应用排钾利尿药、低钾性家族周期性麻痹、长期应用糖皮质激素和补充高渗葡萄糖等。②预防低钾血症，当患者存在失钾情况，尤其是如果发生低钾血症对患者危害较大时（如洋地黄化的患者），需预防性补充钾盐，如进食很少、严重或慢性腹泻、长期服用肾上腺皮质激素、失钾性肾病、巴特综合征等。③洋地黄中毒引起频发、多源性期前收缩或快速性心律失常。

【用法和用量】口服钾盐用于治疗轻型低钾血症或预防性用药：一次 0.5 ~ 1g，一日 2 ~ 4 次，饭后服用，并按病情调整剂量。一日最大剂量为 6g。对口服片剂出现胃肠道反应者可改用口服溶液，稀释于冷开水或饮料中内服。注射液适用于严重低钾血症或不能口服者。一般用法为将 10% 氯化钾注射液 10 ~ 15ml 加入 5% 葡萄糖注射液 500ml 中滴注。补钾剂量、浓度和速度根据临床病情和血钾浓度及心电图缺钾图形改善等而定。钾浓度不超过 3.4g/L（45mmol/L），补钾速度不超过 0.75g/h（10mmol/h），每日补钾量为 3 ~ 4.5g（40 ~ 60mmol）。在体内缺钾引起严重快速室性异位心律失常时，如尖端扭转型心室心动过速、短阵、反复发作多型性室性心动过速、心室扑动等威胁生命的严重心律失常时，钾盐浓度要高（0.5%，甚至 1%），滴速要快，1.5g/h（20mmol/h），补钾量可达每日 10g 或 10g 以上。如病情危急，补钾浓度和速度可超过上述规定。但需严密动态观察血钾及心电图等，防止高钾血症发生。

【不良反应】口服可有胃肠道刺激症状，如恶心、呕吐、咽部不适、胸痛（食道刺激）、腹痛、腹泻、甚至消化性溃疡及出血。在空腹、剂量较大及原有胃肠道疾病者更易发生。高钾血症，应用过量、或原有肾功能损害时易发生。表现为软弱、乏力、手足口唇麻木、不明原因的焦虑、意识模糊、呼吸困难、心律减慢、心律失常、传导阻滞、甚至心脏骤停。心电图表现为高而尖的 T 波，并逐渐出现 P-R 间期延长。P 波消失、QRS 波变宽、出现正弦波。

一旦出现高钾血症，应立即处理：①立即停止补钾，避免应用含钾饮食、药物及保钾利尿药。②静脉输注高浓度葡萄糖注射液和胰岛素，以促进 K^+ 进入细胞，10% ~ 25% 葡萄糖注射液每小时 300 ~ 500ml。每 20g 葡萄糖加胰岛素 10 单位。③存在代谢性酸中毒,应立即使用 5% 碳酸氢钠注射液,无酸中毒者可使用 11.2% 乳酸钠注射液,特别是 QRS 波增宽者。④应用钙剂对抗 K⁺ 的心脏毒性。当心电图提示 P 波缺乏、QRS 波变宽、心律失常,而不应用洋地黄类药物时,可给予 10% 葡萄糖酸钙注射液 10ml,静脉注射 2 分钟,必要时间隔 2 分钟重复使用。⑤口服聚磺苯乙烯钠以阻滞肠道 K⁺ 的吸收,促进肠道排 K⁺。⑥伴有肾功能衰竭的严重高钾血症,可行血液透析或腹膜透析,而以血透清除 K⁺ 效果好、速度快。⑦应用袢利尿药,必要时同时补充 0.9% 氯化钠注射液。

【禁忌证】高钾血症患者、尿量很少或尿闭患者。

【注意事项】

(1)下列情况慎用:①急性脱水,因严重时可致尿量减少,尿 K⁺ 排泄减少;②家族性周期性麻痹,低钾性麻痹应给予补钾,但需鉴别高钾性或正常血钾性周期性麻痹;③慢性或严重腹泻可致低钾血症,但同时可致脱水和低钠血症,引起肾前性少尿;④传导阻滞性心律失常,尤其应用洋地黄类药物时;⑤大面积烧伤、肌肉创伤、严重感染、大手术后 24 小时和严重溶血,上述情况本身可引起高钾血症;⑥肾上腺性异常综合征伴盐皮质激素分泌不足;⑦接受留钾利尿剂的患者;⑧代谢性酸中毒伴有少尿时;⑨急慢性肾功能衰竭;⑩肾上腺皮质功能减弱者。

(2)用药期间需作以下随访检查:①血钾;②心电图;③血镁、钠、钙;④酸碱平衡指标;⑤肾功能和尿量。

(3)服用普通片剂及糖衣片时,对胃肠道有强烈的刺激作用,所以最好溶解成溶液后服用。

【FDA 妊娠期药物安全性分级】C 级。氯化钾是人类组织、体液的组成部分。外源性氯化钾可于治疗孕妇的低钾血症,例如使用利尿剂者。由于高钾血症和低钾血症对母亲及胎儿的心脏功能均有害,故必须严密监测血钾水平。

【哺乳期药物安全性分级】暂无。可随母乳排泄,但口服钾对哺乳期妇女影响不大,故哺乳期妇女可使用。母乳含钾较低,如果母体血钾水平在正常生理范围,对婴儿无害。

【制剂与规格】氯化钾片:0.25g/ 片、0.5g/ 片;氯化钾胶囊:0.6g/ 粒、0.75g/ 粒;氯化钾注射液:10ml:1g/ 支、10ml:1.5g/ 支;注射用氯化钾:1g/ 支、1.5g/ 支。

门冬氨酸钾镁　Potassium Magnesium Aspartate

【适应证】电解质补充药。可用于低钾血症、洋地黄中毒引起的心律失常

（主要是室性心律失常）以及心肌炎后遗症、充血性心力衰竭、心肌梗死的辅助治疗。

【用法和用量】口服：一次 1~2 片（每片含无水门冬氨酸钾 158mg/ 片、无水门冬氨酸镁 140mg/ 片），一日 3 次；根据具体情况剂量可增加至一次 3 片，一日 3 次。静脉滴注：一次 10~20ml（每支 10ml，含无水门冬氨酸钾 452mg、无水门冬氨酸镁 400mg），加入 5%、10% 葡萄糖注射液 500ml 缓慢滴注，一日 1 次。门冬氨酸钾镁葡萄糖注射液可直接静脉滴注，一次 250~500ml 缓慢静脉滴注（每毫升中含 L- 门冬氨酸 3.16~3.64mg，含钾 0.42~0.49mg，含镁 0.16~0.18mg，葡萄糖 47.5~52.5mg。），一日 1 次。

【不良反应】可有食欲不振、恶心、呕吐、腹泻等胃肠道反，停药后即恢复。

【禁忌证】对本品过敏者禁用。高钾血症、高镁血症患者禁用。严重肾功能障碍者、严重房室传导阻滞患者、活动性消化性溃疡患者禁用。

【注意事项】①肾功能损害、房室传导阻滞患者慎用。②有电解质紊乱的患者应常规性检测血钾、镁离子浓度。③由于胃酸能够影响其疗效，因此本品应餐后服用。④因本品能够抑制四环素、铁盐和氟化钠的吸收，故服用本品与上述药物时应间隔 3 小时以上。

【FDA 妊娠期药物安全性分级】暂无。

【哺乳期药物安全性分级】暂无。

【制剂与规格】门冬氨酸钾镁片：每片含无水门冬氨酸钾 79mg、无水门冬氨酸镁 70mg；每片含无水门冬氨酸钾 158mg、无水门冬氨酸镁 140mg。门冬氨酸钾镁口服溶液：5ml（无水门冬氨酸钾 451mg、无水门冬氨酸镁 403.6mg）/ 支、10ml（无水门冬氨酸钾 451mg、无水门冬氨酸镁 403.6mg）/ 支。门冬氨酸钾镁注射液：10ml（无水门冬氨酸钾 452mg、无水门冬氨酸镁 400mg）/ 支、20ml（无水门冬氨酸钾 904mg、无水门冬氨酸镁 800mg）/ 支。注射用门冬氨酸钾镁：1.0g（门冬氨酸钾 0.5g、门冬氨酸镁 0.5g）/ 支、2.0g（门冬氨酸钾 1.0g、门冬氨酸镁 1.0g）/ 支。

氨基酸　Aino acid

【适应证】本品为能量补充剂。用于蛋白质摄入不足、吸收障碍等氨基酸不能满足机体代谢需要的患者。亦用于改善手术后患者的营养状况。

【用法和用量】静脉滴注：一次 250~500ml。

【不良反应】可致疹样过敏反应，一旦发生应停止用药。偶有恶心、呕吐、胸闷、心悸、发冷、发热或头痛等。

【禁忌证】严重肝肾功能不全、严重尿毒症患者和对氨基酸有代谢障碍的患者禁用。

【注意事项】①严重酸中毒、充血型心力衰竭患者慎用。②应严格控制滴注速度。③本品系盐酸盐,大量输入可能导致酸碱失衡。大量应用或合用电解质输液时,应注意电解质与酸碱平衡。④遇冷可能出现结晶,可将药液加热到60℃,缓慢摇动使结晶完全溶解后再用。⑤开瓶药液一次用完,剩余药液不宜贮存再用。

【FDA妊娠期药物安全性分级】暂无。

【哺乳期药物安全性分级】暂无。

【制剂与规格】复方氨基酸注射液(15AA):250ml:20g(总氨基酸)/瓶。

人血白蛋白 Human Albumin

【适应证】本品为生物制品类药物。适用于治疗失血创伤、烧伤引起的休克;脑水肿及损伤引起的颅压升高;肝硬化及肾病引起的水肿或腹水;低蛋白血症的防治;用于心肺分流术、烧伤的辅助治疗、血液透析的辅助治疗和成人呼吸窘迫综合征。

【用法和用量】静脉注射或静脉滴注。为防止大量注射时机体组织脱水,可采用5%葡萄糖注射液或氯化钠注射液适当稀释作静脉滴注(宜用备有滤网装置的输血器)。滴注速度应以每分钟不超过2ml为宜,但在开始15分钟内,应特别注意速度缓慢,逐渐加速至上述速度。在治疗肾病及肝硬化等慢性白蛋白缺乏症时,可每日注射本品5~10g,直至水肿消失、血清白蛋白含量恢复正常为止。

【不良反应】偶可出现寒战、发热、颜面潮红、皮疹、恶心呕吐等症状,快速输注可引起血管超负荷导致肺水肿,偶有过敏反应。

【禁忌证】对白蛋白有严重过敏者禁用。高血压患者、急性心脏病者、正常血容量及高血容量的心力衰竭患者、严重贫血患者、肾功能不全者禁用。

【注意事项】①药液呈现混浊、沉淀、异物或瓶子有裂纹、瓶盖松动、过期失效等情况不可使用。②本品开启后,应一次输注完毕,不得分次或给他人使用。③输注过程中如发现患者有不适反应,应立即停止使用。④有明显脱水者应同时补液。⑤运输及贮存过程中严禁冻结。⑥不宜与血管收缩药、蛋白水解酶或含酒精溶剂的注射液混合使用。

【FDA妊娠期药物安全性分级】C级(肠道外给药)。对孕妇或可能怀孕妇女的用药应慎重,如有必要应用时,应在医师指导和严密观察下使用。

【哺乳期药物安全性分级】暂无。

【制剂与规格】人血白蛋白注射液:5%(40ml:2g)/瓶、10%(50ml:5g)/瓶、

20%（25ml：5g）/ 瓶、20%（50ml：10g）/ 瓶、25%（50ml：12.5g）/ 瓶；注射用人血白蛋白：10g/ 瓶、20g/ 瓶。

乙肝疫苗　Hepatitis B Vaccine

【适应证】本品为生物制品类药物。用重组乙型肝炎疫苗（酿酒酵母）进行预防乙型肝炎的主动免疫，预防乙肝病毒感染引起的乙型肝炎。

【用法和用量】剂量：20μg 剂量疫苗（1.0ml 悬液）。接种方法：重组（酵母）乙型肝炎疫苗应肌内注射，接种于上臂三角肌。特殊情况下，血小板减少症和出血性疾病患者可皮下注射。

【不良反应】

（1）临床试验：常见局部反应表现为注射局部疼痛、硬结、红斑、肿胀、皮疹、瘙痒等；全身反应表现为发热、头痛、疲倦乏力、变态反应、肌肉痛；偶见不良反应有恶心、呕吐、腹泻和咳嗽等。一般不需特殊处理，可自行缓解，必要时可对症治疗。

（2）上市后监测：①感染及侵袭性感染，如脑膜炎；②血液及淋巴系统异常，如血小板减少症；③免疫系统紊乱，如过敏、包括类过敏反应和类血清病在内的变态反应；④神经异常，如麻痹、惊厥、感觉减退、脑炎、脑病、神经病变、神经炎；⑤血管病症，如低血压、脉管炎；⑥皮肤及皮下组织异常，如血管神经性水肿、扁平苔藓、多形性红斑；⑦肌肉骨骼及结缔组织异常，如关节炎、肌无力；⑧全身及注射部位症状，如乏力。

【禁忌证】已知对疫苗任何成分超敏者及以往接种重组乙型肝炎疫苗（酿酒酵母）后出现超敏症状者不能接种本品。同其他疫苗一样，急性严重发热性疾病患者应推迟接种重组乙型肝炎疫苗（酿酒酵母）。轻微感染不是接种的禁忌证。

【注意事项】①由于乙型肝炎的潜伏期长，在免疫时可能已有未被识别的感染存在，在这种情况下疫苗可能不能预防乙肝感染。②本疫苗不能预防甲型、丙型、戊型肝炎病毒及其他已知感染肝脏的病原体导致的感染。对乙型肝炎疫苗的免疫应答与几个因素有关，包括高龄、男性、肥胖、吸烟习惯和接种途径。对于接种乙肝疫苗应答较差者（例如超过 40 岁等）可能需要额外剂量。③重组乙型肝炎疫苗（酿酒酵母）不应臀部注射或皮内注射，因为可能导致免疫应答较低。重组乙型肝炎疫苗（酿酒酵母）在任何情况下不得静脉注射。④慢性肝病患者或 HIV 感染者或丙肝病毒携带者不能被排除在乙肝免疫范围外，因为这些患者感染乙肝病毒的后果严重，故应在医师的指导下，具体分析个例进行乙肝疫苗接种。对于 HIV 感染者，血液透析患者和免疫系统受损患者,初免后可能达不到足够的抗 –HBs 抗体浓度,因此这些患者需要接种额外剂量疫苗。⑤像其他注射用疫苗一样,为预防接种后发生罕见过敏反应,应有适当医疗和监护措施。注射前应肉眼观察疫苗是否有异物和 / 或物理性状改变。如性状发生改变应予以丢弃。疫苗开启后应立即使用。

【FDA 妊娠期药物安全性分级】暂无。曾报道母体接种对胎儿无风险,但是有人主张最好在早孕期以后再进行接种,因为理论上它还有致畸的可能。美国妇产科医师学会建议对有高危感染暴露前或暴露后孕妇进行该疫苗的接种。

【哺乳期药物安全性分级】暂无。由于没有对哺乳期妇女接种乙型肝炎疫苗后对婴儿的影响进行临床评估,因此没有关于经乳汁分泌的相关资料。未确认为禁忌证。

【制剂与规格】重组乙型肝炎疫苗：0.5ml：10μg/ 支。

乙肝人免疫球蛋白　Human Hepatitis B Immunoglobulin

【适应证】本品为生物制品类药物。主要用于乙型肝炎的预防。适用于乙型肝炎表面抗原(HBsAg)阳性的母亲所生的婴儿、意外感染的人群、与乙型肝炎患者和乙型肝炎病毒携带者密切接触者。

【用法和用量】本品只限肌内注射,不得用于静脉输注。①母婴阻断：HBsAg 阳性母亲所生婴儿出生 24 小时内注射本品 100IU；注射乙型肝炎疫苗的剂量及时间见乙型肝炎疫苗说明书或按医师推荐的其他适宜方案。②乙型肝炎预防：一次注射量为 200IU,必要时可间隔 3 ~ 4 周再注射一次。③意外感染者,立即(最迟不超过 7 日)按体重注射 8 ~ 10IU/kg,隔月再注射 1 次。

【不良反应】一般无不良反应,极少数人注射局部可能出现红肿、疼痛感,无须特殊处理,可自行恢复。

【禁忌证】对人免疫球蛋白过敏或有其他严重过敏史者禁用。有抗 IgA 抗体的选择性 IgA 缺乏者禁用。

【注意事项】①本品瓶子有裂纹、瓶盖松动、或超过有效期时不得使用。②本品应为无色或淡黄色可带乳光澄清液体。久存可能出现微量沉淀,但一经摇动应立即消散,如有摇不散的沉淀或异物不得使用。③本品一旦开启应立即一次性用完,未用完部分应废弃,不得留作下次使用或分给他人使用。④运输及贮存过程中严禁冻结。

【FDA 妊娠期药物安全性分级】C 级(肠道外给药)。当妊娠合并乙型肝炎时,发生流产和早产的比率可能会增加。美国妇产科医师学会建议在孕期暴露于乙肝后预防性使用乙肝免疫球蛋白。

【哺乳期药物安全性分级】暂无。一般会给 HBsAg 阳性且希望母乳喂养的母亲所分娩的婴儿注射免疫乙型肝炎免疫球蛋白。哺乳期母亲使用本品不会伤害母乳喂养的婴儿。

【制剂与规格】乙肝人免疫球蛋白:1ml:100IU/ 瓶、2ml:200IU/ 瓶。

促肝细胞生长素　Hepatocyte Growth–Promoting Factors

【适应证】本品为生物制品类药物。适用于重型肝炎(病毒性肝炎、肝衰竭早期或中期)、慢性肝炎活动期、肝硬化的综合治疗。

【用法和用量】口服:一次 0.1 ~ 0.15g,一日 3 次,疗程一般为 3 个月,可连续使用 2 ~ 4 个疗程。肌内注射:一次 20 ~ 40mg,一日 2 次。静脉滴注:将本品粉针剂 80 ~ 120mg 溶于 10% 葡萄糖注射液中,一日 1 次;或将本品注射液 120mg 溶于 10% 葡萄糖注射液中,一日 1 次或分 2 次静脉滴注。疗程视病情决定,一般为 1 个月,也可 4 ~ 8 周。或遵医嘱。

【不良反应】少数患者可能出现低热,应注意观察,出现高热者应停药。少见皮疹,停药后即可消失。偶见转氨酶升高、嗜酸性粒细胞增多及致过敏性休克报道。注射部位偶见疼痛和皮肤潮红。

【禁忌证】对本品过敏者禁用。

【注意事项】①本品使用应以周身支持疗法和综合基础治疗为基础。②谨防过敏反应,过敏体质者慎用。③本品溶解后为淡黄色透明液体,如有沉淀、混浊时禁用;粉针剂(冻干品)未溶解稀释前若颜色变为棕黄色时忌用。④肌内注射时用 0.9% 氯化钠注射液或注射用水溶解后使用。⑤肌内注射用的制剂不能用于静脉滴注。

【FDA 妊娠期药物安全性分级】暂无。

【哺乳期药物安全性分级】暂无。

【制剂与规格】促肝细胞生长素肠溶胶囊:50mg/ 粒;促肝细胞生长素颗粒:5g:50mg/ 袋;促肝细胞生长素注射液:2ml:30mg/ 支;注射用促肝细胞生长素:20mg/ 瓶、40mg/ 瓶、60mg/ 瓶、80mg/ 瓶、100mg/ 瓶、120mg/ 瓶。

胰高血糖素　Glucagon

【适应证】本品为生物制品类药物。适用于处理糖尿病患者发生的低血糖反应。进行胃肠道检查时用于暂时抑制胃肠道蠕动。

【用法和用量】皮下、肌内或静脉注射。治疗胰岛素性低血糖,可用胰高血糖素 0.1% 溶液 0.5 ~ 1mg 皮下、肌内注射,如无反应,20 分钟后可重复应用。松弛平滑肌,稀释后静脉注射,一次 1 ~ 2mg。用于心源性休克,也可静脉输注,每小时 2 ~ 12mg。

【不良反应】用药时可能出现血糖过高及血钾过低。可引起恶心、呕吐,小剂量注射时可出现多形性红斑。久用停药还可能发生低血糖。国外尚有使用本药时发生变态反应的报道。

【禁忌证】对胰高血糖素过敏或嗜铬细胞瘤患者禁用。血糖过高患者禁用。血钾过低者禁用。

【注意事项】①对有高血压、冠心病的患者,应用时应注意监测血压及心电图等。②用药时警惕血糖过高或血钾过低。③对危急病例仅怀疑低血糖而未肯定时,不可代替葡萄糖静脉注射。使用胰高血糖素后,如低血糖昏迷患者恢复知觉,应立即给葡萄糖,以防再次昏迷。④与抗凝血药合用可增加出血的危险。

【FDA 妊娠期药物安全性分级】B 级(肠道外给药)。因为胰高血糖素不会通过人体的胎盘屏障,所以本品可以治疗妊娠期间出现的严重低血糖反应。

【哺乳期药物安全性分级】暂无。哺乳期间用胰高血糖素治疗严重低血糖,不会危害婴儿。

【制剂与规格】注射用胰高血糖素: 1mg(相当于 1IU,以高血糖素计)/ 支,10mg/ 支。

2.9　妊娠合并急性脂肪肝

2.9.1　疾病简述

妊娠期急性脂肪肝(acute fatty liver of pregnancy,AFLP)是一种罕见的,排除其他原因引起并特发于妊娠期间肝脏代谢能力下降的急性肝功能衰竭。具有隐匿性、突发性、进展迅速、病情凶险、母儿病死率高的特点,该病可发生在妊娠 28 ~ 40 周,多见于妊娠 35 周左右的初产妇,妊娠期高血压、双胎和男胎较易发生。

2.9.2　诊断标准

起病初期仅有持续性恶心、呕吐、乏力、上腹痛或头痛。数日至 1 周后孕妇出现黄疸,且进行性加深。

（1）轻型：发病一周以内、产后发病、无自觉症状或自觉症状轻微、血糖 >2.2mmol/L；纤维蛋白原 >0.8g/L；肌酐 <180mmol/L；血氨正常、抗凝血酶 >50%。

（2）重型：发病一周以上、产前发病、有自觉症状或自觉症状重、血糖 <2.2mmol/L；纤维蛋白原 <0.8g/L；肌酐 180>mmol/L；血氨升高并快速上升、抗凝血酶 <50%。

2.9.3　治疗方案

AFLP 的预后与处理时期的早晚密切相关，一旦诊断立即终止妊娠，同时需要最大限度的支持治疗。

（1）轻型 AFLP 的治疗：积极的对症支持疗法，如补充新鲜冰冻血浆、冷沉淀、纤维蛋白原和血小板等凝血因子即可，一般不需要进行血浆置换治疗。

（2）重型 AFLP 的治疗：尽早、足量、足疗程、连续的血浆置换 + 血液净化。

（3）综合性治疗措施：卧床休息，低脂肪、低蛋白、高糖饮食；注意纠正低血糖、水、电解质及酸碱平衡紊乱；护肝治疗、纠正凝血功能障碍、防止肾功能衰竭、治疗肝性脑病、预防感染、预防应激性溃疡。

（4）产科处理：AFLP 一旦确诊或被高度怀疑，无论病情轻重、病情早晚，均应尽快终止妊娠。

2.9.4　治疗药物

护肝降酶药：复方甘草酸苷、葡醛内酯、多烯磷脂酰胆碱、辅酶 A（见 2.8 妊娠合并病毒性肝炎），水飞蓟宾、门冬氨酸鸟氨酸、三磷腺苷（ATP）。

维生素及氨基酸类：维生素 C（见 2.8 妊娠合并病毒性肝炎）。

水飞蓟宾　Silibinin

【适应证】本品为护肝降酶药。适用于急慢性肝炎，脂肪肝的肝功能异常的恢复。

【用法和用量】口服：一次 70～140mg，一日 3 次，饭后服用。维持剂量可减半。

【不良反应】偶见头晕、轻微胃肠道症状（如恶心、呃逆、轻度腹泻）和胸闷等，一般不影响治疗。

【禁忌证】对本品过敏者。

【注意事项】①本品用于治疗脂肪肝、肝硬化时，不应过多食用高脂食物。

②用于长期酗酒、吸烟引起的肝损害治疗时,可采用维持疗法。

【FDA 妊娠期药物安全性分级】暂无。

【哺乳期药物安全性分级】暂无。

【制剂与规格】水飞蓟宾片:35mg/ 片、70mg/ 片;水飞蓟宾胶囊:35mg/ 粒、140mg/ 粒。

门冬氨酸鸟氨酸 Ornithine Aspartate

【适应证】本品为护肝降酶药。适用于因急、慢性肝病(如各型肝炎、肝硬化、脂肪肝、肝炎后综合征)引发的血氨升高及治疗肝性脑病,如伴发或继发于肝脏解毒功能受损(如肝硬化)的潜在性或发作期肝性脑病,尤其适用于治疗肝性脑病早期或肝性脑病期的意识模糊状态。

【用法和用量】口服:一次 5g,一日 2 ~ 3 次,溶解在水中,餐前或餐后服用。静脉滴注:用于急性肝炎,一日 5 ~ 10g;用于慢性肝炎或肝硬化,一日10 ~ 20g,病情严重可适当增加剂量,但一日不得超过 40g;肝性脑病早期可视病情轻重,最多使用不超过 40g,疗程 7 ~ 10 日。

【不良反应】大剂量静脉注射时(>40g/L)会有轻、中度的消化道反应,可能出现恶心,呕吐或者腹胀等,减少用量或减慢滴速(<10g/L)时,以上反应明显减轻。

【禁忌证】严重肾功能不全的患者(诊断标准是血清中肌酐水平超过3mg/100ml)禁用。

【注意事项】当大剂量使用本品时,应该监测患者血清和尿中的药物水平。如果患者的肝功能已经完全受损,输液速度必须根据患者的个体情况来调整,以免引起恶心和呕吐。

【FDA 妊娠期药物安全性分级】暂无。动物实验中未发现本品有生殖毒性作用。

【哺乳期药物安全性分级】暂无。

【制剂与规格】门冬氨酸鸟氨酸颗粒:1g/ 袋、3g/ 袋、5g/ 袋;门冬氨酸鸟氨酸注射液:10ml:5g/ 支。

三磷腺苷 Adenosine triphophate

【适应证】本品为护肝降酶药。适用于进行性肌萎缩、脑出血后遗症、心功能不全、心肌疾患及肝炎等的辅助治疗。

【用法和用量】口服:一次 1 ~ 2 片,一日 3 次。用量可根据年龄及症状酌情增减。肌内注射或静脉注射:一次 10 ~ 20mg,一日 10 ~ 40mg。

【不良反应】尚未见有关不良反应报道。

【禁忌证】本药对窦房结有明显抑制作用。因此对房窦综合征、窦房结功能不全者及老年人慎用或不用。脑出血初期患者禁用。

【注意事项】当药品性状发生改变时禁止使用。

【FDA 妊娠期药物安全性分级】C 级。

【哺乳期药物安全性分级】L2 级。

【制剂与规格】三磷酸腺苷二钠片：20mg/ 片；三磷酸腺苷二钠注射液：2ml：20mg/ 支。

（严鹏科　黄素然　梅峥嵘）

参 考 文 献

［1］THUKRAL C, WOLF J L. Therapy Insight：drugs for gastrointestinal disorders in pregnant women［J］. Nature Clinical Practice Gastroenterology & Hepatology, 2006, 3（5）：256–266.

［2］NGUYEN G C, SEOW C H, MAXWELL C, et al. The Toronto Consensus Statements for the Management of IBD in Pregnancy［J］. Gastroenterology, 2015：734–757.

［3］HESS H M, MILLER R K. Drugs During Pregnancy and Lactation（Third Edition）［J］. Drugs During Pregnancy & Lactation, 2015（4725）：863–892.

［4］JULIA F, SONIA P, ALICE, et al. BSR and BHPR guideline on prescribing drugs in pregnancy and breastfeeding［J］. Rheumatology, 2016（9）：1693–1702.

［5］STENSEN M, KHAMASHTA M, LOCKSHIN M, et al. Anti–inflammatory and immunosuppressive drugs and reproduction［J］. Arthritis Res Ther, 2006, 8：209.

［6］中国系统性红斑狼疮研究协作组专家组, 国家风湿病数据中心. 中国系统性红斑狼疮患者围产期管理建议［J］. 中华医学杂志, 2015, 95（14）：1056–1060.

［7］GERALD G. BRIGGS, ROGERE K. FREEMAN. Drugs in pregnancy and Lactation 10th ed［M］. Philadelphia：Wolters Kluwer Health, 2015.

［8］LEDINGHAM J, GULLICK N, IRVING K, et al. BSR and BHPR guideline for the prescription and monitoring of non–biologic disease–modifying anti–rheumatic drugs［J］. Rheumatology（Oxford）. 2017, 56：865–868.

［9］ANDREOLI L, BERTSIAS GK, AGMON–LEVIN N, et al. EULAR recommendations for women's health and the management of family planning, assisted reproduction, pregnancy and menopause in patients with systemic lupus erythematosus and/or antiphospholipid syndrome[J]. Ann Rheum Dis. 2017, 76 (3): 476-485.

[10] 中华医学会妇产科学分会产科学组, 妊娠期肝内胆汁淤积症诊疗指南 2015[J]. 中华妇产科杂志, 2015, 31 (10): 1575-1578.

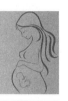

第3章 心血管疾病用药

3.1 妊娠期高血压疾病

3.1.1 疾病简述

妊娠期高血压疾病是指妊娠期合并的高血压疾病,包括妊娠期高血压、妊娠合并慢性高血压、子痫前期－子痫以及慢性高血压并发子痫前期。妊娠期高血压疾病为多因素发病,可存在各种母体基础病理状况,也受妊娠期环境因素的影响。妊娠期间病情缓急不同,可呈现进展性变化并可迅速恶化。

3.1.2 诊断标准

测量血压前被测者至少安静休息5分钟。测量取坐位或卧位。注意肢体放松,袖带大小合适。通常测量右上肢血压,袖带应与心脏处于同一水平。同一手臂至少2次测量的收缩压≥140mmHg和／或舒张压≥90mmHg。对首次发现血压升高者,应间隔4小时或以上复测血压,如2次测量均为收缩压≥140mmHg和／或舒张压≥90mmHg,则为高血压。对严重高血压孕妇收缩压≥160mmHg和／或舒张压≥110mmHg时,间隔数分钟重复测定后即可诊断。

3.1.2.1　妊娠期高血压　妊娠20周后首次出现高血压,于产后12周内恢复正常;尿蛋白检测阴性。收缩压≥160mmHg和／或舒张压≥110mmHg为重度妊娠期高血压。

3.1.2.2　妊娠合并慢性高血压　既往存在的高血压或在妊娠20周前发现高血压,妊娠期无明显加重;或妊娠20周后首次诊断高血压并持续到产后12周以后。

3.1.2.3　子痫前期　妊娠20周后出现收缩压≥140mmHg和／或舒张压≥90mmHg,且伴有下列任一项:尿蛋白≥0.3g/24h,或尿蛋白／肌酐比值≥0.3,或随机尿蛋白≥（＋）;无蛋白尿但伴有以下任何一种器官或系统受累:心、肺、肝、肾等重要器官,或血液系统、消化系统、神经系统的异常改变,胎盘－胎儿受到累及等。血压和／或尿蛋白水平持续升高,发生母体器官功能

受损或胎盘 – 胎儿并发症是子痫前期病情向重度发展的表现。

　　子痫前期孕妇出现下述任一表现可诊断为重度子痫前期。

　　（1）血压持续升高：收缩压≥160mmHg 和 / 或舒张压≥110mmHg。

　　（2）持续性头痛、视觉障碍或其他中枢神经系统异常表现。

　　（3）持续性上腹部疼痛及肝包膜下血肿或肝破裂表现。

　　（4）肝酶异常：谷丙转氨酶或谷草转氨酶水平升高。

　　（5）肾功能受损：尿蛋白 >2.0g/24h；少尿（尿量 <400ml/24h 或尿量 <17ml/h）、或肌酐 >106μmol/L。

　　（6）低蛋白血症伴腹水、胸腔积液或心包积液。

　　（7）血液系统异常：血小板计数呈持续性下降并低于 $100 \times 10^9/L$；微血管内溶血（表现有贫血、黄疸或乳酸脱氢酶水平升高）。

　　（8）心功能衰竭。

　　（9）肺水肿。

　　（10）胎儿生长受限或羊水过少、胎死宫内、胎盘早剥等。

　　3.1.2.4　子痫　子痫前期基础上发生不能用其他原因解释的抽搐。

　　3.1.2.5　慢性高血压并发子痫前期　既往存在的高血压或在妊娠 20 周前发现收缩压≥140mmHg 和 / 或舒张压≥90mmHg，孕 20 周前无蛋白尿，孕 20 周后出现尿蛋白≥0.3g/24h 或随机尿蛋白≥（+）；或孕 20 周前有蛋白尿，孕 20 周后尿蛋白定量明显增加；或出现血压进一步升高等上述重度子痫前期的任何一项表现。

3.1.3　治疗方案

　　妊娠期高血压疾病的治疗目的是预防重度子痫前期和子痫的发生，降低母儿围产期发病率和死亡率，改善围产结局。治疗基本原则是休息、镇静、预防抽搐、有指征地降压和利尿、密切监测母儿情况，适时终止妊娠。应根据病情的轻重缓急和分类进行个体化治疗。

　　3.1.3.1　非药物降压治疗　降压治疗的目的是预防心脑血管意外和胎盘早剥等严重母胎并发症。《欧洲心脏病学会妊娠期心血管疾病管理指南（2018）》建议，对于收缩压 <150mmHg 和 / 或舒张压 <95mmHg 的轻度高血压患者，在出现脏器功能损害或有症状的时候推荐使用药物治疗。因而未发生以上情况时，可尝试通过非药物治疗如限制食盐摄入量（建议每日摄入食盐少于 6g）、适当控制体重及适量运动等方式进行干预而控制血压，同时积极监测血压以及定期复查尿常规等指标，以防疾病进展。

　　3.1.3.2　药物降压治疗　对于通过非药物治疗方式无法控制血压或对于收缩压≥150mmHg 和 / 或舒张压≥95mmHg 的高血压孕妇推荐进行

降压治疗。经降压治疗后,若孕妇未并发器官功能损伤,收缩压应控制在130～155mmHg,舒张压应控制在80～105mmHg为宜;孕妇并发器官功能损伤,则收缩压应控制在130～139mmHg,舒张压应控制在80～89mmHg。降压过程力求血压下降平稳,且血压不可低于130/80mmHg,以保证子宫－胎盘血流灌注。

妊娠期常用的降压药物:肾上腺素能受体拮抗剂、钙离子通道阻滞剂及中枢性肾上腺素能神经阻滞剂等药物。

常见的口服降压药物有:甲基多巴、拉贝洛尔、硝苯地平或硝苯地平缓释片;妊娠期一般不使用利尿剂降压,以防血液浓缩、有效循环血液量减少以及发生高凝倾向;不推荐使用阿替洛尔;妊娠期禁用血管紧张素转换酶抑制剂(ACEI)及血管紧张素受体拮抗剂(ARB)这两类降压药,《高血压合理用药指南(第2版)》建议,有妊娠计划的慢性高血压患者,应在孕前6个月停用这两类药物,换用拉贝洛尔和硝苯地平。

在口服用药血压控制不佳时,可使用静脉降压药,常用的静脉降压药包括拉贝洛尔、硝酸甘油、尼卡地平、硝普钠、酚妥拉明,乌拉地尔也可考虑应用。为避免胎儿发生氰化物中毒的风险,硝普钠仅用于其他降压药物无效的高血压危象孕妇,产前应用时间不宜超过4小时。

甲基多巴、拉贝洛尔、硝苯地平,哺乳期可继续使用,但应关注产后服用甲基多巴有致产妇抑郁的风险。

3.1.3.3　其他治疗　对于合并有高危因素以及血压控制不佳的患者,为防止进一步进展为子痫前期或子痫,可进行相关预防;对于已进展为子痫前期或子痫的患者,应进行相应的治疗。因此,对于妊娠期高血压疾病的患者,还可能需要进行以下防治。

(1)子痫防治:用于子痫防治的一线药物为硫酸镁,该药也是重度子痫前期预防子痫发作的预防用药。同时也推荐对存在子痫前期复发风险如对于非重度子痫前期的患者或存在子痫前期史(尤其是较早发生子痫前期史或重度子痫前期史),有胎盘疾病史如胎儿生长受限、胎盘早剥病史,存在肾脏疾病及高凝状况等子痫前期高危因素者,可以在妊娠中期(妊娠12～16周)开始服用小剂量阿司匹林(50～100mg),维持到孕28周。对于钙摄入低的人群(每日摄入少于0.6g),推荐口服钙补充量至少1g以预防子痫前期。

(2)镇静:应用镇静药物的目的是缓解孕产妇的精神紧张、焦虑症状、改善睡眠、预防并控制子痫。但是硫酸镁控制子痫再次发作的效果优于地西泮、苯巴比妥等镇静药物,除非存在硫酸镁应用禁忌证或者硫酸镁治疗效果不佳,否则不推荐使用苯二氮类药物(如地西泮)和苯巴比妥用于子痫的预防或治疗。妊娠期常用的镇静药物有地西泮及苯巴比妥。

（3）利尿：子痫前期孕妇不主张常规应用利尿剂，仅当孕妇出现全身性水肿、肺水肿、脑水肿、肾功能不全、急性心功能衰竭时使用，妊娠期常用的利尿剂有氢氯噻嗪、呋塞米，并发脑水肿的孕妇可以选用甘露醇。

（4）纠正低蛋白血症：严重低蛋白血症伴腹水、胸腔积液或心包积液者，应补充白蛋白或血浆，同时注意配合应用利尿剂及严密监测病情变化。常用的药物有人血白蛋白。

（5）促胎肺成熟：孕周 <34 周并预计在 1 周内分娩的子痫前期孕妇，均应接受糖皮质激素促胎肺成熟治疗，妊娠期常用的促胎肺成熟药物有地塞米松。

（6）终止妊娠：《欧洲心脏病学会妊娠期心血管疾病管理指南（2018）》提示，有视力障碍或头痛等症状和孕周 37 周无症状的子痫前期患者，终止妊娠是唯一有效的治疗措施。

3.1.4　治疗药物

中枢性肾上腺素能受体拮抗剂：甲基多巴。

α、β 肾上腺素受体拮抗剂：拉贝洛尔。

α 肾上腺素受体拮抗剂：酚妥拉明。

钙离子通道阻滞剂：硝苯地平、尼莫地平、尼卡地平。

血管扩张剂（强效）：硝普钠。

硝酸酯类：硝酸甘油。

中枢及外周性降压药：乌拉地尔。

解痉药：硫酸镁。

镇静剂：地西泮、苯巴比妥。

抗血小板药：阿司匹林。

钙补充剂：维 D 钙。

利尿剂：氢氯噻嗪、呋塞米。

脱水剂：甘露醇。

血液制品：人血白蛋白。

糖皮质激素：地塞米松。

甲基多巴　Methyldopa

【适应证】本品为中枢性肾上腺素能受体拮抗剂。适用于各种高血压、妊娠期高血压。

【用法和用量】口服：利尿，一次 0.25g，一日 3 次，以后根据病情酌情增减，每日最高剂量为 2g。高血压：开始每日 40～80mg，分次服用，至少 2 周，以后酌情调整剂量。

【不良反应】常见：水钠潴留所致的下肢浮肿、乏力（始用或增量时）、口干、头痛。少见：肝功能损害、溶血性贫血、白细胞或血小板减少、帕金森病样表现。较少见：药物热或嗜酸性粒细胞增多、肝功能变化（可能属免疫性或过敏性）、精神改变（抑郁或焦虑、梦呓、失眠）、腹泻、恶心、呕吐、晕倒等。

【禁忌证】活动性肝脏疾病者禁用，Coombs 试验阳性者禁用。

【注意事项】①用药过程中若发生溶血性贫血应立即停药，通常贫血很快好转，否则应使用糖皮质激素治疗。②定期检查肝功能，尤其在用药的头 2 ~ 3 个月。发现问题立即停药者体温和肝功能可恢复。③用药期间出现水肿或体重增加的患者，可用利尿药治疗。一旦水肿进行性加重或有心力衰竭迹象应停服本品；与利尿药合用时后者剂量无须改变，若与其他降压药同服则本品开始剂量宜较小。④递增本品剂量宜从晚间用药开始，以避免过度镇静作用。⑤不宜与血管紧张素转换酶抑制剂合用，以免增加发生高钾血症的机会。

【FDA 妊娠期药物安全性分级】B 级。甲基多巴能透过胎盘，在胎儿体内浓度与母体血清浓度相近。未报道该药有致畸风险。

【哺乳期药物安全性分级】L2 级。甲基多巴能分泌到乳汁中。美国儿科学会将甲基多巴列为可母乳喂养的药物。但应关注产后服用甲基多巴有致产妇抑郁风险。

【制剂与规格】甲基多巴片：0.25g/ 片。

拉贝洛尔　Labetalol

【适应证】本品为具有 α_1 肾上腺素受体和非选择性 β 受体拮抗作用的降压药。适用于各种类型高血压、妊娠期高血压疾病；静脉注射制剂可用于高血压危象。

【用法和用量】口服：一次 0.1g，一日 3 ~ 4 次，饭后服用；维持量为 0.2 ~ 0.4g，一日 2 次，每日最高剂量 2.4g。

静脉滴注：一次 0.1g，溶于 250ml 5% 葡萄糖注射液或 0.9% 氯化钠注射液中，滴速为 1 ~ 4mg/min，直至取得较好效果，然后停止滴注，有效剂量为 50 ~ 200mg。根据血压调整滴速，血压稳定后改为口服。

【不良反应】偶有头昏、胃肠道不适、疲乏、感觉异常、哮喘加重等症状。个别患者有体位性低血压。

【禁忌证】对本品过敏者禁用。心力衰竭、窦性心动过缓、传导阻滞及支气管哮患者禁用。

【注意事项】①有下列情况应慎用：充血性心力衰竭、糖尿病、肺气肿或非过敏性支气管炎、肝功能不全、甲状腺功能低下、雷诺综合征或其他周围血管疾病、肾功能减退。②可导致体位性低血压。少数患者可在用药后 2～4 小时出现体位性低血压，建议静脉给药时患者应取卧位，静脉滴注时切勿过速，以防降压过快，注射完毕应静卧 10～30 分钟，且用药剂量应逐渐增加。③本品尿中代谢产物可造成尿儿茶酚胺和香草基杏仁酸（VMA）假性升高，可使尿中苯异丙胺试验呈假阳性。④本品用量必须强调个体化，不同个体、不同疾病用量不尽相同。

【FDA 妊娠期药物安全性分级】C 级；D 级（妊娠中晚期用药）。在孕早期使用拉贝洛尔，并不增加胎儿风险，而且该药的 β 肾上腺素能受体拮抗活性可能会给胎儿带来一些益处。使用拉贝洛尔可能导致胎儿生长受限，然而相对于妊娠期高血压妇女的治疗，利大于弊。

若近分娩期使用拉贝洛尔，应在产后 24～48 小时内严密观察新生儿使用 β 受体拮抗剂的症状和体征，如是否出现心率减慢等症状。

【哺乳期药物安全性分级】L2 级。拉贝洛尔可以经乳汁分泌，关于长期服用拉贝洛尔而影响胎儿的情况未见报道。美国儿科学会认为服用拉贝洛尔期间哺乳是安全的，但同时应监测乳儿血糖、心率及血压。

【制剂与规格】盐酸拉贝洛尔片：0.1/ 片、0.2g/ 片；盐酸拉贝洛尔注射液：10ml：50mg/ 支、5ml：50mg/ 支、2ml：25mg/ 支。

酚妥拉明　Phentolamine

【适应证】本品为 α 肾上腺素受体拮抗剂。用于诊断嗜铬细胞瘤及治疗其所致的高血压发作，包括手术切除时出现的高血压，也可根据血压对本品的反应用于协助诊断嗜铬细胞瘤；治疗左心室衰竭，减轻心脏负荷；治疗去甲肾上腺素静脉给药外溢，用于防止皮肤坏死。

【用法和用量】静脉滴注：一次 10～20mg，溶于 100～200ml 5% 葡萄糖注射液中，滴注速度为 10μg/min，应根据降压效果调整滴注剂量。心力衰竭时减轻心脏负荷：静脉滴注 0.17～0.4mg/min。酚妥拉明试验：静脉注射 5mg，也可先注入 2.5mg，若反应阴性，再给 5mg，如此则假阳性的结果可以减少，也减少血压剧降的危险性。嗜铬细胞瘤手术：术前 1～2 小时静脉注射 5mg，术时静脉注射 5mg 或滴注 0.5～1mg/min，以防肿瘤手术时肾上腺素大量释出。防止皮肤坏死：在每 1 000ml 含去甲肾上腺素溶液中加入本品 10mg 静脉滴注，作为预防之用。已发生去甲肾上腺素外溢，用本品 5～10mg 加 10ml 0.9% 氯化钠注射液作局部浸润，此法在外溢后 12 小时内有效。

【不良反应】常见：体位性低血压，心动过速或心律失常，鼻塞、恶心、呕吐等。较少见：晕厥和乏力。极少见：突然胸痛（心肌梗死）、神志模糊、头痛、共济失调、言语含糊等。

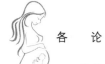

【禁忌证】对本品过敏者禁用。严重动脉硬化及肾功能不全者、低血压、冠心病、心肌梗死、胃炎或胃溃疡者禁用。

【注意事项】①有报道指出,使用本品可出现心肌梗死、脑血管痉挛和脑血管闭塞,通常与明显的低血压有关。②使用本品可能出现心动过速及心律不齐现象。由于本品对胃肠道(包括胃分泌)有刺激作用,因此胃炎和消化性溃疡患者需慎用本品。由于没有本品治疗肾损害患者的动力学资料,因此该类患者要慎用本品。③心绞痛、心肌梗死、冠状动脉供血不足患者慎用,存在心力衰竭时可考虑使用。

【FDA 妊娠期药物安全性分级】C 级。酚妥拉明被用于嗜铬细胞瘤导致严重高血压的短期控制,也应用于剖宫产或肿瘤切除时的血压控制。尚无关于用药会导致胎儿和新生儿发生不良反应的报道,但胎儿低氧血症是一个潜在的并发症。

【哺乳期药物安全性分级】暂无哺乳期用药分级。暂无哺乳期母乳喂养的相关资料,为安全起见,建议在哺乳期间不要使用酚妥拉明。

【制剂与规格】酚妥拉明注射液:1ml:10mg/ 支;注射用酚妥拉明:10mg/ 瓶。

硝苯地平　Nifedipine

【适应证】本品为钙离子通道阻滞剂。适用于高血压、冠心病、慢性稳定型心绞痛。

【用法和用量】口服。普通片:一次 5 ~ 10mg,一日 3 ~ 4 次,24 小时总量不超过 60mg。紧急时舌下含服 10mg,起效快,但不推荐常规使用,因可能发生严重的母体低血压伴胎儿窘迫。缓释片:一次 20mg,一日 1 ~ 2 次;控释片:30 ~ 60mg,一日 1 次。

【不良反应】较多见:踝、足与小腿肿胀。常见:面部潮红、头晕、头痛、恶心、下肢肿胀、低血压、心悸、心动过速。少见:舌根麻木、口干、发汗、食欲不振等。较少见:呼吸困难、咳嗽、哮鸣、心跳快而重。罕见:胸痛(可出现于用药后 30 分钟左右)、晕厥(血压过低所致)、胆石症、过敏性肝炎。

【禁忌证】对本品过敏者禁用。孕 20 周以内者、心源性休克、重度主动脉瓣狭窄、低血压者禁用。

【注意事项】①终止服药应缓慢减量。②服药期间必须监测血压和心电图,在开始用药而决定剂量的过程中以及从维持量加大用量时尤须注意。

【FDA 妊娠期药物安全性分级】C 级。尚无该药妊娠期使用的大量病例报道或严格对照研究。硝苯地平可透过胎盘,不影响胎盘和胎儿的脑动脉血流及胎儿的心脏收缩和舒张功能等。但是不排除硝苯地平对胎盘血流量的影响。

虽然美国 FDA 未批准该药用于妊娠期高血压。但目前的循证医学证据表明硝苯地平可用于治疗妊娠期高血压疾病：将硝苯地平缓、控释制剂列为妊娠合并高血压的常用口服降压药物。Thomson 有效性、推荐等级和证据强度：有效性等级为证据支持有效，推荐等级为 Class Ⅱ b（在某些情况下推荐使用），证据等级为 Category B。但硝苯地平缓释片说明书标示：孕妇禁用。硝苯地平控释片说明书标示：该药禁用于怀孕 20 周内和哺乳期妇女。因此，硝苯地平用于妊娠期高血压属于超说明书用药，应综合目前的循证医学证据，按超说明书用药规范管理，须知情同意。

【哺乳期药物安全性分级】L2 级。硝苯地平可进入乳汁，进入乳汁的量少于治疗剂量的 5%，对哺乳婴儿几乎没有影响。给药 3 ~ 4 小时后再进行母乳喂养能显著减少婴儿摄入药量。美国儿科学将硝苯地平列为可母乳喂养的药物。

【制剂与规格】硝苯地平片：5mg/ 片、10mg/ 片；硝苯地平控释片：30mg/ 片；硝苯地平胶囊：5mg/ 粒、10mg/ 粒；硝苯地平缓释片：10mg/ 片。

尼莫地平　Nimodipine

【适应证】本品为二氢吡啶类钙离子通道阻滞剂。可选择性扩张脑血管。适用于轻中度高血压。

【用法和用量】口服：一次 20 ~ 60mg，一日 2 ~ 3 次。静脉滴注：一次 20 ~ 40mg，溶于 250ml 5% 葡萄糖注射液中，避光滴注，每日最高剂量 0.36g。

【不良反应】偶见：头晕，头痛，中枢兴奋；血压下降，心动过速，心动过缓；面部潮红，出汗，热感，皮肤刺痛；胃肠道不适，胃肠道出血，偶见肠梗阻；肝功能损害，血小板减少，肝炎；恶心，呕吐。少见：碱性磷酸酶、乳酸脱氢酶、碱性磷酸酶、血糖升高以及血小板升高。罕见：心力衰竭，心律失常。

【禁忌证】对本品成分过敏者禁用。严重肝功能不全者禁用。

【注意事项】①本品的代谢物具有毒性反应，肝功能不全者应慎用。②静脉注射或口服均可引起血压降低。蛛网膜下隙出血患者使用本品，可增加低血压的风险。在高血压合并蛛网膜下隙出血或脑梗死患者中，应注意减少或暂时停用降血压药物，或减少尼莫地平的用药剂量。③静脉滴注或口服均可产生假性肠梗阻，应当减少用药剂量和保持观察。④静脉滴注应用缓慢输液泵与普通输液一起，以二路形式缓慢输入，滴速须慢，滴入太快会出现头痛，并且面部潮红。

【FDA 妊娠期药物安全性分级】C 级。在动物实验中尼莫地平有致畸作用和毒性。然而，人类孕早期的资料不足以评估对胚胎或胎儿的风险，目前仅有部分钙离子通道阻滞剂有孕早期人类使用的资料，已应用的这些药物并不会造成人类畸形,关于尼莫地平潜在的致畸风险尚需更多资料才能下结论。另外,尽管尚无报道,但尼莫地平所导致的母体低血压有可能危害胎儿。

【哺乳期药物安全性分级】L2级。该药可进入人类乳汁,婴儿摄入药量为母亲体重调整后药量的0.008%~0.092%,这种摄入量没有显著的临床意义。推荐可用于哺乳期。

【制剂与规格】尼莫地平片:20mg/片、30mg/片;尼莫地平缓释片:60mg/片;尼莫地平胶囊:20mg/粒;尼莫地平注射液:10ml:2mg/支、20ml:4mg/支、40ml:8mg/支、50ml:10mg/支、100ml:20mg/支;注射用尼莫地平:2mg/瓶、4mg/瓶、8mg/瓶。

尼卡地平　Nicardipine

【适应证】本品为二氢吡啶类钙离子通道阻滞剂,可选择性扩张脑血管。适用于高血压、稳定型心绞痛,静脉制剂用于手术时异常高血压的急救处置及高血压急症。

【用法和用量】口服:一次20~40mg,一日3次。静脉滴注:以5%葡萄糖注射液或0.9%氯化钠注射液稀释后,配成浓度为0.01%~0.02%(1ml含盐酸尼卡地平0.1~0.2mg)后使用。手术时异常高血压的紧急处理:以2~10μg/(kg·min)的剂量给药,根据血压调节滴注速度,必要时可以增至10~30μg/(kg·min)的剂量进行静脉滴注。高血压急症:以0.5~6μg/(kg·min)的剂量给药,根据血压调节滴注速度。

【不良反应】较多见:踝、足与小腿肿胀。常见:面部潮红、头晕、头痛、恶心、心悸、心动过速、乏力、失眠、恶心、呕吐、便秘、腹泻、腹痛、食欲不振、皮疹、感觉异常、尿频、粒细胞减少、抑郁等。若注射部位出现疼痛或发红时,应改变注射部位。

【禁忌证】对本品过敏者禁用。颅内出血尚未完全止血者、脑卒中急性期颅内压增高者、重度主动脉瓣狭窄或二尖瓣狭窄者、急性心功能不全、心源性休克者禁用。

【注意事项】①本品最大降压作用是在血药浓度峰值时,故宜在给药后1~2小时测血压;为了解血压反应是否合适,则宜在血药谷浓度(给药后8小时)测血压。②注意本品的负性肌力作用。③本品可能减低脑血管阻力,增加肾小球滤过率。④严重肝功能不全时半衰期延长,可能需要减少剂量。⑤中度肾功能不全时,小剂量开始使用。

【FDA妊娠期药物安全性分级】C级。对鼠和兔静脉注射尼卡地平,研究其生殖毒性,发现该药具有剂量依赖性的胚胎毒性,但无致畸作用。尼卡地平在人类妊娠时用于治疗高血压,未发现药物在胎儿体内蓄积。治疗中未发现尼卡地平导致的围产儿死亡、胎儿不良作用或新生儿不良结局,研究中多普勒测量脐血和脑血管血液流速稳定。

【哺乳期药物安全性分级】L2 级。未见关于人类哺乳期应用尼卡地平不良反应的报道。

【制剂与规格】盐酸尼卡地平片:10mg/ 片、20mg/ 片、40mg/ 片;盐酸尼卡地平缓释片:10mg/ 片;盐酸尼卡地平缓释胶囊:40mg/ 粒;盐酸尼卡地平注射液:2ml:2mg/ 支、10ml:10mg/ 支。

硝普钠　Sodium Nitroprusside

【适应证】本品为强效血管扩张剂。适用于高血压急症(高血压危象、高血压脑病、恶性高血压、嗜铬细胞瘤手术前后阵发性高血压、外科麻醉期间进行控制性降压)、急性心力衰竭、急性肺水肿。亦可用于急性心肌梗死或瓣膜(二尖瓣或主动脉瓣)关闭不全时的急性心力衰竭。孕期仅适用于其他降压药物无效的高血压危象孕妇。产前应用时间不宜超过 4 小时。

【用法和用量】静脉滴注:一次 50mg,溶于 5ml 5% 葡萄糖注射液中,再稀释于 250 ~ 1 000ml 5% 葡萄糖注射液中,按 0.5 ~ 0.8μg/(kg·min)的剂量,避光缓慢静脉滴注。溶液的保存与应用不应超过 24 小时。溶液内不宜加入其他药品。

【不良反应】血压降低过快过剧:可出现眩晕、大汗、头痛、肌肉颤搐、神经紧张、焦虑、烦躁、胃痛、反射性心动过速、心律失常,症状的发生与静脉给药速度有关。硫氰酸盐中毒或逾量:可出现运动失调、视力模糊、谵妄、眩晕、头痛、意识丧失、恶心、呕吐、耳鸣、气短。氰化物中毒或超量:可出现反射消失、昏迷、心音遥远、低血压、脉搏消失、皮肤粉红色、呼吸浅、瞳孔散大。皮肤:光敏感、皮肤石板蓝样色素沉着、过敏性皮疹。麻醉中控制降压时突然停用本品,尤其血药浓度较高而突然停药时,可能发生反跳性血压升高。

【禁忌证】对本品成分过敏者禁用。代偿性高血压(如动静脉分流或主动脉缩窄)者禁用。

【注意事项】①肾功能不全而本品应用超过 48 ~ 72 小时者,每日须测定血浆中氰化物或硫氰酸盐,保持硫氰酸盐不超过 100μg/ml、氰化物不超过 3μmol/ml。②本品不可直接静脉注射,应缓慢滴注或使用微量输液泵。③在用药期间,应经常监测血压,急性心肌梗死患者使用本品时须监测肺动脉舒张压或嵌压。④药液有局部刺激性,谨防外渗。⑤如静脉滴注剂量已达 10μg/(kg·min),经 10 分钟降压效果仍不满意,应考虑停用本品。⑥左心衰竭伴低血压时,应用本品须同时加用心肌正性肌力药如多巴胺、多巴酚丁胺。⑦偶尔出现耐药性,视为氰化物中毒先兆,减慢滴速即可消失。⑧本品对光敏感,溶液稳定性较差,滴注溶液应新鲜配制并避光。

【FDA 妊娠期药物安全性分级】C 级。未发现有关硝普钠与先天缺陷有关的报道,硝普钠在孕期用于动脉瘤手术时降低血压或治疗严重高血压时,发现的唯一副作用是一过性胎心过缓。硝普钠的优点是起效很快,而一旦停药则恢复到治疗前的血压;其缺点是氰化物在胎儿体内蓄积,但标准剂量的硝普钠不会导致氰化物在胎儿肝内过量积聚。

【哺乳期药物安全性分级】L4 级。人类研究资料不足,建议哺乳妇女用药期间应暂停哺乳。

【制剂与规格】注射用硝普钠:50mg/ 瓶。

硝酸甘油　Nitroglycerin

【适应证】本品为硝酸酯类药物。适用于冠心病心绞痛的治疗及预防,也可用于降低血压或治疗充血性心力衰竭。

【用法和用量】舌下含服:一次 0.25 ~ 0.5mg,每 5 分钟可重复 1 片,直至疼痛缓解。如果 15 分钟内总量达 3 片后疼痛持续存在,应立即就医。在活动或大便之前 5 ~ 10 分钟预防性使用,可避免诱发心绞痛。静脉滴注:溶于 5% 葡萄糖注射液或 0.9% 氯化钠注射液后避光静脉滴注,起始剂量为 5 ~ 10μg/min,宜使用输液泵恒速输入。每 5 ~ 10 分钟增加滴速至维持剂量 20 ~ 50μg/min。患者对本药的个体差异很大,静脉滴注应根据个体的血压、心率和其他血流动力学参数来调整用量。

【不良反应】常见:体位性低血压引起的眩晕、头晕、晕厥、面颊和颈部潮红。偶见:虚弱、心悸、体位性低血压。少见:皮疹、视力模糊、口干。治疗剂量可发生明显的低血压反应,如出汗、苍白、虚脱;心动过缓、心绞痛加重、药疹和剥脱性皮炎。严重时可出现持续的头痛、恶心、呕吐、心动过速、烦躁。逾量时的临床表现,按发生率的高低,依次为:口唇指甲青紫、眩晕欲倒、头胀、气短、高度乏力、心跳快而弱、发热、甚至抽搐。

【禁忌证】对本品过敏者禁用。心肌梗死早期(有严重低血压及心动过速时)、严重贫血、青光眼、颅内压增高者禁用。肥厚性梗阻型心肌病者禁用。使用枸橼酸西地那非的患者禁用,后者增强硝酸甘油的降压作用。

【注意事项】①片剂用于舌下含服,不可吞服。②小剂量可能发生严重低血压,尤其在直立位时。舌下含服用药时患者应尽可能取坐位,以免因头晕而摔倒。③不应突然停止用药,以避免反跳现象。④长期连续用药可产生耐药性。⑤应用本品过程中应进行血压和心功能的监测,从而调整用量。⑥用药期间从卧位或坐位突然站起时须谨慎,以免突发体位性低血压。⑦如因过量而发生低血压时,应抬高两腿,以利静脉血回流,如仍不能纠正,加用 α 受体激动药如去氧肾上腺素或甲氧明,但不用肾上腺素。测定血中变性血红蛋白,如有应增加高流量氧吸入,重症可静脉注射亚甲蓝。⑧静脉滴注本品时,由于许多塑料输液器可吸附硝酸甘油,因此应采用非吸附本品的输液装置,如玻璃输液瓶等。⑨静脉使用本品时须采用避光措施。

【FDA 妊娠期药物安全性分级】C 级(经舌给药和经皮给药)。妊娠期(尤其妊娠早期)应用该药治疗的例数尚有限,报道中所用的较小药量,可发生短暂的母体血压下降,但并不足以影响胎盘的血液灌流。妊娠期使用硝酸甘油对胎儿无风险,但仍需更多研究以确定最安全的有效剂量。

【哺乳期药物安全性分级】L4 级。人类研究资料不足,建议哺乳期间暂停哺乳。

【制剂与规格】硝酸甘油片:0.5mg/ 片。硝酸甘油注射液:1ml:1mg/ 支、1ml:2mg/ 支、1ml:5mg/ 支、1ml:10mg/ 支。

乌拉地尔 Urapidil

【适应证】本品为具有中枢和外周双重作用机制的降压药。适用于治疗高血压危象(如血压急剧升高),重度和极重度高血压以及难治性高血压。用于控制围手术期高血压。

【用法和用量】本品单次、重复静脉注射及长时间静脉滴注均可,亦可在静脉注射后持续静脉滴注以维持血压的稳定。

(1)高血压危象、重度和极重度高血压,以及难治性高血压:静脉注射,一次 10 ~ 50mg,缓慢静脉注射,同时监测血压变化,降压效果通常在 5 分钟内显示,可重复用药;静脉滴注,一次 0.25g,溶于 0.9% 氯化钠注射液、5% 或 10% 葡萄糖注射液中静脉滴注;输液泵,一次 0.1g 注入到输液泵中,再用上述液体 50ml 稀释后泵注。静脉输液的最大药物浓度为 4mg/ml。输入速度根据患者的血压酌情调整:初始输入速度可达 2mg/min,维持给药速度为 9mg/h。(若将 0.25g 乌拉地尔溶解在 500ml 液体中,则 1mg 乌拉地尔相当于 44 滴或 2.2ml 输入液)。

(2)围手术期高血压的给药方法如下:

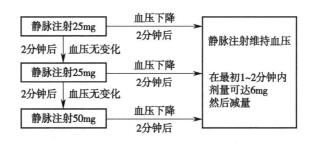

静脉给药时患者应取卧位。从毒理学方面考虑治疗时间一般不超过7日。

【不良反应】可见：头痛、头晕、恶心、呕吐、出汗、烦躁、乏力、心悸、心律失常、心动过速或过缓、上胸部压迫感或呼吸困难等症状，其原因多为血压降得太快所致，通常在数分钟内即可消失，一般无须中断治疗；少见：过敏反应（如瘙痒、皮肤发红、皮疹等）。极个别病例在口服本药时出现血小板计数减少，但血清免疫学研究尚未证实其因果关系。

【禁忌证】对本品成分过敏者禁用。主动脉峡部狭窄或动静脉分流的患者禁用（肾透析时的分流除外）。哺乳期妇女禁用。

【注意事项】下列情况使用本品时需要特别注意：①机械功能障碍引起的心力衰竭，例如大动脉或者二尖瓣狭窄、肺栓塞或者由于心包疾病引起的心功能损害；②肝功能障碍患者；③中度到重度肾功能不全患者；④合用西咪替丁的患者；⑤如果本品不是最先使用的降压药，那么在使用本品之前应间隔充分的时间，使先服用的其他降压药显示效应，必要时应适当减少本品的剂量；⑥血压骤然下降可能引起心动过缓甚至心脏停搏；⑦本品不能与碱性液体混合，因其酸性性质可能引起溶液混浊或絮状物形成；⑧配制好的溶液应立即使用，15～25℃时50小时内其化学和物理性质稳定。

【FDA 妊娠期药物安全性分级】暂无。国际高血压研究协会推荐静脉注射乌拉地尔替代双肼屈嗪，用于治疗子痫。它相比双肼屈嗪的优势在于没有增加颅内压。

【哺乳期药物安全性分级】哺乳期妇女禁用。

【制剂与规格】盐酸乌拉地尔注射液：5ml：25mg/ 支，含 27.35mg 盐酸乌拉地尔（相当于 25mg 乌拉地尔）；乌拉地尔氯化钠注射液：100ml：50mg/ 瓶。

硫酸镁　Magnesium sulfate

【适应证】本品为解痉药。适用于妊娠期高血压、子痫、惊厥、尿毒症、破伤风、高血压脑病及急性肾性高血压危象等，也用于治疗早产。

【用法和用量】控制子痫抽搐：静脉用药负荷剂量为 4～6g，溶于 20ml 10% 葡萄糖注射液，静脉注射（15～20分钟），或溶于 100ml 5% 葡萄糖注射液中快速静脉滴注，继以 1.0～2.0g/h 静脉滴注维持。或者夜间睡眠前停用静脉给药，改用肌内注射：25% 硫酸镁 20ml+2% 利多卡因 2ml 臀部肌内注射。24 小时硫酸镁总量 25～30g。

预防子痫发作：适用于重度子痫前期和子痫发作后，负荷剂量 2.5～5.0g，维持剂量与控制子痫抽搐相同。用药时间长短根据病情需要调整，一般每日静脉滴注 6～12 小时，24 小时总量不超过 25g；用药期间每日评估病情变化，决定是否继续用药;引产和生产时可以持续使用硫酸镁,若剖宫产术中应用要注意产妇心脏功能;产后继续使用 24 ~ 48 小时。若为产后新发现高血压合并头痛或视力模糊,建议启用硫酸镁治疗。重度子痫前期预防子痫发作以及重度子痫前期的期待治疗时,为避免长期应用对胎儿(婴儿)钙水平和骨质的影响,建议及时评估病情,病情稳定者在使用 5 ~ 7 日后停用硫酸镁;在重度子痫前期期待治疗中,必要时间歇性应用。

【不良反应】少数孕妇出现肺水肿,静脉注射常引起高镁血症,表现为皮肤潮红、出汗、口干、血压下降、倦怠乏力、心电图示 P-R 间期延长及 QRS 波增宽等症状。快速静脉注射时可引起恶心、呕吐、心慌、头晕,个别出现眼球震颤,减慢注射速度症状可消失。用药剂量大,血镁浓度达 5mmol/L 时,可出现肌肉兴奋性受抑制,感觉反应迟钝,膝腱反射消失,呼吸开始受抑制;血镁浓度达 6mmol/L 时可发生呼吸停止和心律失常,心脏传导阻滞;浓度进一步升高,可使心脏停搏、昏迷。极少见:血钙降低,再现低钙血症。镁离子可自由透过胎盘屏障,造成新生儿高镁血症,表现为肌张力低、吸吮力差、不活跃、哭声不响亮等,少数有呼吸抑制现象。

【禁忌证】肠道出血者、急腹症患者及经期妇女禁用本品导泻。

【注意事项】①应用硫酸镁注射液前须查肾功能。②保胎治疗时,不宜与肾上腺素 β 受体激动药(如利托君)同时使用,否则容易引起血管的不良反应。如出现急性镁中毒现象,可用钙剂静脉注射解救,常用的为 10% 葡萄糖酸钙注射液 10ml 缓慢静脉注射。

【FDA 妊娠期药物安全性分级】B 级(肠道外给药)。妊娠期抗惊厥或治疗早产应用硫酸镁对胎儿或新生儿通常不产生危险。长期应用硫酸镁可能导致胎儿持续低钙血症而发生先天性佝偻病。毒性反应通常与脐带血镁浓度不相关。近分娩的孕妇使用此药,在分娩后 24 ~ 48 小时应密切观察新生儿是否具有中毒体征。

【哺乳期药物安全性分级】L1 级。接受硫酸镁治疗的先兆子痫患者,分娩后 48 小时,母乳中镁浓度与对照组相等。没有证据表明应用硫酸镁会影响哺乳婴儿粪便的形状和排便频率。美国儿科学会将硫酸镁列为可母乳喂养的药物。

【制剂与规格】硫酸镁注射液:10ml:1g/ 支、10ml:2.5g/ 支、20ml:2g/ 支。

地西泮　Diazepam

【适应证】本品为苯二氮䓬类镇静安眠药。适用于焦虑、镇静催眠、抗癫痫和抗惊厥。缓解局部肌肉或关节的炎症所引起的反射性肌肉痉挛,上运动神经元的病变,手足徐动症和僵人综合征的肌肉痉挛,颞颌关节病变引起的咬肌痉挛,也可用于治疗惊恐症、肌紧张性头痛等。

【用法和用量】口服:抗焦虑,一次 2.5 ~ 10mg,一日 2 ~ 4 次;镇静,一次 2.5 ~ 5mg,一日 3 次;催眠,一次 5 ~ 10mg 睡前服;急性酒精戒断,第 1 日一次 10mg,一日 3 ~ 4 次,以后按需要减少到一次 5mg,一日 3 ~ 4 次。肌内或静脉注射:基础麻醉或静脉全麻,10 ~ 30mg;镇静、催眠或急性乙醇戒断,开始 10mg,以后按需每隔 3 ~ 4 小时加 5 ~ 10mg。24 小时总量以 40 ~ 50mg 为限;癫痫持续状态和严重复发性癫痫,开始静脉注射 10mg,每间隔 10 ~ 15 分钟可按需增加甚至达最大限用量。破伤风时可能需要较大药量。静脉注射宜缓慢,每分钟 2 ~ 5mg。控制子痫发作和再次抽搐,一次 10mg(>2 分钟)。必要时间隔 15 分钟重复给药,1 小时内用量超过 30mg 可能发生呼吸抑制,24 小时总量不超过 0.1g。

【不良反应】常见:嗜睡,头昏、乏力等,大剂量可有共济失调、震颤。罕见:皮疹,白细胞减少。少见:兴奋,多语,睡眠障碍,甚至幻觉。停药后,上述症状很快消失。长期连续用药可产生依赖性和成瘾性,停药可能发生撤药症状,表现为激动或忧郁,精神症状恶化,甚至惊厥。

【禁忌证】妊娠期禁用、新生儿禁用。

【注意事项】①本药仅在硫酸镁应用存在禁忌证或者硫酸镁治疗效果不佳时,用于子痫的预防或治疗。②在妊娠 3 个月内,本药有增加胎儿致畸的危险,孕妇长期服用可成瘾,使新生儿呈现撤药症状激惹、震颤、呕吐、腹泻,妊娠后期用药影响新生儿中枢神经活动。③在分娩前 15 小时内应用本品 30mg 以上,尤其是肌内或静脉注射,可使新生儿发生致命性的心律失常,以及窒息、肌张力减退、低体温、吸吮不能、厌食和对冷刺激反应微弱和抑制代谢。④静脉注射易发生静脉血栓或静脉炎。⑤静脉滴注宜以 5% 葡萄糖注射液为溶媒缓慢输注,否则可引起心脏停搏和呼吸抑制。⑥对苯二氮䓬类药物过敏者,可能对本药过敏。⑦肝肾功能损害者能延长本药清除半衰期。

【FDA 妊娠期药物安全性分级】D 级。地西泮对人类胎儿的影响存在争议。有一些研究报道该药与各种类型的先天缺陷有关,但也有另外的研究报道并未发现这种相关性。但是即使地西泮会导致出生缺陷,其危险性也较小。

妊娠期持续使用会导致新生儿撤药综合征,且如果在近分娩时使用地西泮,剂量相关综合征也较明显。因此,如果妊娠期因病情需要使用地西泮,应使用可能的最小剂量。应避免突然停止用药避免出现严重的撤药综合征(生理的和精神的)。

目前的循证医学证据表明地西泮可用于缓解妊娠期高血压孕产妇的精神紧张、焦虑症状、改善睡眠、预防并控制子痫的药物。通过适当镇静消除患者的精神紧张达到降低血压缓解症状及预防子痫发作。但说明书标示:孕妇禁用。因此,该药用于孕妇属于超说明书用药,应综合目前循证医学证据,按超说明书用药规范管理,须知情同意。

【哺乳期药物安全性分级】L3 级。地西泮可在母乳喂养的婴儿体内蓄积,不推荐母乳喂养的产妇使用。美国儿科学会将地西泮对母乳喂养婴儿的作用归类为未知但应关注。

【制剂与规格】地西泮片:2.5mg/ 片;地西泮注射液:2ml:10mg/ 支。

苯巴比妥　Phenobarbital

【适应证】本品为巴比妥类镇静安眠药。适用于治疗焦虑、失眠(用于睡眠时间短、早醒患者)、癫痫及运动障碍。

【用法和用量】肌内注射:控制子痫时,一次 0.1g。口服:一次 30mg,一日3 次。

【不良反应】可有过敏性皮疹,环形红斑,眼睑、口唇、面部水肿。严重者发生剥脱性皮炎和 Stevens-Johnson 综合征。也可见粒细胞减少、低血压、血栓性静脉炎、血小板减少、黄疸、骨骼疼痛、肌肉无力等、笨拙或行走不稳、眩晕或头昏、恶心、呕吐、语言不清。突然停药后可发生撤药综合征,表现为惊厥或癫痫发作、昏厥、幻觉、多梦、梦魇、震颤、不安、入睡困难等。可能引起微妙的情感变化,出现认知和记忆的缺损。长期用药,偶见叶酸缺乏和低钙血症。罕见巨幼红细胞性贫血和骨软化。大剂量时可产生眼球震颤、共济失调和严重的呼吸抑制。有报道用药者出现肝炎和肝功能紊乱。

【禁忌证】对本品过敏者禁用。严重肺功能不全、肝硬化、卟啉症、贫血、未控制的糖尿病禁用。

【注意事项】本药可通过胎盘,妊娠期长期服用,可引起依赖性及致新生儿撤药综合征;可能由于维生素 K 含量减少引起新生儿出血;妊娠晚期或分娩期应用,由于胎儿肝功能尚未成熟引起新生儿(尤其是早产儿)的呼吸抑制,可能对胎儿产生致畸作用。哺乳期应用可引起婴儿的中枢神经系统抑制。临产及产后慎用。

【FDA 妊娠期药物安全性分级】D 级(肠道外给药)。对未患癫痫的孕妇用此药无明显引起胎儿结构缺陷的风险,但也还应该考虑到新生儿神经发育、出血和成瘾这几方面的不良反应。

【哺乳期药物安全性分级】L4 级。苯巴比妥可进入乳汁,大剂量用药时,应观察婴儿有无镇静现象,并监测婴儿体内苯巴比妥浓度以免中毒。美国儿科学会认为苯巴比妥可能对新生儿产生某些严重不良反应,哺乳期妇女应慎用。

【制剂与规格】苯巴比妥片:30mg/ 片;苯巴比妥钠注射液:1ml:0.1g/ 支;

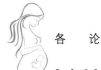

2ml：0.2g/ 支；注射用苯巴比妥钠：0.1/ 瓶。

阿司匹林　Aspirin

【适应证】本品为抗血小板聚集药。本品的抗血小板黏附和聚集作用，可减少动脉粥样硬化疾病血栓形成的危险。适用于：急性心肌梗死、急性冠状动脉综合征、心绞痛、缺血性脑卒中的治疗；心肌梗死后、脑卒中后、一过性脑缺血后预防再发（二级预防）；外周动脉闭塞性疾病等预防血栓形成；有心脑血管疾病发病中、高风险人群的一级预防；心房颤动属于脑卒中低危患者预防脑栓塞。

【用法和用量】口服。对存在子痫前期复发风险和子痫前期高危因素者在妊娠早中期（妊娠 12 ~ 16 周）开始服用小剂量阿司匹林一次 50 ~ 100mg，一日 1 次，维持到孕 28 周；子痫前期存在早产高风险：用药开始于妊娠 12 ~ 16 周之间，每晚口服 150mg，持续至 36 周或分娩前。心脑血管疾病一级预防：一次 0.075 ~ 0.1g，一日 1 次。心脑血管疾病二级预防：一次 0.075 ~ 0.15g，一日 1 次。急性心肌梗死、冠状动脉内药物洗脱支架置入术后（1 个月内）：一次 0.3g，一日 1 次。以上肠溶片不可掰开或嚼服。急性心肌梗死、不稳定型心绞痛未服用过本品者：起始剂量应为 0.15 ~ 0.3g，以使其尽快发挥抗血小板作用，以后减量至一日 0.075 ~ 0.15g（一般一日 0.1g）。急性冠状动脉综合征急诊 PCI 术前：顿服 0.3g，应使用非肠溶片或嚼服肠溶片。

【不良反应】一般用于解热镇痛的剂量很少引起不良反应。长期大量用药（治疗风湿热），尤其当药物血浓度 >200μg/ml 时较易出现不良反应，血药浓度愈高，不良反应愈明显。胃肠道：上、下胃肠道不适，如消化不良、胃肠道和腹部疼痛。罕见的胃肠道炎症、胃十二指肠溃疡。由于阿司匹林对血小板的抑制作用，阿司匹林可能增加出血的风险。已观察到的出血包括手术期间出血、血肿、鼻衄、泌尿生殖器出血、牙龈出血。也有罕见至极罕见出血的报道，如胃肠道出血、脑出血（血压控制不良的高血压患者和 / 或与抗凝血药合用），可能威胁生命。急性或慢性出血后可能导致贫血 / 缺铁性贫血（如隐性的微出血），伴有实验室异常和临床症状，例如虚弱、苍白、低血压。严重葡萄糖 –6– 磷酸脱氢酶（G–6–PD）缺乏症患者出现溶血和溶血性贫血。过敏反应伴有相应实验室异常和临床症状，哮喘、荨麻疹、血管神经性水肿或休克，多为易感者，服药后迅速出现呼吸困难，严重者可致死亡，称为阿司匹林哮喘，有的是阿司匹林过敏、哮喘和鼻息肉三联症，往往与遗传和环境因素有关。药物过量时曾报道头晕和耳鸣。肝、肾功能损害：与剂量大小有关，尤其是剂量过大使血药浓度达 250μg/ml 时易发生；损害均是可逆性的，停药后可恢复，但有引起肾乳头坏死的报道。

【禁忌证】有阿司匹林或其他非甾体抗炎药过敏史者,尤其是出现哮喘、神经血管性水肿或休克者禁用。活动性溃疡病或其他原因引起的消化道出血者、血友病或血小板减少症者、妊娠的最后 3 个月者禁用。

【注意事项】下列情况时使用应谨慎:①对止痛药、抗炎药、抗风湿药过敏,或存在其他过敏反应。②胃十二指肠溃疡史,包括慢性溃疡、复发性溃疡、胃肠道出血史。③与抗凝药合用。④对于肾功能或心血管循环受损的患者(例如,肾血管性疾病、充血性心衰、血容量不足、大手术、败血症或严重出血性事件),阿司匹林可能进一步增加肾脏受损和急性肾衰竭的风险。⑤对于严重 G-6-PD 缺乏症患者,可能诱导溶血成者溶血性贫血。可增加溶血风险的因素如高剂量、发热和急性感染。⑥肝功能损害。⑦阿司匹林可能导致支气管痉挛并引起哮喘发作或其他过敏反应。危险因素包括支气管哮喘、花粉热、鼻息肉,或慢性呼吸道感染。这也适用于对其他物质有过敏反应的患者(例如皮肤反应、瘙痒、风疹)。⑧由于阿司匹林对血小板聚集的抑制作用可持续数日,可能导致手术中或手术后增加出血。⑨低剂量阿司匹林减少尿酸的消除,可诱发痛风。

【FDA 妊娠期药物安全性分级】C 级;D 级(如在妊娠晚期大量使用)。大剂量应用阿司匹林可能与围产儿死亡增加、胎儿宫内生长受限和致畸作用有关,妊娠期应避免应用,尤其是长期和间断大剂量服用阿司匹林。药物可能影响母亲和新生儿凝血机制,导致出血危险增加。母亲在妊娠晚期服用全量阿司匹林可能会导致胎儿动脉导管过早关闭,可能并发胎儿持续肺动脉高压。多种动物模型发现阿司匹林可能影响胚泡种植,可能与人类自然流产有关。小剂量应用阿司匹林对抗磷脂抗体阳性的合并系统性红斑狼疮的妊娠可能有益,但是仍需更多研究来精确评价风险。接近足月应用阿司匹林可能会延长妊娠和产程。

美国 FDA 未批准阿司匹林用于预防子痫前期,但目前的循证医学证据表明该药可用于预防子痫前期。Thomson 有效性、推荐等级和证据强度:有效性等级为证据支持有效;推荐等级为 Class Ⅱa(推荐使用);证据强度为 Category A。但说明书标示:禁用于妊娠的最后 3 个月。因此,该药用于妊娠后期属于超说明书用药,应综合目前循证医学证据,按超说明书用药规范管理,须知情同意。

【哺乳期药物安全性分级】L2 级。阿司匹林和其他水杨酸盐类药物乳汁中有低浓度分泌,并未有关于母乳喂养的乳儿有血小板减少的报道,但这仍然是一个潜在的危险。美国儿科学会建议哺乳期母亲慎用阿司匹林,因为可能对母乳喂养的婴儿产生潜在毒性。

【制剂与规格】阿司匹林肠溶片:25mg/ 片、50mg/ 片、0.1g/ 片;阿司匹林缓释片：50mg/ 片；阿司匹林肠溶胶囊：75mg/ 粒、0.1g/ 粒、0.15g/ 粒；阿司匹林缓释胶囊：50mg/ 粒。

维 D 钙　Vitamin D calcium

【适应证】本品为钙补充剂。适用于妊娠期和哺乳期妇女、更年期妇女、老年人、儿童等的钙补充剂，并帮助防治骨质疏松症。

【用法和用量】口服（咀嚼）：一次 2 片，一日 1 次。

【不良反应】常见：嗳气、便秘；过量服用可发生高钙血症，偶可发生奶 - 碱综合征，表现为高血钙、碱中毒及肾功能不全（因服用牛奶及碳酸钙或单用碳酸钙引起）。

【禁忌证】高钙血症、高尿酸血症者禁用。

【注意事项】①心肾功能不全者慎用；②如服用过量或出现严重不良反应，应立即就医；③对本品过敏者禁用，过敏体质者慎用；④如正在使用其他药品，使用本品前请咨询医师或药师；⑤肾结石患者应在医师指导下使用。

【FDA 妊娠期药物安全性分级】暂无。妊娠期适用。

【哺乳期用药安全等级】暂无。哺乳期适用。

【制剂与规格】维 D 钙咀嚼片：0.3g/ 片。

氢氯噻嗪　Hydrochlorothiazide

【适应证】本品为噻嗪类利尿剂。适用于：高血压，可单独或与其他降压药联合应用，主要用于治疗原发性高血压；水肿性疾病，排泄体内过多的钠和水，减少细胞外液容量，消除水肿，常见的包括充血性心力衰竭、肝硬化腹水、肾病综合征、急慢性肾炎水肿、慢性肾功能衰竭早期、肾上腺皮质激素和雌激素治疗所致的钠、水潴留。

【用法和用量】口服：高血压，一日 25 ~ 100mg，分 1 ~ 2 次服用，并按降压效果调整剂量；水肿性疾病，一次 25 ~ 50mg，一日 1 ~ 2 次，或隔日治疗，或连服 3 ~ 4 日后停药 3 ~ 4 日。

【不良反应】大多不良反应与剂量和疗程有关。常见：①水、电解质紊乱，表现为口干、烦渴、肌肉痉挛、恶心、呕吐和极度疲乏无力等。②低钾血症较易发生，与排钾作用有关，长期缺钾可损伤肾小管，严重失钾可引起肾小管上皮的空泡变化，以及引起严重快速性心律失常等异位心律。③低氯性碱中毒或低氯、低钾性碱中毒，氢氯噻嗪常明显增加氯化物的排泄。④低钠血症，可导致中枢神经系统症状及加重肾损害。⑤脱水，造成血容量和肾血流减少亦可引起肾小球滤过率降低。⑥升高血氨，本药有弱的抑制碳酸酐酶作用，长期应用时，H^+ 分泌减少，尿液偏碱性。在碱性环境中，肾小管腔内的 NH_3 不能转化

为 NH_4^+ 排出体外,血氨随之升高,对于肝功能严重损害者有诱发肝性脑病的风险。⑦其他:血钙升高,血磷、镁及尿钙降低;高血糖症,本药可使糖耐量降低,血糖升高,此可能与抑制胰岛素释放有关;高尿酸血症干扰肾小管排泄尿酸,少数可诱发痛风发作,由于通常无关节疼痛,故高尿酸血症易被忽视。

少见:血白细胞减少或缺乏症、血小板减少性紫癜等。较少见:过敏反应,如皮疹、荨麻疹等。罕见:如低血压、便秘、腹泻、食欲不振、胆囊炎、胰腺炎、性功能减退、光敏感、肌痉挛、头痛、头错、感觉异常、视物模糊、色觉障碍、黄视症、静坐不能等。严重的反应均罕见,包括心律失常、湿疹、Stevens-Johnson 综合征、中毒性表皮坏死、胰腺炎、造血功能障碍、肝毒性、系统性红斑狼疮、肺水肿、闭角型青光眼等。

【禁忌证】对噻嗪类或磺胺类药物过敏者禁用。无尿者禁用。

【注意事项】①与磺胺类药物、呋塞米、布美他尼、碳酸酐酶抑制剂有交叉过敏反应。②应从最小有效剂量开始用药,以减少副作用的发生,减少反射性肾素和醛固酮分泌。③有低钾血症倾向的患者,应酌情补钾或与保钾利尿药合用。④每日用药 1 次时,应在早晨用药,以免夜间排尿次数增多。间歇用药(非每日用药)能减少电解质紊乱发生的机会。

【FDA 妊娠期药物安全性分级】B 级;D 级(用于妊娠高血压)。本品能透过胎盘,应用噻嗪类药物和相关利尿剂的经验表明,这些药物并不会致畸。

不推荐用于治疗妊娠期高血压或子痫前期,因为可能导致母体低血容量。对胎儿或新生儿的其他风险包括低血糖、血小板减少、低钠血症、低钾血症和产妇并发症死亡。此外,噻嗪类利尿剂可能对平滑肌有直接作用,并可能抑制分娩。

【哺乳期药物安全性分级】L2 级。氢氯噻嗪可以低浓度分泌到乳汁中,未见哺乳期应用氢氯噻嗪导致新生儿不良反应的报道。美国儿科学会将氢氯噻嗪列为可母乳喂养的药物。

【制剂与规格】氢氯噻嗪片:10mg/ 片、25mg/ 片、50mg/ 片。

呋塞米 Furosemide

【适应证】本品为髓袢利尿剂。一般不作为治疗原发性高血压的首选药物,但当噻嗪类药物疗效不佳,尤其当伴有肾功能不全或出现高血压危象时,本类药物尤为适用。用于治疗水肿性疾病:包括充血性心力衰竭、肝硬化、肾脏疾病(肾炎、肾病及各种原因所致的急性、慢性肾功能衰竭),尤其是应用其他利尿药效果不佳时,应用本类药物仍可能有效;与其他药物合用治疗急性肺水肿和急性脑水肿等;预防急性肾功能衰竭,用于各种原因导致的肾脏血流灌注不足,例如失水、休克、中毒、麻醉意外以及循环功能不全等,在纠正血容量不足的同时及时应用,可减少急性肾小管坏死的机会;高钾血症及高钙血症;稀释性低钠血症,尤其是当血钠浓度低于 120mmol/L 时;抗利尿激素分泌过多症;急性药物毒物中毒,如巴比妥类药物中毒等。

【用法和用量】口服:一日 40 ~ 80mg,分 2 次服用,并酌情调整剂量。静脉注射:高血压危象,初始剂量 40 ~ 80mg,伴急性左心衰竭或急性肾衰竭时,可酌情增加剂量。

【不良反应】常见:与水电解质紊乱有关的症状,尤其是大剂量或长期应用时,如体位性低血压、休克、低钾血症、低氯血症、低氯性碱中毒、低钠血症、低钙血症以及与此有关的口渴、乏力、肌肉酸痛、心律失常等。少见:过敏反应(包括皮疹、间质性肾炎、心脏骤停)、视觉模糊、多形性红斑、黄视症、光敏感、头晕、头痛、纳差、恶心、呕吐、腹痛、腹泻、胰腺炎、肌肉强直、粒细胞减少、血小板减少性紫癜、再生障碍性贫血、肝功能损害而出现黄疸、指(趾)感觉异常、高血糖症、尿糖阳性、原有糖尿病加重、高尿酸血症。大剂量静脉快速注射时(4 ~ 15mg/min)时,可见耳鸣、听力障碍,多为暂时性,少数为不可逆性,尤其当与其他有耳毒性的药物同时应用时。在高钙血症时,可引起肾结石。长期应用可致胃及十二指肠溃疡。尚有报道本药可加重特发性水肿。

【禁忌证】对本品过敏者禁用。无尿者、对磺酰胺类、噻嗪类药物过敏者、低钾血症、肝性脑病、超量服用洋地黄者禁用。

【注意事项】

(1)交叉过敏:对磺胺药和噻嗪类利尿药过敏者,对本药可能亦过敏。

(2)对诊断的干扰:可致血糖升高、尿糖阳性,尤其是糖尿病或糖尿病前期患者,过度脱水可使尿酸和尿素氮水平暂时性升高。血 Na^+、Cl^-、K^+、Ca^{2+} 和 Mg^{2+} 浓度下降。

(3)下列情况慎用:①无尿或严重肾功能损害者,后者因需加大剂量;②高尿酸血症或有痛风病史者;③严重肝功能损害者,因水电解质紊乱可诱发肝性脑病;④急性心肌梗死,过度利尿可促发休克;⑤胰腺炎或有此病史者;⑥有低钾血症倾向者,尤其是应用洋地黄类药物或有室性心律失常者;⑦红斑狼疮,本药可加重病情或诱发活动。

(4)药物剂量应从最小有效剂量开始,然后根据利尿反应调整剂量,以减少水、电解质紊乱等副作用的发生。

(5)存在低钾血症或低钾血症倾向时,应注意补充钾盐。

(6)与降压药合用时,后者剂量应酌情调整。

(7)少尿或无尿患者应用最大剂量后 24 小时仍无效时应停药。

【FDA 妊娠期药物安全性分级】C 级;D 级(如用于妊娠高血压患者)。本品可通过胎盘屏障。在孕早期后,应用呋塞米治疗妊娠水肿、高血压病及子痫前期,尚未发现引起胎儿或新生儿严重不良反应的报道。在子痫前期患者,血浆尿酸浓度升高,使用呋塞米后,尿酸浓度会进一步升高。对于妊娠期高血压疾病,由于利尿剂可能导致母体低血容量,故不主张应用。妊娠期使用呋塞米不会改变羊水量情况,目前未见关于使用呋塞米后发生新生儿血小板减少症的报道。

【哺乳期药物安全性分级】L3 级。呋塞米可以分泌到乳汁中,转运至乳汁中的药量对婴儿不太可能产生影响,但需观察婴儿液体丢失量,是否发生脱水、嗜睡等症状。该药会减少乳汁分泌。

【制剂与规格】呋塞米片:20mg/ 片;呋塞米注射液:2ml:20mg/ 支;注射用呋塞米:20mg/ 瓶、40mg/ 瓶。

甘露醇　Mannitol

【适应证】本品为渗透性利尿药。用于鉴别肾前性因素或急性肾功能衰竭引起的少尿。亦可应用于预防各种原因引起的急性肾小管坏死。组织脱水药:用于治疗各种原因引起的脑水肿,降低颅内压,防止脑疝。降低眼内压:可有效降低眼内压,应用于其他降眼压药无效时或眼内手术前准备。作为辅助性利尿措施治疗肾病综合征、肝硬化腹水,尤其是当伴有低蛋白血症时。对某些药物逾量或毒物中毒(如巴比妥类药物、锂、水杨酸盐和溴化物等),本药可促进上述物质的排泄,并防止肾毒性。作为冲洗剂,应用于经尿道内作前列腺切除术,术前肠道准备。

【用法和用量】利尿:常用量为 1 ~ 2g/kg,一般用 20% 溶液 250ml 静脉滴注,并调整剂量使尿量维持在 30 ~ 50ml/h。鉴别肾前性少尿和肾性少尿:常用量为 0.2g/kg,以 20% 浓度于 3 ~ 5 分钟内静脉滴注,如用药后 2 ~ 3 小时以后尿量仍低于 30 ~ 50ml/h,最多再试用 1 次,如仍无反应则应停药。已有心功能减退或心力衰竭者慎用或不宜使用。预防急性肾小管坏死:先给予 12.5 ~ 25g,10 分钟内静脉滴注,若无特殊情况,再给 50g,1 小时内静脉滴注,若尿量能维持在 50ml/h 以上,则可继续应用 5% 溶液静脉滴注;若无效则立即停药。治疗脑水肿、颅内高压和青光眼:常用量为 0.25 ~ 2g/kg,配制为15% ~ 25% 浓度于 30 ~ 60 分钟内静脉滴注。当患者衰弱时,剂量应减小至0.5g/kg。严密随访肾功能。治疗药物、毒物中毒:50g 静脉滴注,调整剂量使尿量维持在 100 ~ 500ml/h。肠道准备:术前 4 ~ 8 小时,10% 溶液 1 000ml 于30 分钟内口服完毕。

【不良反应】常见:①快速大量静注甘露醇可引起体内甘露醇积聚,血容量迅速大量增多(尤其是急性、慢性肾功能衰竭时),导致心力衰竭(尤其有心功能损害时),稀释性低钠血症,偶可致高钾血症;②不适当的过度利尿导致血容量减少,加重少尿;③大量细胞内液转移至细胞外可致组织脱水,并可引起中枢神经系统症状。

其他不良反应:①寒战、发热。②排尿困难、尿潴留。③血栓性静脉炎(罕见)。④甘露醇外渗可致组织水肿、皮肤坏死。⑤过敏引起皮疹、荨麻疹、呼吸困难、过敏性休克。⑥头痛、头晕、癫痫发作、视物模糊、鼻炎。⑦高渗引起口渴。⑧渗透性肾病(或称甘露醇肾病),主要见于大剂量快速静脉滴注时。其机理尚未完全阐明,可能与甘露醇引起肾小管液渗透压上升过高,导致肾小管上皮细胞损伤。病理表现为肾小管上皮细胞肿胀,空泡形成。临床上出现尿量减少,甚至急性肾功能衰竭。渗透性肾病常见于低钠、脱水患者。⑨低血压、心悸、快速型心律失常、胸痛以及肺水肿(罕见)。

【禁忌证】已确诊为急性肾小管坏死的无尿患者、包括对试用甘露醇无反应者禁用。严重失水者、肾脏损害或肾功能障碍者(静脉滴注本药后)、颅内活动性出血者禁用,因扩容加重出血,但颅内手术时除外。心脏衰竭、急性肺水肿、或严重肺瘀血者禁用。

【注意事项】

(1)除作肠道准备用,均应静脉内给药。

(2)甘露醇遇冷易结晶,故应用前应仔细检查,如有结晶,可置热水中或用力振荡待结晶完全溶解后再使用。当甘露醇浓度高于15%时,应使用有过滤器的输液器。

(3)根据病情选择合适的浓度,避免不必要地使用高浓度和大剂量。

(4)使用低浓度和含氯化钠溶液的甘露醇能降低过度脱水和电解质紊乱的发生机会。

(5)用于治疗水杨酸盐或巴比妥类药物中毒时,应合用碳酸氢钠以碱化尿液。

(6)下列情况慎用:①明显心肺功能损害者,因本药所致的突然血容量增多可引起充血性心力衰竭;②高钾血症或低钠血症;③低血容量,应用后可因利尿而加重病情,或使原来低血容量情况被暂时性扩容所掩盖;④严重肾功能衰竭而排泄减少使本药在体内积聚,引起血容量明显增加,加重心脏负荷,诱发或加重心力衰竭;⑤对甘露醇不能耐受者。

(7)给大剂量甘露醇不出现利尿反应,可使血浆渗透浓度显著升高,故应警惕血高渗发生。

(8)随访检查:①血压;②肾功能;③血电解质浓度,尤其是 Na^+ 和 K^+;④尿量。

(9)使用前仔细检查包装,应完好无损,内装溶液应澄清,无可见微粒。

(10)应一次性使用,用药同时不得进行输血。

【FDA 妊娠期药物安全性分级】C 级（肠道外给药）。甘露醇是一种渗透压性利尿剂,能透过胎盘屏障,未见关于甘露醇在妊娠期应用对于母胎产生不良影响的研究报道。

【哺乳期药物安全性分级】L3 级。暂无经乳汁吸收后导致婴儿不良反应的报道,但需观察乳儿是否发生液体丢失、脱水或嗜睡等症状。该药可能会短暂减少乳汁生成。

【制剂与规格】甘露醇注射液:250ml:50g/ 瓶、3L:150g/ 瓶。

人血白蛋白　Human Albumin

【适应证】本品适用于因失血、创伤及烧伤等引起的休克,脑水肿及大脑损伤所致的颅内压增高,防治低蛋白血症以及肝硬化或肾病引起的水肿或腹水。

【用法和用量】静脉滴注,使用剂量由医师酌情考虑。一般因严重烧伤或失血等所致休克,可直接注射本品 5～10g,隔 4～6 小时重复注射 1 次。在治疗肾病及肝硬化等慢性白蛋白缺乏症时,可每日注射本品 5～10g,直至水肿消失、血清白蛋白含量恢复正常为止。

【不良反应】偶见寒战、发热、颜面潮红、皮疹、恶心、呕吐等症状和过敏反应。快速输注时可引起血管超负荷,导致水肿。

【禁忌证】急性肺水肿患者禁用。

【注意事项】①本品打开后,应一次用完,不得分次使用或给他使用。②输注过程中如发现患者有不适反应,应立即停止输注。

【FDA 妊娠期药物安全性分级】暂无。妊娠期用药应慎重,在有应用指征时,应在医师指导下使用。

【哺乳期用药安全等级】暂无。

【制剂与规格】人血白蛋白注射液:50ml:10g/ 瓶、50ml:12.5g/ 瓶、20ml:5g/ 瓶;冻干人血白蛋白:10g/ 瓶、20g/ 瓶。

地塞米松　Dexamethasone

【适应证】本品为长效糖皮质激素。主要用于过敏性与自身免疫性炎症性疾病。多用于结缔组织病、活动性风湿病、类风湿关节炎、红斑狼疮、严重支气管哮喘、严重皮炎、溃疡性结肠炎、急性白血病等,也用于某些严重感染及中毒、恶性淋巴瘤的综合治疗。此外,本药还用于某些肾上腺皮质疾病的诊断——地塞米松抑制试验。

目前的循证医学证据表明地塞米松可用于促胎肺成熟,所有妊娠28～34+6 周的先兆早产应当给予 1 个疗程的糖皮质激素。对可能在 7 日内发作早产的孕妇,推荐使用单疗程糖皮质激素治疗;对已使用单疗程糖皮质激素治疗 7 日后的患者,如仍有 34 孕周前发生早产的风险,可考虑再次使用单疗程糖皮质激素治疗。但说明书未标示该药可用于妊娠期促胎肺成熟。因此,该药用于促胎肺成熟属于超说明书用药,应综合目前循证医学证据,按超说明书用药规范管理,须知情同意。

【用法和用量】口服:初始剂量一次 0.75 ~ 3mg,一日 2 ~ 4 次。维持剂量约一日 0.75mg,视病情而定。肌内注射:一次 1 ~ 8mg,一日 1 次。用于孕 26 ~ 34+6 周的孕妇未足月早产时促胎肺成熟:一次 5mg 或 6mg,每 12 小时 1 次,连续 4 次。腱鞘内注射或关节腔、软组织的损伤部位内注射:一次 0.8 ~ 6mg,间隔两周 1 次。局部皮内注射:每点 0.05 ~ 0.25mg,共 2.5mg,一周 1 次。鼻腔、喉头、气管、中耳腔、耳管注入:0.1 ~ 0.2mg,一日 1 ~ 3 次。静脉注射:一般 2 ~ 20mg。

【不良反应】并发感染为主要的不良反应。本品较大剂量易引起糖尿病、消化性溃疡和类库欣综合征症状,对下丘脑 – 垂体 – 肾上腺轴抑制作用较强。

【禁忌证】对本品及肾上腺皮质激素类药物有过敏史患者禁用。

【注意事项】①高血压、血栓症、胃与十二指肠溃疡、精神病、电解质代谢异常、心肌梗死、内脏手术、青光眼等患者一般不宜使用。特殊情况下权衡利弊使用,但应注意病情恶化的可能。②结核病、急性细菌性或病毒性感染患者慎用,如确有必要应用时,必须给予适当的抗结核、抗感染治疗。③长期服药后,停药前应逐渐减量。④糖尿病、骨质疏松症、肝硬化、肾功能不全、甲状腺功能减退症的患者慎用。

【FDA 妊娠期药物安全性分级】C 级;D 级(妊娠早期用药)。地塞米松可通过胎盘进入胎儿体内,动物实验有致畸作用,应权衡利弊使用。孕妇使用可增加胎盘功能不全、新生儿体重减少或死胎的发生率,动物实验有致畸作用,应权衡利弊使用。

【哺乳期用药安全等级】L3 级。地塞米松可分泌进入乳汁,目前尚无哺乳期应用地塞米松的大量病例报道或严格的对照研究。乳母接受大剂量给药,则不应哺乳,防止药物经乳汁排泄,造成婴儿生长抑制、肾上腺功能抑制等不良反应。

【制剂与规格】地塞米松片:0.75mg/ 片;醋酸地塞米松片:0.75mg/ 片;地塞米松磷酸钠注射液:1ml:1mg/ 支、1ml:2mg/ 支、1ml:5mg/ 支;醋酸地塞米松注射液:0.5ml:2.5mg/ 支、1ml:5mg/ 支、5ml:25mg/ 支;注射用地塞米松磷酸钠:1mg/ 瓶、2mg/ 瓶、5mg/ 瓶、10mg/ 瓶。

3.2 妊娠合并心脏病

3.2.1 疾病简述

临床上常将妊娠合并心脏病分为结构异常性心脏病和功能异常性心脏病两类。妊娠合并结构异常性心脏病包括先天性心脏病、瓣膜性心脏病、心肌病、心包病和心脏肿瘤等;妊娠合并功能异常性心脏病主要包括各种无心血管结构异常的心律失常,包括快速型和缓慢型心律失常。妊娠合并心脏病是孕产妇死亡的重要原因之一。

3.2.1.1 瓣膜性心脏病 指由于各种获得性病变(如风湿性疾病、退行性疾病、感染等)或先天性发育畸形引起心脏瓣膜(瓣叶、腱索及乳头肌)和/或周围组织发生解剖结构或功能上的异常,导致单个或多个瓣膜狭窄和/或关闭不全的疾病。

3.2.1.2 感染性心内膜炎 感染性心内膜炎(infective endocarditis,IE)指因细菌、真菌或其他微生物(如病毒、立克次体、衣原体、螺旋体等)直接感染心室壁内、心瓣膜、心内移植物或邻近大动脉内膜所致的炎症。它常多发于原已有瓣膜病、先心病等引起心腔内解剖结构异常及血流动力学异常的心脏。

3.2.1.3 围产期心肌病 指既往无心脏病病史的女性,在妊娠末3个月至产后6个月内所发生的以心脏扩大、心力衰竭为主的心脏病。

3.2.1.4 妊娠合并心力衰竭 心力衰竭是各种心脏结构或功能性疾病导致心排血量不能满足机体组织代谢需要的一组综合征。妊娠合并心力衰竭是产科严重的并发症。妊娠期心脏病种类常见有风湿性心脏病、妊娠合并先天性心脏病(占35%~50%)、贫血性心脏病、肺源性心脏病、心肌炎、心肌病、高血压性心脏病等,以上心脏病均可以引起心力衰竭。

妊娠合并心脏病由于其特有的血液动力学特点,在围产期有三个最危险的时期,分别为妊娠第32~34周、分娩期和产后三日内(产褥早期)。特别是分娩期是心脏负担最重的时期,此时心脏病孕妇极易发生心力衰竭。心力衰竭是心脏病孕产妇主要死亡原因。

3.2.1.5 妊娠合并先天性心脏病 非发绀的心脏缺损患者在妊娠期间可无特殊症状,但是不同的先天性心脏病患者在妊娠期都有不同程度的风险,先天性心脏病孕产妇的死亡率明显高于正常孕产妇,主要死因为急性心力衰竭,多由肺动脉高压和主动脉缩窄引起。由于母体长期缺氧、体质弱,不利于胎儿的生长发育,故常致胎儿畸形、死胎、早产、死产等,新生儿的死亡率也明显增高。妊娠合并先天性心脏病以房间隔缺损最多见,动脉导管未闭及室间隔缺

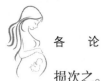

损次之。

先天性心脏病患者应进行孕前评估。非发绀型先心病，病变轻，纽约心脏病学会 NYHA 心功能 Ⅰ～Ⅱ级，一般能耐受妊娠期、分娩期和产褥期的负担；发绀型先心病，病情重，纽约心脏病学会 NYHA 心功能 Ⅲ～Ⅳ级，有明显肺动脉高压者，过去曾发生过心力衰竭者，对母婴均有危险，不宜妊娠。

3.2.1.6　心律失常　凡由于心脏内冲动发生与传播的不正常而使整个心脏或部分活动变得过快、过慢或不规则，或各部分活动的顺序发生紊乱，即形成心律失常。临床常见的心律失常类型有房性期前收缩、室性期前收缩、心房颤动、室上性心动过速、室性心动过速、缓慢型心律失常等。其中房性期前收缩、室性期前收缩、室上性心动过速、室性心动过速，特别是心房颤动和阵发性室上性心动过速是最是较常见的心律失常。怀孕期间心动过缓等较罕见。

3.2.2　诊断标准

3.2.2.1　瓣膜性心脏病　依据病史、成年或妊娠后有心功能下降、检查中发现心音异常改变、心脏杂音和功能障碍等表现，以及超声心动图示瓣膜形态异常进行诊断。

3.2.2.2　感染性心内膜炎　根据临床表现、体征和辅助检查可做出诊断，目前推荐使用改良的 Duke 诊断标准。

（1）主要标准

1）血培养阳性：①2 次独立血培养检测出 IE 典型致病微生物：金黄色葡萄球菌、牛链球菌、草绿色链球菌、HACEK 族（包括嗜血菌属、放线杆菌属、人心杆菌属、埃肯菌属及金格杆菌属）、无原发灶的社区获得性肠球菌；②持续血培养阳性检测出 IE 致病微生物：2 次间隔至少 12 小时以上取样血培养阳性；首末次取样时间间隔至少 1 小时，至少 4 次独立培养大多数为阳性或全部 3 次均为阳性；③单次血培养立克次体阳性或逆相 IgG 抗体滴度 >1∶800。

2）心内膜感染证据：①心脏超声探测提示瓣膜赘生物、脓肿或新出现的人工瓣膜开裂；②新出现的瓣膜反流。

（2）次要标准

1）易感因素：不良心脏状况或静脉药瘾者。

2）发热：体温 >38℃。

3）血管不良事件表现：重要动脉栓塞、脓毒性肺梗死、霉菌性动脉瘤、颅内出血、结膜出血或 Janeway 损害。

4）免疫相关的表现：肾小球肾炎、Osler 结节、Roth 斑或类风湿因子阳性。

5）微生物学证据：血培养阳性但不符合主要标准或缺乏 IE 病原体感染的血清学证据。

明确诊断需要满足下列条件之一：①符合 2 个主要标准；②符合 1 个主要和 3 个次要标准；③符合 5 个次要标准。疑似诊断需要满足下列之一：①符合 1 个主要和 1 个次要标准；②符合 3 个次要标准。

3.2.2.3　围产期心肌病　目前尚缺乏特异性的诊断方法，国际拟定的诊断标准包括：①妊娠末 3 个月至产后 6 个月内，突然发生心悸、气短等心力衰竭表现；②在妊娠后期以前无器质性心脏病、高血压及肾炎；③超声心动图发现心脏结构异常、心脏增大；④蛋白尿及高血压，待症状控制后可自然消失；⑤心力衰竭控制后，临床和其他检查可排除器质性心脏病。

3.2.2.4　妊娠合并心力衰竭　①妊娠前有心悸、气短、心力衰竭史，或曾有风湿热病史，体检、X 线、心电图检查曾被诊断有器质性心脏病。②有劳力性呼吸困难，经常性夜间端坐呼吸、咯血，经常性胸闷胸痛等临床症状。③有发绀、杵状指、持续性颈静脉怒张。心脏听诊有舒张期 2 级以上或粗糙的全收缩期 3 级以上杂音。有心包摩擦音、舒张期奔马律或交替脉。④心电图有严重心律失常，如心房颤动、心房扑动、Ⅲ度房室传导阻滞、ST 段及 T 波异常改变等。⑤X 线检查显示心脏显著扩大，尤其个别心腔扩大。超声心动图检查示心肌肥厚、瓣膜运动异常、心内结构畸形。

3.2.2.5　妊娠合并先天性心脏病　依据病史，或妊娠后有心功能下降、检查中发现心脏杂音和功能障碍等表现，以及超声心动图心脏结构异常进行诊断。

3.2.2.6　心律失常　主要借助临床表现、心电图或 24 小时动态心电图诊断。

3.2.3　治疗方案

3.2.3.1　瓣膜性心脏病　对于机械瓣膜置换术后、伴房颤或严重泵功能减退的心脏病患者以及有血栓 - 栓塞高危因素的患者妊娠期需要进行抗凝治疗，抗凝是大部分瓣膜性心脏病患者最重要的治疗方式。妊娠期常用的抗凝药有低分子肝素、普通肝素以及华法林，避免使用新型口服抗凝药，如利伐沙班等。对于有机械心脏瓣膜的孕妇，使用普通肝素或低分子肝素抗凝时血栓形成的风险仍较高，故可参考下述妊娠期及分娩前后给药方法权衡利弊使用华法林抗凝。

妊娠期：《妊娠合并心脏病的诊治专家共识（2016）》建议，孕 12 周内的孕妇，原来使用华法林者应减少华法林剂量或停用华法林。因普通肝素和低分子肝素不能透过胎盘，因此这两种药物用于抗凝治疗是安全的，主要推荐低分子肝素；孕中、晚期建议华法林剂量每日 <5mg，维持国际标准化比率（INR）为 1.5～2.0。考虑到普通肝素及低分子肝素的疗效都不如华法林确切，因此《欧

洲心脏病学会妊娠期心血管疾病管理指南（2018）》建议，妊娠期间华法林的剂量如果每日不超过5mg，发生胚胎病的风险很低，可以应用华法林直至孕36周，之后停用华法林，改用低分子肝素或普通肝素抗凝治疗。

分娩前：妊娠晚期口服华法林者，终止妊娠前3～5日应停用华法林，改为低分子肝素或普通肝素，调整INR至1.0左右时剖宫产手术比较安全。使用低分子肝素者，分娩前12～24小时停药，使用普通肝素者，分娩前停药4～6小时以上。若孕妇病情危急，紧急分娩时未停用普通肝素或低分子肝素抗凝治疗者，如果有出血倾向，可以谨慎使用鱼精蛋白拮抗；如果口服华法林，可以使用维生素 K_1 拮抗。

分娩后：分娩后24小时后若子宫收缩好、阴道流血不多，可恢复抗凝治疗。因华法林起效缓慢，在术后应使用华法林和普通肝素或低分子肝素桥接治疗4～5日，同时监测INR，INR达标（2.0～3.0）后停用普通肝素或低分子肝素。因华法林分泌入乳汁的量极低，暂无哺乳期服用华法林导致乳儿发生不良反应的报道，因此产后使用华法林可继续哺乳。对于产后使用普通肝素或低分子肝素抗凝的患者，这两种药物进入乳汁的量很少，且在胎儿肠道中不存在重吸收作用，因此不会出现抗凝作用，治疗期间亦可继续母乳喂养。

3.2.3.2　感染性心内膜炎　根治IE的病原微生物治疗的关键在于清除赘生物中病原微生物，基本用药要求：①应用杀菌剂；②联合应用两种具有协同作用的抗菌药物；③大剂量，使感染部位达到有效浓度；④静脉给药；⑤长疗程，一般为4～6周，人工瓣6～8周或更长。

经验性用药：在血培养得阳性结果之前采用，适用于疑似IE、病情较重且不稳定的患者；根据感染严重程度、受累心瓣膜类型、有无少见或耐药菌感染危险因素等制订，分为自体瓣膜心内膜炎（native valve endocarditis，NVE）及人工瓣膜心内膜炎（prosthetic valve endocarditis，PVE）。治疗应覆盖IE最常见的病原体。对于NVE轻症患者可选用阿莫西林或氨苄西林或青霉素联用庆大霉素静脉滴注；对于NVE合并严重脓毒血症可选用万古霉素联用庆大霉素静脉滴注；NVE合并严重脓毒血症并有多重耐药菌感染的危险因素，则需万古霉素联合美罗培南静脉滴注。至于PVE患者，万古霉素联合庆大霉素和利福平静脉滴注。

葡萄糖球菌心内膜炎：根据是否耐药情况及瓣膜类型而定。NVE患者，若甲氧西林敏感选用氟氯西林，耐药则选用万古霉素静脉滴注联合利福平口服；若甲氧西林和万古霉素耐药，选用达托霉素静脉滴注联合利福平口服或庆大霉素静脉滴注。PVE患者，甲氧西林和利福平敏感则选用氟氯西林联合庆大霉素静脉滴注和利福平口服；若甲氧西林耐药，而万古霉素敏感，选用万古霉素联合庆大霉素静脉滴注或利福平口服；若甲氧西林和万古霉素耐药，选用达托霉素联合庆大霉素静脉滴注或利福平口服。

链球菌心内膜炎：根据对青霉素敏感程度选用药物，而对瓣膜类型无要求。青霉素敏感可选用青霉素或头孢曲松或青霉素联合庆大霉素或头孢曲松联合庆大霉素静脉滴注；相对敏感或营养变异菌株选用青霉素联合庆大霉素静脉滴注；耐药菌株、青霉素过敏者，选用庆大霉素联合万古霉素或替考拉宁静脉滴注。

肠球菌心内膜炎：由于肠球菌对多种抗菌药物呈现耐药性，有效药物单用仅起到抑菌作用，须联合用药才能达到杀菌作用和减少复发机会。根据药敏结果可选用阿莫西林或青霉素联合庆大霉素静脉滴注、庆大霉素联合万古霉素或替考拉宁静脉滴注、阿莫西林静脉滴注联合链霉素肌内注射。

需氧革兰氏阴性杆菌心内膜炎：革兰氏阴性杆菌对抗菌药的敏感性在菌株间差异较大，易参照细菌药敏结果选择用药。故应选用具有抗假单胞菌活性的青霉素类或头孢菌素类联合抗假单胞菌氨基糖苷类，如哌拉西林联合庆大霉素或妥布霉素，或头孢他啶联合氨基糖苷类。

其他特殊病原体所致 IE：①Q 热，又称 Q 热柯克斯体心内膜炎，建议多西环素联合氯喹口服或联合环丙沙星口服治疗。②巴尔通体心内膜炎，建议庆大霉素联合一种 β- 内酰胺类抗生素或多西环素口服治疗。③念珠菌心内膜炎，建议选用棘白菌素类药物或两性霉素 B 脂质体或两性霉素 B 去氧胆酸盐，必要时可以联合氟胞嘧啶口服。④曲霉菌心内膜炎，首选伏立康唑，不能耐受者可选用两性霉素 B 脂质体。

妊娠期治疗：《AHA（美国心脏病学会）科学声明：成人感染性心内膜炎的诊断、抗菌治疗及并发症管理（2015）》指出，鉴于庆大霉素本身的神经毒性，该药不再推荐用于成人感染性心内膜炎的治疗药物。考虑到药物可能对胎儿产生的不良影响，妊娠期应避免使用以下抗菌药物：庆大霉素等氨基糖苷类、四环素类及喹诺酮类。妊娠前 3 个月应避免使用氟胞嘧啶，该药仅用于治疗危及孕妇生命的弥漫性真菌感染，若孕妇在妊娠早期不慎应用，无须终止妊娠，但应对胎儿进行超声检查。

《成人感染性心内膜炎预防、诊断和治疗专家共识（2014）》推荐，如药物无法控制病情，可做外科瓣膜手术及终止妊娠，最佳手术时机为孕 13~28 周。

3.2.3.3 围产期心肌病 围产期心肌病一般见于妊娠末期，分娩前 3 个月和分娩后 6 个月内，临床表现为突然出现呼吸困难、咳嗽、血痰、腿肿等左心心力衰竭症状。

妊娠期：治疗上主要以改善心功能为主，须保持安静、减轻心脏负荷，给予利尿剂、血管扩张剂、强心剂等，具体治疗药物见 3.2.3.4 妊娠合并心力衰竭。

产后：《欧洲心脏病学会妊娠期心血管疾病管理指南（2018）》建议，在心力衰竭伴射血分数降低的情况下,对于纽约心脏病学会 NYHA 心功能 Ⅲ／Ⅳ 级的患者,不鼓励母乳喂养,溴隐亭可用于回奶治疗和促进围产期心肌病患者左心功能恢复。

3.2.3.4　妊娠合并心力衰竭　妊娠合并心力衰竭主要从以下几个方面进行治疗。

利尿:利尿剂是心力衰竭治疗中改善症状的基石。对于水肿较轻微的患者,首选氢氯噻嗪,对于重症患者可酌情选用呋塞米。应注意利尿、消肿不宜过快,以免有效循环血量减少引起胎儿供血不足和离子紊乱及血栓形成。对于营养不良及低蛋白血症所致的水肿,利尿效果较差时可酌情给予白蛋白。

哺乳期妇女服用氢氯噻嗪或呋塞米时,转运至乳汁的量不太可能对乳儿产生影响,但会抑制乳汁分泌。

强心:心衰症状难以控制时,可选用去乙酰毛花苷静脉用药,在心衰症状得以控制后,改用洋地黄类药物地高辛口服维持。洋地黄制剂能透过胎盘,但剂量极低,长期应用无致畸作用。洋地黄类药物也可以分泌进入乳汁,但含量极低,对胎儿影响小,不影响哺乳。

扩血管:慢性心力衰竭不推荐使用扩血管药物,仅在急性心力衰竭或合并高血压患者可考虑联合应用。妊娠期可用的血管扩张剂主要有硝酸甘油和硝普钠。为避免胎儿发生氰化物中毒的风险,硝普钠产前应用时间不宜超过 4 小时。

3.2.3.5　妊娠合并先天性心脏病　药物治疗主要针对心力衰竭用药控制症状,见妊娠合并心力衰竭章节。妊娠期应避免使用阿替洛尔。

3.2.3.6　心律失常　心律失常会加重妊娠血流动力学不稳定,影响子宫血流量灌注,妨碍胎儿的生长发育。

房性期前收缩:无结构性心脏病患者通常不需药物治疗。去除诱因,避免过度疲劳,根据患者的情况需要,可给予 β 受体拮抗剂如美托洛尔或普萘洛尔。心力衰竭患者可用洋地黄和／或利尿剂等改善血流动力学情况。

室性期前收缩:患者通常不需药物治疗,但如果患者的情况需要,可给予 β 受体拮抗剂如美托洛尔或普萘洛尔。严重者(存在血流动力学变化)在经评估情况下可考虑在怀孕较大周龄采取低射线射频消融治疗。

窦性心动过速:妊娠期间症状明显的窦性心动过速患者可给予 β 受体拮抗剂如美托洛尔或普萘洛尔治疗。患者的症状可在分娩数日内缓解。

室上性阵发性心动过速:对于阵发性室上性心动过速,《欧洲心脏病学会妊娠期心血管疾病管理指南(2018)》建议,首选迷走神经刺激,其次为腺苷静脉给药,在急诊转复时可考虑使用腺苷。普罗帕酮用于如房室交界性心动过速,预激综合征合并室上性心动过速或阵发性心房颤动,需要治疗或致命的室性心动过速。β 受体拮抗剂可选用美托洛尔（阵发性室上速），紧急复律可选用静脉给药；索他洛尔用于长期治疗用药。

心房扑动与心房颤动：推荐使用选择性 β₁ 受体拮抗剂如美托洛尔，控制心房颤动患者的心室率，如果效果不佳可考虑使用地高辛或维拉帕米，若药物都无效或难以耐受，则推荐进行导管消融术。对于血栓高风险需要抗凝的患者，抗凝药物使用原则参考上述 3.2.3.1 瓣膜性心脏病。控制心室律用 β 受体拮抗剂，可选用美托洛尔。地高辛可通过胎盘，故妊娠后期母体用量可能增加，且可排入乳汁，哺乳期妇女应用须权衡利弊，分娩后 6 周须减量。

室性心动过速：大多数室性心动过速患者对 β 受体拮抗剂如美托洛尔的反应良好，最好选用根治性的射频治疗。建议在分娩后给予导管射频治疗，因为复发的可能性很大。特发性的左心室性心动过速在心动过速发生期间，V1 导联的 QRS 波呈典型的右束支阻滞图形，QRS 波电轴约在 −60°。这种情况通常为折返性的心律失常，对维拉帕米反应敏感。

其他药物：胺碘酮可以通过胎盘进入胎儿体内，新生儿血中原型药及代谢物为母体血浓度的 25%。碘也可通过胎盘，可对胎儿的甲状腺功能产生不良影响，故胺碘酮说明书提示妊娠期禁用。该药仅用于治疗致命性心律失常，或在其他药物禁用的情况下使用，《欧洲心脏病学会室性心律失常治疗与心脏性猝死预防指南（2015）》建议，对于稳定的单行性室性心动过速，电复律不能转复，以及对于其他抗心律失常药物耐药的妊娠期患者，可考虑胺碘酮静脉注射。

预防：静息状态未发作心动过速的患者发作，推荐使用普罗帕酮预防预激综合征患者发作。

3.2.4　治疗药物

强心苷：地高辛、去乙酰毛花苷。

利尿剂：呋塞米、氢氯噻嗪。

硝酸酯类：硝酸甘油。

钙离子通道拮抗剂：维拉帕米、地尔硫䓬。

β₁ 受体拮抗剂：美托洛尔、比索洛尔。

非选择性 β 受体拮抗剂：普萘洛尔。

钠离子通道阻滞剂：普罗帕酮。

抗凝血药：普通肝素、依诺肝素、那屈肝素钙、达肝素钠、华法林。

抗心律失常药：腺苷。

多巴胺受体激动剂：溴隐亭。

青霉素类：青霉素、阿莫西林、氟氯西林。

糖肽类：万古霉素、替考拉宁。

第三代头孢菌素：头孢曲松、头孢他啶。

碳青霉烯类：美罗培南。

环脂肽类：达托霉素。

抗结核药：利福平。

多烯类抗真菌药：两性霉素 B、两性霉素 B 脂质体。

三唑类抗真菌药：伏立康唑。

地高辛　Digoxin

【适应证】本品为洋地黄类强心药。适用于治疗心力衰竭，控制伴有快速心室率的心房颤动、心房扑动患者的心室率及室上性心动过速。

【用法和用量】口服：快速负荷法，每 6 ~ 8 小时给 0.25mg，总量 0.75 ~ 1.25mg；缓慢用药法，0.125 ~ 0.5mg，一日 1 次，共 7 日；之后维持量，一次 0.125 ~ 0.5mg，一日 1 次。静脉注射：负荷剂量 0.25 ~ 0.5mg，溶于 5% 葡萄糖注射液中缓慢注射，以后可用 0.25mg，每隔 4 ~ 6 小时按需注射，每日最高剂量 1mg；不能口服需静脉注射者，其维持量为一次 0.125 ~ 0.25mg，一日 1 次。

【不良反应】常见：出现促心律失常作用、胃纳不佳或恶心、呕吐（刺激延髓中枢）、下腹痛、异常的无力、软弱。少见：视力模糊或“黄视”（中毒症状）、腹泻（电解质平衡失调）、中枢神经系统反应如精神抑郁或错乱。罕见：嗜睡、头痛及皮疹、荨麻疹（过敏反应）。洋地黄中毒：表现为促心律失常最重要，最常见室性期前收缩，约占心脏反应的 33%；其次为房室传导阻滞，阵发性或加速性交界性心动过速，阵发性房性心动过速伴房室传导阻滞，室性心动过速，窦性停搏，心室颤动等。

【禁忌证】对本品所含任何成分过敏者禁用。任何洋地黄类制剂中毒，室性心动过速、心室颤动，梗阻性肥厚型心肌病（若伴收缩功能不全或心房颤动仍可考虑），预激综合征伴心房颤动或扑动者禁用。

【注意事项】①轻度中毒者停用本品及利尿治疗。如有低钾血症而肾功能尚好，可以给钾盐。②洋地黄化患者常对电复律极为敏感，应高度警惕。③地高辛中毒浓度 >2.0mg/ml。给予负荷量之前，需了解患者在 2 ~ 3 周之前是否服用任何洋地黄制剂，如有洋地黄残余作用需减少地高辛所用剂量，以免中毒。④肝功能不全者应选用不经肝脏代谢的地高辛。⑤注射给药时最好选用静脉给药，因为肌内注射有明显局部反应，且作用慢、生物利用度差。⑥不宜与酸、碱类药物配伍，不能与含钙注射剂合用。⑦应用本品剂量应个体化，应用时注意监测地高辛血药浓度。

【FDA 妊娠期药物安全性分级】C 级。目前无洋地黄与先天缺陷相关的报道。动物研究未发现有致畸作用。

地高辛能迅速通过胎盘,胎儿体内地高辛含量取决于妊娠周期,妊娠后期地高辛在胎儿体内含量较高。地高辛在妊娠阶段的母亲和胎儿适应证中均可应用(例如充血性心力衰竭和室上性心动过速)而不会对胎儿造成损害。

在用于控制胎儿心律失常时,当通过孕妇用药的间接方法无效时,可以周期性的直接给胎儿肌内注射地高辛来治疗室上性心动过速。

【哺乳期药物安全性分级】L2 级。地高辛可分泌到乳汁中,在婴儿中未发现有不良反应,美国儿科学会将地高辛列为可母乳喂养的药物。

【制剂与规格】地高辛片:0.25mg/ 片;地高辛注射液:2ml:0.5mg/ 支。

去乙酰毛花苷 Deslanoside

【适应证】本品为洋地黄类强心药。用于急性心力衰竭,慢性心力衰竭急性加重,控制心房颤动、心房扑动引起的快心室率。

【用法和用量】静脉注射:溶于 5% 葡萄糖注射液后缓慢注射。2 周内未用过洋地黄毒苷或在 1 周内未用过地高辛的患者,初始剂量 0.4 ~ 0.6mg,以后每隔 2 ~ 4 小时可再给 0.2 ~ 0.4mg,总量一日 1 ~ 1.6mg。2 周内用过洋地黄制剂者剂量酌减。

【不良反应】见地高辛。

【禁忌证】见地高辛。

【注意事项】见地高辛① ~ ②。

【FDA 妊娠期药物安全性分级】C 级。见地高辛。

【哺乳期药物安全性分级】暂无。见地高辛。

【制剂与规格】去乙酰毛花苷注射液:2ml:0.4mg/ 支。

呋塞米 Furosemide

【适应证】本品为髓袢利尿剂。水肿性疾病,包括充血性心力衰竭、肝硬化、肾脏疾病(肾炎、肾病及各种原因所致的急、慢性肾功能衰竭),尤其是应用其他利尿药效果不佳时,应用本药仍可能有效。与其他药物合用治疗急性肺水肿和急性脑水肿等。

【用法和用量】口服:初始剂量 20 ~ 40mg,一日 1 次,必要时 6 ~ 8 小时后追加 20 ~ 40mg,直至出现满意利尿效果。每日最高剂量 0.6g,但一般应控制在 0.1g 以内,分 2 ~ 3 次服用。以防过度利尿和不良反应发生。部分患者剂量可减少至 20 ~ 40mg,隔日 1 次,或每周中连续服药 2 ~ 4 日,一日 20 ~ 40mg。紧急情况或不能口服者,可静脉注射,开始 20 ~ 40mg,必须时每 2 小时追加剂量,直至出现满意疗效。维持用药阶段可分次给药。治疗急性左心衰竭时,起始 40mg 静脉注射,必要时每小时追加 80mg,直至出现满意疗效。治疗急性肾功能衰竭时,可用 0.2～0.4g 溶于 0.9% 氯化钠注射液 100ml 中静脉滴注,滴注速度 <4mg/min。有效者可按原剂量重复应用或酌情调整剂量,每日最高剂量 1g。利尿效果差时不宜再增加剂量,以免出现肾毒性,对急性肾衰功能恢复不利。治疗慢性肾功能不全时,每日剂量 40～120mg。

其他各项见 3.1 妊娠期高血压疾病。

氢氯噻嗪　Hydrochlorothiazide

【适应证】本品为噻嗪类利尿剂。适用于治疗水肿性疾病,排泄体内过多的钠和水,减少细胞外液容量,消除水肿。常见的包括充血性心力衰竭、肝硬化腹水、肾病综合征、急慢性肾炎水肿、慢性肾功能衰竭早期、肾上腺皮质激素和雌激素治疗所致的钠、水潴留。

【用法和用量】治疗水肿性疾病,一次 25～50mg,一日 1～2 次,或隔日治疗,或每周连服 3～5 日。

其他各项见 3.1 妊娠期高血压疾病。

硝酸甘油　Nitroglycerin

【适应证】本品为硝酸酯类药物。适用于治疗心衰。

【用法和用量】静脉滴注:溶于 5% 葡萄糖注射液或 0.9% 氯化钠注射液后静脉滴注,开始剂量为 5μg/min,宜用输液泵恒速输入。用于降低血压或治疗心力衰竭,可每 3～5 分钟增加 5μg,如在 20μg/min 时无效可以 10μg/min 递增,以后可 20μg/min。患者对本药的个体差异很大,静脉滴注无固定适合剂量,应根据个体的血压、心率和其他血流动力学参数来调整用量。

其他各项见 3.1 妊娠期高血压疾病。

硝普钠　Sodium Nitroprusside

【适应证】本品为扩血管药。适用于治疗心衰。

【用法和用量】用前将本品 50mg 溶于 5% 葡萄糖注射液 5ml 中,再稀释于 5% 葡萄糖注射液 250～1 000ml 中,避光静脉滴注,开始剂量 0.5μg/(kg·min),根据治疗反应按 0.5μg/(kg·min)递增,逐渐调整剂量,常用剂量为 3μg/(kg·min),极量为 10μg/(kg·min)。最高剂量 3.5mg/kg。

其他各项见 3.1 妊娠期高血压疾病。

维拉帕米　Verapamil

【适应证】本品为钙离子通道阻滞剂。适用于各种类型心绞痛(包括稳定型或不稳定型心绞痛)以及冠状动脉痉挛所致的心绞痛(如变异型心绞痛);

快速性室上性心律失常,使阵发性室上性心动过速转为窦性,使心房扑动或心房颤动的心室率减慢;预防阵发性室上性心动过速发作;肥厚型心肌病;高血压。

【用法和用量】口服。普通片剂:心绞痛,一次 0.08 ~ 0.12g,一日 3 次;心律失常、慢性心房颤动服用洋地黄者,一日 0.24 ~ 0.32g,分 3 ~ 4 次;预防阵发性室上性心动过速、未服用洋地黄者,一日 0.24 ~ 0.48g,分 3 ~ 4 次;原发性高血压,一次 40 ~ 80mg,一日 3 次,最大使用剂量一日 0.48g。缓释制剂:原发性高血压,初始剂量一次 0.12 ~ 0.18g,一日 1 次,未达疗效时,在上一剂量 24 小时后增加剂量,可按下列方式进行:①每日清晨 1 次 0.24g;②每日清晨和傍晚各 1 次 0.18g;③每日清晨 1 次 0.24g,傍晚 1 次 0.12g;④每 12 小时 1 次 0.24g。缓释片剂不可掰开或嚼服。

静脉注射:必须在持续心电监测和血压监测下,初始剂量 5 ~ 10mg,稀释后缓慢静脉注射至少 2 分钟,无法确定重复静脉给药的最佳给药间隔,必须个体化治疗。如初反应不满意,首剂 15 ~ 30 分钟后再给 1 次 5 ~ 10mg。静脉滴注:每小时 5 ~ 10mg,溶于 0.9% 氯化钠注射液或 5% 葡萄糖注射液中静脉滴注,每日最高剂量 0.1g。

【不良反应】常见:便秘。偶见:恶心、头晕、头痛、面部潮红、疲乏、神经衰弱、足踝水肿、皮肤瘙痒、红斑、皮疹、血管性水肿。罕见:过敏、肌肉痛、关节痛、感觉异常。长期用药后出现齿龈增生,男性乳腺发育;静脉或大剂量给药可能出现低血压、心力衰竭、心动过缓、心脏传导阻滞、心脏停搏,可能使预激综合征伴心房颤动或心房扑动者旁路前向传导加速,以致心率异常增快。

【禁忌证】对本品过敏者禁用。急性心肌梗死并发心动过缓、心源性休克或低血压、充血性心力衰竭、除非继发于室上性心动过速而对本品有效者禁用。Ⅱ 或 Ⅲ 度房室传导阻滞、病态窦房结综合征(除非已安置人工心脏起搏器)、预激综合征伴发房颤或房扑者禁用。

【注意事项】①由于个体敏感性的差异,使用本品时可能影响驾车和操作机器的能力,严重时可能使患者在工作时发生危险。这种情况更易出现于治疗开始、增加剂量或与乙醇同服时。②不能与葡萄柚汁同时服用。③口服适于治疗心绞痛,但须按患者需要及耐受状况调整剂量,最大疗效常在疗程的最初 24 ~ 48 小时出现(有些患者由于本品半衰期较长而出现略迟)。④静脉注射适于治疗心律失常,应备有急救设备与药品,严密监护。⑤用本品时新出现或原有心力衰竭加重者,应加用强心及利尿药。⑥已用 β 受体拮抗药或洋地黄中毒者不能静脉注射本品,因可能产生严重传导阻滞。⑦与地高辛合用使后者的血药浓度升高,如需合用时应调整地高辛剂量。

【FDA 妊娠期药物安全性分级】C 级。本品用于严重妊娠期高血压孕妇在产程中降低血压,胎儿出生时正常未见中毒的症状和体征。然而,若快速推注维拉帕米,孕妇收缩压和舒张压明显降低,因而具有使子宫血流减少,胎儿缺氧的潜在风险。未见维拉帕米引起的胎儿或新生儿不良反应的报道。

【哺乳期药物安全性分级】L2 级。本品可分泌进入乳汁,母乳喂养的婴儿摄取的药量不及母体药量的 0.01‰,在乳儿的血浆中也未测到维拉帕米或是其代谢产物的存在。美国儿科学会将维拉帕米列为可母乳喂养的药物。

【制剂与规格】盐酸维拉帕米片:40mg/ 片;盐酸维拉帕米缓释片:0.12g/ 片、0.18g/ 片、0.24g/ 片;盐酸维拉帕米缓释胶囊:0.12g/ 粒、0.18g/ 粒、0.24g/ 粒;盐酸维拉帕米注射液:2ml:5mg/ 支;注射用盐酸维拉帕米:5mg/ 瓶、10mg/ 瓶。

地尔硫䓬　Diltiazem

【适应证】本品为钙离子通道阻滞剂。适用于冠状动脉痉挛引起的心绞痛和劳力型心绞痛,高血压,肥厚型心绞痛。

【用法和用量】口服:初始剂量一次 30mg,一日 4 次,餐前及睡前服药,每 1 ~ 2 日增加一次剂量,直至获得最佳疗效。平均剂量范围为一日 90 ~ 360mg。

【不良反应】常见浮肿、头痛、恶心、眩晕、皮疹、无力。罕见的有以下几类。①心血管系统:房室传导阻滞、心动过缓、束支传导阻滞、充血性心衰、心电图异常、低血压、心悸、晕厥、心动过速、室性期前收缩。②神经系统:多梦、遗忘、抑郁、步态异常、幻觉、失眠、神经质、感觉异常、性格改变、嗜睡、震颤。③消化系统:厌食、便秘、腹泻、味觉障碍、消化不良、口渴、呕吐、体重增加,碱性磷酸酶、乳酸脱氢酶、谷草转氨酶、谷丙转氨酶轻度升高。④皮肤:瘀点、光敏感、瘙痒、荨麻疹。⑤其他:弱视、肌酸磷酸激酶升高、呼吸困难、鼻出血、易激惹、高血糖、高尿酸血症、阳痿、肌痉挛、鼻充血、多尿、夜尿增多、耳鸣、骨关节痛、脱发、多形性红斑、锥体外系综合征、齿龈增生、溶血性贫血、出血时间延长、白细胞减少、紫癜、视网膜病变、血小板减少、剥脱性皮炎。

【禁忌证】病态窦房结综合征未安装起搏器者,Ⅱ 或 Ⅲ 度房室传导阻滞未安装起搏器者,收缩压低于 90mmHg,对本品过敏者,急性心肌梗死或肺充血者禁用。

【注意事项】本品可延长房室结不应期,除病态窦房结综合征外不明显延长窦房结恢复时间。罕见情况下此作用可异常减慢心率(特别在病态窦房结综合征患者)或致Ⅲ度房室传导阻滞。本品与 β 受体拮抗剂或洋地黄合用可导致对心脏传导的协同作用。有报道一例变异性心绞痛患者口服本品 60mg 致心脏停搏 2 ~ 5 秒。本品有负性肌力作用,在心室功能受损的患者单用或与 β 受体拮抗剂合用的经验有限,因而这些患者须谨慎使用本品。本品偶可致症状性低血压。

肝肾功能受损者应用本品应谨慎,长期给药应定期监测肝肾功能。反应多为暂时的,继续应用本品也可消失。有少数报道皮肤反应可进展为多型红斑和 / 或剥脱性皮炎。如果皮肤反应为持续性应停药。

由于可能与其他药物有协同作用,同时使用对心脏收缩和 / 或传导有影响的药物应谨慎,并仔细调整所用剂量。本品在体内经细胞色素 P-450 氧化酶进行生物转化,与经同一途径进行生物转化的其他药物合用时可导致代谢的竞争抑制。故在开始或停止同时使用本品时,对相同代谢途径的药物剂量,特别是治疗指数低的药物或有肝肾功能受损的患者,须加以调整以维持合理的血药浓度。

【FDA 妊娠期药物安全性分级】C 级。地尔硫䓬是否可通过人类胎盘尚不明确。在一项前瞻性多中心列队研究(81 例新生儿,3 对为双胞胎)中,于孕早期应用钙离子通道阻滞剂,其中 13% 为地尔硫䓬,与对照组相比,其重要出生缺陷的风险并未提高。

【哺乳期药物安全性分级】L3 级。地尔硫䓬可分泌进入乳汁,美国儿科学会将地尔硫䓬列为可母乳喂养的药物。同时应监测乳儿是否出现困倦、倦怠、面色苍白、喂养和体重增加不理想的情况。

【制剂与规格】地尔硫䓬片:30mg/ 片。

美托洛尔　Metoprolol

【适应证】本品为选择性 β_1 受体拮抗剂。用于治疗高血压、心绞痛、心肌梗死、肥厚型心肌病、主动脉夹层、心律失常、甲状腺功能亢进、心脏神经官能症等。近年来尚用于心力衰竭的治疗,此时应在有经验的医师指导下使用。

【用法和用量】口服。剂量应个体化,以避免心动过缓的发生。应空腹服药,进餐时服用美托洛尔的生物利用度增加 40%。

治疗高血压:一日 0.1 ~ 0.2g,分 1 ~ 2 次服用。

急性心肌梗死:主张在早期,即最初的几小时内使用,因为即刻使用在未能溶栓的患者中可减小梗死范围、降低短期(15 日)死亡率(此作用在用药后 24 小时即出现)。在已经溶栓的患者中可降低再梗死率与再缺血率,若在 2 小时内用药还可以降低死亡率。一般用法:可先静脉注射美托洛尔一次 2.5 ~ 5mg(2 分钟内),每 5 分钟 1 次,共 3 次总剂量为 10 ~ 15mg。之后 15 分钟口服 25 ~ 50mg,每 6 ~ 12 小时 1 次,共 24 ~ 48 小时,然后口服 1 次 50 ~ 100mg,一日 2 次。

不稳定性心绞痛:也主张早期使用,用法与用量可参照急性心肌梗死。

急性心肌梗死发生心房颤动时若无禁忌可静脉使用美托洛尔,其方法同上。

心肌梗死后若无禁忌应长期使用,因为已经证明这样做可以降低心源性死亡率,包括猝死。一般一次 50 ~ 100mg,一日 2 次。

在治疗高血压、心绞痛、心律失常、肥厚型心肌病、甲状腺功能亢进等症时一般一次 25 ~ 50mg,一日 2 ~ 3 次,或一次 0.1g,一日 2 次。

心力衰竭:应在使用洋地黄和 / 或利尿剂等抗心力衰竭的治疗基础上使用本药。初始剂量一次 6.25mg,一日 2 ~ 3 次,以后视临床情况每数日至一周一次增加 6.25 ~ 12.5mg,一日 2 ~ 3 次,最大剂量可用至一次 50 ~ 100mg,一日 2 次。

每日最高剂量 0.3 ~ 0.4g。

【不良反应】不良反应的发生率约为 10%,通常与剂量有关。

常见:一般副作用有疲劳、头痛、头晕;循环系统,肢端发冷、心动过缓、心悸;胃肠系统,腹痛、恶心、呕吐、腹泻和便秘。少见:一般副作用有胸痛、体重增加;循环系统,心力衰竭暂时恶化;神经系统,睡眠障碍、感觉异常;呼吸系统,气急、支气管哮喘或有气喘症状者可发生支气管痉挛。

罕见:一般副作用有多汗,脱发,味觉改变,可逆性性功能异常;血液系统有血小板减少;循环系统,房室传导时间延长、心律失常、水肿、晕厥;神经系统,梦魇、抑郁、记忆力损害、精神错乱、神经质、焦虑、幻觉;皮肤,过敏反应、银屑病加重、光过敏;转氨酶升高;视觉损害,眼干和 / 或眼刺激;耳鸣。偶有关节痛、肝炎、肌肉疼痛性痉挛、口干、结膜炎样症状、鼻炎和注意力损害以及在伴有血管疾病的患者中出现坏疽的病例报道。

【禁忌证】心源性休克,病态窦房结综合征,Ⅱ、Ⅲ度房室传导阻滞,不稳定的、失代偿性心力衰竭患者(肺水肿、低灌注或低血压),持续地或间歇地接受 β 受体激动剂正变力性治疗的患者禁用。有症状的心动过缓或低血压禁用。本品不可给予心率 <45 次 /min、P-Q 间期 >0.24 秒或收缩压 <100mmHg 的怀疑急性心肌梗死的患者。伴有坏疽危险的严重外周血管疾病患者,对本品中任何成分或其他 β 受体拮抗剂过敏者禁用。

【注意事项】①肝、肾功能损害:肾功能对本品清除率无明显影响,因此肾功能损害患者无须调整剂量;通常肝硬化患者所用美托洛尔的剂量与肝功能正常者相同。仅在肝功能非常严重损害(如旁路手术患者)时才需考虑减少剂量。②接受 β 受体拮抗剂治疗的患者不可静脉给予维拉帕米。③可能使外周血管循环障碍疾病的症状如间歇性跛行加重。对严重的肾功能损害、伴代谢性酸中毒的严重急症,及合用洋地黄时,必须慎重。④在没有伴随治疗的情况下,本品不可用于潜在的或有症状的心功能不全的患者。患变异型(Prinzmetal 氏)心绞痛的患者,在使用 β 受体拮抗剂后可能会由于 α 受体介导的冠状血管收缩而导致心绞痛发作的频度和程度加重。因此,非选择性 β

受体拮抗剂不能用于此类患者。在使用选择性 β$_1$ 受体拮抗剂时也必须慎重。⑤对支气管哮喘或其他慢性阻塞性肺疾病患者,应同时给予足够的扩支气管治疗,β$_2$ 受体激动剂的剂量可能需要增加。⑥对糖代谢的影响或掩盖低血糖的危险低于非选择性 β 受体拮抗剂。⑦在罕见的情况下,原有的中度房室传导异常可能加重(可能导致房室阻滞)。⑧β 受体拮抗剂的治疗可能会妨碍对过敏反应的治疗,常规剂量的肾上腺素治疗并不总能得到预期的疗效。嗜铬细胞瘤患者若使用本品,应考虑合并使用 α 受体拮抗剂。⑨本品应尽可能逐步撤药,整个撤药过程至少用 2 周时间,剂量逐渐减低,直至最后减至 25mg。在此期间,特别是对于已知伴有缺血性心脏病的患者应进行密切监测。在撤除β 受体拮抗剂期间,可能会使冠状动脉事件包括心脏猝死的危险增加。⑩在手术前应告知麻醉医师,患者正在服用本品。对接受手术的患者,不推荐停用β 受体拮抗剂。⑪在用本品治疗过程中可能会发生眩晕和疲劳,因此在需要集中注意力时,如驾驶和操作机械时应慎用。⑫运动员慎用。

【FDA 妊娠期药物安全性分级】C 级;D 级(妊娠中、晚期给药)。本品易透过胎盘,在分娩时母体和胎儿血清药物浓度大致相等。妊娠中期的早期开始治疗会引起体重下降;妊娠晚期使用主要影响胎盘重量。虽然可能影响胎儿的生长,但在一些病例中应用美托洛尔治疗的益处可能超过其对胎儿的危害,所以必须对每个病例具体分析。

【哺乳期药物安全性分级】L2 级。本品在乳汁中的药物浓度大约是同时间内母亲血清浓度的 3 倍,在乳儿身上没有发现不良作用,但为了使药物暴露量最低,研究建议在服药后 3 ~ 4 小时再哺乳。美国儿科学会将美托洛尔列为可母乳喂养的药物。

【制剂与规格】酒石酸美托洛尔片:25mg;琥珀酸美托洛尔缓释片:47.5mg。

比索洛尔　Bisoprolol

【适应证】本品为选择性 β$_1$ 受体拮抗剂。适用于治疗高血压、冠心病(心绞痛)、心律失常。

伴有心室收缩功能减退(射血分数≤35%,根据超声心动图确定)的中度至重度慢性稳定性心力衰竭。在使用本品前,需要接受 ACE 抑制剂、利尿剂和选择性使用强心苷类药物治疗。

【用法用量】对于所有适应证,本品宜在医师指导下长期使用。应在早晨并可以在进餐时服用本品,用水整片送服,不应咀嚼。剂量应该根据个体情况进行调整,应特别注意脉搏和治疗效果。无医嘱不可改变本药的剂量,也不宜中止服药。如需停药,应逐渐停用,不可突然中断。冠心病患者尤需特别注意。

高血压或心绞痛的治疗：一次 5mg，一日 1 次。轻度高血压患者可以从 2.5mg 开始治疗。如果效果均不明显，剂量可增至一次 10mg，一日 1 次。慢性稳定性心力衰竭（CHF）的治疗：开始治疗时患者病情必须稳定（无急性衰竭）。标准治疗包括一种 β 受体拮抗剂、利尿剂，以及适当时使用强心苷类药物。本品治疗慢性稳定性心力衰竭必须首先经过下文所述的剂量滴定期，即，从低剂量开始，按以下方案逐渐增加剂量：一次 1.25mg，一日 1 次，用药 1 周；如果耐受性良好，则增加至一次 2.5mg，一日 1 次，继续用药 1 周；如果耐受性良好，则增加至一次 3.75mg，一日 1 次，继续用药 1 周；如果耐受性良好，则增加至一次 5mg，一日 1 次，继续用药 4 周；如果耐受性良好，则增加至一次 7.5mg，一日 1 次，继续用药 4 周；如果耐受性良好，则增加至一次 10mg，一日 1 次。作为维持治疗最大推荐剂量为一次 10mg，一日 1 次。建议在首次服用后及剂量递增期间严密监测生命体征（血压、心率）、传导阻滞和心力衰竭恶化的症状。

剂量调整：如果出现暂时的心力衰竭恶化、低血压或心动过缓，建议重新考虑合并用药的剂量。如有必要可以暂时降低比索洛尔的剂量，或考虑停药。当病情稳定后考虑重新开始比索洛尔治疗和 / 或上调比索洛尔剂量。使用本品治疗慢性稳定性心力衰竭应长期用药。肝、肾功能不全者：①本品用于高血压或心绞痛治疗时，轻度或中度肝、肾功能不全的患者通常不需要调整剂量。严重肾功能衰竭（肌酐清除率 <20ml/min）和严重肝功能异常的患者，每日最高剂量 10mg。肾透析患者使用比索洛尔的经验较少，但也没有证据表明该类患者的剂量需要调整。②尚无比索洛尔治疗慢性心力衰竭并伴有肝、肾功能不全患者的药代动力学数据。此类患者的剂量递增应特别谨慎。

【不良反应】①少见：乏力、胸闷、头晕、头痛、心悸等。②罕见：腹泻、便秘、恶心、腹痛、瘙痒、低血压、心动过缓、传导阻滞、心力衰竭恶化、气促、肌无力、肢端发冷麻木、痉挛性肌痛等。

【禁忌证】已知对比索洛尔及其衍生物或本品任何成分过敏者禁用。

急性心衰或处于心衰失代偿期需用静脉注射正性肌力药物治疗者禁用。心源性休克者禁用。Ⅱ 或 Ⅲ 度房室传导阻滞者（无心脏起搏器）禁用。病窦综合征患者禁用。窦房阻滞者禁用。心动过缓者，治疗开始时心率少于 60 次 /min 者禁用。血压过低者（收缩压低于 100mmHg）者禁用。严重支气管哮喘或严重慢性肺梗阻者禁用。外周动脉阻塞型疾病晚期和雷诺综合征患者禁用。未经治疗的嗜铬细胞瘤患者禁用。代谢性酸中毒者禁用。

【注意事项】以下情况使用本品时应特别注意：糖尿病患者血糖水平波动较大时可能会掩盖低血糖症状；严格禁食；正在进行脱敏治疗；Ⅰ 度房室传导阻滞；变异型心绞痛；外周动脉闭塞疾病（症状可能加重，特别是在治疗开始

时)；支气管哮喘和其他慢性阻塞性肺疾病患者使用本品时可能会引起相应的症状，所以应该同时给予支气管扩张治疗。

哮喘患者使用本品偶见呼吸道阻力增加，因此应增加 β_2 受体激动剂的剂量。和其他 β 受体拮抗剂一样，比索洛尔可能增加机体对过敏原的敏感性和加重过敏反应，此时肾上腺素治疗不一定会产生预期的治疗效果。全身麻醉：患者接受全身麻醉时，须提前告知麻醉师正在使用 β 受体拮抗剂。如果认为手术前必须停用本品，则须逐渐停药，完全停药 48 小时后进行麻醉。患有银屑病或有银屑病家族史的患者，只是在慎重考虑利弊之后，方可决定是否应用 β 受体拮抗剂（如富马酸比索洛尔片）。嗜铬细胞瘤患者仅在使用 α 受体拮抗剂后才能服用比索洛尔进行治疗。使用比索洛尔治疗可能掩盖甲状腺毒症的症状。除非特别指明，否则使用比索洛尔进行治疗时不得突然停药。使用本品可能会影响驾车或操纵机器的能力，尤其在开始服药、增加剂量以及与酒精同服时更应注意。

【FDA 妊娠期药物安全性分级】C 级；D 级（妊娠中、晚期给药）。在妊娠中期的早期开始治疗会引起体重下降，妊娠晚期使用主要影响胎盘重量。虽然可能影响胎儿的生长，但在一些病例中应用比索洛尔治疗的益处可能超过其对胎儿的危害，所以必须对每个病例具体分析。

【哺乳期药物安全性分级】L3 级。如果母亲使用比索洛尔，应密切观察哺乳婴儿的低血压、心动过缓和其他 β 受体拮抗的体征或症状。尚未研究乳汁中 β 受体拮抗剂暴露的长期影响，但应该对其进行恰当的评估。

【制剂与规格】富马酸比索洛尔片：2.5mg/ 片、5mg/ 片。

普萘洛尔　Propranolol

【适应证】本品为非选择性竞争抑制肾上腺素 β 受体拮抗剂。可用于控制室上性快速心律失常、室性心律失常，特别是与儿茶酚胺有关或洋地黄引起的心律失常等。

【用法和用量】一次 10 ~ 30mg，一日 3 ~ 4 次，应根据需要及耐受程度调整用量。

其他各项见 4.2.1 妊娠合并甲状腺功能亢进。

普罗帕酮　Propafenone

【适应证】本品为抗心律失常药。用于阵发性室性心动过速及室上性心动过速（包括伴预激综合征者）。

【用法和用量】口服：一次 0.1 ~ 0.2g，一日 3 ~ 4 次。治疗量一日 0.3 ~ 0.9g，分 4 ~ 6 次服用；维持量一日 0.3 ~ 0.6g，分 2 ~ 4 次服用。由于其局部麻醉作用,宜在饭后与饮料或与食物同时吞服,不得嚼碎。

【不良反应】不良反应与剂量有关。

(1)心血管系统:①可见心动过缓、心脏停搏及房室传导阻滞和室内阻滞,尤其原有窦房结或房室结功能障碍者、大量静脉持续应用者较易发生。应停药并静脉用阿托品或异丙肾上腺素。必要时起搏治疗。②有促心律失常作用,文献报道发生率4.7%,多见于有器质性心脏病者。③4.4%的患者会产生低血压,尤其在原有心功能不全者,可用升压药、异丙肾上腺素等;也可加重或诱发心力衰竭,故原有心力衰竭者应慎用。

(2)消化系统:味觉异常为最常见不良反应,还可出现食欲缺乏、恶心、呕吐及便秘。也可产生口干及舌唇麻木。减药或停药可消失。

(3)神经系统:头晕、目眩。减药或停药可消失。

(4)其他:肝脏氨基转移酶升高,停药后2~4周回复正常。

【禁忌证】①窦房结功能障碍。②Ⅱ或Ⅲ度房室传导阻滞,双束支传导阻滞(除非已有起搏器)。③肝或肾功能障碍。

【注意事项】①心肌严重损害者慎用。②严重的心动过缓,肝、肾功能不全,明显低血压患者慎用。③如出现窦房性或房室性传导高度阻滞时,可静脉注射乳酸钠、阿托品、异丙肾上腺素或间羟肾上腺素等解救。

【FDA 妊娠期药物安全性分级】C 级。在应用常规剂量对家兔和大鼠进行试验时,未发现该药具有致畸性。但分别予以 10 倍和 40 倍该药时,两类种群中均发现了胚胎毒性。人类研究资料有限。

【哺乳期药物安全性分级】L2 级。目前未见经乳汁导致婴儿不良反应的报道。但应监测乳儿是否出现嗜睡、失眠、面色苍白、心律失常、口干、进食差、呕吐、震颤等症状。

【制剂与规格】盐酸普罗帕酮片:50mg/ 片、0.1g/ 片、0.15g/ 片;盐酸普罗帕酮胶囊:0.1g/ 粒、150mg/ 粒。

肝素　Heparin

【适应证】本品为普通肝素制剂。适用于防治血栓形成或栓塞性疾病(如心肌梗死、血栓性静脉炎、肺栓塞等)。各种原因引起的弥漫性血管内凝血(DIC);也用于血液透析、体外循环、导管术、微血管手术等操作中及某些血液标本或器械的抗凝处理。

【用法和用量】深部皮下注射:首次 5 000 ~ 10 000U,以后每 8 小时 8 000 ~ 10 000U 或每 12 小时 15 000 ~ 20 000U,总量约 24 小时 30 000 ~ 40 000U,应根据凝血试验监测结果调整剂量。静脉注射:首次 5 000 ~ 10 000U,之后每 4 小时 100U/kg,用 0.9% 氯化钠注射液稀释后应用,应按 APTT 测定结果调整用量。静脉滴注：一日 20 000～40 000U，溶于 1 000ml 0.9% 氯化钠注射液中持续滴注，静脉滴注前应先静脉注射 5 000U 作为初始剂量，静脉滴注过程中按 APTT 测定结果调整用量。预防性治疗：高危血栓形成患者，大多是用于手术之后，以防止深部静脉血栓，在外科手术前 2 小时先给 5 000U 肝素皮下注射，避免硬膜外麻醉，然后每隔 8～12 小时给 5 000U，共约 7 日。

其他各项见 11.7 妊娠期栓塞性疾病。

依诺肝素　Enoxaparin

【适应证】本品为低分子量肝素钠制剂。适用于预防深静脉血栓形成和肺栓塞；治疗已形成的深静脉血栓；治疗急性不稳定性心绞痛及非 ST 段抬高心肌梗死患者急性期的治疗；用于血液透析体外循环中，防止血栓形成；妊娠期血栓形成。

【用法和用量】皮下注射。预防深静脉血栓形成、静脉血栓栓塞性疾病：一次 4 000U，一日 1 次，低分子肝素钠治疗最短应为 6 日，直至患者不需卧床为止，最长 14 日；伴有或不伴有肺栓塞的深静脉血栓：一次 150U/kg，一日 1 次，或一次 100U/kg，一日 2 次；合并肺栓塞，一次 100U/kg，一日 2 次。疗程一般为 10 日，应在适当时开始口服抗凝药治疗，并应持续本品治疗直至口服抗凝药达到抗凝治疗效果（INR：2.0～3.0）。不稳定型心绞痛和非 ST 段抬高心肌梗死：一次 100U/kg，每 12 小时 1 次，应与小剂量阿司匹林合用，至临床症状稳定，一般疗程为 2～8 日。

【不良反应】可见：出血，部分注射部位瘀点、瘀斑。罕见：注射部位炎性坚硬结节，局部或全身过敏反应，血小板减少症，免疫性血小板减少症伴有血栓形成，骨质疏松倾向，谷丙转氨酶、谷草转氨酶升高。

【禁忌证】对本品过敏者禁用。严重的凝血障碍者、低分子肝素或肝素诱导的血小板减少症病史（以往有血小板数明显下降）者、活动性消化性溃疡或有出血倾向的器官损伤者、急性感染性心内膜炎者（心脏瓣膜置换术所致的感染除外）禁用。

以下情况不推荐使用：严重的肾功能损害（肌酐清除率 <20ml/min），出血性脑卒中，难以控制的动脉高压。

【注意事项】①肝功能不全患者应给予特别注意。②肾功能损害时出血危险性增大。轻中度肾功能不全者，治疗时严密监测；肾功能不全时需要调整剂量，推荐预防时一次 2 000U，一日 1 次，治疗时一次 100U/kg，一日 1 次。③禁止肌内注射。

【FDA 妊娠期药物安全性分级】B 级。依诺肝素的平均分子量为 4 500，因其分子相对较大，不能通过胎盘，所以对胎儿的危险性小。

【哺乳期药物安全性分级】L2 级。本品分子量相对较高,几乎不经乳汁排泄,且药物在消化道容易灭活,乳儿从乳汁中摄取本品的危险性几乎可以被忽略。

【制剂与规格】依诺肝素钠注射液:0.2ml:2 000U 抗 Xa/ 支、0.4ml:4 000U 抗 Xa/ 支、0.6ml:6 000U 抗 Xa/ 支、0.8ml:8 000U 抗 Xa/ 支、1.0ml:10 000U 抗 Xa/ 支。

那屈肝素　Nadroparin

【适应证】本品为低分子肝素制剂。在外科手术中,用于静脉血栓形成中度或高度危险的情况,预防静脉血栓栓塞性疾病。治疗已形成的深静脉血栓。联合阿司匹林用于不稳定性心绞痛和非 Q 波性心肌梗死急性期的治疗。在血液透析中预防体外循环中的血凝块形成。

【用法和用量】皮下注射。可依据患者的体重范围,按 0.1ml/10kg 的剂量每 12 小时 1 次。可按下表决定剂量。

体重 /kg	一次剂量 /ml
40 ~ 49	0.4
50 ~ 59	0.5
60 ~ 69	0.6
70 ~ 79	0.7
80 ~ 89	0.8
90 ~ 99	0.9
≥100	1.0

【不良反应】可见出血,部分注射部位瘀点、瘀斑,一过性转氨酶升高;罕见注射部位炎性坚硬结节,局部或全身过敏反应,血小板减少症,免疫性血小板减少症伴有血栓形成,骨质疏松倾向,氨基转移酶升高;非常罕见嗜酸性粒细胞过多症、超敏反应、可逆性高钾血症、皮肤坏死。

【禁忌证】以下情况禁用:对那屈肝素或那屈肝素注射液中任何赋形剂过敏;有使用那屈肝素发生血小板减少症病史;与止血异常有关的活动性出血和出血风险增加,不是由肝素引起的弥散性血管内凝血除外;可能引起出血的器质性损伤(如活动性的消化性溃疡);出血性脑血管意外;急性感染性心内膜炎。接受血栓栓塞疾病,不稳定心绞痛以及肺 Q 波心肌梗死治疗的严重肾功能损害(肌酐清除率 <30ml/min)的患者。

【注意事项】①一般不适宜在下列情况中使用本药:严重的肾功能损害、

出血性脑血管意外、未控制的高血压。②肾功能不全时慎用。③一般不能与以下药物共同使用：阿司匹林（镇痛、解热剂量）、非甾体抗炎药、右旋糖酐、噻氯匹定。④用药过量可致自发性出血，一旦发生应立即停药。

【FDA 妊娠期药物安全性分级】B 级。那屈肝素平均分子量较大（4 500），不能透过胎盘，对胎儿风险较小。

【哺乳期用药安全等级】暂无。分子量较大，进入乳汁的量很少，且在胃肠道不会重吸收，使用期间可继续哺乳。

【制剂与规格】那屈肝素钙注射液：0.3ml：3 075IU 抗 Xa 因子 / 支、0.4ml：4 100IU 抗 Xa 因子 / 支、0.6ml：6 150IU 抗 Xa 因子 / 支。

达肝素钠　Dalteparin Sodium

【适应证】本品是低分子量肝素制剂。用于急性深静脉血栓，血液透析和血液滤过期间防止凝血，不稳定型冠脉疾病（如不稳定型心绞痛、非 ST 段抬高心肌梗死），预防手术后、长期卧床或恶性肿瘤患者的深静脉血栓形成及肺栓塞。

【用法和用量】皮下注射。急性深静脉血栓：一次 200U/kg，一日 1 次，每日总量不可超过 18 000U，出血风险较高者，可一次 100IU/kg，一日 2 次，使用本品同时可开始口服华法林治疗，待 INR 达到 2.0～3.0 时停用本药（通常需联合治疗 5 日左右）；急性冠状动脉综合征（不稳定型心绞痛和非 ST 段抬高心肌梗死）：一次 120U/kg，一日 2 次，最大剂量为每 12 小时 10 000U，至少治疗 6 日，如有必要可以延长。此后，推荐使用固定剂量治疗，直至进行血管重建，推荐同时使用低剂量阿司匹林，总治疗周期不应超过 45 日，根据患者的性别和体重选择剂量：80kg 以下的女性患者，每 12 小时皮下注射 5 000U；超过 80kg（含 80kg）的女性患者，每 12 小时皮下注射 7 500U。预防与手术有关的血栓形成：①中度血栓风险，术前 1～2 小时皮下注射 2 500U，术后一日 1 次，皮下注射 2 500IU，直至可以活动，一般需 5～7 日或更长；②高度血栓风险的患者（患有某些肿瘤的特定患者和某些矫形手术），术前晚间皮下注射 5 000U，术后每晚皮下注射 5 000U。持续到患者可活动为止，一般需 5～7 日或更长；也可术前 1～2 小时皮下注射 2 500U，术后 8～12 小时皮下注射 2 500U，然后一日 1 次，皮下注射 5 000U。

【不良反应】可能引起注射部位的皮下血肿，暂时性轻微的血小板减少症（Ⅰ型），暂时性谷丙转氨酶、谷草转氨酶增高。罕见：皮肤坏死、脱发、过敏反应和注射部位以外的出血。很少见：过敏样反应和严重的免疫介导型血小板减少症（Ⅱ型）伴动脉、静脉血栓或血栓栓塞。

【禁忌证】对本品、其他低分子肝素或肝素过敏者禁用。急性胃十二指肠溃疡和脑出血者,严重的凝血系统疾病,脓毒性心内膜炎者,中枢神经系统、眼部及耳部的损伤或施行手术者禁用。接受大剂量达肝素(例如治疗急性深静脉血栓、肺动脉栓塞以及不稳定性冠状动脉疾病)时,禁止实施脊椎或硬膜外麻醉或椎管穿刺。

【注意事项】禁止肌内注射。

【FDA 妊娠期药物安全性分级】B 级。达肝素不通过胎盘,目前使用本品还未发现影响生育和损害胎儿的证据。

【哺乳期药物安全性分级】L2 级。本品分子量相对较高,几乎不经乳汁排泄,且药物在消化道容易灭活,乳儿从乳汁中摄取本品的危险性几乎可以被忽略。

【制剂与规格】达肝素钠注射液: 0.2ml: 2 500U 抗 Xa/ 支、0.2ml: 5 000U 抗 Xa/ 支、0.3ml: 7 500U 抗 Xa/ 支。

华法林　Warfarin

【适应证】本品为维生素 K 拮抗剂。预防及治疗深静脉血栓及肺栓塞;预防及治疗房颤、心瓣膜疾病或人工瓣膜置换术后引起的血栓栓塞并发症(卒中或体循环栓塞)。也可用于心肌梗死后的二级预防。

【用法和用量】口服:避免冲击治疗,第 1 ~ 3 日 3 ~ 4mg(年老体弱及糖尿病患者半量即可),3 日后可给维持量一日 2.5 ~ 5mg(可参考凝血时间调整剂量使 INR 达 2.0 ~ 3.0)。

其他各项见 11.7 妊娠期栓塞性疾病。

腺苷　Adenosine

【适应证】本品为抗心律失常药。适用于治疗阵发性室上性心动过速。腺苷不能转复心房扑动、心房颤动或室性心动过速为窦性心律,但房室传导的减慢有助于诊断心房活动。

【用法和用量】快速静脉注射(1~2秒内完成),初始剂量 3mg,第 2 次给药剂量 6mg,第 3 次给药剂量 12mg,每次间隔 1~2 分钟,若出现高度房室阻滞不得再增加剂量。本品仅限于医院使用。

当 QRS 波增宽的心动过速发生时,用腺苷较为安全,因为如果是室上速,则腺苷有效,如果是室速,腺苷虽然无效,但不会引起明显的血流动力学障碍。

【不良反应】本品快速注射后不良反应十分常见,但一般持续时间很短暂。心血管系统:一过性心动过缓、心脏停搏,可出现房性、房室交界性以及室性心律失常。可有心悸、高血压、低血压以及心绞痛样胸痛等。中枢神经系统:常见头痛、眩晕、头昏、头部压迫感、感觉异常或神经过敏,少见癫痫。胃肠系统:胃肠道不适、腹痛、恶心、呕吐、味觉障碍(如金属味)等。泌尿生殖系统:与剂量相关的一过性肾血流量减少。呼吸系统:胸部紧迫感、呼吸困难、支气管痉挛、过度换气、咳嗽等,慢性阻塞性肺疾病患者可能出现呼吸衰竭。皮肤系统:皮肤发红十分常见。可有明显颜面发红,灼烧感,大多数在数秒钟可缓解,可能与皮肤血管扩张有关。其他:出汗、焦虑、视物模糊、手臂痛、背痛、颈痛等,可引起过敏样反应。

【禁忌证】对本品过敏者禁用。禁用于病态窦房结综合征,未置心脏起搏器者;Ⅱ或Ⅲ度房室传导阻滞,未置心脏起搏器者;哮喘;心房颤动或心房扑动伴异常旁路。

【注意事项】慎用于下列情况:高血压,低血压,心肌梗死,不稳定型心绞痛。给药后,建议患者避免摄入咖啡。

【FDA 妊娠期药物安全性分级】C 级。腺苷的半衰期很短,目前没有发现具体的胎儿不良反应。

【哺乳期药物安全性分级】L2 级。腺苷在母乳喂养人群中没有良好的对照研究,但是腺苷的半衰期少于 10 秒,不太可能从血液循环进入到母乳中,基于这些信息,母乳喂养时使用腺苷可能是安全的。

【制剂与规格】腺苷注射液:2ml∶6mg/ 支。

胺碘酮　Amiodarone

【适应证】本品为抗心律失常药。适用于房性心律失常(心房扑动,心房颤动转律和转律后窦性心律的维持);结性心律失常;室性心律失常(治疗危及生命的室性前期收缩和室性心动过速以及室性心动过速和心室颤动的预防);伴 W–P–W 综合征的心律失常。依据其药理特点,胺碘酮适用于上述心律失常,尤其合并器质性心脏病的患者(冠状动脉供血不足及心力衰竭)。

不宜口服给药时,本品可注射治疗严重的心律失常,尤其适用于下列情况:房性心律失常伴快速心室率;W–P–W 综合征的心动过速;严重的心律失常;体外电除颤无效的室颤相关心脏停搏的心肺复苏。

【用法和用量】口服:负荷量,一日 0.6g,可连续使用 8 ~ 10 日。维持量宜应用最小有效剂量。根据个体反应,一日 0.1 ~ 0.4g。由于胺碘酮的延长治疗作用,可给予隔日 0.2g 或一日 0.1g。也可采用每周停药 2 日的间隙性治疗方法。

静脉给药:负荷量 3mg/kg,稀释后 10 分钟内完成静脉注射。然后以1 ~ 1.5mg/min 静脉滴注维持,6 小时后减至 0.5 ~ 1mg/min,一日总量 1.2g,最大不超过 2.0 ~ 2.2g。以后逐渐减量,静脉滴注胺碘酮最好不超过 3 ~ 4 日。用于体外电除颤无效的室颤时,初始静脉剂量为 0.3g(或 5mg/kg),快速注射,必要时可追加 0.15g(或 2.5mg/kg)。

【不良反应】(1)心血管系统:较其他抗心律失常药对心血管的不良反应要少。①窦性心动过缓、一过性窦性停搏或窦房拮抗,阿托品不能对抗此反应;②房室传导阻滞;③虽然延长 Q-T 间期,但尖端扭转型室性心动过速不常见,其促心律失常作用长期大剂量或伴有低钾血症时易发生;④静脉注射过快时产生低血压。出现以上情况均应停药,可用升压药、异丙肾上腺素、碳酸氢钠(或乳酸钠)或起搏器治疗;注意纠正电解质紊乱;扭转型室性心动过速发展成室颤时可用直流电转复。由于本品半衰期长,故治疗不良反应需持续 5～10 日。

(2)甲状腺:①甲状腺功能低下,发生率为 1%～4%,老年人较多见,多为甲状腺化验指标的异常,以促甲状腺激素(TSH)升高为多,少数也可出现典型的甲状腺功能低下,停药数月后可消退,但黏液性水肿可能会遗留不消失,必要时可用甲状腺素治疗。②甲状腺功能亢进,可发生在停药后,除眼球突出以外可出现典型的甲亢症状,也可出现新的心律失常,化验血清总三碘甲腺原氨酸(T_3),甲状腺素血清总甲状腺素(T_4)均增高,促甲状腺激素(TSH)下降。发病率约为 2%,原则上均应停用胺碘酮。停药数周或数月可完全消失,少数需用抗甲状腺药、普萘洛尔或肾上腺皮质激素治疗。

(3)消化系统:便秘、少数人有恶心、呕吐、食欲缺乏,应用负荷量时明显。

(4)眼部:服药 3 个月以上者在角膜中基底层下 1/3 有黄棕色色素沉着,与疗程及剂量有关。这种沉着物偶可影响视力,但无永久性损害。少数人可有光晕或视物模糊,极少因眼部不良反应停药。

(5)神经系统:不多见,与剂量及疗程有关,可出现震颤、共济失调、近端肌无力、锥体外系反应,服药 1 年以上者可有外周神经病,经减药或停药后渐消退。

(6)皮肤:可出现光敏感反应,治疗期间避免暴露于阳光(以及紫外线)下。高剂量长期治疗过程中皮肤可出现蓝色素沉着,停药后经较长时间(1～2 年)才渐退。其他过敏性皮疹,停药后消退较快。

(7)肝:静脉注射可出现氨基转移酶明显增高,往往与注射剂量过大、速度过快有关。口服可有氨基转移酶升高现象,下调给药剂量后可以恢复。长期治疗期间可出现慢性肝损害。

(8)肺:肺部不良反应多发生在长期大量服药者(一日 0.6～1.2g),极个别在服药后 1 个月后发生。临床表现有呼吸困难、干咳等,呼吸功能检查可见限制性肺功能改变,血沉增快及血白细胞增高,胸片或 CT 检查可见肺泡炎或肺间质纤维化改变,严重者可致死。需停药并用肾上腺皮质激素治疗。

（9）其他：偶可发生低钙血症及肌酐升高。静脉注射用药时可局部刺激产生静脉炎，采用中心静脉注射用药可以避免。

【禁忌证】房室传导阻滞、心动过缓、甲状腺功能障碍及对碘过敏者禁用。

【注意事项】特殊警告：心脏效应，在治疗开始之前，必须实施 ECG 检查和血钾检查，治疗期间推荐监测转氨酶和 ECG。在老年患者中，心率减慢效应可能更加突出。胺碘酮可修饰心电图，这种胺碘酮修饰包括 Q-T 间期的延长，这反映了复极化的延长，可伴 U 波，这是达到治疗浓度的征象，而不是毒性效应。如果出现 Ⅱ 或 Ⅲ 度房室传导阻滞、窦房传导阻滞或双分支阻滞，则应该暂停治疗。如果出现 Ⅰ 度房室传导阻滞，需要加强监护。有报道称，在胺碘酮应用中，可以出现新发心律失常，原先存在的、被治疗的心律失常也可能出现恶化。胺碘酮的促心律失常效应较弱，一般见于与某些药物的联合应用（如奎尼丁、普鲁卡因胺、氟卡尼及苯妥英钠），或者在电解质平衡紊乱中出现。尤其在长期使用抗心律失常药物时，有心室除颤阈值和 / 或起搏器起搏阈值或植入式心律转复除颤器除颤阈值升高的报道。因此推荐在使用胺碘酮治疗前和治疗中再次确认植入设备的作用。本品中碘的存在，干扰了某些甲状腺化验（与放射性碘的结合，PBI）；但是，甲状腺功能评估（T_3、T_4、TSH）仍然可以进行。

胺碘酮可以引起甲状腺异常，特别是对具有甲状腺疾病病史的患者。在治疗之前，推荐对所有的患者进行 TSH 分析，然后在治疗过程中以及治疗停止后的数月内，定期进行 TSH 分析，在临床上可疑出现甲状腺功能障碍的情况下，也需要进行 TSH 分析。肺脏征象：如果出现呼吸困难或干咳，不管是单独出现，还是与全身状态恶化一起出现，均提示可能出现肺脏毒性（诸如间质性肺病），需要进行放射学对照检查。肝脏征象，在开始应用胺碘酮治疗时，推荐对肝脏功能进行定期监测，在整个胺碘酮治疗期间，应该定期继续监测。神经肌肉征象：胺碘酮可以引起感觉、运动或者混合性外周神经病和肌病。眼睛的征象：在出现视觉模糊不清或者视觉敏锐度出现下降时，必须立即实施完全的眼科评估，包括观察眼底。如果出现了胺碘酮诱导的神经病或视神经炎时，由于存在着进展为失明的危险性，所以有必要停止胺碘酮治疗。可与 β 受体拮抗剂联合使用，但不能与索他洛尔联合（禁忌），与艾司洛尔联合需有预防措施。仅在预防具有生命威胁性室性心律失常的情况下，才考虑与维拉帕米和地尔硫䓬联合。由于存在乳酸，所以该药在先天性半乳糖血症、葡萄糖和半乳糖吸收不良综合征或乳糖酶缺乏症患者中禁忌。特殊注意事项：电解质紊乱，特别是低钾血症，因其可能促进心律失常效应的出现。在胺碘酮给药之前，应该纠正低钾血症。下面提及的不良反应通常与药物水平过高相关，通过严格选择最小维持剂量，可以避免或将它们的严重性最小化，在治疗期间，应该建议患者避免暴露于日光下,或者采取日光保护措施。在患者接受手术治疗之前,应该告知麻醉师患者正在接受胺碘酮治疗。慢性胺碘酮使全身或局部麻醉者易发生血液动力学不稳,包括心动过缓、低血压、心输出量降低和传导障碍。此外,在接受胺碘酮治疗的患者中,在手术之后的即刻阶段,已经观察到一些急性呼吸窘迫综合征的病例。因此,在人工呼吸时应密切观察这些患者。

【FDA妊娠期药物安全性分级】D级。动物研究没有显示该药物具有任何致畸效应。在临床情况下,对于在妊娠前3个月期间应用胺碘酮而言,尚没有足够的相关数据来评估其可能的致畸效应。由于从闭经的第14周开始,胎儿的甲状腺开始与碘结合,在以前的应用中没有预期到对胎儿甲状腺产生的效应,所以在这一时期之后,本药物的应用导致的碘过载可以引起胎儿的生物或临床(甲状腺肿)甲状腺功能减退。

美国FDA未批准该药用于胎儿心动过速的治疗,但目前的循证医学证据表明该药在某些特殊情况下可用于治疗妊娠期心律失常及胎儿心动过速。对于稳定的单行性室性心动过速,电复律不能转复,以及对于其他抗心律失常药物耐药的妊娠期患者,可考虑静脉注射胺碘酮。推荐胺碘酮可用于胎儿心律失常的治疗。Thomson有效性、推荐等级和证据强度:有效性等级为证据支持有效;推荐等级为Class Ⅱb(在某些情况下推荐使用);证据等级为Category B。但胺碘酮说明书标示:本药物禁忌应用于妊娠中3个月和后3个月期间。因此,该药用于妊娠中后期属于超说明书用药,应综合目前的循证医学证据,按超说明书用药规范管理,须知情同意。

【哺乳期药物安全性分级】L5级。胺碘酮及其代谢产物以及碘可以分泌在乳汁中,其浓度高于母体血浆中的浓度。由于存在新生儿甲状腺功能减退的危险性,所以在应用本药物的情况下,禁止母乳喂养。

【制剂与规格】胺碘酮片:0.2g/片;胺碘酮注射液:3ml:0.15g/支。

溴隐亭　Bromocriptine

【适应证】本品为下丘脑和垂体中多巴胺受体激动剂。适用于:分娩后、自发性、肿瘤性、药物引起的闭经;催乳激素引起的月经紊乱、不孕、继发性闭经、排卵减少等;抑制泌乳,预防分娩后和早产后的泌乳;产后乳房充血,乳房触痛,乳房胀痛和烦躁不安;肢端肥大症与巨人症的辅助治疗;用于垂体瘤伴肢端肥大症的辅助治疗;用于催乳瘤所引起的高催乳素血症。

【用法和用量】口服。①月经周期不正常及不孕症:根据需要一次1.25mg,一日2~3次,必要时剂量可增至一次2.5mg,一日2~3次。应不间断治疗,直至月经周期恢复正常和/或重新排卵。如果需要,可连续治疗数个周期以防复发。②高泌乳激素症：根据需要一次 1.25mg，一日 2 ~ 3 次，逐渐增至一日 10 ~ 20mg，具体方案应依据临床疗效和不良反应而定。③肢端肥大症：推荐起始剂量为一日 2.5 ~ 3.75mg，根据临床反应和不良反应逐步增加至一日 10 ~ 20mg。④抑制泌乳：一日 5mg，早晚各 1 片，连服 14 日。为预防泌乳，应尽早开始治疗，但不应早于分娩或流产后 4 小时。治疗停止后 2 ~ 3 日，偶尔会有少量泌乳，此时可以再用原剂量重复治疗 1 周即可停止泌乳。⑤产褥期乳房肿胀：单次服用 2.5mg，如果需要，6 ~ 12 小时后可以重复服用，不会抑制泌乳。⑥产后初期乳腺炎：与抑制泌乳剂量相同，应与抗生素联合使用。⑦良性乳腺疾病：从一日 1.25mg，一日 2 ~ 3 次，逐渐增至每日 2 ~ 3 片。⑧帕金森病：起始量为一次 0.625mg、一日 1 ~ 2 次，逐渐增加至一次 1.25 ~ 2.5mg、一日 2 次，一般用量为一日 7.5 ~ 15mg。

【不良反应】本品不良反应的发生率高达 60% 以上，与剂量大小有关。与食物同进，可能减轻。用药早期可见恶心、呕吐、眩晕、体位性低血压甚至昏厥。可引起下肢血管痉挛，还可出现鼻充血、红斑性肢痛、心律失常、心绞痛加重、口干、便秘、腹泻、头痛、嗜睡、幻觉妄想、躁狂、抑郁等。长期用药可出现皮肤网状青斑，腹膜纤维化，胸膜增厚和积液。在使用较高剂量时还可能出现幻觉、妄想、精神错乱，但使用低剂量也可能发生。

【禁忌证】对麦角制剂过敏者禁用。患严重缺血性心脏病和周围血管病者禁用。孕妇、哺乳者禁用。有严重精神病史者禁用。

【注意事项】

（1）肝功能损害及精神失常者慎用。

（2）药物对妊娠的影响：①确定妊娠后，一般应停药，但在治疗垂体泌乳素瘤的孕妇，仍可继续用药，以防止肿瘤在妊娠期增大；②长期广泛的研究未发现本药使胎儿致畸率升高。

（3）用药前后及用药时应当检查或监测：①所有的高泌乳素血症的患者在治疗前应行蝶鞍 X 线摄片，CT 或核磁共振检查，以了解有无垂体瘤。若有垂体瘤，则应在治疗期间定期（如每年）随访检查，以了解垂体瘤的变化。治疗 2 ~ 3 年后，无症状患者的随访间隔时间可适当延长。②用于产后抑制乳腺分泌时，应注意血压变化，因此时易出现低血压。③用于治疗闭经患者时，应定期进行妊娠试验，尤其对月经恢复后又停经的妇女，更应注意是否妊娠。④治疗不孕症时，女性患者需每日测量基础体温、每月测定血清促卵泡激素和黄体生成素以及尿雌激素、尿孕二醇水平，以监测是否排卵或妊娠。另外应定期测定血清泌乳素的基础水平。男性患者，除定期测定血清促卵泡激素、黄体生成素和泌乳素水平之外，还应每隔 3 ~ 6 个月测定血清睾酮的浓度，治疗 3 个月后开始定期检测精子数和精子活力。⑤治疗肢端肥大症时，应测定血清生长激素和/或血清类胰岛素生长因子Ⅰ浓度,并注意相关体征的变化。

（4）大剂量用药时,可使唾液分泌减少,易发生龋齿、牙周炎以及口腔念珠菌感染。

（5）与食物同服或餐后服用,可减少胃肠道不良反应。

（6）服药期间需要避孕时,应采用非甾体类的避孕方法,如怀疑妊娠应立即就医。

（7）产后用以抑制乳汁分泌者更易发生低血压,故宜在产后至少4小时以上,且心率、血压和呼吸等平稳后才能用药。

（8）出现肝功能损害时应减量。

（9）用于治疗不育症时,应先排除垂体肿瘤,因为妊娠期垂体瘤将在蝶鞍内扩大。

（10）用于治疗闭经或溢乳,可产生短期疗效,不宜久用。

（11）垂体肿瘤发展至蝶鞍上部、视力有明显损害者、妊娠中或可能妊娠的妇女、肝损害者、消化性溃疡及有既往胃肠出血史者、精神患者有既往史者慎用。

（12）如与左旋多巴合用可提高疗效,但应用10mg溴隐亭,须减少左旋多巴剂量12.5%。

（13）本品可使妇女恢复正常的排卵功能,用药期间应注意避孕。

（14）用药初始期间,可出现血压下降,机械操作和车辆驾驶者应用时注意。

（15）药物的不良反应与用药剂量有关,且存在很大个体差异,减少剂量或停药后所有的反应通常可消失。因此给药后需密切观察,随时调整剂量。

（16）本品与乙醇合用可提高机体对乙醇的敏感性,增加胃肠道不良反应。服药期间不宜饮酒。

【FDA妊娠期药物安全性分级】B级。动物研究未显示该药对子代有危险性,大量用药经验显示妊娠期服用溴隐亭对妊娠过程及分娩无不良影响,但至今尚未在孕妇中进行对照研究。

【哺乳期药物安全性分级】L2级。溴隐亭用于防治生理性泌乳,在治疗过程中不可哺乳。

【制剂与规格】甲磺酸溴隐亭片:2.5mg/片。

青霉素G　Penicillin G

【适应证】本品为青霉素类抗菌药。适用于治疗感染性心内膜炎。

【用法和用量】肌内注射:一日80万~200万U,分3~4次给药;配制:每50万U青霉素钠溶于1ml灭菌注射用水,超过50万U则需加灭菌注射用水 2ml。静脉滴注：一日 200 万～2 000 万 U，分 2～4 次给药。静脉滴注时给药速度不能超过 50 万 U/min，以免发生中枢神经系统毒性反应。

其他各项见 1.5 肺炎。

氟氯西林　Flucloxacillin

【**适应证**】本品为青霉素类抗菌药。适用于对青霉素耐药的葡萄球菌所致感染及葡萄球菌和链球菌所致双重感染。包括骨和关节感染、心内膜炎、腹膜炎、肺炎、皮肤感染、软组织感染、手术及伤口感染、中毒性休克等。

【**用法和用量**】口服：一次 0.25g，一日 3 次；重症用量一次 0.5g，一日 4 次，于饭前 0.5～1 小时空腹服用。肌内注射：一次 0.25g，一日 3 次；重症一次 0.5g，一日 4 次。静脉注射：一次 0.5g，一日 4 次，溶于 10～20ml 注射用水或 5% 葡萄糖注射液中静脉注射，每 4～6 小时 1 次。每日最高剂量 8g。

【**不良反应**】同使用其他青霉素一样，不良反应少见，并且大多反应轻微、短暂。常见：皮疹，如有任何过敏反应发生，应中断治疗。肝胆系统：少数患者用药后可出现氨基转移酶暂时性升高，但当中断治疗后可逆转。也有致急性肝脏胆汁淤积性黄疸的报道。泌尿系统：偶有致急性间质性肾炎的报道。中枢神经系统：神经紊乱，如惊厥，可能与肾衰竭患者的大剂量静脉给药有关。血液系统：可发生中性白细胞减少症和血小板减少症，但治疗中断可逆转。

【**禁忌证**】对本品过敏者禁用。有青霉素过敏史或曾有青霉素皮肤试验呈阳性者禁用。禁用于有与氟氯西林相关联的黄疸 / 肝功能障碍史的患者。

【**注意事项**】

（1）用本品前应进行青霉素皮试，呈阳性反应者禁用。

（2）交叉过敏：在使用 β- 内酰胺类抗生素时，已有报道可致严重的并且偶尔致命的过敏反应。这些反应更可能发生于有 β- 内酰胺类的过敏史的个体之中。对一种青霉素类药过敏者可能对其他青霉素类药过敏，也可能对青霉胺或头孢菌素类过敏，在使用氟氯西林治疗前，应对先前的 β- 内酰胺类的过敏反应及过敏性疾病史进行仔细地询问。

（3）以下患者应慎用：①孕妇及哺乳期妇女；②对新生儿必须特别谨慎，因为有高胆红素血症的危险；③哮喘、湿疹、花粉症、荨麻疹等过敏性疾病史者；④肝、肾功能障碍的患者应谨慎使用本品。

（4）治疗期间或治疗后出现发热、皮疹、皮肤瘙痒症状的患者，应监测肝脏功能。在长期的治疗过程中（如骨髓炎、心内膜炎），推荐定期监测肝肾功能。

【**FDA 妊娠期药物安全性分级**】B 级。青霉素类药物常用于妊娠期抗感染，动物繁殖研究显示青霉素没有使其生育能力受损或胎儿受损的证据，围产期合作计划监测均未发现用药与先天畸形有关,因此认为妊娠期使用青霉素是低风险的。

【哺乳期药物安全性分级】L1 级。乳汁中的剂量较低,目前未见乳儿不良反应的报道,哺乳期适用。

【制剂与规格】氟氯西林钠片:0.125g/ 片;氟氯西林钠胶囊:0.25g/ 粒;注射用氟氯西林钠:0.5g/ 瓶、1.0g/ 瓶。

阿莫西林　Amoxicillin

【适应证】本品为青霉素类抗菌药物。适用于治疗感染性心内膜炎。

【用法和用量】口服:一次 0.5g,每 6 ~ 8 小时 1 次,每日最高剂量 4g。肌内注射或静脉滴注:一次 0.5 ~ 1g,每 6 ~ 8 小时 1 次。肾功能严重损害患者:需调整给药剂量,其中肌酐清除率为 10 ~ 30ml/min 者一次 0.25 ~ 0.5g,每 12 小时 1 次;肌酐清除率 <10ml/min 者一次 0.25 ~ 0.5g,每 24 小时 1 次。血液透析可清除本品,每次血液透析后应给予阿莫西林 1g。

其他各项见 1.5 肺炎。

头孢曲松　Ceftriaxone

【适应证】本品为第三代头孢类抗菌药。适用于治疗感染性心内膜炎。

【用法和用量】肌内注射或静脉滴注给药。一般感染,一次 1 ~ 2g,一日 1 次,疗程 4 ~ 14 日。危重患者或由中度敏感菌引起的感染:剂量可增至一次 4g,一日 1 次,疗程 4 ~ 14 日,严重复杂感染可适当延长。肌内注射:本品 1g 溶于 3.6ml 灭菌注射用水、0.9% 氯化钠注射液、5% 葡萄糖注射液或 1% 盐酸利多卡因注射液中,制成每毫升含 0.25g 头孢曲松的溶液供肌内注射。静脉注射:本品 1g 溶于 10ml 灭菌注射用水中用于静脉注射,注射时间 2 ~ 4 分钟。静脉滴注:本品 2g 溶于 4ml 0.9% 氯化钠注射液或 5% 葡萄糖注射液中,再用同一溶剂稀释至 100 ~ 250ml 静脉滴注。如使用剂量 >50mg/kg,输注时间至少应在 30 分钟以上。

其他各项见 1.5 肺炎。

头孢他啶　Ceftazidime

【适应证】本品为第三代头孢类抗菌药。适用于治疗感染性心内膜炎。

【用法和用量】静脉注射或肌内注射:一日 1 ~ 6g,每 8 ~ 12 小时 1 次。对于大多数感染,一次 1g,每 8 小时 1 次或一次 2g,每 12 小时 1 次;对于尿路感染及许多较轻的感染,一次 0.5 ~ 1g,每 12 小时 1 次;对于非常严重的感染,特别是免疫抑制的患者,包括嗜中性粒细胞减少症的患者,一次 2g,每 8 ~ 12 小时 1 次,或一次 3g,每 12 小时 1 次。

其他各项见 1.5 肺炎。

达托霉素　Daptomycin

【适应证】本品为环脂肽类抗菌药。适用于治疗金黄色葡萄球菌(包括甲氧西林敏感和甲氧西林耐药)导致的伴发右侧感染性心内膜炎的血流感染(菌血症)。如果确定或怀疑的病原体包括革兰氏阴性菌或厌氧菌,则临床上可采用联合抗菌治疗。在患有由金黄色葡萄球菌引起的左侧感染性心内膜炎的患者中,尚未证实本品的有效性。若患者患有持续性或复发性金黄色葡萄球菌感染,或临床疗效欠佳,应该重复进行血培养。如果金黄色葡萄球菌的血培养为阳性,则应采用标准操作规程进行该菌株的 MIC 药敏试验,并且应进行诊断性评估,以排除罕见的感染病灶存在。本药不适用于治疗肺炎。为了延缓耐药性的发展,本品应仅用来治疗被确定或强烈怀疑由敏感菌引起的感染。

【用法和用量】金黄色葡萄球菌(包括甲氧西林敏感和甲氧西林耐药)导致的伴发右侧感染性心内膜炎的血流感染(菌血症):本品 6mg/kg 溶于 0.9% 氯化钠注射液中,以 30 分钟的时程滴注,每 24 小时 1 次,至少 2 ~ 6 周。疗程应根据主管医师的实际诊断而定。使用本药超过 28 日的安全数据很有限。本药的给药次数不得超过每日 1 次。

肾功能受损患者:由于达托霉素主要通过肾脏消除,建议对肌酐清除率 <30ml/min 的患者,包括接受血液透析或连续不卧床腹膜透析(CAPD)的患者进行剂量调整如下。推荐的剂量方案为肌酐清除率 ≥30ml/min 的患者每 24 小时给予 6mg/kg;对肌酐清除率 <30ml/min 的患者,包括接受血液透析或 CAPD 的患者,每 48 小时给予 6mg/kg。对肾功能不全的患者,应增加对肾功能和 CPK 进行监测的频率。如有可能,在血液透析日完成血液透析后,再给予本药。成年患者的注射用达托霉素推荐剂量:肌酐清除率 ≥30ml/min 的患者,每 24 小时 6mg/kg;肌酐清除率 <30ml/min,包括血液透析或 CAPD 的患者,每 48 小时 6mg/kg。

配制:为了避免产生泡沫,避免剧烈搅动或晃动瓶子。由于在产品中未含防腐剂或抑菌剂,配制静脉给药终溶液时必须采用无菌操作技术。在室温下,(在小瓶中及输液袋中)总保存时间不超过 12 小时;在冰箱中总保存时间(在小瓶中及输液袋中)不超过 48 小时。小瓶装本品仅供一次性使用。不得在本品单次使用小瓶中加入添加剂或其他药物或通过同一输液管进行给药。如果采用同一输液管连续输注几种不同的药物,应在输注本品前后以合适的溶液冲洗输液管。本药可与 0.9% 氯化钠注射液或乳酸盐化林格注射液联合使用。本药不得与含右旋糖酐的稀释液联合使用。

【不良反应】常见胃肠道不良反应有恶心、呕吐、腹泻和便秘；中枢神经系统可见头昏、头痛、失眠、焦虑等；心血管系统可影响血压及引起心律失常；可发生低血钾、高血糖、低血镁和电解质紊乱；还可发生呼吸困难、肌肉骨骼疼痛、皮疹、瘙痒、贫血、肾衰及肝功能异常等。

【禁忌证】已知对达托霉素和辅料有过敏反应的患者禁用。

【注意事项】①本品应稀释于 0.9% 氯化钠注射液中，给药时间应持续30 分钟。②18 岁以下患者、有肌肉骨骼病史者、肾脏损害者、妊娠期及哺乳期妇女慎用。

【FDA 妊娠期药物安全性分级】B 级。暂未见该药在妊娠期应用时可对胎儿造成严重不良影响的报道。

【哺乳期药物安全性分级】L1 级。乳汁中的达托霉素很难被吸收。

【制剂与规格】注射用达托霉素：0.25g/ 瓶、0.5g/ 瓶。

万古霉素　Vancomycin

【适应证】本品为糖肽类抗菌药。适用于耐革兰氏阳性菌所致严重感染，特别是甲氧西林耐药葡萄球菌属、肠球菌属及耐青霉素肺炎链球菌所致败血症、心内膜炎、脑膜炎、肺炎、骨髓炎等。

【用法用量】静脉滴注：全身性感染，一次 0.5g 或 7.5mg/kg，每 6 小时1 次，或一次 1g 或 15mg/kg，每 12 小时 1 次；肾功能减退者给予首次冲击量0.75 ~ 1.0g 后，应适当减量。有条件时应根据血药浓度监测结果调整剂量：肌酐清除率 >80ml/min 者，一次 0.5g 或 7.5mg/kg，每 6 小时 1 次，或一次 1g 或15mg/kg，每 12 小时 1 次；肌酐清除率 50 ~ 80ml/min 者，一次 1g，每 12 小时 1 次；肌酐清除率 10 ~ 50ml/min 者，一次 1g，每 1 ~ 4 日 1 次；肌酐清除率 <10ml/min者，一次 1g，每 4 ~ 7 日 1 次。

其他各项见 1.5 肺炎。

替考拉宁　Teicoplanin

【适应证】本品为糖肽类抗菌药。适用于感染性心内膜炎。

【用法用量】

（1）肾功能正常者：①中度感染，包括下呼吸道感染、泌尿道感染、皮肤软组织感染，首剂静脉给药 0.4g，维持剂量一次 0.2g，一日 1 次；②重度感染，包括骨关节感染、败血症、心内膜炎、腹膜炎等，首剂静脉给药一次 0.4g，每 12 小时 1 次，连续 3 次，维持剂量一次 0.4g，一日 1 次；③口服给药用于难辨梭状芽孢杆菌性假膜性肠炎一次 0.1 ~ 0.5g，一日 2 ~ 4 次，疗程 10 日。

（2）肾功能不全者：对于肾功能不全的患者，第 4 日开始减少剂量。①中度肾功能损害者：肌酐清除率 40～60ml/min 者，剂量应减半，可原有剂量隔日给药 1 次，也可原有剂量减半每日 1 次。②重度肾功能损害者：肌酐清除率 <60ml/min 以及血透析患者，替考拉宁用量应是正常人的 1/3。可原有剂量，每 3 日 1 次，也可用原有剂量的 1/3，一日 1 次。替考拉宁不能被透析清除。③持续不卧床腹膜透析者：首剂 0.4g 静脉给药，随后第一周按每升透析液 20mg 给药，第二周按每升透析液 10mg 给药，第三周按每 3 升透析液 20mg 给药。

其他各项见 1.5 肺炎。

美罗培南　Meropenem

【适应证】本品为碳青霉烯类抗菌药。本品可用于治疗感染性心内膜炎。

【用法用量】给药剂量和时间间隔应根据感染类型、严重程度及患者的具体情况而定。静脉滴注：感染性心内膜炎，一次 1g，每 8 小时 1 次。肌酐清除率 <51ml/min 患者按下面的规定减少剂量。肌酐清除率 26～50ml/min 者，一次 1g，每 12 小时 1 次；肌酐清除率 10～25ml/min 者，一次 0.5g，每 12 小时 1 次；肌酐清除率 <10ml/min 者，一次 0.5g，一日 1 次。溶媒：0.9% 氯化钠注射液、5% 或 10% 葡萄糖注射液、5% 葡萄糖氯化钠注射液、25% 或 10% 甘露醇注射液。静脉注射：0.25g 溶于 5ml 注射用水（浓度为 50mg/ml）中静脉注射。静脉注射时间应 >5 分钟。静脉滴注时间为 15～30 分钟。配制好的溶液应在 15～30 分钟内完成给药，如特殊情况需放置，仅能用 0.9% 氯化钠注射液溶解，并于室温下放置（不可冷冻），6 小时内使用。

其他各项见 1.5 肺炎。

两性霉素 B　Amphotericin B

【适应证】本品为多烯类抗真菌药。适用于治疗真菌感染的心内膜炎。

【用法用量】静脉用药：开始静脉滴注时先试以 1～5mg 或一次 0.02～0.1mg/kg 给药，以后根据患者耐受情况每日或隔日增加 5mg，当增至一次 0.6～0.7mg/kg 时即可暂停增加剂量，此为一般治疗量。每日最高剂量 1mg/kg，每日或隔 1～2 日给药 1 次，累积总量 1.5～3.0g，疗程 1～3 个月，也可长至 6 个月，视病情及疾病种类而定。对敏感真菌感染宜采用较小剂量，即一次 20～30mg，疗程仍宜长。鞘内给药：首次 0.05～0.1mg，以后渐增至每次 0.5mg，最高剂量一次不超过 1mg，每周给药 2～3 次，总量 15mg 左右。鞘内给药时宜与小剂量地塞米松或琥珀酸氢化可的松同时给予，并需用脑脊液反复稀释药液，边稀释边缓慢注入以减少不良反应。局部用药：气溶吸入时成人每次

5～10mg,用灭菌注射用水溶解成 0.2%～0.3% 溶液应用;超声雾化吸入时本品浓度为 0.01%～0.02%,每日吸入 2～3 次,每次吸入 5～10ml;持续膀胱冲洗时每日以两性霉素 B 5mg 加入 1 000ml 灭菌注射用水中,按每小时注入 40ml 速度进行冲洗,共用 5～10 日。

配制:静脉滴注或鞘内给药时,本品 50mg 溶于灭菌注射用水,然后稀释于 5% 葡萄糖注射液(不可用氯化钠注射液,因可产生沉淀),滴注液的药物浓度不超过 10mg/100ml,避光缓慢静脉滴注,每次滴注时间需 6 小时以上;鞘内注射时可取 5mg/ml 浓度的药液 1ml,加 5% 葡萄糖注射液 19ml 稀释,使最终浓度成 250μg/ml。注射时取所需药液量以脑脊液 5～30ml 反复稀释,并缓慢注入。鞘内注射液的药物浓度不可高于 25mg/100ml,pH 应在 4.2 以上。

其他各项见 1.5 肺炎。

两性霉素 B 脂质体　Amphotericin B Liposome

【适应证】本品为多烯类抗真菌药。可用于治疗真菌感染的心内膜炎。

【用法用量】静脉滴注:起始剂量 0.1mg/(kg·d),用注射用水溶解后稀释至 500ml 5% 葡萄糖内静脉滴注。滴速不得超过 30 滴/min,观察有无不适,前 2 小时每小时测体温、脉搏、呼吸、血压各一次。如无毒副作反应,第 2 日开始增加 0.25～0.5mg/(kg·d),剂量逐日递增至维持剂量 1～3mg/(kg·d)。输液浓度不宜 >0.15mg/ml。中枢神经系统感染,最大剂量 1mg/kg,给药前可考虑合并用地塞米松,以减少局部反应,但应注意皮质激素有引起感染扩散的可能。疗程视病种病情而定。尚未观察超过上述剂量的本品安全性和有效性。

其他各项见 1.5 肺炎。

伏立康唑　Voriconazole

【适应证】本品为唑类抗真菌药。可用于治疗真菌感染的心内膜炎。

【用法用量】静脉滴注和口服的互换用法:无论是静脉滴注或是口服给药,首次给药时第一天均应给予首次负荷剂量,以使其血药浓度在给药第 1 天即接近于稳态浓度。由于口服片剂生物利用度很高(96%),所以在有临床指征时静脉滴注和口服两种给药途径可以互换。序贯疗法:静脉滴注和口服给药尚可以进行序贯治疗,此时口服给药无须给予负荷剂量,因为此前静脉滴注给药已经使伏立康唑血药浓度达稳态。疗程:疗程视患者用药后的临床和微生物学反应而定。静脉用药的疗程不宜超过 6 个月。剂量调整:在使用本品治疗过程中,应当严密监测其潜在的不良反应,并根据患者具体情况及时调整药物方案。

口服给药:如果患者治疗反应欠佳,口服给药的维持剂量可以增加到

一次 0.3g，一日 2 次（体重 <40kg 的患者口服剂量可增加至一次 0.15g，一日
2 次）。如果患者不能耐受上述较高的剂量，口服给药的维持剂量可以一次减
50mg，逐渐减到一次 0.2g，一日 2 次（体重 <40kg 的患者减到一次 0.1g，一日
2 次）。与苯妥英合用时，伏立康唑的口服维持剂量应从一次 0.2g，一日 2 次，
增加到一次 0.4g，一日 2 次（体重 <40kg 的患者剂量应增加到一次 0.2g 一日
2 次）。与利福布汀合用时，伏立康唑的口服维持剂量应从一次 0.2g，一日 2 次，
增加到一次 0.35g，一日 2 次（体重 <40kg 的患者剂量应增加到一次 0.2g，一日
2 次）。静脉给药：如果患者不能耐受一次 4mg/kg，一日 2 次，可减为一次 3mg/kg，
一日 2 次。与苯妥英或利福布汀合用时，建议伏立康唑的静脉维持剂量增加
一次 5mg/kg，一日 2 次。

其他各项见 1.5 肺炎。

（陈晞明　严鹏科　刘少志）

参 考 文 献

［1］高血压联盟（中国），中华医学会心血管病学分会，中国医疗保健国
际交流促进会高血压分会，等 . 中国高血压防治指南（2018）［J］. 心脑血管病
防治杂志，2019，19（1）：1-44.

［2］中华医学会妇产科学分会妊娠期高血压疾病学组 . 妊娠期高血压疾
病诊治指南（2015）［J］. 中华妇产科杂志 2015，50（10）161-169.

［3］张豪锋，张军 . 2018ESC 妊娠期心血管疾病管理指南解读［J］. 中国
全科医学，2018，21（36）：4415-4423.

［4］中华医学会妇产科学分会产科学组 . 妊娠合并心脏病的诊治专家共
识（2016）［J］. 中华妇产科杂志，2016，51（6）：401-409.

［5］吴琳琳，周欣，牛建民 . 妊娠期高血压疾病：国际妊娠高血压研究学
会分类、诊断和管理指南（2018）解读［J］. 中国实用妇科与产科杂志，2018，
34（7）：758-763.

［6］WORKOWSKI KA，BOLAN GA，CENTERS FOR DISEASE CONTROL
AND PREVENTION. Sexually transmitted diseases treatment guidelines，2015.
MMWR Recomm Rep，2015，64.

［7］国家卫生计生委合理用药专家委员会，中国医师协会高血压专业
委员会 . 高血压合理用药指南（第 2 版）［J］. 中国医学前沿杂志（电子版），
2017，9（7）：28-126.

［8］中华医学会妇产科学分会产科学组 . 妊娠合并心脏病的诊治专家共
识（2016）［J］. 中华妇产科杂志，2016，51（6）：401-409.

［9］GERALD G. BRIGGS, ROGERE K. FREEMAN. Drugs in pregnancy and Lactation 10th ed［M］. Philadelphia：Wolters Kluwer Health，2015.

［10］梁峰，胡大一，方全，等 . 欧洲心脏病学学会室性心律失常治疗与心脏性猝死预防指南（2015）解读［J］. 中国医院用药评价与分析，2016，16（8）：1009-1013.

［11］中华医学会心血管病学分会，中华心血管病杂志编辑委员会 . 成人感染性心内膜炎预防、诊断和治疗专家共识［J］. 中华心血管病杂志，2014，42（10）：806-816.

［12］国家药典委员会 . 中华人民共和国药典临床药用药须知：化学药和生物制品卷（2020 年版）［M］. 北京：中国医药科技出版社，2020.

［13］芐迟 . 胎儿学诊断与治疗（第 2 版）. 北京：人民卫生出版社，2013.

［14］周成斌，庄建 . 美国心脏病学会（AHA）科学声明：胎儿心脏疾病的诊断和治疗（2014）解读［J］. 中国循环杂志，2015，30（2）：85-88.

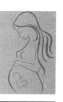

第4章 内分泌系统疾病用药

4.1 妊娠合并糖尿病

4.1.1 疾病简述

妊娠合并糖尿病包括孕前糖尿病(pregestational diabetes mellitus, PGDM)和妊娠期糖尿病(gestational diabetes mellitus, GDM)。其中 PGDM 包括在孕前已经确诊及在妊娠期首次被诊断(妊娠期首次发现且血糖升高已经达到糖尿病标准)的糖尿病;GDM 指妊娠期发展的血糖升高或者糖耐量异常的状态,多数在分娩后血糖恢复正常。糖尿病孕妇中约 90% 是 GDM,高危因素人群包括肥胖(尤其是重度肥胖)、一级亲属患 2 型糖尿病、GDM 史或巨大儿分娩史、多囊卵巢综合征、妊娠早期空腹尿糖反复阳性等。

4.1.2 诊断标准

4.1.2.1 PGDM 诊断标准 符合以下 2 项中任意 1 项者,可确诊为 PGDM。

(1)妊娠前已确诊为糖尿病的患者。

(2)若孕前从未做过血糖检查,存在糖尿病高危因素者,首次产前检查时需明确是否存在糖尿病。妊娠早期血糖升高达到以下任何 1 项标准应诊断为 PGDM。①空腹血糖(FPG)≥7.0mmol/L(126mg/dl);②75g 口服葡萄糖耐量试验(OGTT),服糖后 2 小时血糖≥11.1mmol/L(200mg/dl);③伴有典型的高血糖症状或高血糖危象,同时随机血糖≥11.1mmol/L(200mg/dl);④糖化血红蛋白(Glycohemoglobin, HbAlc)≥6.5%,但不推荐妊娠期常规用 HbAlc 进行糖尿病筛查。

4.1.2.2 GDM 诊断标准 在妊娠 24~28 周及 28 周后首次就诊时行 OGTT 检查,血糖升高达到以下任何 1 项标准应诊断为 GDM。①空腹血糖(FPG)≥5.1mmol/L(92mg/dl);②75g OGTT,餐后 1 小时≥10.0mmol/L(180mg/dl);③75g OGTT,餐后 2 小时≥8.5mmol/L(153mg/dl)。

4.1.3　治疗方案

胰岛素是治疗妊娠合并糖尿病的一线药物,最佳治疗方案为胰岛素强化治疗,即基础 + 餐时胰岛素或持续皮下胰岛素输注。餐前使用短效或超短效胰岛素控制餐后血糖,睡前使用中效或长效胰岛素控制空腹血糖。超短效胰岛素如门冬胰岛素,短效胰岛素如常规人胰岛素,中效胰岛素和长效胰岛素如地特胰岛素。根据妊娠的生理变化应频繁调节胰岛素用量,并强调每日频繁自我监测血糖的重要性。在妊娠早期,胰岛素需求量增加,在第 9～16 周内下降。16 周后,胰岛素抵抗迅速增加,每周需增加大约 5% 的胰岛素剂量来控制血糖。到妊娠晚期,胰岛素需求量大约增加一倍。

PGDM 血糖控制目标:①妊娠早期血糖控制勿过于严格,以防低血糖发生;②妊娠期餐前、夜间血糖及 FPG 宜控制在 3.3～5.6mmol/L(60～99mg/dl),餐后峰值血糖 5.6～7.1mmol/L(100～129mg/dl),HbAlc<6.0%。

GDM 血糖控制目标:①餐前及餐后 2 小时血糖值分别≤5.3mmol/L、6.7mmol/L(95mg/dl、120mg/dl),特殊情况下可测餐后 1 小时血糖[≤7.8mmol/L(140mg/dl)];②夜间血糖不低于 3.3mmol/L(60mg/dl);③HbAlc 宜 <5.5%。

对于 PGDM 患者,《中国 2 型糖尿病防治指南(2017)》建议:有妊娠计划的孕前糖尿病患者,对二甲双胍无法控制的高血糖及时加用或改用胰岛素控制血糖,停用二甲双胍以外的其他类别口服降糖药。

对于 GDM 患者《美国妇产科医师学会妊娠期糖尿病指南(2018)》(ACOG)及《美国糖尿病学会糖尿病诊治指南(2019)》(ADA)建议:明确诊断的 GDM 患者应首先接受营养和运动治疗,大多数 GDM 孕妇通过营养和运动治疗即可使血糖达标。不能达标的 GDM 孕妇优先选用胰岛素控制血糖,当孕妇拒绝胰岛素治疗或医师认为患者不宜使用胰岛素时,二甲双胍可作为二线治疗药物,其次是格列本脲。

4.1.4　治疗药物

胰岛素类
超短效 / 速效人胰岛素类似物:门冬胰岛素、赖脯胰岛素。
短效人胰岛素:普通 / 常规胰岛素(生物合成 / 重组人胰岛素)。
中效胰岛素:精蛋白锌重组人胰岛素。
长效胰岛素:甘精胰岛素、地特胰岛素。
双胍类:二甲双胍。
磺酰脲类:格列本脲。

门冬胰岛素　Insulin Aspart

【**适应证**】本品为超短效 / 速效人胰岛素类似物,用于妊娠合并糖尿病 / 其他糖尿病。

【**用法和用量**】剂量应当由医师根据患者的需要决定,紧邻餐前使用,必要时,可在餐后立即给药。皮下注射:部位可选择腹壁、上臂三角肌、大腿或臀部。应在不同注射区域内轮换注射点。胰岛素需要量因人而异。

【**不良反应**】不良反应主要与剂量相关,且与胰岛素药理学作用有关。临床试验和上市后的经验表明,与其他胰岛素制剂相同,低血糖是该药治疗中最常见的不良反应。低血糖发生的频率随患者的人群和用法用量的不同而变化,因此无法呈现低血糖发生的确切频率。如果胰岛素使用剂量远高于需要量,就可能发生低血糖。严重的低血糖可能导致意识丧失和 / 或惊厥以及暂时性或永久性脑损伤甚至死亡。免疫系统失调:非常罕见的不良反应是过敏反应(过敏反应的症状包括全身性的皮疹、瘙痒、出汗、胃肠道不适、血管神经性水肿、呼吸困难、心悸和血压下降。全身性过敏反应有可能危及生命);少见的不良反应是荨麻疹、红疹、出疹。

【**禁忌证**】对门冬胰岛素或本品中任何其他成分过敏者、低血糖患者禁用。

【**注意事项**】①注射剂量不足或治疗中断时,特别是在 1 型糖尿病患者中,可能导致高血糖和糖尿病酮症酸中毒。②血糖控制有显著改善的患者(如接受胰岛素强化治疗的患者),其低血糖的先兆症状可能会有所改变。③注射时间应与进餐时间紧密相连,即注射后立即进餐;必要时,可在餐后立即给药。④本品起效迅速,须同时考虑患者的合并症及合并用药是否会延迟食物的吸收。⑤胰岛素需要量通常在妊娠早期减少,而在随后的妊娠中、晚期逐渐增加。分娩后胰岛素的需要量迅速恢复到妊娠前的水平。⑥尚未使用的门冬胰岛素应冷藏于 2 ~ 8℃冰箱中,不可冷冻,并保存在原包装内以避光,使用中的胰岛素笔芯注射液不必放在冰箱里,室温(不高于 30℃)最长可保存28 天。⑦发生低血糖时可进食,严重低血糖时可静脉注射 50% 葡萄糖注射液,必要时再静脉滴注 5% 或 10% 葡萄糖注射液。

【**FDA 妊娠期药物安全性分级**】B 级(胃肠道外给药)。胰岛素是一种天然产生的激素,是糖尿病合并妊娠患者首选药物。其分子量大,不能通过人类胎盘,但对备孕妇女不应使用有免疫源性的动物胰岛素。

【**哺乳期药物安全性分级**】暂无。胰岛素是人体血液中的自然成分,不分泌进入乳汁,哺乳期使用不会对乳儿产生危害,但使用剂量因人而异,需要进行相应调整。

【**制剂与规格**】门冬胰岛素笔芯注射液:3ml:300U/ 支。

赖脯胰岛素 Insulin Lispro

【适应证】本品为超短效/速效人胰岛素类似物。适用于妊娠合并糖尿病/其他糖尿病。

【用法和用量】剂量应当由医师根据患者的需要决定,于餐前15分钟以内或餐后立即皮下注射。可通过皮下注射或胰岛素泵持续皮下给药、肌内注射(但不推荐这种用药)给药。必要时,可以静脉给药,如用于控制糖尿病酮症酸中毒和急性合并症期间的血糖水平。皮下注射部位可选择腹壁、上臂三角肌、大腿或臀部。注射区域内轮换注射点,同一部位的注射每个月不要超过1次,确保不要注射到血管中,注射后不要按摩注射部位。

【不良反应】常见:低血糖,严重者可能导致意识丧失,非常严重的情况下可能导致死亡。偶见:局部过敏,表现为胰岛素注射部位红、肿和发痒,这种情况常常在几日到几周时间内缓解。某些情况下,这种情况可能与胰岛素以外的因素有关,如皮肤清洁剂中的刺激物或者注射技术欠佳。全身过敏反应不太常见,但可能更加严重,表现为对胰岛素的广泛性过敏反应。它可引起全身皮疹、气急、喘鸣、血压降低、脉搏加快或出汗。广泛性变态反应的重症病例可能危及生命。注射部位可能发生脂肪营养不良。

【禁忌证】对赖脯胰岛素或本品中任何其他成分过敏者、低血糖患者禁用。

【注意事项】①患者换用另一种类型或品牌的胰岛素应当在严格的医疗监督下进行。胰岛素效价、品牌(生产商)、类型(普通、低糖蛋白锌胰岛素、长效胰岛素等)、种系(动物、人、人胰岛素类似物)和/或生产方法(重组DNA来源还是动物来源胰岛素)的改变可能导致所需剂量的改变。②能够使低血糖早期预兆表现不同或不明显的情况包括糖尿病病程长、强化胰岛素治疗、糖尿病性神经病变或者使用β受体拮抗剂等药物。③从动物来源的胰岛素换用人胰岛素后出现低血糖反应的部分患者报告低血糖的早期预兆不太明显或者不同于以前所用胰岛素出现的低血糖预兆。未纠正的低血糖反应或高血糖反应会引起意识丧失、昏迷或死亡。④用药剂量不足或者停药,特别是对于胰岛素依赖的糖尿病患者,可能导致高血糖和糖尿病酮症酸中毒,这些情况可能会导致死亡。⑤有肾功能损害时对胰岛素的需要量可能会减少。肝功能损害的患者由于糖异生能力降低、胰岛素分解减少,胰岛素的需要量可能会减少,但是,慢性肝损害的患者中,胰岛素抵抗增加可能导致胰岛素的需要量增加。⑥疾病或情绪紊乱期间胰岛素的需要量可能会增加。⑦由于低血糖患者集中注意力的能力和反应能力可能降低,对驾驶和机器操作能力有影响,应当告诉患者要采取保护措施,对于那些很少或没有察觉低血糖预兆的患者或经常发生低血糖的患者尤其重要。⑧运动员慎用。

【FDA 妊娠期药物安全性分级】B 级。妊娠期可使用赖脯胰岛素,且资料显示孕妇使用赖脯胰岛素对婴儿更为有利。但用量需注意调整,妊娠前 3 个月胰岛素的用量需要降低一点,而妊娠中期和晚期胰岛素用量需要稍增加。

【哺乳期药物安全性分级】暂无。胰岛素是一种大分子的肽链,不能大量转运到母乳中。即使母乳中存在胰岛素,也不会导致婴儿发生低血糖。目前未见经乳汁导致婴儿不良反应的报道。

【制剂与规格】赖脯胰岛素笔芯注射液:3ml:300U/ 支。

普通胰岛素　Regular Insulin

【适应证】本品为短效人胰岛素(生物合成 / 重组人胰岛素注射液)。适用于治疗 1 型糖尿病、妊娠糖尿病、2 型糖尿病有严重感染、外伤、大手术等严重应激情况,以及合并心、脑血管并发症、肾脏或视网膜病变等;糖尿病酮症酸中毒,高血糖非酮症性高渗性昏迷;长病程 2 型糖尿病血浆胰岛素水平确实较低,经合理饮食、体力活动和口服降糖药治疗控制不满意者,2 型糖尿病具有口服降糖药禁忌时,如妊娠、哺乳等;成年糖尿病患者发病急、体重显著减轻伴明显消瘦;继发于严重胰腺疾病的糖尿病;对严重营养不良、消瘦、顽固性妊娠呕吐、肝硬变初期可同时静脉滴注葡萄糖和小剂量胰岛素,以促进组织利用葡萄糖。

【用法和用量】皮下注射:餐前 15 ~ 30 分钟注射,一日 3 次,必要时睡前加注 1 次小量。剂量根据病情、血糖、尿糖由小剂量(视体重等因素每次 2 ~ 4U)开始,逐步调整。1 型糖尿病患者每日胰岛素需用总量多介于 0.5 ~ 1U/kg。根据血糖监测结果调整。2 型糖尿病患者每日需用总量变化较大,在无急性并发症情况下,敏感者每日仅需约 5 ~ 10U,肥胖、对胰岛素敏感性较差者需要量可明显增加。在有急性并发症(感染,创伤,手术等)情况下,对 1 型及 2 型糖尿病患者,应每 4 ~ 6 小时注射 1 次,剂量根据病情变化及血糖监测结果调整。静脉注射:主要用于糖尿病酮症酸中毒、高血糖高渗性昏迷的治疗。可静脉持续滴入每小时 4 ~ 6U,也可首次静脉注射 10U 加肌内注射 4 ~ 6U,根据血糖变化调整。病情较重者,可先静脉注射 10U,继之以静脉滴注。当血糖下降到 13.9mmol/L(0.25g/ml)以下时,胰岛素剂量及注射频率随之减少。在用胰岛素的同时,还应补液纠正电解质紊乱及酸中毒并注意机体对热量的需要。不能进食的糖尿病患者,在静脉滴注含葡萄糖液的同时应滴注胰岛素。

【不良反应】低血糖是胰岛素使用者最常发生的不良反应,严重低血糖会出现诸如神志不清,甚至死亡的情况;在患者的注射部位也会出现诸如红肿或者瘙痒等局部过敏反应。上述症状可以在数日或数周内自行消失。全身性过敏是由于患者对胰岛素过敏所致的，虽然不常发生，但其具有潜在的严重性。这种全身过敏多可导致全身发红、呼吸急促、喘鸣、血压下降、脉搏急促和盗汗等。严重的全身性过敏会导致出现生命危险。在极少数情况下，使用本品会出现全身性过敏，此时应立即进行抢救。在这种情况下，应改变胰岛素的种类或进行脱敏处理。在注射部位会出现脂质营养不良（皮肤下陷）或脂肪肥大（组织变大或变厚）。

【禁忌证】对胰岛素过敏者禁用。

【注意事项】

（1）低血糖反应，严重者可出现低血糖昏迷，有严重肝、肾病变等患者应密切观察血糖。

（2）患者伴有下列情况胰岛素需要量减少：肝功能不正常、甲状腺功能减退、恶心呕吐、肾功能不正常（肾小球滤过率 10～50ml/min，胰岛素的剂量减少到 95%～75%；肾小球滤过率减少到 10ml/min 以下，胰岛素剂量减少到 50%）。

（3）患者伴有下列情况，胰岛素需要量增加：高热、甲状腺功能亢进、肢端肥大症、糖尿病酮症酸中毒、严重感染或外伤、重大手术等。

（4）用药期间应定期检查血糖、尿常规、肝肾功能、视力、眼底视网膜血管、血压反心电图等，以了解病情及糖尿病并发症情况。

（5）在用胰岛素的同时，应补液纠正电解质紊乱及酸中毒并注意机体对热量的需要。不能进食的糖尿病患者，在静脉输注含葡萄糖液的同时应滴注胰岛素。

【FDA 妊娠期药物安全性分级】暂无。妊娠期可使用普通胰岛素。妊娠期糖尿病，分娩后应终止胰岛素治疗，随访其血糖，再根据有无糖尿病决定治疗方案。

【哺乳期药物安全性分级】暂无。胰岛素一种大分子的肽链，不能大量转运到母乳中。即使母乳中存在胰岛素，也不会导致婴儿发生低血糖。目前没有经乳汁导致婴儿不良反应的报道。

【制剂与规格】普通胰岛素注射液：10ml：400U/瓶。

精蛋白锌重组人胰岛素　Protamine Zinc Recombinant Human Insulin

【适应证】本品为中效胰岛素。适用于妊娠合并糖尿病患者的治疗。也适用于需要采用胰岛素来维持血糖水平的糖尿病患者及糖尿病患者的早期治疗。

【用法和用量】剂量应当由医师根据患者的需要决定，平均胰岛素需要量通常在每日 0.3 ~ 1.0U/kg。一般从一个预定小剂量开始（例如 4 ~ 8U），睡前注射 1 次，按血糖变化调整剂量。有时需于早餐前再注射 1 次。需要时可与短效人胰岛素混合使用。

【不良反应】①低血糖（胰岛素反应）：低血糖是胰岛素使用者最常发生的不良反应，严重的低血糖会出现诸如神志不清，甚至死亡。②过敏反应：表现为局部性和全身性，前者远多于后者。全身性过敏是由于患者对胰岛素过敏所致的，可导致全身皮疹、呼吸急促、喘鸣、血压下降、脉搏急促和多汗等，此时应立即进行抢救。严重的全身性过敏会导致出现生命危险。在这种情况下，应改变胰岛素的种类或进行脱敏处理。③水肿：在注射部位会出现脂质营养不良（皮肤下陷）或脂肪肥大（组织变大或变厚）。

【禁忌证】本品中任何成分过敏者、低血糖患者禁用。

【注意事项】

（1）糖尿病是慢性疾病（孕前糖尿病），需长期治疗。需做长期随访：①控制血糖达标，需定期在各时点测血糖（如三餐前、餐后及睡前）和测定血糖化血红蛋白，帮助制订适当的胰岛素治疗方案；②尽早发现各种慢性疾病并发症、伴发病或相关疾病，以便采取相应的对策。

（2）不同患者或同一患者的不同病期，其胰岛素敏感性不同，即使血糖值相近，其胰岛素需要量也不同。应注意个体化，按病情需要检测血糖，随时调整胰岛素用量。

【FDA 妊娠期药物安全性分级】暂无。妊娠期可使用精蛋白锌重组人胰岛素。但用量需注意调整，妊娠期前 3 个月胰岛素的需用量较少，而妊娠中期和晚期胰岛素需用量增加。分娩后，由于拮抗胰岛素的胎盘激素消失，产妇对胰岛素的需要量减少。妊娠期糖尿病患者分娩后，其体内葡萄糖稳定性也发生变化，某些个体血糖可恢复正常。应于分娩 6 周以后复查，按标准重新分类。

【哺乳期药物安全性分级】暂无。胰岛素是一种大分子的肽链，不能大量转运到母乳中。即使母乳中存在胰岛素，也不会导致婴儿发生低血糖。目前没有经乳汁导致婴儿不良反应的报道。

【制剂与规格】中性低精蛋白锌胰岛素注射液：10ml：400U/ 瓶。

甘精胰岛素　Insulin Glargine

【适应证】本品为长效人胰岛素类似物。适用于妊娠合并糖尿病及需要胰岛素治疗的糖尿病患者。不宜用于治疗糖尿病酮症酸中毒或高血糖高渗性昏迷等急性并发症。

【用法和用量】剂量应当由医师根据患者的需要决定，一日 1 次，皮下注射。必须个体化对预期的血糖水平,以及降血糖药的剂量及给药时间进行确定及调整。

【不良反应】低血糖反应:低血糖是胰岛素治疗最常见的不良反应。对胰岛素(包括甘精胰岛素)或辅料的速发型变态反应罕见,包括全身性的皮肤反应、血管性水肿、支气管痉挛、低血压和休克,有可能危及生命。在注射部位会出现脂肪组织增厚(常见),脂肪组织萎缩,肌肉骨骼及结缔组织不适(不常见)。

【禁忌证】对甘精胰岛素或本品中任何其他成分过敏者禁用。

【注意事项】①切勿静脉注射甘精胰岛素。②腹部、三角肌或大腿皮下注射,每次注射的部位必须交替使用轮换。③不能同任何别的胰岛素或稀释液混合,混合会造成沉淀。④从其他原用中效或长效胰岛素的治疗方案改为甘精胰岛素治疗方案时,可能需改变基础胰岛素的剂量并调整其他同时使用的口服抗糖尿病药物(加用的普通胰岛素或快速作用胰岛素类似物的注射剂量和时间或口服抗降糖尿病药物的剂量)。在变更治疗的第一周,其每日基础胰岛素的用量应减少 20%～30%。在第一周减少基础胰岛素用量期间,有些患者可能需在进食时代偿性地加用胰岛素,此后的治疗方案应因人而异。

【FDA 妊娠期药物安全性分级】C 级。

【哺乳期药物安全性分级】L1 级。胰岛素是一种大分子的肽链,不能大量转运到母乳中。即使母乳中存在胰岛素,也不会导致婴儿发生低血糖。目前没有经乳汁导致婴儿不良反应的报道。

【制剂与规格】甘精胰岛素注射液:3ml:300U(笔芯)/支;甘精胰岛素注射液:3ml:300U(笔芯/预填充)/支。

地特胰岛素　Insulin Detemir

【适应证】本品为长效人胰岛素类似物。适用于妊娠合并糖尿病及 1 型和 2 型糖尿病患者治疗。不宜用于治疗糖尿病酮症酸中毒或高血糖高渗性昏迷等急性并发症。

【用法和用量】剂量应当由医师根据患者的需要决定,皮下注射。

【不良反应】常见:低血糖。脂肪代谢障碍:注射部位可能会发生脂肪代谢障碍。通常是由于未在注射区域轮换注射点所致。过敏反应,全身性过敏反应的其他症状可能包括瘙痒、出汗、胃肠道不适、血管神经性水肿、呼吸困难、心悸与血压下降,全身性过敏反应有可能危及生命(超敏反应)。

【禁忌证】对本品中任何其他成分过敏者禁用。

【注意事项】①注射剂量不足或治疗中断时,可能导致高血糖和糖尿病酮症酸中毒(特别是在 1 型糖尿病患者中易发生)。②伴有其他疾病,特别是感染和发热,通常患者的胰岛素需要量会增加。③患者换用不同品牌或类型的胰岛素制剂,必须在严格的医疗监控下进行。④贮存:冷藏于 2 ~ 8℃冰箱中（切勿冷冻结冰）。正在使用的本品或者随身携带的备用品可在室温下（不超过 30℃）存放 6 周。冷冻后的胰岛素产品不可使用。

【FDA 妊娠期药物安全性分级】B 级（肠道外给药）。妊娠期可以使用地特胰岛素。但用量需注意调整,妊娠期前 3 个月胰岛素的需用量较少,而妊娠中期和晚期胰岛素需用量增加,分娩后,由于拮抗胰岛素的胎盘激素消失,产妇对胰岛素的需要量减少。妊娠期糖尿病患者分娩后,其体内葡萄糖稳定性也发生变化,某些个体血糖可恢复正常。

【哺乳期药物安全性分级】暂无。地特胰岛素属于肽类,在人体的胃肠道中将被消化降解为氨基酸。母乳喂养的乳儿经口摄入地特胰岛素不会产生代谢方面的影响。哺乳期妇女需要适当调整胰岛素剂量。

【制剂与规格】地特胰岛素注射液:3ml:300U/ 支。

二甲双胍　Metaxalone

【适应证】本品为双胍类口服降糖药。适用于单纯饮食控制及体育锻炼治疗无效的 2 型糖尿病,特别是肥胖的 2 型糖尿病。对于 1 型或 2 型糖尿病,本品与胰岛素合用,可增加胰岛素的降血糖作用,减少胰岛素用量,防止低血糖发生。本品可与磺酰脲类口服降血糖药合用,具协同作用。

【用法和用量】口服:初始剂量一次 0.5g,一日 2 次,或一次 0.85g,一日 1 次,随餐服用。可每周增加 0.5g,或每 2 周增加 0.85g,逐渐加至每日 2g,分次服用。成人最大推荐剂量为每日 2.55g,对需要进一步控制血糖患者,剂量可以加至每日 2.55g（即一次 0.85g,一日 3 次）。每日剂量超过 2g 时,为了更好地耐受,药物最好随三餐分次服用。

【不良反应】常见:恶心、呕吐、胃胀、乏力、消化不良、腹部不适及头痛。少见:大便异常、低血糖、肌痛、头昏、头晕、指甲异常、皮疹、出汗增加、味觉异常、胸部不适、寒战、流感症状、潮热、心悸、体重减轻等。罕见:在治疗剂量范围内,引起乳酸性酸中毒。

【禁忌证】2 型糖尿病伴有酮症酸中毒、非酮症高渗性昏迷等急性代谢紊乱时,肝及肾功能不全（肌酐超过 1.5mg/dl）、心力衰竭、急性心肌梗死、严重感染和外伤、重大手术以及临床有低血压和呼吸功能衰竭缺氧情况禁用。糖尿病合并严重的慢性并发症（如糖尿病肾病、糖尿病眼底病变）禁用。静脉肾盂造影或动脉造影前 2 ~ 3 日,酗酒者,严重心、肺疾病患者禁用。维生素 B_{12}、叶酸和铁缺乏的患者禁用。全身情况较差的患者（如营养不良、脱水）禁用。

【注意事项】①定期检查肾功能,服药过程中如血乳酸增高超过 3mmol/L,

尿酮体阳性及肌酐超过 120μmol/L 者忌用,尿酮阳性应立即停药。②如出现心绞痛,心肌梗死,间歇性跛行,以及感染中毒症、心、肺和肝、肾功能恶化时均应停药,及时改用其他降糖药或用胰岛素。③接受外科手术和碘剂 X 射线摄影检查前需暂停用。④应激状态:如发热、昏迷、感染和外科手术时,应暂时停用并改用胰岛素,待应激状态缓解后再恢复使用。⑤用药期间禁止饮酒。

【FDA 妊娠期药物安全性分级】B 级。二甲双胍可透过胎盘,不建议作一线治疗药物。

【哺乳期药物安全性分级】L1。二甲双胍可分泌进入人类乳汁,婴儿从乳汁中摄取量约母体相应量的 0.3% ~ 0.7%,二甲双胍用于哺乳期妇女是安全有效的。

【制剂与规格】盐酸二甲双胍片:0.25g/ 片、0.5g/ 片、0.85g/ 片;盐酸二甲双胍肠溶片:0.25g/ 片、0.5g/ 片;盐酸二甲双胍胶囊:0.25g/ 粒;盐酸二甲双胍肠溶胶囊:0.25g/ 粒、0.5g/ 粒。

格列本脲　Glyburide

【适应证】本品为第二代磺酰脲类口服降糖药。适用于单用饮食控制疗效不满意的轻、中度 Ⅱ 型糖尿病,患者胰岛 β 细胞有一定的分泌胰岛素功能,并且无严重的并发症(感染、创伤、急性心肌梗死、酮症酸中毒、高糖高渗性昏迷等)。

【用法和用量】口服:初始剂量一次 2.5mg,早餐前或早餐及午餐前各 1 次;轻症者 1.25mg,一日 3 次,三餐前服,以后每隔 1 周按疗效调整用量,一般用量为一日 5 ~ 10mg,最大用量每日不超过 15mg。

【不良反应】常见:腹泻、恶心、呕吐、头痛、胃痛或不适。少见:皮疹。少见而严重的:黄疸、肝功能损害、骨髓抑制、粒细胞减少(表现为咽痛、发热、感染)、血小板减少症(表现为出血、紫癜)等。

【禁忌证】1 型糖尿患者禁用。2 型糖尿患者伴有酮症酸中毒、昏迷、严重烧伤、感染、外伤和重大手术等应激情况禁用。肝、肾功能不全者,对磺胺药过敏者禁用。白细胞减少的患者禁用。

【注意事项】①下列情况应慎用:体质虚弱、高热、恶心和呕吐、甲状腺功能亢进。②用药期间应定期监测血糖、尿糖、尿酮体、尿蛋白和肝、肾功能,并进行眼科检查等。

【FDA 妊娠期药物安全性分级】C 级。动物实验和临床观察证实磺酰脲类降血糖药可引起死胎和胎儿畸形,不作为妊娠期糖尿病首选用药。当孕妇拒绝胰岛素治疗或医师认为患者不宜使用胰岛素时,二线治疗药物首选二甲双胍,其次是格列本脲(不推荐作为一线治疗药物)。若孕妇使用本药,至少应于预产期前 2 周停药。

【哺乳期药物安全性分级】L2。本品可随乳汁排泄,风险较小。目前未见经乳汁导致婴儿不良反应的报道。

【制剂与规格】格列本脲片:2.5mg/ 片。

4.2　妊娠合并甲状腺疾病

4.2.1　妊娠合并甲状腺功能亢进

4.2.1.1　疾病简述

甲状腺功能亢进症(hyperthyroidism),简称甲亢,指血循环中甲状腺激素过多,引起以神经、循环、消化等系统兴奋性增高和代谢亢进为主要表现的一组临床综合征。妊娠合并甲亢(又叫妊娠期甲亢)常见原因如下。

(1)妊娠一过性甲亢(gestational transient hyperthyroidism, GTH)或称为妊娠甲状腺功能亢进综合征(syndrome of gestational hyperthyroidism, SGH),其发病率为 1%~3%。

(2)毒性弥漫性甲状腺肿(Graves disease, GD),是促甲状腺激素(thyroid stimulating hormone, TSH)受体抗体(TSH receptor antibodies, TRAb)引起的自身免疫性疾病,妊娠期发病率为 0.1%~1.0%,可以于孕期首发,也可以是既往甲亢病史者在孕期复发,其妊娠结局与是否治疗和严重程度有关。

(3)另外少数是甲状腺功能腺瘤、结节性甲状腺肿等所致。妊娠合并甲亢可导致流产、早产、胎儿畸形、胎儿生长受限、死产、妊娠期高血压疾病、胎盘早剥、心力衰竭和甲状腺危象等,一旦发生甲状腺危象,即使经过恰当处理,孕产妇死亡率仍高达 25%;新生儿尚可能发生甲状腺功能亢进或甲状腺功能减退。

4.2.1.2　诊断标准 《美国甲状腺学会(ATA)妊娠及产后甲状腺疾病诊治指南(2017)》推荐:建立不同人群不同妊娠时期 TSH 的参考值范围;建立参考值范围纳入的人群必须符合无甲状腺疾病史、碘摄入充足及甲状腺过氧化物酶抗体(thyroid peroxidase antibody, TPOAb)阴性等条件。如果无法建立 TSH 及血清总甲状腺素(total thyrixine, TT_4)特异性参考值范围,指南建议如下。

(1)TSH 特异性参考值范围:早孕期(1~12 周)0.1~4.0mIU/L,中孕期(13~27 周)0.2~3.0mIU/L,晚孕期(28~40 周)0.3~3.0mIU/L。

(2)TT_4 特异性参考值范围:由于临床评估血清游离甲状腺素(free thyrixine, FT_4)值的不准确性,推荐可以在妊娠 16 周后检测 TT_4 值,从而更好地评估妊娠期甲状腺素水平。如果需要检测妊娠 7~16 周的 TT_4 值,从妊娠 7 周开始,非妊娠状态 TT_4 参考值每周增加 5% 作为妊娠状态 TT_4 参考值上限。譬

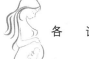

如,妊娠 11 周(增加了 4 周)时的 TT_4,参考值上限增加了 20%(TT_4 正常参考值范围: 64 ~ 154nmol/L 或者 5 ~ 12μg/dl)。

妊娠一过性甲亢(GTH)诊断标准:GTH 临床特点是妊娠 8 ~ 10 周发病,出现心悸、焦虑、多汗等高代谢综合征,血清 FT_4 或 TT_4 升高、TSH 降低或无法检出,血清 TRAb 阴性,既往无甲状腺功能亢进病史,临床无甲状腺肿大、眼病等。

毒性弥漫性甲状腺肿(GD)诊断标准:出现高代谢综合征,血清 FT_4 或 TT_4 升高、TSH 降低或无法检出,血清 TRAb 阳性,同时伴有浸润性突眼、弥漫性甲状腺肿伴局部血管杂音和震颤。

4.2.1.3　治疗方案

妊娠一过性甲亢(GTH)治疗:《ATA 妊娠及产后甲状腺疾病诊治指南(2017)》推荐:以对症治疗为主。妊娠剧吐需要控制呕吐,纠正脱水,维持水、电解质平衡。不主张给予抗甲状腺药物(antithyroid drug, ATD)治疗,GTH 属于生理性,多在妊娠早期(8 ~ 10 周)发生,至妊娠中期(14 ~ 18 周)血清甲状腺激素逐渐恢复正常。

毒性弥漫性甲状腺肿(GD)治疗:既往患有甲亢的妇女最好在甲状腺功能恢复正常后考虑怀孕。^{131}I 碘治疗的甲亢患者至少需要等 6 个月后才能备孕。

(1)ATD:目前 ATD 治疗仍然是妊娠期甲亢的首选治疗方式,应力争在尽可能短的时间内恢复正常的甲状腺功能,并用有效而最低的剂量维持。最常见药物是丙硫氧嘧啶(propylthiouracil, PTU)和甲巯咪唑(methimazole, MMI),PTU 通过胎盘量少但可造成肝细胞损害即潜在的肝毒性,MMI 有潜在的致畸性,故妊娠早期首选 PTU,妊娠中晚期及哺乳期推荐首选 MMI。一般情况下,MMI 的起始剂量为每日 5 ~ 30mg(平均每例患者的常规剂量为每日 10 ~ 20mg),而 PTU 起始剂量为每日 0.1 ~ 0.6g(平均每例患者的常规剂量为每日 0.2 ~ 0.4g)。MMI 和 PTU 的对应剂量大致为 1:20(即 5mg MMI 对应 0.1g PTU)。对于患有甲状腺功能亢进症的哺乳期妇女,宜单独使用抗甲状腺药物进行治疗。

(2)甲状腺手术:甲状腺切除术很少用于治疗妊娠期甲亢,如果病情需要,手术最佳时间应选择妊娠中后期(20 ~ 27 周)。若出现以下情况可考虑手术治疗:对 ATD 过敏、不能耐受或者出现严重不良反应(粒细胞数量减少,肝功能损害);药物治疗效果不佳者;甲状腺肿大致压迫症状(喘鸣、吞咽困难、呼吸困难等);高功能甲状腺腺瘤或毒性结节性甲状腺肿,高度怀疑有癌变者。

(3)^{131}I 治疗:由于放射性物质有致畸的可能,影响胎儿发育,妊娠期和哺乳期甲亢妇女禁用。

妊娠期甲亢危象治疗:

(1)ATD 抑制甲状腺激素生物合成:首选丙硫氧嘧啶(PTU)。

（2）碘剂抑制甲状腺激素释放：复方碘溶液。

（3）降低周围组织对甲状腺激素的反应：β受体拮抗药（如普萘洛尔）。

（4）必要时肾上腺皮质激素治疗和透析。

（5）对症支持维持内环境稳定，广谱抗生素预防感染。

（6）病情稳定后 2 ~ 4 小时终止妊娠，以剖宫产为宜。

4.2.1.4　治疗药物

硫氧嘧啶：丙硫氧嘧啶（PTU）。

咪唑类：甲巯咪唑（MMI）。

β受体拮抗剂：普萘洛尔。

糖皮质激素：氢化可的松（见 1.3 急性气管 – 支气管炎）。

碘剂：复方碘溶液。

丙硫氧嘧啶　Propylthiouracil

【**适应证**】本品为硫氧嘧啶类抗甲状腺药物。适用于治疗各种类型的甲状腺功能亢进症。

【**用法和用量**】口服：初始剂量一日 0.3g，视病情轻重介于 0.15 ~ 0.4g，分次口服，一日最大量 0.6g。病情控制后逐渐减量，维持量每日 50 ~ 150mg，视病情调整。哺乳期剂量控制在一日 0.3g，一日 3 次。

【**不良反应**】过敏反应：皮疹、药物热等，有的皮疹可发展为剥落性皮炎。常见：头痛、眩晕、关节痛，唾液腺和淋巴结肿大以及胃肠道反应。个别患者可致黄疸和中毒性肝炎。最严重的不良反应为粒细胞缺乏症，故用药期间应定期检查血象，白细胞数低于 4×10^9/L 或中性粒细胞低于 1.5×10^9/L 时，应按医嘱停用或调整用药。

【**禁忌证**】结节性甲状腺肿伴甲状腺功能亢进者、甲状腺癌患者、严重肝损害、严重白细胞缺乏者禁用。

【**注意事项**】①应定期检查血象及肝功能。②对诊断的干扰：可使凝血酶原时间延长，谷草转氨酶、谷丙转氨酶、碱性磷酸酶、胆红素升高。③外周血白细胞偏低、肝功能异常患者慎用。

【**FDA 妊娠期药物安全性分级**】D 级（口服给药）。PTU 通过胎盘量少但可造成肝细胞损害即潜在的肝毒性，MMI 有潜在的致畸性，故妊娠早期首选PTU，妊娠中晚期及哺乳期推荐首选 MMI。

【**哺乳期药物安全性分级**】L2 级。本品可少量经乳汁排泄，婴儿吸收的量非常低不会产生不良反应。美国儿科学会将丙硫氧嘧啶列为可母乳喂养的药物。

【**制剂与规格**】丙硫氧嘧啶片：50mg/ 片、100mg/ 片；丙硫氧嘧啶肠溶片：50mg/ 片；丙硫氧嘧啶肠溶胶囊：50mg/ 粒。

甲巯咪唑　Methimazole

【适应证】本品为咪唑类抗甲状腺药物。适用于治疗各种类型的甲状腺功能亢进症。

【用法和用量】口服：初始剂量一次 5～15mg，一日 1～2 次，可按病情轻重调节。病情控制后，逐渐减量。哺乳期剂量控制在一日 20～30mg。

【不良反应】多见：皮疹或皮肤瘙痒及白细胞减少。少见：严重的粒细胞缺乏症；可能出现再生障碍性贫血；还可能致味觉减退、恶心、呕吐、上腹部不适、关节痛、头晕头痛、脉管炎、红斑狼疮样综合征、血小板减少、凝血酶原或凝血因子Ⅶ减少。罕见：肝炎、间质性肺炎、肾炎和累及肾脏的血管炎。

【禁忌证】哺乳期妇女禁用。

【注意事项】①应定期检查血象及肝功能。②对诊断的干扰：可使凝血酶原时间延长，谷丙转氨酶、谷草转氨酶、碱性磷酸酶、胆红素、乳酸脱氢酶升高。③外周血白细胞偏低、肝功能异常患者慎用。④不恰当剂量的甲巯咪唑治疗导致的甲状腺功能减退也与流产倾向相关。甲巯咪唑可以通过胎盘屏障，胎儿血液中的浓度与母亲血清中的浓度相等。如果给药剂量不恰当，这可以导致胎儿甲状腺肿形成和甲状腺功能减退，也可以降低胎儿出生体重。⑤多种特定模式的畸形与妊娠前几周内接受高剂量甲巯咪唑治疗相关，这些畸形包括后鼻孔闭锁、食管闭锁、乳头发育不全、智力和运动功能发育迟缓。⑥由于胚胎毒性效应不能被完全排除，所以在妊娠期间，仅在对受益性 - 危险性进行严格评估之后，才能应用，且只能在不额外给予甲状腺激素的情况下，应用有效的最低剂量。⑦甲巯咪唑可以分泌到乳汁中，乳汁中的浓度相当于母亲血清中的浓度，因此，婴儿存在着出现甲状腺功能减退的危险。在甲巯咪唑治疗期间，可以进行哺乳，但甲巯咪唑的每日剂量最高为 10mg，而且不能额外给予甲状腺激素。必须定期监测新生儿的甲状腺功能。

【FDA 妊娠期药物安全性分级】D 级（口服给药）。MMI 有潜在的致畸性，妊娠早期不建议使用。推荐妊娠中晚期首选 MMI。

【哺乳期药物安全性分级】L2 级。目前的循证医学证据表明甲巯咪唑分泌进入人乳汁的药物浓度取决于母亲使用的剂量（乳母每日服用 5～20mg，婴儿甲状腺功能没有变化）。推荐可用于哺乳期。

【制剂与规格】甲巯咪唑片：5mg/ 片、10mg/ 片、20mg/ 片；甲巯咪唑肠溶片：10mg/ 片。

普萘洛尔　Propranolol

【适应证】本品为 β 受体拮抗剂。适用于控制甲状腺功能亢进症的心率过快，用于治疗甲状腺危象。

【**用法和用量**】口服：一日 10 ~ 30mg，一日 3 ~ 4 次，饭前、睡前服用。甲状腺危象：一次 20 ~ 40mg，每 6 小时 1 次。

【**不良反应**】可出现眩晕、神志模糊、精神抑郁、反应迟钝等中枢神经系统不良反应；头昏（低血压所致）；心率过慢（<50 次 /min）；较少见的有支气管痉挛及呼吸困难、充血性心力衰竭；更少见的有发热和咽痛（粒细胞缺乏）、皮疹（过敏反应）、出血倾向（血小板减少）。不良反应持续存在时，须格外警惕雷诺征样四肢冰冷、腹泻、倦怠、眼口或皮肤干燥、恶心、指趾麻木、异常疲乏等。

【**禁忌证**】支气管哮喘、心源性休克、心脏传导阻滞（Ⅰ ~ Ⅲ度房室传导阻滞）、重度或急性心力衰竭、窦性心动过缓者禁用。

【**注意事项**】①长期治疗与宫内生长限制、胎儿心动过缓和新生儿低血糖症相关，使用时应权衡利弊，且避免长期使用。②用药不可骤停，长期用药后撤药须逐渐递减剂量，至少经过 3 日，一般为 2 周。

【**FDA 妊娠期药物安全性分级**】C 级。普萘洛尔在妊娠中、晚期使用存在风险。妊娠期使用该药必须有用药指征。该药虽无明显致畸性，但可能发生胎儿和新生儿毒性反应。

【**哺乳期药物安全性分级**】L2 级，普萘洛尔可经母乳排泄，相对婴儿剂量为 0.3% ~ 0.5%，对于哺乳期妇女，普萘洛尔可能是 β 受体拮抗剂中的首选药物。但对于患有哮喘的母亲和婴儿，应慎用或禁用。目前没有经乳汁导致婴儿不良反应的报道，但需严密观察乳儿有无 β 受体拮抗症状。长期暴露于母乳中 β 受体拮抗剂的影响尚无研究报道，亟需评估。美国儿科学会认为普萘洛尔可用于哺乳期妇女。

【**制剂与规格**】盐酸普萘洛尔片：10mg/ 片。

复方碘溶液 Compound Iodine Solution

【**适应证**】用于地方性甲状腺肿的治疗和预防；甲状腺功能亢进症手术治疗前的准备；甲状腺功能亢进症危象。《中华医学会妊娠和产后甲状腺疾病诊治指南（2012）》推荐应用 β 受体拮抗剂和短期碘化钾溶液（50 ~ 100mg/d）行术前准备。

【**FDA 妊娠期药物安全性分级**】D 级。碘化物能通过胎盘，造成胎儿甲状腺功能异常和 / 或甲状腺肿大，孕妇禁用。

【**哺乳期药物安全性分级**】L4 级。碘化物能分泌入乳汁，哺乳易致婴儿皮疹，甲状腺功能受到抑制，故妇女哺乳期间应禁用或暂停哺乳。

【**制剂与规格**】复方碘口服溶液：碘 50g，碘化钾 100g，水适量，至少 1 000ml。

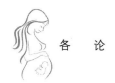

4.2.2　妊娠合并甲状腺功能减退

4.2.2.1　疾病简述　甲状腺功能减退症（hypothyroidism，简称甲减）是由于各种原因导致的甲状腺激素（thyroid hormone，TH）合成和分泌不足或TH抵抗（组织利用不足）而引起的全身性低代谢综合征，其病因以原发性（甲状腺本身的疾病所致）占绝大多数。妊娠合并甲状腺功能减退症，简称妊娠期甲减。是指发生于妊娠期间的甲状腺激素合成和分泌减少或组织作用减弱导致的全身代谢减低综合征。包括妊娠前确诊的甲减和妊娠期间确诊的甲减。妊娠期甲减包括临床甲减、亚临床甲减和低甲状腺素血症（低 T_4 血症）。甲状腺激素对胎儿发育，尤其是神经系统的发育至关重要，孕早期由于胎儿无法自身合成甲状腺激素，未经治疗的临床甲减会损伤胎儿的神经和智力发育，增加胎儿死亡、流产和畸形等的发生。近年来越来越多的临床研究显示妊娠期亚临床甲减也有可能影响胎儿的智力发育。

4.2.2.2　诊断标准

妊娠期临床甲减：血清 TSH> 妊娠期参考值的上限（97.5th），且血清 FT_4<妊娠期参考值下限（2.5th）。如果血清 TSH>10mIU/L，无论 FT_4 是否降低，也诊断为临床甲减。

妊娠期亚临床甲减：血清 TSH> 妊娠期特异参考值上限（97.5th），血清 FT_4 在正常参考值范围内（2.5th ~ 97.5th）。

妊娠期单纯低甲状腺素血症：血清 TSH 正常，FT_4 低于正常参考值范围2.5th ~ 5th。

4.2.2.3　治疗方案　既往患有甲减或亚临床甲减的育龄妇女计划妊娠，正在服用左甲状腺素（L–thyroxine，L–T_4）治疗，调整 L–T_4 剂量，使 TSH 在正常范围、最好 TSH<2.5mIU/L 再妊娠。既往患有甲减的妇女一旦怀孕，应立即就诊检测甲状腺功能和自身抗体，根据 TSH 水平调整 L–T_4。如果不能就诊，可以自行增加原有 L–T_4 剂量的 25% ~ 30%，以使妊娠早期 TSH 0.1 ~ 2.5mIU/L、妊娠中期 TSH 0.2 ~ 3.0mIU/L、妊娠晚期 0.3 ~ 3.0mIU/L 及血清 FT_4 处于妊娠特异正常范围。

妊娠期甲减：建议选用 L–T_4 治疗，不建议使用 T_3 或甲状腺素片。①甲减合并妊娠者，完全替代剂量 1.6 ~ 1.8μg/（kg·d）；②亚临床甲减合并妊娠者，完全替代剂量 1.6 ~ 1.8μg/（kg·d）；③妊娠期甲减者，首剂推荐剂量 50 ~ 100μg/d，随孕期增加而增加，完全替代剂量 2.0 ~ 2.4μg/（kg·d）；④孕期亚临床甲减合并甲状腺自身抗体阳性者，首剂推荐剂量：25 ~ 50μg/d；⑤单纯孕期亚临床甲减者，目前诊疗存在争议，我国指南既不推荐用药也不反对用药，但部分专家认为预防性使用 L–T_4 所带来的药物不良反应远远不及甲减带来的母婴伤害，遂建议预防性使用 L–T₄,治疗同孕期临床甲减;⑥孕期单纯性甲状腺素血症,暂不推荐予以干预。

哺乳期甲减:由于 L–T₄ 的需求量增加是妊娠期特有改变,因此建议孕前发现甲减者产后 L–T₄ 用量应降至妊娠前水平;孕期发现甲减者产后停用 L–T₄。建议产后 6 周根据甲状腺功能复查结果调整用药。

4.2.2.4　治疗药物

甲状腺激素:左甲状腺素。

左甲状腺素　Levothyroxine

【适应证】本品为甲状腺激素类药物。适用于甲状腺功能减退的替代治疗。

【用法和用量】口服。甲减合并妊娠者:完全替代剂量 1.6 ~ 1.8μg/(kg·d)。亚临床甲减合并妊娠者:完全替代剂量 1.6 ~ 1.8μg/(kg·d)。妊娠期甲减者:首剂推荐剂量 50 ~ 100μg/d,随孕期增加而增加,完全替代剂量 2.0 ~ 2.4μg/(kg·d)。孕期亚临床甲减合并甲状腺自身抗体阳性者:首剂推荐剂量 25 ~ 50μg/d。单纯孕期亚临床甲减者:完全替代剂量 1.6 ~ 1.8μg/(kg·d)。孕期单纯性甲状腺素血症:暂不推荐予以干预。

【不良反应】剂量过度:心绞痛、心律失常、心悸、腹泻、呕吐、震颤、兴奋、头痛、不安、失眠、多汗、潮红、体重减轻、骨骼肌痉挛等,通常在减少用量或停药数日后,上述表现消失。

【禁忌证】对本药过敏、非甲状腺功能低下性心衰、快速型心律失常者、近期出现心肌梗死者禁用。

【注意事项】①有心血管疾病患者,有心肌缺血或糖尿病者慎重用药。②有垂体功能减低或肾上腺皮质功能减退者,如需补充甲状腺制剂,在给左甲状腺素钠以前数日应先用肾上腺皮质激素。③在甲状腺替代治疗期间,必须严密监护,避免造成过低或过高的甲状腺功能,以免对胎儿及婴儿造成不良影响。微量的甲状腺激素可从乳汁中排出。

【FDA 妊娠期药物安全性分级】A 级。左甲状腺素是一种可由母亲和胎儿自然产生的甲状腺激素。在妊娠期可用于治疗甲状腺功能减退症。已有证据显示母儿间足够量的左甲状腺素转运可用于防止胎儿和新生儿先天性甲状腺功能低下。但不宜将左甲状腺素与抗甲状腺药物联合应用以治疗甲状腺功能亢进症,因有效剂量的抗甲状腺药物能通过胎盘,因此合用左甲状腺素治疗需要更高剂量的抗甲状腺药物,这样可能会导致胎儿甲状腺功能减退。

【哺乳期药物安全性分级】L1 级。母乳中左甲状腺素水平很低,不能产生保护甲状腺功能减退婴儿完全避免其产生疾病的相应效应,同样其水平太低也不至于干扰新生儿甲状腺筛查,目前未见经乳汁导致婴儿不良反应的报道。但母乳喂养比人工喂养能够提供给先天性甲状腺功能减退的婴儿更好的保护。美国儿科学会将左甲状腺素列为可母乳喂养的药物。

【制剂与规格】左甲状腺素钠片:2μg/ 片、50μg/ 片、100μg/ 片。

(何艳玲 黄素然 李振华)

参 考 文 献

[1] American College of Obstetricians and Gynecologists(ACOG). Gestational Diabetes Mellitus[J]. Obstet Gynecol., 2018, 131(2): e49-64.

[2] 中华医学会糖尿病学会. 中国 2 型糖尿病防治指南(2017 版)[J]. 中华糖尿病杂志, 2018, 10(1): 4-67.

[3] American Diabetes Association(ADA). Standards of Medical Care in Diabetes[J]. Diabetes Care, 2019, 42(1): S13-S28.

[4] 中华医学会内分泌学分会. 妊娠和产后甲状腺疾病诊治指南[J]. 中华内分泌代谢杂志, 2012, 28(5): 354-371.

[5] ROWE, HILARY E. Medications & Mothers' Milk. 17th ed[M]. New York: Springer, 2017.

[6] American Thyroid Association(ATA). Diagnosis and Management of Thyroid Disease During Pregnancy and the Postpartum.[J]. Thyroid, 2017, 27(3): 315-389.

[7] GERALD G. BRIGGS, ROGERE K. FREEMAN. Drugs in pregnancy and Lactation 10th ed[M]. Philadelphia: Wolters Kluwer Health, 2015.

[8] 赵霞, 张伶俐. 临床药物治疗学妇产科学疾病[M]. 北京: 人民卫生出版社, 2016.

第5章 血液系统疾病用药

5.1 贫 血

5.1.1 疾病简述

贫血是指人体外周血红细胞容量减少,低于正常范围下限的一种常见的临床症状。由于妊娠期血容量增加,且血浆增加多于红细胞增加,致使血液稀释。世界卫生组织推荐,妊娠期血红蛋白(Hb)浓度 <110g/L 及血细胞比容 <0.33 时,可诊断为妊娠合并贫血。根据 Hb 水平分为轻度贫血(100~109g/L)、中度贫血(70~99g/L)、重度贫血(40~69g/L)和极重度贫血(<40g/L)。最近 WHO 资料表明,50% 以上的孕妇合并贫血,以缺铁性贫血最常见,占 95%,巨幼红细胞性贫血较少见,再生障碍性贫血及地中海贫血更少见。

5.1.2 诊断标准

5.1.2.1 缺铁性贫血 由于妊娠期胎儿生长发育及妊娠期血容量的增加,孕妇对铁的需要量增加,尤其在妊娠后期,孕妇对铁摄取不足或吸收不良所致的贫血称为缺铁性贫血。严重缺铁性贫血易造成围产儿及孕妇死亡,应高度重视。

(1)病史和临床表现:既往有月经过多等慢性失血性疾病史,或长期偏食、孕早期呕吐、胃肠功能紊乱导致的营养不良等病史。轻者无明显症状,重者可有乏力、头晕、心悸、食欲缺乏、腹胀、腹泻、皮肤黏膜苍白、皮肤毛发干燥、指甲脆薄以及口腔炎、舌炎等。

(2)实验室检查

1)外周血象:妊娠期或产褥期,血红蛋白 <110g/L 即为贫血;其他相应指标也低,例如红细胞 <3.5×10^{12}/L、血细胞比容 <0.33 等。而白细胞计数及血小板计数均在正常范围。

2)铁代谢检查:血清铁蛋白是评估铁缺乏最有效和最容易获得的指标。2014 年《妊娠期铁缺乏和缺铁性贫血诊治指南》建议,孕妇缺铁性贫血根据储存铁水平分为 3 期。铁减少期,体内储存铁下降,血清铁蛋白 <20μg/L,转铁

蛋白饱和度及 Hb 正常;缺铁性红细胞生成期,红细胞摄入铁降低,血清铁蛋白 <20μg/L,转铁蛋白饱和度 <15%, Hb 正常;缺铁性贫血期,红细胞内 Hb 明显减少,血清铁蛋白 <20μg/L,转铁蛋白饱和度 <15%, Hb<110g/L。

3）骨髓检查:诊断困难时可作骨髓检查,骨髓象为红细胞系统增生活跃,中、晚幼红细胞增多。

5.1.2.2　巨幼红细胞性贫血　是由叶酸和 / 或维生素 B_{12} 缺乏引起的贫血。可发生于妊娠的任何阶段,多半发生于妊娠中、晚期,以产前 4 周及产褥早期最多。发生于妊娠 30 周之前者,多与双胎妊娠、感染、摄取不足或应用影响叶酸吸收的药物造成叶酸缺乏有关。

（1）病史和临床表现:通常患者起病缓慢特别是维生素 B_{12} 缺乏者。患者就诊时往往表现为中度至重度贫血。除贫血的一般表现,如乏力、易倦、头晕、活动后心悸气促等外,部分患者伴有轻度黄疸。可同时出现白细胞和血小板减少,但发生感染和出血者少见。除贫血直接作用外,DNA 合成障碍也可影响到增生旺盛的上皮细胞,如口腔黏膜、舌乳突、胃肠道黏膜的上皮细胞等。常见症状有食欲缺乏、腹胀、腹泻、便秘等,部分患者可发生舌炎、舌乳突萎缩,表现为舌质绛红（牛肉舌）、味觉消失,多见于恶性贫血。

（2）实验室检查:①外周血象为大细胞性贫血,血细胞比容降低,红细胞平均体积 >100fl,红细胞平均血红蛋白含量 >32pg,大卵圆形红细胞增多,中性粒细胞核分叶过多,网织红细胞大多减少。约 20% 的患者同时伴有白细胞和血小板的减少。②骨髓象:红细胞系统呈巨幼细胞增多,巨幼细胞系列占骨髓细胞总数的 30% ~ 50%,核染色质疏松,可见核分裂。严重者可出现类红血病或类白血病反应,但巨核细胞数量不减少。③叶酸和维生素 B_{12} 的测定:血清叶酸值 <6.8nmol/L（3ng/ml）、红细胞叶酸值 <227nmol/L（100ng/ml）提示叶酸缺乏。若叶酸值正常,应测孕妇血清维生素 B_{12},若 <74pmol/L 提示维生素 B_{12} 缺乏。

5.1.2.3　再生障碍性贫血　简称再障,包括原发性与继发性再障两种情况,是由多种原因引起骨髓造血干细胞增殖与分化障碍,导致全血细胞（红细胞、白细胞、血小板）减少为主要表现的一组综合征。国内报道,妊娠合并再障的发生率为 0.03% ~ 0.08%。

妊娠合并再障以慢性居多,起病缓慢,主要表现为进行性贫血,少数患者因皮肤及内脏出血或反复感染就诊。贫血呈正常细胞型,全血细胞减少。骨髓相见多部位增生减低或重度减低,有核细胞甚少,幼粒细胞、幼红细胞、巨核细胞均减少,淋巴细胞相对增高。

5.1.2.4　地中海贫血　简称地贫,是最常见的遗传性溶血性疾病,因首先在地中海地区发现而得名。我国长江以南各省是地贫的高发区,特别是广东及广西两省地贫基因缺陷发生率分别高达 10% 及 20%。

（1）血液学表型筛查：①全血细胞分析，若红细胞平均体积 <82fl，红细胞平均血红蛋白含量 <27pg，则筛查阳性，需要进一步检查。②红细胞脆性一管定量法，如果 <60% 可判定为地贫（轻型，携带者）。③血红蛋白电泳，正常成人的 HbA$_2$ 为 2.5% ~ 3.5%，HbF 为 0 ~ 2.5%。静止型和轻型 α 地贫 HbA$_2$ 和 HbF 含量往往正常或稍低，轻型 β 地贫 HbA$_2$>3.5%，HbF 含量正常或增高。

（2）基因诊断：产前诊断宜在妊娠 24 周前进行，可以采集绒毛或羊水提取 DNA 后，进行基于完整家系分析的基因诊断和产前诊断。

5.1.3　治疗方案

5.1.3.1　缺铁性贫血　铁缺乏和轻、中度贫血的孕妇以口服铁剂治疗为主，并改善饮食，进食富含铁的食物。重度贫血的孕妇口服铁剂或注射铁剂治疗，还可以少量多次输注浓缩红细胞。极重度贫血者首选输注浓缩红细胞，待 Hb 达到 70g/L、症状改善后，可改为口服铁剂或注射铁剂治疗。治疗至 Hb 恢复正常后，应继续口服铁剂 3 ~ 6 个月或至产后 3 个月。

（1）饮食：通过饮食指导可增加铁摄入和铁吸收。孕妇对铁的生理需求量比月经期高 3 倍，且随妊娠进展增加，妊娠中晚期需要每日摄入元素铁 30mg。孕妇膳食铁吸收率约为 15%（1% ~ 40%），血红素铁比非血红素铁更容易吸收，膳食铁中 95% 为非血红素铁。含血红素铁的食物有红色肉类、鱼类及禽类等，含维生素 C 的食物可促进铁吸收，牛奶及奶制品可抑制铁吸收。

（2）补充铁剂：首选口服铁剂，妊娠期和哺乳期可选用的口服铁剂有硫酸亚铁、琥珀酸亚铁、葡萄糖酸亚铁、蛋白琥珀酸铁、多糖铁复合物等。在大多数情况下，这些铁剂都是同等有效的。

诊断明确的缺铁性贫血的孕妇应每日补充元素铁 0.1 ~ 0.2g，治疗 2 周后复查 Hb 评估疗效，通常 2 周后 Hb 水平增加 10g/L，3 ~ 4 周后增加 20g/L，治疗至 Hb 恢复正常后，应继续口服铁剂 3 ~ 6 个月或至产后 3 个月。非贫血孕妇如果血清铁蛋白 <30μg/L，应每日摄入元素铁 60mg，治疗 8 周后评估疗效。患血红蛋白病的孕妇如果血清铁蛋白 <30μg/L，可予口服铁剂。治疗效果取决于补铁开始时的 Hb 水平、铁储存状态、持续丢失量和铁吸收量。如果存在营养素缺乏、感染、慢性肾炎等情况，也影响疗效。为了避免食物抑制非血红素铁的吸收，建议进食前 1 小时口服铁剂，与维生素 C 同服，以增加吸收率。口服铁剂避免与其他药物同时服用。口服铁剂的患者尤其是服用硫酸亚铁的患者中，多达 70% 会出现胃肠道不良反应，此外，约有 1/3 的患者出现剂量相关的不良反应。补充元素铁 ≥ 每日 0.2g 时容易出现恶心和上腹部不适等胃肠道症状。较低铁含量制剂可减轻胃肠道症状。对 Hb<100g/L 的无症状产妇，在

产后每日补充元素铁 0.1～0.2g，持续 3 个月，治疗结束时复查 Hb 和血清铁蛋白。不能耐受口服铁剂、依从性不确定或口服铁剂无效者可选择注射铁剂。

注射铁剂可更快地恢复铁储存，升高 Hb 水平，可选用的注射铁剂有山梨醇铁、右旋糖酐铁以及蔗糖铁。注射铁剂的剂量取决于孕妇体重和 Hb 水平，目标是使 Hb 达到 110g/L。目前较推荐蔗糖铁，右旋糖酐铁可能出现严重不良反应，如曾引起过全身性过敏反应和休克，包括致死事件。随机对照试验结果表明，静脉注射铁剂能使 Hb 水平快速并持续增长，其疗效优于口服硫酸亚铁。

美国食品与营养委员会建议，哺乳期妇女每日通过饮食摄入 9～10mg 铁。铁缺乏的哺乳期妇女适宜补铁。铁转运进入乳汁的量很少，因此铁补充剂不太可能升高乳汁中的铁浓度。美国食品药物管理局认为铁补充剂是安全的，且铁补充剂常被产后妇女使用。

（3）输血：输注浓缩红细胞是治疗重度贫血的重要方法之一。Hb<70g/L 者建议输血；Hb 在 70～100g/L 之间，根据患者手术与否和心脏功能等因素，决定是否需要输血，输血同时可口服或注射铁剂。由于贫血孕妇对失血耐受性低，如产时出现明显失血应尽早输血。有出血高危因素者应在产前备血。

（4）预防产时并发症：①临产后备血，酌情给维生素 K_1、维生素 C 等。②严密监护产程，防止产程过长，阴道助产以缩短第二产程。③当胎儿前肩娩出后，给予宫缩剂，以防产后出血。出血多时应及时输血。④产程中严格无菌操作，产后给广谱抗生素预防感染。

5.1.3.2　巨幼红细胞性贫血

（1）叶酸，一次 10～20mg，一日 3 次，口服。吸收不良者肌内注射叶酸一日 10～30mg，直至症状消失、血象恢复正常，改用预防性治疗量维持。若治疗效果不显著，应检查有无缺铁，缺铁时应同时补给铁剂。有神经系统症状者，单独用叶酸有可能使神经系统症状加重，应及时补充维生素 B_{12}。

（2）维生素 B_{12}，一次 100μg，一日 1 次，肌内注射，连续 14 日，以后每周 2 次。

（3）血红蛋白 <60g/L 时，可少量间断输新鲜血或浓缩红细胞。

（4）分娩时避免产程过长，预防产后出血，预防感染。

5.1.3.3　再生障碍性贫血　再障患者在病情未缓解之前应避孕。若已妊娠，在妊娠早期应做好输血准备的同时行人工流产。妊娠中、晚期应严密监护，注意休息，减少感染机会，间断吸氧，少量、间断、多次输入新鲜血或成分输血。有明显出血倾向者，给予糖皮质激素治疗，有刺激红细胞生成作用。

5.1.3.4　地中海贫血

（1）对于重型 β 地贫患者，建议能够通过输血维持血红蛋白在 100g/L 且功能正常并接受去铁治疗者方可考虑妊娠。

（2）妊娠期间地贫的处理主要是监测血红蛋白水平及心脏功能,通过输血维持 Hb 达到或接近 100g/L,暂停去铁胺等药物治疗。

（3）妊娠期间如地贫并未合并 IDA,不必进行补铁治疗。

5.1.4　治疗药物

维生素:叶酸、维生素 B$_{12}$、复合维生素。

铁剂:多糖铁复合物、蛋白琥珀酸铁、琥珀酸亚铁、富马酸亚铁、硫酸亚铁、葡萄糖酸亚铁、山梨醇铁、右旋糖酐铁、蔗糖铁。

叶酸　Folic Acid

【适应证】本品为维生素类药品。适用于叶酸缺乏引起的巨幼细胞性贫血;预防胎儿先天神经管畸形;妊娠期、哺乳期妇女预防给药;慢性溶血性贫血所致的叶酸缺乏。

【用法和用量】口服:一次 5～10mg,一日 3 次;妊娠期、哺乳期妇女预防用药一次 0.4mg,一日 1 次;预防胎儿先天神经管畸形一次 0.8mg,一日 1 次。肌内注射:一次 10～30mg,一日 1 次。

【不良反应】不良反应较少,罕见过敏反应。长期用药可出现畏食、恶心、腹胀等胃肠道症状。大量服用叶酸时,可使尿液呈黄色。

【禁忌证】对本品过敏者禁用。

【注意事项】①严格按照用法用量服用,服用其他含有叶酸的复合维生素类药物或保健食品,或需加量请咨询医师。②过敏体质者慎用。③维生素 B$_{12}$ 缺乏引起的巨幼细胞贫血不能单用叶酸治疗。④不宜与其他药物混合使用。⑤有神经系统症状者,单独用叶酸有可能使神经系统症状加重,应引起注意。

【FDA 妊娠期药物安全性分级】A 级;C 级(如剂量超过美国的每日推荐摄入量)。为确保母儿的健康,美国疾病控制与预防中心和美国健康中心建议所有育龄妇女在开始怀孕时每日摄入 0.4mg 叶酸,无论是从食物中获得还是由药物补充。证据提示孕早期干扰叶酸的代谢或因药物导致叶酸缺乏(如抗惊厥药、抗癫痫药)会导致先天异常的发生;有证据显示非药物诱导叶酸缺乏或异常叶酸代谢与出生缺陷及一些神经管缺陷有关;缺乏叶酸或叶酸代谢不良可能会造成自发性流产和胎儿宫内生长受限。

【哺乳期药物安全性分级】L1 级。美国儿科学会认为哺乳期妇女补充叶酸是合适的。

【制剂与规格】叶酸片:0.4mg/ 片、5mg/ 片;叶酸注射液:2ml:30mg/ 支。

维生素 B$_{12}$　Vitamin B$_{12}$

【适应证】本品为维生素类药品。适用于内因子缺乏所致的巨幼细胞性贫血。

【用法和用量】口服：一日 25～100μg 或隔日 50～200μg，分次服用。肌内注射：一次 100μg，一日 1 次，共 2 周，后改为每周 2 次。

【不良反应】肌内注射偶可引起皮疹、瘙痒、腹泻及过敏性哮喘，极个别有过敏性休克。低血钾及高尿酸。

【禁忌证】尚不明确。

【注意事项】①维生素 B$_{12}$ 缺乏可同时伴有叶酸缺乏，如以维生素 B$_{12}$ 治疗，宜同时补充叶酸。②可出现严重低血钾现象，在起始 48 小时，宜查血钾。③可致过敏反应，甚至过敏性休克，不宜滥用。④有条件时，用药过程中应监测血中维生素 B$_{12}$ 浓度。⑤痛风患者使用本品可能发生高尿酸血症。

【FDA 妊娠期药物安全性分级】C 级。孕期轻度的维生素 B$_{12}$ 缺乏很普遍，不会对母体或胎儿造成明显的危害，孕期严重的维生素 B$_{12}$ 缺乏会引起巨幼红细胞性贫血、继发性不孕以及不良妊娠结局。不论是通过饮食还是维生素 B$_{12}$ 补充剂，在妊娠期都推荐摄入膳食允许量（RDA）的维生素 B$_{12}$。

【哺乳期药物安全性分级】L1 级。美国国家科学院对哺乳期妇女的维生素 B$_{12}$ 的 RDA 为 2.6μg，如果哺乳期妇女的饮食能提供此剂量的维生素 B$_{12}$，则无须另外添加维生素 B$_{12}$ 补充剂。维生素 B$_{12}$ 的 RDA 是针对那些摄取不足的妇女所建议的。美国儿科学会将维生素 B$_{12}$ 列为可母乳喂养的药物。

【制剂与规格】维生素 B$_{12}$ 片：25μg/ 片；维生素 B$_{12}$ 注射液：1ml：100μg/ 支、1ml：200μg/ 支、1ml：250μg/ 支、1ml：500μg/ 支、1ml：1 000μg/ 支。

复合维生素　Vitamin Complex

【适应证】本品为维生素类药品。用于预防妊娠期因缺铁和叶酸所致的贫血，用于妊娠期和哺乳期妇女对维生素、矿物质和微量元素的额外需求。

【用法和用量】口服。一次 1 片，一日 1 次，与早餐同时服用；如存在晨起恶心现象，可在中午或者晚上服用。

【不良反应】本品耐受良好，少数病例会出现胃肠道功能紊乱（如便秘），但一般不需停药。某些敏感的妇女可能会出现过度兴奋，故此类患者避免在晚间服用。如出现任何不良事件或反应，请咨询医师。

【禁忌证】对本品过敏者禁用。高维生素 A 血症、高维生素 D 血症、高钙血症、高钙尿症者禁用。肾功能不全、铁蓄积、铁利用紊乱者禁用。

【注意事项】①请严格按推荐剂量服用。②由于含铁，本药可改变粪便的颜色使之变黑，但无临床意义。③过敏体质者慎用。④本品性状发生改变时禁止使用。⑤如正在使用其他药品,使用本品前请咨询医师或药师。

【FDA 妊娠期药物安全性分级】A 级;D 级(如剂量超过美国的每日推荐摄入量)。建议正常健康饮食的孕妇每日使用推荐量的复合维生素。

【哺乳期药物安全性分级】L3 级。哺乳期适用。

【制剂与规格】复合维生素片:12 种维生素

维生素 A(4000 国际单位)	1.2mg
维生素 B_1	1.6mg
维生素 B_2	1.8mg
维生素 B_6	2.6mg
维生素 B_{12}	4.0μg
维生素 C	0.1g
维生素 D_3(500 国际单位)	12.5μg
维生素 E	15mg
生物素	0.2mg
叶酸	0.8mg
烟酰胺	19mg
泛酸钙	10mg
7 种矿物质和微量元素	
钙	0.125g
镁	0.1g
磷	0.125g
铜	1mg
铁	60mg
锰	1mg
锌	7.5mg

多糖铁复合物　Iron Polysaccharide Complex

【适应证】本品为铁补充剂。适用于单纯性缺铁性贫血。

【用法和用量】口服:一次 0.15 ~ 0.3g(以铁计算),一日 1 次。

【不良反应】极少出现胃刺激或便秘。

【禁忌证】肝肾功能严重损害,尤其是伴有未经治疗的尿路感染患者禁用。铁负荷过高、血色病或含铁血黄素沉着症患者禁用。非缺铁性贫血(如地中海贫血)患者禁用。

【注意事项】①不得长期使用,治疗期间定期检查血象和血清铁水平。②由于铁未完全吸收,可产生黑便,不影响用药。③不可与茶、咖啡同服,否则,影响铁的吸收。④宜餐时或餐后服用,以减轻胃部刺激。⑤下列情况慎用:酒精中毒、肝炎、急性感染、肠道炎症、胰腺炎、胃与十二指肠溃疡、溃疡性肠炎。

【FDA妊娠期药物安全性分级】暂无。治疗剂量的铁对胎儿无不良影响。

【哺乳期药物安全性分级】暂无。治疗剂量的铁对哺乳无不良影响。

【制剂与规格】多糖铁复合物胶囊:0.15g/粒(以铁计算)。

蛋白琥珀酸铁　Iron Proteinsuccinylate

【适应证】本品为铁补充剂。适用于由于铁的摄入量不足或吸收障碍、急性或慢性失血以及感染所引起的隐性或显性缺铁性贫血,妊娠期及哺乳期贫血等绝对和相对缺铁性贫血。

【用法和用量】口服:每日15~30ml,分2次餐前服用。

【不良反应】偶有发生。药物过量时易发生胃肠功能紊乱,减量或停药后可消失。

【禁忌证】对本药过敏者禁用。含铁血黄素沉着、血色素沉着、再生障碍性贫血、溶血性贫血、铁利用障碍性贫血、慢性胰腺炎和肝硬化患者禁用。

【注意事项】在开始治疗前,应先找出产生贫血的原因。本品尤其适用于妊娠期与哺乳期妇女贫血的治疗。本品不会引起成瘾性。本品不影响患者驾驶车辆及操作机器。

【FDA妊娠期药物安全性分级】暂无。妊娠期适用。

【哺乳期药物安全性分级】暂无。哺乳期适用。

【制剂与规格】蛋白琥珀酸铁口服溶液:15ml/瓶。

硫酸亚铁　Ferrous Sulfate

【适应证】本品为铁补充剂。适用于缺铁性贫血。

【用法和用量】口服。预防用:一次0.3g,一日1次;治疗用:一次0.3g,一日3次,或一次0.45g,一日2次。

【不良反应】可见胃肠道不良反应,如恶心、呕吐、上腹疼痛、便秘。可减少肠蠕动,引起便秘,并排黑便。

【禁忌证】肝肾功能严重损害,尤其是伴有未经治疗的尿路感染者禁用。铁负荷过高、血色病或含铁血黄素沉着症患者禁用。非缺铁性贫血(如地中海贫血)患者禁用。

【注意事项】①用于日常补铁时,应采用预防量。②治疗剂量不得长期使用,应在医师确诊为缺铁性贫血后使用,且治疗期间应定期检查血象和血清铁水平。③酒精中毒、肝炎、急性感染、肠道炎症、胰腺炎等患者慎用;胃与十二指肠溃疡、溃疡性肠炎患者慎用。④不应与浓茶同服。⑤宜在餐时或餐后服用,以减轻胃部刺激。⑥如服用过量或出现严重不良反应,应立即就医。⑦对本品过敏者禁用,过敏体质者慎用。⑧本品性状发生改变时禁止使用。⑨如正在使用其他药品,使用本品前请咨询医师或药师。

【FDA 妊娠期药物安全性分级】暂无。

【哺乳期药物安全性分级】L1 级。铁缺乏的哺乳期妇女适宜使用。

【制剂与规格】硫酸亚铁片:0.3g/ 片;硫酸亚铁缓释片:0.45g/ 片。

富马酸亚铁 Ferrous Fumarate

【适应证】本品为铁补充剂。适用于缺铁性贫血。

【用法和用量】口服。预防用:一次 0.2g,一日 1 次;治疗用:一次 0.2 ~ 0.4g,一日 3 次。

【不良反应】可见胃肠道不良反应,如恶心、呕吐、上腹疼痛、便秘。可减少肠蠕动,引起便秘,并排黑便。

【禁忌证】对本品过敏者禁用。肝肾功能严重损害,尤其是伴有未经治疗的尿路感染者禁用。铁负荷过高、血色病或含铁血黄素沉着症患者禁用。非缺铁性贫血(如地中海贫血)患者禁用。

【注意事项】见“硫酸亚铁”注意事项。

【FDA 妊娠期药物安全性分级】暂无。

【哺乳期药物安全性分级】L1 级。铁缺乏的哺乳期妇女适宜使用。

【制剂与规格】富马酸亚铁片:35mg/ 片、50mg/ 片、75mg/ 片、0.2g/ 片。

琥珀酸亚铁 Ferrous Succinate

【适应证】本品为铁补充剂。适用于缺铁性贫血。

【用法和用量】口服。预防用:一次 0.2g,一日 1 次;治疗用:一次 0.1 ~ 0.2g,一日 3 次。

【不良反应】可见胃肠道不良反应,如恶心、呕吐、上腹疼痛、便秘。可减少肠蠕动,引起便秘,并排黑便。

【禁忌证】对本品过敏者禁用。肝肾功能严重损害,尤其是伴有未经治疗的尿路感染者禁用。铁负荷过高、血色病或含铁血黄素沉着症患者禁用。非缺铁性贫血(如地中海贫血)患者禁用。

【注意事项】见“硫酸亚铁”注意事项。

【FDA 妊娠期药物安全性分级】暂无。

【哺乳期药物安全性分级】暂无。

【制剂与规格】琥珀酸亚铁片:0.1g/ 片;琥珀酸亚铁缓释片:0.2g/ 片;琥珀酸亚铁胶囊:0.1g/ 粒;琥珀酸亚铁颗粒:0.03g/ 包、0.1g/ 包。

葡萄糖酸亚铁 Ferrous Gluconate

【适应证】本品为铁补充剂。适用于缺铁性贫血。

【用法和用量】口服。预防用：一次 0.3g，一日 1 次；治疗用：一次 0.3～0.6g，一日 3 次。

【不良反应】可见胃肠道不良反应，如恶心、呕吐、上腹疼痛、便秘。可减少肠蠕动，引起便秘，并排黑便。

【禁忌证】对本品过敏者禁用。肝肾功能严重损害，尤其是伴有未经治疗的尿路感染者禁用。铁负荷过高、血色病或含铁血黄素沉着症患者禁用。非缺铁性贫血（如地中海贫血）患者禁用。

【注意事项】见"硫酸亚铁"注意事项。

【FDA 妊娠期药物安全性分级】暂无。

【哺乳期药物安全性分级】L1 级。铁缺乏的哺乳期妇女适用。

【制剂与规格】葡萄糖酸亚铁片：0.1g/ 片、0.3g/ 片；葡萄糖酸亚铁胶囊：0.25g 粒、0.3g/ 粒、0.4g/ 粒；葡萄糖酸亚铁糖浆：10ml：0.25g/ 瓶、10ml：0.3g/ 瓶。

山梨醇铁 Iron Sorbitex

【适应证】本品为铁补充剂。一般不作为铁剂的首选品种，主要用于预防和治疗各种不宜口服铁剂者，如溃疡性结肠炎或口服治疗无效的缺铁性贫血或者是需要迅速纠正贫血状况者。

【用法和用量】深部肌内注射：一次 1～2ml，每 1～3 日 1 次。

【不良反应】注射后呐有金属味及注射局部疼痛。少数患者可有发热、心动过速及关节痛等过敏反应。个别患者因肌内注射本品出现过敏性休克和 / 或心脏毒性而死亡。

【禁忌证】血色病或含铁血黄素沉着症者禁用。溶血性贫血禁用。已知对铁过敏者及肝肾功能损害者禁用。

【注意事项】①需深部肌内注射，进针及出针速度要快，以免药液渗出至皮下。②不宜同时口服铁剂，以免发生毒性反应。③注射本品后，血红蛋白未见逐渐升高应即停药。④本制剂不能静脉注射。

【FDA 妊娠期药物安全性分级】暂无。FDA 提示，研究中未见对胎儿或婴儿有危害性。

【哺乳期药物安全性分级】暂无。

【制剂与规格】山梨醇铁注射液：2ml：50mg/ 支。

右旋糖酐铁 Iron Dextran

【适应证】本品为铁补充剂。适用于缺铁性贫血，注射剂适用于不能口服铁剂或口服铁剂治疗不满意的缺铁患者。

【用法和用量】口服：一次 50～100mg，一日 1～3 次，饭后服。深部肌内注射：一次 0.1～0.2g（以铁计），每 1～3 日 1 次。右旋糖酐铁的主要不良反应为过敏反应，可在给药后的几分钟内发生。因此建议在给予患者初次剂量前先给予右旋糖酐铁 25mg，如 60 分钟后无不良反应发生，再给予剩余的剂量。静脉滴注：0.1～0.2g 右旋糖酐铁用 0.9% 氯化钠注射液或 5% 葡萄糖注射液稀释至 100ml。给予首次剂量时，应先缓慢滴注 25mg 至少 15 分钟，如无不良反应发生，可将剩余剂量在 30 分钟内滴注完毕。静脉注射：将相当于 0.1～0.2g 铁（2～4ml）的右旋糖酐铁用 0.9% 氯化钠注射液或 5% 葡萄糖注射液 10～20ml 稀释后缓慢静脉推注，同样在初次给药时先缓慢推注 25mg（1～2 分钟），如无不良反应发生，再给予剩余的剂量（0.2ml/min）。

【不良反应】急性过敏反应表现为呼吸困难、潮红、胸痛和低血压，发生率约 0.7%，缓慢静脉注射可降低急性严重反应。过敏反应一般出现在给予试验剂量时间内，最常见的不良反应是皮肤瘙痒（1.5%）、呼吸困难（1.5%）。其他不良反应有胸痛（1.0%）、恶心（0.5%）、低血压（0.5%）、淋巴结肿大（0.5%）、消化不良（0.5%）、腹泻（0.5%）、潮红（0.3%）、头痛（0.3%）、心脏停搏（0.2%）、关节肌肉疼痛（0.2%）等。偶见注射部位的静脉疼痛和感染的报道。

【禁忌证】非缺铁性贫血（如溶血性贫血）禁用。铁超负荷或铁利用紊乱禁用。已知对铁单糖或双糖的过度敏感禁用。代偿失调的肝硬化禁用。传染性肝炎禁用。急慢性感染的患者禁用。哮喘、湿疹或其他特应性变态反应患者禁用。

【注意事项】①任何右旋糖酐铁的肠道外给药都可能引起致命性的过敏反应。对药物有过敏史的患者这种可能性增加。右旋糖酐铁只能在可立即采取紧急措施的情况下给药。②给有自身免疫性疾病或有炎症的患者用药，可能会引起Ⅲ型变态反应。③静脉注射过快可能引起低血压。④肠道外途径给予铁剂可能引起过敏或中毒反应。⑤有动物和人体的资料显示，在同一部位反复肌内注射可出现肉瘤。⑥血浆铁蛋白在静脉注射后 7～9 日达到峰浓度，而在 3 周后又缓慢地回到基线。⑦测定骨髓的铁储备在右旋糖酐铁治疗的延长期没有意义，因为残留的右旋糖酐铁可能滞留于网状内皮细胞。

【FDA 妊娠期药物安全性分级】C 级。右旋糖酐铁注射液说明书提示右旋糖酐铁不应用于孕早期的妇女，对于孕中晚期和哺乳期的妇女若口服铁剂无效或不能口服者，可在医师指导下使用本品。

【哺乳期药物安全性分级】L2 级。右旋糖酐铁分子量大，不易进入乳汁。

【制剂与规格】右旋糖酐铁片：25mg/ 片、50mg/ 片；右旋糖酐铁注射液：2ml：50mg/ 支、2ml：0.1g/ 支、4ml：0.1g/ 支。

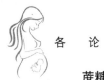

蔗糖铁 Iron Sucrose

【适应证】本品为铁补充剂。适用于治疗口服铁不能有效缓解的缺铁性贫血,各种严重铁缺乏需快速补铁者,对口服铁剂吸收障碍者,对口服铁剂不能耐受者。

【用法和用量】本品只能与0.9%氯化钠注射液混合使用,不能与其他的治疗药品混合使用,稀释后应在12小时内使用。本品应以滴注或缓慢注射的方式静脉给药,或直接注射到透析器的静脉端,该药不适合肌内注射或按照患者需要铁的总量一次全剂量给药。患者第一次治疗前,应按照推荐的方法先给予一个小剂量进行测试,1~2.5ml(20~50mg铁),如果在给药15分钟后未出现任何不良反应,继续给予余下的药液。

静脉滴注:本品的首选给药方式是静脉滴注(为了减少低血压发生和静脉外注射的危险)。1ml本品最多只能稀释到20ml 0.9%氯化钠注射液中,稀释液配好后应立即使用(如5ml本品最多稀释到100ml 0.9%氯化钠注射液中,而25ml本品最多稀释到500ml 0.9%生理盐水中)。药液的滴注速度应为,100mg铁滴注至少15分钟;0.2g至少滴注30分钟;0.3g至少滴注1.5小时;0.4g至少滴注2.5小时;0.5g至少滴注3.5小时。如果临床需要,本品的0.9%氯化钠注射液的稀释液体积可以小于特定的数量,配成较高浓度的药液,为保证药液的稳定,不允许将药液配成更稀的溶液。

静脉注射:本品可不经稀释缓慢静脉注射,注射速度为1ml/min,每次的最大注射剂量10ml本品(0.2g铁),静脉注射后,应伸展患者的胳膊。

往透析器里注射:本品可直接注射到透析器的静脉端,情况同前面的"静脉注射"。

根据下列公式计算总的缺铁量,以此确定每个患者的给药量。

$$总缺铁量[mg]=体重[kg]×(Hb目标值-Hb实际值)[g/L]×0.24+贮存铁量[mg]$$

体重≤35kg:Hb目标值=130g/L 贮存铁量=15mg/kg体重

体重>35kg:Hb目标值=150g/L 贮存铁量=500mg

【不良反应】罕见过敏反应。偶见:呐有金属味,头痛,恶心,呕吐,腹泻,肝酶升高,痉挛,胸痛,嗜睡,呼吸困难,肺炎,咳嗽,瘙痒等。极少数出现副交感神经系统兴奋,胃肠功能障碍,肌肉痛,发热,风疹,面部潮红,四肢肿胀,呼吸困难,过敏反应,在输液的部位发生静脉曲张、静脉痉挛。

【禁忌证】非缺铁性贫血者禁用。铁过量或铁利用障碍者禁用。已知对单糖或二糖铁复合物过敏者禁用。

【注意事项】①本品只能用于以通过适当的检查、适应证得到完全确认的患者(例如血清铁蛋白,血红蛋白,血细胞比容,红细胞计数,红细胞指

数 –MCV、MCH、MCHC ）。②非肠道使用的铁剂会引起有潜在致命的过敏反应或过敏样反应,轻度过敏反应应服用抗组胺类药物,重度过敏应立即给予肾上腺素。③有支气管哮喘、铁结合率低或叶酸缺乏的患者,应特别注意过敏反应或过敏样反应的发生。④有严重肝功能受损、过敏史或慢性感染的患者在使用本品时应小心。⑤如果本品注射速度太快,会引发低血压。⑥谨防静脉外渗漏。如果遇到静脉外渗漏,应按以下步骤进行处理:若针头仍然插着,用少量 0.9% 氯化钠注射液清洗。⑦本品不会影响驾驶和机械操作能力。

【FDA 妊娠期药物安全性分级】暂无。动物的生殖毒理研究表明:本品对非贫血的动物不会导致动物畸形和流产。然而,在孕早期不建议静脉补铁,在孕中期和孕晚期可在医师指导下使用。

【哺乳期药物安全性分级】L3 级。任何本品代谢物不会进入母乳中。

【制剂与规格】蔗糖铁注射液 : 5ml : 100mg/ 支、10ml : 200mg/ 支。

5.2　妊娠合并特发性血小板减少性紫癜

5.2.1　疾病简述

妊娠合并特发性血小板减少性紫癜是因免疫机制使血小板破坏增多的临床综合征,又称免疫性血小板减少性紫癜,是最常见的一种血小板减少性紫癜。其特点为血小板寿命缩短,骨髓巨核细胞增多,血小板更新率加速。临床上分为急性和慢性。急性多见于儿童,慢性好发于青年女性。因不影响受孕,妊娠合并特发性血小板减少性紫癜并不少见,本病是产科严重并发症之一。妊娠期血小板减少中,特发性血小板减少约占 74%。

5.2.2　诊断标准

妊娠合并特发性血小板减少性紫癜主要表现是皮肤黏膜出血和贫血。轻者仅有四肢及躯干皮肤的出血点、紫癜及瘀斑、鼻衄、牙龈出血,严重者可出现消化道、生殖道、视网膜及颅内出血。脾脏不大或轻度增大。实验室检查,血小板计数 $<100 \times 10^9$/L。往往当血小板 $<50 \times 10^9$/L 时才有症状。骨髓检查,巨核细胞正常或增多,至少不减少,而成熟型血小板减少。血小板抗体测定多为阳性。

5.2.3　治疗方案

妊娠合并特发性血小板减少性紫癜的患者一般不必终止妊娠,只有当严重血小板减少未获缓解,才需考虑终止妊娠。根据患者的孕期和血小板减少程度,可应用不同的方法,常用的方法有支持疗法、纠正贫血,除此之外,可根据病情选用以下方式治疗。①肾上腺皮质激素:首选药物。孕期血小板 <50×10⁹/L,有临床出血症状可应用泼尼松每日 40~100mg,待病情缓解后逐渐减量至每日 10~20mg 维持,该药能减少血管壁通透性而减少出血,抑制抗血小板抗体的合成及阻断巨噬细胞破坏已被抗体结合的血小板。②大剂量丙种球蛋白:能抑制自身抗体的产生,减少血小板的破坏。静脉滴注丙种球蛋白 0.4g/(kg·d),5~7 日为一疗程。③脾切除:糖皮质激素治疗血小板无改善,有严重出血倾向,血小板 <10×10⁹/L,可考虑脾切除,有效率达 70%~90%。手术最好在妊娠 3~6 个月期间进行。④输血小板:因血小板输入能刺激体内产生抗血小板抗体,加快血小板的破坏。因此,只有在血小板 <10×10⁹/L,并有出血倾向,为防止重要器官出血(脑出血),或分娩时应用。可输新鲜血或血小板悬液。

妊娠期、哺乳期可以使用的糖皮质激素除了有泼尼松之外,还有泼尼松龙和甲泼尼龙。这些激素均可在胎盘代谢,进入胎儿的比例 ≤10%。对妊娠期及哺乳期暴露于激素的婴儿随访 12 个月,未发现免疫功能异常。

妊娠期使用糖皮质激素与口面裂(包括唇裂、腭裂和唇腭裂)的相关性尚不清楚,可能也与用药剂量和适应证有关。此外,妊娠期糖皮质激素治疗可能会增加胎膜早破和胎儿宫内生长受限的风险。

大多数糖皮质激素均可少量分泌进入乳汁,但小剂量使用对哺乳期妇女并非禁忌,应尽可能使用小剂量替代产品,使用母乳喂养时若服用泼尼松剂量超过每日 20mg 或相当剂量者应弃去服药后 4 小时内的乳汁,在服药 4 小时后再进行哺乳,以减少婴儿的摄入量。

此外,免疫球蛋白也可作为本病的主要治疗药物之一,免疫球蛋白在妊娠期可以使用,其通常都是大分子物质,不能通过血乳屏障进入乳汁,可用于哺乳期妇女。

5.2.4　治疗药物

糖皮质激素:泼尼松、甲泼尼龙、泼尼松龙。
生物制品:人免疫球蛋白。

泼尼松　Prednisone

【适应证】本品为中效糖皮质激素。适用于过敏性与自身免疫性炎症疾病、胶原性疾病,如血小板减少性紫癜、粒细胞减少或缺乏。

【用法和用量】口服:一次 5~10mg,一日 10~60mg。对于系统性红斑狼疮、胃病综合征、溃疡性结肠炎、自身免疫性溶血性贫血等自身免疫性疾病,可一日 40 ~ 60mg,病情稳定后逐渐减量。

其他各项见 1.4 支气管哮喘。

甲泼尼龙　Methylprednisolone

【适应证】本品为中效糖皮质激素。糖皮质激素只能作为对症治疗,只有在某些内分泌失调的情况下,才能作为替代药品。适用于血小板减少性紫癜、粒细胞减少或缺乏。

【用法和用量】口服:开始时一般 16 ~ 40mg,分次服用。维持剂量为一日 4 ~ 8mg,分次服用。静脉滴注或静脉注射一般剂量:每次 10 ~ 40mg;最大剂量可用至 30mg/kg,大剂量静脉输注时速度不应过快,一般控制在 10 ~ 20 分钟,必要时每隔 4 小时可重复用药。静脉冲击疗法:0.8 ~ 1.0g 加入 5% 葡萄糖注射液 200 ~ 500ml,一日 1 次,4 小时以内滴完,连续 3 日。根据不同疾病的治疗需要,甲泼尼龙片的初始剂量可每日 4 ~ 48mg 之间调整。症状较轻者,通常给予较低剂量即可;某些患者则可能需要较高的初始剂量。当临床症状出现好转,应在适当的时段内逐量递减至初始剂量,直至能维持已有的临床效果的最低剂量,此剂量即为最佳维持剂量。这里必须强调的是,剂量需求不是一成不变的,必须根据治疗的疾病和患者的反应做个体化调整。也可采用隔日疗法(ADT)。

其他各项见 1.4 支气管哮喘。

泼尼松龙　Prednisolone

【适应证】本品为中效糖皮质激素。主要用于过敏性与自身免疫性炎症疾病,如血小板减少性紫癜、粒细胞减少或缺乏。

【用法和用量】口服:初始剂量一日 15 ~ 40mg(根据病情),需要时可用到 60mg 或 0.5 ~ 1mg/(kg·d),发热患者分 3 次服用,体温正常者每日晨起 1 次顿服。病情稳定后逐渐减量,维持量 5 ~ 10mg,视病情而定。肌内注射或关节腔注射:一日 10 ~ 40mg,必要时可加量。静脉滴注:一次 10 ~ 20mg,加入 5% 葡萄糖注射液 500ml 中静脉滴注。静脉注射:用于危重患者,一次 10 ~ 20mg,必要时可重复。

其他各项见 1.4 支气管哮喘。

人免疫球蛋白　Human Immunoglobulin

【适应证】本品为免疫球蛋白。适用于:①原发性免疫球蛋白缺乏症,如 X 连锁低免疫球蛋白血症,常见变异性免疫缺陷病、免疫球蛋白 G 亚型缺陷病;②继发性免疫球蛋白缺陷病,如重症感染等;③自身免疫性疾病,如原发性血小板减少性紫癜。

【用法和用量】静脉滴注：直接静脉滴注或以 5% 葡萄糖注射液稀释 1～2 倍作静脉滴注。开始滴注速度为 0.01～0.02ml/（kg·min）（1ml 约为 20 滴）。持续 15 分钟后若无不良反应，可逐渐加快速度。但滴注速度最快不得超过 0.08ml/（kg·min）。每个患者的最佳用药剂量和疗程应根据其具体病情而定。推荐剂量与疗程为①原发性免疫球蛋白 G 缺陷病，初始剂量 0.4g/kg，维持剂量 0.2～0.4g/kg，给药间隔时间视患者血清 IgG 水平和病情而定，一般一月 1 次。②重症感染，0.2～0.3g/（kg·d），连续 2～3 日。③原发性血小板减少性紫癜，0.4g/（kg·d），连续输注 5 日，维持剂量为一次 0.4g/kg，间隔时间视血小板计数和病情而定，一般一周 1 次。

【不良反应】一般无不良反应，极个别患者在输注时出现一过性头痛、心慌、恶心等不良反应，可能与输注速度过快或个体差异有关。上述反应大多轻微且常发生在输液开始 1 小时内，因此建议在输注的全过程定期观察患者的一般情况和生命特征，必要时减慢或暂停输注，一般无须特殊处理即可自行恢复。个别患者可在输注结束后发生上述反应，一般在 24 小时内均可自行恢复。

【禁忌证】对免疫球蛋白过敏或有其他严重过敏史者禁用。有 IgA 抗体的选择性 IgA 缺乏者禁用。

【注意事项】①本品只能静脉输注。②本品一旦开启应立即一次性用完，未用完部分应废弃，不得留作下次使用或分给他人使用。③本品虽然呈酸性（pH 4），但其缓冲能力极弱。有试验证明按 1g/kg 接受本品所承受的酸负载还不到正常人酸碱缓冲能力的 1%。因此，一般情况下无须考虑本品的酸负载。但有严重酸碱代谢紊乱的患者需大剂量输注本品时应慎用。④本品所含麦芽糖对受者的血糖测定可能产生干扰，因此使用本品的患者用血糖测定结果指导治疗时应考虑这一因素。⑤患者被动接受本品中各种抗体可能干扰某些血清学试验，导致假阳性结果，如库姆斯试验、CMV 血清学试验等。⑥运输及贮存过程中严禁冻结。

【FDA 妊娠期药物安全性分级】C 级。在妊娠期临床使用中没有任何不良反应的报道。

【哺乳期用药安全等级】L2 级。免疫球蛋白转运至乳汁的数据有限，但其分子量大，进入乳汁的量没有临床意义。

【制剂与规格】静脉注射用人免疫球蛋白（pH4）：50ml：2.5g/ 瓶、25ml：1.25g/ 瓶。

5.3　中性粒细胞减少和粒细胞缺乏

5.3.1　疾病简述

中性粒细胞减少（neutropenia）系指外周血循环中性粒细胞绝对数量明显减少（<2.0×10^9/L）；粒细胞缺乏（agranulocytosis）是中性粒细胞减少的一种严重形式，外周血中性粒细胞绝对计数 <0.5×10^9/L。

5.3.2　诊断标准

国内诊断标准如下：成人外周血白细胞 <4.0×10^9/L 为白细胞减少；成人外周血中性粒细胞绝对值 <2.0×10^9/L 为中性粒细胞减少；外周血中性粒细胞绝对值 <0.5×10^9/L 为粒细胞缺乏。

5.3.3　治疗方案

5.3.3.1　病因治疗　去除病因及治疗原发病。

5.3.3.2　对症治疗

（1）中性粒细胞减少：中性粒细胞计数在 1.0×10^9 ~ 1.5×10^9/L 范围的患者，宿主对细菌的防御反应能力无明显影响，一般不需要药物治疗；患者中性粒细胞计数在 0.5×10^9 ~ 1.0×10^9/L 之间，感染的风险轻度增加，当这类患者发生感染或发烧，应予处理。

1）控制感染：特别是细菌和真菌感染，应用有效抗菌药物加以控制。妊娠期患者应选用青霉素、头孢菌素、阿奇霉素等对胎儿较安全的药物，避免使用氨基糖苷类、喹诺酮类、四环素类抗菌药物。哺乳期患者应避免使用喹诺酮类、四环素类、氯霉素及磺胺类药物，使用这些药物时应暂停哺乳。

2）糖皮质激素和静脉注射免疫球蛋白：免疫因素所致者可试用泼尼松，口服一次 10 ~ 20mg，一日 3 次，因其副作用较多，不宜长期应用；对免疫介导的中性粒细胞减少，也可静脉注射免疫球蛋白，以升高中性粒细胞计数和改善感染并发症。妊娠期哺乳期可以使用的糖皮质激素除了有泼尼松之外，还有泼尼松龙和甲泼尼龙。

3）造血生长因子：包括粒细胞集落刺激因子和粒细胞巨噬细胞集落刺激因子，短期应用多有确切疗效，长期使用尚缺乏经验。虽然目前没有对孕妇使用粒细胞集落刺激因子和粒细胞巨噬细胞集落刺激因子进行评估的前瞻性试验，但在新生儿中性粒细胞减少的治疗中是安全的。哺乳期妇女使用该类药物的安全性尚未确定。

4）其他治疗：如维生素 B_4、维生素 B_6、鲨肝醇、利血生等，一般 2~3 种合用，疗效不定。

（2）粒细胞缺乏患者极易发生严重的细菌和真菌感染，危及生命，应采取严密消毒隔离措施，有条件时可置于"无菌室"中，作为经验性治疗应及时给予足量广谱抗生素，常用 β-内酰胺类。疑有真菌感染时应根据微生物学依据进行调整。

宜及早开始造血细胞因子治疗，粒细胞很快上升。粒细胞急剧下降者，可输新鲜血或输分离的白细胞，以协助机体控制感染。

5.3.4　治疗药物

维生素：维生素 B_4、维生素 B_6。

升血小板药：鲨肝醇、利血生。

糖皮质激素：泼尼松、甲泼尼龙、泼尼松龙（见 5.2 妊娠合并特发性血小板减少性紫癜）。

生物制品：人免疫球蛋白。

造血生长因子：粒细胞集落刺激因子、粒细胞巨噬细胞集落刺激因子。

维生素 B_4　Vitamin B_4

【适应证】本品为维生素类药物。适用于防治各种原因引起的白细胞减少症、急性粒细胞减少症，尤其是对肿瘤化学和放射治疗以及苯中毒等引起的白细胞减少症。

【用法和用量】口服。一次 10~20mg，一日 3 次。

【不良反应】推荐剂量下，未见明显不良反应。

【禁忌证】尚不明确。

【注意事项】由于本品为核酸前体，应考虑是否有促进肿瘤发展的可能性，权衡利弊后选用。

【FDA 妊娠期药物安全性分级】暂无。

【哺乳期药物安全性分级】暂无。

【制剂与规格】维生素 B_4 片：10mg/片。

维生素 B_6　Vitamin B_6

【适应证】本品为维生素类药物。适用于防治因大量或长期服用异烟肼等引起的周围神经炎、抽搐、昏迷。可能减轻部分患者妊娠、抗癌药和放射治疗引起的恶心、呕吐。可能有助于白细胞减少症。局部涂搽治疗痤疮、玫瑰痤疮和脂溢性湿疹等。与烟酰胺合用治疗糙皮病。用于其他维生素 B_6 缺乏症患者。

【用法和用量】口服。维生素 B_6 依赖综合征：开始一日 30～600mg，维持量一日 50mg，终身服用。维生素 B_6 缺乏症：一日 10～20mg，共 3 周，以后一日 2～3mg，持续数周。先天性代谢障碍病（胱硫醚病症、高草酸尿症、高胱氨酸尿症、黄嘌呤酸尿症）：一日 0.1～0.5g。药物引起维生素 B_6 缺少：预防一日 10～50mg（使用青霉胺），或一日 0.1～0.3g（使用环丝氨酸、乙硫异烟胺或异烟肼）；治疗一日 50～200mg，共 3 周，然后一日 25～100mg。遗传性铁粒幼细胞贫血：一日 0.2～0.6g，共 1～2 个月，然后一日 30～50mg，终身服用。乙醇中毒：一日 50mg。

肌内或静脉注射。药物性维生素 B_6 缺乏：一日 50～200mg，共 3 周，然后根据需要一日 25～100mg。解毒环丝氨酸中毒：一次 0.3g 或 0.3g 以上。异烟肼中毒：每 1g 异烟肼基于 1g 维生素 B_6 静脉注射。

【不良反应】维生素 B_6 在肾功能正常时几乎不产生毒性。若每日服用 0.2g，持续 30 日以上，曾报道可产生维生素 B_6 依赖综合征。每日应用 2～6g，持续几个月，可引起严重永久的周围神经病变，进行性步态不稳至足麻木、手不灵活，停药后可缓解，但仍软弱无力。

【禁忌证】对该药或其辅料过敏者禁用。

【注意事项】①不宜应用大剂量维生素 B_6 超过 RDA 规定的 10 倍以上量治疗某些未经证实有效的疾病。②维生素 B_6 影响左旋多巴治疗帕金森病的疗效，但对卡比多巴无影响。③对诊断的干扰：尿胆原试验呈假阳性。

【FDA 妊娠期药物安全性分级】A 级。孕妇接受大量维生素 B_6，可致新生儿产生维生素 B_6 依赖综合征和致畸胎，摄入正常需要量对胎儿无不良影响。

【哺乳期药物安全性分级】L2 级。乳母摄入正常需要量对婴儿无不良影响。

【制剂与规格】维生素 B_6 片：10mg/ 片；维生素 B_6 缓释片：50mg/ 片；维生素 B_6 注射液：1ml：25mg/ 支、1ml：50mg/ 支、2ml：0.1g/ 支。

鲨肝醇　Batilol

【适应证】本品为升白细胞药。用于治疗各种原因引起的白细胞减少症，如放射性、抗肿瘤药物等所导致的白细胞减少症。治疗不明原因导致的白细胞减少症。

【用法和用量】口服：一次 50～100mg，一日 3 次，疗程 4～6 周。

【不良反应】治疗剂量偶见口干、肠鸣音亢进。

【禁忌证】尚不明确。

【注意事项】①临床疗效与剂量相关，剂量过大或过小均影响效果，故应寻找最佳剂量。②对病程较短、病情较轻及骨髓功能尚好者,本品疗效较好。③用药期间应监测血常规。

【FDA 妊娠期药物安全性分级】暂无。

【哺乳期药物安全性分级】暂无。

【制剂与规格】鲨肝醇片:20mg/ 片、50mg/ 片。

利血生　Leucogen

【适应证】本品为升白细胞药。用于预防、治疗白细胞减少症及血小板减少症。

【用法和用量】口服:一次 20mg,一日 3 次,或遵医嘱。

【不良反应】尚未发现有关不良反应报道。

【禁忌证】对本品过敏者禁用。

【注意事项】急、慢性髓细胞白血病患者慎用。

【FDA 妊娠期药物安全性分级】暂无。

【哺乳期药物安全性分级】暂无。

【制剂与规格】利血生片:10mg/ 片、20mg/ 片。

人免疫球蛋白　Human Immunoglobulin

【适应证】本品为免疫球蛋白。适用于自身免疫性疾病。

【用法和用量】使用方法:直接静脉滴注或以 5% 葡萄糖注射液稀释 1～2 倍作静脉滴注。开始滴注速度为 0.01～0.02ml/(kg·min),持续 15 分钟后若无不良反应,可逐渐加快速度。但滴注速度最快不得超过 0.08ml/(kg·min)。每个患者的最佳用药剂量和疗程应根据其具体病情而定。推荐剂量与疗程:原发性免疫球蛋白 G 缺陷病,初始剂量 0.4g/kg;维持剂量一次 0.2～0.4g/kg。给药间隔时间视患者血清 IgG 水平和病情而定,每月 1 次。

其他各项见 5.2 妊娠合并特发性血小板减少性紫癜。

粒细胞集落刺激因子　Granulocyte Colony Stimulating Factor(G-CSF)

【适应证】本品为升白细胞药。适用于中性粒细胞减少症。

【用法和用量】

(1)促进骨髓移植后中性粒细胞数增加:推荐剂量为 300μg/m²,通常自骨髓移植后次日至第 5 日给予静脉滴注,一日 1 次。当中性粒细胞数上升超过 5 000/mm³ 时,停药,观察病情。在紧急情况下,无法确认本药的停药指标中性粒细胞数时,可用白细胞数的半数来估算中性粒细胞数。

(2)癌症化疗后引起的中性粒细胞减少症:经用药后,如果中性粒细胞计数经过最低值时期后增加到 5 000/mm^3（WBC：10 000/mm^3）以上，应停药，观察病情。①恶性淋巴瘤、肺癌、卵巢癌、睾丸癌和神经母细胞瘤，通常在化疗结束后（次日以后）开始皮下给予本品 50μg/m^2，一日 1 次，由于出血倾向等原因难于皮下给药时，可静脉内给予（包括静脉点滴）本品 100μg/m^2，一日 1 次。②急性白血病，通常在化疗给药结束后（次日以后），骨髓中的幼稚细胞减少到足够低的水平且外周血中无幼稚细胞时，给予本品 200μg/m^2，一日 1 次，静脉给药（包括静脉点滴）。无出血倾向等情况时，皮下给药，给予本品 100μg/m^2，一日 1 次。紧急情况下，无法确认本药的给药及停药时间的指标中性粒细胞数时，可用白细胞数的半数来估算中性粒细胞数。

（3）骨髓增生异常综合征伴发的中性粒细胞减少症：中性粒细胞计数低于 1 000/mm^3 的患者，给予本品 100μg/m^2，静脉滴注，一日 1 次。如中性粒细胞计数超过 5 000/mm^3 时，应减量或停药，并观察病情。

（4）再生障碍性贫血伴发的中性粒细胞减少症：中性粒细胞计数低于 1 000/mm^3 的患者，给予本品 400μg/m^2，一日 1 次，静脉滴注。如果中性粒细胞计数超过 5 000/mm^3，应减少剂量或终止治疗，并观察病情。

（5）先天性、特发性中性粒细胞减少症：中性粒细胞计数低于 1 000/mm^3 的患者，给予本品 50μg/m^2，一日 1 次，皮下注射。如果中性粒细胞计数超过 5 000/mm^3，应减少剂量或终止治疗，并观察病情。

【不良反应】严重：休克、间质性肺炎、急性呼吸窘迫综合征、幼稚细胞增加。其他：皮疹、潮红、中性粒细胞浸润痛性红斑、肌肉骨骼疼痛、恶心、呕吐、肝功能异常、头痛、发热、尿酸升高等。

【禁忌证】严重肝、肾、心、肺功能障碍者禁用。骨髓中幼稚粒细胞未显著减少的骨髓性白血病患者及外周血中存在骨髓幼稚粒细胞的髓性白血病患者禁用。

【注意事项】①如果用药后中性粒细胞计数超过 5×10^9/L，应减少剂量或终止治疗，并观察病情。②定期进行血液检查防止中性粒细胞（白细胞）过度增加，如发现过度增加，应给予减量或停药等适当处置。③给药后可能会引起骨痛、腰痛等，可给予非麻醉性镇痛剂等适当处置。④静脉滴注时，以 5% 葡萄糖注射液或 0.9% 氯化钠注射液混合后缓慢滴注，勿与其他药物混用。⑤再生障碍性贫血及先天性中性粒细胞减少症患者，应用粒细胞刺激因子后，有转变为骨髓增生异常综合征或急性白血病的病例，有的病例发生了染色体异常。⑥虽然本品临床试验未发生过敏反应病例，但国外同类制剂曾发生少数过敏反应（发生率 1/4 000），可表现为皮疹、荨麻疹、颜面浮肿、呼吸困难、心动过速及低血压，多在使用本品 30 分钟内发生，应立即停用，经抗组胺、皮质激素、支气管解痉剂和/或肾上腺素等处理后症状能迅速消失。这些病例不应再次使用致敏药物。另外为预测过敏反应等，使用时应充分问诊、并建议预先用本药物做皮试。⑦对癌症化疗引起的中性粒细胞减少症患者，在给予癌症化疗药物的前 24 小时内以及给药后的 24 小时内应避免使用本药。⑧对于急性髓性白血病患者（化疗和骨髓移植时）应用本药前，建议对采集细胞进行体外试验，以确认本药是否促进白细胞增多。同时，应定期进行血液检查，发现幼稚细胞增多时应停药。⑨骨髓增生异常综合征中，由于已知伴有幼稚细胞增多的类型有转化为髓性白血病的危险性，因此应用本药时，建议对采集细胞进行体外试验，以证实幼稚细胞集落无增多现象。⑩长期使用本品的安全有效性尚未建立，曾有报道可见脾脏增大。⑪有报告指出粒细胞集落刺激因子在体外或体内试验中，对多种人膀胱癌及骨肉瘤细胞株具有促进增殖的倾向。

【FDA 妊娠期药物安全性分级】C 级。虽然目前没有对孕妇使用本品进行评估的前瞻性试验，但在新生儿中性粒细胞减少的治疗中是安全的。

【哺乳期药物安全性分级】暂无。

【制剂与规格】重组人粒细胞刺激因子注射液：1ml：75μg/ 支、1ml：150μg/ 支、1ml：300μg/ 支。

人粒细胞巨噬细胞刺激因子　Human Granulocyte Macrophage Colony stimulating Factor（rhGM-CSF）

【适应证】本品为升白细胞药。适用于中性粒细胞减少症。

【用法和用量】皮下注射：一次 3μg/kg，一日 1 次，需 2 ～ 4 日才观察到白细胞增高的最初效应，以后调节剂量使白细胞计数维持在所期望水平，通常 <10 000/μl。

【不良反应】本品的安全性与剂量和给药途径有关。大部分不良反应属轻到中度，严重的反应罕见。常见：发热、寒战、恶心、呼吸困难、皮疹、胸痛、骨痛和腹泻等，常规对症处理可使之缓解。首次给药时可能出现低血压和低氧综合征，之后给药则无此现象。不良反应发生多与静脉推注和快速滴注以及剂量 >32μg/（kg·d）有关。

【禁忌证】自身免疫性血小板减少性紫癜患者禁用。对 rhGM-CSF 或该制剂中任何其他成分有过敏史的患者禁用。

【注意事项】①患者对 rhGM-CSF 的治疗反应和耐受性个体差异较大，为此应在治疗前及开始治疗后定期观察外周血白细胞或中性粒细胞、血小板数据的变化。血象恢复正常后应立即停药或采用维持剂量。②本品属蛋白质类药物，用前应检查是否发生浑浊，如有异常，不得使用。③孕妇、高血压患者及有癫痫病史者慎用。④使用前仔细检查，如发现瓶子有破损，溶解不完全者均不得使用，溶解后的药剂应一次用完。

【**FDA 妊娠期药物安全性分级**】暂无。虽然目前没有对孕妇使用本品进行评估的前瞻性试验,但在新生儿中性粒细胞减少的治疗中是安全的。

【**哺乳期药物安全性分级**】暂无。

【**制剂与规格**】注射用重组人粒细胞巨噬细胞刺激因子：1ml：75μg/ 支、1ml：150μg/ 支。

（王志坚　许 俊）

参 考 文 献

［1］中华医学会围产医学分会 . 妊娠期铁缺乏和缺铁性贫血诊治指南［J］. 中华围产医学杂志 . 2014, 17（7）: 451–454.

［2］王辰, 王建安 . 内科学（第 3 版）［M］. 北京：人民卫生出版社, 2015.

［3］谢幸, 孔北华, 段涛 . 妇产科学（第 9 版）［M］. 北京：人民卫生出版社, 2018.

［4］THOMAS W. HALE, HILARY E. ROWE. Medications & Mothers′ Milk 17th ed［M］. New York, Springer, 2017.

［5］山丹, 译 . 孕期与哺乳期用药指南［M］. 北京：科学出版社, 2010.

［6］国家药典委员会 . 中华人民共和国药典临床药用药须知：化学药和生物制品卷（2015 年版）［M］. 北京：中国医药科技出版社, 2017.

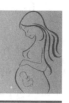

第6章 风湿免疫系统疾病用药

6.1 系统性红斑狼疮

6.1.1 疾病概述

系统性红斑狼疮(SLE)是一种多发于青年女性的、累及多脏器的自身免疫性炎症性结缔组织病,SLE发病可能是遗传因素和环境因素相互作用的结果。大多数患者有全身症状,包括发热、疲倦、乏力、体重减轻和周身不适;出现骨骼肌肉症状,包括严重关节疼痛,表现为对称性关节炎,半数有关节晨僵,肌肉疼痛、乏力,严重者肌肉萎缩。85%的SLE患者有血液系统改变,包括贫血、溶血、白细胞计数减少、血小板减少、血清中有狼疮抗凝物,可出现皮肤损害,突出的特点是面部蝶形红斑,分布于鼻及双颊部,少数红斑也见于其他部位,红斑稍微水肿,日晒后加重。SLE与妊娠互为不利因素:妊娠是SLE恶化的原因之一,尤其是妊娠早期和分娩期,可加重肾脏损害、诱发狼疮活跃、引起血栓形成或血小板减少症等危及孕妇安全;而SLE易使其他妊娠并发症如子痫前期等发病风险增加,可引起胎盘功能不全致流产、早产、胎儿窘迫甚至死胎,亦可引起新生儿狼疮综合征。

6.1.2 诊断标准

以下标准中有4项或以上阳性(其中应具有1项免疫学指标)可诊断为SLE;不足4项,但仍疑为SLE者,宜进一步检查,如狼疮带试验阳性和/或肾活检示免疫复合物性肾改变,也可确诊。①颊部皮疹或盘状红斑;②光过敏;③口腔或鼻咽部无痛性溃疡,脱发;④关节炎;⑤浆膜炎、胸膜炎、心包炎;⑥肾病变:蛋白尿、尿出现红细胞和/或管型;⑦神经系统异常:抽搐、精神异常;⑧血液系统异常:溶血性贫血或白细胞减少或血小板减少;⑨免疫学异常:狼疮细胞阳性或抗核抗体(ANA,对各种细胞核成分抗体的总称)阳性,ANA效价增高;⑩抗Sm抗体阳性:Sm抗体是SLE的一种标志抗体,是对SLE有特异性的抗核抗体。

妊娠开始按照病情活动情况分为四期:

缓解期：指患者已经停服皮质激素 1 年以上，无 SLE 临床活动表现。

控制期：指在应用少量激素情况下，无 SLE 的临床活动表现。

活动期：指患者有发热、皮疹、口腔溃疡、关节炎或脏器损害等其中几项 SLE 活动的临床表现。

妊娠初次发病：指妊娠时出现 SLE 初次临床症状、体征者。

SLE 还可按照疾病的严重程度分为轻型 SLE 和重型 SLE，评估标准如下：

（1）轻型 SLE：已诊断明确或为高度怀疑者，但临床病情稳定，所累积的心脏、肾脏、消化系统、血液系统和中枢神经系统等靶器官均功能正常或稳定，其病变皆为非致命性。

（2）重型 SLE：患者重要脏器受累且其功能受到严重影响。①心脏，冠状动脉血管受累、Libman-Sacks 心内膜炎、心肌炎、心包填塞、恶性高血压；②肺脏，肺动脉高压、肺炎、肺出血、肺梗死、肺间质纤维化；③消化系统，肠系膜血管炎、急性胰腺炎；④血液系统，溶血性贫血、粒细胞及血小板减少、动静脉血栓形成；⑤肾脏，肾小球肾炎持续不缓解、急进性肾小球肾炎、肾病综合征；⑥神经系统，急性意识障碍、抽搐、昏迷、脑卒中等；⑦弥漫性严重皮损、溃疡、大疱、肌炎、血管炎。

（3）狼疮危象：系指急性的危及生命的重症 SLE。包括急进性狼疮肾炎、严重的中枢神经系统损害、严重的溶血性贫血、血小板减少性紫癜、粒细胞缺乏症、严重心脏损害、严重狼疮性肺炎、严重狼疮性肝炎以及严重的血管炎等。

6.1.3　治疗原则

目前 SLE 尚不能根治，经合理治疗后可以达到长期缓解的目的。治疗原则是急性期及早用药，缓解病情；病情缓解后采用维持巩固治疗使其长期维持于稳定状态，保护重要脏器功能并减少药物副作用。治疗方法主要是一般治疗和药物治疗。妊娠合并 SLE，因考虑到药物对胎儿影响，药物选择方面会受到一些限制，其他方面的治疗与非妊娠期相同。大多数 SLE 患者在疾病控制后，可以安全地妊娠生育。

一般治疗：对患者进行宣传教育，使其正确认识疾病，改善依从性；急性活动期要注意休息；避免过多的紫外光照射，避免过度疲劳，避免长期使用可能诱发狼疮的药物如避孕药。

药物治疗：主要包括非甾体抗炎药、抗疟药、糖皮质激素、免疫抑制剂和其他药物。

按照轻型 SLE 和重型 SLE 分别介绍治疗用的药物。

6.1.3.1　轻型 SLE

（1）非甾体抗炎药：可用于短期控制关节炎。应注意消化性溃疡、出血、肝肾功能损害等方面的不良反应。常用的药物包括布洛芬、双氯芬酸、吲哚美辛、塞来昔布等。小剂量阿司匹林用于妊娠期 SLE，主要作用是抗栓，而不是消炎镇痛，与非甾体抗炎药分开在后面单独讨论。怀孕有困难的妇女和反复早期流产的妇女建议避免使用非甾体抗炎药，因为在动物模型中发现这些药物阻碍胚泡的植入。妊娠期使用前列腺素合成酶抑制剂可能会导致胎儿动脉导管闭合、抑制分娩、延长产程。非甾体抗炎药也与自然流产和可能的先天畸形有关，但是这种风险很小。在妊娠晚期接近分娩时使用，新生儿可能出现持续性肺动脉高压，不建议使用。

（2）抗疟药：抗疟药可用于轻型 SLE 患者控制皮疹和减轻光敏感，妊娠期及哺乳期可用羟氯喹。

（3）糖皮质激素：可短期局部应用激素治疗皮疹，但脸部病变应尽量避免使用强效激素类外用药，一旦使用，不应超过 1 周。小剂量激素（泼尼松每日≤0.5mg/kg）可减轻症状。对于抗疟药和非甾体抗炎药治疗效果不佳的轻型 SLE，也可联用中小剂量激素，必要时联用硫唑嘌呤等免疫抑制剂有助于激素减量。

妊娠期及哺乳期可以使用的有泼尼松、泼尼松龙和甲泼尼龙。这些激素均可在胎盘代谢，进入胎儿的比例≤10%；对妊娠期及哺乳期暴露于激素的婴儿随访 12 个月，未发现免疫功能异常。

妊娠期使用糖皮质激素与口面裂（包括唇裂、腭裂和唇腭裂）的相关性尚不清楚。一些流行病学数据显示糖皮质激素可能与唇腭裂相关。虽然美国国家出生缺陷防治研究（National Birth Defect Prevention Study，NBDPS）1997～2002 年的数据报道，母亲使用糖皮质激素（所有给药途径）与后代唇腭裂之间的相关性具有统计学意义，但随后（2003～2009 年）的一项更大型 NBDPS 数据库研究分析发现两者之间并无关联。在 1997～2009 年，全身使用任意糖皮质激素母亲的后代发生口面裂的风险并未增加。妊娠期使用糖皮质激素与口面裂（包括唇裂、腭裂和唇腭裂）的相关性尚不清楚。这种相关性不清楚，可能也与用药剂量和适应证有关。

妊娠期糖皮质激素治疗可能会增加胎膜早破和胎儿宫内生长受限的风险。当风湿病需要全身皮质激素时，一般建议在最短的时间内使用最低有效剂量，避免在妊娠早期大剂量使用。另外，基于长期使用激素可能增加母亲高血压、糖尿病、感染等风险，《中国系统性红斑狼疮患者围产期管理建议（2015）》提出泼尼松用量每日≤15mg 时方能考虑妊娠，妊娠过程中疾病复发需使用中到大剂量激素时也应尽快减量至每日 15mg 以下；母乳喂养时若服用泼尼松剂量超过每日 20mg 或相当剂量者应弃去服药后 4 小时内的乳汁，在服药 4 小时后再进行哺乳。

附：外用糖皮质激素的效能分级

级数	效能	常用激素
Ⅰ级	超强效	0.05% 二丙酸倍他米松增强剂软膏
		0.05% 丙酸氯倍他索乳膏
		0.1% 氟轻松醋酸酯乳膏
Ⅱ级	高强效	0.05% 二丙酸倍他米松乳膏
		0.025% 丙酸氯倍他索乳膏
		0.05% 氟轻松乳膏
		0.05% 卤米松乳膏
		0.1% 哈西奈德乳膏
Ⅲ级	强效	0.1% 戊酸倍他米松软膏
		0.05% 丙酸氟替卡松软膏
		0.1% 糠酸莫米松软膏
		0.5% 曲安奈德乳膏和软膏
Ⅳ级	中效	0.1% 糠酸莫米松乳膏
		0.025% 氟轻松软膏
		0.2% 戊酸氢化可的松软膏
		0.1% 曲安奈德软膏
Ⅴ级	弱中效	0.1% 丁酸氢化可的松软膏
		0.025% 氟轻松软膏
Ⅵ级	弱效	0.05% 地奈德乳膏
		0.05% 二丙酸阿氯米松乳膏和软膏
		0.01% 氟轻松软膏
Ⅶ级	最弱效	1% 氢化可的松乳膏
		0.1% 地塞米松乳膏

6.1.3.2　重型 SLE

如妊娠前 3 个月病情明显活动,建议终止妊娠。

（1）糖皮质激素：具有强大的抗炎作用和免疫抑制作用,是治疗 SLE 的基础药。由于不同激素剂量的药理作用有所侧重,病情和患者间对激素的敏感性有差异,因此临床用药要个体化。重型 SLE 的激素标准剂量是泼尼松 1mg/（kg·d）,通常晨起 1 次服用,病情稳定后 2 周或疗程 8 周内,开始以每 1～2 周减 10% 的速度缓慢减量,减至泼尼松 0.5mg/（kg·d）后,减药速度按病情适当调慢;如果病情允许,维持治疗的激素剂量尽量小于泼尼松每日 10mg。在减药过程中,如果病情不稳定,可暂时维持原剂量不变或酌情增加剂量或加用免疫抑制剂联合治疗。出现疾病活动时,可用泼尼松每日 ≤30mg,因泼尼松经过胎盘时可被灭活,故短期服用一般对胎儿影响不大。因地塞米松和倍他米松可以通过胎盘屏障,影响胎儿,故不宜服用。

（2）免疫抑制剂:大多数 SLE 患者在应用激素的同时需加用免疫抑制剂联合治疗,以利于更好地控制 SLE 活动,保护重要脏器功能,降低复发率,以及减少长期激素的需要量和不良反应。妊娠期及哺乳期可以使用的有羟氯喹、硫唑嘌呤、环孢素、他克莫司。

因对胎儿和乳儿有不良影响,甲氨蝶呤、环磷酰胺、吗替麦考酚酯、来氟米特这四种免疫抑制剂在备孕期、孕期和哺乳期均不得使用。育龄女性使用甲氨蝶呤,需停用 3 个月后方可备孕。育龄女性使用吗替麦考酚酯,需停用 6 周后方可备孕。育龄女性如使用来氟米特,需停用并使用考来烯胺洗脱后方可备孕。孕期使用硫唑嘌呤,剂量应 <2mg/（kg·d）。

（3）其他治疗:病情危重或者一线治疗困难的病例,可选择使用静脉注射大剂量免疫球蛋白治疗。

《中国系统性红斑狼疮患者围产期管理建议（2015 年）》指出,抗磷脂抗体与不良妊娠转归关系密切,因此应该根据患者的既往妊娠情况进行治疗。对于抗磷脂抗体持续中、高滴度阳性,没有血栓与不良妊娠史的患者,应在妊娠前即口服小剂量阿司匹林,推荐剂量为每日 75～100mg,一直服用至妊娠结束后 6～8 周;对于既往有血栓史的患者,妊娠前应服用华法林,调整剂量至国际标准化比值（INR）2～3 之间。一旦确认妊娠,即停止使用华法林,改为治疗剂量的普通肝素或低分子肝素注射治疗;对于有 1 次或以上死胎、2 次以上妊娠前 12 周内出现胎儿丢失、1 次或以上因胎盘功能异常造成早产但没有血栓史的患者,在妊娠前即应服用小剂量阿司匹林（每日 75～100mg）,在明确妊娠后开始注射预防剂量的普通肝素或低分子肝素,直至分娩后 6 周。用药过程中注意监测凝血功能。手术前 1 日,停用注射肝素,手术前 1 周,停用阿司匹林。

6.1.4　药物选择

非甾体抗炎药:布洛芬、双氯芬酸、吲哚美辛、塞来昔布。

抗疟药:羟氯喹。

糖皮质激素:泼尼松、泼尼松龙、甲泼尼龙。

免疫抑制剂:硫唑嘌呤、环孢素、他克莫司。

抗血小板:阿司匹林。

抗凝剂:普通肝素、低分子肝素（依诺肝素、那屈肝素、达肝素钠）、华法林。

生物制品:人免疫球蛋白。

布洛芬　Ibuprofen

【适应证】本品为非甾体抗炎药。适用于各种慢性关节炎的急性发作期或持续性的关节肿痛症状；非关节性的各种软组织风湿性疼痛。

【用法和用量】口服。轻或中度疼痛的止痛：普通制剂一次 0.2～0.4g，每 4～6 小时 1 次，一日最大限量一般为 2.4g；缓释制剂一次 0.3～0.6g，一日 2 次（早晚各 1 次）。

其他各项见 1.1 急性上呼吸道感染。

双氯芬酸　Diclofenac

【适应证】本品为非甾体抗炎药。适用于缓解各种慢性关节炎的急性发作期或持续性的关节肿痛症状；治疗非关节性的各种软组织风湿性疼痛；急性的轻、中度疼痛。

【用法和用量】口服：普通制剂，一次 25～50mg，一日 3～4 次；缓释制剂，一次 0.1g，一日 1 次。

【不良反应】消化系统：常见胃不适、腹痛、烧灼感、反酸、纳差、便秘恶心等；少见溃疡、出血、穿孔。神经系统：头痛、眩晕、嗜睡、兴奋等。可引起浮肿、少尿，电解质紊乱等严重不良反应。其他：少见血清氨基转移酶一过性升高；极个别患者出现黄疸、皮疹、心律失常、粒细胞减少、血小板减少等。

【禁忌证】有其他非甾体抗炎药过敏史或以往有对本药过敏者禁用。有活动性消化性溃疡出血者禁用。

【注意事项】①有胃肠道疾病、胃肠道溃疡史以及肝功能损害者慎用。②有心、肾功能损害的症状/病史，服用利尿剂以及由于任何原因导致的细胞外液丢失的患者慎用。③个别需要长期治疗的患者，应定期检查肝功能和血象，发生肝功能损害时应停用本品。④有眩晕史或其他中枢神经系统疾病史的患者在服用本品期间，应禁止驾车或操纵机器。⑤对阿司匹林或其他非甾体抗炎药过敏者对本品可有交叉过敏反应，对阿司匹林过敏的哮喘患者，本品也可引起支气管痉挛。

【FDA 妊娠期药物安全性分级】B 级；D 级（妊娠晚期或临近分娩时）。怀孕有困难的妇女和反复早期流产的妇女建议避免使用非甾体抗炎药，因为在动物模型中发现这些药物阻碍胚泡的植入。妊娠期使用前列腺素合成酶抑制剂可能会导致胎儿动脉导管闭合、抑制分娩、延长产程。非甾体抗炎药也与自然流产和可能的先天畸形有关，但是这种风险很小。在妊娠晚期接近分娩时使用，新生儿可能出现持续性肺动脉高压，不建议使用。

【哺乳期药物安全性分级】L2 级。哺乳期使用双氯芬酸的研究数据很少，由于其半衰期短，葡萄糖醛酸代谢产物很少，而且目前没有该药引起乳儿不良反应的报道,一般认为哺乳期可以使用;对于早产儿和新生儿,建议使用更安全的药物替代,如布洛芬。说明书标示:由于乳儿可能因双氯芬酸而产生严重不良反应,应根据该药对母亲的重要性决定停止哺乳或停药。因此,哺乳期使用双氯芬酸后继续哺乳,属于超说明书用药,应综合目前循证医学证据,按超说明书用药规范管理,须知情同意。

【制剂与规格】双氯芬酸钠肠溶片:25mg/ 片、50mg/ 片;双氯芬酸钠缓释片:75mg/ 片、100mg/ 片;双氯芬酸钠缓释胶囊:50mg/ 粒。

吲哚美辛　Indometacin

【适应证】本品为非甾体抗炎药。适用于关节炎、痛风、非关节性软组织炎症、解热镇痛等。

【用法和用量】口服:初始剂量一次 25～50mg,一日 2～3 次,每日最大剂量 0.15g。

【不良反应】消化系统:消化不良、胃肠功能紊乱、恶心、呕吐、胃炎、胃痛、胃烧灼感、腹痛、腹泻、胃溃疡、十二指肠溃疡、食管溃疡、胃肠出血(消化道出血)、肠穿孔、厌食、肝炎。中枢神经系统:头痛、头晕、眩晕、焦虑及失眠等,严重者可有精神行为障碍或抑郁、抽搐、昏迷、人格解体。心血管系统:高血压。肾:血尿、水肿、肾功能不全、间质性肾炎、肾病综合征,肾衰竭在老年人多见。皮肤系统:瘙痒、荨麻疹、脉管炎、红斑,各型皮疹,最严重的为重症多形性红斑(Stevens–Johnson 综合征)。其他:耳鸣、造血系统受抑制而出现再生障碍性贫血、白细胞减少或血小板减少等;视觉异常、眼部疼痛、角膜沉着、视网膜障碍;瘙痒、过敏反应、哮喘、血管性水肿及休克等。

【禁忌证】已知对本品过敏的患者禁用。服用吲哚美辛、阿司匹林或其他非甾体抗炎药后诱发哮喘、荨麻疹或过敏反应的患者禁用。禁用于冠状动脉搭桥手术(CABG)围手术期疼痛的治疗。有应用非甾体抗炎药后发生胃肠道出血或穿孔病史的患者、有胃肠道损伤的患者禁用。有活动性消化性溃疡 / 出血,或者既往曾复发溃疡 / 出血的患者禁用。重度心力衰竭、肾功能不全者禁用。血友病、其他出血性疾病、血管性水肿、支气管痉挛者禁用。

【注意事项】①可使出血时间延长;用药期间尿素氮及肌酐含量也常增高。②如在用药过程中发现大汗而虚脱、脱水,宜及时补充液体。③老年患者、心功能不全者、高血压患者、肝肾功能不全患者、血友病及其他出血性疾病患者、再生性障碍贫血、粒细胞减少等患者应慎用。④长期用药应定期进行眼科检查,用药期间应定期随访检查血象及肝、肾功能。⑤避免与其他非甾体抗炎药,包括选择性 COX–2 抑制剂合并用药。⑥治疗过程中的任何时候,都可能出现胃肠道出血、溃疡和穿孔的不良反应,其风险可能是致命的。

【FDA 妊娠期药物安全性分级】B 级；D 级（持续使用超过 48 小时，或在妊娠 34 周以后用药）。妊娠期使用前列腺素合成酶抑制剂可能会导致胎儿动脉导管闭合、抑制分娩、延长产程。在妊娠晚期接近分娩时使用，新生儿可能出现持续性肺动脉高压，不建议使用。

【哺乳期药物安全性分级】L3 级。研究表明，母乳中吲哚美辛的量较低，一般不会对乳儿产生明显的不良反应，而且吲哚美辛可用于治疗新生儿动脉导管未闭，因此认为使用吲哚美辛可以进行母乳喂养；对于早产儿和新生儿，建议使用更安全的药物替代，如布洛芬。说明书标示：本品可自乳汁中分泌，可引起婴儿毒副反应，哺乳期妇女禁用。因此，哺乳期使用吲哚美辛后继续哺乳，属于超说明书用药，应综合目前循证医学证据，按超说明书用药规范管理，须知情同意。

【制剂与规格】吲哚美辛肠溶片：25mg/ 片；吲哚美辛胶囊：25mg/ 粒；吲哚美辛控释胶囊：25mg/ 粒、50mg/ 粒、75mg/ 粒。

美洛昔康　Meloxicam

【适应证】本品为非甾体抗炎药。适用于类风湿关节炎的症状治疗、疼痛性骨关节炎（关节病、退行性骨关节病）的症状治疗。

【用法和用量】口服。类风湿关节炎：一日 15mg，根据治疗后反应，剂量可减至一日 7.5mg。骨关节炎：一日 7.5mg，如果需要，剂量可增至一日 15mg。对于不良反应有可能增加的患者，治疗开始剂量一日 7.5mg。严重肾衰竭的患者透析时，剂量不应超过一日 7.5mg。每日最大剂量 15mg。

【不良反应】可引起胃肠道、血液、皮肤、呼吸道、中枢神经系统、心血管、泌尿生殖系统的不良反应。

【禁忌证】活动性消化性溃疡、严重肝功能不全、非透析严重肾功能不全者禁用。

【注意事项】①有消化性溃疡史者应慎用，出现胃肠症状或出血者立即停用。②对中度心、肝、肾病者剂量宜酌情调整。③需定期随诊其肝肾功能。④过量服用本品，可口服考来烯胺，以加快本品排出。

【FDA 妊娠期药物安全性分级】C 级；D 级（妊娠晚期或临近分娩时）。妊娠期使用前列腺素合成酶抑制剂可能会导致胎儿动脉导管闭合、抑制分娩、延长产程。在妊娠晚期接近分娩时使用，新生儿可能出现持续性肺动脉高压，不建议使用。

【哺乳期药物安全性分级】L3 级。说明书标示：本品不应用于哺乳期。目前未见哺乳期应用美洛昔康的报道，由于美洛昔康半衰期长且生物利用度较高，哺乳期应优先选择其他非甾体抗炎药。

【制剂与规格】美洛昔康片：7.5mg/片、15mg/片；美洛昔康分散片：7.5mg/片；美洛昔康胶囊：7.5mg/粒、15mg/粒。

塞来昔布　Celecoxib

【适应证】本品为非甾体抗炎药。用于缓解骨关节炎、成人类风湿关节炎（RA）的症状和体征。用于治疗成人急性疼痛（AP），缓解强直性脊柱炎的症状和体征。

【用法和用量】口服。根据每例患者的治疗目标，在最短治疗时间内使用最低有效剂量。骨关节炎和类风湿关节炎，根据个体情况决定本品治疗的最低剂量。骨关节炎：一次0.2g，一日1次，或一次0.1g，一日2次。类风湿关节炎：一次0.1～0.2g，一日2次。急性疼痛：首剂0.4g，必要时，可再服0.2g；随后根据需要，一次0.2g，一日2次。强直性脊柱炎：一日0.2g，一日1～2次，6周后未见效，可尝试一日0.4g；如一日0.4g服用6周后仍未见效，应考虑选择其他治疗方法。肝功能受损患者：中度肝功能损害患者（Child-Pugh Ⅱ级）本品的每日推荐剂量应减少大约50%。

【不良反应】磺胺过敏反应：常见的表现为皮疹、瘙痒、荨麻疹等。消化系统：长期（6个月）使用最常见的为消化道不良反应，如腹痛、腹泻、消化不良、腹胀、恶心；严重的表现为症状性溃疡、胃肠出血、胃穿孔。神经系统：头痛、头晕、嗜睡。由于水钠潴留可出现下肢水肿、血压升高。心脑血管系统：心肌梗死、卒中。还可导致肝酶升高。

【禁忌证】已知对磺胺过敏者禁用。不可用于服用阿司匹林或其他非甾体抗炎药后诱发哮喘、荨麻疹或过敏反应者。冠状动脉搭桥手术（CABG）围手术期疼痛治疗者禁用。活动性消化性溃疡/出血者禁用。重度心力衰竭患者禁用。

【注意事项】①长期使用本品可能增加严重心血管血栓性不良事件、心肌梗死和卒中的风险，其风险可能是致命的。②同所有非甾体抗炎药一样，本品可导致新发高血压或使已有的高血压加重，其中的任何一种都可导致心血管事件的发生率增加，服用噻嗪类或髓袢利尿剂的患者服用非甾体抗炎药时，可能会影响这些治疗的疗效。③与其他已知能够抑制前列腺素合成的药物一样，一些服用非甾体抗炎药包括本品的患者出现液体潴留和水肿。④非甾体抗炎药包括本品，可引起严重的可能致命的胃肠道事件，包括胃、小肠或大肠的出血、溃疡和穿孔。接受非甾体抗炎药治疗的患者，这些不良反应可以出现在任何时候，伴或不伴有征兆。⑤中度肝功能受损患者（Child-Pugh B级）应该慎用本品，建议开始治疗时使用最低推荐剂量。不建议严重肝功能受损患者使用本品。⑥长期使用非甾体抗炎药会导致肾乳头坏死和其他的肾脏损害。⑦与一般的非甾体类抗炎药物相同,在未服用过本品的患者中也可以发生过敏反应。⑧可引起可能致命的皮肤不良反应。例如剥脱性皮炎、Stevens-Johnson 综合征和中毒性表皮坏死溶解症(TENS)。⑨不能用来替代皮质类固醇激素或治疗皮质类固醇激素缺乏。⑩使用本品治疗的患者中有时会出现贫血。⑪鉴于有发生弥散性血管内凝血的风险,将本品用于全身型幼年类风湿关节炎患者时应谨慎。⑫阿司匹林过敏的患者中阿司匹林和其他非甾体抗炎药之间的交叉反应(包括支气管痉挛)已有报道,故本品不应用于阿司匹林过敏患者,在伴有哮喘的患者中应用塞来昔布也要谨慎。

【FDA 妊娠期药物安全性分级】C 级;D 级(妊娠晚期或临近分娩时)。

【哺乳期药物安全性分级】L2 级。塞来昔布在哺乳期使用的人类资料有限。在哺乳期使用需要考虑其安全性,如果母亲选择哺乳,应严密监测婴儿可能的毒性作用,如腹痛、腹泻、恶心、头痛和眩晕。

【制剂与规格】塞来昔布胶囊:0.2g/ 粒。

羟氯喹　Hydroxychloroquine

【适应证】本品为慢作用抗风湿药和免疫抑制剂。用于疟疾的治疗与预防,还可用于红斑狼疮和类风湿关节炎的治疗。

【用法和用量】口服:初始剂量一日 0.4g,分次服用,当疗效不再进一步改善时,剂量可减至 0.2g 维持。维持时,治疗反应有所减弱,维持剂量应增加至一日 0.4g。应使用最小有效剂量维持,不应超过 6.5mg/(kg·d)(由理想体重而非实际体重算得)或一日 0.4g,甚至更小量。每次服用应同时进餐或饮用牛奶。羟氯喹具有累积作用,需要几周才能发挥它有益的作用,而轻微的不良反应可能发生相对较早。如果风湿性疾病治疗 6 个月没有改善,应终止治疗。在治疗光敏感疾病时,治疗应仅在最大程度暴露于日光下时给予。

【不良反应】(1)中枢神经系统:兴奋、神经过敏、情绪改变、梦魇、精神病、头痛、头昏、眩晕、耳鸣、眼球震颤、神经性耳聋、惊厥、共济失调。

以下不良反应虽然罕见,但国外文献均有报道。

(2)神经肌肉影响:骨骼肌瘫痪或肌病或神经肌病导致进行性无力和近端肌群萎缩,可合并轻度感觉异常、腱反射减弱和神经传导异常。

(3)眼部影响:①睫状体调节障碍伴视觉模糊。该反应具剂量相关性,停药后可逆转。②角膜一过性水肿、点状至线状混浊、角膜敏感度减小。角膜沉着可能早在开始治疗后 3 周即已出现。③视网膜黄斑水肿、萎缩,异常色素沉着(轻度色素小点出现"牛眼"外观),中心凹反射消失,在暴露于明亮光线(光应激试验)之后黄斑恢复时间增加,在黄斑、黄斑旁及周围视网膜区对红光的视网膜阈提高。其他眼底改变包括视神经乳头苍白和萎缩,视网膜小动脉变细,视网膜周围细颗粒状色素紊乱以及晚期出现凸出型脉络膜。④视野缺损、中心旁盲点、中心盲点伴视敏度下降、罕见的有视野缩窄、色视觉异常。最常见的视觉症状是阅读及视物困难(遗漏词、字母或部分物体),畏光,远视觉模糊,中心或周围视野缺失,眼前闪光及条纹。视网膜病变是剂量依赖性的,常出现在每日服药数月后(罕见)至数年。

（4）皮肤影响:头发变白、脱发、瘙痒、皮肤及黏膜色素沉着、皮疹(荨麻疹、麻疹样、苔藓样、斑丘疹、紫癜、离心形环形红斑和剥脱性皮炎)。

（5）血液系统影响:多种血液系统异常,如再生障碍性贫血、粒细胞缺乏、白细胞减少、血小板减少、G-6-PD 缺乏的个体可发生溶血。

（6）肠胃道影响:可出现厌食、恶心、呕吐、腹泻、腹部痉挛。

（7）其他影响:体重下降、倦怠、卟啉病或非光敏感性牛皮癣。

【禁忌证】已知对 4-氨基喹啉类化合物过敏者、存在眼睛黄斑病变的患者禁用。

【注意事项】

（1）视网膜病变与剂量相关,在每日最大剂量不超过 6.5mg/kg 情况下,发生视网膜损害的风险低。但超过推荐的每日剂量将会大大增加视网膜毒性的风险。

（2）当决定长期使用本品时,应开始(基线)并定期(每 3 个月)进行眼部检查(包括视觉灵敏度、裂隙灯检查、眼底检查以及视野检查)。有下列情况的患者,眼部检查的频次应该增加:每日剂量超过 6.5mg/kg 理想体重、肾功能不全、累计用药量超过 200g 以及视觉灵敏度受损。如出现任何眼部异常,特别是不能用其他原因解释时应立即停用本药并密切观察病变的可能进展。视网膜改变(以及视力障碍)在停药后也可能进展。

（3）银屑病的患者使用羟氯喹可能促使银屑病严重发作,卟啉病患者服用后可能导致病情恶化。上述情况应尽量避免使用该药,只有当医师判断患者接受该药治疗的受益大于可能的危害时才能进行处方用药。

（4）所有长期使用本品的患者均应定期接受询问并检查,包括膝和踝反射。如发生肌无力应停药。

（5）本品可能引起皮疹,因此对于既往发生药疹的患者应给予适当观察。

（6）如因药物过量或过敏导致严重中毒症状,可使用氯化铵(一日 8g,分次服用),一周 3~4 日,至治疗停止后数月,酸化尿液可增加 4-氨基喹啉从肾脏的排泄的 20%~90%。但该方法用于肾功能不全和 / 或代谢性酸中毒患者时必须谨慎。

（7）当肝脏或肾脏疾病的患者、或那些正在服用已知可影响这些器官的患者以及患有严重胃肠、神经和血液异常的患者也应谨慎使用本品。对肝肾功能严重受损的患者应进行血浆羟氯喹水平的估测以便调节所用剂量。如出现与原发病无关的严重血液异常时应考虑停止该药。

（8）尽管骨髓抑制的风险很低，因为贫血、再生障碍贫血、粒细胞缺乏症、白细胞减少症和血小板减少症都曾有报道，建议进行定期的血细胞计数，如出现异常应停用本品。

（9）对奎宁敏感的患者、G-6-PD 缺陷者，应谨慎使用本品。

（10）患有半乳糖不耐受、Lapp 乳糖酶缺陷或葡萄糖 - 半乳糖吸收不良的罕见遗传疾病的患者不应服用本品。

（11）有开始治疗后不久发生视力调节受损的报道。应提醒有关的驾驶和操作机器的人员。如果症状不能自限，应减少剂量或停止治疗。

【FDA 妊娠期药物安全性分级】C 级。说明书标示：孕妇应避免使用羟氯喹，只有经医师判断患者在接受该药预防和治疗的受益大于可能的危害时方可使用。但美国疾病控制与预防中心规定羟氯喹可以用于妊娠期抗疟疾预防用药，因为在预防疟疾剂量上，该药没有表现出对胎儿的损害。但对于大剂量长期使用者，如系统性红斑狼疮（SLE）、急性疟疾发作和风湿性关节炎，或许增加了胎儿的风险，但风险程度尚不清楚。当知道妊娠后停止治疗并不能终止胚胎或胎儿对药物的暴露，但可能会增加狼疮发作的风险。羟氯喹是计划妊娠的风湿病女性患者可以选择的抗风湿药，可以在整个妊娠期持续使用。

【哺乳期药物安全性分级】L2 级。说明书标示：哺乳期妇女应慎用羟氯喹，因为母乳中可分泌有少量的羟氯喹，并且婴儿对 4- 氨基喹啉的毒性作用非常敏感。而乳儿从母乳中获得的羟氯喹量是非常少的。对服用羟氯喹后进行母乳喂养的 1 岁以下的婴儿进行随访，没有发现对生长、视力或听力有不良影响。美国儿科学会将羟氯喹列为可母乳喂养的药物。

【制剂与规格】硫酸羟氯喹片：0.1g/ 片、0.2g/ 片。

泼尼松　Prednisone

【适应证】本品为中效糖皮质激素。适用于风湿病、类风湿关节炎、红斑狼疮等。

【用法和用量】口服：对于系统性红斑狼疮等自身免疫性疾病，可给一日 40 ~ 60mg，病情稳定后逐渐减量，每隔 1 ~ 2 日减少 5mg。

其他各项见 1.4 支气管哮喘。

泼尼松龙　Prednisolone

【适应证】本品为中效糖皮质激素。适用于活动性风湿、类风湿关节炎、红斑狼疮等。

【用法和用量】口服：初始剂量一日 15～40mg（根据病情），需要时可用到 60mg 或一日 0.5～1mg/kg。病情稳定后逐渐减量，维持量为 5～10mg，视病情而定。肌内注射或关节腔注射：一日 10～40mg，必要时可加量。静脉滴注：一次 10～20mg，溶于 500ml 5% 葡萄糖注射液中静脉滴注。静脉注射：用于危重患者，一次 10～20mg，必要时可重复。

其他各项见 1.4 支气管哮喘。

甲泼尼龙　Methylprednisolone

【适应证】本品为中效糖皮质激素。适用于危重型系统性红斑狼疮等。

【用法和用量】口服。根据不同疾病的治疗需要，甲泼尼龙的初始剂量可每日 4～48mg 之间调整。症状较轻者，通常给予较低剂量即可；某些患者则可能需要较高的初始剂量。若经过长期治疗后需停药时，建议逐量递减，而不能突然撤药。当临床症状出现好转，应在适当的时段内逐量递减初始剂量，直至能维持已有的临床效果的最低剂量，此剂量即为最佳维持剂量。医师还应注意对药物剂量进行持续的监测，当出现下列情况时可能需要调整剂量：病情减轻或加重导致临床表现改变；患者对药物反应的个体差异；患者遇到与正在治疗的疾病无关的应激状况。在最后一种情况下，可能需要根据患者的情况在一段时间内加大甲泼尼龙的剂量。

隔日疗法（ADT）是一种服用皮质类固醇的方法，即指在隔日早晨一次性给予 2 日的皮质类固醇总量。采用这种治疗方法旨在为需要长期服药的患者提供皮质激素的治疗作用，同时减少某些不良反应，例如对垂体 - 肾上腺皮质轴的抑制、类库欣综合征、皮质激素撤药症状。

其他各项见 1.4 支气管哮喘。

硫唑嘌呤　Azathioprine

【适应证】本品为慢作用抗风湿药和免疫抑制剂。适用于严重的类风湿关节炎、系统性红斑狼疮、皮肌炎、自发性血小板减少性紫癜。

【用法和用量】口服：一日 1.5～4mg/kg，一日 1～2 次。

【不良反应】肝肾损害、胃肠道反应、骨髓抑制、畸胎、皮疹等。

【禁忌证】对硫唑嘌呤或其他任何成分有过敏史者禁用。对 6- 硫唑嘌呤（6-MP）过敏者也可能对本品过敏。

【注意事项】致肝功能损害，故肝功能差者应谨慎使用，亦可发生皮疹，偶致肌肉萎缩，用药期间严格检查血象。

【FDA 妊娠期药物安全性分级】D 级。研究发现，妊娠不良结局与硫唑嘌呤剂量相关，母亲使用剂量超过 2mg/（kg·d）的婴儿出现造血抑制。目前的循证医学证据表明硫唑嘌呤可用于整个妊娠期,但剂量需≤2mg/(kg·d)。患者的配偶备孕期间也可以使用该药。建议在用药期间监测药物浓度。说明书标示:本品对人类存在潜在的致畸作用,孕妇或准备近期内怀孕的妇女禁用本品;接受本品治疗的患者的配偶需采取充分的避孕措施。因此,妊娠期使用硫唑嘌呤以及女性患者的配偶备孕期间使用硫唑嘌呤,均属于超说明书用药,应综合目前循证医学证据,按超说明书用药规范管理,须知情同意。

【哺乳期药物安全性分级】L3 级。有研究表明,对服用剂量每日 0.2g 的母亲的乳汁和婴儿血清进行 6- 巯基嘌呤浓度的测定,发现 6- 巯基嘌呤的浓度很低甚至测不出;没有发现 3.5 岁以下母乳喂养的婴儿的健康和发育受到不良影响。因此认为本药对母乳喂养婴儿的风险很低,哺乳期用药可以哺乳。但是它是一种强效的免疫抑制剂,应密切监测婴儿有无免疫抑制、白细胞减少、血小板减少、肝毒性和胰腺炎等症状。说明书标示:已证实哺乳期妇女服用硫唑嘌呤后,在初乳和母乳中可测得 6- 巯基嘌呤(硫唑嘌呤的一种代谢物),服用本品的患者不应进行哺乳。因此,使用硫唑嘌呤后继续哺乳属于超说明书用药,应综合目前循证医学证据,按超说明书用药规范管理,须知情同意。

【制剂与规格】硫唑嘌呤片:50mg/ 片、0.1g/ 片。

环孢素　Cyclosporin

【适应证】本品为慢作用抗风湿药和免疫抑制剂。用于难治性弥漫性结缔组织病、类风湿关节炎等。

【超说明书用法】适用于妊娠合并系统性红斑狼疮(说明书无 SLE 的适应证)。但目前的循证医学证据表明环孢素可用于治疗妊娠期 SLE。推荐整个妊娠期可使用最低有效剂量 CSA(证据水平 1,推荐等级 B,一致强度 100%),建议在用药期间监测母亲的血压、肾功能、血糖和药物浓度。该用法属于超说明书用药,应综合目前循证医学证据,按超说明书用药规范管理,须知情同意。

【用法和用量】口服:最初 6 周的推荐剂量为 3mg/(kg·d),分两次口服。若疗效不明显,剂量可逐渐增加至 5mg/(kg·d)的最高量。若调整剂量后,3 个月内疗效仍不显著,则停用本品。此外,必须根据各人的耐受程度,分别调整维持剂量。本品可以与小剂量皮质激素和 / 或非甾体抗炎药联合应用。

【不良反应】常见不良反应:肾功能障碍、震颤、头痛、高血压、厌食、恶心、呕吐、腹部不适、腹泻、牙龈增生、多毛症等。较常见不良反应:白细胞减少症、惊厥、感觉异常、潮红、消化性溃疡、肝毒性、痤疮、皮疹、发热、水肿等。少见不良反应:脑病征兆、运动性多发性神经病、胰腺炎、高血糖症、肌无力、肌病、微血管溶血性贫血、溶血性尿毒症综合征、贫血、血小板减少、体重增加、月经失调、男性乳腺发育等。

【禁忌证】对环孢素及其任何赋形剂过敏者禁用。肾功能异常、患高血压未经控制、感染未控制或患有恶性肿瘤史（银屑病和皮肤肿瘤）者禁用。

【注意事项】①本品有肾损害，服药期间应特别注意监测肾功能。②服药期间应密切监测肝功能，若出现异常应降低给药剂量。③服用本品潜在皮肤恶性病变的危险，应提醒服用本品患者，避免过度暴晒在紫外线下。④治疗期间应定期监测血压。⑤本品可增加高钾血症风险，特别是有肾功能障碍的患者。⑥在治疗有高尿酸血症的患者时需谨慎。⑦服药期间，应避免使用减毒活疫苗。

【FDA 妊娠期药物安全性分级】C 级。动物生殖研究显示，本品无致畸作用。但尚缺乏临床用于孕妇的对照实验。只有在药物的疗效明显超过其对胎儿的潜在危险时，孕妇方可接受本品治疗。环孢素的安全性研究未发现胎儿不良结局增加，但母亲的合并症如高血压等增加，因此妊娠期环孢素应使用最低有效剂量，同时监测血压、肾功能、血糖和血药浓度。

【哺乳期药物安全性分级】L3 级。研究表明，乳汁中环孢素的浓度波动比较大，一般而言，全母乳喂养的婴儿从乳汁中获得的药量通常低于儿童治疗剂量的 1%。目前未见哺乳期使用环孢素对婴儿生长、发育或肾功能产生不良影响的报告。因此，在哺乳期使用环孢素后，应密切观察乳儿的不良反应，有条件者监测血药浓度。说明书标示：环孢素可经母乳分泌，故服用本品的母亲不得哺乳。因此，使用环孢素后继续哺乳属于超说明书用药，应综合目前循证医学证据，按超说明书用药规范管理，须知情同意。

【制剂与规格】环孢素胶囊：25mg/ 粒、50mg/ 粒、100mg/ 粒；环孢素口服溶液：10%，50ml：5g/ 瓶。

他克莫司　Tacrolimus

【适应证】本品为免疫抑制剂。预防肝脏或肾脏移植术后的移植物排斥反应；治疗肝脏或肾脏移植术后应用其他免疫抑制药物无法控制的移植物排斥反应。

【超说明书用法】目前的循证医学证据表明他克莫司可用于治疗妊娠期 SLE。推荐整个妊娠期可使用最低有效剂量他克莫司，建议在用药期间监测母亲的血压、肾功能、血糖和药物浓度（药物浓度 >15ng/ml 与毒性相关），服用他克莫司的 SLE 母亲可以哺乳。但他克莫司的说明书无 SLE 的适应证，并将妊娠列为禁忌。因此，妊娠期使用他克莫司治疗 SLE、用药后继续哺乳，均属于超说明书用药，应综合目前循证医学证据，按超说明书用药规范管理，须知情同意。

【用法和用量】口服:他克莫司在肝移植中的起始剂量低于肾移植,肝移植起始剂量为一日 0.1~0.2mg/kg,每 12 小时 1 次(如早晨和晚上),术后 6 小时开始用;肾移植起始剂量为一日 24 小时内开始用药。为达到最大口服吸收率。建议空腹,或餐前 1 小时或餐后 2~3 小时用水送服。如必要可将胶囊内容物悬浮于水,经鼻饲管给药。因本品与 PVC 不相容,用于制备、给药的导管、注射器和其他设备不能含有 PVC。

静脉滴注:若患者不能口服或胃肠内给药才考虑静脉用药,24 小时持续静脉滴注。首剂总量:肝移植为一日 0.01~0.05mg/kg,心脏移植患者为一日 0.01~0.02mg/kg,根据血药浓度调整剂量。首次剂量于移植后 24 小时内给予。应持续使用以维持移植物的存活,但剂量常可减少,主要依据临床上对排斥的估计和患者的耐受性来调整。但应尽早(一般 2~3 日内)转为口服给药。从静脉给药转口服时,首次口服剂量应在停止静脉用药后 8~12 小时给予。

特殊人群用药调整:①严重肝损伤患者可能需要降低剂量以维持全血谷浓度在推荐的目标范围内。②肾损伤患者药代动力学不受肾功能影响,因此不需要调整剂量。

他克莫司属于治疗窗狭窄的药物,治疗剂量和中毒剂量相当接近,用药个体间差异较大,因此,移植术后应监测全血谷浓度。口服给药时,应在给药后约 12 小时左右即在下次给药前测定谷浓度。目前最常用的目标全血谷浓度为 5~20ng/ml。①肝移植后第 1 个月内,目标全血谷浓度为 10~15ng/ml;第 2、3 个月,目标浓度为 7~11ng/ml;3 个月以后,目标浓度为 5~8ng/ml 并维持。②肾移植术后 1 个月内目标全血谷浓度为 6~15ng/ml,第 2、3 个月,目标浓度为 8~15ng/ml;第 4~6 个月为 7~12ng/ml,6 个月后为 5~10ng/ml 并维持。国外不同移植中心在移植后早期和维持治疗期的目标谷浓度略有不同。

【不良反应】由于免疫抑制,发生淋巴瘤和其他恶性肿瘤,尤其是皮肤癌的风险增加;对病毒、细菌、真菌和 / 或原虫感染的易感性增加。肾功能损害:常见肌酐升高、肾衰竭、肾小管坏死、少尿症,少见无尿溶血性尿毒症(HUS)。内分泌系统:很常见高血糖、糖尿病、高钾血症。中枢神经系统:频发震颤、头痛、感觉异常和失眠,大多数为中等程度,不影响日常活动。其他如不安焦虑和情绪不稳、混乱、抑郁和陶醉感、多梦及思维异常、嗜睡、眩晕和反应降低、偏头痛、惊厥、肌阵挛、脑梗昏迷、脑病、幻觉、狂躁反应、脑膜炎、麻痹、精神病和言语障碍等,可单独出现或同时出现。心血管系统:常出现高血压,其他如ECG 改变、心动过速、外周浮肿、血管扩张、心脏扩大、血管炎、血栓、心脏停搏、心衰、心肌梗死、水肿、心律失常和晕厥等。血液及淋巴系统：常见贫血、白细胞减少、血小板减少、白细胞增多；少见凝血性疾病、全血细胞减少等；罕见血栓性血小板减少性紫癜、低凝血酶原血症等。电解质及其他代谢性疾病：高血钾或低血钾，血镁、血钙、磷酸、血钠浓度下降，高尿酸血症，酸中毒、碱中毒和酮症等。呼吸系统：呼吸困难、胸腔积液、咽炎、鼻充血、哮喘和呼吸衰竭等。感觉系统：弱视、畏光、白内障，听觉疾病包括耳鸣、听觉迟钝和耳聋等。其他：脱发、多毛、瘙痒、出汗、皮疹、关节痛、肌痛、腿痛性痉挛、肌肉张力过高、虚弱、发热以及局部疼痛等。

【禁忌证】对他克莫司或其他大环内酯类药物过敏者禁用。

【注意事项】①应由有免疫治疗经验及对器官移植患者有管理经验的医师调整剂量和血药浓度。②监测血压、心电图、视力、血糖浓度、血钾及其他电解质浓度、肌酐、尿素氮、血液学参数、凝血值及肝功能。③应经常进行肾功能检测。在移植术后的前几日，应特别监测尿量。如有必要，须调整剂量。④本品不能与环孢素合用。对于先前接受环孢素治疗的患者应谨慎用药。⑤本品与视觉及神经系统紊乱有关。服用本品并已出现不良反应的患者，不应驾车或操作危险器械。酒精可加剧这种作用。⑥本品口服胶囊中含有乳糖，应特别注意患有伴乳糖不耐症、乳糖酵素缺乏症或葡萄糖-半乳糖吸收障碍等罕见遗传疾病的患者。⑦患者应维持他克莫司单一剂型及相应的日给药方案，防止因用药错误导致的用量不足或过量引起的副作用。⑧患皮肤癌风险增加的患者平常应穿着防护性衣物，使用保护系数高的防晒油，以限制阳光和紫外线暴露。⑨本品注射液中含有蓖麻油衍生物，少数患者在使用时发生过敏反应。因此要至少在开始输注30分钟内进行连续观察，之后应频繁观察，如发生过敏症状或体征，应停止输注。床旁应备有肾上腺素注射液和氧气瓶。⑩本品能降低激素类避孕药的清除率，导致激素暴露增加，因此在选择避孕措施时需要特别注意。⑪口服过量者，在服药后短时间内洗胃及使用吸附剂可能有帮助，但不能由血液透析清除。

【FDA妊娠期药物安全性分级】C级。在动物试验中，他克莫司可引发流产，其中一项试验中表现出与剂量相关的致畸性。接受器官移植的妊娠患者的有限数据表明，本品与其他免疫抑制药物相比，并未增加妊娠过程和结局不良反应发生的风险。孕妇因治疗需要，如果没有其他更安全的疗法并且只有在对母体潜在的益处大于对胎儿的潜在风险时，才可以使用本品。如果孕期使用他克莫司，建议监测其对新生儿潜在的不良反应（特别是对肾脏的作用）。婴儿常见的并发症是高钾血症、肾毒性、宫内生长受限（IUGR）和早产（是高血压、子痫前期和胎膜早破综合作用的结果）。新生儿可能发生早产（<37周）和高钾血症，但高钾血症能自行恢复正常。此外，IUGR和早产与妊

娠移植受体中所有免疫抑制剂的使用有关。

【哺乳期药物安全性分级】L3 级。研究表明,因肝脏移植接受他克莫司治疗的哺乳期妇女可进行哺乳。另有研究表明他克莫司在乳汁中的浓度 – 时间曲线基本平坦。他克莫司治疗期间的母乳喂养似乎并不会对婴儿有明显的不良影响,认为服用他克莫司可以哺乳,但是建议监测婴儿血药浓度。说明书标示,他克莫司能分泌入乳汁,因不能排除对新生儿的不利影响,服用本品的妇女不应哺乳。因此,服用他克莫司后继续哺乳属于超说明书用药,应综合目前循证医学证据,按超说明书用药规范管理,须知情同意。

【制剂与规格】他克莫司胶囊:0.5mg/ 粒、1mg/ 粒、5mg/ 粒;他克莫司注射液:1ml:5mg/ 支。

阿司匹林　Aspirin

【超说明书用法】对于抗磷脂抗体持续中、高滴度阳性,没有血栓与不良妊娠史的患者,应在妊娠前即口服小剂量阿司匹林,推荐剂量为一日 75～100mg,一直服用至妊娠结束后 6～8 周;对于有 1 次或以上死胎、2 次以上妊娠前 12 周内出现胎儿丢失、1 次或以上因胎盘功能异常造成早产但没有血栓史的患者,在妊娠前即应服用小剂量阿司匹林(一日 75～100mg)。在治疗过程中要注意监测血小板计数、凝血功能及纤溶指标。手术前 1 周,停用阿司匹林。该用法属于超说明书用药,应综合目前循证医学证据,按超说明书用药规范管理,须知情同意。

【用法和用量】口服:一次 75～100mg,一日 1 次。

其他各项见 3.1 妊娠期高血压疾病。

肝素　Heparin

【超说明书用法】对于抗磷脂抗体持续中、高滴度阳性,既往有血栓史的患者,妊娠前应服用华法林,调整剂量至 INR 2～3;一旦确认妊娠,即停用华法林,改为治疗剂量的肝素或低分子肝素注射治疗;对于有 1 次或以上死胎、2 次以上妊娠前 12 周内出现胎儿丢失、1 次或以上因胎盘功能异常造成早产但没有血栓史的患者,在妊娠前即应服用小剂量阿司匹林(一日 75～100mg),在明确妊娠后开始注射预防剂量的肝素或低分子肝素,直至分娩后 6 周。在治疗过程中要注意监测活化部分凝血活酶时间(APTT),使肝素剂量控制在健康对照的 1.5～2.0 倍为宜。手术前 1 日,停用注射肝素。该用法属于超说明书用药,应综合目前循证医学证据,按超说明书用药规范管理,须知情同意。

【用法和用量】深部皮下注射:首次 5 000～10 000U,以后 8 000～10 000U/8h

或 15 000 ~ 20 000U/12h，总量约 30 000 ~ 40 000U/24h，应根据凝血试验监测结果调整剂量。静脉注射：首次 5 000 ~ 10 000U，之后每 4 小时 100U/kg，用 0.9% 氯化钠注射液稀释后应用，应按 APTT 测定结果调整用量。静脉滴注：一日 20 000 ~ 40 000U，加至 0.9% 氯化钠注射液 1L 中持续滴注，静脉滴注前应先静脉注射 5 000U 作为初始剂量，静脉滴注过程中按 APTT 测定结果调整用量。

其他各项见 11.7.2 妊娠期肺栓塞。

依诺肝素　Enoxaparin

【超说明书用法】见"肝素"相关内容。

【用法和用量】皮下注射，每次 2 500 ~ 3 000U，一日 1 次；剂量较大时，亦可 1 次 /12h。

其他各项见 11.7.2 妊娠期肺栓塞。

华法林　Warfarin

【超说明书用法】对于抗磷脂抗体持续中、高滴度阳性，既往有血栓史的患者，妊娠前应服用华法林，调整剂量至国际标准化比值（INR）2 ~ 3 之间。一旦确认妊娠，即停止使用华法林。该用法属于超说明书用药，应综合目前循证医学证据，按超说明书用药规范管理，须知情同意。

【用法和用量】从小剂量开始逐渐增加，初始剂量一日 2.5 ~ 5mg，维持量因人而异，一般少于一日 7.5 ~ 10mg。

其他各项见 11.7.2 妊娠期肺栓塞。

人免疫球蛋白　Human Immunoglobulin

【适应证】本品为生物制品。适用于自身免疫性疾病，如系统性红斑狼疮、类风湿关节炎。

【用法和用量】直接静脉滴注或以 5% 葡萄糖注射液稀释 1 ~ 2 倍作静脉滴注。开始滴注速度为 0.01 ~ 0.02ml/（kg·min）（1ml 约为 20 滴）。持续 15 分钟后若无不良反应，可逐渐加快速度。但滴注速度最快不得超过 0.08ml/（kg·min）。每个患者的最佳用药剂量和疗程应根据其具体病情而定。

其他各项见 5.2 妊娠合并特发性血小板减少性紫癜。

6.2 类风湿关节炎

6.2.1 疾病概述

类风湿关节炎（rheumatoid arthritis, RA），是一种慢性的进行性关节病变为主的自身免疫病，病因不明，但一般认为是感染引起的自身免疫反应。其特征是对称性多发性关节炎，以双手、腕、肘、膝、踝和足关节受累最为常见，但全身其他关节亦可受累。除关节外，类风湿皮下结节、动脉炎、神经系统病变、角膜炎、心包炎、淋巴结肿大和脾大等关节外系统表现也很常见。

6.2.2 诊断标准

1987 年美国风湿病协会（American Rheumatism Association, ARA）重新修订了其 RA 诊断标准，此标准一直沿用到 2009 年。由于该标准不能早期发现高危人群，随着影像学和实验室检查技术的进步，2009 年 10 月，在美国费城召开的第 73 届美国风湿病学年会上，美国风湿病学学会（American College of Rheumatology, ACR）和欧洲抗风湿病联盟（The European League Against Rheumatism, EULAR）推出了新的 RA 分类标准，并于 2010 年正式公布实行。

ACR/EULAR 2010 年修订的 RA 分类标准

1. 适用人群	
（1）至少有一个关节有明确的临床滑膜炎	
（2）对该滑膜炎不能用其他疾病作更好的解释	
2. RA 分类标准（A ~ D 评分之和 ≥6 分，可将患者分类为明确的 RA）	
A. 关节受累评分	
1 个大关节	0
2 ~ 10 个大关节	1
1 ~ 3 个小关节（有或无大关节受累）	2
4 ~ 10 个小关节（有或无大关节受累）	3
>10 个关节（至少有 1 个小关节受累）	5
B. 血清学试验（至少 1 项试验阳性才能分类为 RA）	
RF 和 ACPA 均阴性	0
RF 低水平阳性或 ACPA 低水平阳性	2
RF 高水平阳性或 ACPA 高水平阳性	3

续表

C. 急性期反应物（至少 1 项试验阳性才能分类为 RA）	
CRP 和 ESR 结果均正常	0
CRP 结果升高或 ESR 结果升高	1
D. 症状持续时间（患者自述受累关节滑膜炎体征或症状如疼痛、肿胀、触痛持续时间）	
<6 周	0
≥6 周	1

注：RF 指类风湿因子，ACPA 指抗瓜氨酸化蛋白抗体；阴性指结果≤本实验正常参考值上限（upper limit of normal, ULN），低水平阳性指结果 >ULN 但≤3 倍 ULN，高水平阳性指结果 >3 倍 ULN；当 RF 指报告阳性或阴性时，阳性结果按低水平阳性评分。应当指出的是，表中所说的"关节受累"，是指查体时发现的肿胀或触痛关节，影像学检查符合滑膜炎表现，但所指关节不包括远端指间关节、第一腕掌和第一跖趾关节，因为这些关节通常为骨关节炎的好发部位。"大关节"是指肩、肘、髋、膝、踝关节，"小关节"包括掌指关节、近端指关节、2 ~ 5 跖趾关节、拇指指间关节和腕关节。

6.2.3　治疗原则

类风湿关节炎治疗目的是控制症状，防止关节破坏，保持功能正常，改善预后。治疗方法主要是一般治疗和药物治疗，如果药物正规治疗病情仍不能控制，可考虑手术治疗，也可配合免疫净化。妊娠期类风湿关节炎，因考虑到药物对胎儿影响，药物选择方面会受到一些限制，其他方面的治疗与非妊娠期相同。

6.2.3.1　一般治疗　卧床休息。患病关节的功能锻炼，或矫正肢体的不正确姿势。

6.2.3.2　药物治疗　主要包括非甾体抗炎药、慢作用抗风湿药、糖皮质激素、生物制剂和植物药等。

（1）非甾体抗炎药（NSAID）：有抗炎、止痛、解热作用，是类风湿关节炎治疗中最为常用的药物，适用于活动期等各个时期的患者。常用的药物包括布洛芬、双氯芬酸、吲哚美辛、塞来昔布。

（2）抗风湿药（DMARD）：发挥作用较非甾体抗炎药慢，大约需 1 ~ 6 个月，又被称为慢作用抗风湿药物。单用一种抗风湿药物疗效不佳或进展性类风湿关节炎及难治性类风湿关节炎，可采用不同作用机制的抗风湿药物联合治疗。妊娠期哺乳期可以使用的有柳氮磺吡啶、羟氯喹、硫唑嘌呤、环孢素。

因对胎儿和乳儿有不良影响，甲氨蝶呤、来氟米特、环磷酰胺这三种抗风湿药在备孕期、妊娠期和哺乳期均不得使用。育龄女性使用甲氨蝶呤，需停用

3 个月后方可备孕。育龄女性使用来氟米特,需停用并使用考来烯胺洗脱后方可备孕。如果妊娠期使用柳氮磺吡啶治疗,剂量应 <2mg/（kg·d）,且每日补充叶酸 5mg;对于健康足月婴儿,哺乳期可使用;对于早产儿、高胆红素血症或葡萄糖 –6– 磷酸脱氢酶缺乏症（G–6–PD 缺乏症）患儿的母亲,若使用柳氮磺吡啶应避免哺乳。妊娠期使用硫唑嘌呤的剂量应 <2mg/（kg·d）。

（3）糖皮质激素:能迅速改善关节肿痛和全身症状,在下述四种情况可选用激素。①伴随类风湿血管炎包括多发性单神经炎、类风湿肺及浆膜炎、虹膜炎等;②过渡治疗,在重症类风湿关节炎患者,可用小量激素快速缓解病情,一旦病情控制,应首先减少或缓慢停用激素;③经正规抗风湿药治疗无效的患者可加用小剂量激素;④局部应用,如关节腔内注射可有效缓解关节的炎症。

妊娠期及哺乳期可以使用的有泼尼松、泼尼松龙和甲泼尼龙。这些激素均可在胎盘代谢,进入胎儿的比例≤10%。对妊娠期及哺乳期暴露于激素的婴儿随访 12 个月,未发现免疫功能异常。

（4）生物制剂:是目前积极有效控制炎症的重要药物,可减少骨破坏,减少激素用量和骨质疏松。妊娠期及哺乳期可用的有英夫利昔单抗（Infliximab）、依那西普（Etanercept）、阿达木单抗（Adalimumab）、赛妥珠单抗（Certolizumab）。而利妥昔单抗、托珠单抗、阿那白滞素、阿巴西普和贝利木单抗不建议在妊娠期使用,哺乳期用药资料是缺失的,也不建议使用。

注意:英夫利昔单抗可用至妊娠 16 周,之后若因为治疗活动性疾病而继续使用,则婴儿在出生后 6 个月后再接种活疫苗。依那西普、阿达木单抗可用于妊娠早期和中期,不可用于妊娠晚期。在孕妇使用最后一剂依那西普 16 周内,或使用最后一剂阿达木单抗 5 个月内,不推荐对其婴儿注射活疫苗。利妥昔单抗应停药 6 个月后再备孕,托珠单抗停药 3 个月后再备孕。单抗类药物的分子量较大,一般认为母乳中的单抗可在婴儿消化道被分解,婴儿经母乳吸收的药物极少。有限的数据表明哺乳期使用英夫利昔单抗、依那西普、阿达木单抗、利妥昔单抗可以哺乳,建议谨慎使用。但是目前的数据表明其他 IgG 药物也能进入到母乳,因此,应了解在哺乳期使用这类药物的益处和风险,建议慎用。

（5）植物药:部分药物对缓解关节肿痛、晨僵有较好作用,但长期控制病情的作用需进一步研究。常用的有雷公藤、白芍总苷及其复方制剂。妊娠期使用雷公藤可能致畸,妊娠期禁用。植物药在妊娠期和哺乳期的用药资料是缺失的,妊娠期及哺乳期使用需谨慎。

6.2.3.3　手术治疗　一般终止妊娠后再行手术治疗。

6.2.3.4　免疫净化　除药物治疗外,可选用免疫净化疗法,可快速去除血浆中的免疫复合物和过高的免疫球蛋白、自身抗体等。

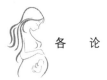

6.2.4　治疗药物

非甾体抗炎药：布洛芬、双氯芬酸、吲哚美辛、美洛昔康、塞来昔布（见6.1系统性红斑狼疮）。

抗风湿药：柳氮磺吡啶、羟氯喹、硫唑嘌呤、环孢素（见6.1系统性红斑狼疮）。

糖皮质激素：泼尼松、泼尼松龙、甲泼尼龙（见1.4支气管哮喘）。

生物制剂：英夫利昔单抗、依那西普、阿达木单抗。

植物药：白芍总苷。

布洛芬　Ibuprofen

【适应证】本品为非甾体抗炎药。适用于各种慢性关节炎的急性发作期或持续性的关节肿痛症状；非关节性的各种软组织风湿性疼痛。

【用法和用量】口服。轻或中度疼痛的止痛：普通制剂，一次0.2~0.4g，每4~6小时1次，每日最大量2.4g；缓释制剂，一次0.3~0.6g，一日2次（早晚各1次）。

其他各项见1.1急性上呼吸道感染。

柳氮磺吡啶　Sulfasalazine

【适应证】本品为慢作用抗风湿药。适用于炎症性肠病，即克罗恩病和溃疡性结肠炎。类风湿关节炎、幼年型类风湿关节炎、强直性脊柱和银屑病关节炎。

【用法和用量】口服。初始剂量：一日1~2g，无明显不适可渐增至一日4~6g，分次口服，用药间隔不超过8小时。轻中度发作：一次1g，一日3~4次。缓解期：一次1g，一日2~3次。

【不良反应】常见：恶心、呕吐、腹泻、红斑、头痛、心悸。少见：①过敏反应，可表现为出疹、多形红斑、剥脱性皮炎和表皮松解萎缩性皮炎等，也有表现为光敏反应；②中性粒细胞减少或缺乏症，血小板减少症及再生障碍性贫血；③溶血性贫血及血红蛋白尿；④肾脏损害，可发生结晶尿、血尿。

【禁忌证】对磺胺类药物过敏者禁用。肠梗阻或泌尿系梗阻患者、急性间歇性卟啉症患者禁用。

【注意事项】①G-6-PD缺乏症、肝功能不全、肾功能不全、卟啉症、血小板减少、粒细胞减少、血紫质症、肠道或尿路阻塞患者应慎用。②服用本品期间多饮水，保持高尿流量，以防结晶尿的发生，必要时服碱化尿液的药物。失水、休克和老年患者应用本品易致肾损害，应慎用或避免应用本品。③对呋塞米、砜类、噻嗪类利尿药、磺酰脲类、碳酸酐酶抑制剂类药物过敏者慎用。④治疗中须注意检查：全血象检查，对接受较长疗程的患者尤为重要；直肠镜与乙状结肠镜检查，观察用药效果及调整剂量；治疗中定期尿液检查（每 2 ~ 3 日查尿常规 1 次）以发现长疗程或高剂量治疗时可能发生的结晶尿；肝、肾功能检查。⑤遇有胃肠道刺激症状，除强调餐后服药外，也可分成小量多次服用，甚至每小时 1 次，使症状减轻。⑥根据患者的反应与耐药性，随时调整剂量，部分患者可采用间歇治疗（用药 2 周，停药 1 周）。⑦腹泻症状无改善时，可加大剂量。⑧夜间停药间隔不得超过 8 小时。⑨肾功能损害者应减小剂量。

【FDA 妊娠期药物安全性分级】B 级（口服给药、直肠给药）；D 级（临近分娩时使用）。目前的循证医学证据表明妊娠期可以使用柳氮磺吡啶。研究表明，如果孕妇使用柳氮磺吡啶期间补充叶酸，未发现妊娠不良事件增加。妊娠期柳氮磺吡啶治疗剂量应 <2mg/（kg·d），且每日补充叶酸 5mg。说明书标示：磺胺药可穿过血胎盘屏障至胎儿体内，动物实验发现有致畸作用；人类中研究缺乏充足资料，孕妇应禁用。因此，妊娠期使用柳氮磺吡啶属于超说明书用药，应综合目前循证医学证据，按超说明书用药规范管理，须知情同意。

【哺乳期药物安全性分级】L3 级。大多数研究表明使用柳氮磺吡啶后母乳喂养，乳儿发生不良反应很少。美国儿科学会认为哺乳期妇女应当慎用此药。对于健康足月婴儿，使用后可哺乳；对于早产儿、高胆红素血症或 G-6-PD 缺乏症患儿的母亲，若使用柳氮磺吡啶应避免哺乳。说明书标示：磺胺药可自乳汁中分泌，乳汁中浓度约可达母体血药浓度的 50% ~ 100%，药物可能对乳儿产生影响；磺胺药在 G-6-PD 缺乏的新生儿中的应用有导致溶血性贫血发生的可能；哺乳期妇女应禁用。因此，使用柳氮磺吡啶后继续哺乳属于超说明书用药，应综合目前循证医学证据，按超说明书用药规范管理，须知情同意。

【制剂与规格】柳氮磺吡啶肠溶片：0.25g/ 片。

英夫利昔单抗　Infliximab

【适应证】本品为单克隆抗体类的生物制剂。适用于类风湿关节炎、克罗恩病、瘘管性克罗恩病、强直性脊柱炎、银屑病、溃疡性结肠炎。

【用法和用量】①类风湿关节炎：初始剂量 3mg/kg，然后在首次给药后的第 2 周和第 6 周及以后每隔 8 周各给予 1 次相同剂量。本品应与甲氨蝶呤合用。对于疗效不佳的患者，可考虑将剂量调整至 10mg/kg 和 / 或将用药间隔调整为 4 周。②中重度活动性克罗恩病、瘘管性克罗恩病：首次给予本品 5mg/kg，然后在首次给药后的第 2 周和第 6 周及以后每隔 8 周各给予 1 次相同剂量。对于疗效不佳的患者，可考虑将剂量调整至 10mg/kg。③强直性脊柱炎：首次给予 5mg/kg，然后在首次给药后的第 2 周和第 6 周及以后每隔 6 周各给予 1 次相同剂量。④斑块型银屑病：首次给予 5mg/kg，然后在首次给药后的第 2 周和第 6 周及以后每隔 8 周各给予 1 次相同剂量。若患者在第 14 周后（即 4 次给药后）没有应答，不应继续给予本品治疗。

【不良反应】常见：上呼吸道感染，英夫利昔单抗组与对照组的发生率分别为 25.3% 和 16.5%。与包括本品在内的 TNF 抑制剂使用相关的最严重的药物不良反应包括乙型肝炎病毒（HBV）再激活、充血性心力衰竭（CHF）、严重感染（包括败血症、机会性感染和结核病）、血清病（迟发性超敏反应）、血液系统反应、系统性红斑狼疮 / 狼疮样综合征、脱髓鞘性疾病、肝胆事件、淋巴瘤、肝脾 T 细胞淋巴瘤（HSTCL）、肠道或肛周脓肿（克罗恩病）和严重的输液反应。

其他：①输液反应。在Ⅲ期临床试验中，输液中和输液结束后的 1 小时内，英夫利昔单抗组和安慰剂组患者的输液相关反应发生率分别为 18% 与 5%。在诱导期发生输液反应的英夫利昔单抗组患者中有 27% 的患者在维持期也发生了输液反应。而在诱导期未发生输液反应的患者中 9% 的患者在维持期发生了输液反应。②迟发性超敏反应。临床试验中迟发性超敏反应不常见，且发生在本品停药期间不足一年的患者中。银屑病研究中，大约 1% 的本品治疗组患者出现了迟发性超敏反应，该反应发生于治疗早期。症状和体征包括肌肉疼痛和 / 或关节痛、出现发热和 / 或皮疹，部分患者出现皮肤瘙痒、面部水肿、手或唇水肿、吞咽困难、荨麻疹、喉痛和头痛。③感染。在接受本品治疗的患者中曾观察到有结核，包括败血症和肺炎的细菌感染、侵袭性真菌感染、病毒感染和其他机会性感染，其中部分感染是致命的。死亡率超过 5% 的最常报告的机会性致病菌感染包括肺孢子虫病、念珠菌病、李斯特菌病和曲霉病。④肝胆系统。根据本品上市后经验，已有黄疸和非传染性肝炎（其中一些具有自身免疫性肝炎的特征）病例的报告。在临床试验中，观察到了使用本品的患者出现轻度或中度谷丙转氨酶和谷草转氨酶升高，但未导致重度肝损伤。⑤恶性肿瘤和淋巴增生性疾病。上市后用药经验中报告了包括淋巴瘤和非淋巴瘤的恶性肿瘤病例。⑥充血性心力衰竭。上市后经验显示，使用本品的患者（无论有无明显诱发因素）有心力衰竭加重的报告。

【禁忌证】对英夫利昔单抗、其他鼠源蛋白或本品中任何成分过敏的患者；患有结核病或其他活动性感染（包括败血症、脓肿、机会性感染等）的患者；患有中重度心力衰竭（纽约心脏学会心功能分级Ⅲ/Ⅳ级）的患者。

【注意事项】①已有感染者不宜应用。②在使用本品治疗前，应评估患者是否有感染结核病的危险因素（包括与活动性结核病患者密切接触），并应检查患者是否有潜伏性结核感染。③对心力衰竭患者，应在考虑其他治疗方法后，才能慎重使用本品，且剂量不应超过 5mg/kg。一旦心力衰竭的症状加重或出现新的心力衰竭症状,则应停用本品。④本品的过敏反应可在不同的时间内发生,多数出现在输液过程中或输液后 2 小时内,发生严重反应时,应停止使用本品。⑤若患者在接受本品治疗时出现狼疮样综合征征兆,则应立即停药。⑥对于曾患有或新近患有中枢神经系统脱髓鞘疾病的患者,应在给予本品前权衡利弊。⑦应对有肝功能障碍体征和症状的患者评价其肝脏损伤的情况。如患者的黄疸指数和 / 或谷丙转氨酶升高至正常范围上限的 5 倍以上,应停止使用本品,并针对异常情况进行全面检查。使用本品的慢性乙肝病毒携带者(即表面抗原阳性者)有出现乙型肝炎再活化的情况。在开始使用本品前和使用本品治疗的过程中,应对慢性乙肝病毒携带者进行适当的评价和观察。⑧有恶性肿瘤病史的患者接受治疗或发生恶性肿瘤的患者继续治疗时,应慎用本品。⑨无资料显示接受 TNF 抑制剂治疗的患者在接种活疫苗后出现接种反应或被感染,但不建议本品与活疫苗同时使用。

【FDA 妊娠期药物安全性分级】B 级。本品可通过胎盘屏障,在妊娠期间接受本品治疗的妇女,其婴儿出生后血清中能够持续 6 个月检测到本品。因此,这些婴儿可能会有增加感染的风险,包括可致命的弥散性感染。建议这些婴儿在出生后至少 6 个月后方可接受活疫苗。有研究随访了 706 例妊娠期使用 TNF-α 抑制剂(包括英夫利昔单抗)患者的妊娠结局,未发现妊娠不良结局增加。在孕早中期使用英夫利昔单抗,母体的益处远远大于对胚胎 / 胎儿的风险。由于妊娠晚期使用英夫利昔单抗的孕妇脐血药物浓度高于母亲血药浓度,建议妊娠 16 周后避免使用。说明书标示:育龄妇女在接受本品治疗期间必须采取有效的避孕措施,且本品末次治疗后至少要避孕 6 个月;由于现有的临床经验有限,尚不能排除本品在妊娠期间的风险,因而不推荐孕妇使用本品。但目前的循证医学证据表明妊娠早期和中期可以使用英夫利昔单抗。因此,妊娠期 16 周内使用英夫利昔单抗属于超说明书用药,应综合目前循证医学证据,按超说明书用药规范管理,须知情同意。

【哺乳期用药安全等级】L3 级。英夫利昔单抗的分子量非常大,母乳中的量很低,缺乏关于哺乳期长期使用免疫调节药物的安全性的数据。目前的数据表明其他 IgG 药物也能转运到母乳,可能会转运至母乳喂养的婴儿中。因此,应了解在哺乳期使用该药的益处和风险,建议慎用此类药。说明书标示:目前尚不清楚本品是否从人乳汁中分泌以及哺乳后是否全身吸收;由于人类的免疫球蛋白可经母乳分泌,因而母亲在本品末次治疗后至少 6 个月内应停止哺乳。因此,哺乳期使用英夫利昔单抗后继续哺乳属于超说明书用药,应综合目前循证医学证据,按超说明书用药规范管理,须知情同意。

【制剂与规格】注射用英夫利昔单抗:100mg/ 瓶。

依那西普　Etanercept

【适应证】本品为治疗类风湿关节炎的生物制剂。适用于类风湿关节炎、强直性脊柱炎。

【用法和用量】皮下注射：一次 25mg，一周 2 次（间隔 72～96 小时），或一次 50mg，一周 1 次。

【不良反应】最常见的不良反应报告为注射部位反应（比如疼痛、肿胀、瘙痒、红斑和注射部位出血），感染（比如上呼吸道感染、支气管炎、膀胱感染和皮肤感染），变态反应，自身抗体形成，瘙痒和发热。依那西普也有严重不良反应的报道，如会影响免疫系统，降低患者自身对感染和肿瘤的抵抗能力，出现致命或威胁生命的感染和脓毒血症，以及各种恶性肿瘤，包括乳腺癌、皮肤癌和淋巴瘤。也有严重的血液系统、神经系统异常以及自身免疫反应的报告，包括罕见的全血细胞减少和非常罕见的再生障碍性贫血。使用依那西普的患者还有中枢和外周神经系统脱髓鞘病变的报告，分别为罕见和非常罕见。另外还有罕见的狼疮、狼疮相关表现和血管炎的报告。

【禁忌证】对本品中活性成分或其他任何成分过敏者禁用。脓毒血症患者或存在脓毒血症风险的患者禁用。对包括慢性或局部感染在内的严重活动性感染者禁用。

【注意事项】特别警告：需要对在依那西普治疗过程中出现新发感染的患者进行严密监测。如果患者出现严重感染必须停止使用依那西普。对复发性或慢性感染的患者或存在可能导致患者易受感染的潜在条件时，应谨慎使用。不推荐依那西普和阿那白滞素联合使用。不推荐 Wegener 肉芽肿患者使用依那西普治疗。不推荐酒精性肝炎患者使用依那西普治疗。

　　一般注意事项：①感染。曾有使用依那西普发生严重感染、脓毒血症、结核病和机会致病菌感染（包括侵袭性真菌感染）的报告。在使用依那西普治疗前、治疗中和治疗后，必须对患者的感染情况进行评价。在开始使用依那西普治疗前，必须对结核病风险高的患者进行活动性或潜伏性结核感染的评估。有 HBV 感染风险的患者在开始抗 –TNF 治疗前，必须对先前 HBV 感染情况进行评价。②糖尿病患者的低血糖症。曾有患者使用糖尿病治疗药物后使用依那西普治疗出现低血糖症的报告，需要对一些患者减少治疗糖尿病药物的使用。③不推荐依那西普和阿那白滞素联合使用。与单独使用依那西普相比，依那西普和阿那白滞素联合治疗与严重感染和中性粒细胞减少风险增高相关。④变态反应。常有报道与依那西普使用相关的变态反应。如果出现任何重度的变态或过敏反应，必须立即停止使用依那西普并进行适当的治疗。⑤免疫抑制 TNF 抑制剂（包括依那西普）会影响患者对感染和恶性肿瘤的抵抗力。当患者明显暴露于水痘 –

带状疱疹病毒时应暂停使用依那西普,并应考虑使用水痘－带状疱疹免疫球蛋白预防治疗。⑥不能排除 TNF 抑制剂治疗患者出现淋巴瘤或其他恶性肿瘤的风险。对于有恶性肿瘤病史或发生恶性肿瘤但考虑继续治疗的患者,在考虑其使用 TNF- 抑制剂治疗时应警惕使用。⑦依那西普治疗过程中严禁使用活疫苗。⑧依那西普治疗可能会产生自身抗体。⑨血液学反应。接受依那西普治疗的患者罕见报告出现全血细胞减少,非常罕见报告出现再生障碍性贫血,一些可导致死亡。有血恶病质病史的患者使用依那西普治疗时,应谨慎使用。⑩肾和肝功能损害。根据药代动力学资料,肝或肾功能损害患者无须进行剂量调整;针对这些患者的临床经验有限。⑪充血性心力衰竭。充血性心力衰竭(CHF)患者使用依那西普时,医师应特别谨慎。上市后曾有使用依那西普的患者在有或无明显促发因素的情况下出现充血性心力衰竭加重的报告。⑫不推荐酒精性肝炎患者使用依那西普治疗。⑬Wegener 氏肉芽肿。不推荐使用依那西普治疗 Wegener 氏肉芽肿。

【FDA 妊娠期药物安全性分级】暂无。依那西普在动物繁殖试验中的剂量远高于临床剂量,没有发现毒性或致畸作用。虽然该药用于人类妊娠期的经验是有限的,但没有确凿的证据表明对胚胎 / 胎儿有不良影响。建议妊娠期使用依那西普应权衡利弊,如果母体的获益大于对胎儿的风险,方可在孕早期和孕中期使用。在孕妇使用最后一剂依那西普 16 周内,不推荐对其婴儿注射活疫苗。说明书标示:需建议育龄妇女避免在依那西普治疗期间或中止治疗后 3 周内怀孕。不推荐孕妇使用依那西普。因此,妊娠早中期使用依那西普属于超说明书用药,应综合目前循证医学证据,按超说明书用药规范管理,须知情同意。

【哺乳期药物安全性分级】L2 级。乳汁中可检测到少量依那西普,婴儿血浆中检测不到,目前没有经乳汁导致婴儿不良反应的报道。由于依那西普是一种大分子的蛋白(分子量 150 000),很可能会在婴儿胃内被消化而不被全身吸收,认为哺乳期可以使用。说明书标示:有报道依那西普皮下注射后可从人的乳汁中分泌,因此哺乳期妇女需考虑是否停止哺乳或停用依那西普。因此,使用该药后不暂停哺乳的用法属于超说明书用药,应综合目前循证医学证据,按超说明书用药规范管理,须知情同意。

【制剂与规格】注射用依那西普:25mg/ 瓶。

阿达木单抗 Adalimumab

【适应证】本品为治疗类风湿关节炎的生物制剂。适用于类风湿关节炎、强直性脊柱炎、银屑病。

【用法和用量】皮下注射:一次 40mg,每 2 周 1 次。

【不良反应】注射部位反应：红斑和／或瘙痒、出血、疼痛或肿胀，大多数注射反应是轻度，一般不需要停药。感染：主要包括上呼吸道感染、支气管炎和泌尿系统感染等，大多数患者在感染消失后可继续使用阿达木单抗。严重感染：包括肺炎、脓毒性关节炎、术后感染、丹毒、蜂窝织炎、肾盂肾炎等。恶性疾病：RA 患者尤其是高活动度疾病的患者是发生淋巴瘤的高危人群，其他较常观察到的恶性肿瘤有非黑色素皮肤癌、乳腺、结肠、肺和子宫肿瘤。自身抗体：阿达木单抗治疗的患者中有报道出现新发狼疮样综合征的临床特征，停止治疗后情况改善。免疫原性：有研究发现成人 RA 患者在接受本品治疗期间曾有发生本品的低滴度抗体，体外试验表明是中和抗体。其他有①消化系统：腹泻、恶心。②全身：乏力。③实验室检查：胆固醇升高、血红蛋白降低、淋巴细胞减少。④肌肉、骨骼系统：关节痛、背痛、类风湿关节炎。⑤神经系统：神经系统紊乱、头痛。还可能引起中枢神经系统脱髓鞘病变及恶性疾病和异常淋巴细胞增生。⑥呼吸系统：咳嗽。在接受本品治疗的患者中已有结核病再激活和新发结核病例的报道，其中包括曾接受治疗的潜伏或活动性结核患者，所出现的结核包括肺结核和肺外结核（即播散性结核）。⑦皮肤：皮疹。⑧心血管系统：高血压，还有可能引起充血性心力衰竭的恶化。⑨其他：还可能引起再生障碍性贫血在内的全血细胞减少、狼疮样综合征。

【禁忌证】对于本品或制剂中其他成分过敏者禁用。活动性结核或者其他严重的感染疾患，如败血症和机会感染等，中度到重度心衰患者（NYHA 分类Ⅲ／Ⅳ级）应禁用。

【注意事项】①本品易诱发感染，使用期间必须严密监测患者是否出现感染，无论是慢性活动性或局灶活动性感染，在感染未得到控制之前均不能开始本品治疗。如果患者出现发烧、不适、体重下降、发汗、咳嗽、呼吸困难和／或肺浸润或其他严重的全身性疾病（有或无伴随休克）等征兆或症状或在真菌病流行的地区居住或旅行，需在鉴别诊断中考虑侵袭性真菌感染，并立即停用本品。②本品会使乙型肝炎再激活，治疗期间严密监控乙型肝炎病毒感染的体征和症状。③不推荐本品和阿那白滞素、阿巴他塞联合使用。④目前认为用阿达木单抗时不应接种活疫苗。

【FDA 妊娠期药物安全性分级】暂无。在孕早中期使用阿达木单抗，母体的益处远远大于对胚胎／胎儿的风险。由于妊娠晚期使用阿达木单抗的孕妇脐血药物浓度高于母亲血药浓度，建议妊娠晚期避免使用。在妊娠期间接受本品的女性，其体内的阿达木单抗可能透过胎盘进入胎儿血清中，从而增加这些婴儿感染的风险。对于在子宫内暴露于阿达木单抗的婴儿，不推荐在其母亲妊娠期间最后一次注射阿达木单抗后的 5 个月内对婴儿接种活疫苗。

【哺乳期用药安全等级】L3 级。阿达木单抗的分子量非常大，母乳中的量很低,现在仍缺乏关于哺乳期长期使用免疫调节药物的安全性的数据。此外,目前的数据表明其他 IgG 药物也能转运到母乳,可能会转运至母乳喂养的婴儿体内。因此,应了解在哺乳期使用该药的益处和风险,建议慎用此类药。说明书标示:尚不清楚阿达木单抗是否可以泌入母乳,或者人体摄入后是否会被吸收;但是,由于在乳汁中分泌有人体免疫球蛋白,因此女性患者至少在结束治疗后 5 个月内不能哺乳。因此,使用阿达木单抗后继续哺乳,属于超说明书用药,应综合目前循证医学证据,按超说明书用药规范管理,须知情同意。

【制剂与规格】阿达木单抗注射液:0.8ml:40mg/ 支。

白芍总苷　Total Glucosides of Paeony

【适应证】本品为治疗类风湿关节炎的植物药,适用于类风湿关节炎。国内有报道还可用于系统性红斑狼疮、干燥综合征、白塞综合征和强直性脊柱炎等。

【用法和用量】口服:一次 0.6g,一日 2 ~ 3 次。

【不良反应】消化道反应、腹胀、食欲缺乏、腹痛、恶心、头晕等。

【禁忌证】对白芍及相关成分过敏者禁用。

【注意事项】①应饭后用温水送服。②少数患者服药初期可能出现大便性状改变,可小剂量开始。

【FDA 妊娠期药物安全性分级】暂无。

【哺乳期药物安全性分级】暂无。

【制剂与规格】白芍总苷胶囊:0.3g/ 粒。

（王志坚　王　颖　郭惠娟）

参 考 文 献

[1] LEDINGHAM J, GULLICK N, IRVING K. et al. BSR and BHPR guideline for the prescription and monitoring of non-biologic disease-modifying anti-rheumatic drugs[J]. Rheumatology(Oxford), 2017, 56(6): 865–868.

[2] STENSEN M, KHAMASHTA M, LOCKSHIN M, et al. Anti-inflammatory and immunosuppressive drugs and reproduction[J]. Arthritis Res Ther, 2006, 8: 209.

[3] 中国系统性红斑狼疮研究协作组专家组,国家风湿病数据中心. 中国系统性红斑狼疮患者围产期管理建议[J].中华医学杂志,2015,95(14): 1056–1060.

[4] GERALD G. BRIGGS, ROGERE K. FREEMAN. Drugs in pregnancy and

Lactation 10th ed［M］. Philadelphia：Wolters Kluwer Health，2015.

　　［5］ANDEROLI L，BERTSIAS GK，AGMON-LEVIN N. et al. EULAR recommendations for women's health and the management of family planning, assisted reproduction, pregnancy and menopause in patients with systemic lupus erythematosus and/or antiphospholipid syndrome［J］. Ann Rheum Dis，2017，76（3）：476-485.

　　［6］中华医学会风湿病学分会. 抗磷脂综合征诊断和治疗指南［J］. 中华风湿病学杂志，2011，15（6）：407-410.

　　［7］FLINT J，PANCHAL S，HURRELL A，et al. BSR and BHPR guideline on prescribing drugs in pregnancy and breastfeeding-Part I：Standard and biologic disease modifying anti-rheumatic drugs and corticosteroids［J］. Rheumatology（Oxford，England），2016，55（9）：1693-1697.

　　［8］中国中西医结合学会皮肤性病专业委员会环境与职业性皮肤病学组. 规范外用糖皮质激素类药物专家共识［J］. 中华皮肤科杂志，2015，48（2）：73-75.

第7章　神经精神系统疾病用药

7.1　癫　痫

7.1.1　疾病简述

癫痫（epilepsy）是一种由多种病因引起的慢性脑部疾病，以脑神经元过度放电导致反复性、发作性和短暂性的中枢神经系统功能失常为特征。癫痫是妊娠期常见的神经疾病之一，发生率为 0.5%～1%，女性癫痫患者妊娠期间，绝大多数都需要继续服用抗癫痫药物，以避免因癫痫发作给妊娠及胎儿带来不良影响。癫痫发作或服用抗癫痫药物（antiepileptic drugs，AEDs）会对女性的月经周期、生育、母乳喂养和避孕等产生影响。癫痫可增加妊娠期高血压疾病、妊娠期出血、产后出血、早产、低体重儿发生的风险，增加剖宫产率。而抗癫痫药物可能增加流产、胎儿先天畸形、胎儿宫内生长受限、分娩出血等不良事件的潜在风险。但通过规范的管理，90% 以上的癫痫女性可以正常妊娠。

生育期女性癫痫患者应向癫痫专科医师和产科医师进行孕前咨询，了解与癫痫相关的妊娠并发症和 AEDs 可能存在的致畸作用，以便依据个体情况对是否怀孕做出选择。在妊娠前，应保证至少最近半年无癫痫发作。如果患者最近 2～3 年均无发作，且脑电图正常，在告知癫痫复发对患者及胎儿的影响后，可以考虑逐步停药。否则，应当对病情进行综合评估，并依据患者的癫痫发作类型，选取最小剂量 AEDs 控制发作，并尽可能采取单药治疗方案。如需换药，应当保证在妊娠前达到有效的血药浓度。值得注意的是，相对其他 AEDs 而言，丙戊酸单药或联合用药时，尤其当药物总剂量 > 每日 1.0g 时，胎儿罹患神经管缺损、脊柱裂、泌尿生殖系统先天畸形的概率相对较高。对于计划妊娠的癫痫女性患者，如果其他抗癫痫药能充分控制癫痫发作，*UpToDate* 建议避免使用丙戊酸盐，如果使用丙戊酸盐，应开具最低有效剂量，目标剂量为 0.5～0.6g/d。因此，对于服用该类 AEDs 的患者，即便其适用于患者的发作类型，也应建议由临床医师重新评估并选用其他药物替代后再考虑妊娠。在妊娠前一个月和早期妊娠阶段，每日口服 5mg 大剂量叶酸，可在一定程度上降低胎儿发生先天畸形的风险。因此建议：①所有 AEDs 调整最好在受孕前完成;②尽量在癫痫发作控制稳定后开始备孕,尤其是对于全身强直-阵挛性发作的患者;③尽可能避免使用丙戊酸、扑痫酮、苯巴比妥等;④尽量将 AEDs 调整至单药治疗的最低有效剂量。

7.1.2　诊断标准

既往癫痫诊断多分为 3 步:判断是否癫痫,判断癫痫类型,寻求癫痫病因。新诊疗指南提倡将癫痫诊断分 5 个步骤。

（1）确定发作性事件是否为癫痫发作:涉及发作性事件的鉴别,包括诱发性癫痫发作和非诱发性癫痫发作的鉴别。传统上,临床出现两次（间隔至少24 小时）非诱发性癫痫发作时就可诊断癫痫。

（2）确定癫痫发作的类型:按照国际抗癫痫联盟（ILAE）癫痫发作分类来确定。

（3）确定癫痫及癫痫综合征的类型:按照 ILAE 癫痫及癫痫综合征分类系统来确定。应注意,有些病例无法归类于某种特定癫痫综合征。

（4）确定病因。

（5）确定残障和共患病。

7.1.3　治疗方案

目前癫痫治疗方法较多,近年来在药物治疗、神经调控等方面都有了许多进展,现在常用的治疗方法如下。

7.1.3.1　癫痫的药物治疗（由于个体差异及药动学特点,用药需个体化）

全面强直-阵挛性发作:卡马西平、加巴喷丁、拉莫三嗪、奥卡西平、苯妥英钠。

部分发作:奥卡西平、卡马西平、托吡酯、苯巴比妥。

失神发作:拉莫三嗪、氯硝西泮。

小发作:卡马西平、扑米酮、托吡酯。

精神运动性发作:氯硝西泮。

复杂部分性发作或难治性癫痫:拉莫三嗪以及联合治疗。

症状性癫痫:卡马西平。

抗癫痫药物是常见的致畸剂,使用后严重先天性畸形的发生率为普通孕妇的 2~3 倍,严重先天畸形的发生与抗癫痫药物的种类和剂量相关。如果停用抗癫痫药物,难以控制妊娠期癫痫发作,可能增加母胎不良结局,因此抗癫痫药物的使用需要权衡利弊,合理使用。与 AEDs 相关的先天性畸形最常见的为神经管缺陷、先天性心脏病、尿道及骨骼发育异常以及唇腭裂。丙戊酸钠与神经管畸形、面裂及尿道下裂有关;苯巴比妥和苯妥英钠与心脏畸形相关;

苯妥英钠和卡马西平则与唇腭裂相关。丙戊酸钠作为治疗癫痫全面发作的首选用药,是抗癫痫单药治疗研究最为广泛、致畸性最为肯定的药物。丙戊酸钠的致畸性呈剂量相关性,丙戊酸钠每日用量超过700mg,其剂量相关性致畸作用可显著增加到20%甚至更高,其他抗癫痫药物致畸性在2%~3%,丙戊酸钠的总体致畸率为6%~9%。除丙戊酸钠外,苯妥英钠致畸性也较为显著。应尽量避免在妊娠早期使用丙戊酸钠和苯妥英钠。卡马西平是癫痫部分性发作的首选药物,因其干扰叶酸代谢,也可导致脊柱裂,但概率仅为丙戊酸钠的五分之一,与拉莫三嗪、氯硝西泮、左乙拉西坦、丙巴比妥等相似。有限的证据表明,妊娠期服用卡马西平和拉莫三嗪对胎儿远期神经发育并无影响,但尚缺乏大规模的临床研究证据支持。托吡酯在孕早期的单药治疗增加面部裂、唇裂、腭裂、尿道下裂等风险,仅在肯定对孕妇有益的情况下使用。左乙拉西坦是新型的、目前应用范围最广泛的抗癫痫药物之一,左乙拉西坦的临床研究数据不够翔实,目前认为其安全性较好。对于正使用抗癫痫药物的患者,推荐产前筛查。服用AEDs的妊娠期癫痫患者应对胎儿进行一系列生长测量以防胎儿生长受限。

治疗妊娠期癫痫,通常联合用药的风险高于单独用药,但也不尽然。单药治疗癫痫,胎儿畸形风险通常在2%~3%,拉莫三嗪与非丙戊酸钠的其他抗癫痫药物合用,致畸风险为2.9%,与丙戊酸钠联用,风险率为9.1%;卡马西平与非丙戊酸钠联用致畸风险2.5%,与丙戊酸钠合用的致畸风险为15.4%。因此,过去认为联合用药治疗的致畸风险显著增加,可能与丙戊酸钠的合用关系更大,但证据尚不明确。尽管如此,如果有可能,仍应尽量避免多药联合应用,尤其应避免与丙戊酸钠、卡马西平和苯巴比妥联合用药。

孕期管理:除常规的孕期保健外,要注意以下问题。

(1)补充叶酸:美国妇产科医师学会推荐,对于使用卡马西平或丙戊酸钠或生育过受累儿童的女性,建议在妊娠前3个月补充更高剂量的叶酸(每日5mg)直至早孕期末,以降低发生先天性畸形的概率。对于正使用其他抗癫痫药(不会引起较高的神经管缺陷风险)的女性,以及没有积极计划妊娠、处于育龄且有性生活的女性,可以使用更标准的低剂量叶酸(每日0.4~0.8mg)。

(2)监测胎儿发育:血清甲胎蛋白升高与神经管缺陷和其他胎儿异常(如腹壁缺陷、先天性肾病)有关。应在妊娠第14~16周之间测定血清甲胎蛋白浓度或通过羊膜穿刺术测定甲胎蛋白,特别是对于使用丙戊酸盐和卡马西平治疗的女性。在妊娠第18~20周进行实时超声检查,以评估是否出现神经管缺陷、唇腭裂、心脏异常,以及进行总体的胎儿解剖结构检查。妊娠30~32周后,定期进行胎心监护。

(3)抗癫痫药物应用注意事项:说服并监督患者按规定服药;不得任意变

动原来的有效方案；更换抗癫痫药可能会促发癫痫发作。酌情监测血药浓度，以维持最低有效剂量，预防发作；原则上采用副作用最小且最有效的抗癫痫药物，左乙拉西坦、拉莫三嗪、托吡酯、奥卡西平、加巴喷丁等新一代 AEDs 可能会改善妊娠期药物的耐受性，较传统 AEDs 对胎儿的致畸性小，但尚缺乏大规模的临床研究证据支持。

（4）补充维生素 K：*UpToDate* 建议，有早产危险因素的女性、使用多种抗癫痫药的女性、使用酶诱导性抗癫痫药，如苯巴比妥、卡马西平、苯妥英、托吡酯和奥卡西平的女性，以及妊娠期酗酒的女性，应口服补充维生素 K（每日 10～20mg），在妊娠最后 1 个月使用。所有新生儿在出生时均应肌内注射 1mg 维生素 K。如有出血，可给予新鲜冰冻血浆。

（5）不能控制的严重癫痫，对母胎的影响大于药物的影响，应终止妊娠。

母乳喂养：女性癫痫患者在产后仍应继续服用 AEDs。几乎所有的抗癫痫药物均能在乳汁中检测到，但这种形式的抗癫痫药物暴露是否对婴儿有影响，目前研究数据有限。有研究表明，与服用抗癫痫药的非母乳喂养儿童相比，服用抗癫痫药物的妇女母乳喂养，其子代在智力和言语测试方面的表现没有差异。一般不会将抗癫痫药视为母乳喂养的禁忌证，依然鼓励妊娠合并癫痫的妇女母乳喂养。但临床上使用镇静类药物如苯巴比妥、扑米酮或苯二氮䓬类药物，可能使儿童变得易激惹、开始哺乳后不久就入睡或生长迟滞。若发生这类情况，应停止母乳喂养，同时观察婴儿有无药物戒断症状。与透过胎盘屏障的药物浓度相比，丙戊酸、苯巴比妥、苯妥英钠、卡马西平、拉莫三嗪、托吡酯等药物在母体乳汁内的药物浓度较低，对乳儿的影响相对较小，但左乙拉西坦在乳汁内浓度较高，相关风险有待进一步临床研究证实。

7.1.3.2　癫痫的外科治疗是一种有创性治疗手段，必须经过严格的多学科术前评估，确保诊断和分类的正确性。癫痫外科治疗的方法主要包括：①切除性手术；②离断性手术；③姑息性手术；④立体定向放射治疗术；⑤立体定向射频毁损术；⑥神经调控手术。手术治疗后仍应当继续应用抗癫痫药物，围手术期抗癫痫药物的应用参照《癫痫外科手术前后抗癫痫药物应用的专家共识》。

7.1.3.3　生酮饮食是一个高脂、低碳水化合物和适当蛋白质的饮食。由于特殊的食物比例配置，开始较难坚持，但如果癫痫发作控制后，患者多能良好耐受。

7.1.4　治疗药物

乙丙酰脲类：苯妥英钠。

亚氨基苷类：卡马西平、奥卡西平。

琥珀酰亚胺类：乙琥胺。

苯二氮䓬类：地西泮、氯硝西泮。

巴比妥类：苯巴比妥、扑米酮。

双链脂肪酸类：丙戊酸钠。

新型抗癫痫药物：拉莫三嗪、左乙拉西坦、托吡酯、加巴喷丁。

苯妥英钠　Phenytoin Sodium

【适应证】本品为乙丙酰脲类抗癫痫药。适用于全身强直 - 阵挛性发作、复杂部分性发作（精神运动性发作、颞叶癫痫）、单纯部分性发作（局限性发作）和癫痫持续状态。

【用法和用量】口服：初始剂量 0.1g，一日 2 次，1 ~ 3 周内增加至一次 0.25 ~ 0.3g，一日 3 次，每日最大量一次 0.3g，一日 0.5g。由于个体差异及药动学特点，用药需个体化。

【不良反应】常见齿龈增生。长期服用后或血药浓度达 30μg/ml 可能引起恶心、呕吐甚至胃炎，饭后服用可减轻。神经系统不良反应与剂量相关，常见眩晕、头痛，严重时可引起眼球震颤、共济失调、语言不清和意识模糊，调整剂量或停药可消失。常见巨幼红细胞性贫血，罕见再障。过敏反应，常见皮疹伴高烧，罕见严重皮肤反应如剥脱性皮炎、多形糜烂性红斑、系统性红斑狼疮以及致死性肝坏死等。孕妇服用偶致畸胎。可抑制抗利尿激素和胰岛素分泌使血糖升高。

【禁忌证】对乙内酰脲类药有过敏史者禁用。阿斯综合征、Ⅱ ~ Ⅲ度房室阻滞、窦房结阻滞、窦性心动过缓等心功能损害者禁用。

【注意事项】①本品能通过胎盘，可能致畸，但癫痫发作控制不佳致畸的危险性大于用药的危险性，应权衡利弊。②妊娠期每月检查血象、肝功能、血钙、口腔、脑电图、甲状腺功能，并经常随访血药浓度，防止毒性反应；产后每周测定一次血药浓度以确定是否需要调整剂量。③用本品能控制发作的患者，孕期应继续服用，并保持有效血浓，分娩后再重新调整。④下列情况应慎用：贫血、心血管病、糖尿病、肝肾功能损害、甲状腺功能异常者。⑤嗜酒可使本品的血药浓度降低。⑥本品有酶诱导作用，可对某些诊断产生干扰，如地塞米松试验、甲状腺功能试验，使碱性磷酸酶、谷丙转氨酶、血糖浓度升高。

【FDA 妊娠期药物安全性分级】D 级。妊娠期应用苯妥英钠会显著增加胎儿各种先天畸形和新生儿出血的风险，对神经发育的不良作用也见报道。婴儿先天性异常包括兔唇、腭裂、心脏异常和"胎儿本品综合征"（产前生长缺陷、小头、颅面异常、指甲发育不良和精神发育迟滞）等发生率较高。但如果不能控制癫痫发作，对母胎的影响也很大，因此，需权衡利弊后使用该药。建议经常复查苯妥英钠水平以维持最低有效剂量,既可以控制癫痫发作,又将对胎儿的影响降至最低。叶酸可减少畸胎的发生,在早孕期间或是受孕前需补充叶酸。本品还可使母体维生素 K 减少,增加出血时的危险,预防性的在分娩前 1 个月及分娩时给母体以水溶性维生素 K,在产后立即给予新生儿注射维生素 K 可以减少出血的危险性。

【哺乳期用药物危险等级】L2 级。如果母体的苯妥英钠水平维持在治疗剂量,会对哺乳期的婴儿有些较小影响。有报道婴儿出现高铁血红蛋白症、嗜睡、吸奶动作减少。除此之外,还未见其他哺乳期应用苯妥英钠有不良反应的报道。美国儿科学会将苯妥英钠列为哺乳期适用药。

【制剂与规格】苯妥英钠片:50mg/ 片、0.1g/ 片。

卡马西平　Carbamazepine

【适应证】本品为亚氨基苷类抗癫痫药。适用于单纯或复杂部分性发作(亦称精神运动性发作或颞叶癫痫)、全身强直 – 阵挛性发作、上述两种混合性发作或其他部分性或全身性发作;对典型或不典型失神发作、肌阵挛或失神张力发作无效。

【用法和用量】口服。抗癫痫应尽可能单药治疗用药,从小剂量开始,缓慢增加至获得最佳疗效。当发作被控制后,可以缓慢减至最低有效剂量。初始剂量:一次 0.1 ~ 0.2g,一日 1 ~ 2 次;逐渐增加剂量直至最佳疗效一次 0.4g,一日 2 ~ 3 次。某些患者需加至一日 1.6g,甚至 2g。

【不良反应】常见:头晕、共济失调、嗜睡和疲劳。因刺激抗利尿激素分泌引起水的潴留和低钠血症(或水中毒),发生率约为 10% ~ 15%。偶见:粒细胞减少,可逆性血小板减少,再障,中毒性肝炎。较少见:变态反应,Stevens-Johnson 综合征或中毒性表皮坏死溶解症,皮疹,荨麻疹,瘙痒,严重腹泻,红斑狼疮样综合征(荨麻疹、瘙痒、皮疹、发热、咽喉痛、骨或关节痛、乏力)。罕见:腺体病,心律失常或房室传导阻滞(老年人尤其注意),骨髓抑制,中枢神经系统中毒(语言困难、精神不安、耳鸣、震颤、幻视),过敏性肝炎,低钙血症,骨质疏松,肾脏中毒,周围神经炎,急性尿紫质病,栓塞性脉管炎,过敏性肺炎,急性间歇性卟啉病,甲状腺功能减退。有报道合并无菌性脑膜炎的肌阵挛性癫痫患者,接受本品治疗后引起脑膜炎复发。

【禁忌证】已知对卡马西平和相关结构药物(如三环类抗抑郁药)或制剂的其他成分过敏者禁用。房室传导阻滞、血清铁严重异常、有骨髓抑制史者,具有卟啉疾病史(如急性间歇性卟啉病、变异型卟啉症、迟发性皮肤卟啉症)、严重肝功能不全等病史者禁用。理论上应避免与单胺氧化酶抑制剂(MAO)合用。在服用卡马西平之前,停服单胺氧化酶抑制剂至少两周,若临床状况允许可更长。

【注意事项】①与三环类抗抑郁药有交叉过敏反应。②用药期间注意检查：全血细胞检查（包括血小板、网织红细胞及血清铁，应经常复查达 2~3 年），尿常规，肝功能，眼科检查；卡马西平血药浓度测定。③糖尿病患者可能引起尿糖增加，应注意。④癫痫患者不能突然撤药。⑤已用其他抗癫痫药的患者，本品用量应逐渐递增，治疗 4 周后可能需要增加剂量，避免自身诱导所致血药浓度下降。⑥饭后服用可减少胃肠反应，漏服时应尽快补服，不可一次服双倍量，可一日内分次补足。⑦下列情况应停药：肝中毒或骨髓抑制症状出现，心血管系统不良反应或皮疹出现。⑧下列情况应慎用：乙醇中毒，心脏损害，冠心病，糖尿病，青光眼，对其他药物有血液反应史者（易诱发骨髓抑制），肝病，抗利尿激素分泌异常或其他内分泌紊乱，尿潴留，肾病。⑨HLA-B*1502 等位基因阳性者，使用本品出现 Stevens-Johnson 综合征、中毒性表皮坏死等致死性的皮肤反应的风险大。亚洲人包括东南亚印度人该基因阳性者极为普遍。使用本品前如条件许可，应测试该基因，阳性者不能使用本品。

【FDA 妊娠期药物安全性分级】D 级。妊娠期间使用卡马西平与畸形增加有关，包括神经管缺陷。有报道出现胎儿卡马西平综合征包括小的面部缺陷、指甲发育不良、智力发育延缓。孕妇用药的致畸率低于苯妥英钠和扑米酮，脊柱裂的发生率为 0.5%。虽然孕妇使用该药需告知可能的危险，但预防癫痫发作较潜在的胎儿风险更为重要。已知妊娠期间可出现叶酸缺乏。有报告称抗癫痫药物可能会加重叶酸缺乏。这种缺乏可能使癫痫治疗的孕妇所生的婴儿先天性缺陷的发病率升高，因此，建议妊娠前或妊娠期间的妇女应补充叶酸。为防止新生儿出血，在妊娠期最后几周的孕妇和新生儿均应使用维生素 K$_1$。已经报道，少数新生儿癫痫和 / 或呼吸抑制可能与母体联合服用卡马西平和其他抗惊厥药物有关。少数新生儿出现的呕吐、腹泻和 / 或进食减少也可能与母体服用卡马西平有关，可能是新生儿停药综合征。

【哺乳期用药物危险等级】L2 级。美国儿科学会将卡马西平列为可母乳喂养的药物。应监测婴儿可能产生的不良反应，包括监测婴儿有无镇静或亢奋、喂养困难、体重增加等。

【制剂与规格】卡马西平片：0.1g/ 片、0.2g/ 片；卡马西平缓释片：0.2g/ 片；卡马西平胶囊：0.2g/ 粒。

奥卡西平　Oxcarbazepine

【适应证】本品为卡马西平衍生物。适用于单纯及复杂部分性发作，继发性强直 - 阵挛性发作的单药治疗以及难治性癫痫的联合治疗。

【用法和用量】口服。单药治疗：用本品治疗，初始剂量一日 0.6g（一日

8~10mg/kg），分 2 次给药。为了获得理想的效果，可以每隔一周增加每日的剂量，每次增加剂量不要超过 0.6g。每日维持剂量范围在 0.6~2.4g 之间，绝大多数患者对每日 0.9g 的剂量即有效果。联合治疗：起始剂量可以为一日 0.6g（一日 8~10mg/kg），分两次给药。为了获得理想的效果，可以每隔一周增加每日的剂量，每次增加剂量不要超过 0.6g。每日维持剂量范围在 0.6~2.4g 之间。肝功能损害的患者：对于有轻至中度肝功能损害的患者，不必进行药物剂量调整。对重度肝功能损害患者未进行过服用本品的临床试验。肾功能损害的患者：有肾功能损害的患者（肌酐清除率 <30ml/min），本品起始剂量应该是常规剂量的一半（一日 0.3g），并且增加剂量时间间隔不得少于一周，直到获得满意的临床疗效。

【不良反应】常见：疲劳、嗜睡、头痛、头晕、复视、记忆力受损、淡漠、共济失调、定向力障碍、恶心、呕吐、腹泻、痤疮、脱发及皮疹。少见：白细胞减少症、转氨酶水平升高及荨麻疹等。非常罕见：骨髓抑制、再生障碍性贫血、粒细胞缺乏、全细胞减少、血小板减少、甲状腺功能减退等。在临床试验中，大多数的不良反应是轻型中度，并且是一过性的，主要发生在治疗的开始阶段。

【禁忌证】对本品任何成分或艾司利卡西平过敏者、房室传导阻滞者禁用。

【注意事项】①超敏反应：该产品上市后收到的 I 型超敏反应包括皮疹、瘙痒、荨麻疹、血管性水肿和过敏反应报告。使用本品的患者若有上述反应发生，应停药并换用其他药物治疗。卡马西平和奥卡西平存在交叉过敏。②皮肤影响：有关于与奥卡西平使用相关的严重皮肤反应报道，包括 Stevens-Johnson 综合征、中毒性表皮坏死松解症和多形性红斑。如果患者在使用本品时出现皮肤反应，应当考虑停用，而采用其他抗癫痫药治疗。③低钠血症：通常没有临床症状，并不需要调整治疗，减少或者停用本品或者对患者采取保守治疗（例如减少液体的摄入），血清钠水平都会回到正常基线上。需注意，有肾脏疾病并且有低钠血症的患者；同时使用能降低血钠水平的药物（例如利尿剂）治疗的患者。上述提到的危险因素在老龄患者中应更加注意。在开始用本品前应该测定血清钠水平，开始治疗以后大约两周测定血清钠水平。在治疗的前 3 个月中，每隔 1 个月，或者根据临床需要测定血清钠水平。④肝肾功能：有关肝炎的病例报道非常罕见且在大多数病例中，疾病的预后良好。一旦怀疑有肝炎，应进行检查，考虑终止本品的治疗。⑤血液学影响：罕有粒细胞减少、再生障碍性贫血和全血细胞减少的报告。但是由于此类疾病发生率极低且易受其他因素混淆（如潜在的疾病、合用药），其病因较难确定。因此如果出现任何明显的骨髓抑制反应，应考虑停止用药。⑥撤药反应：和其他抗癫痫药一样，本品应避免突然停药。应该逐渐地减少剂量，以避免诱发痫性发作。如果不得不突然停药,例如,由于严重的不良反应应该在合适的抗癫痫药(如地西泮静脉或直肠给药,苯妥英静脉给药)发挥作用的情况下换用另外一种抗癫痫药,并在严格的观察下进行。⑦激素类避孕药:应告知育龄期的女性,本品和激素类避孕药同时使用能够导致避孕效果的丧失。对于使用本品的育龄女性,建议使用其他非激素类避孕药。⑧酒精:接受本品治疗的患者,应避免饮酒以免发生累加的镇静作用。⑨其他:有报道如头晕、嗜睡、共济失调、复视、视物模糊、视觉障碍、低钠血症和意识水平下降等不良反应,特别是在起始治疗或剂量调整时(更常见于剂量增加的过程中)。因此,患者在操作机械和驾驶时应特别慎重。

【FDA妊娠期药物安全性分级】C级。奥卡西平对一些动物具有胚胎和胎儿毒性及致畸性。尽管没有导致严重先天畸形的报道,但有发现轻度的面部缺陷的报道。奥卡西平对叶酸和代谢的影响尚不清楚,目前最为安全的方法是在用药同时补充叶酸。此外,奥卡西平的代谢不会产生环氧化产物。因为这些环氧化中间代谢产物有致畸性,提示奥卡西平较其他抗癫痫药物的致畸风险小。

【哺乳期用药物危险等级】L3级。美国儿科学将卡马西平列为可母乳喂养的药物,作为卡马西平衍生物的奥卡西平也可能属同一类。母乳喂养时需注意监测婴儿有无以下不良反应出现,包括镇静、易怒、喂养困难、腹泻,必要时监测肝功能及全血细胞计数。

【制剂与规格】奥卡西平片:0.15g/片、0.3g/片、0.6g/片;奥卡西平口服混悬液:1ml:60mg(100ml/瓶、250ml/瓶)。

乙琥胺　Ethosuximide

【适应证】本品为琥珀酰亚胺类抗癫痫药。适用于癫痫失神发作。

【用法和用量】口服。初始剂量一次0.25g,一日2次,4~7日后再增加0.25g,直到控制发作,总量可达一日1.5g。

【不良反应】较常见的有食欲减退、呃逆、恶心或呕吐、胃部不适、腹胀、腹泻;较少见的有眩晕、头痛、嗜睡、幻觉、行为或精神状态的改变、皮疹或发痒、咽痛或发热伴粒细胞减少、红斑狼疮样淋巴结肿胀、血小板减少而致出血或瘀斑及肝肾损害;其他严重的不良反应:Stevens-Johnson综合征、再生障碍性贫血、嗜酸性粒细胞增多、白细胞减少、系统性红斑狼疮。

【禁忌证】对本品及其他琥珀酰亚胺类药物过敏者禁用。

【注意事项】①贫血、肝功能损害和肾功能不全者,用药应慎重。②服药期间应定期随访全血细胞和肝肾功能。③如为混合癫痫,单用本品强直阵挛性发作的次数可能更多。④有报道可增加自杀的风险,宜加强监护。

【FDA 妊娠期药物安全性分级】C 级。因为缺少人类资料，很难得到该药和先天缺陷的关系。有报道发现宫内曾暴露于乙琥胺的新生儿出现自发性出血。有文献报道，10 例妊娠期致畸的病例被确定和该药使用有关，其中包括动脉导管闭锁 8 例，唇腭裂 7 例，先天愚型面容、短颈、掌纹改变 1 例，脑积水 1 例。

【哺乳期用药物危险等级】L4 级。有潜在危险，美国儿科学会将乙琥胺列为可母乳喂养的药物。

【制剂与规格】乙琥胺胶囊：0.25g/ 粒；乙琥胺糖浆：100ml：5g/ 瓶。

地西泮　Diazepam

【适应证】本品为苯二氮䓬类镇静安眠药。适用于焦虑、镇静催眠、抗癫痫和抗惊厥；缓解炎症引起的反射性肌肉痉挛；也可用于治疗惊恐症、肌紧张性头痛等。

【用法和用量】口服：抗焦虑，一次 2.5～10mg，一日 2～4 次；镇静，一次 2.5～5mg，一日 3 次；催眠，5～10mg 睡前服；急性酒精戒断，第一日一次 10mg，一日 3～4 次，以后按需要减少到一次 5mg，一日 3～4 次。肌内或静脉注射：基础麻醉或静脉全麻，一次 10～30mg；镇静、催眠或急性乙醇戒断，开始一次 10mg，以后按需每隔 3～4 小时加 5～10mg，24 小时总量以 40～50mg 为限；癫痫持续状态和严重复发性癫痫，开始时静脉注射 10mg，每间隔 10～15 分钟可按需增加甚至达最大限用量，破伤风时可能需要较大药量。静脉注射宜缓慢，每分钟 2～5mg。

其他各项见 7.2.3 睡眠障碍。

氯硝西泮　Clonazepam

【适应证】本品为苯二氮䓬类镇静安眠药。适用于控制各型癫痫发作，尤适用于失神发作、肌阵挛性、运动不能性发作、Lennox-Gastaut 综合征，静脉给药用于癫痫持续状态。

【用法和用量】口服：初始剂量一次 0.5mg，一日 3 次，每 3 日增加 0.5～1mg，直至发作被控制或出现不良反应。静脉注射：癫痫持续状态，一次 1～4mg，30 秒左右缓慢注射完毕，如持续状态未能控制，每隔 20 分钟可重复原剂量 1～2 次。每日最大剂量 20mg。

【不良反应】常见：嗜睡、头昏、共济失调、行为紊乱异常兴奋、神经过敏易激惹（反常反应）、肌力减退。少见：行为障碍、思维不能集中、易暴怒（儿童多见）、精神错乱、幻觉、精神抑郁；皮疹或过敏、咽痛、发热或出血异常、瘀斑、或极度疲乏、乏力（血细胞减少）。罕见：行动不灵活、行走不稳、嗜睡，开始严重,会逐渐消失;视力模糊、便秘、腹泻、眩晕或头晕、头痛、气管分泌增多、恶心、排尿障碍、语言不清。

【禁忌证】对苯二氮䓬类药物过敏者、严重肝病患者、急性闭角型青光眼患者禁用,分娩前及分娩时用药可导致新生儿肌张力较弱,应禁用。

【注意事项】①对苯二氮䓬类药物过敏者,可能对本药过敏。②肝肾功能损害者能延长本药清除半衰期。③癫痫患者突然停药可引起癫痫持续状态。④严重的精神抑郁可使病情加重,甚至产生自杀倾向,应采取预防措施。⑤避免长期大量使用而成瘾,如长期使用应逐渐减量,不宜骤停。⑥对本类药耐受量小的患者初用量宜小。⑦以下情况慎用:严重的急性乙醇中毒、重度重症肌无力、低蛋白血症、严重慢性阻塞性肺疾病、外科或长期卧床者。

【FDA 妊娠期药物安全性分级】D 级。在妊娠 3 个月内,本药有增加胎儿致畸的危险,应避免在妊娠早期使用,妊娠后期用药影响新生儿中枢神经活动。需权衡利弊后使用,如果必须使用氯硝西泮治疗,不必因妊娠而停药。

【哺乳期用药物危险等级】L3 级。能分泌至乳汁中,新生儿代谢这类药物较成人慢,可使氯硝西泮在体内蓄积,引起乳儿嗜睡、吮乳困难和体重下降等,服用本品时建议暂停哺乳。

【制剂与规格】氯硝西泮片:2mg/ 片;氯硝西泮注射液:1ml:1mg/ 支、2ml:2mg/ 支。

苯巴比妥　Phenobarbital

【适应证】本品为巴比妥类抗癫痫药。适用于治疗癫痫大发作及局限性发作。

【用法和用量】口服:抗癫痫,一次 30mg,一日 3 次,或 90mg 睡前顿服,每日最大剂量一次 0.25g,一日 0.5g。肌内注射:一次 0.1g,每 6 小时 1 次,24 小时内不超过 0.5g。静脉注射:重症患者,缓慢静脉注射按 3 ~ 5mg/kg 或 0.125g/m² 计算。

【不良反应】抗癫痫时最常见的不良反应为镇静,但随着疗程的持续,其镇静作用逐渐变得不明显。可能引起微妙的情感变化,出现认知和记忆的缺损。长期用药,偶见叶酸缺乏和低钙血症。罕见巨幼红细胞性贫血和骨软化。大剂量时可产生眼球震颤、共济失调和严重的呼吸抑制。用本品的患者中约 1% ~ 3% 的人可出现皮肤反应,多见者为各种皮疹,严重者可出现剥脱性皮炎和重症多形性红斑(Stevens-Johnson 综合征),中毒性表皮坏死极为罕见。有报道用药者出现肝炎和肝功能紊乱。

【禁忌证】对本品过敏者禁用。严重肺功能不全、肝硬化、卟啉病史、贫血、哮喘史、未控制的糖尿病等禁用。

【注意事项】①对一种巴比妥过敏者,可能对本品过敏。②抗癫痫治疗时,可能需 10 ~ 30 日才能达到最大效果,需按体重计算药量,如有可能应定期测定血药浓度,以达最大疗效。③肝功能不全者,用量应从小量开始。④长期用药可产生精神或躯体的药物依赖性,停药需逐渐减量,以免引起撤药症状。⑤与其他中枢抑制药合用,对中枢产生协同抑制作用,应注意。⑥下列情况慎用:轻微脑功能障碍(MBD)症、低血压、高血压、贫血、甲状腺功能低下、肾上腺功能减退、心肝肾功能损害、高空作业、驾驶员、精细和危险工种作业者。

【FDA 妊娠期药物安全性分级】D 级。本药可透过胎盘,妊娠期长期服用可引起依赖性及致新生儿撤药综合征;妊娠晚期或分娩期应用,可能由于维生素 K 含量减少引起新生儿出血,由于胎儿肝功能尚未成熟引起新生儿(尤其是早产儿)的呼吸抑制。妊娠期使用有胎儿致畸的危险,对神经行为发育的不良反应也有报道。然而,如果撤药癫痫无法控制的话,对母亲的风险更大。在有些情况下,考虑到风险和疗效,倾向于对孕妇使用最低的有效药物剂量。

【哺乳期用药物危险等级】L4 级。哺乳期应用可引起婴儿的中枢神经系统抑制。母乳喂养期间使用苯巴比妥,尤其是大剂量用药,应该观察婴儿有无镇静现象,监测婴儿体内苯巴比妥浓度以免中毒。美国儿科学会认为苯巴比妥可能对某些新生儿产生严重不良反应,哺乳期妇女应慎用。

【制剂与规格】苯巴比妥片:30mg/ 片;苯巴比妥钠注射液:1ml:0.1g/ 支。

扑米酮　Primidone

【适应证】本品为巴比妥类抗癫痫药。适用于癫痫强直阵挛性发作(大发作)、单纯部分性发作和复杂部分性发作的单药或联合用药治疗。

【用法和用量】口服:初始剂量 50mg,睡前服用,3 日后改为一日 2 次,一周后改为一日 3 次,第 10 日开始改为 0.25g,一日 3 次,每日总量不超过 1.5g;维持量:一次 0.25g,一日 3 次。

【不良反应】患者不能耐受或服用过量可产生视力改变,复视,眼球震颤,共济失调,认识迟钝,情感障碍,精神错乱,呼吸短促或障碍。少见:异常的兴奋或不安等反常反应。偶见:过敏反应(呼吸困难,眼睑肿胀,喘鸣或胸部紧迫感),粒细胞减少,再障,红细胞发育不良,巨细胞性贫血。持续出现需注意的不良反应:发生手脚不灵活或行走不稳、眩晕、嗜睡。少数患者出现性功能减退、头痛、食欲不振、疲劳感、恶心或呕吐,但继续服用往往会减轻或消失。可出现中毒性表皮坏死。

【禁忌证】对本品过敏者禁用。肝、肾功能不全,呼吸功能障碍,卟啉病患者禁用。

【注意事项】①对巴比妥类过敏者对本品也可能过敏。②对诊断的干扰：胆红素可能降低，酚妥拉明试验可出现假阳性，如需做此试验需停药至少24 小时，最好 48 ~ 72 小时。③个体间血药浓度差异很大，用药需个体化。④停药时用量应递减，防止重新发作。⑤治疗期间需按时服药，发现漏服应尽快补服，但距下次给药前 1 小时内则不必补服，勿一次服用双倍量。⑥用药期间应注意检查血细胞计数，定期测定扑米酮及其代谢产物苯巴比的药浓度。

【FDA 妊娠期药物安全性分级】D 级。本品能通过胎盘，可能致畸，也有胎儿发生苯妥英综合征的报道（生长迟缓，颅面部及心脏异常，指甲及指节的发育不良）。有报道，扑米酮单独使用及与其他抗癫痫药物联用会发生新生儿溶血性疾病。通过胎儿肝酶诱导可导致维生素 K 缺乏，在妊娠最后一个月应补充维生素 K，并在出生后立即预防性给予维生素 K_1，防止新生儿出血。患者怀孕后应尽量减少合并用药。

【哺乳期用药物危险等级】L4 级。本品可分泌入乳汁致婴儿中枢神经受到抑制或嗜睡，哺乳期妇女用药期间应暂停哺乳。

【制剂与规格】扑米酮片：50mg/ 片。

丙戊酸钠　Sodium Valproate

【适应证】本品为广谱抗癫痫药。适用于癫痫，既可作为单药治疗，也可作为添加治疗。用于治疗全面性癫痫，包括失神发作、肌阵挛发作、强直阵挛性发作、失张力发作及混合型发作，特殊类型综合征（West, Lennox–Gastaut 综合征）等。用于治疗部分性癫痫，局部癫痫发作，伴有或不伴有全面性发作。

【用法和用量】口服。普通片：一日 15mg/kg 或一日 0.6 ~ 1.2g，一日 2 ~ 3次。开始时 5 ~ 10mg/kg，一周后递增，至能控制发作为止。当每日用量超过0.25g 时应分次服用，以减少胃肠刺激。每日最大量不超过 30mg/kg、或每日1.8 ~ 2.4g。缓释片：初始剂量一日 10 ~ 15mg/kg，随后递增至疗效满意为止。一般剂量为一日 20 ~ 30mg/kg，分 1 ~ 2 次。但是，如果在该剂量范围下发作状态仍不能得到控制，则可以考虑增加剂量，但患者必须接受严密的监测。

静脉给药。用于临时替代时（例如等待手术时）：末次口服给药 4 ~ 6 小时后静脉给药，溶于 0.9% 氯化钠注射液，或持续静脉滴注超过 24 小时，或在最大剂量范围内（通常平均剂量一日 20 ~ 30mg/kg）一日 4 次静脉滴注，每次滴注时间需 >1 小时。需要快速达到有效血药浓度并维持时：以 15mg/kg 剂量缓慢静脉推注，每次推注时间需 >5 分钟；然后以 1mg/（kg·h）的速度静脉滴注，使血浆丙戊酸钠浓度达到 75mg/L，并根据临床情况调整静脉滴注速度。一旦停止静脉滴注，需要立刻口服给药，以补充有效成分，口服剂量可以用以前的剂量或调整后的剂量，或遵医嘱。

【不良反应】常见：腹泻、消化不良、恶心、呕吐、胃肠道痉挛、肝脏损害、震颤、意识错乱、攻击行为、情绪激动、注意力障碍，可引起月经周期改变。较少见：短暂的脱发、便秘、嗜睡、眩晕、疲乏、头痛、共济失调、轻微震颤、异常兴奋、不安和烦躁。长期服用偶见胰腺炎及急性肝坏死，可使血小板减少引起紫癜、出血和出血时间延长，应定期检查血常规。对肝功能有损害，引起碱性磷酸酶和氨基转移酶升高，服用 2 个月要检查肝功能。偶有过敏、听力下降和可逆性听力损坏。

【禁忌证】对丙戊酸盐、双丙戊酸盐、丙戊酰胺或本品中任何成分过敏者禁用。急性肝炎患者、慢性肝炎患者、有严重肝炎病史或家族史者、特别是与用药相关的肝卟啉症患者、尿素循环障碍疾病患者禁用。

【注意事项】①用药期间避免饮酒，饮酒可加重镇静作用。②停药应逐渐减量以防再次出现发作；取代其他抗惊厥药物时，本品应逐渐增加用量，而被取代药应逐渐减少用量。③外科手术或其他急症治疗时应考虑可能遇到的时间延长，或中枢神经抑制药作用的增强。④用药前和用药期间应定期作全血细胞（包括血小板）计数、肝肾功能检查。⑤对诊断的干扰：尿酮试验可出现假阳性，甲状腺功能试验可能受影响。⑥可使乳酸脱氢酶、谷丙转氨酶、谷草转氨酶轻度升高并提示无症状性肝脏中毒。⑦胆红素可能升高提示潜在的严重肝脏中毒。

【FDA 妊娠期药物安全性分级】D 级。丙戊酸与丙戊酸钠是人类致畸物。孕妇通过服用药物方式服用丙戊酸钠所诱发畸形的危险程度较正常人群高 3 ~ 4 倍，为 6% ~ 9%。最常见的畸形为神经导管闭合缺陷（约为 2% ~ 3%）、颅面部缺陷、肢体畸形、心血管畸形及多重畸形等。剂量高于一日 1g 及与其他抗惊厥药物联合应用是上述畸形发生的明显危险因素。该药不应该在孕妇中使用，除非明确需要（即在其他治疗无效或不能耐受的情况下）。

【哺乳期用药物危险等级】L4 级。尽管婴儿通过乳汁摄入丙戊酸剂量较低，哺乳似乎是安全的，但仍有报道婴儿出现血小板减少性紫癜，可能为丙戊酸引起，也不能排除由于病毒性疾病引起。因此，临床允许的情况下，应监测婴儿肝功能和血小板改变。

【制剂与规格】丙戊酸钠片：0.1g/ 片、0.2g/ 片；丙戊酸钠缓释片：0.2g/ 片、0.5g/ 片；丙戊酸钠糖浆：100ml：5g/ 瓶；丙戊酸钠口服溶液剂：300ml：12g/ 瓶；注射用丙戊酸钠：0.4g/ 瓶。

拉莫三嗪　Lamotrigine

【适应证】本品为新型抗癫痫药物。适用于癫痫的单药治疗：简单部分性发作，复杂部分性发作，继发性全身强直－阵挛性发作，原发性全身强直－

阵挛性发作。添加疗法:简单部分性发作,复杂部分性发作,继发性全身强直 – 阵挛性发作,原发性全身强直 – 阵挛性发作。本品也可用于治疗合并有 Lennox-Gastaut 综合征的癫痫发作。

【用法和用量】单药治疗剂量:初始剂量一次 25mg,一日 1 次,连服 2 周;随后用一次 50mg,一日 1 次,连服 2 周。此后,每 1～2 周增加剂量,最大增加量为 50～100mg,直至达到最佳疗效。通常达到最佳疗效的维持剂量为一日 0.1～0.2g,一日 1～2 次。但有些患者一日需服用 0.5g 拉莫三嗪才能达到所期望的疗效。合用丙戊酸钠的患者,不论其是否服用其他抗癫痫药,本品的初始剂量为 25mg,隔日服用,连服 2 周;随后 2 周,一次 25mg,一日 1 次。此后,应每 1～2 周增加剂量,最大增加量为 25～50mg,直至达到最佳的疗效。通常达到最佳疗效的维持量为一日 0.1～0.2g,1 次或分 2 次服用。合用具酶诱导作用的抗癫痫药的患者,不论是否服用其他抗癫痫药(丙戊酸钠除外),本品的初始剂量为 50mg,一日 1 次,连服 2 周;随后 2 周一日 0.1g,分 2 次服用。此后,每 1～2 周增加 1 次剂量,最大增加量为 0.1g,直至达到最佳疗效。通常达到最佳疗效的维持量为每日 0.2～0.4g,分 2 次服用。有些患者需每日服用本品 0.7g,才能达到所期望的疗效。在使用其他不明显抑制或诱导拉莫三嗪葡萄糖醛酸化药物的患者中,本品的初始剂量为 25mg,一日 1 次,连服 2 周;随后 2 周 1 次 50mg,每日 1 次。此后每 1～2 周增加一个剂量水平,增加幅度为一日 50～100mg,随后剂量应增加至达到最佳疗效。通常达到最佳疗效的维持量为一日 0.1～0.2g,一日 1～2 次。

【不良反应】①皮肤和皮下组织病变:非常常见皮疹。罕见 Stevens-Johnson 综合征。非常罕见中毒性表皮坏死溶解征。②血液及淋巴系统紊乱:非常罕见血液学异常(包括中性粒细胞减少症、白细胞减少、贫血、血小板减少症、全血细胞减少症和非常罕见的再生障碍性贫血和粒细胞缺乏症),淋巴结病。血液学异常和淋巴结病与过敏综合征可能有关或无关(参见免疫系统紊乱)。③免疫系统紊乱:非常罕见过敏综合征的症状包括发热、淋巴腺病、颜面水肿、血液及肝功能的异常、罕见弥漫性血管内凝血和多器官衰竭。④精神系统紊乱:常见攻击行为、激惹。非常罕见站立不稳、幻觉、精神混乱。⑤神经系统紊乱:在单药治疗临床试验中,非常常见头痛,常见嗜睡、失眠、头晕、震颤,不常见共济失调,罕见眼球震颤。在其他临床应用时,非常常见嗜睡、共济失调、头痛、头晕,常见眼球震颤、震颤、失眠,非常罕见无菌性脑膜炎、兴奋、不安、运动紊乱、加重帕金森病、锥体外系作用、舞蹈病手足徐动症、疾病发作频率增加。⑥眼部异常:在单药治疗临床试验中,不常见复视、视力模糊。在其他临床应用中,非常常见复视、视力模糊,罕见结膜炎。⑦胃肠道紊乱:常见恶心、呕吐、腹泻。⑧肝胆异常:非常罕见肝功能检查指标升高、肝功能异常、肝功能衰竭。肝功能异常的出现通常与过敏反应有关,但也有无明显过敏征象的个别病例的报告。⑨肌肉、骨骼和结缔组织紊乱:非常罕见狼疮样反应。⑩一般性紊乱和给药部位反应:常见疲劳。

【禁忌证】已知对拉莫三嗪和本品中任何成分过敏的患者禁用。

【注意事项】①皮疹:一般发生在拉莫三嗪片开始治疗的前8周,大多数皮疹是轻微的和自限性的。发生皮疹的危险性通常与拉莫三嗪的初始剂量太高、随后增加的剂量超过推荐剂量、同时应用丙戊酸钠有关。对其他抗癫痫药物有过敏史或皮疹史的患者,更易发生皮疹。出现皮疹应立即停用拉莫三嗪,除非可确诊皮疹与本品无关。对于在前期治疗中因出现皮疹而停用本品的患者,不推荐重新使用本品进行治疗,除非预期的利益大于潜在的风险。②自杀风险:癫痫患者也可能有抑郁和/或双相障碍的症状,有证据表明癫痫和双相障碍患者的自杀风险升高。③激素类避孕药:研究表明炔雌醇/左炔诺孕酮(30μg/150μg)合剂可提高拉莫三嗪的清除率,导致本品血药浓度降低。因此,对于治疗期间开始或停止用激素类避孕药的患者应注意根据情况决定是否调整剂量。同时也可能影响到避孕效果,应当告知患者如果出现月经周期的改变情况,如突发性出血,应尽早向医师报告。④肾功能衰竭:肾衰患者应慎用。⑤肝功能衰竭:严重肝功能受损患者(Child-PughC级),初始和维持剂量应减少75%。严重肝功能受损患者应谨慎用药。⑥癫痫:当与其他抗癫痫药合用时,突然停用本品可引起癫痫反弹发作。除非出于安全性的考虑(例如皮疹)要求突然停药,否则本品的剂量应该在两周内逐渐减少至停药。

【FDA妊娠期药物安全性分级】C级。本品是一种弱的二氢叶酸还原酶抑制剂。妊娠期母亲使用叶酸抑制剂治疗时,理论上有胎儿致畸的危险。但动物和人类研究均未发现孕早期使用拉莫三嗪会造成先天畸形和胎儿死亡,但至少有两个回顾性研究认为,这种抗惊厥药具有较低的致畸风险。通常,患有癫痫的妇女较无癫痫的妇女,产下先天畸形的患儿的概率更高。目前资料并不能证明拉莫三嗪是一种致畸药物,尚需要更多的资料。本品联合用药的数据资料尚不足以评估伴随本品使用的其他制剂是否与出现畸形的风险有关。只有在预期利益大于潜在风险的情况下,才可以使用本品。

【哺乳期用药物危险等级】L2级。有报道显示本品能够以高浓度进入乳汁,其结果可以导致婴儿的本品总水平近似达到母体的50%。使用拉莫三嗪控制病情并哺乳的母亲应严密观察婴儿的不良反应。现有病例数说明拉莫三嗪在哺乳期使用是安全的,但是仍需要严密监测婴儿的拉莫三嗪血药浓度。因为拉莫三嗪在婴儿血中可以达到治疗浓度,所以美国儿科学会将拉莫三嗪归为对哺乳影响未知,可能有害的一类药物。

【制剂与规格】拉莫三嗪片:25mg/片、50mg/片、0.1g/片。

左乙拉西坦 Levetiracetam

【适应证】本品为新型抗癫痫药物。适用于治疗癫痫患者部分性发作（伴或不伴继发性全面性发作）；全面性强直性 – 阵挛性发作的加用治疗。

【用法和用量】口服：体重≥50kg 初始剂量一次 0.5g，一日 2 次。根据临床效果及耐受性，每日剂量可增加至一次 1.5g，一日 2 次。剂量的变化应每 2～4 周增加或减少一次 0.5g，一日 2 次。

肾功能受损的患者：成人肾功能受损患者，根据肾功能状况，按表中不同肌酐清除率 ml/min 调整日剂量。

患者组	肌酐清除率/（ml/min）	剂量和服用次数
正常患者	≥80	一次 0.5～1.5g，一日 2 次
轻度异常	50～79	一次 0.5～1g，一日 2 次
中度异常	30～49	一次 0.25～0.75g，一日 2 次
重度异常	<30	一次 0.25～0.5g，一日 2 次
正在进行透析晚期肾病患者	—	0.5～1g，一日 1 次

注：①服用第 1 日推荐负荷剂量为左乙拉西坦 0.75g。②透析后，推荐给予 0.25～0.5g 附加剂量。

肝病患者对于轻度和中度肾功能受损的患者，无须调整给药剂量。

【不良反应】①全身反应和给药部位不适：很常见乏力。②神经系统不适：很常见嗜睡；常见健忘、共济失调、惊厥、头晕、头痛、运动过度、震颤。③精神心理变化：常见易激动、抑郁、情绪不稳、敌意、失眠、神经质、人格改变、思维异常。上市后不良事件：行为异常、攻击性、易怒、焦虑、错乱、幻觉、易激动、精神异常、自杀、自杀性意念、自杀企图。但还没有足够数据，用于估计对它们的发生率或建立因果关系。④消化道不适：常见腹泻、消化不良、恶心、呕吐。⑤代谢和营养障碍：常见食欲减退。当患者同时服用托吡酯时，食欲减退的危险性增加。⑥耳及迷路系统不适：常见眩晕。⑦眼部不适：常见复视。⑧伤害、中毒和后续的并发症：常见意外伤害。⑨感染和传染：常见感染。⑩呼吸系统不适：常见咳嗽增加。⑪皮肤和皮下组织异常变化：常见皮疹。上市后不良事件报道：脱发，某些病例中，停药后，自行恢复。⑫血液系统和淋巴系统异常变化：白细胞减少、嗜中性粒细胞减少、全血细胞减少、血小板减少，但还没有足够数据，用于估计它们发生率或建立因果关系。

【禁忌证】对左乙拉西坦过敏或者对吡咯烷酮衍生物或者其他任何成分过敏的患者禁用。

【FDA 妊娠期药物安全性分级】C 级。数项前瞻性妊娠登记的上市后数据记录了在妊娠前 3 个月中暴露在左乙拉西坦单药治疗的超过 1 000 名妇女的结果。总体而言,这些数据未提示严重先天畸形风险显著增加,但是不能完全排除致畸风险。使用多种抗癫痫药物治疗伴随的先天畸形的风险比单药治疗高。动物试验证明该药有一定的生殖毒性。对于人类潜在的危险目前尚不明确。如非临床必需,孕妇请勿应用左乙拉西坦。与其他抗癫痫药物类似,妊娠期间的生理变化会影响左乙拉西坦的浓度。妊娠期间左乙拉西坦浓度降低已有报道。在妊娠晚期,左乙拉西坦浓度的降低更明显(最高降幅为妊娠前基线浓度的 60%)。中断抗癫痫治疗,可能使病情恶化,对母亲和胎儿同样有害。左乙拉西坦通常会与其他抗惊厥药结合使用,会导致叶酸缺乏,尚不明确与左乙拉西坦有关。因此,建议每日补充 4~5mg 的叶酸和含有维生素 B 的复合维生素。

【哺乳期用药物危险等级】L2 级。没有关于在哺乳期使用左乙拉西坦的报道。本品可分泌到母乳中,这种暴露对婴儿的影响尚不清楚。美国儿科学会将左乙拉西坦列为可母乳喂养的药物。

【制剂与规格】左乙拉西坦片:0.25g/ 片、0.5g/ 片、1g/ 片。

托吡酯　Topiramate

【适应证】本品为新型抗癫痫药物。适用于初诊为癫痫的单药治疗或曾经合并用药现转为单药治疗的癫痫患者。

【用法和用量】口服。推荐从低剂量开始治疗,然后逐渐增加剂量,调整至有效剂量。加用治疗:一日 0.4g,一日 2 次。日剂量 0.2g 的疗效不一致且低于 0.4g 的疗效。推荐治疗从一日 50mg 开始,逐渐调整到有效剂量。合并用药转单药治疗:当撤出其他合用的抗癫痫药物而转用托吡酯单药治疗时,应考虑撤药对癫痫控制的影响。除非因安全性考虑要快速撤出其他抗癫痫药物,一般情况下,应缓慢撤药,建议每 2 周约减掉 1/3 的药量。当撤出酶诱导类药物时,托吡酯血药浓度会升高,出现临床症状时,应降低托吡酯的服用量。单药治疗:剂量调整应从每晚 25mg 开始,服用 1 周。随后,每周或每 2 周增加剂量 25~50mg,分 2 次服用。如果患者不耐受,应调整剂量方案,或降低剂量增加量,或延长剂量调整时间间隔。剂量应根据临床疗效进行调整。成人托吡酯单药治疗,推荐日总量为 0.1g,最高为 0.5g。部分难治型癫痫患者可以耐受每日 1g 剂量。上述推荐的剂量适用于所有成人包括老年人和无肾脏疾患的患者。

进行血液透析的患者,托吡酯以正常人 4~6 倍的速度经血液透析清除,因此,延长透析时间可能会导致托吡酯浓度降至维持其抗癫痫疗效所需的浓度以下。为避免血液透析时托吡酯血浆浓度迅速下降,可能需补充托吡酯剂量。实际上,剂量调整应考虑透析时间、透析系统的清除速度、透析患者肾脏对托吡酯有效的清除率。托吡酯在肝受损患者体内的清除可能降低,此类患者应慎用本品。肾功能受损患者,推荐肾功能受损的患者(肌酐清除率 <70ml/min)服用通常成人剂量的一半。这些患者可能需要稍长的时间达到每个剂量的稳态。

【不良反应】不良反应发生率约为 20%,其中以轻中度较多,常在迅速加药过程中出现,但持续时间一般不超过 4 个月。按照症状的频度,依次为头晕、疲乏、体重下降、复视、眼球震颤、嗜睡、精神异常、思维紊乱、找词困难、共济失调、厌食、注意力不集中等。头痛亦相当常见。其他常见的不良反应有味觉改变、恶心、腹泻、紧张、认知与操作能力削弱、记忆损害、感觉异常、视力异常。严重的不良反应有多形红斑、Stevens-Johnson 综合征、中毒性表皮坏死,体温升高、高氨血症、代谢性酸中毒、肝衰竭、肾结石、近视、青光眼、抑郁、心境不稳、自杀意念。

【禁忌证】已知对本品过敏者禁用。

【注意事项】①肝功能不全:肝功能受损的患者应慎用本品,因其使本品的清除可能下降。②中度或重度肾功能不全时,出现药物中毒的风险增加,可能需要调整剂量。③营养补充:若使用本品时体重下降,可考虑补充膳食或增加进食。④对驾驶及操作机器能力的影响:与所有抗癫痫药物一样,托吡酯作用于中枢神经系统,可产生嗜睡、头晕或其他相关症状,也可能导致视觉障碍和 / 或视力模糊。这些不良事件均可能使患者在驾驶汽车或操纵机器时发生危险,特别是处于用药早期的患者。⑤代谢性酸中毒:伴有高氯血症的非阴离子间隙的代谢性酸中毒可能与使用托吡酯治疗有关。易导致酸中毒的条件或治疗(如肾脏疾病、严重呼吸系统疾病、癫痫持续状态、腹泻、外科手术、生酮饮食或某些药物)使用本品引起代谢性酸中毒的风险增加。建议在托吡酯治疗中酌情进行包括血清重碳酸盐水平检测在内的适当评价。如有代谢性酸中毒出现并持续,应考虑降低托吡酯剂量或逐渐停药。⑥为避免癫痫发作,不宜突然停药。

【FDA 妊娠期药物安全性分级】C 级。妊娠期使用本品与先天畸形(如唇裂 / 颚裂、尿道下裂、身体各系统的异常)可能有相关性。与单药治疗相比,本品与抗癫痫药物合用可增加致畸风险。托吡酯不产生环氧化物等芳烃代谢物,而这些代谢物与畸胎性相关,这可能表明其畸胎性的风险较低。托吡酯对叶酸水平或代谢的影响尚不清楚。因此,建议使用托吡酯时每日补充 4 ~ 5mg 的叶酸。在妊娠期前 3 个月应避免使用托吡酯,但如果需要,最好采用最低有效剂量的单一疗法。

【哺乳期用药物危险等级】L3 级。托吡酯可自哺乳期大鼠的乳汁中排出。

在研究中未对托吡酯在人乳中的排泄进行评价,对患者有限的观察显示了托吡酯会经母乳排出。少量个案报道表明通过乳汁暴露于托吡酯的婴儿产生了未达治疗剂量的药物浓度。没有关于长期暴露于含托吡酯乳汁喂养婴儿的神经发育情况的研究。一项对宫内药物暴露 9 个学龄前儿童的小型报告中提到,与对比组相比,暴露组在运动和认知功能上具有明显的改变。由于许多药物可经人乳排泄,哺乳期妇女用药应权衡利弊,用药期间应停止哺乳。

【制剂与规格】托吡酯片:25mg/ 片、50mg/ 片、0.1g/ 片;托吡酯胶囊:15mg/ 粒、25mg/ 粒。

加巴喷丁　Gabapentin

【适应证】本品为新型抗癫痫药物。适用于治疗伴或不伴继发性全身发作的部分性发作癫痫的辅助治疗。

【用法和用量】口服。给药方法从初始低剂量逐渐递增至有效剂量。初始剂量一次 0.3g,晚睡前服;第 2 日一次 0.3g,一日 2 次;第 3 日一次 0.3g,一日 3 次,之后维持此剂量服用。据国外研究文献报道,加巴喷丁的用药剂量可增至每日 1.8g,还有部分患者在用药剂量达每日 2.4g 仍能耐受。每日 2.4g 以后剂量的安全性尚不确定。两次服药之间的间隔时间最长不能超过 12 小时。

肾功能损伤的或正在进行血液透析的患者推荐进行如下剂量调整:

肌酐清除率 /（ml/min）	每日用药总量 /（g/d）	剂量方案
>60	1.2	一次 0.4g,一日 3 次
30 ~ 60	0.6	一次 0.3g,一日 2 次
15 ~ 30	0.3	一次 0.3g,一日 1 次
<15	0.15	一次 0.3g,隔日 1 次
血液透析	—	0.2 ~ 0.3[a]

注:[a] 未接受过加巴喷丁治疗的患者的初始剂量为 0.3 ~ 0.4g,然后每透析 4 小时给加巴喷丁 0.2 ~ 0.3g。

【不良反应】常见:嗜睡、疲劳、眩晕、头痛、恶心、呕吐、体重增加、紧张、失眠、共济失调、眼球震颤、感觉异常及厌食。偶见:消化不良、便秘、腹痛、尿失禁、食欲增加、鼻炎、咽炎、咳嗽、肌痛、背痛、面部和肢端或全身水肿、勃起功能下降、牙齿异常、牙龈炎、瘙痒症、白细胞减少症、骨折、血管扩张、高血压、视觉障碍（弱视、复视）、关节脱臼、异常思维、健忘、口干、抑郁及情绪化倾向。

【禁忌证】已知对该药中任一成分过敏的人群、急性胰腺炎的患者禁用。对于原发性全身发作,如失神发作的患者无效。

【注意事项】①抗癫痫药物不应该突然停止服用,因为可能增加癫痫发作的频率。②临床对照研究中,16% 的患者出现了可能有临床意义的血糖波动(<3.3mmol/L 或者 ≥7.8mmol/L,正常值范围 3.5~5.5mmol/L)。因此糖尿病患者需经常监测血糖,如必要,随时调整降糖药剂量。③肾功能不全的患者,服用本品必须减量(见用法和用量)。④曾有服用本品发生出血性胰腺炎的报告。因此,如出现胰腺炎的临床症状(持续性腹痛、恶心、反复呕吐),应立即停用本品,并进行全面的检查。对慢性胰腺炎的患者,尚无充分的使用加巴喷丁的经验,应慎重使用。⑤同时使用吗啡治疗的患者,加巴喷丁的血药浓度可能会升高。应仔细观察患者是否出现嗜睡等中枢神经系统抑制现象,并适当减少加巴喷丁或吗啡的剂量。⑥本品作用于中枢神经系统,可引起镇静、眩晕或类似症状,应避免驾驶及机械操作。

【FDA 妊娠期药物安全性分级】C 级。由于只有少量资料,如果在孕期需要应用加巴喷丁,要在药物对孕妇的益处远大于对胎儿潜在风险情况下权衡利弊后才考虑应用。

【哺乳期用药物危险等级】L2 级。加巴喷丁在乳汁中的含量很低,不太可能对母乳喂养婴儿造成不良影响,目前没有经乳汁导致婴儿不良反应的报道。说明书标示:哺乳期妇女用药期间应停止哺乳。因此,该药用于妊娠期属于超说明书用药,应综合目前循证医学证据,按超说明书用药规范管理,须知情同意。

【制剂与规格】加巴喷丁片:0.3g/ 片;加巴喷丁胶囊:0.1g/ 粒、0.3g/ 粒、0.4g/ 粒。

7.2　精　神　障　碍

7.2.1　围产期抑郁

7.2.1.1　疾病简述　围产期抑郁症(peripartum depression, PPD)并不是一个独立的疾病,而是特发于女性产后这一特殊时段的抑郁症,有时也包括延续到产后或在产后复发的抑郁症。PPD 的主要表现是抑郁,多在产后 2 周内发病,产后 4~6 周症状明显。流行病学资料显示,PPD 患病率为 10%~16%。临床上表现为心情压抑、沮丧、感情淡漠、不愿与人交流、对自身和婴儿健康过度担忧,常失去生活自理及照料婴儿的能力。

产后抑郁障碍发生的危险因素:涵盖生物、心理、社会等多方面的危险因素。相关性最强的因素为围产期或非围产期的抑郁既往史、阳性家族史、生活事件、社会支持;相关性中等的因素为个体心理因素、婚姻关系;相关性较弱的因素有产科因素、社会经济状况。下丘脑垂体肾上腺（HPA）轴的失调对某些产妇发生 PPD 起到一个重要的作用。产后雌二醇及孕酮的迅速撤离是某些易感产妇发生 PPD 和产后心绪不良的原因。

产后抑郁障碍的临床表现：在产后抑郁患者中，约 50% 起病于妊娠前或妊娠期。PPD 的临床表现复杂多样，异质性较大，主要分为三个方面。①核心症状群：情感低落、兴趣和愉快感丧失、导致劳累感增加和活动减少的精力降低；②心理症状群：焦虑、集中注意和注意的能力降低、自我评价和自信降低、自罪观念和无价值感、认为前途暗淡悲观、自杀或伤婴的观念或行为、强迫观念、精神病性症状；③躯体症状群：睡眠障碍、食欲及体重下降、性欲下降、非特异性的躯体症状。

7.2.1.2 诊断标准　国内对 PPD 的分类与诊断标准主要依据的是 ICD-11 "精神与行为障碍分类临床描述与诊断要点" 及美国 DSMIV 中有关抑郁发作和复发性抑郁障碍的相关内容和编码。通过询问病史、精神检查、体格检查、心理评估和其他辅助检查，并依据诊断标准做出诊断。

7.2.1.3 治疗方案

（1）治疗原则

1）综合治疗方法：心理治疗、物理治疗和药物治疗。

2）疗程：急性期（推荐 6~8 周）、巩固期（至少 4~6 个月）和维持期（首次发作 6~8 个月，2 次发作至少 2~3 年，发作 3 次及以上则需要长期维持治疗）。

3）分级治疗原则：①轻度抑郁发作可以首选单一心理治疗，但产妇必须被监测和反复评估，如果症状无改善，就必须要考虑药物治疗；②中度以上的抑郁发作应该进行药物治疗或药物联合心理治疗，并建议请精神科会诊；③重度抑郁发作并伴有精神病性症状、生活不能自理或出现自杀及伤害婴儿的想法及行为时，务必转诊至精神专科医院。

4）坚持以孕产妇安全为前提原则：症状严重或非药物治疗无效，应立即进行药物治疗。

5）保证婴儿安全原则：迄今为止，美国 FDA 和我国 NMPA 均未正式批准任何一种精神药物可以用于哺乳期。所有的精神科药物均会渗入乳汁，婴儿通过母乳接触药物后对发育的远期影响尚不清楚。因此原则上尽量避免在哺乳期用药，若必须在哺乳期用药，应采取最小有效剂量，以使婴儿接触的药量最小，而且加量的速度要慢。

（2）心理治疗：疗效最肯定的心理治疗方法为人际心理治疗（IPT）及认知行为治疗（CBT）。

（3）物理疗法及其他疗法：最常用的物理疗法为改良电痉挛治疗（MECT）及重复经颅磁刺激（rTMS）。其他疗法有运动疗法、光疗、音乐治疗、饮食疗法等被用来辅助 PPD 的治疗。

（4）药物治疗：根据临床情况选择抗抑郁药，考虑患者的耐受性及药物相互作用，选择并应用一线药物。一线药物包括西酞普兰、艾司西酞普兰、舍曲林、文拉法辛、度洛西汀、氟西汀、氟伏沙明及安非他酮等。PPD 产妇若坚持母乳喂养，在使用药物治疗前需要进行全面的个体化获益及风险评估。虽然没有研究显示抗抑郁剂对胎儿或新生儿的安全剂量和使用期限，但哺乳期使用抗抑郁剂使孩子暴露于药物的危险绝对低于子宫的药物暴露。在选择性 5-羟色胺再摄取抑制剂（SSRIs）时，舍曲林、帕罗西汀、西酞普兰和氟伏沙明是需用母乳喂养婴儿的首选药物。在接受氟伏沙明治疗时，应对接受母乳喂养的婴儿表现出的不良反应予以关注。多项研究发现，舍曲林对被哺乳婴儿极少存在不利影响，安全性较高，但尚缺乏远期影响资料的研究结果。文拉法辛是哺乳期妇女的合理选择。一般应该以单一药物治疗为目标，如果出现可能与 SSRIs 治疗有关的症状，需暂停哺乳或更换治疗方法。一般来说，若 PPD 患者需要抗精神病药或情感稳定剂治疗，往往提示她们的病情较重，很难维持对婴儿的正常哺乳，因而不推荐此类产妇进行母乳喂养。

大型研究结果显示，SSRIs 似乎与围产期的死亡风险升高无关。妊娠早期暴露于 SSRIs 的致畸风险很低或没有风险，认为某种 SSRIs 以及 SSRIs 这一类药物都不是主要的致畸物。5- 羟色胺和去甲肾上腺素再摄取抑制剂（如度洛西汀和文拉法辛）可能促进子痫前期的发生。

对于进行抗抑郁药治疗的抑郁妊娠期女性，建议临床医师通过使用有效治疗范围内的最低剂量进行单药治疗，尝试使胎儿的暴露最小化，特别是在妊娠早期。妊娠前使用某种抗抑郁药治疗成功的患者，在妊娠期间通常应接受该药物。尚无充分的证据表明不同抗抑郁药对胎儿的安全性有差异。但在妊娠期间不推荐使用单胺氧化酶抑制剂（monoamine oxi-dase inhibitor, MAO），动物研究表明 MAO 可能导致先天性异常，且 MAO 与推迟临产的抗宫缩剂联用时可能导致高血压危象。如果患者既往未使用过抗抑郁药，在 SSRIs 中，通常建议选择西酞普兰、艾司西酞普兰和舍曲林，这几个药物在妊娠期抑郁患者中应用和研究得更多，这些研究发现妊娠早期时暴露于舍曲林、西酞普兰或艾司西酞普兰几乎没有致畸风险。尽管氟西汀对重性抑郁的一般治疗有效，且观察性研究表明妊娠早期时暴露于氟西汀几乎没有致畸风险，但是对于既往未使用过抗抑郁药的患者，氟西汀通常不是一线选择。对于既往未使用过抗抑郁药的产前抑郁患者，通常不选用氟伏沙明作为初始治疗，因为与其他 SSRIs 相比，氟伏沙明的研究较少。对于既往未使用过抗抑郁药的重度抑郁妊娠患者，通常避免将帕罗西汀作为初始治疗，多项观察性研究提示，帕罗西汀可能与先天性心脏缺陷的微小绝对风险有关。

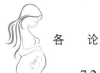

7.2.1.4　治疗药物

SSRIs：是 PPD 患者的一线治疗药物。主要包括西酞普兰、艾司西酞普兰、舍曲林、氟西汀、帕罗西汀、氟伏沙明。

其他抗抑郁药：三环类抗抑郁药（TCAs）及选择性 5- 羟色胺及去甲肾上腺素再摄取抑制剂（SNRIs）文拉法辛等，但目前的研究资料不足，不建议服用。

西酞普兰　Citalopram

【适应证】本品为选择性 5- 羟色胺再摄取抑制剂类的抗抑郁药。适用于各种类型的抑郁症。

【用法和用量】口服：一次 20mg，一日 1 次。根据个体患者的应答，可增加剂量，每日最大剂量 40mg。轻度至中度肾功能损伤患者，不需要进行剂量调整，重度肾功能损伤（肌酐清除率 <30ml/min）的患者需谨慎使用。轻度或中度肝功能损伤的患者在最开始两周的治疗中使用每日 10mg 的初始剂量。根据个体患者的应答，最大剂量可增加至每日 20mg。重度肝功能降低患者在进行剂量调整时需格外谨慎。对于已知在 CYP2C19 方面为弱代谢的患者，建议在最开始两周的治疗中使用每日 10mg 的最初剂量。根据个体患者的应答，最大剂量可增加至每日 20mg。当停止使用本品治疗时，应在至少 1～2 周内逐渐减少剂量，以便降低停药反应的风险。

【不良反应】所观察到本品的不良反应通常为轻度且持续短暂。在治疗的第 1～2 周出现最频繁，随后通常会逐渐缓解。剂量相关性不良反应为多汗、口干、失眠、嗜睡、腹泻、恶心和乏力。骨折主要在 50 岁和 50 岁以上患者中进行的流行病学研究表明，接受 SSRIs（去甲肾上腺素和 5- 羟色胺双重抑制剂类药物）和 TCAs（三环类抗抑郁药物）患者的骨折风险会增加。导致此风险的机制未知。Q-T 间期延长，在上市后期间，主要在女性患者、低钾血症的患者、或预先存在其他心脏病的 Q-T 间期延长的患者中，有 Q-T 间期延长和室性心律失常的报告，包括尖端扭转型室性心动过速。SSRI 治疗停止时观察到的停药症状（尤其是突然停药）通常会产生停药症状，常见：头晕、感觉障碍（包括感觉异常）、睡眠障碍（包括失眠和多梦）、激越或焦虑、恶心和 / 或呕吐、震颤、混乱、出汗、头痛、腹泻、心悸、情绪不稳定、易激惹和视觉障碍。通常，这些不良事件为轻度至中度，并且呈自限性，然而，在某些患者中可能表现为重度和 / 或长期。

【禁忌证】对本品活性成分和 / 或本品中任何辅料过敏者禁用。正在服用单胺氧化酶抑制剂（MAO）的患者禁用。禁止与匹莫齐特合并用药。患有 Q-T 间期延长或先天性 Q-T 综合征的患者禁用。

【注意事项】①突然停药常见停药反应,一般为自限性,也有严重停药反应的报道。当患者停用本品时,应逐渐减量,避免突然停药。如果在减药和停药过程中出现难以耐受的症状时,可以考虑恢复至先前治疗剂量,随后再以更慢的速度减药。②已有使用 SSRIs 时出现皮下出血时间和 / 或出血异常的报告,例如,瘀斑、妇科出血、肠胃出血和其他皮肤或黏膜出血。在服用 SSRIs(特别是合并使用已知会影响血小板功能的活性物质或可能增加出血风险的其他活性物质)的患者中以及在具有出血性疾病史的患者中需谨慎使用。③在本品停药后的 14 日期间,不应与 MAO 合用,否则可能出现严重甚至致命的不良反应。④禁止与利奈唑胺合并用药,除非有密切观察和监测血压的装置存在。禁止与匹莫齐特合并用药。⑤SSRIs/SNRIs 的使用已被认为与静坐不能的形成有关,其特点是主观上不愉快或令人不安的躁动,需要不停运动,并且不能安静地坐立。⑥躁狂抑郁症的患者可能转为躁狂发作,转为躁狂发作的患者应停止使用本品。⑦癫痫是使用抗抑郁药物时的一个潜在风险。癫痫发作的患者应该停止使用本品。在患有不稳定性癫痫症的患者中应该避免使用本品,对癫痫已经得到控制的患者应该仔细监控。如果癫痫发作频率增加,则应停止使用本品。⑧糖尿病:在患有糖尿病的患者中,使用 SSRIs 进行治疗可能会改变血糖控制。可能需要对胰岛素和 / 或口服降糖药的剂量进行调整。⑨本品对开车和使用机器的能力具有轻度或中度的影响。⑩使用本品期间不宜饮酒。

【FDA 妊娠期药物安全性分级】C 级。有限的动物和人类数据表明,西酞普兰不是主要的致畸物。只有 1 项对照研究发现某些出生缺陷的风险增加,但 SSRIs 抗抑郁药包括西酞普兰,与多种发育毒性有关,包括自然流产、低出生体重、早产、新生儿 5- 羟色胺综合征、新生儿行为综合征(戒断)、可能的神经行为持续性异常。新生儿呼吸窘迫与持续性肺动脉高压可能与此有关。如有孕妇持续使用本品直到妊娠晚期,应监测新生儿,新生儿可能出现停药反应。

【哺乳期用药物危险等级】L2 级。虽然曾有数据显示有西酞普兰暴露的婴儿可能出现嗜睡、绞痛和烦乱不安,但大多数新数据显示这些症状是极轻微的,而且并不一定与哺乳期使用该药有关。通常来说,SSRIs 类药物比三环类抗抑郁药更适合哺乳期母亲。美国儿科学会认为西酞普兰对哺乳作用不明,但应引起关注。说明书标示:哺乳期妇女应在用药期间暂停哺乳。因此,该药使用期间哺乳属于超说明书用药,应综合目前循证医学证据,按超说明书用药规范管理,须知情同意。哺乳时需监测婴儿有无镇静、烦躁或喂养困难等不良反应。

【制剂与规格】氢溴酸西酞普兰片:20mg/ 片;氢溴酸西酞普兰胶囊:20mg/ 粒;

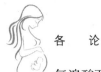
氢溴酸西酞普兰口服溶液：10ml：20mg/ 瓶。

艾司西酞普兰　Escitalopram

【适应证】本品为选择性 5- 羟色胺再摄取抑制剂类的抗抑郁药。适用于抑郁症。治疗伴有或不伴有广场恐怖症的惊恐障碍。

【用法和用量】口服，可以与食物同服。抑郁症：一日 1 次。常用剂量为每日 10mg，根据患者的个体反应，每日最大剂量 20mg。通常 2 ~ 4 周即可获得抗抑郁疗效。症状缓解后，应持续治疗至少 6 个月以巩固疗效。伴有或不伴有广场恐怖症的惊恐障碍，一日 1 次，建议起始剂量为一日 5mg，持续 1 周后增加至一日 10mg，根据患者的个体反应，剂量还可以继续增加，至最大剂量一日 20mg。轻中度肾功能降低者不需要调整剂量，严重肾功能降低（肌酐清除率 <30ml/min）的患者慎用。肝脏功能降低者，建议起始剂量一日 5mg，持续治疗 2 周。根据患者的个体反应，剂量可以增加至一日 10mg。建议对肝功能严重降低的患者需注意并进行特别谨慎的剂量增加。对于已知是 CYP2C19 慢代谢的患者，建议起始剂量一日 5mg，持续治疗 2 周。根据患者的个体反应，可将剂量增加至一日 10mg。

【不良反应】常见不良反应：恶心、口干、食欲缺乏、多汗、头痛、失眠和性功能障碍等。骨折：主要在 50 岁和 50 岁以上患者中进行的流行病学研究表明，接受 SSRIs 和 TCAs（三环类抗抑郁药物）患者的骨折风险会增加。导致此风险的机制未知。Q-T 间期延长：上市后报道的 Q-T 间期延长的案例，主要在女性患者、低钾血症的患者、或预先存在其他心脏病的 Q-T 间期延长的患者中，有 Q-T 间期延长和室性心律失常的报告，包括尖端扭转型室性心动过速。停药症状：本品停药，包括停止使用 SSRI/5- 羟色胺 – 去甲肾上腺素重摄取抑制剂（SNRIs）（特别是突然停止）常会出现停药症状。因此建议不再需要本品治疗时，应逐渐减少剂量到停药。

【禁忌证】对本品活性成分或任一辅料过敏者禁用。患有 Q-T 间期延长或先天性 Q-T 综合征的患者禁用。禁止与非选择性、不可逆性单胺氧化酶抑制剂（MAO）合用。禁止与利奈唑胺合并用药。禁止与匹莫齐特合并用药。

【注意事项】①惊恐障碍患者用药初期会加重焦虑症状，建议降低起始剂量。②应密切观察使用抗抑郁药治疗患者，特别是治疗初期，以防止症状恶化和 / 或发生自杀（自杀观念和行为）。③具有出血倾向的患者慎用。④慎用于有躁狂发作史的患者，对转为躁狂发作的患者应停药。

【FDA 妊娠期药物安全性分级】C 级。人类使用艾司西酞普兰的妊娠经验非常有限。动物数据表明胚胎 / 胎儿的风险很低。两项对照研究发现某些出生缺陷的风险增加，但 SSRIs 抗抑郁药，包括艾司西酞普兰，与多种发育毒性有关,包括自然流产、低出生体重、早产、新生儿 5- 羟色胺综合征、新生儿行为综合征(戒断)、可能的神经行为持续性异常。新生儿呼吸窘迫与持续性肺动脉高压可能与此有关。如有孕妇持续使用本品直到妊娠晚期,应监测新生儿,新生儿可能出现停药反应。

【哺乳期用药物危险等级】L2 级。说明书标示:艾司西酞普兰可在乳汁中分泌,哺乳期妇女不应接受本品治疗或在用药期间停止哺乳。有证据表明,本品可能会改变母乳的量或成分。美国儿科学会认为艾司西酞普兰对哺乳的影响尚不明确,但应引起关注。

【制剂与规格】艾司西酞普兰片:5mg/ 片、10mg/ 片、20mg/ 片。

舍曲林　Sertraline

【适应证】本品是一种典型的 5- 羟色胺再摄取抑制剂。用于治疗抑郁症的相关症状,包括伴随焦虑、有或无躁狂史的抑郁症。疗效满意后,继续服用舍曲林可有效地防止抑郁症的复发和再发。舍曲林也用于治疗强迫症,初始治疗有反应后,舍曲林在治疗强迫症两年的时间内,仍保持它的有效性、安全性和耐受性。FDA 批准的其他适应证:创伤后应激障碍,经前期紧张症,社交焦虑障碍。

【用法和用量】口服。一日 1 次,早或晚均可,与食物同服或不同服均可。通常治疗抑郁症和强迫症的有效剂量为 50mg。少数患者疗效不佳而对药物耐受较好时,可在几周内根据疗效逐渐增加药物剂量,每次增加 50mg,最大可增至 0.2g,一日 1 次。因舍曲林的消除半衰期为 24 小时,调整剂量的间隔时间不应短于 1 周。服药 7 日左右可见疗效,完全的疗效则在服药的第 2 ~ 4 周才显现,强迫症疗效的出现则可能需要更长时间。长期用药应根据疗效调整剂量,并维持在最低的有效治疗剂量。

【不良反应】常见:口干、多汗、眩晕、震颤、腹泻 / 稀便、消化不良、恶心、厌食、失眠、嗜睡、性功能障碍。少见:血清氨基转移酶升高、低钠血症、高血压、低血压、心动过速、心电图异常、体重改变、静坐不能等。偶见:凝血障碍、水肿、轻度躁狂、精神运动性兴奋、癫痫发作、溢乳、呼吸困难、皮疹、脱发、光过敏反应、自杀意念等。

【禁忌证】禁用于对舍曲林过敏者。

【注意事项】①舍曲林与可增加 5- 羟色胺神经传导的药物如色氨酸或芬氟拉明合用时应慎重考虑,避免出现可能的药效学相互作用。②禁止与单胺氧化酶抑制剂合用。③由其他 5- 羟色胺再摄取抑制剂、抗抑郁药物或抗强迫症药物转换为舍曲林治疗的最佳时机尚无经验。转换治疗时,特别是长效药物如氟西汀,应谨慎小心,应进行慎重的药效学评价和监测。④上市前的试验期间,接受舍曲林治疗的患者约 0.4% 出现轻躁狂或躁狂。应用其他已上市的抗抑郁药物或抗强迫症药物治疗情感性障碍时,也有报道少数患者出现有躁狂或轻度躁狂。⑤抗抑郁药物和抗强迫症药物都有诱发癫痫发作的潜在危险性,舍曲林也有出现癫痫发作的报道。所以,应避免用于不稳定性癫痫患者,对病情已控制的癫痫患者,应密切监护,任何服用舍曲林期间出现癫痫发作的患者均应停止给药。⑥在治疗早期应对有自杀危险的患者进行密切监视。⑦育龄妇女使用本品则应采取足够的安全的避孕措施。⑧从事驾车或操作机器等有潜在危险性的工作时慎用本品。⑨伴发肝脏疾病的患者应慎用舍曲林,肝功能损伤者应减低服药剂量或给药频率。⑩肾功能不全患者:无须根据肾功能损害程度调整舍曲林给药剂量。

【FDA 妊娠期药物安全性分级】C 级。有限的动物和人类数据表明,舍曲林不是主要的致畸物。两项大型病例对照研究未发现该药增加出生缺陷的风险,但 SSRIs 抗抑郁药,包括舍曲林,与多种发育毒性有关,包括自然流产、低出生体重、早产、新生儿 5- 羟色胺综合征、新生儿行为综合征(戒断)、可能的神经行为持续性异常。新生儿呼吸窘迫与持续性肺动脉高压可能与此有关。

【哺乳期用药物危险等级】L2 级。若有必要治疗母亲的产后抑郁,用 SSRIs 类药物治疗的益处超过其风险。由于乳汁中 SSRIs 类抗抑郁药物对婴儿神经行为发育的远期影响尚不明确,因此,用上述药物治疗时应停用母乳喂养或是减少母乳喂养次数,在母体血药浓度高峰时(约给药后 4 小时)避免母乳喂养可以减少婴儿的药物暴露。已在母乳中检出舍曲林或其弱代谢产物去甲舍曲林,但在婴儿血清中的浓度很低或检测不到。美国儿科学会认为尚不清楚舍曲林对母乳喂养婴儿的影响,但应慎用。对于哺乳期女性舍曲林可能优于氟西汀。

【制剂与规格】盐酸舍曲林片:25mg/ 片、50mg/ 片;盐酸舍曲林胶囊:50mg/ 粒。

文拉法辛　Venlafaxine

【适应证】本品为 5- 羟色胺和去甲肾上腺素再摄取抑制剂。适用于各种类型抑郁症,包括伴有焦虑的抑郁症及广泛性焦虑症。

【用法和用量】口服:开始剂量为一次 25mg,一日 2 ~ 3 次。视病情逐渐增至一日 75 ~ 225mg,分 2 ~ 3 次服用,或遵医嘱。可与食物同时服用。对于轻度至中度肝功能不全的患者每日总剂量必须减少 50%。对于有些患者,甚至有必要将剂量减少 50% 以上。因为肝硬化患者的药物清除率有较大个体差异,个体化用药较合适。肾功能不全患者(GFR=10 ~ 70ml/min)每日总剂量必须减少 25% ~ 50%。接受透析治疗的患者,每日总剂量必须减少 50%。因为肾功能不全患者的药物清除率有较大个体差异,对于某些患者应当个体化用药。

【不良反应】常见:恶心、呕吐、口干、畏食、腹泻、便秘、消化不良等胃肠道症状,嗜睡、失眠、头痛、头晕、紧张、焦虑等中枢神经系统症状,此外有出汗、打哈欠、性功能障碍等。少见:乏力、震颤、激越、腹胀、鼻炎、心悸、高血压、诱发躁狂、惊厥、体重下降、血清氨基转移酶升高、视物模糊等。罕见:粒细胞缺乏、紫癜、抗利尿激素分泌异常、皮疹和瘙痒等。

【禁忌证】对盐酸文拉法辛或任何赋形剂过敏的患者禁用。

【注意事项】①近期心肌梗死、不稳定型心绞痛、肝肾功能损害、血液病、癫痫、躁狂、青光眼、有出血倾向等患者慎用。②司机和机械操作者慎用。③可能诱发双相情感障碍患者混合发作或躁狂症发作,应慎用。④对于已经用药的患者,应密切观察可能的临床症状恶化、自杀和异常的行为改变。⑤同时服用 MAO 的患者禁用,在停用 MAO 后至少 14 日内不得开始使用文拉法辛,对于可逆性单胺氧化酶抑制剂,此间期可相应缩短;停用文拉法辛至少 7 日后方可开始以 MAO 进行治疗。

【FDA 妊娠期药物安全性分级】C 级。动物实验未发现文拉法辛有致畸作用。但如果文拉法辛一直用至分娩或分娩前,应考虑到新生儿出现的停药反应。某些第 7~9 孕月以后暴露于文拉法辛的新生儿已有需要鼻饲、呼吸支持或延长住院的并发症发生。这些并发症会在新生儿出生后立即发生。妊娠后 3 个月的胎儿暴露在文拉法辛缓释胶囊、其他 SNRLs 或 SSRIs 治疗的环境下,分娩后住院时间延长、呼吸支持和胃管喂养的并发症增多。报告的临床表现还包括呼吸窘迫、发绀、肌张力增高 / 降低、体温不稳定、喂养困难、呕吐、低血糖、反射亢进、震颤、兴奋和哭泣不止等。这些表现与 SSRIs 和 SNRIs 的直接毒性作用相似,也可能是一种停药综合征。需要注意的是部分患者的临床表现与 5-HT 综合征相似。

【哺乳期用药物危险等级】L2 级。曾有上市后报告称母乳喂养婴儿易哭、易激惹和睡眠节律异常。美国儿科学会认为文拉法辛对婴儿的影响尚不明确,但应引起关注。文拉法辛可由母乳分泌,目前没有经乳汁导致婴儿不良反应的报道。但对喂养的胎儿有潜在严重不良反应的可能,哺乳期妇女不应接受本品治疗或在用药期间停止哺乳。

【制剂与规格】盐酸文拉法辛片:25mg/ 片、50mg/ 片;盐酸文拉法辛缓释片:37.5mg/ 片、75mg/ 片;盐酸文拉法辛胶囊:12.5mg/ 粒、25mg/ 粒、50mg/ 粒;盐酸文拉法辛缓释胶囊:75mg/ 粒、150mg/ 粒。

度洛西汀　Duloxetine

【适应证】本品为 5- 羟色胺和去甲肾上腺素再摄取抑制剂。适用于抑郁症、广泛性焦虑障碍、慢性肌肉骨骼疼痛。

【用法和用量】口服：一次 30～60mg，一日 1 次；或一次 30mg，一日 2 次。

【不良反应】常见：口干、恶心、呕吐、疲劳、头痛、头晕、失眠或困倦和性功能障碍等。少见：肝功能损害、皮疹、抗利尿激素分泌过多综合征、5-HT 综合征、神经阻滞药恶性综合征、低钠血症、高血糖（尤其是糖尿病患者）等。停药症状常见：头晕、恶心、呕吐、腹泻、头痛、感觉异常、失眠和多汗等。

【禁忌证】对度洛西汀或产品中任何成分过敏者禁用。禁止与单胺氧化酶抑制剂（MAO）合用。病情未控制的闭角型青光眼患者禁用。

【注意事项】①对肝脏生化指标的影响包括谷草转氨酶、谷丙转氨酶、肝酶、γ- 氨基丁酸氨基转移酶、碱性磷酸酶、胆红素的升高。②可能引起血压升高，应定期监测。③有癫痫史、躁狂、近期发生心肌梗死、心脏疾患、明显肝肾功能不全患者慎用。④慎用于已稳定的闭角型青光眼患者。⑤停用度洛西汀应逐渐减量，避免突然停药出现撤药症状。⑥注意治疗过程中症状恶化和自杀的风险，尤其是在抗抑郁药治疗的早期。

【FDA 妊娠期药物安全性分级】C 级。在动物生殖研究中，发现度洛西汀对胚胎 / 胎儿和出生后的发育有不良影响。人类使用度洛西汀的数据有限且不完整，其发育毒性包括自然流产、低出生体重、早产、新生儿 5- 羟色胺综合征、新生儿行为综合征（戒断）、可能的神经行为持续性异常。

【哺乳期用药物危险等级】L3 级。度洛西汀可分泌进入哺乳期妇女乳汁。估计婴儿吸收的日剂量大约为母亲服药剂量的 0.14%，由于度洛西汀对婴儿的作用不明，因此服用度洛西汀的患者不推荐母乳喂养。

【制剂与规格】度洛西汀肠溶胶囊：20mg/ 粒、30mg/ 粒、60mg/ 粒。

氟西汀　Fluoxetine

【适应证】本品为选择性 5- 羟色胺再摄取抑制剂。适用于各种抑郁性精神障碍、强迫症、神经性贪食症。

【用法和用量】口服。抑郁症：每日早晨服 20mg，每日最大剂量 80mg；强迫症：一日 20～60mg；神经性贪食症：一日 60mg。

【不良反应】常见：畏食、焦虑、腹泻、倦怠、头痛、失眠、恶心等。少见：Q-T 间期延长、咳嗽、胸痛、味觉改变、呕吐、胃痉挛、食欲缺乏或体重下降、便秘、视力改变、多梦、注意力涣散、头晕、口干、心率加快、乏力、震颤、尿频、痛经、性功能障碍及皮肤潮红等。罕见：诱发狂躁和癫痫发作、皮肤过敏反应、低血糖等。

【禁忌证】禁用于已知对此药过敏者。

【注意事项】①注意治疗过程中症状恶化和自杀的风险，尤其是在抗抑郁药治疗的早期。②慎用于双向情感障碍患者。③慎用于正在服用非甾体抗炎药、阿司匹林或其他抗凝药的患者，可能引起出血。④肝、肾功能不全者慎用。⑤服用本品时，患者应当谨慎操作危险机械，包括汽车等。⑥一般在用药 2 周后起效，在此期间仍需密切监护患者。⑦不可与单胺氧化酶抑制剂合用；必要时，应停用本药 5 周后，才可换用单胺氧化酶抑制剂。

【FDA 妊娠期药物安全性分级】C 级。大量资料显示氟西汀对人类并无致畸作用。怀孕期间可以使用氟西汀，但仍需注意，尤其在妊娠晚期或分娩开始前。因为已有报道氟西汀对新生儿产生以下影响：易激惹、震颤、肌张力减退、持续哭泣、吮吸困难或睡眠困难。这些症状提示可能是 5- 羟色胺能效应或撤药综合征。这些症状发生和持续的时间可能与氟西汀（4 ~ 6 日）及其活性代谢产物去甲氟西汀（4 ~ 16 日）较长的半衰期有关。妊娠期暴露明显增加自然流产发病率，需要更深入的研究。另外，在暴露 SSRIs 后必须进一步评估中枢神经系统的发育。

【哺乳期用药物危险等级】L2 级。氟西汀及其代谢产物可分泌至乳汁。对乳儿的不良事件已有报道，如果必须服用氟西汀应停止母乳喂养；但是，如果要继续母乳喂养，氟西汀应采用最低有效剂量。美国儿科学会认为氟西汀对哺乳期新生儿作用未知，但应注意。

【制剂与规格】盐酸氟西汀片：10mg/ 片；盐酸氟西汀分散片：10mg/ 片；盐酸氟西汀胶囊：10mg/ 粒、20mg/ 粒。

帕罗西汀　Paroxetine

【适应证】本品为选择性 5- 羟色胺再摄取抑制剂。适用于各种类型的抑郁症，包括伴有焦虑的抑郁症及反应性抑郁症、强迫性神经症、伴有或不伴有广场恐怖症的惊恐障碍。可用于治疗社交恐怖症 / 社交焦虑症。FDA 批准的其他适应证：广泛焦虑障碍、创伤后应激障碍。

【用法和用量】口服，建议每日早餐时顿服，药片完整吞服勿咀嚼。抑郁症：一般剂量为一日 20mg。服用 2 ~ 3 周后根据患者的反应，某些患者需要加量，每周以 10mg 量递增，根据国外经验每日最大量可达 50mg，应遵医嘱。强迫性神经症：一般剂量为一日 40mg，初始剂量为一日 20mg，每周以 10mg 量递增。根据国外经验一日最大剂量可达 60mg。惊恐障碍：一般剂量为一日 40mg，初始剂量为一日 10mg，根据患者的反应，每周以 10mg 量递增，每日最大剂量可达 50mg。一般认为惊恐障碍治疗早期其症状有可能加重，故初始剂量为 10mg。社交恐怖症 / 社交焦虑症：一般剂量为一日 20mg，对 20mg 无反应的患者可根据患者临床反应，每周以 10mg 量递增，根据国外经验一日最大剂量可达 50mg。剂量改变至少有一周的间歇期。本品与所有的抗抑郁药一样，治疗期间应根据病情调整剂量。患者应治疗足够长时间以巩固疗效，抑郁症痊愈后应维持治疗至少几个月,强迫性神经症和惊恐障碍所需维持治疗的时间更长。停药方法与其他精神科药物相似,需逐渐减量,不宜骤停。由于严重肾功能损害(肌酐清除率 <30ml/min)或严重肝损害的患者,服用本品后血药浓度较健康人高。因此推荐剂量为一日 20mg,如果需要增加剂量,也应限制在服药范围的低限。

【不良反应】常见:乏力、便秘、腹泻、头晕、口干、头痛、多汗、失眠、性功能减退、震颤、尿频、呕吐等。少见:焦虑、食欲改变、心悸、感觉异常、味觉改变、体重变化、肌痛、肌无力、体立性低血压等。罕见:锥体外系反应、瞳孔散大、诱发躁狂等。停药症状常见:眩晕、感觉障碍、睡眠障碍、焦虑、头痛;不常见:兴奋、恶心、震颤、意识模糊、出汗、腹泻。

【禁忌证】已知对本品及其赋形剂过敏者禁用。

【注意事项】①癫痫、双相情感障碍、严重心肝肾疾病及有自杀倾向的患者慎用。②所有接受抗抑郁药物治疗的患者都应当接受适当的监测,严密观察是否出现了病情恶化,自杀倾向和行为异常变化,特别是在疗程开始的最初几个月内,或者是在改变用药剂量的时候(增加或减少剂量)。③本品不能与单胺氧化酶抑制剂合用或在单胺氧化酶抑制剂进行治疗结束后两周内使用。同样,在以本品进行治疗结束后两周内亦不得使用单胺氧化酶抑制剂。本品不能与硫利达嗪、匹莫齐特合用。④驾驶车辆、高空作业、操作机械人员应慎用。

【FDA 妊娠期药物安全性分级】D 级。孕晚期用药对婴儿的神经行为有损害,且可出现戒断症状。而且,至少有一项研究表明,孕期用 SSRIs 可能导致长期、甚至可能是永久的大脑改变。孕期使用 SSRIs 类药物对后代神经行为的长期影响值得进一步研究。有流行病学研究表明帕罗西汀在妊娠早期使用胎儿风险增加 1.8 倍:对于先天性畸形、心脏缺陷的风险增加 1.5 ~ 2.0 倍(大多数为心房或心室隔膜缺陷)。建议孕早期避免使用。有研究发现帕罗西汀与神经管缺陷和内翻足有关。一项研究发现帕罗西汀与四种特定缺陷之间存在联系:无脑儿、腹裂、脐膨出和右心室流出道梗阻病变。另一项研究未发现帕罗西汀增加前 3 种缺陷的风险,但心脏缺陷风险增加。尽管有研究报道,但帕罗西汀包括其他 SSRIs 是否导致结构异常仍在争论中。也有证据表明,包括帕罗西汀在内的 SSRI 抗抑郁药增加发育毒性的风险:包括自然流产、低出生体重、早产、新生儿血清素综合征,新生儿行为综合征(戒断),可能神经行为持续异常,新生儿呼吸窘迫和持续性肺动脉高压。妊娠期间使用帕罗西汀的妇女应监测是否有胎儿畸形风险及新生儿并发症的风险。

【哺乳期用药物危险等级】L2 级。少量的帕罗西汀经乳汁排出,在已发表的研究中,母乳喂养的婴儿中血清浓度很低,由于乳汁中 SSRIs 类抗抑郁药物对婴儿神经行为发育的远期影响尚不明确,因此,用上述药物治疗时应停用母乳喂养或是减少母乳喂养次数,在母体血药浓度高峰时(约给药后 4 小时)避免母乳喂养可以减少婴儿的药物暴露。美国儿科学会认为尚不清楚帕罗西汀对母乳喂养婴儿的影响,但应慎用。

【制剂与规格】盐酸帕罗西汀片:20mg/ 片;盐酸帕罗西汀肠溶缓释片:12.5mg/ 片、25mg/ 片。

氟伏沙明　Fluvoxamine

【适应证】本品为选择性 5- 羟色胺再摄取抑制剂。适用于抑郁症及相关症状、强迫症症状的治疗。

【用法和用量】抑郁症:建议起始剂量为一日 50mg 或 0.1g,晚上一次服用。逐渐增量直至有效。常用有效剂量为每日 0.1g,且可根据个人反应调节。个别病例可增至每日 0.3g。若每日剂量超过 0.15g,可分次服用。世界卫生组织要求,患者症状缓解后,继续服用抗抑郁剂至少 6 个月。本药用于预防抑郁症复发的推荐剂量为一日 0.1g。强迫症推荐的起始剂量为一日 50mg,服用 3 ~ 4 日,通常有效剂量在每日 0.1 ~ 0.3g 之间。应逐渐增量直至达到有效剂量,每日最大剂量为 0.3g。单剂量口服可增至一日 0.15g,睡前服。若每日剂量超过 0.15g,可分 2 ~ 3 次服。如已获得良好的治疗效果,可继续应用根据个人反应调整的剂量。如果服药 10 周内症状没有改善应继续使用本品。尽管尚无系统资料提示应用氟伏沙明持续治疗的最长时间,由于强迫症是一种慢性疾病,治疗时间可 >10 周。根据患者情况仔细调整剂量,使患者接受尽可能低的有效剂量,并应定期评估是否继续治疗,也可考虑同时采用行为疗法。

【不良反应】常见恶心,有时伴呕吐,服药 2 周后通常会消失。在对照的临床观察中出现的发生率 >1% 或 > 安慰剂组的其他不良反应报告有嗜睡、眩晕、头痛、失眠、紧张、激动、焦虑、震颤、便秘、厌食、消化不良、腹泻、腹部不适、口干、多汗、无力、心悸、心动过速。与其他 5- 羟色胺再摄取抑制剂类似,极个别报道有低钠血症,停用本药,此情况逆转。体重增加或减少偶有报道。如突然停用本药,偶有发生头痛、恶心、头晕和焦虑。

【禁忌证】对马来酸氟伏沙明或其他辅料过敏者禁用。

【注意事项】①抑郁症患者自身常有自杀倾向,常在症状明显改善前持续出现,应注意监测。②对肝或肾功能异常的患者,起始剂量应较低并密切监控。偶见无已知肝功异常的患者服药后出现肝酶升高,且多伴临床症状。若出现此情况,应立即停药。③动物实验未发现本品可引发惊厥,但有癫痫史的患者应慎用,如惊厥发生应立即停用本品。④有报告应用 5- 羟色胺再摄取抑制剂有皮肤黏膜异常出血,如瘀斑和紫癜。同时应用影响血小板功能的药物

（三环类抗抑郁药、阿司匹林、非甾体抗炎药等），以及有不正常出血史患者慎用。⑤有报告表明，用药后可能会出现困倦，驾驶与操作机器者应注意。⑥宜用水吞服，不应咀嚼。

【FDA 妊娠期药物安全性分级】C 级。有限的妊娠暴露病例资料显示氟伏沙明对妊娠无不利影响，迄今为止，没有其他相关的流行病学资料。动物繁殖实验未发现高剂量氟伏沙明影响生殖、生殖能力或对后代有致畸作用。氟伏沙明远期的主要畸形尚不可预测，其潜在的致畸性并不排除，对暴露此类药物的婴儿的长期研究尚待进行。孕妇应谨慎给药。

【哺乳期用药物危险等级】L2 级。由于乳汁中 SSRI 类抗抑郁药物对婴儿神经行为发育的远期影响尚不明确，因此，用上述药物治疗时应停用母乳喂养或是减少母乳喂养次数，在母体血药浓度高峰时（约给药后 4 小时）避免母乳喂养可以减少婴儿的药物暴露。美国儿科学会认为氟伏沙明对哺乳作用不明。

【制剂与规格】马来酸氟伏沙明片：50mg/ 片。

阿米替林　Amitriptyline

【适应证】本品为三环类抗抑郁药。适用于各种抑郁症，本品的镇静作用较强，主要用于治疗焦虑性或激动性抑郁症。

【用法和用量】口服。初始剂量一次 25mg，一日 2～3 次，然后根据病情和耐受情况逐渐增至一日 0.15～0.25g，一日 3 次，每日最高剂量 0.3g，维持量一日 50～150mg。

【不良反应】治疗初期可能出现抗胆碱能反应，如多汗、口干、视物模糊、排尿困难、便秘等；中枢神经系统不良反应可出现嗜睡，震颤、眩晕；可发生体位性低血压；偶见癫痫发作、骨髓抑制及中毒性肝损害等。

【禁忌证】严重心脏病、近期有心肌梗死发作史、癫痫、青光眼、尿潴留、甲状腺功能亢进、肝功能损害、对三环类药物过敏者禁用。

【注意事项】心血管疾患者慎用。用期间应监测心电图。本品不得与单胺氧化酶抑制剂合用，应在停用单胺氧化酶抑制剂后 14 日，才能使用本品。患者有转向躁狂倾向时应立即停药。用药期间不宜驾驶车辆、操作机械或高空作业。

【FDA 妊娠期药物安全性分级】C 级。尽管偶有报道指出，阿米替林的治疗性使用同先天性畸形有关，但大量证据表明这些在妊娠期广泛使用的药物相对安全。尽管个别超剂量给药的病例提示阿米替林、奋乃静或者两者合用与畸形发生有关，但缺乏确凿证据。鉴于三环类抗抑郁药的使用经验，妊娠期建议使用此类抗抑郁药。

【哺乳期用药物危险等级】L2 级。尽管在婴儿血清中未发现阿米替林及其代谢产物,但是由于接触母乳中的药物剂量很小,其影响还不清楚。说明书标示:哺乳期妇女使用期间应停止哺乳。美国儿科学会认为阿米替林对乳儿影响不明确,但应关注。

【制剂与规格】盐酸阿米替林片:25mg/ 片。

7.2.2　焦虑

7.2.2.1　疾病简述　广泛性焦虑障碍(generalized anxiety disorder, GAD)是一种以持续、全面、过度的焦虑为特征,并且焦虑不限于任何特定环境的精神障碍。患者往往认识到这些担忧是过度和不恰当的,但不能控制。患者焦虑的症状是多变的,并可出现一系列生理和心理症状,是一种常见的焦虑障碍。

7.2.2.2　诊断标准

(1)不能控制、无明确对象的过度焦虑和忧虑,至少病程 6 个月。

(2)伴自主神经症状,运动性不安,如坐立不安 / 精神性紧张、注意力难以集中、易疲劳、易激惹、睡眠障碍、肌肉紧张。

(3)患者难以忍受,感到痛苦,社会功能受损。

7.2.2.3　治疗方案

(1)心理治疗原则:①心理治疗的目标应注重当前问题,以消除当前症状为主;②在制订治疗计划时,不以改变和重塑人格作为首选目标;③心理治疗应该限时;④如果患者治疗效果不明显,应对症状进一步评估,计划下一步治疗措施;⑤如果治疗 6 周焦虑症状无改善或治疗 12 周症状缓解不彻底,需重新评价和换用或联用药物治疗。

(2)药物治疗原则:①药物宜从小剂量开始逐步递增,尽可能采用最小有效量,减少不良反应。②疗效不佳时,增至足量(有效药物上限)和足够长的疗程(>4 ~ 12 周)。③若治疗 4 ~ 12 周后效果仍不明显,可换用同类另一种药物,或作用机制不同的另一类药。④苯二氮䓬类起效快,可早期应用,但一般不超过 4 周。⑤治疗期间密切观察病情变化和不良反应,并及时处理。⑥在药物治疗基础上辅以心理治疗,可望取得更佳效果。⑦完成急性期治疗后,应在原剂量基础上继续治疗 6 个月。

7.2.2.4　治疗药物

5-HT 及 NE 再摄取抑制剂:文拉法辛、度洛西汀。

择性 5- 羟色胺再摄取抑制剂:氟西汀、帕罗西汀、舍曲林、氟伏沙明、西酞普兰、艾司西酞普兰。

苯二氮䓬类:地西泮、氯硝西泮。

以上药品见 7.1 癫痫、7.2.1 围产期抑郁。

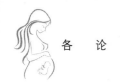

7.2.3　睡眠障碍

7.2.3.1　疾病简述　睡眠障碍（sleep disorder）系指睡眠-觉醒过程中表现出来的各种功能障碍。睡眠质量下降是人们常见的主诉。常见的睡眠障碍主要包括四大类：睡眠的发动与维持困难（失眠）、白天过度睡眠（嗜睡）、24 小时睡眠-觉醒周期紊乱（睡眠-觉醒节律障碍）、睡眠中的异常活动和行为（睡行症、夜惊、梦魇）；失眠症是最常见的睡眠障碍。

7.2.3.2　诊断标准　参照 ICSD-3 标准，慢性失眠障碍应同时符合以下 6 项标准。

（1）患者主诉或其父母和照料者观察到下述现象中的一种或以上：①入睡困难；②睡眠维持困难；③觉醒时间比期望的早；④到睡眠时间仍不肯睡觉；⑤无父母或照料者干预难以入睡。

（2）患者主诉或父母和照料者观察到下述夜间睡眠困难相关现象中的一种或以上：①疲劳或萎靡不振；②注意力、专注力或记忆力下降；③社交、家庭、职业或学业功能减退；④情绪不稳或易激惹；⑤日间瞌睡；⑥行为问题，如活动过度、冲动或具有攻击性；⑦动力、精力或工作主动性下降；⑧易犯错或易出事故；⑨对自身睡眠质量非常关注或不满意。

（3）上述睡眠-觉醒主诉不能完全由不合适的睡眠机会（如充足的睡眠时间）或环境（如黑暗、安静、安全、舒适环境）解释。

（4）上述睡眠困难及相关日间症状每周至少出现 3 次。

（5）上述睡眠困难及相关日间症状至少持续 3 个月。

（6）上述睡眠困难及相关日间症状无法用其他睡眠障碍更好地解释。短期失眠障碍的诊断标准与慢性失眠障碍相似，但病程少于 3 个月，且无频率的要求。

7.2.3.3　治疗方案　睡眠障碍的干预方式主要包括心理治疗、药物治疗、物理治疗、中医治疗和综合治疗。

（1）心理治疗：包括睡眠卫生教育和针对失眠的认知行为治疗。主要明确使失眠慢性化的不适宜认知和行为，有助于患者重塑正确认知，消除其努力入睡与夜间觉醒次数增加之间的关系，减少觉醒后卧床时间，增加床、放松与睡眠之间的积极联系，有助于患者形成规律的睡眠-觉醒周期和良好的日间活动。

（2）药物治疗：《中国成人失眠诊断与治疗指南（2018）》推荐失眠的治疗药物包括苯二氮䓬类、非苯二氮䓬类及具有催眠效果的抗抑郁药物。

1）苯二氮䓬类药物：艾司唑仑、地西泮、阿普唑仑、劳拉西泮、氟西泮。这些药物之间的主要区别是作用持续时间。三唑仑是短效药，艾司唑仑和劳拉西泮是中效药,氟西泮是长效药。

2）非苯二氮䓬类药物:唑吡坦、右佐匹克隆、佐匹克隆、扎来普隆。唑吡坦、右佐匹克隆和佐匹克隆属于快速起效的催眠药物,能够诱导睡眠始发,治疗入睡困难和睡眠维持障碍。扎来普隆的半衰期较短,仅适用于治疗入睡困难。

3）抗抑郁药物:部分抗抑郁药具有镇静作用,在失眠伴随抑郁、焦虑心境时应用较为有效,包括多塞平、阿米替林、曲唑酮及米氮平。

（3）物理治疗:光照疗法、生物反馈治疗、经颅微电流刺激疗法等,以及饮食疗法、芳香疗法、按摩、顺势疗法等,均缺乏令人信服的大样本对照研究,只能作为可选择的补充治疗方式。

（4）中医治疗:中医药治疗、针灸疗法、电针疗法。

（5）综合治疗:药物治疗联合心理治疗。

妊娠期和哺乳期失眠患者首选睡眠卫生教育。国家药品监督管理局制定的妊娠期药物安全性等级为:苯二氮䓬类药大多数安全性分级为 D 级;非苯二氮䓬类药和抗抑郁药大多数为 C 级,但二者联合应用可能导致早产、低血糖、呼吸相关风险增加。如果在妊娠早期使用镇静安眠药,可能增加胎儿畸形的风险。苯二氮䓬类药物能通过胎盘,它在胎儿体内代谢很慢,可能会产生蓄积。苯二氮䓬类包括地西泮对人类胎儿的影响存在争议。尽管很多研究报道与各种类型的先天缺陷有关,但其他研究并未发现这种相关性。事实同时使用其他毒性药物和物质（例如酒精和吸烟）成为共同致畸因素。但是即使地西泮和其他药物会导致出生缺陷,其危险性也较小。妊娠期持续使用会导致新生儿撤药综合征,且如果在近分娩时使用地西泮,剂量相关综合征也较明显。因此,如果孕妇在孕期因病情需要使用地西泮,应使用可能的最小剂量。而且,避免突然停止使用地西泮,很多母亲可出现严重的撤药综合征（生理的和精神的）。苯二氮䓬类是在妊娠期间治疗焦虑和睡眠障碍的首选药物,尽可能服用最小剂量,时间尽可能短。应尽量避免长期使用苯二氮䓬类药物,若长期治疗,则抗抑郁药更适合在妊娠期间使用。若服用苯二氮䓬类至分娩,至少应该对新生儿进行 2 日戒断症状或适应性问题的观察。妊娠期不推荐使用非苯二氮䓬类药物,但使用了这些药物并不意味着需要终止妊娠,若妊娠早期服用了本类药物,应该对胎儿进行详细的 B 超检查。

哺乳期应慎用苯二氮䓬类,主要的顾虑是婴儿的戒断反应。虽然对于婴儿,镇静是另一个潜在问题,但风险似乎较低。一项前瞻性研究纳入 124 例哺乳期应用苯二氮䓬类镇静安眠药（主要是劳拉西泮和氯硝西泮）的母亲,2 例（1.6%）婴儿出现中枢神经系统抑制,美国儿科学会认为苯二氮䓬类镇静安眠药在母乳喂养中的作用不明,但可能值得注意。

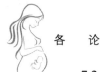

7.2.3.4　治疗药物

苯二氮䓬类：地西泮、氟西泮、劳拉西泮、阿普唑仑、艾司唑仑。

非苯二氮䓬类：唑吡坦、佐匹克隆、右佐匹克隆、扎来普隆。

抗抑郁药：塞平、阿米替林、曲唑酮、米氮平（见 7.2.1 围产期抑郁）。

地西泮　Diazepam

【适应证】本品为苯二氮䓬类镇静安眠药。适用于焦虑、镇静催眠。

【用法和用量】抗焦虑，一次 2.5 ~ 10mg，一日 2 ~ 4 次；镇静，一次 2.5 ~ 5mg，一日 3 次；催眠，5 ~ 10mg 睡前服。

其他各项见 7.1 癫痫。

氟西泮　Flurazepam

【适应证】本品为苯二氮䓬类镇静安眠药。适用于各种失眠，如入睡困难、夜间多梦易醒和早醒。

【用法和用量】口服：15 ~ 30mg，睡前服。

【不良反应】常见：味觉障碍、嗜睡、宿醉、晕眩、共济失调、视力模糊、呼吸暂停、药物依赖性、撤药症状或体征。

【禁忌证】对本品及苯二氮䓬类药物过敏者禁用，妊娠前 3 个月内妇女禁用，睡眠呼吸暂停综合征患者禁用，白细胞减少者禁用。

【注意事项】①长期使用可产生耐受性与依赖性。②肝、肾功能不全者慎用。③应定期检查肝功能与白细胞计数。④用药期间不宜驾驶车辆、操作机械或高空作业。⑤长期用药后骤停可能引起惊厥等撤药反应。⑥服药期间勿饮酒。

【FDA 妊娠期药物安全性分级】X 级。动物研究显示低风险。妊娠前 3 个月内，本药有增加胎儿致畸的危险，孕妇在分娩附近使用可能导致新生儿低肌张力综合征和新生儿戒断症状。

【哺乳期用药物危险等级】L4 级。尚无氟西汀乳汁浓度的具体数据，由于大多数苯二氮䓬类药物可分泌进入乳汁，预测氟西汀也可进入乳汁。哺乳期妇女用药期间应停止哺乳。

【制剂与规格】盐酸氟西泮胶囊：15mg/ 粒。

劳拉西泮　Lorazepam

【适应证】本品为苯二氮䓬类镇静安眠药。适用于抗焦虑、镇静催眠、抗惊厥及精神持续状态、紧张性头痛。

【用法和用量】口服。抗焦虑：一次 0.5 ~ 1mg，一日 2 ~ 3 次；镇静催眠：

2~4mg,睡前服。

肌内注射。抗焦虑、镇静催眠:一次 0.05mg/kg,总量不超过 4mg。

【不良反应】常见镇静,其次是眩晕、乏力和步态不稳。其他:头痛、疲劳、瞌睡、遗忘、记忆力损伤、精神错乱、定向力障碍、抑郁、欣快感、自杀意念/企图、共济失调、虚弱、惊厥/癫痫发作、震颤、眼功能/视力障碍(包括复视和视物模糊)、构音障碍、发音不清、性欲改变、阳痿、性欲高潮降低;昏迷、呼吸抑制、呼吸暂停、睡眠呼吸暂停恶化、阻塞性肺病恶化;胃肠道症状包括恶心、食欲改变、便秘、黄疸、胆红素升高、肝脏转氨酶升高、碱性磷酸酯酶升高;高敏反应、过敏性/过敏样反应;皮肤症状、过敏性皮肤反应、脱发、低钠血症、血小板减少症、粒细胞缺乏症、各类血细胞减少;低温症。可能发生自相矛盾的反应包括焦虑、激动、激越、敌意、攻击性、暴怒、睡眠障碍/失眠、性唤起和幻觉。可能使血压小幅降低或发生低血压症,但通常无临床显著性,可能与应用劳拉西泮产生的抗焦虑作用相关。静脉注射时可发生静脉炎或静脉血栓形成。

【禁忌证】对本品及苯二氮䓬类药物过敏者禁用。急性闭角型青光眼患者、严重呼吸功能不全者、睡眠呼吸暂停综合征患者禁用。

【注意事项】①突然停药,可导致撤药症状或加重症状。②原发性抑郁症患者,口服本品后自杀或加重症状的风险增加。③有成瘾的可能性。④大剂量或长期口服,有药物或乙醇滥用(成瘾)史者或人格障碍患者口服本品,出现药物依赖性风险增加。⑤肾功能损害者服用本品,出现毒性的风险增加。⑥肝功能损害偶可引起本品消除半衰期的延长。⑦严重肝功能损害或脑病患者口服本品,有加重症状的风险。⑧呼吸功能不全患者口服本品,出现呼吸抑制的风险增加。⑨静脉注射速度不超过 2mg/min;深部肌内注射用于经口做内镜检查时,需同时用局部麻醉以减少咳嗽、喉头痉挛等反射性活动。

【FDA 妊娠期药物安全性分级】D 级。劳拉西泮及其葡糖醛酸结合物可通过胎盘屏障,婴儿在出生后一段时间有戒断症状。有报道母亲在妊娠后期或在生产中接受了苯二氮䓬类药物的新生儿有活动减退、张力减退、低温、呼吸抑制、窒息、喂养困难和对冷刺激的代谢反应损害的症状发生。

【哺乳期用药物危险等级】L2 级。

【制剂与规格】劳拉西泮片:0.5mg/ 片、1.0mg/ 片、2.0mg/ 片;劳拉西泮注射液:1ml:2mg/ 支、1ml:4mg/ 支。

阿普唑仑　Alprazolam

【适应证】本品为苯二氮䓬类镇静安眠药。适用于焦虑、紧张、激动,也可用于催眠或焦虑的辅助用药、抗惊恐药,并能缓解急性酒精戒断症状。

【用法和用量】口服:抗焦虑,初始剂量一次 0.4～1.2mg,一日 2 次,用量按需递增,最大限量一日可达 4mg;镇静催眠,0.4～0.8mg,睡前服;抗惊恐,一次 0.4mg,一日 3 次,用量按需递增,每日最大量可达 10mg。

【不良反应】常见嗜睡、头昏、乏力等。大剂量偶见共济失调、震颤、尿潴留、黄疸。罕见的有皮疹、光敏、白细胞减少。个别患者发生兴奋、多语、睡眠障碍,甚至幻觉。停药后,上述症状很快消失。有成瘾性,长期应用后,停药可能发生撤药症状,表现为激动或忧郁。少数患者有口干、精神不集中、多汗、心悸、便秘或腹泻、视物模糊、低血压。

【禁忌证】对本品及苯二氮䓬类药物过敏者禁用。闭角型青光眼发作禁用。分娩前及分娩时用药可导致新生儿肌张力较弱,应禁用。

【注意事项】①禁与伊曲康唑同用。②肝肾功能损害者能延长本药清除半衰期。③癫痫患者突然停药可导致发作。④严重的精神抑郁可使病情加重,甚至产生自杀倾向,应采取预防措施。⑤避免长期大量使用而成瘾,如长期使用需停药时不宜骤停,应逐渐减量。⑥出现呼吸抑制或低血压常提示超量。⑦对本类药耐受量小的患者初用量宜小,逐渐增加剂量。⑧高空作业、驾驶车辆、精细工作、危险工作者慎用。

【FDA 妊娠期药物安全性分级】D 级。在妊娠 3 个月内,本药有增加胎儿致畸的危险;孕妇长期服用可引起依赖,使新生儿呈现撤药症状,妊娠后期用药影响新生儿中枢神经活动。

【哺乳期用药物危险等级】L3 级。由于阿普唑仑对经母乳喂养婴儿的神经系统确实有影响,长期使用可导致婴儿出现撤退症状、嗜睡及体重减低,因此,应避免在哺乳期使用阿普唑仑。美国儿科学会认为阿普唑仑对母乳喂养婴儿确切影响不详,但应关注。

【制剂与规格】阿普唑仑片:0.4mg/ 片;阿普唑仑胶囊:0.3mg/ 粒。

艾司唑仑　Estazolam

【适应证】本品为苯二氮䓬类镇静安眠药。适用于抗焦虑、失眠,也用于紧张、恐惧及抗癫痫和抗惊厥。

【用法和用量】口服:镇静,一次 1～2mg,一日 3 次;催眠,1～2mg,睡前服;抗癫痫、抗惊厥,一次 2～4mg,一日 3 次。

【不良反应】常见:口干、嗜睡、头昏、乏力等,大剂量可有共济失调、震颤。罕见:皮疹、白细胞减少。个别患者发生兴奋、多语、睡眠障碍,甚至幻觉。停药后,上述症状很快消失。有依赖性,但较轻,长期应用后,停药可能发生撤药症状,表现为激动或忧郁。

【禁忌证】对本品及苯二氮䓬类药物过敏者禁用。

【注意事项】①用药期间不宜饮酒。②肝肾功能损害者能延长本药消除半衰期。③癫痫患者突然停药可导致发作。④严重的精神抑郁可使病情加重,甚至产生自杀倾向,应采取预防措施。⑤避免长期大量使用而成瘾,如长期使用应逐渐减量,不宜骤停。⑥出现呼吸抑制或低血压常提示超量。⑦对本类药耐受量小的患者初用量宜小,逐渐增加剂量。⑧慎用者:中枢神经系统处于抑制状态的急性酒精中毒、肝肾功能损害、重症肌无力、急性或易于发生的闭角型青光眼发作、严重慢性阻塞性肺部病变。

【FDA 妊娠期药物安全性分级】X 级。在妊娠 3 个月内,本药有增加胎儿致畸的危险。孕妇长期服用可成瘾,使新生儿呈现撤药症状,妊娠后期用药影响新生儿中枢神经活动。分娩前及分娩时用药可导致新生儿肌张力减弱和戒断作用。

【哺乳期用药物危险等级】L3 级。没有关于其在母乳中水平的数据。美国儿科学会将艾司唑仑归类为对母乳喂养婴儿作用不明确的药物。

【制剂与规格】艾司唑仑片:1mg/ 片。

唑吡坦　Zolpidem

【适应证】本品为非苯二氮䓬类镇静安眠药。适用于治疗偶发性失眠症、暂时性失眠症。

【用法和用量】口服,一次 10mg,晚睡前服。肝、肾功能损害者,初始剂量 5mg。每日最大剂量 20mg。

【不良反应】常见:共济失调或手脚笨拙、精神紊乱、精神抑郁。较少见:过敏反应、皮疹;心跳加快、面部水肿、呼吸困难等;低血压(表现为头晕、眼花、晕倒);发作性反应,包括激惹,如不明的兴奋或神经紧张;易激动、幻觉或失眠等。过量症状:严重的共济失调;心血管方面的心动过缓;复视;严重头晕、严重嗜睡、恶心、呕吐呼吸困难;严重者昏迷等。下列症状在用药过程中出现,但可继续用药。较多见的是:多梦、包括噩梦、逆行性遗忘,麻醉状态、白天嗜睡、头痛、头晕、眼胀或眩晕;口干、胃肠道反应,如腹痛或胃痛、腹泻、恶心、呕吐以及肌肉酸痛等。出现下列症状需要停药:严重过敏反应、血管性水肿、行为改变(幻觉、怪癖、兴奋、人格解体)、抑郁加重、自杀意念;激惹、神经症;肝性疾病、肌肉痉挛、胸痛、心动过速、抽搐、出汗、震颤、难以抑制的哭喊、不明原因的疲劳、无力等。

【禁忌证】对唑吡坦或其中任何一种成分过敏者禁用。严重的呼吸功能不全,睡眠呼吸暂停综合征,严重急性、慢性肝功能不全(有肝性脑病风险),肌无力者禁用。

【注意事项】①连续服用速效的苯二氮䓬类和类似苯二氮䓬类药物几周后,其药效和催眠效果可能会有所降低,而产生耐药性。②依赖性,出现包括头痛、肌肉痛、极度焦虑紧张、烦躁、兴奋和谵妄症状。严重时会现意识障碍、失去理智、听觉过敏、麻木、四肢麻刺感,对光、声音和身体接触过敏,出现幻觉和癫痫发作。③失眠症反弹,出现包括情绪不稳、焦虑和烦躁等症状。由于突然停药,会出现戒断症状和失眠症反弹,故应逐渐减少剂量。④模拟车辆驾驶未受影响,但司机和机械操作者应注意,服用本品次日上午可能有睡意,在此状况下或服药不足 8 小时,不建议驾驶机动车、操纵机械或从事其他需要精神警觉度的工作。⑤在服用唑吡坦且未完全清醒的患者中有发生梦游症以及相关行为的报道,患者醒后对发生的事件无记忆。

【FDA 妊娠期药物安全性分级】C 级。动物研究没有表明在生殖毒性方面直接的或间接的有害作用。育龄期女性在计划或者怀疑怀孕时应停药。如果在妊娠的晚期或者分娩时使用唑吡坦,预期可能对新生儿产生影响,如低体温、张力过低和中度的呼吸抑制。妊娠后期长期使用镇静剂 / 安眠药后生的婴儿可能产生身体依赖,在产后阶段可能有发生停药综合征的风险。尽管现有的临床研究未观察到先天畸形的风险增加,但两项研究发现早产、低出生体重、小于胎龄儿和剖宫产的风险增加。说明书标示:孕妇禁用。因此,该药用于妊娠期属于超说明书用药,应综合目前循证医学证据,按超说明书用药规范管理,须知情同意。

【哺乳期用药物危险等级】L3 级。说明书标示:由于本品可在乳汁中少量分泌,不推荐哺乳期妇女服用本品。美国儿科学会将唑吡坦列为可以在哺乳期使用的药物。

【制剂与规格】酒石酸唑吡坦片:5mg/ 片、10mg/ 片;酒石酸唑吡坦分散片:10mg/ 片;酒石酸唑吡坦片:5mg/ 片、10mg/ 片。

佐匹克隆　Zopiclone

【适应证】本品为非苯二氮䓬类镇静安眠药。适用于各种失眠症。

【用法和用量】口服,一次 7.5mg,临睡时服;肝功能不全者,一次 3.75mg,临睡时服。

【不良反应】与剂量及患者的敏感性有关。偶见嗜睡、口干、肌无力、遗忘、醉态,有些人出现异常的易恐、好斗、易受刺激或精神错乱、头痛、乏力。长期服药后突然停药会出现戒断症状(因药物半衰期短故出现较快),可能有较轻的激动、焦虑、肌痛、震颤、反跳性失眠及噩梦、恶心及呕吐,罕见较重的痉挛、肌肉颤抖、神志模糊(往往继发于较轻的症状)。

【禁忌证】对本品过敏者禁用。失代偿的呼吸功能不全患者、重症肌无力、重症睡眠呼吸暂停综合征患者禁用。

【**注意事项**】①肌无力患者用药时需注意医疗监护,呼吸功能不全者和肝、肾功能不全者应适当调整剂量。②使用本品时应绝对禁止摄入酒精饮料。③连续用药时间不宜过长,突然停药可引起停药综合征应谨慎,服药后不宜操作机械及驾车。

【**FDA 妊娠期药物安全性分级**】C 级。现有的数据表明妊娠期使用本品可能是低风险的。

【**哺乳期用药物危险等级**】L2 级。该药对乳儿的影响尚不清楚,母乳喂养时偶尔使用对较大婴儿造成的风险较小,但应监测婴儿是否有过度嗜睡。

【**制剂与规格**】佐匹克隆片:3.75mg/ 片、7.5mg/ 片;佐匹克隆胶囊:3.75mg/ 粒、7.5mg/ 粒。

右佐匹克隆 　Dexzopiclone

【**适应证**】本品为非苯二氮䓬类镇静安眠药。适用于治疗失眠。

【**用法和用量**】口服。本品应个体化给药。推荐初始剂量一次 2mg,临睡前服用,由于 3mg 可以更有效地延长睡眠时间,可根据临床需要起始剂量为或增加到 3mg。如高脂肪饮食后立刻服用右佐匹克隆有可能会引起药物吸收缓慢,导致右佐匹克隆对睡眠潜伏期的作用降低。特殊人群:严重肝脏损患者应慎重使用本品,初始剂量为 1mg。合用 CYP 抑制剂:与 CYP3A4 强抑制剂合用,本品初始剂量不应大于 1mg,必要时可增加至 2mg。

【**不良反应**】与安慰剂组相当或发生率小于安慰剂组的不良事件包括:异常梦境、意外创伤、胃痛、腹泻、流感、肌痛、疼痛、喉痛、鼻炎,成年患者与剂量相关的不良事件包括病毒感染、口干、眩晕、幻觉、感染、皮疹、味觉异常,其中味觉异常的剂量相关性最明显。

【**禁忌证**】对本品及其成分过敏者禁用。失代偿的呼吸功能不全、重症肌无力、重症睡眠呼吸暂停综合征患者禁用。

【**注意事项**】由于右佐匹克隆的一些不良反应是剂量相关的,注意使用最低有效剂量。使用镇静 / 催眠药物剂量快速下降或突然停药时,有可能与其他中枢神经系统抑制剂出现类似的戒断体征或症状。在服用该药物后及第 2日,患者应小心从事包括需要完全警觉或行为协调等危险性的工作(例如操作仪器或开车)。与其他催眠药物一样,右佐匹克隆与其他精神科药物、抗惊厥药物、抗组胺药物、乙醇和其他产生中枢神经系统抑制作用的药物合用可能产生额外的抑制作用。右佐匹克隆不可与酒精同服。由于可能产生的相加作用,右佐匹克隆与其他中枢神经系统抑制剂合用应进行剂量的调整。右佐匹克隆应在临睡前服用。有可能对代谢或血液动力学造成影响的疾病服用右佐匹克隆应注意。患有呼吸障碍疾病的患者慎用右佐匹克隆。患有严重肝损伤患者由于系统暴露量为正常肝功能患者的 2 倍,服用右佐匹克隆剂量应降低到 1mg。对于轻微或中度肝功能损伤患者没必要进行剂量调整。由于小于 10% 的右佐匹克隆通过尿液以原型药物代谢,肾功能损伤患者没必要进行剂量调整。当与 CYP3A4 强抑制剂合用时,应降低右佐匹克隆的剂量。抑郁患者使用:显示抑郁症状的患者应小心服用镇静 / 催眠药物。对于此类患者有可能出现自杀倾向,有可能需要保护,这类患者常见故意过量服用药物,因此,每次处方量应尽可能低。

【FDA 妊娠期药物安全性分级】C 级。本品由于具有适当的亲脂性,容易进入大脑,右佐匹克隆及其代谢产物可部分通过胎盘屏障。

【哺乳期用药物危险等级】L3 级。本品由于具有适当的亲脂性,在乳汁中浓度可能较高,在早产儿或新生儿的母亲特别是那些患有呼吸暂停的婴儿母亲中使用该药时应谨慎。在较大的健康婴儿中使用可能是合适的。

【制剂与规格】右佐匹克隆片:1mg/ 片、2mg/ 片、3mg/ 片。

扎来普隆　Zaleplon

【适应证】本品为非苯二氮䓬类镇静安眠药。适用于入眠困难的失眠症的短期治疗,临床研究结果显示扎来普隆能缩短入睡时间,但还未表明能增加睡眠时间和减少唤醒次数。

【用法和用量】口服:一次 5～10mg,睡前服用或入睡困难时服用。体重较轻的患者,推荐剂量为一次 5mg。糖尿病患者和轻、中度肝功能不全的患者,推荐剂量为一次 5mg。每晚只服用 1 次。持续用药时间限制在 7～10 日。如果服用 7～10 日后失眠仍未减轻,医师应对患者失眠的病因重新进行评估。

【不良反应】服用本品后,可能会出现较轻的头痛、嗜睡、眩晕、口干、出汗及厌食、腹痛、恶心呕吐、乏力、记忆困难、多梦、情绪低落、震颤、站立不稳、复视及其他视力问题、精神错乱等不良反应。其他:①服用扎来普隆(10mg 或 20mg)后,1 小时左右会出现短期的记忆缺失,20mg 剂量时缺失作用更强,但 2 小时后没有缺失作用;②服用扎来普隆(10mg 或 20mg)后,1 小时左右有预期的镇静和精神障碍作用,但 2 小时后就没有这种作用;③反弹性失眠是剂量依赖性的,临床试验表明,5mg 和 10mg 组在停药后的第一个晚上没有或很少有反弹性失眠,20mg 组有一些,但在第 2 日晚上即消失;④偶见一过性白细胞升高;⑤偶见一过性转氨酶升高。

【禁忌证】对本品过敏者禁用。严重肝、肾功能不全者,睡眠呼吸暂停综合征患者,重症肌无力患者,严重的呼吸困难或胸部疾病患者禁用。

【注意事项】①本品为国家特殊管理的第二类精神药品,必须严格遵守国家对精神药品的管理条例。②长期服用可能会产生依赖性,有药物滥用史的患者慎用。③应询问患者在服用的所有药物包括非处方药,告知患者如发现行为和精神异常,及时和医师联系。④当服用扎来普隆或其他安眠药期间,禁止饮酒。⑤除非能保证 4 个小时以上的睡眠时间,否则不要服用本品。⑥驾驶汽车、开机器等须慎用。⑦应尽可能少的给予抑郁症患者药物的数量,以防止过量的发生。⑧扎来普隆起效快,应在上床前立即服用,或上床后难以入睡时服用。⑨为了扎来普隆更好地发挥作用,请不要在吃完高脂肪的饮食后立即服用本品。⑩因为扎来普隆的不良反应是剂量相关的,因此应尽可能用最低剂量。⑪与作用脑部的药物联合使用时,可能因协同作用而加重后遗作用,导致清晨仍嗜睡。这些药物包括:用于治疗精神性疾病的药物(如精神抑制药、催眠药、抗焦虑药、镇静药、抗抑郁药),麻醉剂和用于治疗变态反应的药物(如镇静、抗组胺药)。

【FDA 妊娠期药物安全性分级】C 级。目前还没有关于在人类孕期使用扎来普隆的报告。由于起效快、半衰期短,该制剂优于其他苯二氮草受体激动剂。该药物对人类致畸性的风险可能较低,但一项研究数据表明,长期使用可能导致人类胚胎 / 胎儿的毒性。说明书标示:孕妇禁用。因此,孕期使用扎来普隆仅用于短期的治疗(7~10 日),属于超说明书用药,应综合目前循证医学证据,按超说明书用药规范管理,须知情同意。

【哺乳期用药物危险等级】L2 级。扎来普隆可少量分泌进入乳汁。目前未见经乳汁导致婴儿不良反应的报道。说明书标示:哺乳期禁用。因此,哺乳期使用扎来普隆,属于超说明书用药,应综合目前循证医学证据,按超说明书用药规范管理,须知情同意。

【制剂与规格】扎来普隆片:5mg/ 片、10mg/ 片;扎来普隆胶囊:5mg/ 粒、10mg/ 粒。

7.3 偏 头 痛

7.3.1 疾病简述

偏头痛(migraine)是一种常见的慢性神经血管性疾病,其病情特征为反复发作、一侧或双侧搏动性的剧烈头痛且多发生于偏侧头部,可合并自主神经系统功能障碍如恶心、呕吐、畏光和畏声等症状,约 1/3 的偏头痛患者在发病前可出现神经系统先兆症状。偏头痛除疾病本身可造成损害外,还可以导致脑白质病变、认知功能下降、后循环无症状性脑梗死等。此外,偏头痛还可与多种诸如焦虑、抑郁的疾病共患。研究表明 70% 患有偏头痛的妇女在妊娠期有所缓解,尤其是与月经周期相关的偏头痛。在妊娠期大约有 15% 的偏头痛是首次发作,且多发于妊娠前 3 个月,此时激素水平已处于上升阶段。

7.3.2　诊断标准

7.3.2.1　无先兆的偏头痛

A. 符合 B ~ D 标准的头痛至少发作 5 次。

B. 头痛发作持续 4 ~ 72 小时（未治疗或者治疗未成功）。

C. 至少符合下列 4 项中的 2 项:①单侧;②搏动性;③中 - 重度头痛;④日常体力活动加重头痛或因头痛而避免日常活动。

D. 发作过程中,至少符合下列 2 项中的 1 项:①恶心和 / 或呕吐;②畏光和畏声。

E. 不能用 ICHD-3 中的其他诊断更好地解释。

7.3.2.2　有先兆偏头痛

A. 至少有 2 次发作符合标准 B 和 C。

B. 至少有 1 项可完全恢复的先兆症状:①视觉;②感觉;③语音和 / 或者语言;④运动;⑤脑干;⑥视网膜。

C. 下列 4 项特征中至少有 2 项:①至少 1 种先兆症状逐渐扩展的过程 ≥5 分钟,和 / 或 2 种以上症状相继出现;②每种先兆症状持续 5 ~ 60 分钟;③至少 1 种先兆症状是单侧的;④头痛与先兆伴随出现,或在先兆出现后 60 分钟内出现头痛。

7.3.2.3　慢性偏头痛

A. 符合 B 和 C 的头痛（符合紧张型头痛或者偏头痛特征的头痛）每月发作至少 15 日,至少持续 3 个月。

B. 符合无先兆偏头痛诊断 B ~ D 或有先兆偏头痛 B 和 C 的头痛至少发生 5 次。

C. 头痛符合以下任何 1 项,且每月发作大于 8 日,持续大于 3 个月:①无先兆偏头痛的 C 和 D;②有先兆偏头痛的 B 和 C;③患者所认为的偏头痛发作并可通过服用曲普坦或者麦角类缓解。

D. 不能用 ICHD-3 中的其他诊断更好地解释。

7.3.3　治疗方案

7.3.3.1　急性期药物治疗

偏头痛急性期药物治疗的目的是快速、持续镇痛,减少头痛再发生,恢复患者的正常生活状态。急性期治疗的药物包括非处方药及处方药,非处方药有对乙酰氨基酚、非甾体抗炎药、止吐剂及对乙酰氨基酚、阿司匹林和咖啡因的复合制剂等。处方药有曲坦类、麦角胺类药物、降钙素基因相关肽（CGRP）受体拮抗剂及麦角胺咖啡因合剂。应根据头痛的严重程度、伴随症状、既往用药情况及患者的个体情况来选药。

（1）药物选择的方法有：①分层法，即基于头痛程度、功能受损程度及之前对药物的反应选药。②阶梯疗法，即每次头痛发作时均首先给予非特异性药物治疗，如治疗失败再给予特异性药物治疗。分层法治疗组不良反应稍高于阶梯法，但不良反应均较轻，仅表现为乏力、头晕、感觉异常等常见的曲坦类药物不良反应。

（2）药物使用应在头痛的早期足量使用，延迟使用可使疗效下降、头痛复发及不良反应的比例增高。有严重的恶心和呕吐时，应选择胃肠外给药。甲氧氯普胺、多潘立酮等止吐和促进胃动力药物不仅能治疗伴随症状，还有利于其他药物的吸收和头痛的治疗。不同曲坦类药物在疗效及耐受性方面略有差异。对个体患者而言，一种曲坦无效，可能另一曲坦有效；一次无效，可能另一次发作有效。为预防药物过量性头痛，单纯非甾体抗炎药的使用在 1 个月内不能超过 15 日，曲坦类、非甾体抗炎药复合制剂则不超过 10 日。

（3）多数偏头痛女性在妊娠期间症状改善，对于需要治疗的妊娠期患者，因为对乙酰氨基酚较安全，推荐将其作为一线急性缓解症状治疗用药。对于单独使用对乙酰氨基酚无效的妇女，建议采用对乙酰氨基酚联合其他药物治疗，可选方案包括对乙酰氨基酚和甲氧氯普胺，对乙酰氨基酚和可待因或对乙酰氨基酚、咖啡因与巴比妥类三者联合。如果治疗仍失败可使用非甾体抗炎药，其次是阿片类药物，然后为曲坦类药物。非甾体抗炎药如布洛芬是二线可选药物，在妊娠中期使用较安全，由于非甾体抗炎药在妊娠晚期使用会引起动脉导管过早闭合、血小板抑制和羊水过少，这些药物在妊娠晚期使用时间应短于 48 小时。

（4）巴比妥类仅限于每月使用 4~5 日，可待因每月使用不超过 9 日，以免发生药物过度使用性头痛。偏头痛药物治疗中咖啡因的剂量范围为40~50mg，所有来源的咖啡因的日摄入总量低于 0.2g 不太可能对妊娠产生不利影响。注意长期使用巴比妥类或临近生产时使用可待因可在新生儿中引起新生儿戒断综合征。

（5）阿片类药物（如羟考酮、哌替啶和吗啡）是三线可选药物，有成瘾性，可导致药物过量性头痛并诱发对其他药物的耐药性，故不予常规推荐。肠外阿片类药物，如布托啡诺，可作为偏头痛发作的应急药物。所有阿片类药物均可导致母体成瘾和新生儿戒断，不应长期使用。仅适用于其他药物治疗无效的严重头痛者，在权衡利弊后使用。

（6）对其他药物无反应的患者出现中度至重度症状，可以考虑曲坦类药物,此类药物可选择性收缩脑血管,但在理论上也有可能引起子宫胎盘血管收缩以及子宫收缩剂活性增加。妊娠期间曲坦类药物暴露的报道主要涉及舒马曲坦,一项针对妊娠期舒马曲坦暴露的妊娠登记研究在600例已暴露的女性中并未发现出生缺陷或流产的风险增加。

（7）注意妊娠期绝对禁用麦角胺,因其可引起高张性子宫收缩和血管痉挛,可导致胎儿不良影响。对于母乳喂养的母亲,应避免使用会分泌到母乳并被认为可能对婴儿有害的药物,如麦角胺可能引起乳儿呕吐、腹泻、血压不稳定等。

7.3.3.2　预防性药物治疗　对患者进行预防性治疗的目的是降低发作频率、减轻发作程度、减少失能、增加急性发作期治疗的疗效。预防的药物有钙离子通道阻滞剂、抗癫痫药物、β受体拮抗剂及抗抑郁药等。

（1）预防性药物治疗指征:通常,偏头痛致使存在以下情况应考虑预防性治疗。①患者的生活质量、工作和学业严重受损(需根据患者本人判断);②每月发作频率2次以上;③急性期药物治疗无效或患者无法耐受;④存在频繁、长时间或令患者极度不适的先兆,或为偏头痛性脑梗死、偏瘫性偏头痛、伴有脑干先兆偏头痛亚型等;⑤连续2个月,每月使用急性期治疗6~8次以上;⑥偏头痛发作持续72小时以上等。

（2）预防性治疗药物选择和使用原则:首先考虑证据确切的一线药物,若一线药物治疗失败、存在禁忌证或患者存在以二线、三线药物可同时治疗的合并症时,方才考虑使用二线或三线药物。避免使用患者其他疾病的禁忌药,及可能加重偏头痛发作的治疗其他疾病的药物。长效制剂可增加患者的顺应性。药物治疗应小剂量单药开始,缓慢加量至合适剂量,同时注意不良反应。对每种药物给予足够的观察期以判断疗效,一般观察期为4~8周。患者需要记头痛日记来评估治疗效果。有效的预防性治疗需要持续约6个月,之后可缓慢减量或停药。若发作再次频繁,可重新使用原先有效的药物。若预防性治疗无效,且患者没有明显的不良反应,可增加药物剂量;否则,应换用第二种预防性治疗药物。若数次单药治疗无效,才考虑联合治疗,也应从小剂量开始。

7.3.4　治疗药物

非甾体抗炎药:对乙酰氨基酚、布洛芬(见1.1急性上呼吸道感染)、阿司匹林(见3.1妊娠期高血压疾病 – 子痫治疗)、双氯芬酸(见6.1妊娠合并类风湿关节炎)。

钙离子通道阻滞剂:氟桂利嗪、尼莫地平(见3.1妊娠期高血压疾病)。

曲坦类:舒马曲普坦、佐米曲普坦。

抗癫痫药物：托吡酯、丙戊酸钠、加巴喷丁（见 7.1 癫痫）。

β 受体拮抗剂：普萘洛尔（见 4.2 妊娠期甲状腺功能亢进）。

抗抑郁剂：文拉法辛、度洛西汀（见 7.2.1 围产期抑郁）。

胃动力促进药：甲氧氯普胺、多潘立酮（见 2.1.2 慢性胃炎）。

镇静安眠药：苯二氮䓬类、巴比妥类（见 7.2.3 睡眠障碍）。

氟桂利嗪　Flunarizine

【适应证】本品为钙离子通道阻滞剂。适用于偏头痛预防、脑供血不足、椎动脉缺血、脑血栓形成后等；耳鸣、脑晕、癫痫的辅助治疗。

【用法和用量】口服：一次 5～10mg，晚睡前服。

【不良反应】中枢神经系统症状：①嗜睡和疲惫感为最常见；②长期服用者可以出现抑郁症，以女性患者较常见；③锥体外系症状，表现为不自主运动、下颌运动障碍、强直等。多数用药 3 周后出现，停药后消失；④少数患者可出现失眠，焦虑等症状。消化道症状：胃部烧灼感，胃纳亢进，进食量增加，体重增加。其他：少数患者可出现皮疹，口干，溢乳，肌肉酸痛等症状。但多为短暂性，停药可以缓解。

【禁忌证】对本品及其中任何成分过敏者禁用。有抑郁症病史、帕金森病或其他锥体外系疾病症状者禁用。

【注意事项】①用药后疲惫症状逐步加重者应当减量或停药。②严格控制药物剂量，当应用维持剂量达不到治疗效果或长期应用出现锥体外系症状时，应当减量或停服药。③患有帕金森病等锥体外系疾病时，应当慎用本制剂。④驾驶员和机械操作者慎用，以免发生意外。

【FDA 妊娠期药物安全性分级】C 级。由于本药能透过胎盘屏障，虽尚无致畸和对胚胎发育影响的报告，原则孕妇慎用。

【哺乳期用药物危险等级】L4 级。本药可少量分泌入乳汁中，故哺乳期妇女应用本品应暂停哺乳。

【制剂与规格】盐酸氟桂利嗪片：5mg/ 片；盐酸氟桂利嗪分散片：5mg/ 片；盐酸氟桂利嗪胶囊：5mg/ 粒；盐酸氟桂利嗪滴丸：1.25mg/ 粒。

舒马普坦　Sumatriptan

【适应证】本品为曲坦类药物。适用于有先兆或无先兆偏头痛的急性发作。

【用法和用量】口服：一次 50mg，若服用 1 次后无效，不必再加服。如果在首次服药后有效，但症状仍持续发作者可于 2 小时后再加服 1 次。若服用后症状消失，但之后又复发者，应待前次给药 24 小时后方可再次用药。单次口服的最大推荐剂量为 0.1g。24 小时内的总剂量不得超过 0.2g。

【不良反应】心脏：急性心肌梗死、致命性心律失常（如心动过速、室颤、心搏骤停）、冠脉痉挛。脑血管：脑出血、蛛网膜下腔出血、脑梗死及其他。对于未确诊为偏头痛的患者或症状不典型的偏头痛患者，应先排除其他潜在的严重神经系统病变。同时应注意，具有偏头痛的患者中某些脑血管事件（如脑血管意外，一过性脑缺血发作）的风险可能增加。血压升高：少数患者（包括有或没有高血压病史）可出现血压明显升高甚至出现高血压危象，还可能会出现一过性血压升高或外周血管阻力增加。过敏反应：个别患者服用本品后可发生过敏反应。其他：舒马普坦还可导致冠脉痉挛发作的其他血管痉挛反应。此外曾报道过有些患者发生伴有腹痛和血便的外周血管缺血和结肠缺血。其他不良反应有①对照性临床研究中发生率达 2% 以上的不良反应：非典型感觉（感觉异常、发冷或发热）、疼痛和压迫感、眩晕、倦怠、疲劳。②开放性无对照临床研究中发生率在 1% 以下的不良反应：烧灼感和麻木感，鼻窦炎，耳鸣，过敏性鼻炎，上呼吸道感染症状，腹泻和胃痛，肌痛，畏光，呼吸困难，出汗等。

【禁忌证】对舒马普坦过敏者禁用。不得用于存在缺血性心脏病、缺血性脑血管病和缺血性外周血管病等疾病病史、症状和体征的患者。另外，其他症状明显的心血管疾病亦不应接受本品治疗。缺血性心脏病包括（但不仅限于）：各种类型的心绞痛，所有类型的心肌梗死，静息性心肌缺血。脑血管病包括（但不仅限于）：中风和一过性的脑缺血发作。外周血管疾病包括（但不仅限于）：肠道缺血性疾病。舒马普坦不得用于偏瘫所致头痛和椎基底动脉病变所致的头痛。严重肝功能损害的患者、未经控制的高血压患者禁用。

【注意事项】①对于存在冠心病风险因素的患者，其首次使用舒马普坦须在医师的监护之下进行，并应同时进行心电图的监测及心血管功能的评价。②服用舒马普坦可能导致胸部不适、颌及颈部紧缩感和心绞痛的症状，对出现此症状的患者应排除冠心病和 PRINZMETAL 型心绞痛后方可再次给药。③患者服药后如果出现其他症状或体征提示动脉血流量下降如肠缺血综合征或雷诺综合征，应排除动脉硬化和血管痉挛。④对于尚未确诊为偏头痛或者偏头痛症状不典型者，治疗头痛前须排除潜在的严重神经系统病变。⑤存在影响本品吸收、代谢和分泌的病变如肝功能损害和肾功能损害的患者，有癫痫病史或脑组织损害者应慎用本品。⑥长期使用本品有使人类角膜上皮细胞产生混浊和瑕疵等影响视力的可能性。⑦正在使用或 2 周内使用过单胺氧化酶抑制剂的患者禁用本品。⑧24 小时内用过任何麦角胺类药物或包含麦角胺药物（如双氢麦角胺或二氢麦角新碱）的患者禁用舒马普坦。⑨本品亦不得与其他 5-HT1 激动剂合用。

【FDA 妊娠期药物安全性分级】C 级。尽管舒马普坦在动物中具有致畸性和毒性,但在人类中还没有发现致主要畸形的风险。由于暴露孕妇的所有样本数还比较小,用于孕妇的安全性尚未确定。2008 年一篇对妊娠曲坦类药物的综述发现:曲坦类药物没有致畸性的证据,但可能会增加早产的发生。

【哺乳期用药物危险等级】L3 级。该药对婴儿的风险并不明显,进入婴儿血液循环的量可以忽略不计。美国儿科学会把舒马普坦归类为母乳喂养者可用的药物。

【制剂与规格】琥珀酸舒马普坦片:25mg/ 片;琥珀酸舒马普坦胶囊:50mg/ 粒(以舒马普坦计)。

佐米曲普坦　Zolmitriptan

【适应证】本品为曲坦类药物。适用于伴有或不伴有先兆症状的偏头痛的急性治疗。

【用法和用量】口服:一次 2.5mg。复发可重复使用,需间隔 2 小时。24 小时内服用本品不应超过 15mg。

【不良反应】不良反应很轻微 / 缓和、短暂,且不需治疗亦能自行缓解。可能的不良反应多出现在服药后 4 小时内,继续用药未见增多。常见:偶见恶心、头晕、嗜睡、温热感、无力、口干。感觉异常或感觉障碍已见报道。咽喉部、颈部、四肢及胸部可能出现沉重感、紧缩感和压迫感(心电图上没有缺血改变的证据),还可出现肌痛、肌肉无力。

【禁忌证】对本品任何成分过敏者禁用。血压未经控制者禁用。

【注意事项】①本品仅应用于已诊断明确的偏头痛患者,要注意排除其他严重潜在性神经科疾病。②尚无偏瘫性或基底动脉性偏头痛患者使用本品的资料,不推荐使用。症状性帕金森病患者或与其他心脏旁路传导有关的心律失常者不应使用本品。③本类化合物(5HT1D 激动剂)与冠状动脉的痉挛有关,因此,临床试验中未包括缺血性心脏病患者。故此类患者不推荐使用本品。由于还可能存在一些未被识别的冠状动脉疾病患者,所以建议开始使用 5HT1D 激动剂,治疗前先做心血管的检查。④服用佐米曲普坦后,心前区可出现非典型心绞痛的感觉;但是临床试验中,此类症状与心律失常或心电图上显示的缺血改变无关。⑤目前尚无肝损害者使用本品的临床或药代动力学的经验,不推荐使用。⑥使用本品不会损害患者驾驶及机械操纵的能力,但仍要考虑到本品可能引起嗜睡。

【FDA 妊娠期药物安全性分级】C 级。尚无描述人类妊娠期使用佐米曲普坦的报道。虽然动物数据提示低风险,由于暴露孕妇的所有样本数还比较小,用于孕妇的安全性尚未确定。

【哺乳期用药物危险等级】L3 级。哺乳动物试验显示佐米曲普坦可进入乳汁,尚无人类哺乳期使用佐米曲普坦的报道。

【制剂与规格】佐米曲普坦片:2.5mg/片;佐米曲普坦分散片:2.5mg/片;佐米曲普坦口腔崩解片:2.5mg/片;佐米曲普坦胶囊:2.5mg/粒。

(梅峥嵘　谭湘萍)

参 考 文 献

[1] THOMAS W. HALE, HILARY E. ROWE. Medications & Mothers' Milk 17th ed[M]. New York:Springer, 2017.

[2] TTHOMAS W. HALE, HILARY E. ROWE. Medications & Mothers' Milk 17th ed[M]. New York:Springer, 2017.

[3] WANG LH, LIN HC, LIN CC, et al. Increased risk of adverse pregnancy outcomes in women receiving zolpidem during pregnancy[J]. Clin Pharmacal Ther 2010, 88(3):369-374.

[4] GERALD G BRIGGS, ROGER K. FREEMAN MD. Drugs in Pregnancy and Lactatio 10th ed[M]. Philadelphia, Lippincott Williams & Wilkins, 2015.

[5] THOMAS W. HALE, HILARY E. ROWE. Medications & Mothers' Milk 17th ed[M]. New York:Springer, 2017.

[6] WOJNAR-HORTON RE, HACKETT LP, YAPP P, et al. Distribution and excretion of sumatriptan in human milk[J]. Br J Clin Pharmacol, 1996, 41(3):217-221.

[7] 中国抗癫痫协会. 临床诊疗指南,癫痫病分册[M]. 北京:人民卫生出版社, 2015.

[8] 贾建平. 神经病学(第七版)[M]. 北京:人民卫生出版社, 2015.

[9] US Preventive Services Task Force, CURRY SJ, KRIST AH, et al. Interventions to Prevent Perinatal Depression:US Preventive Services Task Force Recommendation Statement[J]. JAMA, 2019; 321(6):580-587.

[10] 产后抑郁防治指南撰写专家组. 产后抑郁障碍防治指南的专家共识(基于产科和社区医师)[J]. 中国妇产科临床杂志, 2014, 15(6):572-576.

[11] 吴文源. 中国焦虑障碍防治指南实用简本[M]. 北京:人民卫生出版社, 2010.

[12] 中华医学会神经病学分会,中华医学会神经病学分会睡眠障碍学组. 中国成人失眠诊断与治疗指南[J]. 中华神经科杂志, 2018, 51(5):324-335.

[13] 中华医学会疼痛学分会头面痛学组,中国医师协会神经内科医师分

会, 疼痛和感觉障碍专委会. 中国偏头痛防治指南[J]. 中国疼痛医学杂志, 2016, 22 (10): 721-727.

［14］Headache Classification Committee of the International Headache Society (IHS). The International Classification of Headache Disorders, 3rd ed (betaversion) ［M］. London: Sage, 2013.

第8章 泌尿系统疾病用药

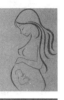

8.1 尿 路 感 染

8.1.1 疾病简述

妊娠期尿路感染是指妊娠期各种微生物侵及尿路引起的炎症,主要表现为无症状性菌尿、急性膀胱炎和急性肾盂肾炎。各地区孕妇合并尿路感染的发病率不同,发展中国家的发病率明显高于发达国家。孕妇无症状性菌尿发病率为 2%~13%,20%~40% 的无症状性菌尿可发展为急性肾盂肾炎,妊娠期尿路感染的住院率为 2.9%。妊娠期尿路感染严重影响母婴健康,可导致母体羊膜炎、贫血甚至尿源性疾病危及孕妇生命;胎儿低体重、早产甚至死产。

8.1.2 诊断标准

妊娠期尿路感染的临床诊断应结合病史、体格检查并评估胎儿的健康状况。诊断标准与非孕妇相同,清洁中段尿培养是诊断金标准。如疑似肾盂肾炎建议行泌尿系超声检查。疑似存在尿路结构和功能异常者,应选择超声或MRI 诊断尿路的复杂因素。其余检查还包括血培养(包括厌氧菌和需氧菌);阴道高部和低部拭子、全血细胞计数、肾功能、电解质检测及降钙素原。

(1)无症状菌尿症:无临床症状但清洁中段尿培养病原菌菌数 $\geq 10^5$CFU/ml(CFU 为菌落形成单位)。

(2)急性膀胱炎:出现排尿不畅、尿急、尿频、尿痛可伴血尿或耻骨膀胱区痛,无发热。

(3)急性肾盂肾炎:多发生在妊娠末期 3 个月,症状包括发热、寒战及畏寒、腰痛、恶心、呕吐、可合并脱水等症状,较少出现排尿困难。

8.1.3 治疗方案

孕妇应在妊娠前 3 个月每月行尿常规检查,并于首次就诊时常规行中段尿培养;对于标本污染、既往有反复感染病史及尿路结构异常的患者应进行再次筛查。妊娠期尿路感染的抗菌药物选择原则应根据细菌药物敏感试验的结果而定,同时需要考虑母体和胎儿的用药安全及有效性。

此外,应根据不同药物的代谢动力学特点并结合患者感染部位选择抗菌药物。对于下尿路感染的患者,应选择尿中药物能达到有效浓度高的抗菌药物,否则即使体外药敏试验显示为敏感,但尿中药物浓度不足,也不能有效清除尿中病原菌。对于上尿路感染的患者,因不能除外血流感染,故选择抗菌药物不仅需要在尿中有较高浓度,血液中也需要保证较高浓度。如呋喃妥因和磷霉素氨丁三醇等药物可在尿液中具有很高的浓度,但其血药浓度较低,故仅用于治疗下尿路感染,而不能用于治疗上尿路感染。β- 内酰胺类抗菌药物的血药浓度和尿药浓度均高,既可用于治疗下尿路感染,又可用于治疗上尿路感染。

对于下尿路感染的患者,首选口服抗菌药物。宜选取口服吸收良好的抗菌药物品种,不必采用静脉或肌内注射给药。对于上尿路感染,初始治疗多选用静脉用药,病情稳定后可酌情改为口服药物。

抗菌药物疗程因感染不同而异,对于急性单纯性下尿路感染,疗程少于 7 日,但上尿路感染,如急性肾盂肾炎疗程一般为 2 周。对于反复发作尿路感染,可根据情况进行长期抑菌治疗。

(1)无症状性菌尿和急性膀胱炎:妊娠期无症状性菌尿应给予抗菌药物根治,急性膀胱炎应给予充分治疗。根据《中国尿路感染诊断与治疗中国专家共识(2015)》及《抗菌药物临床应用指导原则》,妊娠期无症状性菌尿和膀胱炎的常用抗菌药物有头孢氨苄、阿莫西林、阿莫西林克拉维酸钾、磷霉素氨丁三醇、呋喃妥因等。妊娠期妇女应避免使用氨基糖苷类、喹诺酮类、四环素类抗菌药物。哺乳期妇女应避免使用喹诺酮类、四环素类、氯霉素及磺胺类药物,使用这些药物时应暂停哺乳。

(2)急性肾盂肾炎:如果症状轻微,并能够密切随诊,可门诊给予抗菌药物治疗。根据《中国女性尿路感染诊疗专家共识(2015)》及《抗菌药物临床应用指导原则(2015)》,推荐的静脉用抗菌药物有氨苄西林、哌拉西林他唑巴坦、头孢曲松钠、头孢吡肟等头孢菌素类、亚胺培南西司他丁钠(对于耐药菌可选用此药)等。也可根据药敏报告选择万古霉素、利奈唑胺、替考拉宁等抗菌药物。临床症状改善后可改为口服抗菌药物继续治疗,总疗程为 2～3 周。

(3)合并尿路结构异常及泌尿系梗阻:治疗原则同非孕妇的复杂性尿路感染,纠正尿路异常因素,选择敏感的抗菌药物(同急性肾盂肾炎)治疗 3 周。

8.1.4　治疗药物

青霉素类及复方制剂:氨苄西林、阿莫西林、阿莫西林克拉维酸钾、哌拉西林钠他唑巴坦。

头孢菌素类：头孢氨苄、头孢地尼、头孢泊肟酯、头孢呋辛、头孢噻肟、头孢曲松、头孢唑林、头孢克洛、头孢克肟、头孢他啶、头孢哌酮/舒巴坦、头孢吡肟。

硝基呋喃类：呋喃妥因。

碳青霉烯类：亚胺培南西司他丁钠、美罗培南。

糖肽类：万古霉素、替考拉宁。

唑烷酮类：利奈唑胺。

其他：磷霉素。

氨苄西林　Ampicillin

【适应证】本品为广谱青霉素类抗菌药物。适用于治疗由敏感细菌引起的泌尿道感染。

【用法和用量】口服：一次 0.25 ~ 0.75g，一日 4 次。肌内注射：一日 2 ~ 4g，分 4 次给药。静脉滴注或注射：一日 4 ~ 8g，分 2 ~ 4 次给药；重症感染患者一日剂量可以增加至 12g，一日最高剂量为 14g。肾功能不全者：肌酐清除率为 10 ~ 50ml/min 或 <10ml/min 时，给药间期应分别延长至 6 ~ 12 小时和 12 ~ 24 小时。

其他各项见 1.5 肺炎。

阿莫西林　Amoxicillin

【适应证】本品为青霉素类抗菌药物。适用于由大肠埃希菌、奇异变形杆菌或粪肠球菌引起的泌尿生殖道感染。

【用法用量】口服：无并发症的急性尿路感染：单次 3g，也可于 10 ~ 12 小时后再口服一次 3g。

其他各项见 1.5 肺炎。

阿莫西林克拉维酸钾　Amoxicillin and Clavulanate Potassium

【适应证】本品为青霉素类复方制剂。适用于由大肠埃希菌、克雷伯菌或肠杆菌引起的以下泌尿系统感染：膀胱炎、尿道炎、肾盂肾炎、盆腔炎、淋球菌性尿路感染及软性下疳等。

【用法和用量】口服：轻至中度感染，一次 0.375g（阿莫西林 0.25g，克拉维酸钾 0.125g），每 8 小时 1 次，疗程 7 ~ 8 日；严重感染，一次 0.625g（阿莫西林 0.5g，克拉维酸钾 0.125g）。静脉注射或静脉滴注：一次 1.2g（阿莫西林 1g，克拉维酸钾 0.2g），一日 2 ~ 3 次，疗程 7 ~ 14 日。严重感染者可增至一日 4 次。一次用量溶于 50 ~ 100ml 0.9% 氯化钠注射液中，30 分钟内滴注完成。

其他各项见 1.5 肺炎。

哌拉西林钠他唑巴坦 Piperacillin Sodium and Tazobactam Sodium

【适应证】本品为青霉素类复方制剂。适用于由大肠埃希菌、变形杆菌属、铜绿假单胞菌、肺炎克雷伯菌、金黄色葡萄球菌(对甲氧西林不耐药的金黄色葡萄球菌)引起的泌尿道感染。

【用法和用量】静脉滴注:将适量本品溶于 20ml 0.9% 氯化钠注射液或灭菌注射用水后,立即加入 250ml 0.9% 氯化钠注射液或 5% 葡萄糖注射液中静脉滴注,滴注时间不少于 30 分钟,疗程为 7~10 日。

其他各项见 1.5 肺炎。

头孢氨苄 Cefalexin

【适应证】本品为第一代头孢菌素。适用于由敏感细菌引起的尿路感染。

【用法和用量】口服:一次 0.25~0.5g,一日 4 次,每日最高剂量 4g。肾功能减退的患者,应根据肾功能减退的程度,减量用药。单纯性膀胱炎患者:一次 0.5g,每 12 小时 1 次。

其他各项见 1.5 肺炎。

头孢唑林 Cefazolin

【适应证】本品为第一代头孢菌素。适用于由敏感细菌引起的尿路感染(对慢性尿路感染,尤其伴有尿路解剖异常者的疗效较差)。

【用法和用量】静脉缓慢注射、静脉滴注或肌内注射:一次 0.5~1g,一日 2~4 次,严重感染可增加至一日 6g,分 2~4 次静脉给予。肾功能减退者的肌酐清除率 >50ml/min 时,仍可按正常剂量给药。肌酐清除率 20~50ml/min 时,一次 0.5g,每 8 小时 1 次;肌酐清除率 11~34ml/min 时,一次 0.25g,每 12 小时 1 次;肌酐清除率 <10ml/min 时,一次 0.25g,每 18~24 小时 1 次。所有不同程度肾功能减退者的首次剂量均为 0.5g。

其他各项见 1.5 肺炎。

头孢克洛 Cefaclor

【适应证】本品为第二代头孢菌素。适用于由敏感细菌引起的尿路感染,如淋病、肾盂肾炎、膀胱炎。

【用法和用量】口服:普通制剂一次 0.25g,一日 3 次,宜空腹给药,严重感染患者剂量可加倍,一日总量不超过 4g;缓释制剂一次 0.375g,一日 2 次,于早、晚餐后服用,重症感染剂量可加倍。

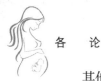

其他各项见 1.5 肺炎。

头孢呋辛　Cefuroxime

【适应证】本品为第二代头孢菌素。适用于由敏感细菌引起的尿路感染。

【用法和用量】口服：一次 0.25g，一日 2 次，疗程 5～10 日。肌内注射或静脉给药：一次 0.75～1.5g，每 8 小时 1 次，疗程 5～10 日；严重感染或罕见敏感菌引起的感染，一次 1.5g，每 6 小时 1 次。配制：①肌内注射，每 0.25g 溶于 1ml 无菌注射用水后，缓慢肌内注射；②静脉注射，将 0.25g、0.75g 和 1.5g 药物应分别溶入不少于 2ml、6ml 和 12ml 的注射用水后，缓慢静脉注射；③静脉滴注，每 1.5g 至少溶入 50ml 的 0.9% 氯化钠注射液中，静脉滴注。

其他各项见 1.5 肺炎。

头孢地尼　Cefdinir

【适应证】本品为第三代头孢菌素。适用于由敏感细菌引起的尿路感染。

【用法和用量】口服：一次 0.1g，一日 3 次。剂量可依年龄、症状进行适量增减，或遵医嘱。

其他各项见 1.5 肺炎。

头孢泊肟酯　Cefpodoxime Proxetil

【适应证】本品为第三代头孢菌素。适用于由敏感细菌引起的尿路感染，如肾盂肾炎、膀胱炎、淋球菌性尿道炎。

【用法和用量】口服：一次 0.1～0.2g，一日 2 次，饭后服用。单纯尿路感染：一次 0.1g，一日 2 次；重症可增至 0.2g，一日 2 次，疗程 5～7 日。复杂性尿路感染：一次 0.2g，一日 2 次，疗程 7～14 日。

其他各项见 1.5 肺炎。

头孢克肟　Cefixime

【适应证】本品为第三代头孢菌素。适用于由敏感细菌引起的尿路感染。

【用法和用量】口服：一次 0.1g，一日 2 次。可以根据年龄、体重、症状进行适量增减；重症患者一次 0.2g，一日 2 次。

其他各项见 1.5 肺炎。

头孢他啶　Ceftazidime

【适应证】本品为第三代头孢菌素。适用于由敏感革兰氏阴性杆菌引起的尿路感染。

【用法和用量】静脉注射或肌内注射。一次 0.5 ~ 1g,每 12 小时 1 次。其他各项见 1.5 肺炎。

头孢曲松　Ceftriaxone

【适应证】本品为第三代头孢菌素。适用于由敏感致病菌引起的尿路感染。本品可单剂量治疗单纯性淋病。

【用法和用量】肌内注射或静脉滴注给药。一般感染:一次 1 ~ 2g,一日 1 次,疗程 4 ~ 14 日。危重患者或由中度敏感菌引起的感染:一次 4g,一日 1 次,疗程 4 ~ 14 日,严重复杂感染可适当延长。配制:①肌内注射,每 1g 溶入 3.6ml 灭菌注射用水、0.9% 氯化钠注射液、5% 葡萄糖注射液或 1% 盐酸利多卡因注射液中,制成每 1ml 含 0.25g 头孢曲松的溶液,溶解后肌内注射;②静脉注射,每 1g 溶入 10ml 灭菌注射用水中,溶解后静脉注射,注射时间不少于 2 分钟;③静脉滴注,2g 溶于 4ml 0.9% 氯化钠注射液或 5% 葡萄糖注射液中,再用同一溶剂稀释至 100 ~ 250ml,溶解后静脉滴注。如使用剂量 >50mg/kg,输注时间不少于 30 分钟。

其他各项见 1.5 肺炎。

头孢吡肟　Cefepime

【适应证】本品为第四代头孢菌素。适用于由敏感细菌引起的单纯性下尿路感染和复杂性尿路感染(包括肾盂肾炎)。

【用法和用量】静脉滴注或肌内注射:一次 1g,每 12 小时 1 次;严重感染并危及生命时,静脉滴注:一次 2g,每 8 小时 1 次。配置:①静脉滴注,1 ~ 2g 溶入 50 ~ 100ml 0.9% 氯化钠注射液、5% 或 10% 葡萄糖注射液、M/6 乳酸钠注射液、5% 葡萄糖和 0.9% 氯化钠混合注射液、乳酸林格液和 5% 葡萄糖混合注射液中,药物浓度不应超过 40mg/ml,约 30 分钟滴注完毕。②肌内注射,每 0.5g 溶入 1.5ml 注射用溶液,或 1g 加 3ml 溶解后,经深部肌群(如臀肌群或外侧股四头肌)注射。

其他各项见 1.5 肺炎。

头孢哌酮 / 舒巴坦　Cefoperazone and Sulbactam

【适应证】本品为含酶抑制剂的第三代头孢菌素。适用于由敏感细菌所引起的尿路感染。

【用法和用量】静脉滴注:一次 2 ~ 4g,(头孢哌酮 1 ~ 2g,舒巴坦 1 ~ 2g,比例 1 : 1),每 12 小时 1 次。严重感染或难治性感染:每日剂量可增加到 8g(头孢哌酮 4g,舒巴坦 4g)。舒巴坦每日推荐最大剂量为 4g。

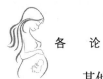

其他各项见 1.5 肺炎。

拉氧头孢　Latamoxef

【适应证】本品为氧头孢烯类抗菌药。适用于由敏感细菌引起的泌尿系统感染。

【用法和用量】静脉滴注、静脉注射或肌内注射。一日 1~2g,分 2 次给药。难治性或严重感染:一日 4g,分 2~4 次给药。静脉注射:一次 0.5g,溶入 4ml 以上的灭菌注射用水、5% 葡萄糖注射液或 0.9% 氯化钠注射液,溶解后静脉注射;肌内注射:溶入 0.5% 利多卡因注射液 2~3ml,溶解后肌内注射。溶解后于 2~8℃保存,72 小时以内使用,室温保存 24 小时内使用。

其他各项见 1.5 肺炎。

呋喃妥因　Nitrofurantoin

【适应证】本品为硝基呋喃类抗菌药物。适用于由敏感细菌,如大肠埃希菌、肠球菌属、葡萄球菌属以及克雷伯菌属、肠杆菌属等细菌引起的急性单纯性下尿路感染,也可用于尿路感染的预防。

【用法和用量】口服:一次 50~100mg,一日 3~4 次。尿路感染反复发作预防用药:一日 50~100mg,睡前服。

【不良反应】常见:恶心、呕吐、纳差和腹泻等胃肠道反应。可见:皮疹、药物热、粒细胞减少、肝炎等变态反应,有葡萄糖 –6– 磷酸脱氢酶缺乏症者尚可发生溶血性贫血。偶见:头痛、头昏、嗜睡、肌痛、眼球震颤等神经系统不良等,多属可逆,严重者可发生周围神经炎,原有肾功能减退或长期服用本品的患者易于发生。偶可引起发热、咳嗽、胸痛、肺部浸润和嗜酸性粒细胞增多等急性肺炎表现,停药后可迅速消失,重症患者采用皮质激素可能减轻症状;长期服用 6 个月以上的患者,偶可引起间质性肺炎或肺纤维化,应及早停药并采取相应治疗措施。

【禁忌证】对呋喃类药物过敏患者禁用。足月孕妇禁用。肾功能减退者禁用。

【注意事项】①呋喃妥因宜与食物同服,以减少胃肠道刺激。②疗程应至少 7 日,或继续用药至尿中细菌清除 3 日以上。③G–6–PD 缺乏症、周围神经病变、肺部疾病患者慎用。④本品可干扰尿糖测定,因其尿中代谢产物可使硫酸铜试剂发生假阳性反应。

【FDA 妊娠期药物安全性分级】B 级。本品可透过胎盘屏障,临近分娩期用药,新生儿(包括 G–6–PD 缺乏者)可发生溶血性贫血的风险,应避免使用该药。

【哺乳期药物安全性分级】L2 级。本品可分泌进入母乳中,诱发乳儿溶血性贫血,尤其是 G-6-PD 缺乏者,哺乳期妇女应慎用或用药期间暂停哺乳。

【制剂与规格】呋喃妥因片:50mg/ 片;呋喃妥因肠溶片:50mg/ 片;呋喃妥因肠溶胶囊:50mg/ 粒。

磷霉素　Fosfomycin

【适应证】本品为其他类抗菌药。口服适用于敏感菌所引起单纯性下尿路感染和肠道感染(包括细菌性痢疾)等;磷霉素氨丁三醇单剂口服用于单纯性下尿路感染的治疗。注射适用于敏感菌所引起的下呼吸道感染、尿路感染、皮肤及软组织感染等;磷霉素也可与其他抗感染药联合应用,治疗由敏感菌所致的中、重度感染,如血流感染、腹膜炎、盆腔炎、骨髓炎等,与万古霉素或去甲万古霉素联合可用于金黄色葡萄球菌(甲氧西林敏感或耐药菌株)等革兰氏阳性菌所引起的重症感染。

【用法和用量】口服:磷霉素钙盐,一日 2 ~ 4g;磷霉素氨丁三醇,单剂 3g(以磷霉素酸计)。静脉给药:一日 4 ~ 12g,分 3 ~ 4 次静脉滴注,严重感染时可增至 16 ~ 20g。配制:每 4g 溶于 250ml 以上输液中,滴速不宜过快,以减少静脉炎发生。

【不良反应】常见:轻度胃肠道反应,如恶心、食欲缺乏、中上腹不适、稀便或轻度腹泻,一般不影响继续用药,偶有出现假膜性肠炎。静脉给药可引起静脉炎。偶见:皮肤瘙痒、皮疹、嗜酸性粒细胞增多等过敏反应;头晕、头痛;一过性周围血象红细胞、血小板与白细胞计数降低;少数患者可出现谷草转氨酶、谷丙转氨酶一过性升高。极少见:休克,一旦出现呼吸困难、胸闷、血压下降、发绀、荨麻疹等症状时应立即停药。

【禁忌证】对磷霉素过敏者禁用。

【注意事项】①含 1g 磷霉素酸的本品中含钠离子 0.32g,心功能不全、肾功能不全、高血压等需限制钠盐摄入量的患者应用本品时,必须注意保持体内钠离子的平衡。②快速静脉滴注本品易出现静脉炎,故需控制补液速度。不推荐静脉注射本品。③肌内注射局部疼痛较剧烈,不推荐使用。④磷霉素钠盐用于中、重度感染,如血流感染、重症肺炎、腹膜炎等感染时,肾功能正常患者每日剂量可增至 16 ~ 20g,分 3 ~ 4 次静脉滴注;并需与其他抗生素合用,如氨基糖苷类或 β- 内酰胺类,上述联合用药可具有协同抗菌作用。用于甲氧西林耐药葡萄球菌所致重症感染时常作为万古霉素或去甲万古霉素的联合用药。⑤肾功能减退者应用磷霉素钠盐时,需减量应用,因本品主要自肾排出。

【FDA 妊娠期药物安全性分级】B 级。孕妇临床试验获取的中等大小的数据(300 ~ 1 000 例孕妇),未见磷霉素氨丁三醇导致畸形和胎儿 / 新生儿毒

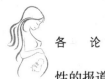

性的报道。

【哺乳期药物安全性分级】L3级。本品能分泌进入乳汁中的磷霉素水平约为母亲血浆水平的10%,暴露于母乳中的药物水平不太可能对母乳喂养的婴儿产生不利影响。

【制剂与规格】磷霉素钙片:0.1g(10万U)/片、0.2g(20万U)/片、0.25g(25万U)/片、0.5g(50万U)/片;磷霉素钙胶囊:0.1g(10万U)/粒、0.125g(12.5万U)/粒、0.2g(20万U)/粒;磷霉素钙颗粒:0.1g(10万U)/包、0.5g(50万U)/包;磷霉素氨丁三醇散:3g(300万U)/包;注射用磷霉素钠:1g(100万U)/支、2g(200万U)/支、3g(300万U)/支、4g(400万U)/支。注:均按磷霉素酸计。

亚胺培南西司他丁钠　Imipenem and Cilastatin Sodium

【适应证】本品为碳青霉烯类抗菌药。适用于由敏感细菌所引起的泌尿系统感染。

【用法和用量】静脉滴注或肌内注射,严禁静脉注射。静脉滴注:①一日2~3g,每6~8小时1次,每日最大剂量不得超过50mg/kg或4g(目前无资料显示剂量超过4g可提高临床疗效)。②肾功能减退患者剂量,肌酐清除率50~90ml/min者,一次0.25~0.5g,每6~8小时1次;肌酐清除率10~50ml/min者,一次0.25g,每6~12小时1次;肌酐清除率6~10ml/min者,一次0.25~0.5g,每12小时1次;肌酐清除率<5ml/min者,仅在预期48小时内进行血液透析时方可应用本品。由于本品在肾功能不全患者惊厥发生率增高,血液透析患者仅在充分权衡利弊后方可应用本品:一次0.25g,每12小时1次,透析结束时补充0.25g;连续性非卧床腹膜透析(CAPD)患者剂量与内生肌酐清除率<10ml/min者相同。肌内注射:一次0.5~0.75g,每12小时1次。

其他各项见1.5肺炎。

美罗培南　Meropenem

【适应证】本品为碳青霉烯类抗菌药。适用于治疗由单一或多种对美罗培南敏感的细菌所引起的尿路感染。

【用法和用量】给药剂量和时间间隔应根据感染类型、严重程度及患者的具体情况而定。静脉滴注:肺炎、尿路感染、妇科感染(如子宫内膜炎)、皮肤或软组织感染,一次0.5g,每8小时1次;院内获得性肺炎、腹膜炎、中性粒细胞减少患者的合并感染、败血症的治疗,一次1g,每8小时1次;脑膜炎,一次2g,每8小时1次。肾功能不全者按下面的规定减少剂量:肌酐清除率26~50ml/min者,一次1g,每12小时1次;肌酐清除率10~25ml/min

者,一次 0.5g,每 12 小时 1 次;肌酐清除率 <10ml/min 者,一次 0.5g,每日 1 次。溶媒:0.9% 氯化钠注射液、5% 或 10% 葡萄糖注射液、5% 葡萄糖氯化钠注射液、25% 或 10% 甘露醇注射液。静脉注射:0.25g 溶于 5ml 注射用水(浓度为 50mg/ml)中静脉注射。静脉注射时间应 >5 分钟。静脉滴注时间 >30 分钟。配制好的溶液应在 15 ~ 30 分钟内完成给药,如特殊情况需放置,仅能用 0.9% 氯化钠注射液溶解,并于室温下放置(不可冷冻),6 小时内使用。

其他各项见 1.5 肺炎。

万古霉素 Vancomycin

【适应证】本品为糖肽类抗菌药。适用于由耐革兰氏阳性菌所引起的严重感染,特别是甲氧西林耐药葡萄球菌属、肠球菌属所引起的尿路感染。

【用法和用量】静脉滴注:全身性感染,一次 0.5 ~ 1g 或 7.5 ~ 15mg/kg,每 6 ~ 12 小时 1 次;肾功能减退者给予首剂冲击量 0.75 ~ 1.0g 后,肌酐清除率 50 ~ 80ml/min 者,一次 1g,每 12 小时 1 次;肌酐清除率 10 ~ 50ml/min 者,一次 1g,每 1 ~ 4 日 1 次;肌酐清除率 <10ml/min 者,一次 1g,每 4 ~ 7 日 1 次。配制:0.5g 溶于 10ml 注射用水后,稀释于至少 100ml 0.9% 氯化钠注射液或 5% 葡萄糖注射液中,输注时间至少应在 60 分钟以上。

其他各项见 1.5 肺炎。

利奈唑胺 Linezolid

【适应证】本品为噁唑烷酮类抗菌药物。适用于由特定微生物敏感株引起的尿路感染。

【用法和用量】静脉滴注或口服:一次 0.6g,每 12 小时 1 次,耐药屎肠球菌者疗程至少 2 周。肾功能损害患者:利奈唑胺剂量无须调整。血液透析 3 小时约可排出 30% 的给药量,因此血液透析的患者在完成透析后应适当补充剂量或在完成透析后再行给药。

其他各项见 1.5 肺炎。

替考拉宁 Teicoplanin

【适应证】本品为糖肽类抗菌药。适用于治疗由敏感细菌所引起的泌尿系统感染。

【用法和用量】静脉注射或静脉滴注。配制:用 3ml 注射用水缓慢地注入含替考拉宁瓶内,轻轻转动小瓶,直至粉末完全溶解,注意不能产生泡沫。如有泡沫形成将瓶放置 15 分钟,直到泡沫消失,将液体完全吸入注射器中,配制好的溶液可加入下列注射液中使用：0.9% 氯化钠注射液、5% 葡萄糖注射液、5% 葡萄糖氯化钠注射液或腹膜透析液中。测定血清药物浓度可优化治疗。

（1）肾功能正常者：泌尿道感染，静脉注射，首剂 0.4g，以后维持剂量一次 0.2g，一日 1 次。

（2）肾功能不全者：于第 4 日开始减少剂量，具体剂量如下。①肌酐清除率为 40～60ml/min 者，剂量应减半。可原有剂量隔日一次，或原有剂量减半每日一次。②肌酐清除率 <40ml/min 以及血透析患者，用量为肌酐清除率正常者的 1/3。可原有剂量每 3 日一次，或用原有剂量的 1/3 每日一次。替考拉宁不能被透析清除。③持续不卧床腹膜透析者，首剂 0.4g，后第 1 周按每升透析液 20mg 给药，第 2 周按每升透析液 10mg 给药，第 3 周按每 3 升透析液 20mg 给药。

其他各项见 1.5 肺炎。

8.2　原发性肾小球疾病

8.2.1　疾病简述

肾小球疾病是一组以血尿、蛋白尿、水肿、高血压为临床表现的肾小球毛细血管形态和 / 或功能性损伤。如果患者肾小球的病变起始于肾脏本身或病因不清，而无肾脏外器官累及，则称为原发性肾小球疾病。原发性肾小球疾病的临床诊断主要按照临床综合征来进行诊断。常见的临床综合征有急性肾炎综合征、急进性肾炎综合征、慢性肾炎综合征、肾病综合征以及隐匿性肾炎综合征等。

8.2.2　诊断标准

（1）病史采集：①有无诱发因素，如有无前驱感染；②典型症状的详细描述，如水肿部位出现顺序、血尿的性质等；③病情发展与演变；④伴随症状；⑤诊治经过，尤其是使用激素或免疫抑制剂患者；⑥患者一般情况，尤其是尿量变化情况；⑦患者既往病史及家族病史。

（2）体格检查：全面的体格检查是必需的，尤其需关注血压、贫血情况、水肿部位及程度，输尿管压痛及肾区叩痛。

（3）辅助检查：①实验室检查包括血常规、尿常规、尿涂片镜检细菌、中段尿细菌培养、血液细菌培养、肾功能检查等；②影像学检查包括超声、腹部平片、静脉肾盂造影等，必要时可选择 CT 或 MRI 检查；③肾穿刺活检病理检查。

8.2.3 治疗方案

（1）一般治疗：肾小球肾炎的任何活动指标包括明显血尿、蛋白尿、水肿、严重高血压，或肾功能短期内恶化，均应休息。有水肿和高血压者应控制钠盐摄入（每日 2~3g）。合并大量蛋白尿且肾功能正常者，宜补充生物效价高的动物蛋白质，如鸡蛋、牛奶、鱼类和瘦肉等。已有肾功能减退者（肌酐清除率 <30ml/min），蛋白质适量限制在 0.6~0.8g/kg。

（2）利尿剂的应用：①肾性水肿常用袢利尿药（妊娠期首选呋塞米），疗效不明显时可加用潴钾利尿剂（妊娠期应选螺内酯）；仍无效时加用渗透性利尿药，如甘露醇。②对顽固性水肿可联合使用袢利尿剂、噻嗪类和保钾利尿剂，通过同时阻断髓袢升支厚壁段和远端小管对钠的重吸收，产生明显的利尿效果。

利尿剂的使用应采用短期或间歇用药为宜，以免过度利尿造成血容量不足，加重水、电解质紊乱和酸碱平衡失调，并能避免长期用药的肾毒性作用。妊娠期时，使用任何一种利尿剂都无须要终止妊娠。氢氯噻嗪和呋塞米均可首选，应用时注意利尿、消肿不宜过快，以免有效循环血量减少引起胎儿供血不足和离子紊乱。其他苄噻嗪衍生物、依他尼酸、阿米洛利、氨苯蝶啶和醛固酮拮抗剂在妊娠期应当避免使用。如果必须用醛固酮抑制剂进行治疗，应选择螺内酯。

哺乳期妇女服用呋塞米和氢氯噻嗪时，转运至乳汁的量不太可能对乳儿产生影响，但会抑制乳汁分泌。

（3）糖皮质激素和免疫抑制剂的应用：糖皮质激素有抗炎和免疫抑制作用，能减轻急性炎症时的渗出，降低毛细血管通透性从而减少尿蛋白漏出，并可抑制各种细胞因子的合成，起到免疫抑制作用。

妊娠期常用的糖皮质激素有泼尼松龙、泼尼松和甲泼尼龙。妊娠期使用糖皮质激素与口面裂（包括唇裂、腭裂和唇腭裂）的相关性尚不清楚。大多数糖皮质激素均可少量分泌进入乳汁，但小剂量使用对哺乳期母亲并非禁忌。母乳喂养时若服用泼尼松剂量超过每日 20mg 或相当剂量者应弃去服药后 4 小时内的乳汁，在服药 4 小时后再进行哺乳，以减少婴儿的摄入量。

对激素耐药的肾病患者（如膜性肾病），常需加用免疫抑制剂。妊娠期、哺乳期均可使用硫唑嘌呤、环孢素、他克莫司，其他免疫抑制剂在妊娠期、哺乳期使用均有风险。任何免疫抑制剂的选择一定要结合患者的全身情况和对治疗的耐受程度，选择免疫抑制剂需严格掌握适应证，如果患者有潜伏感染或病毒携带、合并消化道症状、血象改变、肾功能损害或肝功能损害时，应权衡利弊。

（4）抗高血压药物的应用：肾性高血压较原发性高血压更难以控制，对中度以上高血压往往需要两种降压药联合用药。对有急进性高血压或高血压危象需立即降压时，应选用硝普钠静脉滴注，以达到迅速控制血压并维持血压在正常上限为目标，但为避免胎儿发生氰化物中毒的风险，硝普钠产前应用时间不宜超过 4 小时。妊娠期和哺乳期宜选用的降压药有甲基多巴、拉贝洛尔、硝苯地平、硝普钠（见 3.1 妊娠期高血压疾病）等。

（5）抗凝治疗：原发性肾小球肾炎以肾病综合征为临床表现，或慢性肾小球肾炎伴肾小球滤过功能轻度减退时常伴高凝状态，微小病变和膜性肾病更容易发生肾静脉血栓形成。早期给予抗凝治疗有助于预防血栓形成，减少蛋白尿并改善肾小球滤过功能。妊娠期常用的抗凝药物包括普通肝素、依诺肝素、那屈肝素、达肝素钠、华法林等（见 3.2 妊娠合并心脏病）。

（6）高脂血症的治疗：原发性肾小球疾病中以肾病为主要表现（如膜性肾病、微小病变），常伴有明显的高胆固醇血症和高甘油三酯血症，长期严重高胆固醇血症和高甘油三酯应予及时治疗，以防止心血管并发症和肾损害。通过饮食治疗和生活方式改善是治疗血脂异常的基础措施。他汀类药物可导致人类畸形，妊娠期禁用；贝特类药物在妊娠期缺乏使用资料，不建议使用。

（7）控制感染病灶：抗感染药物的选择及使用剂量需慎重，对于主要经肾脏代谢的药物，使用时需根据肾小球滤过功能进行剂量调整。妊娠期和哺乳期可选用的抗菌药物有青霉素类、头孢菌素类、呋喃妥因及磷霉素等（见 8.1 尿路感染）。

8.2.4　治疗药物

利尿药：呋塞米、氢氯噻嗪、螺内酯、甘露醇。

肾上腺皮质激素药：泼尼松、甲泼尼龙、泼尼松龙。

免疫抑制药：硫唑嘌呤、环孢素、他克莫司。

降压药：甲基多巴、拉贝洛尔、硝苯地平、硝普钠（见 3.1 妊娠期高血压疾病）。

抗凝血药：普通肝素、依诺肝素、那屈肝素、达肝素钠、华法林（见 11.7 妊娠期栓塞性疾病）。

呋塞米　Furosemide

【适应证】本品为袢利尿剂。适用于治疗水肿性疾病，包括充血性心力衰竭、肝硬化、肾脏疾病（肾炎、肾病及各种原因所致的急、慢性肾功能衰竭），尤其是应用其他利尿药效果不佳时，应用本类药物仍可能有效。与其他药物合用治疗急性肺水肿和急性脑水肿等。预防急性肾功能衰竭，用于各种原因导致肾脏血流灌注不足,例如失水、休克、中毒、麻醉意外以及循环功能不全等,在纠正血容量不足的同时及时应用,可减少急性肾小管坏死的机会。用于治疗高钾血症、高钙血症,以及稀释性低钠血症,尤其是当血钠浓度低于120mmol/L 时。还可用于治疗抗利尿激素分泌过多症(SIADH)。

【用法和用量】口服:一日 40~80mg,分 2 次服用,并酌情调整剂量。

其他各项见 3.1 妊娠期高血压疾病。

氢氯噻嗪　Hydrochlorothiazide

【适应证】本品为噻嗪类利尿剂。适用于治疗水肿性疾病,排泄体内过多的钠和水,减少细胞外液容量,消除水肿。常见的包括充血性心力衰竭、肝硬化腹水、肾病综合征、急慢性肾炎水肿、慢性肾功能衰竭早期、肾上腺皮质激素和雌激素治疗所致的钠潴留及水潴留。

【用法和用量】口服:一次 25~50mg,一日 1~2 次,或隔日治疗,或每周连服 3~5 日。

其他各项见 3.1 妊娠期高血压疾病。

螺内酯　Spironolactone

【适应证】本品为醛固酮抑制剂。适用于治疗水肿性疾病,与其他利尿药合用,治疗充血性水肿、肝硬化腹水、肾性水肿等水肿性疾病,其目的在于纠正上述疾病时伴发的继发性醛固酮分泌增多,并对抗其他利尿药的排钾作用。也用于特发性水肿的治疗、高血压的辅助治疗、低钾血症的预防(与噻嗪类利尿药合用,增强利尿效应和预防低钾血症)。

【用法和用量】口服:利尿,一日 40~120mg,一日 2~4 次,连服 5 日,以后酌情调整剂量。高血压,开始每日 40~80mg,分次服用,至少 2 周,以后酌情调整剂量。

【不良反应】常见:①高钾血症,最为常见,尤其是单独用药、进食高钾饮食、与钾剂或含钾药物如青霉素钾等合用以及存在肾功能损害、少尿、无尿时;即使与噻嗪类利尿药合用,高钾血症的发生率仍可达 8.6%~26%,且常以心律失常为首发表现,故用药期间必须密切随访血钾和心电图。②胃肠道反应,如恶心、呕吐、胃痉挛和腹泻,尚有报道可致消化性溃疡。少见:①低钠血症,单独应用时少见,与其他利尿药合用时发生率增高。②抗雄激素样作用或对其他内分泌系统的影响,长期服用本药,女性可致乳房胀痛、声音变粗、毛发增多、月经失调、性功能下降。③中枢神经系统表现,长期或大剂量服用本药可发生行走不协调、头痛等。罕见:①过敏反应,出现皮疹甚至呼吸困难。②暂时性肌酐、尿素氮升高,主要与过度利尿、有效血容量不足、引起肾小球滤过率下降有关。③轻度高氯性酸中毒。④肿瘤,有报道5例患者长期服用本药和氢氯噻嗪发生乳腺癌。

【禁忌证】高钾血症患者禁用。

【注意事项】

（1）下列情况慎用:①无尿;②肾功能不全;③肝功能不全,因本药引起电解质紊乱可诱发肝昏迷;④低钠血症;⑤酸中毒,一方面酸中毒可加重或促发本药所致的高钾血症,另一方面本药可加重酸中毒;⑥乳房增大或月经失调者。

（2）给药应个体化,从最小有效剂量开始使用,以减少电解质紊乱等不良反应的发生。如每日服药一次,应于早晨服药,以免夜间排尿次数增多。

（3）用药前应了解患者血钾浓度,但在某些情况血钾浓度并不能代表机体内总钾量,如酸中毒时钾从细胞内转移至细胞外而易出现高钾血症,酸中毒纠正后血钾即可下降。

（4）本药起作用较慢,而维持时间较长,故首日剂量可增加至常规剂量的2~3倍,以后酌情调整剂量。与其他利尿药合用时,可先于其他利尿药2~3日服用。在已应用其他利尿药再加用本药时,其他利尿药剂量在最初2~3日可减量50%,以后酌情调整剂量。在停药时,本药应先于其他利尿药2~3日停药。

（5）用药期间如出现高钾血症,应立即停药。

（6）应于进食时或餐后服药,以减少胃肠道反应,并可能提高本药的生物利用度。

（7）对诊断的干扰:①使荧光法测定血浆皮质醇浓度升高,故取血前4~7日应停用本药或改用其他测定方法。②使肌酐和尿素氮(尤其是原有肾功能损害时)、血浆肾素、血镁、血钾测定值升高;尿钙排泄可能增多,而尿钠排泄减少。

【FDA妊娠期药物安全性分级】C级;D级(如用于妊娠高血压患者)。本药可通过胎盘,但对胎儿的影响尚不清楚。孕妇应在医师指导下用药,且用药时间应尽量短。

【哺乳期药物安全性分级】L2级。螺内酯代谢物为坎利酮,后者可分泌进入乳汁中,婴儿通过乳汁的摄入量可能很低,哺乳期可能适用。

【制剂与规格】螺内酯片:4mg/片、12mg/片、20mg/片;螺内酯胶囊:20mg/粒。

甘露醇　Mannitol

【适应证】本品为渗透性利尿药。用于治疗各种原因引起的水肿性疾病,作为辅助性利尿措施治疗肾病综合征、肝硬化腹水,尤其是当伴有低蛋白血症时。对某些药物逾量或毒物中毒(如巴比妥类药物、锂、水杨酸盐和溴化物等),本药可促进上述物质的排泄,并防止肾毒性。

【用法和用量】利尿:常用量为 1~2g/kg,一般用 20% 溶液 250ml 静脉滴注,并调整剂量使尿量维持在每小时 30~50ml。

其他各项见 3.1 妊娠期高血压疾病。

泼尼松　Prednisone

【适应证】本品为中效糖皮质激素。适用于过敏性与自身免疫性炎症疾病,如肾病综合征。

【用法和用量】口服:一次 5~10mg,一日 10~60mg。对于自身免疫性疾病,可给一日 40~60mg,病情稳定后逐渐减量。

其他各项见 1.4 支气管哮喘。

泼尼松龙　Prednisolone

【适应证】本品为中效糖皮质激素。主要用于过敏性与自身免疫性炎症疾病,如肾病综合征。

【用法和用量】口服:初始剂量一日 15~40mg(根据病情),需要时可用到 60mg 或一日 0.5~1mg/kg,发热患者分 3 次服用,体温正常者每日晨起一次顿服。病情稳定后逐渐减量,维持量 5~10mg,视病情而定。肌内注射或关节腔注射:一日 10~40mg,必要时可加量。静脉滴注:一次 10~20mg,加入 5% 葡萄糖注射液 500ml 中滴注。静脉注射:用于危重患者,一次 10~20mg,必要时可重复。

其他各项见 1.4 支气管哮喘。

甲泼尼龙　Methylprednisolone

【适应证】本品为中效糖皮质激素。糖皮质激素只能作为对症治疗,只有在某些内分泌失调的情况下,才能作为替代药品。适用于肾病综合征。

【用法和用量】根据不同疾病的治疗需要,甲泼尼龙片的初始剂量可每日 4~48mg 之间调整。症状较轻者,通常给予较低剂量即可;某些患者则可能需要较高的初始剂量。也可使用隔日疗法。

其他各项见 1.4 支气管哮喘。

硫唑嘌呤　Azathioprine

【适应证】本品为慢作用抗风湿药和免疫抑制剂。适用于狼疮性肾炎、增

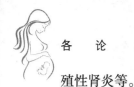

殖性肾炎等。

【用法和用量】口服：一日 1.5～4mg/kg，一日 1 次或分次口服。

其他各项见 6.1 系统性红斑狼疮。

环孢素　Cyclosporin

【适应证】本品为免疫抑制剂。可用于治疗难治性肾病综合征。

【用法和用量】口服：初始剂量 4～5mg/（kg·d），分 2 次口服，出现明显疗效后缓慢减量至 2～3mg/（kg·d），疗程在 3 个月。

其他各项见 6.1 系统性红斑狼疮。

他克莫司　Tacrolimus

【适应证】本品为免疫抑制剂。预防肾脏移植术后的移植物排斥反应；治疗肾脏移植术后应用其他免疫抑制药物无法控制的移植物排斥反应。

【用法和用量】口服：初始剂量为 0.075～0.15mg/kg，一日 2 次。建议空腹，或餐前 1 小时或餐后 2～3 小时用水送服。如必要可将胶囊内容物悬浮于水，经鼻饲管给药。因本品与 PVC 不相容，用于制备、给药的导管、注射器和其他设备不能含有 PVC。

特殊人群用药调整：①严重肝损伤患者可能需要降低剂量以维持全血谷浓度在推荐的目标范围内。②肾损伤患者药代动力学不受肾功能影响，因此不需要调整剂量。

他克莫司属于治疗窗狭窄的药物，治疗剂量和中毒剂量相当接近，用药个体间和个体内差异较大，因此，移植术后应监测全血谷浓度。口服给药时，应在给药后约 12 小时左右即在下次给药前测定谷浓度。目前最常用的目标全血谷浓度为 5～20ng/ml。肾移植术后 1 个月内目标全血谷浓度为 6～15ng/ml，第 2、3 个月目标浓度为 8～15ng/ml；第 4～6 个月为 7～12ng/ml，6 个月后为 5～10ng/ml 并维持。国外不同移植中心在移植后早期和维持治疗期的目标谷浓度略有不同。

其他各项见 6.1 系统性红斑狼疮。

8.3　继发性肾小球疾病

继发性肾小球疾病是指继发于全身性疾病的肾小球损害，如狼疮性肾炎、糖尿病肾病等。根据发病机制，继发性肾小球疾病可分为免疫介导性、代谢性、异常蛋白沉积、感染和遗传性疾病。本章就部分继发性肾小球疾病的诊治和相关内容做简要介绍。

8.3.1 狼疮性肾炎

8.3.1.1 疾病简述 系统性红斑狼疮（systemic lupus erythematosus，SLE）是自身免疫介导的，以免疫性炎症为突出表现的弥散性结缔组织病。狼疮性肾炎（lupus nephritis，LN）是指 SLE 累及肾脏，临床表现为肾炎或肾病样表现，包括蛋白尿、血尿、脓尿、管型尿、水肿、高血压、肾功能异常。

8.3.1.2 诊断标准 诊断狼疮肾炎应符合美国风湿学会（ACR）临床和实验室表现标准：24 小时尿蛋白 >0.5g 或试纸法 >+，和 / 或有细胞管型如红细胞管型、血红蛋白管型、颗粒管型、肾小管管型或混合管型；某点的尿蛋白 / 尿肌酐比值 >0.5 可代替 24 小时尿蛋白 >0.5g，活动性尿沉渣（每高倍视野红细胞 >5 个，或每高倍视野白细胞 >5 个并除外感染，或红细胞或者白细胞管型）可以代替细胞管型；肾活检病理证实的狼疮肾炎。

肾活组织检查指征：若无禁忌，推荐初治活动性 LN 患者在使用免疫抑制剂前、发病 1 月内行肾活组织检查。如暂时有肾穿禁忌，可先进行治疗。

8.3.1.3 治疗方案 2003 年国际肾脏病学会 / 肾脏病理学会对 LN 分六型：Ⅰ、Ⅱ、Ⅲ、Ⅳ、Ⅴ、Ⅵ型。

狼疮肾炎的治疗目标是诱导狼疮肾炎的缓解，维持长期缓解，减少狼疮肾炎的复发，延缓狼疮肾炎进展和终末期肾病的发生。治疗效果尽可能达到完全缓解，即尿蛋白 / 肌酐 <50mg/mmol（尿蛋白 <0.5g/24h），且肾功能正常或接近正常。治疗目标最好在治疗开始后 6 个月内达到，最迟不能超过 12 个月。

（1）一般治疗：①正确认识疾病，配合治疗，遵从医嘱，定期随诊。懂得长期随访的必要性。②服用大剂量激素时，饮食应清淡，控制油腻食物和糖分摄入，避免体重过快增加，减少高脂血症和糖尿病的发生。③水肿明显时，应适当控制盐和水的摄入，减少肾脏负担。④使用激素和免疫抑制剂过程中，应注意个人卫生，勤洗澡、勤换内衣，避免到人多的公共场合，避免接触发热、感染人群。⑤避免长时间紫外线暴露，户外穿长袖衣服，打遮阳伞，涂防晒霜。

（2）药物治疗：目前还没有根治的办法，但恰当的治疗可以使大多数病情缓解，减少复发。应早期诊断和早期治疗，以避免或延缓脏器不可逆的损害。激素和免疫抑制剂是治疗狼疮肾炎的主要药物，羟氯喹的治疗有助 SLE 病情稳定，防止狼疮肾炎复发，控制血压、血脂，减轻肾脏高灌注、降低肾小球囊内压亦有助于狼疮肾炎恢复。

1）Ⅰ、Ⅱ型 LN：一般不需免疫抑制剂治疗（C 级）。如果出现明显蛋白尿，尿蛋白 >1g/d 可单用低到中等剂量激素（泼尼松每日 0.25～0.5mg/kg）或联用每日 1～2mg/kg 的硫唑嘌呤。

2）Ⅲ、Ⅳ型 LN：激素和免疫抑制剂联合治疗是标准方案。诱导期可予每日 0.5～1g 的大剂量泼尼松冲击治疗 3 日，序贯泼尼松 0.5～1mg/（kg·d），4 周后逐渐减量并在 4～6 个月的时间里减至每日 ≤10mg 维持。部分严重肾病或肾外活动性狼疮序贯剂量可提高至 0.7～1mg/（kg·d），前 3～6 个月治疗无改善可再次冲击。需联合使用的免疫抑制剂在妊娠期不宜选用环磷酰胺（CTX）和吗替麦考酚酯（MMF），可选择硫唑嘌呤 2mg/（kg·d）作为初始治疗，但往往复发率高。6 个月后评估疗效，如病情改善，则可改为硫唑嘌呤 2mg/（kg·d）维持治疗，联合小剂量泼尼松（5～7.5mg/d）至少维持 3 年。如病情持续稳定，可首先考虑撤掉激素。如病情未改善，可考虑钙调磷酸酶抑制剂（如环孢素或他克莫司等）等二线治疗方案。

3）Ⅴ型 LN：如合并 Ⅲ/Ⅳ型，治疗推荐与 Ⅲ/Ⅳ型一致。单纯 Ⅴ型 LN 推荐诱导缓解首选泼尼松 0.5mg/（kg·d）和硫唑嘌呤 2mg/（kg·d），6 个月后如改善可用硫唑嘌呤 2mg/（kg·d）维持治疗，如无改善则改用钙调磷酸酶抑制剂。

4）Ⅵ型 LN：以替代治疗为主，激素和免疫抑制剂依照患者其他脏器受累情况使用。

5）辅助治疗：羟氯喹可减少肾病复发，降低心血管事件，改善预后而被推荐作为 LN 的基础治疗。

（3）孕妇的管理：一般应在 LN 完全缓解后才可考虑妊娠，如尿蛋白/肌酐 <50mg/mmol 持续 6 个月，同时 GFR>50ml/min，且用药限于小剂量泼尼松、羟氯喹、硫唑嘌呤、环孢素、他克莫司，可尝试妊娠。

妊娠期间，患者每 4 周随诊 1 次，每次随诊需由风湿免疫科医师和产科医师共同完成。妊娠期间如病情稳定，无须特殊治疗；轻度活动可加用羟氯喹 0.2～0.3g/d；如病情活动，需用糖皮质激素（妊娠前、中期避免使用地塞米松、倍他米松等可通过胎盘的药物，在妊娠后期促胎肺成熟时可选用地塞米松），必要时加用硫唑嘌呤 2mg/（kg·d）治疗。如病情仍无法控制，还可选择钙调磷酸酶抑制剂（如环孢素和他克莫司）、静脉用免疫球蛋白、免疫吸附、血浆置换等。

小剂量阿司匹林有助于减少流产的风险。妊娠期间应密切随访狼疮活动的迹象，一旦不能满意控制应及时终止妊娠。妊娠期应禁用 CTX、MMF。

8.3.1.4　治疗药物

糖皮质激素：泼尼松（见 8.2 原发性肾小球疾病）。

免疫抑制剂：硫唑嘌呤、环孢素、他克莫司（见 8.2 原发性肾小球疾病）、羟氯喹。

羟氯喹　Hydroxychloroquine

【适应证】本品为慢作用抗风湿药和免疫抑制剂。适用于狼疮肾炎的治疗。

【用法和用量】口服：初始剂量为一日 0.4g，分次服用，当疗效不再进一步改善时，剂量可减至 0.2g 维持。维持时，治疗反应有所减弱，维持剂量应增加至每日 0.4g。应使用最小有效剂量维持，不应超过 6.5mg/（kg·d）（自理想体重而非实际体重算得）或一日 0.4g，甚至更小量。每次服用应同时进餐或饮用牛奶。羟氯喹具有累积作用，需要几周才能发挥它有益的作用，而轻微的不良反应可能发生相对较早。

其他各项见 6.1 系统性红斑狼疮。

8.3.2　糖尿病肾病

8.3.2.1　疾病简述　糖尿病肾病是由糖尿病引起的肾脏损伤，主要包括肾小球滤过率 <60ml/（min·1.73m^2）或尿白蛋白 / 肌酐比值 >30mg/g 持续超过 3 个月。目前我国糖尿病肾脏病的患病率亦呈上升趋势。糖尿病肾脏病可发生于 1 型和 2 型糖尿病，以及继发性糖尿病患者中。1 型和 2 型糖尿病患者一生中发生糖尿病肾脏病的风险大致相同。

8.3.2.2　诊断标准　对于确诊的糖尿病患者，均应密切随访尿蛋白尤其是尿微量白蛋白、肾功能和血压等。病程中逐渐出现微量白蛋白尿、蛋白尿和肾功能减退等，糖尿病肾病的诊断并不困难。但对于糖尿病早期或糖尿病和肾脏病变同时被发现时，诊断糖尿病肾病需结合糖尿病的其他一些临床特点：糖尿病肾病通常合并糖尿病的其他脏器损害，如糖尿病增殖性视网膜病变和外周神经病变等；糖尿病肾病的尿检异常通常为单纯蛋白尿、不伴血尿，虽进入肾衰竭期但尿蛋白量无明显减少，肾脏体积增大或缩小程度与肾功能状态不平行。

8.3.2.3　治疗方案　研究证明控制多种危险因素（降糖、降脂、降压并注意生活干预）后糖尿病肾病发展至肾功能衰竭的比例明显下降，生存率明显增加。因此，在糖尿病肾病早期对患者饮食、运动、用药进行指导，使患者掌握糖尿病肾病的相关知识，自觉采取健康生活行为能明显地减少和延缓糖尿病肾病的发生。体育锻炼和饮食疗法是糖尿病肾病治疗的两大基石，忽视这两样，仅使用任何药物不可能成功控制住病情。在糖尿病肾病的药物防治过程中需要利尿、降糖、降脂、降压等。

（1）利尿消肿：妊娠期常用的利尿剂有氢氯噻嗪、呋塞米。氢氯噻嗪一次 25mg，一日 3 次，口服。如果效果欠佳，可改为呋塞米一次 20mg，一日 2 次，口服，应用时注意利尿、消肿不宜过快，以免有效循环血量减少引起胎儿供血不足和离子紊乱。哺乳期妇女服用呋塞米和氢氯噻嗪时，转运至乳汁的量不太可能对乳儿产生影响，但会抑制乳汁分泌。

（2）控制血糖：糖尿病肾病患者的血糖控制目标应遵循个体化原则。妊娠期与哺乳期首选胰岛素降糖（见 4.1 妊娠期合并糖尿病）。

（3）控制血压：糖尿病患者血压控制目标为 140/90mmHg，对年轻患者或合并肾病者血压控制目标为 130/80mmHg。妊娠期和哺乳期宜选用的降压药有甲基多巴、拉贝洛尔、硝苯地平（见 3.1 妊娠期高血压疾病）等。

（4）控制血脂：糖尿病肾病患者血脂干预治疗切点为血 LDL-C>3.38mmol/L（130mg/dl），甘油三酯（TG）>2.26mmol/L（200mg/dl）。治疗目标为 LDL-C 水平降至 2.6mmol/L 以下（并发冠心病将至 1.86mmol/L 以下），TG 降至 1.5mmol/L以下。建议首选生活干预。

8.3.2.4　治疗药物

利尿剂：呋塞米、氢氯噻嗪（见 3.1 妊娠期高血压疾病）。

降糖药：胰岛素（见 4.1 妊娠合并糖尿病）。

降压药：甲基多巴、拉贝洛尔、硝苯地平（见 3.1 妊娠期高血压疾病）。

8.4　间质性肾炎

8.4.1　疾病简述

间质性肾炎，是由各种原因引起的肾小管和肾间质损害的临床病理综合征，是导致急性、慢性肾衰竭的常见原因。按照起病的急缓分为急性间质性肾炎、慢性间质性肾炎。急性间质性肾炎以多种原因导致短时间内发生肾间质炎性细胞浸润、间质水肿、肾小管不同程度受损伴肾功能不全为特点，临床表现可轻可重，大多数病例均有明确的病因，去除病因、及时治疗，疾病可痊愈或使病情得到不同程度的逆转。慢性间质性肾炎病理表现以肾间质纤维化、间质单个核细胞浸润和肾小管萎缩为主要特征。

8.4.2　诊断标准

间质性肾炎的诊断主要参考以下依据。

（1）病前有可疑药物使用史：急性病例用药至发病约 2～3 周；对于慢性病例，以往曾经长期服用的药物，尤其是疗程在 1 年以上者，均应怀疑。

（2）全身过敏反应：可表现为发热、药疹、外周血嗜酸性粒细胞升高等。

（3）尿检查异常：无菌性白细胞尿、镜下血尿或肉眼血尿、轻度至重度蛋白尿。

（4）原因不明的肾功能减退，尤其伴有近端和 / 或远端肾小管功能损伤。

影像学提示的肾脏增大或者缩小,可作为鉴别急慢性疾病的依据之一。

肾组织活检病理检查是诊断的重要依据,肾组织观察到主要累及肾间质和肾小管,不伴或仅伴有轻微的原发性肾小球或肾血管损伤时,应考虑本病的诊断。复杂情况如:在原有慢性肾小球肾炎基础上,也还可能再发生新的疾病,应与肾小球疾病继发的肾小管间质改变相区别。

8.4.3 治疗方案

(1)一般治疗:去除病因,控制感染、及时停用致敏药物、处理原发病是间质性肾炎治疗的第一步。

(2)对症支持治疗:休息、充足的热量和合理蛋白质摄入,纠正水、电解质及酸碱平衡紊乱,有效控制血压、纠正贫血等。

(3)糖皮质激素及免疫抑制剂:自身免疫性疾病、药物变态反应等免疫因素介导的间质性肾炎,可给予激素及免疫抑制剂治疗。一般给予泼尼松 30 ~ 40mg/d,必要时可用至 1mg/(kg·d),4 ~ 6 周减量至停用。妊娠期常用的糖皮质激素除了有泼尼松龙,还有泼尼松和甲泼尼龙。妊娠期使用糖皮质激素与口面裂(包括唇裂、腭裂和唇腭裂)的相关性尚不清楚。大多数糖皮质激素均可少量分泌进入乳汁,但小剂量使用对哺乳期母亲并非禁忌。使用母乳喂养时若服用泼尼松剂量超过每日 20mg 或相当剂量者应弃去服药后 4 小时内的乳汁,在服药 4 小时后再进行哺乳,以减少婴儿的摄入量。

对激素耐药的肾病患者(如膜性肾病),常需加用免疫抑制剂。妊娠期、哺乳期均可使用羟氯喹、硫唑嘌呤、环孢素、他克莫司,其他免疫抑制剂在妊娠期、哺乳期使用均有风险。

对于肾脏组织病理检查肾间质纤维化明显的慢性肾小管间质性肾炎,缺乏糖皮质激素治疗有益的证据。

(4)血液净化治疗:若出现明显尿毒症症状、有血液净化治疗指征者,应实施血液净化治疗,可选择持续性肾脏替代、血液透析、腹膜透析等。

8.4.4 治疗药物

见 8.2 原发性肾小球疾病。

8.5 肾小管疾病

肾小管疾病是一组以特异或普通的肾小管功能障碍为主要特征的肾脏病变,导致不同物质或离子的转运异常,产生相关的表现:水、钠、钾、钙、磷代谢障碍,酸碱平衡异常,尿中异常氨基酸尿,糖尿等。

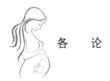

各 论

8.5.1 肾性糖尿

8.5.1.1 疾病简述 肾性糖尿是近端肾小管重吸收葡萄糖功能降低而引起的疾病,患者表现为在血清葡萄糖浓度正常时出现糖尿。多见于遗传性和继发性肾小管疾病。

8.5.1.2 诊断标准 临床对于尿糖持续异常而血糖正常的患者,要注意本病的可能性。家族遗传性糖尿多有阳性家族史,表现为血糖正常时的糖尿;个体内的糖尿水平稳定,但会随碳水化合物的摄入量变化;血糖、葡萄糖耐量、血浆胰岛素和游离脂肪酸水平均未受影响;仅排泄葡萄糖;碳水化合物代谢正常;罕见低血糖和低血容量。

8.5.1.3 治疗方案 一般不需要特殊处理。如出现低血糖时则应对症处理。继发性肾性糖尿的患者主要治疗原发病。

8.5.2 肾性氨基酸尿

8.5.2.1 疾病简述 肾性氨基酸尿是肾小管转运的先天性缺陷,指近端肾小管重吸收氨基酸障碍以致尿中排出大量氨基酸,而血中氨基酸水平降低或正常。较典型的为胱氨酸尿症,指由于近端肾小管及空场黏膜对胱氨酸和其他二碱基氨基酸转运障碍,尿中排泄增加,并有尿路结石形成。

8.5.2.2 诊断标准 尿路结石,尤其是有家族史的患者,均应考虑胱氨酸尿症的可能,尿沉淀发现典型胱氨酸结晶,硝普钠试验阳性,有助于诊断。

8.5.2.3 治疗方案 主要是对症处理,预防胱氨酸结石的形成及相关并发症。鼓励患者多饮水、勤排尿,同时碱化尿液,可防止结石的形成。孕妇常用的碱化尿液的药物是碳酸氢钠。

8.5.3 肾小管性酸中毒

8.5.3.1 疾病简述 肾小管性酸中毒(RAT)为各种病因导致肾脏酸化功能障碍,可因远端肾小管分泌 H^+ 障碍所致,也可因近端肾小管对 HCO_3^- 重吸收障碍所致,或者两者皆有。其临床特征为高血氯性代谢性酸中毒,水、电解质紊乱,可有低钾血症或高钾血症、低钠血症、低钙血症及多尿、多饮、肾性佝偻病或骨软化症、肾结石等。根据发病部位与功能障碍的特点,临床上分为四个类型:Ⅰ型,远端 RTA;Ⅱ型,近端 RTA;Ⅲ型,混合型 RTA;Ⅳ型,高血钾型 RTA。

8.5.3.2 诊断标准

(1)远端肾小管酸中毒:典型高氯性正常阴离子间隙性代谢性酸中毒,尿 pH 始终 >5.5,易发生肾结石和有骨关节病变等临床表现者应考虑 1 型 RTA,可进行一些特殊检查方法加以证实,如氯化铵负荷试验、尿 PCO_2/ 血 PCO_2。

422

（2）近端肾小管酸中毒：根据患者的临床表现，AG 正常的高血氯性代谢性酸中毒，可伴有低血钾、高尿钾、尿中 HCO_3^- 的升高即可诊断Ⅱ型 RTA。不完全性Ⅱ型 RTA 确诊需行碳酸氢盐重吸收试验。患者口服或者静滴碳酸氢钠后尿 HCO_3^- 排泄分数 >15% 即可诊断。

（3）混合型肾小管酸中毒：同时存在Ⅰ型和Ⅱ型 RTA，参照以上诊断。

（4）高血钾型肾小管酸中毒：高血钾高血氯性 AG 正常的代谢性酸中毒，尿 NH_4^+ 减少可诊断为Ⅳ型 RTA。血清醛固酮水平可以降低或者正常。

8.5.3.3　治疗方案

（1）远端 RTA：应首先治疗原发疾病。针对远端 RTA 采用以下治疗。①补钾。远端 RTA 多以低血钾为首要表现，因远端 RTA 患者多伴有高血氯，应避免使用氯化钾，口服补钾应使用枸橼酸钾，根据血钾情况选择不同的枸橼酸合剂配方。严重低钾者可静脉补钾。②可使用口服碳酸氢钠片剂纠正代谢性酸中毒，严重时可静脉滴注碳酸氢钠。

（2）近端 RTA：纠正酸中毒与电解质紊乱，口服碳酸氢钠进行碱替代治疗，必要时可静脉使用碳酸氢钠。可加用噻嗪类利尿剂，通过减少细胞外液容量来促进近端小管 HCO_3^- 的重吸收，但碳酸氢钠与噻嗪类利尿剂合用可能会加重低血钾，因此必须严密监测血钾。口服补钾应使用枸橼酸钾，严重低钾者可静脉补钾。枸橼酸钾是一种天然存在的分子。如果孕妇需要使用 K^+ 产品，建议密切关注孕妇血清 K^+ 浓度，因为孕妇和胎儿有发生心律失常的风险，且血清 K^+ 浓度异常。

目前，关于碳酸氢钠没有动物或人类的生殖数据。碳酸氢钠只应在怀孕期间的利益大于风险时方可使用。在一项关于碳酸氢钠对母胎影响的对照研究中发现，使用碳酸氢钠与分娩时母体动脉 pH、pCO_2 的显著升高以及脐动脉 pH、pCO_2 的显著升高有关。输注对母亲有明显的不良影响，未提及对胎儿或新生儿的不良影响。目前还没有有关碳酸氢钠在母乳中排泄的数据。

（3）混合肾小管酸中毒：主要为对症治疗，参照远端 RTA 和近端 RTA。

（4）高血钾型肾小管酸中毒：首先停用可能影响醛固酮合成或醛固酮活性的药物，纠正高血钾和酸中毒。①纠正高血钾，低钾饮食，口服阳离子交换树脂，使用袢利尿剂促进排钾，必要时可进行透析治疗。②纠正酸中毒，口服或静脉使用碳酸氢钠纠正酸中毒，但静脉使用时需注意监测患者的血容量状况，可与袢利尿剂合用减轻容量负荷。③对于体内醛固酮缺乏，无高血压及容量负荷过重的患者，可给予糖皮质激素治疗。

8.5.4　Fanconi 综合征

8.5.4.1　疾病简述　Fanconi 综合征是遗传性或获得性近端肾小管多项

功能缺陷的疾病,存在近端肾小管转运功能缺陷,包括氨基酸、葡萄糖、钠、钾、钙、磷、碳酸氢钠、尿酸和蛋白质等。

8.5.4.2　诊断标准　肾性糖尿、全氨基酸尿、磷酸盐尿为基本诊断条件。

8.5.4.3　治疗方案　首先应对原发性疾病进行治疗,如为药物或毒物引起的,需尽快停用药物,停止毒物接触。其次是对症治疗。近端肾小管酸中毒应给予对症治疗。低尿酸血症、氨基酸尿、糖尿等一般不需要特殊治疗。

8.5.5　治疗药物

碱性钾盐:枸橼酸钾。

酸碱平衡调节药:碳酸氢钠。

枸橼酸钾　Potassium citrate

【适应证】本品为钾补充剂。用于治疗肾小管性酸中毒伴钙结石,任何病因引起的低枸橼酸尿所致的草酸钙肾结石,伴有或不伴有钙结石的尿酸结石。

【用法和用量】①为碱化尿液,需限钠的患者应选用枸橼酸钾。②应用本类药物时需使枸橼酸根的排泄率升至正常范围(每日 >320mg),并尽可能接近正常值(640mg/d),维持尿 pH 在 6.0～7.0。③增加尿枸橼酸根排泄量的作用与剂量有关,长期治疗的患者,6.5g/d 枸橼酸钾(K$^+$60mmol)可使尿枸橼酸盐排泄率增加约 400mg/d,尿 pH 升高 0.7。④需进食时服用或餐后 30 分钟内服用,以减少胃肠道刺激。⑤一般需保证每 24 小时尿量在 2.5L 以上,以防止尿过饱和状态的形成。⑥出现高钾血症和代谢性碱中毒时须及时停用。

口服:口服溶液,20～40ml,一日 3 次,根据血钾水平可酌情调整剂量。颗粒,温开水冲服,一次 1～2 包,一日 3 次或遵医嘱。缓释片,轻度至中度低枸橼酸尿症患者(尿枸橼酸量 >150mg/d),起始治疗剂量为 30mEq/d,每次 15mEq,一日 2 次,或每次 10mEq,一日 3 次;严重的低枸橼酸尿症患者(尿枸橼酸量 <150mg/d),起始治疗剂量为 60mEq/d,一次 30mEq,一日 2 次或一次 20mEq,一日 3 次。

【不良反应】使用本品期间部分患者可能有轻微的消化道症状,如腹部不适、呕吐、腹泻、减弱肠蠕动或恶心,这些症状是由于消化道刺激所引起的,可通过药物和食物同服或减少服药剂量来缓解。原有肾功能损害时,应注意发生高钾血症。

【禁忌证】下列情况禁用枸橼酸钾:①铝中毒,本品可增加铝的吸收,尤其在肾功能不全时。②心力衰竭或严重心肌损害,此时机体对钾的清除减少,易发生高钾血症。③肾功能损害伴少尿或肾小球滤过率 <10ml/min,此时易出现

高钾血症、代谢碱中毒及软组织钙化。④尿路感染未控制时，尤其是由可分解尿素的细菌引起者及伴含钙或感染性尿结石者。细菌分解枸橼酸盐可阻止尿枸橼酸盐升高，而本品所致尿 pH 升高还有利于细菌生长。⑤高钾血症或易发生高钾血症的病症，如肾上腺皮质功能不全、急性失水、慢性肾功能不全、严重的组织分解。⑥消化性溃疡，本品片剂对胃肠道有损伤。

【注意事项】

（1）若为缓释制剂服药时不要压碎、咀嚼、吸吮药片。

（2）必须在医师指导下服用本品，若同时服用利尿剂和洋地黄制剂尤应注意。

（3）若吞咽药片有困难或者药品黏在咽喉处，应及时与医师联系。

（4）下列情况慎用本品：慢性腹泻，如溃疡性结肠炎、节段性肠炎、空回肠旁路术后。有这些情况时，尿枸橼酸盐排泄量很低（<0.1g/d），此时需应用较大剂量。当肾小管性酸中毒、尿 pH 很高时，本品仅能使尿 pH 轻度升高。慢性腹泻时，本品在肠道滞留时间很短，以致片剂分解代谢减少，应使用溶液剂型。

（5）下列情况应用本品片剂时对胃肠道的刺激作用增强：①胃排空延缓；②食管狭窄；③肠梗阻或肠缩窄。

【FDA 妊娠期药物安全性分级】 C 级。本品未进行动物生殖毒性试验。目前尚不清楚孕妇使用本品是否对胎儿造成损害或影响胎儿生殖能力。只有当确实需要时，本品才可用于孕妇。

【哺乳期药物安全性分级】 暂无。母乳中正常钾离子含量为 13mEq/L，目前尚不清楚服用本品是否影响母乳中钾离子含量。只有当确实需要时，本品才可用于哺乳期妇女。

【制剂与规格】 枸橼酸和枸橼酸钾复方溶液：5ml：1.1g 枸橼酸钾（10mmol K^+）和 334mg 枸橼酸；枸橼酸钾颗粒剂：2g/ 袋、1.45g（加适量液体冲服）/ 袋；枸橼酸钾缓释片：1.08g/ 片。

碳酸氢钠　Sodium Bicarbonate

【适应证】 本品为酸碱平衡调节药。适用于：①代谢性酸中毒，治疗轻至中度代谢性酸中毒，以口服为宜，重度代谢性酸中毒则应静脉滴注，如严重肾脏病、循环衰竭、心肺复苏、体外循环及严重的原发性乳酸性酸中毒、糖尿病酮症酸中毒等。②碱化尿液，用于尿酸性肾结石的预防，减少磺胺类药物的肾毒性，及急性溶血防止血红蛋白沉积在肾小管。③作为制酸药，治疗胃酸过多引起的症状。④静脉滴注对某些药物中毒有非特异性的治疗作用，如巴比妥类、水杨酸类药物及甲醇等中毒。⑤用作肠外营养、配制腹膜透析或血液透

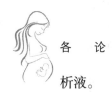

析液。

【用法和用量】口服：碱化尿液，首次 4g，以后一次 1~2g，每 4 小时 1 次；制酸，一次 0.25~2g，一日 3 次；代谢性酸中毒，一次 0.5~2g，一日 3 次。静脉滴注：2~5mmol/kg，4~8 小时内滴注完毕。静脉滴注：所需剂量按下式计算：补碱量（mmol）=（-2.3- 实际测得的 BE 值）×0.25× 体重（kg），或补碱量（mmol）= 正常的 CO_2CP- 实际测得的 CO_2CP（mmol）×0.25× 体重（kg）。除非体内丢失碳酸氢盐，一般先给计算剂量的 1/3~1/2，4~8 小时内滴注完毕。心肺复苏抢救时，首次 1mmol/kg，以后根据血气分析结果调整用量（每 1g 碳酸氢钠相当于 12mmol 碳酸氢根）。静脉用药应注意下列问题：①静脉应用的浓度范围为 1.5%（等渗）至 8.4%。②应从小剂量开始，根据血中 pH 值、碳酸氢根浓度变化决定追加剂量。③短时期大量静脉输注可致严重碱中毒、低钾血症、低钙血症。当用量超过每分钟 10ml 高渗溶液时可导致高钠血症、脑脊液压力下降甚至颅内出血。以 5% 溶液输注时，速度不能超过每分钟 8mmol 钠。但在心肺复苏时因存在致命的酸中毒，应快速静脉输注。

【不良反应】大量静注时可出现心律失常、肌肉痉挛、疼痛、异常疲倦虚弱等，主要由于代谢性碱中毒引起低钾血症所致。较大剂量或存在肾功能不全时，可出现水肿、精神症状、肌肉疼痛或抽搐、呼吸减慢、口内异味、异常疲倦虚弱等。主要由代谢性碱中毒所致。长期应用时可引起尿频、尿急、持续性头痛、食欲减退、恶心呕吐、异常疲倦虚弱等。口服时，由于在胃内产生大量 CO_2，可引起呃逆、胃肠充气等。较少见的有胃痉挛、口渴（细胞外钠浓度过高引起细胞脱水）。

【禁忌证】对本品过敏者禁用。代谢性或呼吸性碱中毒禁用。

【注意事项】

（1）长期或大量应用可致代谢性碱中毒，并且钠负荷过高引起水肿等。

（2）对诊断的干扰：对胃酸分泌试验或血、尿 pH 测定结果有明显影响。

（3）下列情况慎用：①少尿或无尿，因能增加钠负荷；②钠潴留并有水肿时，如肝硬化、充血性心力衰竭、肾功能不全、妊娠高血压综合征；③原发性高血压，因钠负荷增加可能加重病情；④阑尾炎或有类似症状而未确诊者及消化道出血原因不明者，不作口服用药，因本品所致的腹胀、腹痛会影响疾病诊断。

（4）下列情况时不作静脉内用药：①代谢性或呼吸性碱中毒；②因呕吐或持续胃肠负压吸引导致大量氯丢失，极有可能发生代谢型碱中毒；③低钙血症，碱中毒可加重低钙表现。

（5）长期或大量应用可致代谢性碱中毒，并且钠负荷过高引起水肿等。

（6）随访检查：①动脉血气分析；②血清 HCO_3^- 浓度测定；③肾功能；

④尿 pH。

【FDA 妊娠期药物安全性分级】C 级。本品长期或大量应用可致代谢性碱中毒,并且钠负荷过高会引起水肿等。没有动物或人类的生殖数据。专家认为,在人类怀孕期间使用碳酸氢钠作为抗酸剂是相对禁忌的,只应在怀孕期间的利益大于风险的情况下使用。

【哺乳期药物安全性分级】暂无。本品可经乳汁分泌,但对婴儿的影响尚无有关资料。

【制剂与规格】碳酸氢钠片:0.25g/ 片、0.3g/ 片、0.5g/ 片;碳酸氢钠注射液:10ml:0.5g/ 瓶、20ml:1g/ 瓶、100ml:5g/ 瓶、250ml:12.5g/ 瓶。

8.6　肾血管疾病

8.6.1　疾病简述

肾血管疾病常见的有肾动脉狭窄、肾动脉栓塞和血栓形成及肾静脉血栓形成等。

8.6.2　诊断标准

(1)肾动脉狭窄:任何年龄,突然发作或者加重的高血压;突然发作性肺水肿,但心功能正常;严重或难治性高血压伴有肌酐升高;双肾大小不等。影像学检查首先选择无创的筛查性检查,如多普勒血管超声、磁共振血管造影(MRA)和计算机断层血管造影(CTA)。确证性检查主要指肾动脉造影。

(2)肾动脉栓塞和血栓形成:存在肾梗死高危因素的患者突发持续性腰痛和上述非特异性症状时,应警惕本病,确诊需要影像学检查。增强 CT 可以观察到肾皮质梗死的低灌注区域,对于 CT 阴性但高度可疑的患者,核素肾显像敏感性较好。肾动脉造影是诊断的金标准,但是通常典型病例并不需要作肾动脉造影。

(3)肾静脉血栓形成:本病的确诊有赖于选择性肾静脉造影。肾静脉内充盈缺损或静脉不显影等都有助于本病的诊断。其他非侵入性检查如 CT、MR 及血管彩色多普勒检查等由于敏感性欠佳,临床实际应用价值有限,仅对诊断肾静脉主干大血栓有一定帮助。

8.6.3　治疗方案

(1)肾动脉狭窄:治疗目标包括两个方面,即有效控制血压和改善或延缓患侧肾功能损伤,具体方法包括药物、血管成形术。

（2）肾动脉栓塞：肾动脉栓塞治疗的关键是尽早恢复肾脏血流，其标准化治疗包括抗凝及溶栓治疗。抗凝治疗可静脉输入肝素和口服华法林等。溶栓治疗包括全身性溶栓和肾动脉内溶栓，全身性溶栓出血风险相对较高，通过介入直接选择肾动脉腔内注射溶栓药物为主要治疗手段。

对于既往有血栓史的患者，妊娠前应服用华法林，调整剂量至国际标准化比值（INR）2～3之间。一旦确认妊娠，即停止使用华法林，改为治疗剂量的普通肝素或低分子肝素注射治疗；对于有1次或以上死胎、2次以上妊娠前12周内出现胎儿丢失、1次或以上因胎盘功能异常造成早产但没有血栓史的患者，在妊娠前即应服用小剂量阿司匹林（每日75～100mg），在明确妊娠后开始注射预防剂量的普通肝素或低分子肝素，直至分娩后6周。用药过程中注意监测凝血功能。手术前1日，停用注射肝素，手术前1周，停用阿司匹林。

另外，因华法林分泌入乳汁的量极低，暂无哺乳期服用华法林导致乳儿发生不良反应的报道，因此产后使用华法林可继续哺乳。对于产后使用肝素或低分子肝素抗凝的患者，进入乳汁的量很少，在胎儿肠道中不存在重吸收作用，因此不会出现抗凝作用，治疗期间可继续母乳喂养。

（3）肾静脉血栓：肾静脉血栓确诊后，应尽快给予抗凝疗法，以阻止血栓扩散，争取溶解血栓，尽快促使静脉回流。

1）抗凝治疗：对于慢性血栓形成或急性血栓栓塞患者溶栓治疗后，给予较长时间的静脉用药抗凝治疗及长期口服抗凝疗法是十分必要的。常用药有①肝素，主要用于急性的动、静脉栓塞溶栓治疗后的维持巩固治疗。②口服抗凝药，双香豆素类如华法林；小剂量阿司匹林，对于不能去除病因的血栓病患者，长期抗凝治疗可以选用口服制剂。

2）介入治疗：进行局部导管溶栓或机械取栓，在适合的患者中是挽救肾功能有益而积极的治疗方式。

3）手术治疗：目前临床并不作为常规治疗。

4）溶栓治疗。

8.6.4　治疗药物

抗血小板药：阿司匹林（见3.2妊娠合并心脏病）。

血管扩张剂（强效）：硝普钠（见3.1妊娠期高血压疾病）。

硝酸酯类：硝酸甘油（见3.1妊娠期高血压疾病）。

降压药：甲基多巴、拉贝洛尔、硝苯地平（见3.1妊娠期高血压疾病）。

抗凝血药：普通肝素、依诺肝素、那屈肝素、达肝素钠、华法林（见11.7妊娠期栓塞性疾病）。

8.7　肾　结　石

8.7.1　疾病简述

肾结石是一些晶体物质（如钙、草酸盐、尿酸盐等）和有机基质（如基质 A、酸性糖胺聚糖等）在肾脏的异常聚积所致，为泌尿系统的常见病、多发病，多发生于青壮年，左右侧的发病率无明显差异，90% 含有钙，其中草酸钙结石最常见，有不同程度的腰痛。而妊娠期出现症状性结石很罕见，其发生率约为 1/3 000 ~ 1/1 500，这一发生率与非妊娠的育龄期女性的发生率相近。患者通常在妊娠中期或晚期（约 20% 的患者是在妊娠早期）出现急性腰痛（90%），且通常放射至腹股沟区或下腹部。

8.7.2　诊断标准

根据肾结石最常见的疼痛和血尿这两大临床表现，通过详细的病史询问、体格检查、尿液分析和影像学诊断（B 超、腹部平片、静脉肾盂造影及必要时的 CT 检查），绝大多数肾结石患者都可以确诊。

8.7.3　治疗方案

大多数（75% ~ 85%）结石可自发排出，其部分原因是孕妇尿道的正常扩张，对于不易排出结石的孕妇，给予以下治疗。

（1）一般治疗

1）大量饮水：较小结石有可能受大量尿液的推送、冲洗而排出，尿液增多还有助于感染的控制。

2）调整饮食：饮食成分应根据结石种类和尿液酸碱度而定。草酸钙结石患者，应避免高草酸饮食；低盐饮食，控制钠摄入。高尿酸者应低嘌呤饮食。

3）去除诱因：对于病理性因素所导致的尿路结石，还应积极治疗原发病，防止结石形成和复发。

（2）对症治疗：除多饮水外，配合利尿、解痉、镇痛、抗感染治疗，可促进小结石排出。肾绞痛发作时首选非甾体抗炎药，妊娠期和哺乳期可选用氟比洛芬酯。肾绞痛控制不佳，可给予哌替啶 50mg，或与异丙嗪 25mg 并用肌内注射，症状无好转时每 4 小时重复注射 1 次。吗啡 10mg 和阿托品 0.5mg 联合肌内注射。

阿片制剂类镇痛药，妊娠期妇女确有必要使用可选择使用吗啡，而不推荐哌替啶，但偶尔使用也无须终止妊娠。阿片制剂类镇痛药可在哺乳期短期使用,应警惕新生儿出现呼吸暂停的不良反应。

阿托品用药几分钟内在胎儿体内的浓度会和母体相当,尽管全身给药时可能会改变胎儿心率或抑制胎儿呼吸,但是在妊娠期使用推荐治疗量,不会对发育产生有害影响或产生显著的胎儿毒性作用;而作用于哺乳期妇女,虽仅有少量转运进入乳汁,但由于新生儿敏感性高,即使少量吸收也可能产生潜在的危险。

异丙嗪作为第一代 H_1 受体拮抗药,可用于妊娠期和哺乳期。

(3)对于伴有脓毒症、持续性严重疼痛、或有肾发生梗阻的患者可能需要通过膀胱镜下输尿管支架置入或输尿管镜来取出或粉碎结石。输尿管支架术或放置肾造瘘导管以缓解梗阻或疼痛是处理妊娠患者的有效选择。然而,妊娠显著增加了输尿管支架结硬垢的风险,必须频繁地每 4~6 周更换 1 次支架直到分娩。对于不能自发排出结石并有尿路感染、持续性尿路梗阻或重度持续性疼痛的患者,输尿管镜下碎石术可作为一个选择。妊娠合并结石多选用非手术治疗。无论采取哪种治疗方法,均应加强胎儿监护,注意防止早产和减少或避免应用对胎儿有不良影响的药物。

8.7.4　治疗药物

非甾体抗炎药:氟比洛芬酯(见 13.4 非甾体抗炎药)。

阿片类镇痛类:哌替啶、吗啡(见 13.1 麻醉镇痛药)。

抗组胺药:异丙嗪(见 11.1 妊娠剧吐)。

胆碱能药物:阿托品。

阿托品　Atropine

【适应证】本品为 M 胆碱受体拮抗剂。适用于各种内脏绞痛,如胃肠绞痛及膀胱刺激症状,对胆绞痛、肾绞痛的疗效较差;全身麻醉前给药、严重盗汗和流涎症;迷走神经过度兴奋所致的窦房传导阻滞、房室阻滞等缓慢型心律失常,也可用于继发于窦房结功能低下而出现的室性异位节;抗休克;解救有机磷酸酯类中毒。

【用法和用量】口服:一次 0.3~0.6mg,一日 3 次,极量一次 1mg,一日 3mg。静脉注射:一次 0.3~0.5mg,一日 0.5~3mg,极量一次 2mg。肌内注射:一般用药,一次 0.3~0.5mg,一日 0.5~3mg,极量一次 2mg;麻醉前给药,术前 0.5~1 分钟肌内注射 0.5mg。皮下注射:一般用药,一次 0.3~0.5mg,一日 0.5~3mg;缓解内脏痉挛疼痛,一次 0.5mg;麻醉前用药,一次 0.5mg。

【不良反应】常见:便秘、出汗减少(排汗受阻可致高热)、口鼻咽喉干燥、视物模糊、皮肤潮红、排尿困难、胃肠动力低下、胃食管反流。少见:眼内压升高、过敏性皮疹或疱疹,过量时可导致神志不清、记忆力衰退、心律失常及心脏停搏等。

【禁忌证】青光眼及高热者禁用。

【注意事项】

(1)对其他颠茄生物碱不耐受者,对本品也不耐受。

(2)孕妇静脉注射阿托品可使胎儿心动过速。

(3)本品可分泌入乳汁,并有抑制泌乳作用。

(4)下列情况应慎用:①心脏病,特别是心律失常、充血性心力衰竭、冠心病、二尖瓣狭窄等;②反流性食管炎、食管与胃的运动减弱、下食管扩约肌松弛,可使胃排空延迟,从而促成胃潴留,并增加胃 – 食管的反流;③20 岁以上患者存在潜隐性青光眼时,有诱发的危险;④溃疡性结肠炎,用量大时肠能动度降低,可导致麻痹性肠梗阻,并可诱发加重中毒性巨结肠症。

(5)对诊断的干扰:酚磺酞试验时可减少酚磺酞的排出量。

【FDA 妊娠期药物安全性分级】C 级。阿托品可快速通过胎盘,引起胎儿的迷走神经阻断从而导致心动过缓。但推荐剂量范围内,不会影响胎儿的发育。

【哺乳期药物安全性分级】L3 级。阿托品广泛分布于全身,仅有少量转运至乳汁。本药的药效因人而异,新生儿由于敏感性高,即使少量吸收也可能产生潜在的危险,需谨慎使用并尽可能避免使用,但并非绝对禁忌。美国儿科学会将阿托品列为可母乳喂养的药物。

【制剂与规格】阿托品片:0.3mg/ 片;硫酸阿托品注射液:1ml:0.5mg/ 支;1ml:1mg/ 支;2ml:1mg/ 支。

8.8　急性肾损伤

8.8.1　疾病简述

急性肾损伤是指不超过 3 个月的肾脏功能或结构异常,包括血、尿、组织学、影像学及肾损伤标志物检查异常。临床表现为由各种病因引起的短时间内肾功能快速减退,肾小球滤过率下降,同时伴氮质产物如肌酐、尿素氮等潴留,水、电解质和酸碱平衡紊乱,重者出现多系统并发症。

妊娠期急性肾损伤是孕妇的严重合并症之一,其发病率约为 0.02%～0.05%,在发达国家约在 0.01% 以下,但常常是导致母婴死亡的重要原因,其中不乏需行肾脏替代治疗者。妊娠期急性肾损伤的常见病因有妊娠剧吐致容量不足、低钠、低钾,严重感染,妊娠高血压综合征,产科失血性休克,胎盘早剥,流产,妊娠期急性脂肪肝,产后急性肾损伤(即产后溶血性尿毒综合征)及血栓性微血管病,原发性和继发性肾小球疾病(如狼疮性肾炎),尿道梗阻。

8.8.2　诊断标准

急性肾损伤的诊断需要详细回顾患者的病史和入院前的病史、治疗史和用药史。可根据血液检查、尿液检查、影像学检查、肾活检明确诊断。根据患者的病情变化绘制既往和近期肌酐的变化曲线,及其与药物和各项干预性措施之间的关系。

8.8.3　治疗方案

妊娠期急性肾损伤治疗原则与其他病因引起者相同,患者有可能导致急性肾损伤的疾病如重度妊娠高血压综合征、胎盘早剥、失血、感染性休克等时,应及早进行治疗;血容量不足引起尿少时,应及时补充血容量,纠正循环功能不全;若已发生急性肾损伤,则治疗诱因、维持血容量、保持液体出入量平衡、纠正电解质和酸碱平衡紊乱,必要时透析治疗。

孕期和分娩期发生的急性肾损伤应特别注意:①因妊娠后期子宫出血可能隐蔽,出血量难以确切估算,必须早期输血以避免发展成肾小管坏死和肾皮质坏死。②血透和腹透均可应用,后者对血流动力学影响小,较少引起低血压和血液期前收缩,如果采用血透,上述问题可通过缩短每次透析时间、增加透析次数、并注意避免高流量来解决。③由于尿毒症蓄积的尿素、肌酐及其他代谢产物可以通过胎盘影响胎儿,应该早做透析,在透析中应注意水的平衡,以免影响子宫胎盘灌注。血透孕妇早产发生率可高达75%,这可能是透析能降低孕酮的原因,因此主张每次透析前肌内注射0.1g孕酮。

8.8.4　治疗药物

酸碱平衡调节药:碳酸氢钠(见8.5肾小管疾病)。
利尿药:氢氯噻嗪、呋塞米(见3.1妊娠期高血压疾病)。
钙调节药:葡萄糖酸钙。
抗休克血管活性药:多巴胺。

葡萄糖酸钙　Calcium Gluconate
【适应证】本品为钙剂。用于治疗钙缺乏,急性血钙过低、碱中毒及甲状旁腺功能低下所致的手足搐搦症;过敏性疾患;镁中毒时的解救;氟中毒的解救;心脏复苏(如高血钾或低血钙,或钙通道阻滞引起的心功能异常的解救)。
【用法和用量】静脉注射:以10%葡萄糖注射液稀释后缓慢注射,每分钟不超过 5ml。低钙血症：一次 1g，需要时可重复。高镁血症：一次 1~2g；用于氟中毒解救：一次 1g，1 小时后重复，如有抽搐可静脉注射本品 3g；如有皮肤组织氟化物损伤，每平方厘米受损面积应用 10% 葡萄糖酸钙 50mg。

【不良反应】静脉注射可有全身发热，静脉注射过快可产生心律失常甚至心跳停止、呕吐、恶心。可致高钙血症，早期可表现便秘、嗜睡、持续头痛、食欲不振、口中有金属味、异常口干等，晚期征象表现为精神错乱、高血压、眼和皮肤对光敏感、恶心、呕吐、心律失常等。

【禁忌证】尚不明确。

【注意事项】①静脉注射时如漏出血管外，可致注射部位皮肤发红、皮疹和疼痛，并可随后出现脱皮和组织坏死。若出现药液漏出血管外，应立即停止注射，并用氯化钠注射液作局部冲洗注射；局部给予氢化可的松、1% 利多卡因和透明质酸，并抬高局部肢体及热敷。②对诊断的干扰：可使血清淀粉酶增高，血清 H- 羟基皮质醇浓度短暂升高。长期或大量应用本品，血清磷酸盐浓度降低。③不宜用于肾功能不全患者与呼吸性酸中毒患者。④应用强心苷期间禁止静脉注射本品。⑤应用本品如遇有析出物请勿使用。

【FDA 妊娠期药物安全性分级】C 级。钙离子可通过胎盘屏障，胎儿获得的钙离子量取决于母体的生理改变。应权衡利弊使用。

【哺乳期药物安全性分级】暂无。钙离子可随乳汁排泄，乳汁内钙离子含量处于稳定状态，不因母体摄入量而改变。

【制剂与规格】葡萄糖酸钙注射液：10ml：1g/ 支。

多巴胺　Dopamine

【适应证】本品为肾上腺素能药。适用于心肌梗死、创伤、内毒素败血症、心脏手术、肾功能衰竭、充血性心力衰竭等引起的休克综合征；补充血容量后休克仍不能纠正者，尤其有少尿及周围血管阻力正常或较低的休克。由于本品可增加心排血量，也用于洋地黄和利尿剂无效的心功能不全。

【用法和用量】静脉注射：初始剂量 1~5μg/（kg·min），10 分钟内以 1~4μg/（kg·min）速度递增，以达到最大疗效。慢性顽固性心力衰竭，静脉滴注开始时，0.5~2μg/（kg·min）逐渐递增。多数患者按 1~3μg/（kg·min）给予即可生效；闭塞性血管病变患者，静脉滴注开始时按 1μg/（kg·min），逐增至 5~10μg/（kg·min），直到 20μg/（kg·min），以达到最满意效应。如危重病例，先按 5μg/（kg·min）滴注，然后以 5~10μg/（kg·min）递增至 20~50μg/（kg·min），以达到满意效应。或本品 20mg 加入 5% 葡萄糖注射液 200~300ml 中静脉滴注，开始时按 75~100μg/min 滴入，以后根据血压情况，可加快速度和加大浓度，但最大剂量不超过 500μg/min。

【不良反应】常见：胸痛、呼吸困难、心悸、心律失常（尤其用大剂量）、全身软弱无力感。心跳缓慢、头痛、恶心呕吐者少见。长期应用大剂量或小剂量用于外周血管病患者，出现的反应有手足疼痛或手足发凉。外周血管长时期收缩，可能导致局部坏死或坏疽。

【禁忌证】对本品任何成分过敏者禁用。嗜铬细胞瘤患者禁用。

【注意事项】

（1）交叉过敏反应：对其他拟交感胺类药高度敏感的患者，可能对本品也异常敏感。

（2）下列情况应慎用：①闭塞性血管病（或有既往史者），包括动脉栓塞、动脉粥样硬化、血栓闭塞性脉管炎、冻伤（如冻疮）、糖尿病性动脉内膜炎、雷诺病等慎用；②对肢端循环不良的患者，须严密监测，注意坏死及坏疽的可能性；③频繁的室性心律失常时应用本品也须谨慎。

（3）在滴注本品时须进行血压、心排血量、心电图及尿量的监测。

（4）给药说明：①应用多巴胺治疗前必须先纠正低血容量。②在滴注前必须稀释，稀释液的浓度取决于剂量及个体需要的液量，若不需要扩容，可用 0.8mg/ml 溶液，如有液体潴留，可用 1.6～3.2mg/ml 溶液。中、小剂量对周围血管阻力无作用，用于处理低心排血量引起的低血压；较大剂量则用于提高周围血管阻力以纠正低血压。③选用粗大的静脉作静脉注射或静脉滴注，以防药液外溢，及产生组织坏死；如确已发生液体外溢，可用 5～10mg 酚妥拉明稀释溶液在注射部位作浸润。④静脉滴注时应控制滴速，滴注的速度和时间需根据血压、心率、尿量、外周血管灌流情况、异位搏动出现与否等而定，可能时应做心排血量测定。⑤休克纠正时即减慢滴速。⑥遇有血管过度收缩引起舒张压不成比例升高和脉压减小、尿量减少、心率增快或出现心律失常，滴速必须减慢或暂停滴注。⑦如在滴注多巴胺时血压继续下降或经调整剂量仍持续低血压，应停用多巴胺，改用更强的血管收缩药。⑧突然停药可产生严重低血压，故停用时应逐渐递减。

【FDA 妊娠期药物安全性分级】C 级。多巴胺用于人类妊娠的经验是有限的。因为多巴胺仅用于有生命危险的情况下，一般不会长期使用。没有观察到多巴胺对胎儿或新生儿有不良影响。动物实验未见有致畸，妊娠鼠用药有导致新生鼠仔存活率降低，而且存活者潜在形成白内障的报道。

【哺乳期药物安全性分级】L2 级。尚不确定本品是否分泌进入乳汁，但在乳母应用中未见不良反应的报道。

【制剂与规格】盐酸多巴胺注射液：2ml：20mg/ 支；注射用盐酸多巴胺：5mg/ 支、10mg/ 支、20mg/ 支；盐酸多巴胺葡萄糖注射液：250ml（盐酸多巴胺 200mg、葡萄糖 12.5g）/ 瓶。

8.9　慢性肾脏病

8.9.1　疾病简述

慢性肾脏病（CKD）定义：各种原因引起的慢性肾脏结构和功能障碍（肾脏损害病史 >3 个月），包括肾小球滤过率正常和不正常的病理损伤、血液或尿液成分异常，及影像学检查异常，或不明原因肾小球滤过率下降[<60ml/（ min・1.73m^2 ）]超过 3 个月，即为 CKD。

随着医学的进步，CKD 女性患者妊娠率较前升高，总体胎儿活产率明显增加。但是，CKD 患者妊娠仍存在较大的风险。孕妇不良结局包括原有的肾脏损害加重、发生急性肾损伤和妊娠相关肾脏病、蛋白尿增加、血压升高、并发子痫前期等；胎儿不良结局包括死胎、胎儿生长受限和早产等。

8.9.2　诊断标准

出现以下任何一项指标，持续超过 3 个月，即诊断为 CKD：①白蛋白尿[尿白蛋白排泄率≥30mg/24h；尿白蛋白 / 尿肌酐比值≥30mg/g（ 或≥3mg/mmol ）]；②尿沉渣异常；③肾小管病变引起的电解质紊乱和其他异常；④肾脏病理异常；⑤影像学所见结构异常；⑥肾移植病史；⑦肾小球滤过率下降[GFR<60ml/（ min・1.73m^2 ）]>3 个月。

8.9.3　治疗方案

根据《慢性肾脏病患者妊娠管理指南（2017）》，CKD 患者的妊娠期管理包括血压管理、药物管理、实验室检查、胎儿监测及分娩期注意事项。

（1）免疫抑制作用：推荐的妊娠期安全使用的免疫抑制作用的药物包括糖皮质激素、羟氯喹、硫唑嘌呤和钙调蛋白抑制剂。环磷酰胺、吗替麦考酚酯、来氟米特和甲氨蝶呤有致畸作用，妊娠期禁忌使用，应至少在受孕前 3～6 个月停用。（注利妥昔单抗可通过胎盘，导致新生儿发生 B 细胞耗竭，自妊娠中期至足月，发生率和严重程度逐渐增加。因此，建议利妥昔单抗仅作为妊娠早期治疗的最后手段，但是胎儿宫内暴露于利妥昔单抗对免疫系统发育的影响尚不确定。推荐母体曾使用利妥昔单抗的新生儿，在常规疫苗接种前应监测 B 细胞，必要时延迟疫苗接种。）

（2）妊娠期目标血压为 130～140/80～90mmHg，避免过度降压导致胎盘灌注不足而影响胎儿生长发育。妊娠期安全的降压药物包括甲基多巴、拉贝洛尔和硝苯地平。

（3）其他常用药物：中晚期 CKD 孕妇可能面临包括贫血、酸中毒、高磷血症和骨病等并发症。妊娠期红细胞生成素（EPO）相对缺乏，同时存在妊娠相关的炎症因子导致 EPO 抵抗，CKD 孕妇可发生严重贫血，影响胎盘和胎儿的生长。建议维持 CKD 孕妇血红蛋白 <100g/L，使用 EPO 及口服铁剂纠正贫血是安全的。

妊娠期女性血 pH 值偏碱性，除非出现严重酸中毒，CKD 孕妇一般不需要补充碳酸氢盐。伴大量蛋白尿和血清白蛋白 <20g/L 的患者应该在整个妊娠期间预防血栓，非严重肾病综合征伴其他血栓高危风险因素如肥胖、不动、膜性肾病或血管炎也要考虑抗凝，可选择皮下注射低分子肝素或普通肝素抗凝。

（4）饮食管理：所有阶段的 CKD 及肾移植孕妇妊娠早期能量摄入为 $35kcal/(kg \cdot d)$（1kcal=4.184kJ），孕中晚期在原基础上增加 300kcal/d。CKD1 ~ 3 期、4 ~ 5 期和透析孕妇蛋白质摄入分别为 $0.8g/(kg \cdot d)$、$0.6g/(kg \cdot d)$ 和 $1.2 ~ 1.3g/(kg \cdot d)$，并在此基础上每日都再增加 10g 蛋白质，可以根据理想体重每日补充酮酸 $0.63g/(8 ~ 10)kg$，这有利于减少小胎龄儿的出生。

8.9.4　治疗药物

糖皮质激素：泼尼松（见 8.2 原发性肾小球疾病）。
免疫抑制剂：羟氯喹、硫唑嘌呤、他克莫司、环孢素（6.1 系统性红斑狼疮）。
降压药：甲基多巴、拉贝洛尔、硝苯地平（见 3.1 妊娠期高血压疾病）。
抗凝药：普通肝素、依诺肝素、那屈肝素、达肝素钠、华法林（见 11.7 妊娠期栓塞性疾病）。
抗贫血药：重组人促红素。

重组人促红素　Recombinant Human Erythropoietin
【适应证】本品为抗贫血药。用于治疗肾功能不全所致贫血，包括透析及非透析患者。
【用法和用量】皮下注射或静脉注射：每周分 2 ~ 3 次给药，也可每周 1 次给药。给药剂量和次数需依据患者贫血程度、年龄及其他相关因素调整，以下方案供参考。
（1）治疗期：①每周分次给药，开始推荐剂量为血液透析患者每周 100 ~ 150U/kg，非透析患者每周 75 ~ 100U/kg。若血细胞比容每周增加少于 0.5vol%，可于 4 周后按 15 ~ 30U/kg 增加剂量，但每周最高增加剂量不可超过 30U/kg。血细胞比容应增加至 30% ~ 33%，但不宜超过 36%。②每周单次给药，推荐剂量为成年血透或腹透患者每周 10 000U。
（2）维持期：每周分次给药后如果红细胞比容达到 30% ~ 33% 或血红蛋

白达到 100～110g/L,则进入维持治疗阶段。推荐将剂量调整至治疗期剂量的 2/3。然后每 2～4 周检查血细胞比容以调整剂量,避免红细胞生成过速,维持血细胞比容和血红蛋白在适当水平。

【不良反应】①一般反应:少数患者用药初期可出现头疼、低热、乏力等,个别患者可出现肌痛、关节痛等。绝大多数不良反应经对症处理后可以好转,不影响继续用药,极个别病例上述症状持续存在,应考虑停药。②过敏反应:极少数患者用药后可能出现皮疹或荨麻疹等过敏反应,包括过敏性休克。因此,初次使用本品或重新使用本品时,建议先使用少量,确定无异常反应后,再注射全量,如发现异常,应立即停药并妥善处理。③心脑血管系统:血压升高、原有的高血压恶化和因高血压脑病而有头痛、意识障碍、痉挛发生,甚至可引起脑出血。因此在促红细胞生成素注射液治疗期间应注意并定期观察血压变化,必要时应减量或停药,并调整降压药的剂量。④血液系统:随着血细胞比容增高,血液黏度可明显增高,因此应注意防止血栓形成。⑤肝胆系统:偶有谷草转氨酶、谷丙转氨酶的上升。⑥消化系统:有时会有恶心、呕吐、食欲不振、腹泻等情况发生。

【禁忌证】对本品及其他哺乳动物细胞衍生物过敏者禁用。对人血清白蛋白过敏者、未控制的重度高血压患者禁用。

【注意事项】①本品用药期间应定期检查血细胞比容(用药初期每周 1 次,维持期每两周 1 次),注意避免过度的红细胞生成(确认血细胞比容在 36vol% 以下),如发现过度的红细胞生长,应采取暂停用药等适当处理。②应用本品有时会引起血钾轻度升高,应适当调整饮食,若发生血钾升高,应遵医嘱调整剂量。③对有心肌梗死、肺梗塞、脑梗死患者,有药物过敏病史的患者及有过敏倾向的患者应慎重给药。④治疗期间因出现有效造血,铁需求量增加。通常会出现血清铁浓度下降,如果患者血清铁蛋白低于 100ng/ml,或转铁蛋白饱和度低于 20%,应每日补充铁剂。⑤叶酸或维生素 B$_{12}$ 不足会降低本品疗效。严重铝过多也会影响疗效。⑥合并感染者,宜控制感染后再使用本品。

【FDA 妊娠期药物安全性分级】C 级。动物实验(大鼠)中报告有胎儿、初生儿的发育延缓现象。孕妇使用本品的安全性尚未建立,应权衡利弊后使用。

【哺乳期药物安全性分级】暂无。

【制剂与规格】重组人促红素注射液:2 000U/ 支、3 000U/ 支。

碳酸钙　Calcium Carbonate
【适应证】本品为钙补充剂。缓解胃酸过多而造成的反酸、胃灼热(烧心)

等症状,适用于胃、十二指肠溃疡病及反流性食管炎的治疗;补充钙缺乏,适用于机体对钙需求增加的情况,可作为骨质疏松症的辅助治疗,以及纠正各种原因导致的低钙血症;治疗肾功能衰竭患者的高磷血症,同时纠正轻度代谢性酸中毒;作为磷酸盐结合剂,治疗继发性甲状旁腺功能亢进纤维性骨炎所导致的高磷血症者磷酸在体内滞留时。

【用法和用量】口服。制酸:一次 0.5 ~ 1g,一日 3 ~ 4 次,餐后 1 小时服用及睡前服用可增加作用持续时间,维持中和胃酸效应达 3 小时以上;高磷血症:一日 1.5g,最高一日可用至 17g,或与氢氧化铝合用;补钙:一日 1 ~ 2g,分2 次服用,应同时服用维生素 D。

【不良反应】嗳气、便秘。偶可发生奶 – 碱综合征,表现为高血钙、碱中毒及肾功能不全(因服用牛奶及碳酸钙,或单用碳酸钙引起)。过量长期服用可引起胃酸分泌反跳性增高,并可发生高钙血症。

【禁忌证】对本品过敏者、高钙血症、高钙尿症、洋地黄化患者、含钙肾结石或有肾结石病史患者禁用。

【注意事项】①过敏体质者慎用。②心肾功能不全者慎用。③应尽量通过正常膳食保证钙的摄入。④如正在使用其他药品,使用本品前请咨询医师或药师。

【FDA 妊娠期药物安全性分级】C 级。钙离子可通过胎盘,妊娠期间肠道对钙的吸收增加,到达胎儿的钙离子量取决于孕妇的生理变化。

【哺乳期药物安全性分级】暂无。钙离子可随乳汁排泄,乳汁中的钙含量受自我平衡调节,并不受哺乳期妇女钙离子的摄入量改变。

【制剂与规格】碳酸钙片:0.5g/ 片。

8.10　水、电解质和酸碱平衡紊乱

8.10.1　疾病简述

人体的体液容量和细胞内水、电解质浓度一般维持相对恒定状态,这种平衡依靠机体对细胞内外水盐转移的精确调控机制以及肾脏对水分、电解质的排泄进行调节而实现的。成人体液总量占体重的 55% ~ 60%,其中细胞内液约占 40%、细胞外液约占 20%。细胞外液又可分为组织间液(约占 3/4)和血浆(约占 1/4)。人体含水量随年龄、性别和营养状态而变化。

细胞外液的阳离子主要是 Na^+,而细胞内液则主要为 K^+。Ca^{2+} 在细胞外液较多,而 Mg^{2+} 则在细胞内液居多。细胞外液的阴离子主要是 Cl^- 与 HCO_3^-,细胞内液则主要为 HPO_4^{2-} 与 SO_4^{2-} 等。正常机体维持稳定的酸碱平衡,动脉血 pH 范围介于 7.35 ~ 7.45。细胞膜是半透膜,膜内外离子浓度的改变所产生的渗透压变化,可以改变细胞内水分的含量。在病理状态下,机体内环境稳态被破坏,出现水、电解质和酸碱平衡紊乱。水、电解质和酸碱失衡可表现为单一类型,也可为混合型;可独立存在,也可继发于其他疾病;症状轻重不一,轻者可无明显临床表现,而重症则可危及生命。

8.10.2　诊断标准

（1）水、电解质紊乱:血钾浓度 <3.5mmol/L 称为低钾血症,血钾浓度 >5.5mmol/L 称为高钾血症。低钾血症时对神经肌肉影响较为明显,而高钾血症对心脏影响更为突出。钙代谢异常可导致神经肌肉兴奋性异常,并影响心脏正常功能。血镁 <0.7mmol/L 和 >1.05mmol/L 时,分别称为低镁血症和高镁血症。当血镁异常降低或增高时,镁对神经 – 肌肉及心脏的抑制作用会相应减弱或增强。

临床表现有:①疲劳、肌肉痉挛、虚弱、烦躁不安、恶心、眩晕、意识混乱、昏厥、易怒、呕吐、口干。②尿少是其中一个最常见的电解质紊乱症状。患者可能 7 ~ 8 个小时以上没有排尿的意识。③严重电解质失衡可以观察到昏迷、心率慢、癫痫发作、心悸、低血压、肢体缺乏协调等症状。

（2）酸碱平衡紊乱:对于酸碱平衡紊乱的实验室诊断,主要依赖于血气分析仪检测系列酸碱指标。除测出血 pH、pCO_2 和 TCO_2 指标外,还可能推算出多项指标,一般有 12 ~ 16 项之多。电解质测定也对临床判断酸碱平衡状态有较大的帮助。单纯性的酸碱平衡失调诊断并不困难。而对复杂的混合性的酸碱平衡失调的判断,要对血气分析、电解质检查结果并结合患者病史、症状、体征、治疗经过等临床资料进行综合分析,得出正确的判断结果。在判断过程中要借助一定的方法如图表、公式等。根据电解质的检查结果常做如下判断。①阴离子间隙 >16mmol/L 常常有代谢性酸中毒,在诊断三重酸碱平衡失调时一定有阴离子间隙的增高。②阴离子间隙若正常,应看是否有血清氯的增加,以判断有无代酸。③代酸常伴高血钾,代碱常伴低血钾。④高血氯可能有代酸,低血氯可能有代碱。

8.10.3　治疗方案

（1）水电解质紊乱:治疗关键要针对病因及时彻底的治疗电解质紊乱,如纠正酸碱平衡及电解质紊乱。

1）治疗低钾血症时,去除引起低血钾原因,在补钾过程要预防高钾血症。一般随着补钾,临床症状也随之恢复,如合并抽搐应注意是否有其他电解质改变,尤其是血钙的调节。

2）高血钾时,治疗原则除针对病因外,要对抗钾中毒,促使钾离子的排泄,保护心肌功能。

3）低钠血症要注重钠的补充,而高钠血症要监测计算水的补充。

4）保持心血管系统的功能,给予大量维生素及神经营养物质,以促进脑细胞功能的恢复,如给予谷氨酸、三磷腺苷(三磷酸腺苷)、辅酶 A、烟酸等。精神障碍一般无特殊处理,必要时可对症用抗焦虑、抗抑郁类药,应用精神药物要慎重,要注意避免对有关脏器的进一步损害,加深意识障碍或损害其他脏器功能。

（2）酸碱平衡紊乱

1）代谢性酸中毒:①预防和治疗原发病,这是防治代谢性酸中毒的基本原则。②纠正水、电解质代谢紊乱,恢复有效循环血量,改善肾功能。③补充碱性药物:$NaHCO_3$,可直接补充 HCO_3^-,因此,$NaHCO_3$ 是代谢性酸中毒补碱的首选剂;乳酸钠,在体内可结合 H^+ 而变为乳酸,而乳酸又可在肝脏内彻底氧化为 H_2O 和 CO_2,为机体提供能量。因此,乳酸钠是一种既能中和 H^+,其产物乳酸又可被机体利用的碱性药物,在临床上也较为常用;但乳酸酸中毒和肝功能有损害的患者不宜采用。

2）呼吸性碱中毒:①防治原发病:慢性阻塞性肺疾病是引起呼吸性酸中毒最常见的原因,临床上应积极抗感染、解痉、祛痰等。急性呼吸性酸中毒应迅速去除引起通气障碍的原因。②增加肺泡通气量:尽快改善通气功能,保持呼吸道畅通,以利于 CO_2 的排出。必要时可做气管插管或气管切开和使用人工呼吸机改善通气。③适当供氧不宜单纯给高浓度氧,因其对改善呼吸性酸中毒帮助不大,反而可使呼吸中枢受抑制,通气进一步下降而加重 CO_2 潴留和引起 CO_2 麻醉。④谨慎使用碱性药物:对严重呼吸性酸中毒的患者,必须保证足够通气的情况下才能应用碳酸氢钠,因为 $NaHCO_3$ 与 H^+ 起缓冲作用后可产生 H_2CO_3,使 $PaCO_2$ 进一步增高,反而加重呼吸性酸中毒的危害。

3）代谢性碱中毒:①治疗原发病,积极去除能引起代谢性碱中毒的原因。②纠正引起肾脏 HCO_3^- 重吸收和 / 或再生成增多的因素,如循环血容量不足时用生理盐水扩容,低钾血症者补充氯化钾,低氯血症者给以生理盐水等,一般不需要特殊处理。对体液容量增加或水负荷增加的患者,碳酸酐酶抑制剂乙酰唑胺可使肾排出 HCO_3^- 增加。③补酸。当严重代谢性碱中毒,血 pH>7.6、伴显著低通气、对氯化钠和补钾治疗反应不佳时,必须考虑补酸,如氯化铵、稀盐酸、盐酸精氨酸、乙酰唑胺。实际临床应用时,上述补酸的机会很少,在合理治疗电解质紊乱后,绝大多数碱中毒的情况会逐渐改善。

4）呼吸性碱中毒:①防治原发病,去除引起通气过度的原因。②吸入含 CO_2 的气体,急性呼吸性碱中毒可吸入 5% CO_2 的混合气体或用纸罩于患者口鼻,使吸入自己呼出的气体,提高 $PaCO_2$ 和 H_2CO_3。③对症处理:有反复抽搐的患者,可静脉注射钙剂;有明显缺 K^+ 者应补充钾盐;缺氧症状明显者,可吸氧。

8.10.4　治疗药物

脱水药:甘露醇(见 3.1 妊娠期高血压疾病)。

电解质调节药:氯化钾、门冬氨酸钾镁(见 2.8 妊娠合并病毒性肝炎),口服补液盐。

酸碱平衡调节药:碳酸氢钠(见 8.5 肾小管疾病)、乳酸钠、复方乳酸钠山梨醇。

钙调节药:葡萄糖酸钙(见 8.8 急性肾损伤)。

口服补液盐Ⅱ　Oral Rehydration Salts Ⅱ

【适应证】本品为电解质溶液。用于预防和治疗体内失水,包括腹泻、呕吐、经皮肤和呼吸道等液体丢失引起的轻、中度失水,可补充水、钾和钠;重度失水需静脉补液;腹泻时体液丢失。

【用法和用量】在使用时,用 1 000ml 的温开水稀释一份补液盐(含氯化钠 3.5g、碳酸氢钠 2.5g 和葡萄糖 20g)。

【不良反应】高钠血症,水过多,出现上述两种情况应立即停药。呕吐,多为轻度。常发生于开始服用时,此时可分次少量服用。

【禁忌证】对本品过敏者禁用,少尿或无尿、严重腹泻或呕吐、葡萄糖吸收障碍、肠梗阻、肠麻痹及肠穿孔者禁用。

【注意事项】①对于脑、肾、心功能不全、高钾血症患者,应慎用口服补液盐。②腹泻停止后应立即停用。③过敏体质者慎用。

【FDA 妊娠期药物安全性分级】暂无。

【哺乳期药物安全性分级】暂无。

【制剂与规格】口服补液盐Ⅱ:13.95g(氯化钠 1.75g、氯化钾 0.75g、枸橼酸钠 1.45g、无水葡萄糖 10g)/袋;口服补液盐Ⅲ:5.125g(氯化钠 0.65g、氯化钾 0.375g、枸橼酸钠 0.725g、无水葡萄糖 3.375g)/袋。

口服补液盐Ⅲ　Oral Rehydration Salts Ⅲ

【适应证】本品为电解质溶液。治疗腹泻引起的轻、中度脱水,并可用于补充钠、钾、氯。

【用法和用量】临用前,将一袋本品溶解于 250ml 温开水中,随时口服。开始时 50ml/kg,4~6 小时内服完,以后根据患者脱水程度调整剂量直至腹泻停止。重度脱水或严重腹泻应以静脉补液为主,直至腹泻停止。

【不良反应】恶心呕吐,多为轻度,常发生于开始服用时,此时可分次少量服用。水过多。

【禁忌证】禁用于少尿或无尿;严重腹泻,粪便量超过每小时 30ml/kg;严重呕吐等原因不能口服者;葡萄糖吸收障碍;肠梗阻、肠麻痹和肠穿孔;酸碱平衡紊乱,伴有代谢性碱中毒时。

【注意事项】①随访检查:血压、体重、血电解质(主要为 Na^+ 和 K^+)、失水体征、粪便量。②严重失水或应用本品后失水无明显纠正者需改为静脉补液。

【FDA 妊娠期药物安全性分级】暂无。

【哺乳期药物安全性分级】暂无。

【制剂与规格】口服补液盐Ⅲ:5.125g(氯化钠 0.65g、氯化钾 0.375g、枸橼酸钠 0.725g、无水葡萄糖 3.375g)/袋。

乳酸钠　Sodium Lactate

【适应证】本品为电解质溶液。用于纠正代谢性酸中毒、高钾血症伴严重心律失常 QRS 波增宽者。可用作腹膜透析液中的缓冲剂。

【用法和用量】①代谢性酸中毒:按酸中毒程度计算剂量,静脉滴注碱缺失(mmol/L)× 0.3 × 体重(kg)=所需乳酸钠(mol/L)的体积(ml),目前已不用乳酸钠纠正代谢性酸中毒。②高钾血症:首次可予静脉滴注 11.2% 注射液 40 ~ 60ml,以后酌情给药。严重高钾血症导致缓慢异位心律失常,特别是心电图 QRS 波增宽时,应在心电图监护下给药。有时须高达 200ml 才能奏效,此时应注意血钠浓度及防止心衰。

【不良反应】有低钙血症者(如尿毒症),在纠正酸中毒后易出现手足发麻、疼痛、抽搐、呼吸困难等症状,是血清钙离子浓度降低所致。可能出现心率加速、胸闷、气急、肺水肿、心力衰竭、血压升高、体重增加、水肿等症状。逾量时出现碱中毒。血钾浓度下降,有时出现低钾血症表现。

【禁忌证】禁用于心力衰竭及急性肺水肿、脑水肿,乳酸性酸中毒已显著时,重症肝功能不全,严重肾功能衰竭有少尿或无尿者。

【注意事项】

(1)浮肿及高血压患者,应用时应谨慎。

(2)给药速度不宜过快,以免发生碱中毒、低钾血症及低钙血症。

(3)下列情况应慎用:①糖尿病患者服用双胍类药物尤其是苯乙双胍,阻碍肝脏对乳酸的利用,易引起乳酸中毒;②心功能不全;③肝功能不全时乳酸降解速度减慢;④缺氧及休克,组织供血不足及缺氧时,乳酸氧化成丙酮酸进入三羧酸循环代谢速度减慢,以致延缓酸中毒的纠正速度;⑤酗酒、水杨酸中毒、Ⅰ型糖原贮积病时有发生乳酸性酸中毒倾向,不宜再用乳酸钠纠正酸碱平衡;⑥糖尿病酮症酸中毒时乙酰乙酸、β–羟丁酸及乳酸均升高,且常伴有循环不良或脏器供血不足,乳酸降解速度减慢;⑦肾功能不全,容易出现水、钠潴留,增加心脏负担。

（4）应根据临床需要作下列检查及观察:①血气分析或二氧化碳结合力检查;②血清钠、钾、钙、氯浓度测定;③肾功能测定,包括肌酐、尿素氮等;④血压;⑤心肺功能状态,如浮肿、气急、发绀、肺部啰音、颈静脉充盈,肝 – 颈静脉反流等,按需作静脉压或中心静脉压测定;⑥肝功能不全表现黄疸、神志改变、腹水等,应于使用乳酸钠前后及过程中,经常随时进行观察。

【FDA 妊娠期药物安全性分级】暂无。

【哺乳期药物安全性分级】暂无。

【制剂与规格】乳酸钠注射液:20ml∶2.24g/ 支、50ml∶5.60g/ 瓶。

复方乳酸钠山梨醇　Compound Sodium Lactate and Sorbitol

【适应证】本品为电解质溶液。用于调节体液、电解质及酸碱平衡。作为体液补充药,用于代谢性酸中毒或有代谢性酸中毒并需要补充热量的脱水病例。尤适用于糖尿病患者。

【用法和用量】静脉滴注:一次 500 ~ 1 000ml,按年龄、体重及症状不同可适当增减。给药速度为 300 ~ 500ml/h。

【不良反应】快速大量给药时,可能出现肺水肿、脑水肿、肢体水肿。

【禁忌证】禁用于乳酸血症患者及高钾血症、少尿、艾迪生病、重症烧伤、高氮血症及遗传性果糖不耐症患者。

【注意事项】

（1）肾功能不全、心功能不全、重症肝功能障碍、因阻塞性尿路疾病引起尿量减少的患者慎用。

（2）用药时根据临床需要可作下列检查及观察:①血气分析或血二氧化碳结合力检查;②血清钠、钾、钙、氯浓度测定;③肾功能测定,包括尿素氮、肌酐等;④血压;⑤心肺功能状态,如浮肿、气急、发绀、肺部啰音、颈静脉充盈、肝 – 颈静脉返流等,按需作静脉压或中心静脉压测定;⑥肝功能不全表现,如黄疸、神志改变、腹水等。

（3）应严格按照需要用药,防止体液形成新的不平衡。注意给药速度不能过快。

（4）使用前应仔细检查溶液是否浑浊、絮状沉淀、异物及瓶盖松动、裂纹等。

【FDA 妊娠期药物安全性分级】暂无。孕妇有妊娠中毒症者可能加剧水

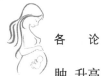

肿、升高血压。

【哺乳期药物安全性分级】暂无。

【制剂与规格】复方乳酸钠山梨醇注射液：500ml/瓶。

8.11　血液净化

8.11.1　疾病简述

血液净化指应用物理、化学或免疫等方法清除体内过多水分及血中代谢废物、毒物、自身抗体、免疫复合物等致病物质，同时补充人体所需的电解质、碱基等物质，以维持机体水、电解质和酸碱平衡。1995年，首届国际连续性肾脏替代治疗（continuous renal replacement therapy，CRRT）会议在美国圣地亚哥正式举行，确定了CRRT的定义：采用每日连续24小时或接近24小时的一种长时间、连续的体外血液净化疗法以替代受损的肾功能。

8.11.2　诊断标准

（1）各种原因引起的慢性肾功能不全（尿毒症期）患者，一般尿素氮 >28.6μmol/L、肌酐 >707μmol/L 或肾小球滤过率 <15ml/min，此类患者也是临床最常见的。

（2）各种原因引起的急性肾衰竭患者。

（3）临床中经内科保守治疗难以纠正的电解质紊乱及酸碱失衡，包括高钾血症、低钾血症、高钠血症、低钠血症、高钙血症、低钙血症、严重代谢性酸中毒、代谢性碱中毒等。

（4）严重心力衰竭、肺水肿经药物治疗不能纠正者。

（5）各种药物及毒物中毒。

8.11.3　抗凝方案的选择

体外循环的凝血是 CRRT 所面临的主要问题。它不仅与生物不相容性所致的患者凝血系统的激活有关，还与治疗过程中可能发生的血流停滞、血液浓缩以及动静脉壶中的气液接触等因素有关，同时血液制品的输入和患者的高黏滞状态也会增加循环凝血的可能性。

（1）对于低出血风险患者，建议使用小剂量普通肝素（UFH）抗凝。最初在体外循环动脉端单次快速给予肝素 2 000 ~ 5 000U（30U/kg），接着持续输注 5 ~ 10U/（kg·h），维持静脉端活化部分凝血活酶时间为（APTT）45 ~ 60 秒，或正常值的 1.5 ~ 2.0 倍。在伴有弥散性血管内凝血或血小板减少症的患者中，肝素剂量需大幅减少。

　　肝素是目前 CRRT 最为常用的抗凝剂,与普通肝素相比,低分子肝素在抗凝的有效性及安全性上并没有显示出独特的优势,抗凝效果不易监测。

　　(2)对于无肝衰竭的高出血风险患者,CRRT 时建议使用局部枸橼酸盐抗凝,而不是无抗凝或使用其他抗凝剂,建议不使用局部肝素化的抗凝方式。

　　使用枸橼酸盐抗凝的患者应密切监测有无电解质异常(特别是高钠血症、代谢性碱中毒、低钙血症)。至少每 6 小时检测 1 次血电解质,监测的项目包括钠、钾、氯、钙、镁和血气分析并计算阴离子间隙。至少每日监测 1 次血总钙浓度以计算钙比值或钙间隙。

　　接受 CRRT 治疗的患者中,枸橼酸盐抗凝与基于肝素的抗凝效力几乎相当,但前者出血风险更低。

　　(3)伴肝素诱导的血小板减少症(HIT)患者,不能使用任何形式的肝素抗凝。对于有 HIT、没有严重肝衰竭且已正在使用全身阿加曲班治疗的患者,建议 CRRT 中使用阿加曲班抗凝,而不是枸橼酸盐。建议首剂剂量为 250μg/kg,维持剂量为 2μg/(kg·min),肝衰竭患者减量至 0.5μg/(kg·min)的负荷量,然后输注使 APTT 达到目标值 1.5~3.0。

　　阿加曲班在肝脏代谢,可通过 APTT 水平有效监测抗凝效果。肝衰竭患者需要减少阿加曲班剂量。目前没有针对阿加曲班抗凝活性的拮抗物。

　　(4)对于不能使用肝素或枸橼酸盐且没有全身使用阿加曲班治疗 HIT 的患者,可在无抗凝条件下进行 CRRT。

　　非抗凝实施 CRRT 可因为滤器内凝血导致滤器重复失效,CRRT 停顿时间延长、治疗效果下降,进一步造成输血需求增加,增加治疗成本。无抗凝条件下提高滤器使用寿命的策略包括功能良好的血管通路、通过盐水冲洗和前稀释法补充透析液以降低血液浓缩、增加血液流速、采用弥散治疗、减少除泡器内血液与空气的接触,以及确保即时的警报响应。

　　(5)不推荐使用其他抗凝方法。其他抗凝方法包括使用鱼精蛋白进行局部肝素化、低分子肝素、肝素类似物、活化蛋白 C 和前列环素。目前无证据显示其较前述药物有更好的疗效和安全性。

8.11.4　治疗药物

抗凝血药:普通肝素(见 11.7 妊娠期栓塞性疾病)。

抗血小板药:阿加曲班、枸橼酸钠。

阿加曲班　Argatroban

【适应证】本品为抗凝溶栓及抗血小板药。适用于治疗或预防肝素诱导的血小板减少症（heparin-induced thrombocytopenia, HIT）患者的血栓形成；存在 HIT 风险或 HIT 患者行冠脉介入时的抗凝治疗；发病 48 小时内缺血性脑梗死急性期患者神经症状（运动麻痹）、日常活动（步行、起立、坐位保持、饮食）的改善。

【用法和用量】 用于 HIT 患者：将本品用 5% 葡萄糖或 0.9% 氯化钠注射液或林格液稀释至 1mg/ml，以 2μg/（kg·min）的起始剂量持续静脉输注。根据活化部分凝血酶时间（APTT）监测结果进行剂量调整。用于 PCI 患者：本品 350μg/kg 于 3~5 分钟静脉注射，之后以 25μg/（kg·min）的起始剂量持续治疗。5~10 分钟后检测活化凝血时间（ACT），ACT 300~450 秒可进行 PCI 操作；如 ACT<300 秒，应追加本品 150μg/kg 静脉注射，维持剂量增加至 30μg/（kg·min），5~10 分钟后再测 ACT。如 ACT>450 秒，将维持剂量减至 15μg/（kg·min），5~10 分钟后再测 ACT。在 PCI 过程中保持 ACT 300~450 秒，根据 ACT 调整本品剂量。

【不良反应】

（1）严重不良反应：①用于脑血栓急性期患者时，有时会出现出血性脑梗死的症状，因此，应密切观察。一旦发现异常情况，应停止用药，并采取适当措施。②因有时会出现脑出血、消化道出血，故应密切观察。一旦发现异常情况，应停止用药，并采取适当措施。③因有时会出现休克、过敏性休克（荨麻疹、血压降低、呼吸困难等），故应密切观察，一旦发现异常情况，应停止用药，并采取适当措施。

（2）其他不良反应：①凝血时间延长、出血、血尿、贫血（红细胞、血红蛋白、血细胞比容的减少）、白细胞增多、白细胞减少、血小板减少。发现以上症状时，应减少药量或停止用药。②过敏症：皮疹（红斑性发疹等）、痛痒、荨麻疹。发现以上症状时，应停止用药。③血管：血管痛、血管炎。④肝脏：肝功能障碍（谷草转氨酶、谷丙转氨酶、碱性磷脂酶、乳酸脱氢酶、总胆红素及 γ- 谷氨酰转肽酶升高）。⑤肾脏：尿素氮、肌酐升高。⑥消化器官：呕吐、腹泻、食欲不振、腹痛。⑦其他：头痛、四肢疼痛、四肢麻木、运动性眩晕、心律失常、心悸、热感、潮红、恶寒、发烧、出汗、胸痛、过度换气综合征、呼吸困难、血压升高、血压降低、浮肿、肿胀、疲倦感、血清总蛋白减少等。

【禁忌证】 对本药品成分过敏的患者禁用。出血性患者：颅内出血、出血性脑梗死、血小板减少性紫癜、由于血管障碍导致的出血现象、血友病及其他凝血障碍、手术时、消化道出血、尿道出血、咯血、流产、早产及分娩后伴有生殖器出血的孕产妇等（该药用于出血性患者时，有难以止血的危险）禁用。脑栓塞或有可能患脑栓塞者（有引起出血性脑梗死的危险）禁用。伴有高度意识障碍的严重梗塞者（用于严重梗塞患者时，有引起出血性脑梗死的危险）

禁用。

【注意事项】

（1）下列患者慎用：①有出血可能性的患者。消化性溃疡、内脏肿瘤、消化道憩室炎、大肠炎、亚急性感染性心内膜炎、有脑出血既往病史、血小板减少、重症高血压病和严重糖尿病患者等。②正在使用抗凝血药、具有抑制血小板聚集作用的药物、血栓溶解剂或有降低血纤维蛋白原作用的酶制剂的患者（同时使用上述药剂，有可能引起出血倾向的加剧，因此需加注意，减少用量）。③患有严重肝功能障碍的患者（本品的血药浓度有升高的危险）。

（2）重要注意事项：使用时应严格进行血液凝固功能等凝血检查。

（3）发生出血应立即终止给药。

【FDA 妊娠期药物安全性分级】B 级。动物生殖研究显示无发育毒性，但使用的剂量较人类小。在人类试验中没有观察到药物引起的毒性，如出血，也无致畸性报道。因此，母体获益远大于对胎儿的风险时方可使用。

【哺乳期药物安全性分级】L4 级。未见关于本品转运至人乳汁的数据，但有可转运至啮齿动物乳汁中的相关报道。

【制剂与规格】阿加曲班注射液：20ml：10mg/ 支、2.5ml：250mg/ 支。

枸橼酸钠 Sodium Citrate

【适应证】本品为抗凝溶栓及抗血小板药。用于体外抗凝血。

【用法和用量】输血时防止血凝，每 100ml 全血中加入 2.5% 枸橼酸钠溶液 10ml，可使血液不再凝固。枸橼酸钠最大输注速率为 0.02mmol/（kg·min）。

【不良反应】在正常输血速度下，本品不会出现不良反应，当输血速度太快或输血量太大（1 000ml 以上）时，因枸橼酸盐不能被及时氧化，可致低钙血症，引起抽搐和心肌收缩抑制。

【禁忌证】肝肾功能不全患者禁用。

【注意事项】为预防枸橼酸盐中毒反应，大量输血时可静脉注射适量葡萄糖酸钙或氯化钙。一般每输注 1 000ml 含枸橼酸钠血可静脉注射 10% 葡萄糖酸钙注射液 10ml 或 5% 氯化钙注射液 10ml，以中和输入的大量枸橼酸钠，防止低钙血症发生。钙剂应单独注射，不能加入血液中，以免发生凝血。

【FDA 妊娠期药物安全性分级】暂无。因贫血或失血性疾病，少量输注含枸橼酸钠血液，对孕妇及胎儿无毒副作用。

【哺乳期药物安全性分级】暂无。

【制剂与规格】输血用枸橼酸钠注射液：10ml：0.25g/ 支。

（严鹏科 黄汉辉 许 俊）

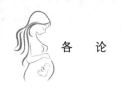

各 论

参 考 文 献

［1］尿路感染诊断与治疗中国专家共识编写组．尿路感染诊断与治疗中国专家共识［J］．中华泌外科杂志，2015，36（04）：241-244.

［2］南京总医院．国家肾脏疾病临床医学研究中心．慢性肾脏病患者妊娠管理指南［J］．中华医学杂志，2017，97（46）：3604-3612.

［3］中国女医师协会肾脏病与血液净化专委会．中国女性尿路感染诊疗专家共识［J］．中华医学杂志，2017，97（36）：2827-2832.

［4］中华医学会糖尿病学分会微血管并发症学组．糖尿病肾病防治专家共识［J］．中华糖尿病杂志，2014，06（11）：792-801.

［5］国内急诊/重症相关专家小组．血液净化急诊临床应用专家共识［J］．中华急诊医学杂志，2017，26（1）：24-36.

［6］王辰，王建安．内科学（八年制．第3版）［M］．北京：人民卫生出版社，2015.

［7］谢幸，孔北华，段涛．妇产科学（第9版）［M］．北京：人民卫生出版社，2018.

［8］THOMAS W. HALE, HILARY E. ROWE. Medications & Mothers' Milk 17th ed［M］. New York, Springer, 2017.

［9］国家药典委员会．中华人民共和国药典临床药用药须知：化学药和生物制品卷（2020年版）［M］．北京：中国医药科技出版社，2020.

［10］GERALD G. BRIGGS, ROGER K. FREEMAN. Drugs in Pregnancy and Lactation 10th ed［M］, Philadelphia, Lippincott Williams & Wilkins, 2015.

第9章 感染性疾病用药

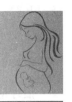

9.1 淋 病

9.1.1 疾病简述

淋病是一种经典的性传播疾病,由淋病奈瑟球菌(淋球菌)引起的以泌尿生殖系统化脓性感染为主要表现的性传播疾病。淋病传染性强,潜伏期短,可导致多种并发症和后遗症。女性最常见的表现是宫颈炎,局部并发症主要有子宫内膜炎和盆腔炎。

临床包括以下几类。

(1)无并发症淋病:约50%女性感染者无明显症状。常因病情隐匿而难以确定潜伏期,主要有以下几种表现。①宫颈炎;②尿道炎;③前庭大腺炎,通常为单侧性,可伴全身症状和发热;④肛周炎。

(2)有并发症淋病:淋菌性子宫颈炎上行感染可导致淋菌性盆腔炎,包括子宫内膜炎、输卵管炎、输卵管卵巢囊肿、盆腔腹膜炎、盆腔脓肿以及肝周炎等。淋菌性盆腔炎可导致不孕症、异位妊娠、慢性盆腔痛等不良后果。

(3)其他部位淋病:①眼结膜炎,常为急性化脓性结膜炎,于感染后2~21日出现症状;②咽炎;③直肠炎。

(4)播散性淋病:临床罕见。成人播散性淋病患者常有发热、寒战、全身不适。

9.1.2 诊断标准

应根据流行病学史、临床表现和实验室检查结果进行综合分析,慎重做出诊断。①疑似病例:符合流行病学史以及临床表现中任何一项者;②确诊病例:同时符合疑似病例的要求和实验室检查中任何一项者。

9.1.2.1 流行病学史 有不安全性行为,多性伴侣或性伴侣感染史,有与淋病患者密切接触史。

9.1.2.2 实验室检查 ①取尿道口、宫颈管等处分泌物涂片行革兰氏染色,在多核白细胞内见到多个革兰氏阴性双球菌,可作出初步诊断。②分泌物培养是目前筛查淋病的金标准方法,可见圆形、凸起的潮湿、光滑、半透明菌落,边缘呈花瓣状。取菌落做涂片,见典型双球菌可确诊。③核酸检测:用聚合酶链式反应(PCR)等技术检测各类临床标本中淋球菌核酸阳性。

9.1.3　治疗方案

治疗应遵循及时、足量、规则用药的原则。治疗后应进行随访,性同伴也应进行治疗。妊娠期禁用四环素类和喹诺酮类药物。

9.1.3.1　无并发症淋病　推荐方案:头孢曲松一次 0.25g,单次肌内注射。如果衣原体感染不能排除,加抗沙眼衣原体感染药物,推荐药物阿奇霉素,顿服,一次 1g。

9.1.3.2　淋菌性盆腔炎　门诊推荐方案:头孢曲松一次 0.25g,一日 1 次,肌内注射,疗程 10 日。

住院推荐方案 A:头孢西丁一次 2g,每 6 小时 1 次,静脉滴注。一般头孢西丁的治疗不应 <1 周。

住院推荐方案 B:克林霉素一次 0.9g,每 8 小时 1 次,静脉滴注。注意患者临床症状改善后 24 小时可停止静脉用药治疗,继以口服克林霉素,一次 0.45g,一日 4 次,疗程 14 日。

9.1.3.3　淋菌性眼结膜炎　推荐方案:头孢曲松一次 1g,单次肌内注射。如果衣原体感染不能排除,加抗沙眼衣原体感染药物,推荐药物阿奇霉素,顿服,一次 1g。同时应用生理氯化钠溶液冲洗眼部,每小时 1 次。

淋菌性咽炎　推荐方案:头孢曲松 0.25g,单次肌内注射;或头孢噻肟 1g,单次肌内注射。如果衣原体感染不能排除,加抗沙眼衣原体感染药物,推荐药物阿奇霉素,顿服,一次 1g。

9.1.3.4　播散性淋病　临床较少见,宜住院治疗,同时需检查有无心内膜炎或脑膜炎,推荐方案头孢曲松,一次 1g,一日 1 次,肌内注射或静脉滴注,疗程≥10 日。淋菌性关节炎者,除髋关节外,不宜施行开放性引流,但可以反复抽吸,禁止关节腔内注射抗生素。淋菌性脑膜炎经上述治疗的疗程约 2 周,心内膜炎疗程 >4 周。

9.1.3.5　新生儿处理　对所有类型的淋病孕妇所生的新生儿应用 0.5% 红霉素眼膏预防淋菌性眼炎。

若无红霉素眼膏,对有淋病奈瑟球菌感染风险的婴幼儿(尤其是未经治疗的淋病孕妇生产的新生儿),建议选用头孢曲松钠 25~50mg/kg,单次静脉注射或肌内注射,总剂量不得超过 0.125g,预防新生儿淋病。

9.1.4　治疗药物

头孢菌素:头孢曲松、头孢噻肟。

头霉素类：头孢西丁。

大环内酯类：阿奇霉素。

林可霉素类：克林霉素。

头孢曲松　Ceftriaxone

【**适应证**】本品为第三代头孢菌素。适用于治疗淋病（包括有淋病感染风险的新生儿）。

【**用法和用量**】无并发症淋病：头孢曲松 0.25g，单次肌内注射；淋菌性盆腔炎：头孢曲松一次 0.25g，一日 1 次，肌内注射，疗程 10 日；淋菌性眼结膜炎：头孢曲松 1g，单次肌内注射；淋菌性咽炎：头孢曲松 0.25g，单次肌内注射；播散性淋病：头孢曲松一次 1g，一日 1 次，肌内注射或静脉滴注，疗程≥10 日。对有淋病奈瑟球菌感染风险的婴幼儿（尤其是未经治疗的淋病孕妇生产的新生儿），建议选用头孢曲松钠 25～50mg/kg，单次静脉注射或肌内注射，总剂量不得超过 125mg，预防新生儿淋病。

其他各项见 1.5 肺炎。

头孢噻肟　Cefotaxime

【**适应证**】本品为第三代头孢菌素。适用于治疗淋病。

【**用法和用量**】肌内注射：一次 1g，一日 2 次。静脉给药：一日 2～6g，分 2～3 次给药；严重感染者一次 2～3g，每 6～8 小时 1 次，每日最高剂量 12g。急性尿路感染，一次 1g，每 12 小时 1 次。严重肾功能减退患者应用本品须适当减量。肌酐 >424μmol/L（4.8mg）或肌酐清除率 <20ml/min 时，本品的维持量应减半；肌酐 >751μmol/L（8.5mg）时，维持量为正常量的 1/4。需血液透析者一日 0.5～2g，但在透析后应加用 1 次。

【**不良反应**】不良反应发生率低，且一般均呈暂时性和可逆性。常见：皮疹、荨麻疹、红斑、药物热等过敏反应及腹泻、恶心、呕吐、食欲减退等胃肠道反应。偶见：暂时性肝、肾功能异常及念珠菌病、维生素 K 缺乏、维生素 B 缺乏等。白细胞减少、嗜酸性粒细胞增多或血小板减少少见。极少见：过敏性休克、头痛、呼吸困难等症状。

【**禁忌证**】对头孢菌素过敏者及有青霉素过敏性休克或即刻反应史者禁用。

【**注意事项**】①在应用本品前须详细询问患者对头孢菌素类、青霉素类及其他药物过敏史并进行青霉素皮肤试验。一旦发生过敏性休克，必须就地抢救，予以保持气道畅通、吸氧及给用肾上腺素、糖皮质激素等治疗措施。②对诊断的干扰：应用本品的患者抗球蛋白试验可出现阳性；孕妇产前应用本品，此反应可出现于新生儿。③不可与氨基糖苷类同瓶滴注。

【FDA 妊娠期药物安全性分级】B 级。妊娠期使用头孢噻肟通常是安全的。在大样本研究中未见头孢噻肟或其他头孢菌素类抗菌药物具有致畸作用。

【哺乳期药物安全性分级】L2 级。头孢噻肟分泌入乳汁的量很少，哺乳期可用。但是需要注意用药后哺乳，对婴儿可能产生 3 个影响：改变肠道菌群，直接影响新生儿（产生过敏等），感染时干扰细菌培养结果。美国儿科学会将头孢噻肟列为可母乳喂养的药物。

【制剂与规格】注射用头孢噻肟钠：0.5g/ 支、1g/ 支、1.5g/ 支、2g/ 支、2.5g/ 支、3g/ 支、4g/ 支。

头孢西丁钠　Cefoxitin Sodium

【适应证】本品为头霉素类抗菌药。适用于治疗淋病。

【用法和用量】静脉滴注：一次 2g，每 6 小时 1 次。疗程 >1 周。

其他各项见 1.5 肺炎。

阿奇霉素　Azithromycin

【适应证】本品为大环内酯类抗菌药。适用于治疗淋病。

【用法和用量】无并发症淋病：顿服，一次 1g；淋菌性眼结膜炎：顿服，一次 1g。同时应用生理氯化钠溶液冲洗眼部，每小时 1 次。淋菌性咽炎，如果衣原体感染不能排除，加抗沙眼衣原体感染药物，推荐顿服，一次 1g。

其他各项见 1.5 肺炎。

克林霉素　Clindamycin

【适应证】本品为林可霉素类抗菌药。适用于革兰氏阳性菌引起的下列各种感染性疾病：扁桃体炎、化脓性中耳炎、鼻窦炎等；急性支气管炎、慢性支气管炎急性发作、肺脓肿和支气管扩张合并感染等；疖、痈、脓肿、蜂窝织炎、创伤和手术后感染等；急性尿道炎、急性肾盂肾炎、前列腺炎等；骨髓炎、败血症、腹膜炎和口腔感染等。

厌氧菌引起的各种感染性疾病：脓胸、肺脓肿、厌氧菌性肺炎、皮肤和软组织感染、败血症、腹内感染（腹膜炎、腹腔内脓肿）、子宫内膜炎、非淋球菌性输卵管及卵巢囊肿、盆腔蜂窝织炎及妇科手术后感染等。

【用法和用量】静脉滴注：中度感染，一日 0.6 ~ 1.2g，一日 2 ~ 3 次给药；严重感染，一日 1.2 ~ 2.7g，一日 2 ~ 3 次给药，或遵医嘱。静滴速度：每瓶不少于 30 分钟。

【不良反应】①局部反应：长期静脉滴注应注意静脉炎的出现。②胃肠道反应：偶见恶心、呕吐、腹痛及腹泻。③过敏反应：少数患者可出现药物性皮疹。④对造血系统基本无毒性反应，偶可引起中性粒细胞减少、嗜酸性粒细胞增多、血小板减少等。一般轻微，为一过性。⑤少数患者可发生一过性碱性磷酸酶、血清转氨酶轻度升高及黄疸。⑥极少数患者可产生假膜性结肠炎。

【禁忌证】本品与林可霉素、克林霉素有交叉耐药性，对林可霉素或克林霉素有过敏史者禁用。

【注意事项】①肝、肾功能损害者慎用。②如出现假膜性肠炎，口服万古霉素 0.125～0.5g，每日 3～4 次进行治疗。③使用前请详细检查，如有下列情况之一者，切勿使用：药液浑浊；瓶身或瓶口有细微破裂；有棉絮状菌丝团；封口松动。

【FDA 妊娠期药物安全性分级】B 级。目前未见使用克林霉素与先天性缺陷有关的报道。

【哺乳期药物安全性分级】L2 级。克林霉素可通过乳汁分泌，克林霉素对母乳喂养的婴儿存在三个潜在的问题，即肠内菌群失调、对新生儿的直接影响以及如果发热需做细菌培养则可干扰检查结果。美国儿科学会将克林霉素列为可母乳喂养的药物。

【制剂与规格】克林霉素片：30mg；克林霉素泡腾片：200mg；盐酸克林霉素棕榈酸酯分散片：75mg。

9.2 梅　毒

9.2.1 疾病简述

梅毒是由梅毒螺旋体引起的一种慢性、系统性的性传播疾病。可分为后天获得性梅毒和胎传梅毒（先天梅毒）。梅毒临床表现复杂，几乎可侵犯全身各器官，造成多器官损害。梅毒对孕妇和胎儿均危害严重，梅毒螺旋体可以通过胎盘感染胎儿。妊娠早期感染可引起流产，妊娠 16～20 周后梅毒螺旋体可通过感染胎盘播散到胎儿所有器官，引起死胎、死产或早产等。不良围产结局发生率为 36%～81%。

根据病期可将后天获得性梅毒分为早期梅毒与晚期梅毒。早期梅毒指感染梅毒螺旋体在 2 年内，包括一期、二期和早期隐性梅毒，一期、二期梅毒也可重叠出现。晚期梅毒的病程在 2 年以上，包括三期梅毒、心血管梅毒、晚期隐性梅毒等。神经梅毒在梅毒早晚期均可发生。胎传梅毒又分为早期（出生后 2 年内发病）和晚期（出生 2 年后发病）。

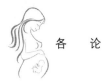

9.2.2 诊断标准

应综合流行病学史,如有不安全性行为、多性伴侣或性伴侣感染史、或有输血史,临床相关表现,实验室检查等进行相关诊断。

9.2.3 治疗方案

一般原则:①及早发现,及时正规治疗,越早治疗效果越好;②剂量足够,疗程规则,不规则治疗可增多复发及促使晚期损害提前发生;③治疗后要经过足够时间的追踪观察;④对所有性伴侣同时进行检查和治疗。妊娠期间禁用四环素类和喹诺酮类药物。

9.2.3.1 早期梅毒 包括一期、二期及病程<2年的隐性梅毒。推荐方案为普鲁卡因青霉素一次80万U,一日1次,肌内注射,疗程15日;或苄星青霉素一次240万U,分为双侧臀部肌内注射,每周1次,共2次。替代方案为头孢曲松一次0.5～1g,一日1次,肌内注射或静脉给药,疗程10日。

9.2.3.2 晚期梅毒 包括三期皮肤、黏膜、骨梅毒,晚期隐性梅毒或不能确定病期的隐性梅毒及二期复发梅毒。推荐方案为普鲁卡因青霉素,一次80万U,一日1次,肌内注射,疗程20日,也可考虑给第2个疗程,疗程间隔2周;或苄星青霉素一次240万U,分为双侧臀部肌内注射,每周1次,共3次。

9.2.3.3 心血管梅毒 如有心力衰竭,首先治疗心力衰竭,待心功能可代偿时,注射青霉素,需从小剂量开始以避免发生吉海反应,造成病情加剧或死亡。青霉素G,第1日10万U,肌内注射;第2日10万U,一日2次,肌内注射;第3日20万U,一日2次,肌内注射;自第4日起按下列方案治疗:普鲁卡因青霉素,一次80万U,一日1次,肌内注射,疗程20日,共2个疗程(或更多),疗程间隔2周,或苄星青霉素240万U,分为双侧臀部肌内注射,每周1次,共3次。

9.2.3.4 神经梅毒、眼梅毒 青霉素G,一次300万～400万U,每4小时1次,静脉滴注,疗程10～14日。必要时,继以苄星青霉素,240万U,每周1次,肌内注射,共3次。或普鲁卡因青霉素,240万U单次肌内注射,同时口服丙磺舒,一次0.5g,一日4次,疗程10～14日。必要时,继以苄星青霉素G240万U,每周1次肌内注射,共3次。替代方案:头孢曲松2g,一日1次,静脉给药,疗程10～14日。

对青霉素和头孢类药物过敏者,由于妊娠期和哺乳期不能应用四环素类药物,可试用大环内酯类药物替代:红霉素2g,一日分4次服用,早期梅毒疗程15日,晚期梅毒和不明病期梅毒疗程30日。红霉素治疗梅毒的疗效差,在治疗后应加强临床和血清学随访。

9.2.3.5　早期胎传梅毒（<2岁）　脑脊液异常者：青霉素 G，10 万～15 万 U/（kg·d），出生后 7 日以内的新生儿，一次 5 万 U/kg，每 12 小时 1 次，以后每 8 小时 1 次，静脉滴注，直至总疗程 10～14 日。或普鲁卡因青霉素，5 万 U/（kg·d），肌内注射，一日 1 次，疗程 10～14 日。脑脊液正常者：苄星青霉素 G，5 万 U/kg，1 次分两侧臀部肌内注射。如无条件检查脑脊液者，可按脑脊液异常者治疗。对青霉素过敏者，尚无使用其他治疗方案有效的证据，可试用红霉素治疗。

9.2.3.6　晚期胎传梅毒（>2岁）　脑脊液异常者：青霉素 G，15 万 U/（kg·d），分次静脉滴注，疗程 10～14 日，或普鲁卡因青霉素，一日 5 万 U/kg，肌内注射，疗程 10 日（对较大儿童的青霉素用量，不应超过成人同期患者的治疗量）。脑脊液正常者：苄星青霉素，5 万 U/kg，1 次分两侧臀肌注射。替代方案：对青霉素过敏者，既往用过头孢类抗生素而无过敏者在严密观察下可选择头孢曲松 1g，一日 1 次，肌内注射，疗程 10～14 日。

9.2.4　治疗药物

青霉素类：青霉素、苄星青霉素、普鲁卡因青霉素。

磺胺类：丙磺舒。

头孢菌素类：头孢曲松。

大环内酯类：红霉素。

青霉素 G　Penicillin G

【适应证】本品为青霉素类抗菌药物。适用于治疗梅毒。

【用法和用量】肌内注射：一日 80 万～200 万 U，分 3～4 次给药，每 50 万 U 青霉素钠溶于 1ml 灭菌注射用水，超过 50 万 U 则需加 2ml 灭菌注射用水。静脉滴注：一日 200 万～2 000 万 U，分 2～4 次给药，滴注速度 <50 万 U/min，以免发生中枢神经系统毒性反应。

其他各项见 1.5 肺炎。

苄星青霉素　Benzathine Penicillin

【适应证】本品为青霉素类抗菌药。可用于治疗敏感细菌所致的各种感染，为以下感染的首选药物：①溶血性链球菌感染，如产褥热等；②梅毒（包括先天性梅毒）；③淋病等。

【用法和用量】临用前加入灭菌注射用水适量制成混悬液，深部肌内注射，一次 240 万 U，分双侧臀部深部肌内注射，每周 1 次，连用 2～3 周。胎传梅毒脑脊液正常者，5 万 U/kg，分双侧臀部深部肌内注射。

【不良反应】过敏反应：较常见，包括荨麻疹等各类皮疹、白细胞减少、间质性肾炎、哮喘发作等和血清病型反应，过敏性休克偶见。毒性反应：少见，但静脉滴注大剂量本品或鞘内给药时，可因脑脊液药物浓度过高导致抽搐、肌肉阵挛、昏迷及严重精神症状等（青霉素脑病）。此种反应多见于婴儿、老年人和肾功能不全患者。可能发生赫氏反应、治疗矛盾和二重感染。应用大剂量青霉素钠可因摄入大量钠盐而导致心力衰竭。

【禁忌证】对青霉素类药物过敏者或青霉素皮肤试验阳性患者禁用。

【注意事项】①在应用本品前须详细询问患者对青霉素类及其他药物过敏史并进行青霉素皮肤试验。一旦发生过敏性休克，必须就地抢救，予以保持气道畅通、吸氧及给用肾上腺素、糖皮质激素等治疗措施；②本药不能与氨基糖苷类药物同瓶滴注，否则两药抗菌活性降低；③有癫痫发作史者慎用。

【FDA 妊娠期药物安全性分级】B 级。青霉素于孕期常规用于抗感染，围产期合作计划监测中未发现与用药有关的先天畸形，因此认为怀孕期间本品被认为是低风险的。

【哺乳期药物安全性分级】L1 级。乳汁中的浓度较低，虽然无副作用报道，但对哺乳婴儿可能存在 3 个问题：肠道菌群改变、对婴儿的直接影响（如过敏反应）、如果婴儿发热需要进行细菌培养时影响培养结果。

【制剂与规格】注射用苄星青霉素：120 万 U/ 瓶。

普鲁卡因青霉素　Procaine penicillin

【适应证】本品为青霉素类抗菌药物。适用于早期梅毒。

【用法和用量】临用前加适量灭菌注射用水使成混悬液，肌内注射，一次 60 万 ~ 120 万 U，每 2 ~ 4 周 1 次。

【不良反应】过敏反应：荨麻疹等各类皮疹较常见，白细胞减少、间质性肾炎、哮喘发作和血清病型反应较少见，偶见过敏性休克。可能发生赫氏反应、治疗矛盾和二重感染。

【禁忌证】有对青霉素类药物或普鲁卡因过敏史者，以及青霉素或普鲁卡因皮肤试验阳性患者禁用。

【注意事项】①本品仅供肌内注射，严禁静脉注射。②在应用本品前须详细询问患者对青霉素类及其他药物过敏史并进行青霉素皮肤试验。一旦发生过敏性休克，必须就地抢救，予以保持气道畅通、吸氧及给用肾上腺素、糖皮质激素等治疗措施。

【FDA 妊娠期药物安全性分级】B 级。在动物的生殖研究中未发现对生育能力和胎儿有损害。

【哺乳期药物安全性分级】L1。乳汁中的剂量较低，虽然无不良反应报道,但对哺乳婴儿可能存在 3 个问题:肠道菌群改变、对婴儿的直接影响(如过敏反应)、如果婴儿发热需要进行细菌培养时影响培养结果。

【制剂与规格】注射用普鲁卡因青霉素:40 万 U(普鲁卡因青霉素 30 万 U,青霉素钠 10 万 U)/ 支、80 万 U(普鲁卡因青霉素 60 万 U,青霉素钠 20 万 U)/ 支。

丙磺舒　Probenecid

【适应证】本品为抗菌药物治疗的辅助用药。与青霉素、氨苄西林、苯唑西林、氯唑西林、萘夫西林等抗生素同用时,可抑制这些抗生素的排出,提高血药浓度并能维持较长时间。

【用法和用量】口服,增强青霉素类的作用,一次 0.5g,一日 4 次。

【不良反应】胃肠道症状如恶心或呕吐等,见于约 5% 的服用者。能促进肾结石形成。偶可引起消化性溃疡、白细胞减少、骨髓抑制及肝坏死等不良反应。本品与磺胺类药出现交叉过敏反应,包括皮疹、皮肤瘙痒及发热等,但少见。

【禁忌证】对本品及磺胺类药过敏者,肾功能不全者。

【注意事项】①肝肾功能不全、活动性消化性溃疡或病史及肾结石等患者不宜使用本品。②服用本品时应保持摄入足量水(每日 2 500ml 左右),必要时同时服用碱化尿液的药物,以保证尿 pH 值 6.0 ~ 6.5,防止形成肾结石,③用本品期间不宜服水杨酸类制剂。④定期检测血和尿 pH 值、肝肾功能及血尿酸和尿尿酸等。⑤根据临床表现及血和尿酸水平调整药物用量,原则上以最小有效量维持较长时间。⑥伴有肿瘤的高尿酸血症者,或使用细胞毒的抗癌药、放射治疗患者,均不宜使用本品,因可引起急性肾病。

【FDA 妊娠期药物安全性分级】C 级。目前尚无妊娠期使用丙磺舒引起先天缺陷的报道。有报道该药能透过胎盘,并在脐带血中可检出。

【哺乳期药物安全性分级】L2 级。目前尚无哺乳期使用丙磺舒的相关报道,但其在乳汁中浓度较低,且由于丙磺舒可以减少药物的排泄,与其他药物合用时,药物在婴儿体内药代动力学可能会改变。

【制剂与规格】丙磺舒片:0.25g/ 片、0.5g/ 片。

头孢曲松　Ceftriaxone

【适应证】本品为第三代头孢类抗菌药。适用于早期梅毒、晚期胎传梅毒、神经梅毒及眼梅毒等的替代治疗。

【用法和用量】早期梅毒:肌内注射或静脉给药,一次 0.5 ~ 1g,一日 1 次,疗程 10 日。神经梅毒、眼梅毒:静脉给药,一次 2g,一日 1 次,疗程 10 ~ 14 日。晚期胎传梅毒:肌内注射,一次 0.25g,一日 1 次,疗程 10 ~ 14 日。

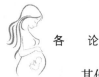

其他各项见 1.5 肺炎。

红霉素　Erythromycin

【适应证】本品为大环内酯类抗菌药物。可用于神经梅毒、眼梅毒等的替代治疗。

【用法用量】神经梅毒、眼梅毒、对青霉素和头孢类药物过敏者、由于妊娠期和哺乳期不能应用四环素类药物,可选用红霉素替代。一次 0.5g,一日 4 次,早期梅毒疗程 15 日,晚期梅毒和不明病期梅毒疗程 30 日。红霉素治疗梅毒的疗效差,在治疗后应加强临床和血清学随访。

其他各项见 1.5 肺炎。

9.3　尖　锐　湿　疣

9.3.1　疾病简述

尖锐湿疣又称生殖器疣、性病疣,系由人乳头瘤病毒(HPV)感染引起的以皮肤黏膜疣状增生性病变为主的性传播疾病,主要侵犯生殖器、会阴和肛门部位。性接触为主要传播途径,少数人可通过非性传播途径的密切接触等而感染,可母婴传播。

9.3.2　诊断标准

诊断依据如下。

(1)流行病学:有多性伴侣,不安全性行为,或性伴侣感染史;或与尖锐湿疣患者有密切的间接接触史。

(2)临床表现:

1)潜伏期:3 周 ~ 8 个月,平均 3 个月。

2)症状与体征:女性为大小阴唇、尿道口、阴道口、会阴、肛周、阴道壁、宫颈等有疣状增生性病变。

(3)实验室检查:主要有组织病理检查和核酸检测。

1)病理学检查:乳头瘤或疣状增生、角化过度、片状角化不全、表皮棘层肥厚、基底细胞增生、真皮浅层血管扩张,并有淋巴细胞为主的炎症细胞浸润。在表皮浅层(颗粒层和棘层上部)可见呈灶状、片状及散在分布的空泡化细胞;有时可在角质形成细胞内见到大小不等浓染的颗粒样物质,即病毒包涵体。

2)核酸扩增试验:目前有多种核酸检测方法,包括荧光实时聚合酶链式反应(PCR)、核酸探针杂交试验等。

9.3.3　治疗方案

（1）一般原则：尽早去除疣体,尽可能消除疣体周围亚临床感染和潜伏感染,减少复发。

（2）妊娠期：病灶较小时,妊娠期可选用50%三氯醋酸外涂,因其不易被机体吸收,对胎儿无不良影响。妊娠期忌用鬼臼毒素、足叶草毒素、茶多酚软膏、干扰素和咪喹莫特。

病灶较大时,建议采用物理方法如液氮冷冻或手术治疗。如无其他原因,没有足够的理由建议患尖锐湿疣的孕妇终止妊娠,人工流产可增加患盆腔炎性疾病和 HPV 上行感染的危险性。

（3）分娩期：在临近分娩仍有皮损者如阻塞产道,或阴道分娩会导致严重出血,最好在羊膜未破前行剖宫产。

9.3.4　治疗药物

外用药物：50%三氯醋酸。

三氯醋酸　Trichloroacetic Acid

【适应证】本品为外用药物。适用于妊娠期尖锐湿疣。目前循证医学证据表明该药可用于治疗妊娠期尖锐湿疣。说明书标示该药的适应证为：鼻出血。因此,该药用于妊娠期尖锐湿疣属于超说明书用药,应综合目前循证医学证据,按超说明书用药规范管理,须知情同意。

【用法和用量】表面麻醉后,用 30%～50% 三氯醋酸烧灼出血点至出现腐蚀性白膜为止。

【不良反应】可出现局部红斑、充血、烧灼等皮肤和黏膜刺激症状。

【禁忌证】对本品过敏者禁用。

【注意事项】注意不可使药物流到他处,不可在黏膜上摩擦,也不要在鼻中隔两侧相对处同时烧灼,以免发生鼻中隔穿孔。烧灼后可用油剂滴鼻以防局部干燥。

【FDA 妊娠期药物安全性分级】暂无。三氯醋酸不易被机体吸收,对胎儿无不良影响,因而孕期适用。

【哺乳期药物安全性分级】暂无。三氯醋酸外用在哺乳期的资料有限,但因其不易被机体吸收,因此哺乳期应用理论上不需停止哺乳,建议临床权衡利弊使用。

【制剂与规格】三氯醋酸：30%～50%。

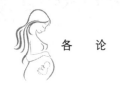

9.4　生殖器疱疹

9.4.1　疾病简述

生殖器疱疹是由单纯疱疹病毒（HSV）感染外阴、肛门、生殖器皮肤黏膜引起的性传播疾病。导致生殖器疱疹的单纯疱疹病毒有 HSV-1 型和 HSV-2 型。多数生殖器疱疹由 HSV-2 引起。

该病主要通过性接触传播，生殖器疱疹患者、亚临床或无临床表现排毒者及不典型生殖器疱疹患者是主要传染源，有皮损表现者传染性强。HSV 存在于皮损渗液、宫颈及阴道分泌物、精液、前列腺中。

9.4.2　诊断标准

该病临床表现往往不典型，需依据实验室检查确诊。实验室检查包括①病毒培养：是诊断 HSV 感染的标准，但敏感度低；②抗原检测：用直接免疫荧光试验或酶联免疫试验检测皮损标本中 HSV 抗原，是临床常用的快速诊断方法；③核酸扩增试验：聚合酶链式反应（PCR）等检测 HSV 核酸阳性；④血清学检测：用酶联免疫吸附测定（ELISA）检测孕妇血清及新生儿脐血特异性 HSV 的 IgG、IgM，区分原发性和复发性生殖器疱疹，脐血中 HSV 的 IgM 抗体阳性，提示宫内感染。

9.4.3　治疗方案

（1）治疗原则：为易复发疾病，尚无根治方法，治疗目的是减轻症状、缩短病程、减少 HSV 排放、控制其传染性。

（2）妊娠期早期与中期：应根据孕妇的临床表现给予相应的治疗，通常给予口服或静脉注射标准剂量的阿昔洛韦。假如孕妇尚未分娩，应给予治疗，后期可经阴道分娩。从妊娠 36 周起，口服阿昔洛韦一次 0.4g，一日 3 次进行抑制治疗，可预防足月分娩时 HSV 皮损的出现及剖宫产的需要。

（3）妊娠晚期：因为分娩时病毒脱落风险非常高，所有孕妇（尤其距离分娩 6 周内出现症状者）均考虑剖宫产，且同时服用阿昔洛韦 0.4g，一日 3 次，进行抑制性治疗持续至分娩。

（4）分娩期：为防止新生儿感染，妊娠晚期首次感染 HSV 者，应选择剖宫产。对复方性生殖器疱疹，若分娩时有生殖器病损，或有前驱症状或阴道分泌物检出病毒者并排出胎儿畸形后，在未破膜或破膜 4 小时内行剖宫产可降低新生儿 HSV 感染率，但若破膜时间超过 4 小时，剖宫产不能降低新生儿感染率。有 HSV 感染史但无生殖器病损的患者,不推荐剖宫产。复发性疱疹是否需要行剖宫产尚有争议,但病程超过 1 周的复发性疱疹且没有生殖器病损存在,可经阴道分娩。产科操作如人工破膜或产钳助产术可增加胎儿感染率。

（5）产褥期:若乳房没有活动性病损可以哺乳,但应严格洗手。哺乳期可以应用阿昔洛韦,因这种药物在乳汁中的浓度较低。

9.4.4　治疗药物

抗病毒药:阿昔洛韦。

阿昔洛韦　Aciclovir

【适应证】本品为抗病毒药物。适用于治疗单纯疱疹病毒感染,如生殖器疱疹病毒感染初发和复发病例,对反复发作病例口服本品用作预防。可用于带状疱疹病毒感染,如免疫功能正常和免疫缺陷者带状疱疹感染,以及免疫缺陷者水痘的治疗等。

【用法和用量】口服:生殖器疱疹初治和免疫缺陷者皮肤黏膜单纯疱疹,一次 0.2g,一日 5 次,疗程 10 日,或一次 0.4g,一日 3 次,疗程 5 日;复发性感染,一次 0.2g,一日 5 次,疗程 5 日;复发性感染的慢性抑制疗法,一次 0.2g,一日 3 次,疗程 6 个月,必要时剂量可加至一日 5 次,一次 0.2g,疗程 6～12 个月。静脉滴注:重症生殖器疱疹初治,一次 5mg/kg,每 8 小时 1 次,疗程 5 日;免疫缺陷者皮肤黏膜单纯疱疹,一次 5～10mg/kg,每 8 小时 1 次,疗程 7～10 日。

【不良反应】常见恶心、呕吐、腹泻、胃部不适、食欲减退、口渴、肝功能异常,以及蛋白尿、尿素氮和肌酐升高,少见急性肾功能不全、血尿。可引起头晕、头痛、关节痛、白细胞减少、皮肤瘙痒、低血压、呼吸困难等。长程给药偶见痤疮、失眠、月经紊乱。

【禁忌证】对本品过敏者禁用。

【注意事项】①对更昔洛韦过敏者也可能对本品过敏。②脱水或已有肝、肾功能不全者慎用。肾功能不全者在接受本品治疗时,需根据肌酐清除率来校正剂量。③严重免疫功能缺陷者长期或多次应用本品治疗后可能引起单纯疱疹病毒和带状疱疹病毒对本品耐药。如单纯疱疹患者应用本品后皮损不见改善者应测试单纯疱疹病毒对本品的敏感性。④服药期间应给予患者充分的水,静脉滴注应至少 1 小时,防止阿昔洛韦在肾小管内沉淀。⑤静脉滴注时勿将药液漏至血管外,以免引起局部皮肤疼痛或静脉炎。⑥一次血液透析可使阿昔洛韦的血药浓度降低 60%,因此血液透析后应补给一次剂量。⑦口服剂量与疗程不应超过推荐标准。生殖器复发性疱疹的长程疗法也不应超过 6 个月。

【FDA 妊娠期药物安全性分级】B 级。没有关于妊娠期使用阿昔洛韦对胎儿或者新生儿产生不良反应的报道。但是,对于那些宫内曾暴露于阿昔洛韦的儿童需要进行长期随访。

【哺乳期药物安全性分级】L2 级。美国儿科学会将阿昔洛韦列为可母乳喂养的药物。

【制剂与规格】阿昔洛韦片:0.1g/ 片、0.2g/ 片、0.4g/ 片;阿昔洛韦分散片:0.1g/ 片、0.2g/ 片;阿昔洛韦缓释片:0.2g/ 片;阿昔洛韦咀嚼片:0.4g/ 片、0.8g/ 片;阿昔洛韦胶囊:0.2g/ 粒;阿昔洛韦缓释胶囊:0.2g/ 粒;阿昔洛韦颗粒:0.2g/ 袋;注射用阿昔洛韦:0.25g/ 支。

9.5　生殖道沙眼衣原体感染

9.5.1　疾病简述

生殖道沙眼衣原体感染是常见的性传播疾病。沙眼衣原体引起的疾病范围广泛,可累及眼、生殖道、直肠等多个脏器,也可导致母婴传播。沙眼衣原体主要感染柱状上皮及移行上皮而不向深层侵犯,可引起宫颈黏膜炎、子宫内膜炎、输卵管炎,最后导致不孕、异位妊娠等并发症。

9.5.2　诊断标准

由于沙眼衣原体感染无特征性临床表现,临床诊断较困难,常需实验室检查确诊。对衣原体感染者,需同时检查有无其他性传播疾病,如淋病等。实验室检查包括①核酸扩增试验:敏感性、特异性高,美国 FDA 推荐对无其他症状或有症状的妇女采用该方法进行衣原体检测或筛查;②沙眼衣原体培养:标准诊断方法,但临床不实用;③抗原检测:包括直接免疫荧光法和酶联免疫吸附试验,是目前国内临床最常用的方法,因敏感度及特异度较低,美国 FDA 不建议采用。

9.5.3　治疗方案

(1)一般原则:早诊断、早治疗,及时、足量、规范使用抗生素,治疗方案要个体化。妊娠期禁用喹诺酮类及四环素类抗菌药。

(2)妊娠期:首选口服阿奇霉素顿服,一次 1g;或阿莫西林一次 0.5g,一日 3 次,共 7 日。对衣原体感染的早孕期孕妇治疗后 3 周应进行衣原体检测,还应在治疗后 3 个月后复查。

(3)新生儿:对于所有≤30 日的有结膜炎的新生儿,尤其母亲有未经治疗的衣原体感染史,就可考虑为衣原体感染。

对母亲患沙眼衣原体感染的新生儿应密切观察,一旦发现沙眼衣原体感染,立即治疗。红霉素 50mg/(kg·d),分 4 次口服,疗程 14 日,如有效,再延长 1~2 周。

出生后立即应用 0.5% 红霉素眼膏对衣原体感染有一定预防作用。若有衣原体结膜炎感染可用 1% 硝酸银溶液滴眼。

9.5.4　治疗药物

大环内酯类:阿奇霉素、红霉素。

青霉素类:阿莫西林。

阿奇霉素　Azithromycin

【适应证】本品为大环内酯类抗菌药物。适用于治疗沙眼衣原体感染。

【用法用量】口服:顿服,一次 1g。对衣原体感染的早孕期孕妇治疗后 3 周应进行衣原体检测,还应在治疗后 3 个月后复查。

其他各项见 1.5 肺炎。

阿莫西林　Amoxicillin

【适应证】本品为青霉素类抗菌药物。适用于治疗沙眼衣原体感染。

【用法用量】口服:一次 0.5g,一日 3 次,疗程 7 日。对衣原体感染的早孕期孕妇治疗后 3 周应进行衣原体检测,还应在治疗后 3 个月后复查。

其他各项见 1.5 肺炎。

红霉素　Erythromycin

【适应证】本品为大环内酯类抗菌药物。适用于治疗新生儿沙眼衣原体感染。

【用法用量】对母亲患沙眼衣原体感染的新生儿应密切观察,一旦发现沙眼衣原体感染,立即治疗。红霉素 50mg/(kg·d),一日 4 次,疗程 14 日,如有效,再延长 1~2 周。

其他各项见 1.5 肺炎。

9.6　支原体感染

9.6.1　疾病简述

妊娠期支原体感染为机会性感染,常与其他病原体共同引起生殖泌尿道感染。可经胎盘和产道感染胎儿,导致流产、早产等,甚至死胎。支原体是居于细菌和病毒之间无细胞壁,能独立生存的最小微生物。感染人类的支原体有十余种,以女性生殖道分离出的人型支原体(MH)及解脲支原体(UU)最常见。

孕妇感染 UU 及 MH 后,在妊娠 16 ~ 20 周侵袭羊膜损伤胎盘造成绒毛膜炎,导致晚期流产、胎膜早破、早产或死胎,存活胎儿可致低体重儿和先天畸形等。新生儿特别是早产儿受 UU 感染后,可发生支原体肺炎。MH 可导致产妇产后盆腔炎及产后支原体血症及新生儿支原体血症。产后哺乳等接触或空气传播感染 MH 可引起新生儿肺炎。

9.6.2　诊断标准

实验室检查协助诊断如下。

(1)支原体培养:多取阴道和尿道分泌物联合培养,可获较高阳性率。

(2)血清学检查:无症状妇女血清中 MH 及 UU 血清特异性抗体水平低,再次感染后血清抗体可显著升高。

(3)聚合酶链式反应(PCR)技术较培养法更敏感、特异、快速,对临床诊断有价值。

9.6.3　治疗方案

妊娠期首选阿奇霉素顿服,一次 1g;或 0.25g,一日 1 次,首剂加倍,疗程5 ~ 7 日。

9.6.4　治疗药物

大环内酯类:阿奇霉素。

阿奇霉素　Azithromycin
【适应证】本品为大环内酯类抗菌药物。适用于治疗支原体感染。
【用法用量】口服:顿服,一次 1g;或 0.25g,一日 1 次,首剂加倍,疗程5 ~ 7 日。

其他各项见 1.5 肺炎。

9.7　获得性免疫缺陷综合征

9.7.1　疾病简述

获得性免疫缺陷综合征(acquired immunodeficiency syndrome, AIDS),又称艾滋病,是由人免疫缺陷病毒(human immunodeficiency virus, HIV)感染引

起的一种传染性传播疾病。HIV 可引起 T 淋巴细胞损害,导致持续性免疫缺陷,多个器官出现机会性感染及罕见恶性肿瘤,最终导致死亡,是主要致死性传染病之一。

HIV 主要存在于感染者的血液、精液、阴道分泌物、眼泪、尿液、脑脊液和乳汁中,经以下三种途径传播:性接触(包括同性、异性和双性性接触)、血液及血制品传播(包括共用针具静脉注射毒品、介入性医疗操作、文身文眉、打耳孔等)和母婴传播(包括经胎盘、分娩时和哺乳传播)。握手拥抱、礼节性亲吻、同吃同饮等日常生活接触不会传播 HIV。HIV 的高危人群有静脉注射毒品依赖者、与 HIV 感染者有性接触者以及男男同性恋。

9.7.2 诊断标准

需结合流行病学史(不安全性生活史、静脉吸毒史、输入未经 HIV 抗体检测的血液或血液制品、HIV 抗体阳性者所生的子女或职业暴露史)、临床表现及实验室检查诊断。实验室检查包括 HIV 抗体、病毒载量、CD4+T 淋巴细胞、p24 抗原检测、HIV 基因型耐药检测等。而感染 HIV 到发展为艾滋病的潜伏期长短不一,AIDS 可大致分为急性 HIV 感染、无症状感染和艾滋病三个阶段,这三个阶段的临床表现不尽相同,应结合各种分期的实际临床表现进行诊断。

9.7.2.1 急性期 患者半年内有流行病学史,或急性 HIV 感染综合征 HIV 抗体筛查试验阳性和 HIV 补充试验阳性。

9.7.2.2 无症状期 有流行病学史,结合 HIV 抗体阳性即可诊断,对无明确流行病学史但符合实验室诊断标准的即可诊断。

9.7.2.3 艾滋病期 成人及 15 岁(含 15 岁)以上青少年,HIV 感染加下述各项中的任何一项即可诊断为艾滋病或者 HIV 感染。或 HIV 抗体阳性,CD4+T 淋巴细胞数 <200 个 /μl 也可诊断为艾滋病。

①不明原因的持续不规则发热 38℃以上,>1 个月;②腹泻(大便次数多于 3 次 /d),>1 个月;③6 个月之内体重下降 10% 以上;④反复发作的口腔真菌感染;⑤反复发作单纯疱疹病毒感染或带状疱疹病毒感染;⑥肺孢子菌肺炎(PCP);⑦反复发生的细菌性肺炎;⑧活动性结核或非结核分枝杆菌病;⑨深部真菌感染;⑩中枢神经系统占位性病变;⑪中青年人出现痴呆;⑫活动性巨细胞病毒感染;⑬弓形虫脑病;⑭马尔尼菲篮状菌病;⑮反复发生的败血症;⑯皮肤黏膜或内脏的卡波西肉瘤、淋巴瘤。

15 岁以下儿童,符合下列一项者即可诊断:HIV 感染和 CD4+T 淋巴细胞百分比 <25%(<12 月龄),或 <20%(12~36 月龄),或 <15%(37~60 月龄),或 CD4+T 淋巴细胞计数 <200 个 /μl(5~14 岁);HIV 感染和伴有至少一种儿童艾滋病指征性疾病。

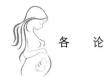

9.7.3　治疗方案

9.7.3.1　妊娠期　对于 HIV 的治疗最主要的方式是抗逆转录病毒治疗（highly active antiretroviral therapy，HAART，即鸡尾酒疗法），目的是控制孕妇感染，降低母婴垂直传播发生率。一旦妊娠期妇女被诊断为 HIV 感染，或者确诊 HIV 感染且未经治疗的女性一旦被诊断为妊娠，即启用 HAART 治疗。所有感染 HIV 的孕妇不论其 CD4+T 淋巴细胞计数多少或临床分期如何，均应终生接受 HAART。

目前有以下药物已经具有足够的在妊娠期使用的样本量：①核苷类逆转录酶抑制剂（NRTI）：替诺福韦/恩曲他滨、齐多夫定、拉米夫定及阿巴卡韦；②蛋白酶抑制剂（PI）：洛匹那韦/利托那韦；③非核苷类逆转录酶抑制剂（N-NRTI）：奈韦拉平。

首选方案：替诺福韦/恩曲他滨（或替诺福韦+拉米夫定或阿巴卡韦/拉米夫定或阿巴卡韦+拉米夫定）+洛匹那韦/利托那韦。替代方案：替诺福韦/恩曲他滨（或替诺福韦+拉米夫定或阿巴卡韦/拉米夫定或阿巴卡韦+拉米夫定或齐多夫定/拉米夫定或齐多夫定+拉米夫定）+依非韦伦或奈韦拉平。

9.7.3.2　哺乳期　应当对 HIV 感染孕产妇所生儿童提倡人工喂养，避免母乳喂养，杜绝混合喂养。医务人员应当与 HIV 感染孕产妇及其家人就人工喂养的接受性、知识和技能、负担的费用、是否能持续获得足量、营养和安全的代乳品，及时接受医务人员综合指导和支持等条件进行评估。对于因不具备人工喂养条件而选择母乳喂养的感染产妇及其家人，要做好充分的咨询，指导其坚持正确的纯母乳喂养，喂养时间最好不超过 6 个月。坚持母乳喂养，则整个哺乳期应继续妊娠期抗病毒治疗方案，如果终止母乳喂养，则 1 周后停止 HAART 治疗，重新评估病情。

9.7.3.3　新生儿　新生儿出生时或者在产后 4~6 周及 3 个月时应行 HIV 血清学检测，根据检测结果采取相应措施。对于接受 HAART 治疗孕妇所分娩的新生儿，若母乳喂养，则每日奈韦拉平预防性治疗 6 周；若人工喂养，则每日奈韦拉平（或齐多夫定，一日 2 次）预防性治疗 4~6 周。对于未接受 HAART 治疗孕妇所分娩的新生儿，建议立即执行 HAART 治疗。

9.7.4　治疗药物

核苷类逆转录酶抑制剂（NRTI）：齐多夫定、拉米夫定、阿巴卡韦、依非韦伦及替诺福韦/恩曲他滨。

蛋白酶抑制剂（PI）：洛匹那韦/利托那韦。

非核苷类逆转录酶抑制剂（N-NRTI）：奈韦拉平。

齐多夫定　Zidovudine

【**适应证**】本品为核苷类逆转录酶抑制剂。与其他抗逆转录病毒药物联合使用，用于治疗人类免疫缺陷病毒（HIV）感染。由于齐多夫定显示可降低HIV的母－婴传播率，齐多夫定亦可用于HIV阳性妊娠期妇女及其新生儿。

【**用法和用量**】与其他抗逆转录酶病毒药联合使用：口服，一日0.5～0.6g，分2～3次给药。预防母－婴传播：孕妇（孕周>14周），口服，一次0.1g，一日5次，直至分娩开始。在分娩过程中静脉用齐多夫定2mg/kg，滴注时间为1小时以上，继以静脉滴注1mg/（kg·h）直至脐带结扎。新生儿应按2mg/kg的剂量给予齐多夫定口服溶液，每6小时服药1次。出生后12小时内开始给药，并持续服用至6周。不能口服的婴儿应静脉给予齐多夫定1.5mg/kg，每6小时给药1次，每次给药时间>30分钟。

晚期肾功能衰竭患者一日剂量为0.3～0.4g。治疗中应根据患者的血液参数及临床反应调整剂量。对于进行血液透析及腹膜透析的肾功能衰竭患者，推荐剂量为每6～8小时0.1g。肝功能减退患者由于葡萄糖醛酸化作用的减退而引起齐多夫定在体内蓄积，因此必须进行剂量调整，但目前尚无理想的推荐方案。

【**不良反应**】最严重的不良反应包括贫血症（必要时输血），中性粒细胞减少症和白细胞减少。当高剂量用药（一日1.2～1.5g）或晚期HIV患者（尤其是治疗前骨髓储量少的患者），特别是CD4+细胞数低于100/mm^{3}患者易出现上述不良反应。必要时减少用药量或停止治疗。肌病：与HIV疾病相类似的心肌病与心肌炎与本品长期用药有关。乳酸酸中毒/严重肝脂变性肿大：出现呼吸加快、呼吸减慢、血清碳酸氢根水平下降症状时要考虑酸中毒，应暂停给药直至酸中毒被排除。

偶见：胰腺炎、过敏、高胆红素血症、肝炎、血管炎及癫痫。

全身：腹痛、背痛、胸痛、寒战、唇肿、发热、感冒症状、心血管症状、头晕、血管扩张；胃肠道：便秘、腹泻、吞咽困难、舌肿、腹胀、肛门出血；口腔：齿龈出血、口腔溃疡；血液淋巴：淋巴腺病变；肌肉骨骼：关节痛、肌痉挛、震颤；精神：焦虑、混乱、抑郁、头晕、情感脆弱、敏锐力缺失、紧张、共济失调、嗜睡、眩晕；呼吸：咳嗽、呼吸困难、鼻衄、嘶哑、咽炎、鼻炎、鼻窦炎；皮肤：痤疮、皮肤与指甲色素沉着、荨麻疹、出汗、瘙痒；特殊感官：弱视、畏光、味觉异常、听力丧失；泌尿系统：多尿、尿频、尿急、排尿困难。

【**禁忌证**】对本品过敏的患者禁用。

【**注意事项**】①应提醒患者注意其同时应用的其他药物的不良反应。

②齐多夫定不能治愈 HIV 感染,患者仍存在着发生与免疫抑制相关疾患的危险。③应提醒那些在怀孕期间使用齐多夫定预防 HIV 母婴传播的孕妇,尽管进行了治疗,但在某些病例中仍有发生母婴传播的可能。④应用本品时,应特别注意血液学不良反应。对于晚期 HIV 感染患者,接受齐多夫定治疗会出现贫血(通常于用药 6 周后出现,有时出现较早)、中性粒细胞减少(通常于用药 4 周后出现,有时出现较早)及白细胞减少(通常继发于中性粒细胞减少)等,对于出现重症贫血的患者,在进行剂量调整的同时,应予以输血治疗。⑤应用本品时,应注意对于驾驶和机械操作能力的影响。

【FDA 妊娠期药物安全性分级】C 级。现有资料显示,使用齐多夫定可能会导致新生儿贫血,治疗过程可能需要监测。动物研究中除较高剂量外,无致畸作用,人类经验提示无特别的出生缺陷。但动物试验证据提示,着床前接受齐多夫定治疗,对啮齿动物的胚胎有毒性并阻止囊胚的发育。妊娠早期若需高剂量齐多夫定治疗,对人类生育能力的损伤应引起关注。另外,尚未解决其潜在的远期毒性问题。如果有指征,母亲接受齐多夫定治疗给婴儿带来的益处应超过了其所引起的毒性风险。

【哺乳期药物安全性分级】L5 级。由于 HIV-1 可以经乳汁传播,所以不建议 HIV 感染妇女母乳喂养。

【制剂与规格】齐多夫定片:0.1g/ 片、0.3g/ 片;齐多夫定胶囊:0.1g/ 粒、0.25g/ 粒、0.3g/ 粒;齐多夫定注射液:10ml:0.1g/ 支、20ml:0.2g/ 支;注射用齐多夫定:0.1g/ 瓶。

拉米夫定　Lamivudine

【超说明书适应证】本品为核苷类逆转录酶抑制剂。适用于人类免疫缺陷病毒(HIV)感染。

说明书未标示该药可用于治疗 HIV 感染。但目前的循证医学证据表明拉米夫定可用于 HIV 感染。因此,该药用于 HIV 感染属于超说明书用药,应综合目前循证医学证据,按超说明书用药规范管理,须知情同意。

【用法用量】口服:一次 0.15g,一日 2 次,或一次 0.3g,一日 1 次。

【FDA 妊娠期药物安全性分级】C 级。未见严重致畸的病例报道,母亲接受拉米夫定治疗给婴儿带来的益处应超过了其所引起的毒性风险。

【哺乳期药物安全性分级】L5 级。由于 HIV-1 可以经乳汁传播,所以不建议 HIV 感染妇女母乳喂养。但基于欠发达地区的经济情况和母体及婴儿实际的病情,可在特定情况下,如婴儿感染 HIV 等继续母乳喂养。

【制剂与规格】拉米夫定片:0.1g/ 片、0.15g/ 片、0.3g/ 片;拉米夫定胶囊:0.1g/ 粒;拉米夫定口服液:240ml:2.4g/ 瓶。

其他各项见 2.8 妊娠合并病毒性肝炎。

阿巴卡韦 Abacavir

【适应证】本品为核苷类逆转录酶抑制剂。适用于与抗逆转录病毒药物联合治疗人类免疫缺陷病毒（HIV）的感染。

【用法和用量】本品应由对治疗 HIV 感染有经验的医师开具处方。推荐剂量：一次 0.3g，一日 2 次，或一次 0.6g，一日 1 次。改为一日 1 次服药的患者应当在第 1 日服用 2 次 0.3g 之后，第 2 日早晨开始每日服用 0.6g。如果首选每日 1 次晚上服药，则应当仅在第 1 日早晨服 0.3g 后，晚上服用 0.6g。如改回一日 2 次方案，则患者应当完成当日的治疗，第 2 日开始一次 0.3g，一日 2 次。

肾损害：肾功能不良的患者服用本品不必调整剂量，但晚期肾病患者应避免服用。肝损害：阿巴卡韦主要经肝脏代谢，肝硬化并有轻度肝功能损害（Child-Pugh 分数为 5~6 分）患者，一次 0.2g，一日 2 次。为能够做到对本品进行减量，治疗这些患者时应当使用口服溶液。

【不良反应】不良反应表现为发热和 / 或皮疹，胃肠道症状如食欲缺乏、恶心呕吐、腹泻或腹痛等。其他主要有头痛、不适及疲劳。严重的不良反应有心肌梗死、乳酸性酸中毒、肝脏毒性、肝肿大、肝脂肪变性、严重过敏反应等。

【禁忌证】任何已知对阿巴卡韦过敏，或对阿巴卡韦片中任何辅料成分过敏者禁用本品。中度或严重肝功能受损者禁用。

【注意事项】①HLA-B*5701 基因位点阳性患者，发生严重甚至有时可致死的高敏反应风险显著增高，故不应使用本品。②如患者对本品的高敏反应史不能排除，不应使用本品。③肾功能减退患者用药不必减量，但严重肾功能减退患者应避免服用本品。④轻度肝功能减退患者需要调整剂量。⑤哺乳期妇女使用本品对乳儿的风险不能排除。⑥疗程中可能发生乳酸性酸中毒（低氧血症）伴发严重肝肿大和脂肪肝，甚至引起死亡。疗程中如出现氨基转移酶迅速升高、进行性肝肿大或原因不明的代谢性或乳酸性酸中毒时应停止用药。患有肝肿大、肝炎和其他已知有危险因素的肝病患者（特别是肥胖、女性或长期应用核苷类似物治疗者）应慎用核苷类药物。⑦使用本品后有可能出现免疫重建炎症综合征。

【FDA 妊娠期药物安全性分级】C 级。尚未发现严重的致畸病例，母亲接受阿巴卡韦治疗给胎儿带来的益处应超过其所引起的毒性风险。

【哺乳期药物安全性分级】L5 级。由于 HIV-1 可以经乳汁传播，所以不建议 HIV 感染妇女母乳喂养。

【制剂与规格】硫酸阿巴卡韦片：0.3g/ 片；硫酸阿巴卡韦口服溶液：240ml：4.8mg/ 瓶。

依非韦伦　　Efavirenz

【适应证】本品为核苷类逆转录酶抑制剂。适用于与其他抗病毒药物联合治疗 HIV-1 感染。

【用法和用量】口服：本品与蛋白酶抑制剂和 / 或核苷类逆转录酶抑制剂（NRTI）合用的推荐剂量一次 0.6g，一日 1 次。本品可与食物同服或另服。为改善对神经系统不良反应的耐受性，在治疗开始的 2 ~ 4 周以及持续出现这些症状的患者中，建议临睡前服药。本品必须与其他抗逆转录病毒药联合使用。

【不良反应】本品一般耐受性良好。瘙痒、皮疹较为常见。皮疹通常是轻度至中度的斑丘疹，发生于治疗的初始 2 周，大多数患者的皮疹随着继续治疗会在 1 个月内消退。出现严重皮疹时应停用本品。对于因皮疹而中断治疗的患者可重新开始服用本品。重新服用本品时，建议使用适当的抗组胺药和 / 或皮质激素类药物。常见的神经系统症状包括头痛、眩晕、失眠、嗜睡及噩梦。神经系统症状通常开始于治疗的初始 1 ~ 2 日，并且在 2 ~ 4 周后基本消失。睡前服药可减轻症状。其他较为多见的不良反应有发热、血甘油三酯升高、恶心、腹泻、肝酶指标升高、抑郁和注意力降低。严重的不良反应有 Q-T 间期延长、尖端扭转型室性心动过速、精神障碍、严重抑郁、自杀意念以及多形性红斑、史 - 约综合征等严重药物疹。

【禁忌证】本品禁用于临床上对本产品任何成分明显过敏的患者。

【注意事项】①本品需与其他抗 HIV 药物联合应用，单用易出现病毒耐药。不推荐与其他含有本品的药物合用。②肝病（及肝病史）患者或合用其他肝毒性相关的药物，使用本品发生肝毒性的风险增加，应加强监测。③疗程中应考虑监测血脂水平。④哺乳期妇女使用本品对乳儿的风险不能排除。⑤不推荐本品用于 3 岁以下或体重低于 13kg 的儿童患者。⑥本品在老年患者中的用药尚无资料。⑦使用本品可出现免疫重建炎症综合征。⑧精神病史患者或有本品注射史患者，使用本品出现精神症状的风险增加。⑨癫痫病史患者使用本品，癫痫发作的风险增加，应加强监测。

【FDA 妊娠期药物安全性分级】D 级。服用依非韦伦的妇女应避免怀孕。目前尚未对孕妇进行充分且良好对照的研究。在一项多于 400 名在妊娠期前 3 个月的孕妇合用依非韦伦和抗逆转录病毒药物的报道中，未收到有显著的致畸报道。有极少数关于神经管缺陷包括脊髓脊膜突出的报道，这些报道大多数是回顾性的，但其相关性评判未明确。

【哺乳期药物安全性分级】L5。目前尚不明确依非韦伦是否从人乳汁中分泌。由于动物研究数据显示依非韦伦可从动物乳汁中分泌，因此建议服用依非韦伦的妇女停止母乳喂养。为避免传播 HIV，建议感染 HIV 的妇女在任何情况下都不要母乳喂养。

【制剂与规格】依非韦伦片：50mg/ 片、0.2g/ 片、0.6g/ 片。

恩曲他滨替诺福韦　Emtricitabine and Tenofovir

【适应证】本品为核苷类逆转录酶抑制剂。恩曲他滨替诺福韦适用于与其他抗逆转录病毒药物联用,治疗 HIV-1 感染。当开始使用本品治疗 HIV-1 感染时,应考虑下列因素：建议本品不要作为三联核苷治疗方案的一个分组使用；本品不应与恩曲他滨、替诺福韦二吡呋酯、拉米夫定或含有三者的固定剂量复方合并使用；接受过治疗的患者,本品的使用应按照实验室检查结果和患者治疗史进行。

【用法和用量】口服：一次 1 片,一日 1 次,随食物或单独服用均可。对基线肌酐清除率为 30 ~ 49ml/min 者,应以下推荐调整恩曲他滨替诺福韦的给药间期：对轻度肾功能损害的患者,没有必要调整剂量（肌酐清除率为 50 ~ 80ml/min）；肌酐清除率 >50ml/min 者,给药间隔为 24 小时；肌酐清除率为 30 ~ 49ml/min 者,给药间隔为 48 小时；肌酐清除率 <30ml/min 者,不应该服用恩曲他滨替诺福韦。此推荐的给药间期是根据非 HIV 感染患者单次给药的药代动力学数据模型得出。尚未对这些给药期间调整建议的安全性和疗效进行临床评价,因此在这些患者中应当密切监测对治疗的临床反应和肾功能。

【不良反应】常见：腹泻、恶心、疲劳、头痛、抑郁、失眠、异常梦魇和皮疹。可出现皮肤变色,表现为手掌和 / 或脚掌色素沉着过度,通常为轻度和无症状的。

【禁忌证】禁用于已知对替诺福韦、富马酸替诺福韦二吡呋酯、恩曲他滨或任何一种辅料有过敏反应的患者。

【注意事项】①不要作为三联核苷治疗方案的一个组分使用。②不应与恩曲他滨、替诺福韦二吡呋酯、拉米夫定或含有三者的固定剂量复方合并使用。③恩曲他滨替诺福韦与去羟基苷联合给药时应当谨慎。

【FDA 妊娠期药物安全性分级】B 级。截至 2011 年 7 月,美国抗逆转录病毒妊娠登记处已收到了在孕早期分别有 764 例和 1 219 例、孕中期分别有 321 例和 455 例、孕晚期分别有 140 例和 257 例暴露于含恩曲他滨和含替诺福韦疗法的前瞻性研究报告。在孕早期,含恩曲他滨疗法组的出生缺陷率为 18/764（2.4%）,而含替诺福韦疗法组为 27/1 219（2.2%）；在孕中期 / 晚期,含恩曲他滨疗法组的出生缺陷率为 10/461（2.2%）,而含替诺福韦疗法组为 15/714（2.1%）。在美国参考人群孕妇中,出生缺陷的背景率为 2.7%。在抗逆转录病毒妊娠登记处中没有观察到恩曲他滨或替诺福韦和总体出生缺陷之间存在相关性。

【哺乳期药物安全性分级】L5 级。美国疾病控制和预防中心建议,HIV-1

感染的妇女不应母乳喂养,以避免出生后 HIV-1 传播的风险。

【制剂与规格】片剂:每片含 0.2g 恩曲他滨和 0.3g 富马酸替诺福韦二吡呋酯。

洛匹那韦 / 利托那韦　Lopinavir and Ritonavir

【适应证】本品为蛋白酶抑制剂。适用于与其他抗逆转录病毒药物联合用药,治疗 HIV。

【用法和用量】口服:一次 2 片 / 粒,一日 2 次。本品可以或不与食物同服。本品应整片咽下,不能嚼碎、掰开或压碎。本品推荐剂量合并依非韦伦、奈韦拉平等治疗时,不需要调整剂量。

【不良反应】发生频率最多且多与本品治疗相关的不良反应是轻至中度的腹泻。另外比较常见的不良反应包括乏力、头痛、失眠、恶心、呕吐、腹痛、大便异常、消化不良、皮疹及脂肪代谢障碍。比较常见的实验室检查异常有中性粒细胞减少(2%)、血小板减少(4%)、血清氨基转移酶升高(谷丙转氨酶或谷草转氨酶)(7%~8%)、胆红素升高(3%)、高血糖、血清淀粉酶升高(7%)、血胆固醇或甘油三酯升高(3%)等。严重的不良反应有房室传导阻滞、P-R 间期延长、Q-T 间期延长、尖端扭转型室性心动过速等。本品上市后有报道可能出现肝炎、胰腺炎、史 – 约综合征、多形性红斑及缓慢型心律失常。

【禁忌证】对洛匹那韦、利托那韦或本品中的任何成分过敏者禁用。

【注意事项】①有 A 型或 B 型血友病患者接受蛋白酶抑制药治疗时出血增多的报道,包括自发性皮肤血肿和关节积血,但与使用本品间的因果关系尚不明确。在接受抗逆转录病毒药治疗的患者中观察到血脂异常及体脂分布异常。②有潜在的器质性心脏病、缺血性心脏病、心脏传导系统异常或心肌病的患者使用本品,或在使用本品的同时联合可致 P-R 间期延长的药物的患者,心脏传导异常的发生风险增加。③潜在的乙型或丙型肝炎患者,使用本品可出现或加重氨基转移酶升高或肝脏功能失代偿的风险。④潜在的慢性肝炎或肝硬化患者,使用本品致肝脏毒性反应的风险增加,尤其是在开始用药后的数个月中。⑤使用本品可发生免疫重建炎症综合征。⑥有胰腺炎病史的患者使用本品,复发的风险增加。⑦先天性长 Q-T 间期综合征或低血钾患者使用本品,或是在使用本品的同时使用其他延长 Q-T 间期的药品的患者,发生 Q-T 间期延长或尖端扭转型室性心动过速的风险增加。⑧使用本品后血甘油三酯明显升高者,发生胰腺炎的风险增加。

【FDA 妊娠期药物安全性分级】C 级。动物繁殖性研究证明该药品对胎儿有毒副作用,但尚未对孕妇进行充分严格的对照研究,并且孕妇使用该药品的治疗获益可能胜于其潜在危害。

【哺乳期药物安全性分级】L5 级。由于母乳喂养可能会传播 HIV 以及可能在母乳喂养的婴儿中发生严重不良反应,不应母乳喂养。

　　【制剂与规格】洛匹那韦利托那韦片:每片含洛匹那韦 0.1g 和利托那韦 25mg、每片含洛匹那韦 0.2g 和利托那韦 50mg;洛匹那韦利托那韦胶囊:每粒含洛匹那韦 133.3mg 和利托那韦 33.3mg。

奈韦拉平　Nevirapine

　　【适应证】本品为非核苷类逆转录酶抑制剂。奈韦拉平与其他抗逆转录病毒药物合用治疗 HIV-1 感染。单用此药会很快产生耐药病毒。因此,奈韦拉平应与至少两种以上的其他抗逆转录病毒药物一起使用。

　　对于分娩时未使用抗逆转录病毒治疗的孕妇,应用奈韦拉平(可以不与其他抗逆转录病毒药物合用)可预防 HIV-1 的母婴传播。孕妇分娩时只需口服单剂量奈韦拉平,新生儿在出生后亦只需口服单剂量奈韦拉平。如果可行的话,建议产妇在产前合用奈韦拉平与其他抗逆转录病毒药物,减少 HIV-1 病毒母婴传播的概率。

　　【用法和用量】口服:在最初 14 日,一日 0.2g(导入期的应用可以降低皮疹发生率),导入期后改为一次 0.2g,一日 2 次,并同时使用至少两种以上的其他抗逆转录病毒药物。对于那些合用药,应遵循其厂家的推荐剂量并且应对这些药物进行监控。

　　预防 HIV 母婴传播:对于将马上分娩的孕妇和新生儿,母亲在分娩开始后尽可能地口服单剂量 0.2g,新生儿在出生后 72 小时内,按 2mg/kg 单剂量口服用药。如果产妇在产出婴儿前两小时内服用了奈韦拉平,那么新生儿出生后应立即按 2mg/kg 单剂量口服奈韦拉平,第一次服药后 24~72 小时内按 2mg/kg 再服用一次奈韦拉平。

　　应告知患者按照处方剂量每日服用奈韦拉平的必要性。如果漏服药物,患者应该尽快服用下一次药物,但不要加倍服用。患者在应用奈韦拉平前和用药期间的适当间隔应进行临床生化检查,包括肝功能检查。若患者在用药期间出现严重皮疹或伴随全身症状的皮疹,应该停药。如果在导入期 14 日内,剂量为一日 0.2g 时出现皮疹,则患者的用药剂量不再增加,直至皮疹消失。如果患者出现中度或重度肝功能异常应停止使用奈韦拉平,直至肝功能恢复至基础水平。之后,奈韦拉平应从一日 0.2g 重新开始给药,进一步观察,然后谨慎地增加剂量到一次 0.2g,一日 2 次。如果再次出现中度或重度肝功能异常,奈韦拉平应该永久停药。如果患者停用奈韦拉平超过 7 日,应按照给药的原则重新开始,即 0.2g 药物,一日 1 次导入,之后一次 0.2g,一日 2 次。

　　【不良反应】除皮疹和肝功异常外,在所有临床试验中与奈韦拉平治疗相关的最常见的不良反应有恶心、疲劳、发热、头痛、嗜睡、呕吐、腹泻、腹痛和肌痛。非常少的几例贫血和中性粒细胞减少症与奈韦拉平治疗相关。接受奈韦拉平治疗的患者曾有关节痛的个案报道。

　　上市后情况表明严重的药物不良反应是史-约（Stevens-Johnson）综合征、毒性表皮坏死溶离、重症肝炎/肝衰竭和过敏反应，其特征为皮疹，伴全身症状，如发热、关节痛、肌痛和淋巴结病，以及内脏损害，如肝炎、嗜酸性粒细胞增多、粒细胞缺乏症和肾功能损害。初始 8~12 周的治疗是很关键的阶段，需进行要严密监测。

　　【禁忌证】①对奈韦拉平或者其他任何赋形剂具有临床明显过敏反应的患者禁用。②中等或严重程度的肝脏损害者禁用。③在服用奈韦拉平期间，继往出现 ASAT 或 ALAT> 正常值上限 5 倍，重新应用奈韦拉平后迅速复发肝功不正常的患者应禁用。

　　【注意事项】①本品主要在肝代谢，并由肾排泄，肝肾功能低下者慎用。②用药期间应监测肝功能。③肾功能障碍：肾损害（轻、中和重度）对本品的药动学没有显著改变。肌酐清除率 ≥20ml/min 的患者不需要调整本品的剂量。④肝功能障碍：Child-Pugh 评分 ≤7，不需要调整本品的剂量。Child-Pugh 评分 >8 的中度到重度肝功能不全的患者服用本品时，应该谨慎。

　　【FDA 妊娠期药物安全性分级】B 级。对动物没有毒性以及人类妊娠研究资料提示该药不是主要的致畸剂。

　　【哺乳期药物安全性分级】L5 级。仅限于新生儿早期诊断为 HIV 或孕妇分娩后继续应用 HAART 治疗的情况继续母乳喂养。

　　【制剂与规格】奈韦拉平片：0.2g/ 片；奈韦拉平缓释片：0.1g/ 片、0.4g/ 片；奈韦拉平胶囊：0.2g/ 粒；奈韦拉平口服混悬液：240ml：2.4g/ 瓶。

9.8　阴　道　炎

9.8.1　滴虫阴道炎

9.8.1.1　疾病简述　滴虫阴道炎是由毛滴虫引起的阴道炎症，可同时有尿道、尿道旁腺、前庭大腺滴虫感染，须全身用药。为性传播性疾病，需要同时治疗性伴侣。主要由性交直接传播或通过不清洁的浴具、污染的器械、穿着污染的衣物、接触污染的便盆或被褥等间接感染。

9.8.1.2　诊断标准

（1）主要症状是阴道分泌物增多及外阴瘙痒，间或有灼热、疼痛、性交痛等。

（2）分泌物典型特点为稀薄脓性、黄绿色、泡沫状，有臭味。

（3）妇检可见阴道黏膜潮红及散在斑点或草莓状突起。阴道内多量泡沫状分泌物有恶臭。

9.8.1.3　治疗原则　滴虫阴道炎是由于阴道毛滴虫感染引起，所以滴虫阴道炎的治疗应以杀灭毛滴虫为主。硝基咪唑类药物（甲硝唑、替硝唑、奥硝唑）是唯一一类能治疗滴虫阴道炎的药物。对硝基咪唑类药物过敏或不能耐受的患者，可以选择硝基咪唑类以外的药物治疗，但疗效较差。

妊娠期滴虫阴道炎可导致胎膜早破、早产及低出生体重儿等不良妊娠结局。妊娠期治疗的目的主要是减轻患者症状。但是甲硝唑治疗能否改善滴虫阴道炎的不良妊娠结局，目前尚无定论；因此应用甲硝唑治疗妊娠期滴虫阴道炎时，最好取得患者及家属的知情同意。

滴虫感染的女性治疗后复发的概率较高，建议治疗 3 个月后复查，持续感染可能与抗菌药抵抗的滴虫感染有关，但应区别未经治疗的性伴侣所导致的重复感染。持续感染可能是由于抗菌药物抵抗，发生率约为 4% ~ 10%。将近 5% 的滴虫阴道炎患者会出现甲硝唑抵抗，这种情况下，高剂量及延长甲硝唑的疗程可能有效。

研究表明，甲硝唑对细菌有致突变作用，对鼠有致癌作用；它能通过人类胎盘，但横断面研究和队列研究并未发现它对人类存在致畸或致突变作用。甲硝唑的 FDA 妊娠分级为 B 级，在妊娠期使用的资料最多，因此妊娠期滴虫阴道炎首选甲硝唑治疗。但甲硝唑药品说明书标示：孕期禁用；孕期使用甲硝唑属于超说明书用药，应综合目前循证医学证据，按超说明书用药规范管理，须知情同意。替硝唑的 FDA 妊娠分级为 C 级，在妊娠期使用的安全性的信息有限，药品说明书标示妊娠 3 个月内应禁用；建议孕期避免使用替硝唑，特别是妊娠 3 个月内。奥硝唑没有 FDA 妊娠分级，在妊娠期使用的安全性的信息有限，药品说明书标示妊娠早期慎用，未标示妊娠期禁用；但建议孕期避免使用奥硝唑，特别是妊娠 3 个月内。

哺乳期滴虫性阴道炎的选药与妊娠期相似。甲硝唑能通过乳汁排泄，用药期间及用药后 12 ~ 24 小时内不宜哺乳。服用奥硝唑者，服药期间暂停哺乳。服用替硝唑者，服药后 3 日内避免哺乳。

注意事项：由于硝基咪唑类药物能抑制乙醛脱氢酶的活性，从而导致双硫仑反应，因此，用药期间及用药后至少 3 日内不可饮酒和使用含酒精的药物或饮料。与非妊娠女性一样，当妊娠女性确诊滴虫性阴道炎时，需同时对性伴侣行治疗。

9.8.1.4　治疗方案

全身用药：首选甲硝唑顿服，一次 2g，或一次 0.4 ~ 0.5g，一日 2 次，疗程

7 日；次选替硝唑顿服，一次 2g，或一次 0.5g，一日 2 次，疗程 7 日。甲硝唑口服优于阴道用药；由于许多妊娠期妇女有显著的恶心或呕吐，2g 顿服优于 7 日疗法，以减轻药物引起的恶心和呕吐。

局部治疗：对全身用药不能耐受者，可局部用药。局部用药对滴虫阴道炎的治愈率较全身用药方案低，仅为 50%。可使用甲硝唑阴道栓，每晚 1 粒，疗程 7~10 日。

性伴侣用药：药物选择与全身用药相同。在双方治愈前避免无保护性性交。

9.8.1.5　治疗药物

硝基咪唑类：甲硝唑、替硝唑、奥硝唑。

甲硝唑　Metronidazole

【适应证】本品为硝基咪唑类抗菌药物。适用于阴道滴虫病及厌氧菌感染，如盆腔感染、妇科感染等。

【用法和用量】口服：滴虫病，顿服，一次 2g，或一次 0.4g，一日 2 次，疗程 7 日；可同时使用栓剂，每晚 0.5g 置入阴道内，疗程 7~10 日；厌氧菌感染，一次 0.2~0.4g，一日 3 次，疗程 7~10 日。静脉滴注：厌氧菌感染，首次剂量 15mg/kg，维持剂量 7.5mg/kg，每 6~8 小时 1 次。

【不良反应】消化道反应：恶心、呕吐、食欲不振、腹部绞痛，一般不影响治疗；神经系统症状：头痛、眩晕，偶有感觉异常、肢体麻木、共济失调、多发性神经炎等，大剂量可致抽搐；少数病例发生荨麻疹、潮红、瘙痒、膀胱炎、排尿困难、口中金属味及白细胞减少等。以上不良反应均属可逆性，停药后可自行恢复。

【禁忌证】对甲硝唑或其他硝酸咪唑类药物过敏者、有活动性中枢神经系统疾病者、血液病者、妊娠前 3 个月内妇女及哺乳期妇女禁用。

【注意事项】①经肝代谢，肝功能不全者药物可蓄积，应酌情减量。②可诱发阴道、宫颈白念珠菌病，必要时可并用抗念珠菌药。③本品代谢产物可使尿液呈深红色。④与乙醇合用可出现双硫仑样反应，治疗期间及停药 3 日后避免接触含酒精的饮品。⑤妊娠中晚期妇女应确保在无其他充分治疗药物时，考虑使用本药。⑥哺乳期妇女疗程结束后 24~48 小时方可重新哺乳。

【FDA 妊娠期药物安全性分级】B 级。目前的循证医学证据及 meta 分析并未发现在妊娠早期暴露于甲硝唑与出生缺陷之间存在关系，表明甲硝唑可用于妊娠期。说明书标示：孕妇禁用。因此，该药用于妊娠期属于超说明书用药，应综合目前循证医学证据，按超说明书用药规范管理，须知情同意。

【哺乳期药物安全性分级】L2 级。说明书标示：哺乳期禁用。甲硝唑可以分泌入乳汁。由于本药在一些动物试验中具有诱导突变和致癌性，所以应该避免不必要的药物暴露。如果甲硝唑单次口服治疗滴虫病，美国儿科学会建议停止哺乳 12～24 小时。

【制剂与规格】甲硝唑片：0.2g/ 片、0.25g/ 片、0.5g/ 片；甲硝唑缓释片：0.75g/ 片；甲硝唑胶囊：0.2g/ 粒；甲硝唑阴道泡腾片：0.2g/ 片；甲硝唑栓：0.5g/ 栓、1g/ 栓；甲硝唑阴道凝胶：5g：0.037 5g/ 支、30g：0.225g/ 支；甲硝唑注射液：10ml：0.05g/ 瓶、20ml：0.1g/ 瓶、100ml：0.5g/ 瓶、250ml：0.5g/ 瓶、250ml：1.25g/ 瓶；甲硝唑氯化钠注射液：100ml（甲硝唑 0.5g、氯化钠 0.8g）/ 瓶、250ml（甲硝唑 0.5g、氯化钠 2.25g）/ 瓶；甲硝唑葡萄糖注射液：250ml（甲硝唑 0.5g、葡萄糖 12.5g）/ 瓶。

替硝唑　Tinidazole

【适应证】本品为硝基咪唑类抗菌药物。适用于各种厌氧菌感染，如败血症、骨髓炎、腹腔感染、盆腔感染、肺支气管感染、鼻窦炎、皮肤蜂窝织炎、口腔感染及术后伤口感染。用于结肠直肠手术、妇产科手术及口腔手术等的术前预防用药。

【用法和用量】口服：顿服，一次 2g，或一次 0.5g，一日 2 次，疗程 7 日。性伴侣应以相同剂量同时治疗。必要时 3～5 日可重复 1 次。

【不良反应】常见：恶心、呕吐、上腹痛、食欲下降及口腔金属味，可有头痛、眩晕、皮肤瘙痒、皮疹、便秘及全身不适。此外，还可有中性粒细胞减少、双硫仑样反应及黑尿。高剂量时也可引起癫痫发作和周围神经病变。

【禁忌证】对替硝唑或吡咯类药物过敏患者禁用。患有活性中枢神经疾病和血液病者禁用。

【注意事项】①如疗程中发生中枢神经系统不良反应，应及时停药。②本品可干扰谷丙转氨酶、乳酸脱氢酶、三酰甘油、己糖激酶等的检验结果，使其测定值降至零。③用药期间不应饮用含酒精的饮料，因可导致双硫仑样反应，患者可出现腹部痉挛、恶心、呕吐、头痛、面部潮红等。④肝功能减退者本品代谢减慢，药物及其代谢物易在体内蓄积，应予减量，并进行血药浓度监测。⑤本品可自胃液持续清除，某些放置胃管进行吸引减压者，可引起血药浓度下降。血液透析时，本品及代谢物迅速被清除，故应用本品不需减量。⑥念珠菌感染者应用本品，其症状会加重，需同时给抗真菌治疗。

【FDA 妊娠期药物安全性分级】C 级。动物试验或体外测定发现本品具致癌、致突变作用，但人体中尚缺乏资料。说明书标示：本品可透过胎盘屏障，迅速进入胎儿循环，妊娠 3 个月内应禁用；3 个月以上的孕妇只有具明确指征时才选用。因此,妊娠期需要抗厌氧菌感染时,首选甲硝唑,替硝唑可用于甲硝唑治疗未能根除感染的替代方案。但是,在获得更多人类数据之前,应尽量避免用于妊娠早期。

【哺乳期药物安全性分级】L3 级。本品可分泌入母乳中,哺乳期妇女用药期间应暂停哺乳,并在停药 3 日后方可授乳。如果给予单剂量治疗,建议停止母乳喂养 12 ~ 24 小时以确保药物清除。

【制剂与规格】替硝唑片:0.15g/ 片、0.5g/ 片;替硝唑胶囊:0.2g/ 粒、0.25g/ 粒、0.5g/ 粒。

奥硝唑　Ornidazole

【适应证】本品为硝基咪唑类抗菌药物。适用于治疗由厌氧菌感染引起的多种疾病,男女泌尿生殖道毛滴虫、贾第鞭毛虫感染引起的疾病(如阴道滴虫病等)。

【用法和用量】口服:吞服或溶于少量水中服用。预防厌氧菌感染,一次 0.5g,一日 2 次(早晚各服 1 次);毛滴虫病,一次 1 ~ 1.5g,一日 1 次,或遵医嘱。注射剂:厌氧菌感染,初始剂量 0.5 ~ 1g,之后一次 0.5g,每 12 小时 1 次,疗程 3 ~ 6 日。如患者症状改善,建议改用口服制剂。

【不良反应】肝损伤患者用药每次剂量与正常用量相同,但用药间隔时间要加倍,以免药物蓄积。使用过程中,如有异常神经症状反应即停药,并进一步观察治疗。本品溶液显酸性,与其他药物合用时注意本品的低 pH 值对其他药物的影响。本品与半合成抗生素类及头孢类药合用时应单独给药,两者不能使用同一稀释液稀释,应分别溶解稀释,分别滴注。

【禁忌证】对硝基咪唑类药物过敏者禁用。脑和脊髓发生病变、癫痫及各种器官硬化症患者禁用。

【注意事项】①肝脏疾病患者、酗酒者慎用。②可使本品作用增强或减弱的其他药物慎用。

【FDA 妊娠期药物安全性分级】暂无。说明书标示,妊娠期仅在确有必要时才能使用。妊娠期用药研究少,建议首选甲硝唑。

【哺乳期药物安全性分级】暂无。本品可分泌入母乳中,哺乳期妇女用药期间应暂停哺乳。哺乳期用药研究少,建议首选甲硝唑。

【制剂与规格】奥硝唑片:0.1g/ 片、0.25g/ 片、0.5g/ 片;奥硝唑分散片:0.25g/ 片;奥硝唑胶囊:0.1g/ 粒、0.125g/ 粒、0.25g/ 粒;注射用奥硝唑:0.25g/ 支;奥硝唑注射液:5ml:0.25g/ 支、5ml:0.5g/ 支、10ml:0.5g/ 支;奥硝唑氯化钠注射液:100ml:0.25g/ 瓶、100ml:0.5g/ 瓶、250ml:0.5g/ 瓶。

9.8.2 外阴阴道假丝酵母菌病

9.8.2.1 疾病简述 外阴阴道假丝酵母菌病（vulvovaginal candidiasis，VVC）是由假丝酵母菌引起的常见外阴阴道炎症，也称外阴阴道念珠菌病。多见于孕妇、糖尿病患者及接受大量雌激素治疗者、应用广谱抗菌药及肾上腺皮质激素者。有资料显示，约 75% 的妇女一生中至少患 1 次 VVC，40%~50% 的妇女会再次复发。而 5%~8% 的妇女 1 年内会发作 4 次或以上，称复发性VVC。VVC 是女性常见病和多发病，属于内源性感染，具体发病机制尚不清楚，认为其与免疫机制相关，严重影响女性的工作和生活。

妊娠期由于机体免疫力下降，引导组织内糖原增加，雌激素水平升高，有利于假丝酵母菌生长，故妊娠期更易发生 VVC，并且临床表现重，治疗效果差，易复发。

9.8.2.2 诊断标准

临床症状与体征：患者白带增多，呈豆渣样状或凝乳状，外阴瘙痒、尿后外阴有烧灼感，伴尿频尿痛，妇检外阴红肿。常见皮肤抓痕、甚至表皮破溃，呈明显急性炎症改变，分泌物呈乳状或白色干酪样。

辅助检查：阴道分泌物悬滴法检查可见芽孢和假菌丝。

9.8.2.3 治疗原则 治疗目的是消除病因，缓解患者的症状和体征，提高患者的生活质量。由于 VVC 和不良妊娠结局无关，妊娠期 VVC 的治疗主要是为了缓解症状。

妊娠期 VVC 的治疗，首选阴道内局部用咪唑类治疗（如克霉唑或者咪康唑），也可以选择阴道用制霉菌素（制霉菌素阴道片或者阴道栓）。在妊娠期间，尽量避免口服唑类（如氟康唑）药物治疗，特别是在妊娠早期，因为口服氟康唑可能增加胎儿出现法洛氏四联症的发病风险，中晚孕使用口服氟康唑的安全性仍有待研究。

哺乳期 VVC 的治疗，除使用以上药物外，还可口服氟康唑或者伊曲康唑；建议首选氟康唑（用药期间可以哺乳）。

9.8.2.4 治疗方案

局部用药：克霉唑栓剂，阴道用，每晚 0.15g，疗程 7 日；或每日早晚各 0.15g，连用 3 日；或 0.5g，单次用药。制霉菌素栓剂，阴道用，每晚 10 万 U，疗程 10~14 日。咪康唑栓剂，阴道用，每晚 0.2g，疗程 7 日；或每晚 0.4g，连用 3 日，或 1.2g，单次使用。

全身治疗：氟康唑顿服，一次 0.15g，重度患者 3 日后再服 1 次；伊曲康唑一次 0.2g，一日 2 次，用 1 日，重度患者疗程 2~3 日。

复发病变的治疗：①消除诱因（常见的诱因有妊娠、长期应用广谱抗菌药、糖尿病、大量应用免疫抑制剂及接受大量糖皮质激素治疗、胃肠道假丝酵母菌感染者粪便污染阴道、穿紧身化纤内裤及肥胖）；②性伴侣进行念珠菌的检查与治疗；③肠道念珠菌及阴道深层念珠菌检查；④治疗时可全身用药加局部用药，加大抗真菌药物的剂量与应用时间。

9.8.2.5　治疗药物

唑类抗真菌药：氟康唑、伊曲康唑、克霉唑、咪康唑。

其他抗真菌药：制霉菌素、复方莪术油栓。

氟康唑　Fluconazole

【适应证】本品为唑类抗真菌药。适用于以下真菌病：①全身性念珠菌病，包括念珠菌血症、播散性念珠菌病及其他形式的侵入性念珠菌感染，如泌尿道感染等。②急性或复发性阴道念珠菌病等。

【用法和用量】口服或静脉滴注。念珠菌病及皮肤真菌病：一次 50mg～0.1g，一日 1 次。阴道念珠菌病：一次 0.15g，一日 1 次。

【不良反应】中枢和周围神经系统：头痛、眩晕、抽搐。皮肤系统：皮疹、脱发、剥脱性皮肤病，包括 Stevens–Johnson 综合征及中毒性表皮溶解性坏死。消化系统：腹痛、腹泻、胃肠胀气、消化不良、恶心、呕吐。肝胆系统：肝毒性，包括罕见的致死性肝毒性病例、碱性磷酸酶升高、胆红素升高、肝衰竭、药物性肝炎、肝细胞坏死、黄疸。造血和淋巴系统：白细胞减少，包括中性粒细胞减少和粒细胞缺乏症，血小板减少症。免疫系统：过敏反应，包括血管神经性水肿、面部浮肿、瘙痒。代谢 / 营养：高胆固醇血症、高甘油三酯血症、低钾血症。其他感官：味觉异常。

【禁忌证】对氟康唑及其无活性成分或其他唑类、吡咯类药物过敏的患者禁用。

【注意事项】①需定期监测肝、肾功能，用于肝肾功能减退者需减量应用。②在免疫缺陷者中的长期预防用药，已导致念珠菌属等对氟康唑等吡咯类抗真菌药耐药性的增加，应避免无指征预防用药。③治疗过程中可发生轻度一过性谷丙转氨酶及谷草转氨酶升高，偶可出现肝毒性症状。治疗前后均应定期检查肝功能，如出现持续异常或肝毒性临床症状时均需立即停用。④与肝毒性药物合用、需服用氟康唑 2 周以上或接受多倍于常用剂量的本品时，可使肝毒性的发生率增高，需严密观察。⑤疗程应视感染部位及个体治疗反应而定。一般治疗应持续至真菌感染的临床表现及实验室检查指标显示真菌感染消失为止。隐球菌脑膜炎或反复发作口咽部念珠菌病的艾滋病患者需用氟康唑长期维持治疗以防止复发。⑥根据多剂量药物相互作用的研究结果，多剂量接受氟康唑每日 400mg 或更高剂量治疗的患者禁止同时服用特非那定、西沙必利。

【FDA 妊娠期药物安全性分级】C 级。一项观察性研究显示在妊娠前 3 个月的妇女中使用氟康唑时自发性流产风险升高；有报道患球孢子菌病的母亲接受了大剂量氟康唑（一日 0.4 ~ 0.8g）3 个月或超过 3 个月的治疗后，婴儿出现了多处先天性异常（包括短头畸形、耳发育不良、前囟门巨大、股骨弓形化和肱桡关节融合）。这些异常是否与使用氟康唑有关尚不清楚。另有研究表明，口服氟康唑可能增加胎儿出现法洛四联症的发病风险。因此在妊娠期间，尽量避免口服唑类（如氟康唑）药物治疗，特别是在妊娠早期。除非发生有潜在生命威胁的感染，妊娠期应避免氟康唑大剂量和 / 或长期治疗。妊娠早期，如必须大剂量连续应用氟康唑进行治疗，须告知患者对胎儿有潜在风险。

【哺乳期药物安全性分级】L2 级。说有研究资料表明，虽然氟康唑可分泌至乳汁中，但是婴儿的治疗剂量远远超过了乳儿从母乳中获得的药量。美国儿科学将氟康唑列为可母乳喂养的药物。说明书标示：哺乳期妇女应用药期间应暂停哺乳。因此，哺乳期使用氟康唑后继续哺乳，属于超说明书用药，应综合目前循证医学证据，按超说明书用药规范管理，须知情同意。

【制剂与规格】氟康唑片：50mg/ 片、0.1g/ 片、0.15g/ 片、0.2mg/ 片；氟康唑分散片：50mg/ 片、0.15g/ 片；氟康唑胶囊：50mg/ 粒、0.1g/ 粒、0.15g/ 粒；氟康唑颗粒：1g：50mg/ 袋、2g：0.1g/ 袋；氟康唑注射液：0.1g/50ml、0.2mg/100ml、0.1g/10ml、0.2g/5ml。

伊曲康唑　Itraconazole

【适应证】本品为唑类抗真菌药。适用于外阴阴道念珠菌疾病等。

【用法和用量】口服：一次 0.2g，一日 2 次，用 1 日；或一次 0.2g，一日 1 次，疗程 3 日。

【不良反应】常见：厌食、恶心、腹痛和便秘。少见：头痛、可逆性氨基转移酶升高、月经紊乱、头晕和过敏反应（如瘙痒、红斑、风团和血管性水肿）。有个例报告出现了史 - 约（Stevens-Johnson）综合征。已有潜在病理改变并同时接受多种药物治疗的大多数患者，在接受伊曲康唑长疗程治疗时可见低钾血症、水肿、肝炎和脱发等症状。

【禁忌证】对本品过敏者禁用。

【注意事项】①对持续用药超过 1 个月者，及治疗过程中如出现厌食、恶心、呕吐、疲劳、腹痛或尿色加深的患者，建议检查肝功能。如果出现异常，应停止用药。②肝功能异常患者慎用（除非治疗的必要性超过肝损伤的危险性）。肝硬化患者，使用时应考虑调整剂量，并监测肝酶。③当发生神经系统症状时应终止治疗。④肾功能不全患者，肌酐清除率 <30ml/min 时，不得使

用静脉给药。⑤对有充血性心力衰竭危险因素的患者,应谨慎用药,并严密监测。危险因素包括严重的肺部疾病如慢性阻塞性肺疾病、肾衰竭和其他水肿性疾病。对患有充血性心力衰竭或有充血性心力衰竭病史的患者,应权衡利弊使用。⑥钙离子通道阻滞剂具有负性肌力作用,合并使用时需加注意。⑦如果发生可能与伊曲康唑注射液有关的神经病变时,应当停药。⑧对其他唑类药物过敏的患者使用伊曲康唑注射液时应慎重。⑨伊曲康唑注射液只能用随包装提供的 50ml 0.9% 氯化钠注射液稀释。⑩禁止与特非那定、阿司咪唑、咪唑斯汀、西沙必利、多非利特、奎尼丁、匹莫齐特、口服咪达唑仑、经 CYP3A4 代谢的羟甲戊二酰辅酶 A 还原酶抑制剂如洛伐他汀或辛伐他汀等合用。

【FDA 妊娠期药物安全性分级】C 级。说明书标示:育龄妇女使用时应采取适当的避孕措施,直至停止伊曲康唑治疗后的下一个月经周期。目前,人类资料没有显示伊曲康唑对人类胎儿造成较大的畸形。但是,氟康唑已被证明与较大畸形可能有关,建议在妊娠期尽可能避免使用伊曲康唑。

【哺乳期药物安全性分级】L3 级。伊曲康唑可分泌入乳汁。多剂量给药时,即使是低剂量,也会导致药物乳汁浓度远高于母体血浆浓度,并且会导致药物在乳儿体内广泛蓄积。因此,哺乳期妇女用药期间应暂停哺乳。

【制剂与规格】伊曲康唑分散片:0.1g/ 片;伊曲康唑胶囊:0.1g/ 粒;盐酸伊曲康唑胶囊:0.1g/ 粒;伊曲康唑口服液:150ml:1.5g/ 瓶;伊曲康唑颗粒:0.1g/ 袋。

克霉唑　Clotrimazole

【适应证】本品为唑类抗真菌药。适用于念珠菌性外阴阴道疾病等。

【用法和用量】阴道给药(将栓剂或阴道片置于阴道深处)。如为每枚含 0.15g 的栓剂或者阴道片,一次 1 粒,每晚 1 次,疗程 7 日。如为每枚含 0.5g 的阴道片,一次 1 片,1 片即为一疗程;一般用药 1 次即可,必要时可在 4 日后进行第二次治疗。

【不良反应】偶见局部刺激,如瘙痒或烧灼感。

【禁忌证】对本药过敏者禁用。

【注意事项】①使用本品时应避开月经期。②用药部位如有烧灼感、红肿等情况应停药,并将局部药物洗净,必要时向医师咨询。③用药期间注意个人卫生,防止重复感染,建议避免房事。药物中的基质油脂,可以破坏乳胶类避孕工具的效果,使用时应进一步参考此类乳胶制品的使用说明。④给药时应洗净双手或戴指套或手套。⑤孕妇、哺乳期妇女及无性生活史的女性应在医师指导下使用。

【FDA 妊娠期药物安全性分级】B 级。目前尚未见有克霉唑致先天性缺陷的报道。妊娠期阴道和皮肤吸收的药物量很小,未发现其不良反应。妊娠期可以使用。

【哺乳期药物安全性分级】L2 级。尚无数据显示本品会通过乳汁分泌。阴道和皮肤吸收的药物量很小，未见对婴儿有不良影响。哺乳期局部使用克霉唑可以哺乳。

【制剂与规格】克霉唑栓：0.15g/ 栓；克霉唑阴道泡腾片：0.15g/ 片；克霉唑阴道片：0.5g/ 片。

咪康唑　Miconazole

【适应证】本品为唑类抗真菌药。适用于局部治疗念珠菌性外阴阴道病和革兰氏阳性细菌引起的双重感染。

【用法和用量】阴道给药。将栓剂置于阴道深处。一次 1 枚，每晚 1 次。不同的制剂规格，疗程有所不同。每枚规格为 0.1g 或 0.2g 的，疗程 7 日；每枚规格为 0.4g 的，疗程 3 日。具体参见药物说明书。即使症状迅速消失，也要完成治疗疗程，在月经期应持续使用。

【不良反应】常见：局部刺激、瘙痒和烧灼感，尤其是在治疗开始时。盆腔痉挛、荨麻疹、皮肤丘疹也有发生。偶见：过敏反应，多数较轻微。非常罕见：血管神经性水肿、湿疹、阴道刺激、阴道分泌物和给药部位不适。

【禁忌证】对本药或者咪唑类药过敏者禁用。

【注意事项】①对本品过敏者禁用，过敏体质者慎用。②无性生活史的女性应在医师指导下使用。③用药期间注意个人卫生，防止重复感染，避免房事。④用药部位如有烧灼感、瘙痒、红肿等情况应停药，并将局部药物洗净，必要时向医师咨询。⑤避免接触眼睛。⑥当性伴侣被感染时也应给予适当的治疗。

【FDA 妊娠期药物安全性分级】C 级。咪康唑在孕期用作局部抗真菌治疗外阴、阴道念珠菌病并不引起先天畸形的增加，静脉应用的影响尚不清楚。妊娠期可以局部使用咪康唑。

【哺乳期药物安全性分级】L2 级。阴道用药咪康唑吸收有限，在乳汁中难以达到治疗浓度。哺乳期局部使用咪康唑可以哺乳。

【制剂与规格】硝酸咪康唑阴道片：0.1g/ 片；硝酸咪康唑阴道泡腾片：0.2g/ 片；硝酸咪康唑阴道软胶囊：0.4g/ 粒；硝酸咪康唑阴道栓：0.4g/ 栓；硝酸咪康唑栓：0.1g/ 栓、0.2g/ 栓、0.4g/ 栓。

制霉菌素　Nysfungin

【适应证】适用于念珠菌属引起外阴阴道炎。

【用法和用量】阴道用药：于睡前将本品放入阴道深处，一次 1 粒，一日 1 次，疗程 7 日，慢性病例可延长使用 1 ~ 3 个疗程。

【不良反应】口服较大剂量时可发生腹泻、恶心、呕吐和上腹疼痛等消化道反应,减量或停药后迅速消失。

【禁忌证】对本药过敏者禁用。

【注意事项】①用药 1 个疗程后,症状未缓解,应咨询医师或药师。②孕妇及哺乳期妇女、无性生活时的女性应在医师指导下使用。③用药期间注意个人卫生,防止重复感染,避免房事。④如正在使用其他药品,使用本品前请咨询医师或药师。

【FDA 妊娠期药物安全性分级】C 级(口腔咽喉给药 / 口服给药 / 局部 / 皮肤外用)。制霉菌素口服、通过完整的皮肤、黏膜吸收均不好;未发现该药与先天缺陷有关。妊娠期如有指征,可以使用。

【哺乳期药物安全性分级】L1 级。由于制霉菌素很少吸收,进入血清和乳汁中的可能性很小。哺乳期局部使用制霉菌素可以哺乳。

【制剂与规格】制霉菌素阴道片:10 万 U/ 片;制霉菌素阴道泡腾片:10 万 U/ 片;制霉菌素阴道栓:10 万 U/ 栓、20 万 U/ 栓。

复方莪术油栓　Compound Zedoary Turmeric Oil Suppositories

【适应证】适用于治疗念珠菌性外阴阴道疾病。

【用法和用量】阴道用药。于睡前将本品放入阴道深处,一次 1 粒,一日 1 次,疗程 6 日。

【不良反应】偶见局部刺激,瘙痒或烧灼感。

【禁忌证】对本品及其他咪唑类药物过敏者、妊娠前 3 个月及哺乳期妇女禁用。

【注意事项】①本品仅供阴道给药,切忌口服。②使用本品时应避开月经期。③无性生活史的女性应在医师指导下使用。④用药期间注意个人卫生,防止重复感染,使用避孕套或避免房事。⑤用药部位如有烧灼感、红肿等情况应停药,并将局部药物洗净。⑥当本品性状发生改变时禁用,但于夏季本品可能变软,可在冰箱冷冻层放置片刻后使用。

【FDA 妊娠期药物安全性分级】暂无。妊娠前 3 个月禁用。

【哺乳期药物安全性分级】暂无。哺乳期禁用。

【制剂与规格】复方莪术油栓:莪术油 0.21ml: 硝酸益康唑 50mg/ 栓。

9.8.3　细菌性阴道病

9.8.3.1　疾病简述　细菌性阴道病是由加纳尔菌等多种细菌混合感染引起的一种非特异性阴道炎,阴道黏膜充血不明显,病理特征无炎症病变,因而命名为细菌性阴道病。本病实际上是寄生在阴道内的正常菌群失调所致,即乳酸杆菌减少而其他细菌（加纳尔菌、动弯杆菌）大量繁殖，以厌氧菌居多（为正常妇女的 100~1 000 倍），厌氧菌产生胺类物质，碱化阴道，使阴道分泌物增多并有臭味。部分合并有支原体感染。

9.8.3.2　诊断标准

（1）临床症状与体征：①阴道排液增多，有恶臭味，可伴有轻度外阴瘙痒或烧灼感，白带呈灰白或灰黄色，稀薄、黏度很低，有时可见泡沫，系厌氧菌代谢所致，一半患者无症状。②检查阴道黏膜无明显充血的炎症表现，但白带增多，鱼腥臭味，白带均质性、稀薄，呈灰白或灰黄色，无滴虫、真菌或淋球菌。

（2）辅助诊断：分泌物镜检及胺臭味试验。以下有三项阳性即可诊断。①阴道分泌物均质、稀薄；②阴道 pH>4.5（pH 通常为 4.7~5.7）；③分泌物镜检可见 >20% 线索细胞；④胺臭味试验阳性。

9.8.3.3　治疗原则　治疗目的是缓解或消除患者的症状和体征，将阻止疾病向子宫内膜炎、盆腔炎性疾病等进展。妊娠期细菌性阴道病与不良妊娠结局（如绒毛膜羊膜炎、胎膜早破、早产、产后子宫内膜炎等）有关，对有症状细菌性阴道病孕妇及无症状高风险孕妇均需筛查及治疗。

妊娠期细菌性阴道病首选的全身用药有甲硝唑、克林霉素，次选替硝唑和奥硝唑。局部用药与全身用药药效相似，妊娠期可以选用甲硝唑栓；美国疾病预防控制中心不推荐妊娠期细菌性阴道病患者阴道使用克林霉素，因为可能会增加早产率。

9.8.3.4　治疗方案

全身治疗：推荐方案为甲硝唑，口服，一次 0.4~0.5g，一日 2 次，疗程 7 日；克林霉素，口服，一次 0.3g，一日 2 次，疗程 7 日。替代方案为替硝唑，口服，一次 2g，一日 1 次，疗程 3 日，或者一次 1g，一日 1 次，疗程 5 日。

局部治疗：甲硝唑栓阴道栓（片），阴道用药，一次 0.2g，每晚 1 次，疗程 5~7 日。性伴侣不需常规治疗。

9.8.3.5　治疗药物

硝基咪唑类：甲硝唑、替硝唑、奥硝唑（见 9.8.1 滴虫阴道炎）。

林可霉素类：克林霉素（见 1.5 肺炎）。

9.9　急性宫颈炎

9.9.1　疾病简述

急性宫颈炎为多种理化因素致宫颈急性炎症，淋菌性宫颈炎和沙眼衣原体性宫颈炎主要侵犯宫颈管黏膜腺体的柱状上皮，如直接向上蔓延则可导致上生殖道黏膜感染。一般化脓菌侵入宫颈组织较深,并可沿两侧宫颈淋巴管向上蔓延导致盆腔结缔组织炎。白带增多是急性宫颈炎最常见的、有时甚至是唯一的症状,常呈脓性。由于宫颈炎常与尿道炎、膀胱炎或急性阴道炎、急性子宫内膜炎等并存,常使宫颈炎的其他症状被掩盖,如不同程度的下腹部、腰骶部坠痛及膀胱刺激症状等。急性淋菌性宫颈炎时,可有不同程度的发热和白细胞计数增多。本病常与阴道炎症同时发生,也可同时发生急性子宫内膜炎。依病原菌不同治疗用药各异。

在妊娠女性中,可通过感染胎儿、胎盘、羊水、蜕膜或羊膜而引起妊娠期和/或新生儿并发症。

9.9.2　诊断标准

根据病史、症状及妇科检查,诊断急性宫颈炎并不困难,关键是确定病原体。各种病原体所致感染可表现不同性状的分泌物,有时目检即可鉴别,但准确诊断仍宜取宫颈分泌物作涂片或培养,以便针对处理。

9.9.3　治疗原则

治疗目的是消除病原体,减轻患者的症状及体征,预防上生殖道感染。主要为抗菌药物治疗,抗菌药物应全身给药,不建议局部给药,强调及时足量彻底治疗。如为淋病奈瑟球菌或沙眼衣原体致病者,同时治疗性伴侣,治疗期间避免性接触。

9.9.4　治疗方案

抗菌药物选择、给药途径、剂量和疗程根据病原体和病情严重程度决定。

(1)经验性抗菌药物治疗:对有性传播疾病高危因素的患者,在获得病原体检测结果前,采用针对沙眼衣原体的经验性抗菌药物治疗。妊娠期可选用阿奇霉素顿服,一次1g。对低龄和易患淋病者,应使用针对淋病奈瑟球菌的抗菌药,如头孢曲松单次肌内注射0.25g。由于淋病奈瑟球菌感染常伴有衣原体感染,因此若为淋病性宫颈炎,治疗时除选用淋病奈瑟球菌药物外,同时应用抗衣原体感染的药物,如阿奇霉素顿服,一次1g。

(2)针对病原体选用抗菌药物治疗:对淋病奈瑟球菌所致的单纯宫颈炎,妊娠期患者可选用头孢曲松、头孢噻肟治疗;针对沙眼衣原体,妊娠期患者可选用阿奇霉素、红霉素、克拉霉素。对于合并细菌性阴道病者,需同时治疗细菌性阴道病,否则将导致宫颈炎症持续存在。

妊娠期急性宫颈炎的治疗方案

疾病	病原微生物	宜选药物
淋菌性宫颈炎	淋病奈瑟球菌	第三代头孢菌素 如头孢曲松
非淋菌性宫颈炎	沙眼衣原体	阿奇霉素、红霉素
细菌性宫颈炎	其他细菌	根据细菌培养及药敏结果选择

9.9.5 治疗药物

头孢菌素类：头孢曲松（见 1.5 肺炎）、头孢噻肟。

大环内酯类：阿奇霉素、红霉素、克拉霉素（见 1.5 肺炎）。

头孢噻肟 Cefotaxime

【适应证】本品为第三代头孢菌素。适用于敏感细菌（如淋病奈瑟球菌）所致的宫颈炎。

【用法和用量】肌内注射：一次 1g，单次给药。

【不良反应】不良反应发生率低，且一般均呈暂时性和可逆性。常见：皮疹、荨麻疹、红斑、药物热等过敏反应及腹泻、恶心、呕吐、食欲减退等胃肠道反应。偶见：暂时性肝、肾功能异常及念珠菌病、维生素 K 缺乏、维生素 B 缺乏等。白细胞减少、嗜酸性粒细胞增多或血小板减少少见。极少见：过敏性休克、头痛、呼吸困难等症状。

【禁忌证】对头孢菌素过敏者及有青霉素过敏性休克或即刻反应史者禁用。

【注意事项】①在应用本品前须详细询问患者对头孢菌素类、青霉素类及其他药物过敏史并进行青霉素皮肤试验。一旦发生过敏性休克，必须就地抢救，予以保持气道畅通、吸氧及给用肾上腺素、糖皮质激素等治疗措施。②对诊断的干扰：应用本品的患者抗球蛋白试验可出现阳性；孕妇产前应用本品，此反应可出现于新生儿。③不可与氨基糖苷类同瓶滴注。

【FDA 妊娠期药物安全性分级】B 级。妊娠期使用头孢噻肟通常是安全的。在大样本研究中未见头孢噻肟或其他头孢菌素类抗菌药物具有致畸作用。

【哺乳期药物安全性分级】L2 级。头孢噻肟分泌入乳汁的量很少，哺乳期可用。但是需要注意用药后哺乳，对婴儿可能产生 3 个影响：改变肠道菌群、直接影响新生儿（产生过敏等）、感染时干扰细菌培养结果。美国儿科学会将头孢噻肟列为可母乳喂养的药物。

【制剂与规格】注射用头孢噻肟钠：0.5g/ 支、1g/ 支、1.5g/ 支、2g/ 支、2.5g/ 支、3g/ 支、4g/ 支。

9.10　盆腔炎性疾病

9.10.1　疾病简述

盆腔炎性疾病（pelvic inflammatory disease，PID）是女性上生殖道感染引起的一组疾病，包括子宫内膜炎、输卵管炎、输卵管卵巢脓肿和盆腔腹膜炎。性传播感染（sexually transmitted infection，STI）的病原体如淋病奈瑟球菌、沙眼衣原体是 PID 主要的致病微生物。一些需氧菌、厌氧菌、病毒和支原体等也参与 PID 的发生。引起 PID 的致病微生物多数是由阴道上行而来的，且多为混合感染。延误对 PID 的诊断和有效治疗都可能导致 PID 后遗症，如输卵管因素不孕和异位妊娠等。

9.10.2　诊断标准

根据病史、症状和体征可作出初步诊断。此外，还需作必要的化验，如血常规、尿常规、宫颈管分泌物及后穹隆穿刺物检查。

PID 诊断的最低标准：在性活跃女性及其他存在 STI 风险者，如排除其他病因且满足以下条件之一者，应诊断 PID：下腹疼痛同时伴有下生殖道感染征象时，如子宫压痛、附件压痛、子宫颈举痛。

PID 诊断的附加标准：口腔温度≥38.3℃；子宫颈或阴道脓性分泌物；阴道分泌物显微镜检查有白细胞增多；红细胞沉降率升高；C 反应蛋白水平升高；实验室检查证实有子宫颈淋病奈瑟球菌或沙眼衣原体感染。大多数 PID 患者有子宫颈脓性分泌物或阴道分泌物镜检有白细胞增多。如果子宫颈分泌物外观正常，并且阴道分泌物镜检无白细胞，则诊断 PID 的可能性不大，需要考虑其他可能引起下腹痛的病因。如果有条件，应积极寻找致病微生物，尤其是与 STI 相关的病原微生物。

PID 诊断的特异性标准：子宫内膜活检显示有子宫内膜炎的组织病理学证据；经阴道超声检查或 MRI 检查显示输卵管管壁增厚、管腔积液，可伴有盆腔游离液体或输卵管卵巢包块；腹腔镜检查见输卵管表面明显充血、输卵管水肿、输卵管伞端或浆膜层有脓性渗出物等。

9.10.3　治疗目的

治疗目的是消除盆腔炎性疾病的症状和体征，避免盆腔炎性疾病后遗症的发生。治疗方法分为一般治疗、药物治疗和手术治疗。妊娠期 PID 会增加孕产妇死亡、死胎、早产的风险,建议接受抗菌药物治疗。妊娠期急性 PID,因考虑到药物对胎儿影响,药物选择方面会受到一些限制,其他方面的治疗与非妊娠期相同。

(1)一般治疗:卧床休息,给予高热量、高蛋白、高维生素流食或半流食,补充液体,注意纠正电解质紊乱及酸碱失衡,高热采取药物及物理降温,腹胀时可胃肠减压。

(2)药物治疗:以抗菌药物治疗为主,必要时行手术治疗。根据经验选择广谱抗菌药物覆盖可能的病原体,包括淋病奈瑟球菌、沙眼衣原体、支原体、厌氧菌和需氧菌等。①所有的治疗方案都必须对淋病奈瑟球菌和沙眼衣原体有效,子宫内膜和子宫颈的微生物检查无阳性发现并不能除外淋病奈瑟球菌和沙眼衣原体所致的上生殖道感染。②推荐的治疗方案抗菌谱应覆盖厌氧菌。③诊断后应立即开始治疗,及时合理地应用抗菌药物与远期预后直接相关。④选择治疗方案时,应综合考虑安全性、有效性、经济性以及患者依从性等因素。⑤给药方法:根据疾病的严重程度决定静脉给药或非静脉给药以及是否需要住院治疗。

在药物选择方面,妊娠期及哺乳期可以使用的治疗 PID 的抗菌药物有青霉素类(如氨苄西林舒巴坦、阿莫西林克拉维酸等)、头孢菌素类(如头孢曲松、头孢噻肟等)、头霉素类(如头孢西丁等)、阿奇霉素、甲硝唑。妊娠期和哺乳期妇女禁用四环素类及喹诺酮类药物。

9.10.4 治疗方案

盆腔内感染常见的病原体有淋病奈瑟球菌、肠杆菌科细菌、链球菌属和脆弱拟杆菌、消化链球菌、产气荚膜杆菌等厌氧菌,以及沙眼衣原体、解脲支原体等,大多为混合感染,建议治疗时应尽量覆盖上述病原微生物。获知病原菌检查结果后,结合治疗反应调整用药。抗菌药物剂量应足够,总疗程宜 14 日,以免病情反复发作或转为慢性。症状严重者初始治疗时宜静脉给药,病情好转后可改为口服。

9.10.4.1 静脉药物治疗方案 ①单药治疗:第二代头孢菌素或第三代头孢菌素类抗菌药物静脉滴注,根据具体药物的半衰期决定给药间隔时间,如头孢曲松一日 1g,静脉滴注;或者头霉素类的头孢西丁每 6 小时 2g,静脉滴注。②联合用药:如所选药物不覆盖厌氧菌,需加用硝基咪唑类药物,如甲硝唑每 12 小时 0.5g,静脉滴注。为覆盖非典型病原微生物,可加用阿奇霉素,静脉滴注或口服,一日 0.5g,1 ~ 2 日后改为口服,一日 0.25g,疗程 5 ~ 7 日。

除了以上两种治疗方案,还可以选用含酶抑制剂的青霉素类药物单药治疗或者联合治疗,如氨苄西林钠舒巴坦钠,静脉滴注,每6小时3g;或阿莫西林克拉维酸钾,静脉滴注,每6~8小时1.2g。为覆盖厌氧菌,可加用硝基咪唑类药物,如甲硝唑,静脉滴注,每12小时0.5g。为覆盖非典型病原微生物,可加用阿奇霉素,静脉滴注或口服,一日0.5g,1~2日后改为口服,一日0.25g,连用5~7日。

9.10.4.2 非静脉药物治疗 头孢曲松,肌内注射,0.25g,单次给药;或头孢西丁2g,肌内注射,单次给药。单次肌内给药后改为其他二代或三代头孢菌素类药物。如所选药物不覆盖厌氧菌,需加用硝基咪唑类药物,如甲硝唑,口服,每12小时0.4g;为治疗非典型病原微生物,可加用阿奇霉素,口服,一日0.5g,1~2日后改为一日0.25g,连用5~7日。

9.10.5 治疗药物

青霉素类:阿莫西林克拉维酸钾、氨苄西林舒巴坦(见1.5肺炎)。
头孢菌素:头孢曲松(见1.5肺炎)。
头霉素类:头孢西丁(见1.5肺炎)。
大环内酯类:阿奇霉素(见1.5肺炎)。
硝基咪唑类:甲硝唑、替硝唑、奥硝唑(见9.8.1滴虫阴道炎)。

9.11 产 褥 感 染

9.11.1 疾病简述

产褥感染是指产褥期内生殖道受病原体侵袭而引起局部或全身的感染。产褥病率是指分娩结束24小时以后的10日内,每日用体温计测4次体温,每次间隔4小时,其中有2次体温达到或超过38℃。产褥病率多由产褥感染所引起,亦可由泌尿系统感染、呼吸系统感染及乳腺炎等引起。

9.11.2 诊断标准

(1)详细询问病史及分娩经过,对产后发热者,合并有贫血、营养不良、胎膜早破、产程延长、频繁阴道检查史、产伤、胎盘残留的产妇,应首先考虑为产褥感染。

(2)全身及局部检查:仔细检查腹部、盆腔及会阴伤口,可基本确定感染的部位和严重程度。辅助检查如超声、CT、磁共振成像等检测手段,能够了解由感染形成的炎性肿块、脓肿的位置及性状。

(3)实验室检查:C-反应蛋白、降钙素原等异常有助于早期诊断。宫腔分泌物、脓肿穿刺物、后穹窿穿刺物作细菌培养和药敏试验,确定病原体。必要时需作血尿培养和厌氧菌培养。

（4）鉴别诊断:主要和上呼吸道感染、急性乳腺炎、泌尿系统感染相区别。

9.11.3　治疗原则

（1）一般治疗:加强营养,给予足够的维生素,补液纠正水、电解质失衡。若有严重贫血可输血治疗。产妇宜取半卧位,有利于恶露引流和使炎症局限于盆腔内。

（2）抗菌药物治疗:未能明确病原体时,应根据临床表现及临床经验选用广谱抗菌药,待细菌培养和药敏试验结果再作调整。抗菌药物使用原则为应使用广谱抗菌药物,同时能作用于革兰氏阳性菌、革兰氏阴性菌、需氧菌和厌氧菌的抗菌药。青霉素及甲硝唑联合应用为首选,头孢菌素类抗菌谱广,抗菌作用强,肾毒性小,也属首选之列。应用抗菌药物 72 小时,体温无持续下降,应及时重新评估,酌情更换抗菌药。中毒症状严重者,同时短期给予肾上腺皮质激素,提高机体应激能力。

（3）引流畅通:若经抗菌药治疗 48～72 小时,体温若持续不退,腹部症状、体征无改善,应考虑扩散或脓肿形成,可经腹或后穹窿切开引流。会阴伤口或者腹部切口感染,应行切开引流术。

（4）血栓静脉炎的预防:首选低分子肝素（如依诺肝素）,不建议诊疗操作介入治疗,亦不建议溶栓,建议转入专科进行治疗。

（5）手术治疗:如有胎盘残留,在有效抗感染的同时,清除宫腔内残留物。如子宫严重感染,炎症继续扩展,出现不能控制的败血症、弥散性血管内凝血,应及时行全子宫切除术。

9.11.4　治疗药物

青霉素类:青霉素 G、苄星青霉素、氨苄西林（见 1.5 肺炎）。
头孢菌素类:头孢呋辛（见 1.5 肺炎）。
硝基咪唑类:甲硝唑（9.8.3 细菌性阴道病）。
林可霉素类:克林霉素（见 1.5 肺炎）。
抗凝药:依诺肝素、那屈肝素钙、达肝素钠（见 11.7.2 妊娠期肺栓塞）。

（吴良芝　王　颖　刘少志）

参 考 文 献

［1］中国疾病预防控制中心性病控制中心.梅毒、淋病、生殖器疱疹、生

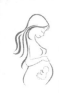

殖道沙眼衣原体感染诊疗指南（2014）［J］．中华皮肤科杂志，2014，47（5）：365-372．

［2］中华医学会妇产科分会感染性疾病协作组．妊娠合并梅毒的诊断和处理专家共识［J］．中华妇产科杂志，2012，47（2）：158-160．

［3］中华医学会皮肤性病学分会性学组．尖锐湿疣治疗专家共识（2017）［J］．临床皮肤科杂志，2018，47（2）：125-127．

［4］沈铿，马丁．妇产科学（第3版）［M］．北京：人民卫生出版社，2016，289．

［5］中华医学会感染病学分会艾滋病丙型肝炎学组，中国疾病预防控制中心．中国艾滋病诊疗指南（2018）［J］．协和医学杂志，2019，10（1）：41-63．

［6］张岱，刘朝晖．生殖道支原体感染诊治专家共识［J］．中国性科学杂志，2016，25（3）：80-82．

［7］WORKOWSKI KA，BOLAN GA．Centers for Disease Control and Prevention．Sexually transmitted diseases treatment guidelines，2015［J］．MMWR Recomm Rep，2015，64：1．

［8］樊尚荣，周小芳．2015年美国疾病控制中心性传播疾病的诊断和治疗指南（续）——淋病的诊断和治疗指南［J］．中国全科医学，2015，18（26）：3129-3131．

［9］JØRGEN SKOV JENSEN，MARCO CUSINI，MIKHAIL GOMBERG．2016 European guideline on Mycoplasma genitalium infections［J］．J Eur Acad Dermatol Venereol．2016 Oct；30（10）：1650-1656．

［10］陈新谦，金有豫，汤光．陈新谦新编药物学（第18版）［M］．北京：人民卫生出版社，2019．

［11］国家药典委员会．中华人民共和国药典临床药用药须知：化学药和生物制品卷（2020）［M］．北京：中国医药科技出版社，2020．

［12］中华医学会妇产科学分会感染性疾病协作组．滴虫阴道炎诊治指南（草案）［J］．中华妇产科杂志，2011，46（4）：318．

［13］VAN SCHALKWYK J，YUDIN MH，INFECTIOUS DISEASE COMMITTEE．Vulvovaginitis：Screening for and Management of Trichomoniasis，Vulvovaginal Candidiasis，and Bacterial Vaginosis［J］．Journal of Obstetrics and Gynaecology Canada，2015，37（3）：266-274．

［14］樊尚荣，黎婷．2015年美国疾病控制中心性传播疾病诊断和治疗指南（续）——盆腔炎的诊断和治疗指南［J］．中国全科医学，2015，18（28）：3423-3425．

［15］谢幸，孔北华，段涛．妇产科学（第9版）［M］．北京：人民卫生出版

社,2018.

　　[16]华克勤,丰有吉.实用妇产科学(第 3 版)[M].北京:人民卫生出版社,2013.

　　[17]曹泽毅.中华妇产科学(第 3 版)[M].北京:人民卫生出版社,2014.

　　[18]赵霞,张伶俐.临床药物治疗学妇产科学疾病[M].北京:人民卫生出版社,2016.

　　[19]夏玉洁,王宝晨,薛凤霞.《年美国疾病控制和预防中心关于宫颈炎症的诊治规范(2015)》解读[J].国际生殖健康/计划生育杂志,2015,34(6):501-502.

　　[20]中华医学会妇产科学分会感染性疾病协作组.盆腔炎症性疾病诊治规范(修订版)[J].中华妇产科杂志,2014,49(6):401-403.

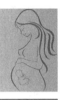

第 10 章　肿 瘤 用 药

　　妊娠期妇科肿瘤的治疗,首先要考虑胎龄、患者继续妊娠要求以及肿瘤分期等因素。在胎儿尚不能在母体外存活的情况下,通常会对患者采取决定性治疗。妊娠合并妇科恶性肿瘤无论对医师还是患者乃至胎儿都是一种挑战,由于妊娠期的特殊性,标准化治疗对孕妇来说存在较大的困难。目前缺乏大数据的前瞻性研究结果来指导妊娠期妇科肿瘤的治疗,因此,妊娠期妇科肿瘤的处理应遵循个体化的原则,坚持多学科间广泛合作,保持医患间高效沟通,综合分析肿瘤病理类型、临床分期、孕周、患者对胎儿及保留生育功能要求的迫切程度等因素,适时适式终止妊娠,以求获得最佳疗效,最大程度提高围产儿的健康生存率,保障孕产妇的生命健康。

　　动物实验表明几乎所有的抗肿瘤药都有致畸作用,能诱导基因突变,染色体断裂与重排或非整倍体产生。化疗对胎儿的影响取决于以下几个方面因素,包括化疗药物作用的时间和长短、化疗药物到达胚胎或胎儿的药物剂量、化疗药物干扰细胞代谢的方式。

　　细胞毒药物在孕妇的不同孕期(早、中和晚孕期)的毒性作用是不同的。①在受精或受精过程中使用细胞毒性药物(即在受孕后 14 日内)导致两种相反的现象:胚胎死亡或胚胎的正常发育,即"全"或"无"时期;②妊娠前 3 个月化疗可导致心脏、四肢、腭、神经管、眼睛和耳朵方面的显著致畸,因此,在妊娠前 3 个月是禁忌化疗的;③单药化疗致胎儿畸形的风险约为 7%~17%,而联合化疗致胎儿畸形风险增加到 25%;④孕中期和晚期化疗一般被认为相对较安全,但即使器官形成期后,眼睛、性腺、中枢神经和造血系统在妊娠中晚期仍会继续发育,损伤也仍然存在。

10.1　妊娠滋养细胞疾病

10.1.1　疾病简述

　　妊娠滋养细胞疾病(gestational trophoblastic disease, GTD)是一组来源于胎盘滋养细胞的疾病,包括葡萄胎、侵蚀性葡萄胎、绒毛膜癌和胎盘部位滋养细胞肿瘤（placental site trophoblastic tumor, PSTT）等。侵蚀性葡萄胎、绒毛膜癌、PSTT 等称为妊娠滋养细胞肿瘤（gestational trophoblastic neoplasia, GTN）。GTN 大部分继发于葡萄胎，也可继发于任何妊娠后。2000 年 FIGO 建议将临床症状、诊治基本相同，多无病理组织学证据的侵蚀性葡萄胎、绒癌合称 GTN，根据病变范围分为无转移性滋养细胞肿瘤和转移性滋养细胞肿瘤，将临床病理特征及治疗策略明显不同的 PSTT 单列。此外，极少数非妊娠性绒癌，来源于卵巢和睾丸生殖细胞，不属于本节范围。

10.1.1.1　葡萄胎治疗方案及原则　及时清除不良妊娠，密切随访，预防GTT 的发生；及时清宫和 hCG 测定随访。

（1）诊断明确：及时清宫术前全面评估全身情况及有无休克、子痫前期、甲亢、贫血等合并症，必要时先对症处理。一般选用吸刮术，术中应警惕肺栓塞的发生。缩宫素应在充分扩张宫颈和开始吸宫后静滴使用，以防止可能引起的滋养细胞转移。为保证彻底清除葡萄胎组织，可于一周后行第二次刮宫。术后刮出物必须送组织学检查。

（2）卵巢黄素化囊肿的处理：一般无须处理，若出现急腹症可以在腹腔镜下根据情况复位、止血、切除囊肿。

（3）预防性化疗：不常规推荐；高危并随访困难的 CHM 患者在葡萄胎排空前或排空时选用：甲氨蝶呤（MTX）、放线菌素 D（KSM）、5- 氟尿嘧啶（5-FU）等行单药化疗。常见浸润转移的高危因素：hCG>100 000U/L，子宫体积明显大于相应孕周，卵巢黄素化囊肿直径 >6cm，年龄 >40 岁，重复葡萄胎。PHM者不作化疗。

（4）子宫切除术：非常规（只能切除局部浸润，无法预防葡萄胎子宫外转移）；对年龄大、无生育要求的高危、随访困难的患者可以考虑切除子宫，但术后尽可能定期随访。

（5）定期随访：对葡萄胎患者治疗后均应定期随访。定期检测血 hCG：清宫后一周 1 次至连续转阴 3 次，以后 1 个月 1 次共 6 个月，最后改为 2 个月1 次，自第一次阴性后共计 1 年；仔细询问病史：月经、出血、咳嗽、咯血；常规妇科检查；指导避孕：避孕套或口服药严格避孕 1 年，产前后需检查随访至hCG 正常。

10.1.1.2　妊娠滋养细胞肿瘤治疗方案及原则　治疗前准确分期和评分，给予规范的化疗方案，以减少耐药和复发。采用以化疗为主，手术和放疗为辅的综合治疗。必须在明确临床诊断的基础上，根据病史、体征及各项辅助检查的结果，作出正确的临床分期，并根据预后评分系统将患者评定为低危或高危（低危通常包括≤6 分的Ⅰ～Ⅲ期患者，高危通常包括≥7 分的Ⅰ～Ⅳ期患者），再结合患者骨髓功能、肝肾功能及全身情况评估，制订合适的治疗方案，分层

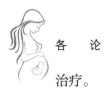

治疗。

（1）手术治疗：主要用于辅助治疗。对控制大出血等各种并发症,切除耐药病灶,减少肿瘤负荷和缩短化疗疗程等方面有作用。

（2）化学治疗

1）低危患者选择单药化疗,高危或耐药患者选择联合化疗。

2）疗效评估：每个疗程化疗结束后,应每周一次测定血 hCG,在每个疗程化疗结束至 18 日内,血 hCG 下降至少 1 个对数称为有效。

3）毒副反应防治：化疗前应先检查骨髓及肝、肾功能等。用药期间严密观察,注意防治骨髓抑制,减轻消化道反应,保护肝、肾功能等。

4）停药指征：hCG 连续 3 次阴性后,低危患者至少给予 1 个疗程的化疗,对于化疗中 hCG 下降缓慢和病变广泛者可给予 2 ~ 3 个疗程的化疗;高危患者继续化疗 3 个疗程,其中第 1 个疗程必须为联合化疗。

（3）放射治疗：应用较少。主要用于肝、脑转移和肺部耐药病灶的治疗。

（4）选择性动脉插管介入治疗：用于治疗滋养细胞肿瘤导致的腹腔内出血或子宫出血。特别对需要保留生育功能的患者疗效显著。

（5）随访：治疗结束后应严密随访,第 1 次在出院后 3 个月,后每 6 个月 1 次至 3 年,此后每年 1 次直至 5 年,以后可每 2 年 1 次。也可Ⅰ~Ⅲ期低危患者随访 1 年,高危患者包括Ⅳ期随访 2 年。随访内容同葡萄胎。期间严格避孕,一般于化疗停止≥12 个月后方可妊娠。

10.1.1.3 耐药性妊娠滋养细胞肿瘤 ①治疗前准确分期评分,给予规范的化疗方案,减少耐药和复发;②采用由有效二线化疗药物组成的联合化疗方案;③采用综合治疗和探索新的治疗手段。

治疗方案及原则：对单药化疗耐药者,可改用另一种单药治疗。目前对低危 GTN 首选 MTX 单药 5 日疗法。若对两次单药化疗耐药者,或对其他的两联、三联方案耐药者则改为 EMA-CO（EMA：依托泊苷、放线菌素 D、甲氨蝶呤;CO：长春新碱、环磷酰胺）方案。EMA-CO 耐药者可改用 EP-EMA 方案。对 EP-EMA（EP：依托泊苷,顺铂;EMA：依托泊苷、放线菌素 D、甲氨蝶呤）方案耐药者尚未见疗效确切的方案报道,可选方案包括紫杉醇、依托泊苷、顺铂方案;也有 PVB（顺铂、长春新碱、博来霉素）方案、BEP（博来霉素、依托泊苷,顺铂）方案和 VIP（依托泊苷、异环磷酰胺、顺铂或卡铂）方案。

10.1.1.4 胎盘部位滋养细胞肿瘤治疗方案及原则 避免误诊,及时发现高危因素。相关预后评分系统不适用于 PSTT。与 PSTT 预后相关的高危因素有：①肿瘤细胞有丝分裂指数 >5 个 /10HPF;②距先前妊娠时间 >2 年;③有子宫外转移病灶。另外,年龄≥40 岁、β-HCG>10 000U/L、肿瘤体积较大、肌层

浸润深度 >1/2、脉管受累、大面积肿瘤出血坏死、FIGO 分期Ⅲ～Ⅳ期、出现肾病综合征、高血压、红细胞增多症、脾大等并发症都提示预后不良。

（1）手术治疗：原则是切除一切病灶，范围为全子宫及双附件切除。年轻妇女若病灶局限于子宫，卵巢外观正常可保留卵巢。

（2）化学治疗：PSTT 对化疗不敏感，但有高危因素的患者术后一周内应予辅助性化疗。化疗方案为联合化疗，不主张单药化疗。无高危因素的患者一般不主张术后辅助性化疗。

（3）放射治疗：姑息性治疗中有一定疗效，非一线选择，仅推荐用于局部、孤立的复发病灶患者，放疗方案必须个体化。

（4）保留生育功能治疗：仅适用于渴望保留生育功能，病灶局限子宫，没有子宫增大，有丝分裂计数低，能密切随访的妇女。

（5）随访：内容同妊娠滋养细胞肿瘤。由于缺乏肿瘤标志物，所以随访时临床表现和影像学检查更有价值。

10.1.2　用药方案

10.1.2.1　低危 GTN 的处理　①单一药物化疗：5- 氟尿嘧啶（5-FU）、甲氨蝶呤（MTX）、放线菌素 D（KSM）；②化疗方案：单药化疗药物及其用法如下。

方案	药物组成	剂量	给药途径	时间	疗程间隔
1	MTX	0.4mg/（kg·d）	持续肌内注射	d1～d5	2 周
2	MTX	50mg/m²	肌内注射	d1	1 周
3	MTX	1mg/（kg·d）	肌内注射	d1、d3、d5、d7	2 周
	CF	0.1mg/（kg·d）	肌内注射	d2、d4、d6、d8	
4	MTX	0.25g	静脉滴注	d1, q12h	
5	KSM	10～12µg/（kg·d）	持续静脉滴注	d1～d5	2 周
		1.25mg/m²	静脉注射		2 周
6	5-FU	28～30mg/（kg·d）	持续静脉滴注	d1～d8、d1～d10	2 周*

注：*特指上疗程化疗结束到下疗程化疗开始的间隔时间。

10.1.2.2　高危 GTN 的处理　①治疗药物：依托泊苷（VP16）、甲氨蝶呤（MTX）、放线菌素 D（KSM）、环磷酰胺（CTX）、美司钠（Mesna）、长春新碱（VCR）、博来霉素（BLM）、顺铂（DDP）、卡铂（CBP）、紫杉醇（Taxol）。首选联合化疗，在此基础上适时选择合适的放疗和 / 或手术等其他治疗。②治疗方案：5-FU 为主的联合化疗、EMA-CO。

方案	药物组成	剂量	给药途径	时间	疗程间隔
5-FU+KSM					3 周 *
	5-FU	26~28mg/（kg·d）	静脉滴注	d1 ~ d8	
	KSM	6μg/（kg·d）	静脉滴注	d1 ~ d8	
EMA-CO					2 周
第一部分 EMA					
	VP16	100mg/m²	静脉滴注	d1	
	KSM	0.5mg	静脉注射	d1	
	MTX	100mg/m²	静脉注射	d1	
	MTX	200mg/m²	静脉滴注	d1, q12h	
	VP16	100mg/m²	静脉滴注	d2	
	KSM	0.5mg	静脉注射	d2	
	CF	15mg	肌内注射	d2	
	（从静脉注射 MTX 开始算起 24 小时给药，每 12 小时次，共 2 次。）				
	CF	15mg	肌内注射	d3, q12h	
	休息（无化疗）			d4 ~ d7	
第二部分 CO					
	VCR	1.0mg/m²	静脉注射	d8	
	CTX	600mg/m²	静脉注射		

注：* 特指上疗程化疗结束到下疗程化疗开始的间隔时间。

10.1.2.3　胎盘部位滋养细胞肿瘤用药方案

方案	药物组成	剂量	给药途径	时间	疗程间隔
EMA-CO					2 周
第一部分 EMA					
	VP16	100mg/m²	静脉滴注	d1	
	KSM	0.5mg	静脉注射	d1	
	MTX	100mg/m²	静脉注射	d1	
	MTX	200mg/m²	静脉滴注	d1, q12h	
	VP16	100mg/m²	静脉滴注	d2	
	KSM	0.5mg	静脉注射	d2	
	CF	15mg	肌内注射	d2, q12h	
	（从静脉注射 MTX 开始算起 24 小时给药，每 12 小时 1 次,共 2 次）				

方案	药物组成	剂量	给药途径	时间	疗程间隔
	CF	15mg	肌内注射	d3, q12h	
	休息（无化疗）			d4 ~ d7	
第二部分 CO					
	VCR	1.0mg/m²	静脉注射	d8	
	CTX	600mg/m²	静脉注射		
BEP					
	DDP	20mg/m²	静脉滴注	d1 ~ d3	
	VP-16	100mg/m²	静脉滴注	d1 ~ d3	
	BLM	15mg	静脉滴注	d1 ~ d3	
VIP					21 日
	VP-16	75mg/m²	静脉滴注	d1 ~ d4	
	IFO	1 200mg/m²	静脉滴注	d1 ~ d4	
	Mesna	400mg	静脉滴注	d1 ~ d4	
	DDP	20mg/m²	静脉滴注	d1 ~ d4	
PC					21 ~ 28 日
	Taxol	共 175mg/m²	静脉滴注	d1	
	1. Taxol	30mg	静脉滴注	30min	
	2. Taxol	余量	静脉滴注	3h	
	CBP	AUC=5 ~ 7.5mg/(ml·min)	静脉滴注	d1	
PVB					3 周
	VCR	2mg	静脉注射（壶）	d1, d2	
	DDP	20mg/m²	静脉滴注	d1 ~ d5	
	BLM	30mg	肌内注射	化疗第二日下午 3 点用	
EP					17 ~ 21 日
	VP-16	100mg/m²	静脉滴注	d1 ~ d5	
	DDP	20mg/m²	静脉滴注	d1 ~ d5	

应用顺铂应进行水化,具体为应用顺铂当天 5% 葡萄糖溶液 1 500ml（或生理盐水 1 500ml）静脉滴注,静脉推注呋塞米 20 ~ 40mg,然后滴注 DDP,滴完后再加 5% 葡萄糖溶液 500 ~ 1 000ml（或生理盐水 500 ~ 1 000ml）,静脉推注呋塞米 20mg。应用顺铂第 2 ~ 3 日,静脉补液量为 2 000 ~ 3 000m。用药期间注意尿量,用药前注意肾功能,24 小时尿量应 >2 500ml。

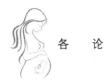

10.1.3　治疗药物

抗代谢药：甲氨蝶呤（MTX）、5-氟尿嘧啶（5-FU）。

抗肿瘤抗生素：放线菌素 D（KSM）、博来霉素（BLM）。

拓扑异构酶抑制剂：依托泊苷（VP16）。

抗肿瘤植物药物：长春新碱（VCR）、紫杉醇（Taxol）。

烷化剂：环磷酰胺（CTX）。

铂类：顺铂（DDP）、卡铂（CBP）。

辅助用药：亚叶酸钙（CF）、美司钠（Mesna）。

甲氨蝶呤　Methotrexate，MTX

【适应证】本品为抗代谢抗肿瘤药物。单独使用：乳腺癌、妊娠性绒毛膜癌、恶性葡萄胎或葡萄胎；联合使用：急性白血病（特别是急性淋巴细胞性白血病）、Burkitts 淋巴瘤、晚期淋巴肉瘤（Ⅲ期和Ⅳ期，据 Peter 分期法）和晚期蕈样霉菌病。鞘内注射：治疗脑膜转移癌（只能使用等渗制剂）。大剂量甲氨蝶呤单独应用或与其他化疗药物联合应用治疗下列肿瘤：成骨肉瘤、急性白血病、支气管肺癌或头颈部表皮癌。大剂量甲氨蝶呤应用时，必须应用亚叶酸进行解救。亚叶酸是四氢叶酸酯的衍生物，可与甲氨蝶呤竞争进入细胞内。这种“亚叶酸解救”可在大剂量甲氨蝶呤应用时保护正常组织细胞免受损害。银屑病化疗：甲氨蝶呤可用于治疗对常规疗法不敏感的严重、顽固、致残性银屑病。但因使用时有较大危险，应在经过活检和/或皮肤科医师会诊明确诊断后使用。

【用法和用量】本品可供肌内注射、静脉注射、动脉注射、鞘内注射，每瓶 5mg 的冻干粉针用大约 2ml 注射用水溶解为 2.5mg/ml 的浓度。当大剂量静脉给药时，适宜用 5% 葡萄糖注射液稀释。当鞘内注射给药时，适宜用无菌和不含防腐剂的溶媒，例如注射用 0.9% 氯化钠注射液将溶液进一步稀释到 1mg/ml 的浓度给药。肌内或静脉注射：一次 10~50mg，每周 1~2 次。鞘内注射：一次 10~15mg，每 3~7 日 1 次，注射速度宜缓慢，注入溶液量不能超过抽出脑脊液量。腔内注射一次 30~40mg，每周 1 次，抽出胸腔积液量少于 500ml 时酌减。

联合化疗：乳腺癌：CMF（环磷酰胺、甲氨蝶呤和氟尿嘧啶）。支气管肺癌：CMC（洛莫司汀、甲氨蝶呤和环磷酰胺）。恶性淋巴瘤：COMP（环磷酰胺、长春新碱、甲氨蝶呤和泼尼松）以及 CAMP（环磷酰胺、多柔比星、甲氨蝶呤和泼尼松或丙卡巴肼）。

【不良反应】①胃肠道：口腔炎、口唇溃疡、咽喉炎、恶心、呕吐、腹痛、腹泻、消化道出血。食欲减退常见,偶见假膜性或出血性肠炎等。②肝功能:黄疸、谷丙转氨酶、碱性磷酸酶、γ- 谷氨酰转肽酶等增高,长期口服可导致肝细胞坏死、脂肪肝、纤维化甚至肝硬化。③肾功能:大剂量应用时,由于本品和其代谢产物沉积在肾小管而致高尿酸血症肾病,此时可出现血尿、蛋白尿、尿少、氮质血症甚或尿毒症。④呼吸系统:长期用药可引起咳嗽、气短、肺炎或肺纤维化。⑤骨髓抑制:主要为白细胞和血小板减少,长期口服小剂量可导致明显骨髓抑制,贫血和血小板下降而伴皮肤或内脏出血。⑥其他:脱发、皮肤发红、瘙痒或皮疹。白细胞低下时可并发感染。

【禁忌证】对本品高度过敏者禁用。肾功能已受损害,营养不良,肝肾功能不全或伴有血液疾病者禁用。

【注意事项】①接受本品治疗过程中可出现肝酶上升,若肝酶上升到正常值 3 倍,需停药。至停药后 4 周内肝酶可恢复。②长期服用出现感染的机会增多。③本品可导致周围血白细胞计数和 / 或血小板减少,轻者停药恢复,严重者骨髓受抑。④因其对胎儿有致畸作用,故应停药 3 月以上方可考虑生育。⑤服用本品者禁酒,初始时每月查血象及肝肾功能,逐渐过渡到每 3 月检测一次。

【FDA 妊娠期药物安全性分级】X 级。在胎儿器官形成期使用甲氨蝶呤与先天性缺陷有关,可导致甲氨蝶呤胚胎或甲氨蝶呤综合征,其特点是先天性肢体和颅面畸形。危险暴露时间为受孕后 6 ~ 8 周(即末次月经后第 8 ~ 10 周),危险剂量认为是 ≥10mg/ 周,可出现明显的颅骨钙化减低、眼眶发育不全、小耳朵、下颌小、肢体异常、智力发育迟缓。妊娠中、晚期暴露于甲氨蝶呤可能与胎儿毒性和死亡有关。有怀孕可能的妇女在排除怀孕之前不能使用甲氨蝶呤,且须充分告知其如果在治疗期间怀孕对胎儿的严重风险。尽管停止甲氨蝶呤治疗与怀孕之间的最佳间隔时间还没有确定,但是配偶任意一方正在接受甲氨蝶呤治疗或治疗结束后至少 3 个月内都应该避免怀孕。说明书标示: 妊娠期禁用。

【哺乳期药物安全性分级】暂无。本品可分泌进入乳汁,在母乳中的最高浓度与血清浓度的比值可达到 0.08 : 1。美国儿科学会将甲氨蝶呤列为细胞毒性药物,因可能会干扰新生儿的细胞代谢。由于来自母乳中的甲氨蝶呤可能导致婴儿产生严重不良反应,以及该药能在新生儿组织中蓄积,所以哺乳期禁用。

【制剂与规格】甲氨蝶呤片剂:2.5mg/ 片;注射用甲氨蝶呤粉针剂: 5mg/ 瓶。

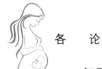

氟尿嘧啶　Fluorouracil, 5-FU

【适应证】本品为尿嘧啶的同类物,为抗代谢物类药物。适用于恶性葡萄胎和绒毛膜上皮癌,亦可用于卵巢癌的辅助化疗和姑息性治疗。

【用法和用量】静脉注射:一日 10~20mg/kg,疗程 5~10 日,每个疗程 5~7g(甚至 10g)。静脉滴注:一日 0.3~0.5g/m²,滴注时间不少于 6~8 小时,可用输液泵连续给药维持 24 小时,疗程 3~5 日。腹腔内注射:一次 0.5~0.6g/m²,一周 1 次,2~4 次为一个疗程。

【不良反应】①恶心、食欲减退或呕吐。一般剂量时多不严重,偶见口腔黏膜炎或溃疡、腹部不适或腹泻,周围血白细胞减少常见(大多在疗程开始后 2~3 周达最低点,约在 3~4 周内恢复正常),血小板减少罕见,极少见咳嗽、气急或小脑共济失调等,脱发或注入药物的静脉色素沉着相当多见。②静脉滴注处药物外溢可引起局部疼痛、坏死或蜂窝织炎。③长期应用可导致神经系统毒性。④偶见用药后心肌缺血,可出现心绞痛和心电图变化。

【禁忌证】对本品过敏者禁用。伴水痘或带状疱疹者、严重营养不良,骨髓造血功能低下,严重感染或对氟尿嘧啶过敏患者、妊娠前 3 个月内及哺乳期妇女禁用。

【注意事项】①有下列情况慎用:肝功能明显异常,白细胞计数低于 3.5×10^9/L、血小板低于 50×10^9/L 者,感染,出血(包括皮下和胃肠道)或发热超过 38℃者,明显胃肠道梗阻者,脱水或酸碱、电解质平衡失调者。②除较小剂量作放射增敏剂外,不宜与放疗同用。③治疗前及疗程中定期检查周围血象。④用药期间停止哺乳。⑤用药期间不宜饮酒或同用阿司匹林类药物。⑥不能鞘内注射。

【FDA 妊娠期药物安全性分级】D 级(肠道外给药)、X 级(局部、皮肤外用)。肠外给予小鼠、大鼠、仓鼠相当于人类剂量的氟尿嘧啶有胚胎毒性和致畸性。猴子的给药剂量 >40mg/kg 时可引起流产。说明书标示:妊娠 3 个月内的妇女禁用。在妊娠早期全身用药,可引起多发畸形,导致流产。

【哺乳期药物安全性分级】L4 级。目前未见在哺乳期间应用氟尿嘧啶的报道,因本品可分泌到乳汁中,且存在潜在的致突、致畸及致癌性,可能对婴儿产生毒副反应,所以哺乳期使用本品应禁止哺乳。说明书标示:哺乳期禁用。

【制剂与规格】氟尿嘧啶注射液:10ml:0.25g/ 支;注射用氟尿嘧啶:0.25g/ 瓶。

放线菌素 D　Actinomycin D, KSM

【适应证】本品为抗肿瘤抗生素。对霍奇金病(HD)及神经母细胞瘤疗效突出,尤其是控制发热;对无转移的绒癌初治时单用本药,治愈率达90%~100%,与单用 MTX 的效果相似。

【用法和用量】静脉注射:6~8μg/(kg·d),溶于 0.9% 氯化钠注射液 20~40ml 中,每日 1 次,10 日为一个疗程,间歇期 2 周,一个疗程总量 4~6mg。本品也可作腔内注射。

【不良反应】骨髓抑制:为剂量限制性毒性,血小板及粒细胞减少,最低值见于给药后 10~21 日,尤以血小板下降为著。胃肠道:多见于每次剂量超过 500μg 时,表现为恶心、呕吐、腹泻,少数有口腔溃疡,始于用药数小时后,有时严重,为急性剂量限制性毒性。脱发:给药后 7~10 日,可逆。少数出现胃炎、肠炎或皮肤红斑、脱屑、色素沉着、肝肾功能损害等,均可逆。药液漏出血管对软组织损害显著。

【禁忌证】有患水痘病史者禁用。

【注意事项】①当本品漏出血管外时,应即用 1% 普鲁卡因局部封闭,或用 50~100mg 氢化可的松局部注射,及冷湿敷;②骨髓功能低下、有痛风病史、肝功能损害、感染、有尿酸盐性肾结石病史、近期接受过放疗或抗癌药物者慎用本品;③有出血倾向者慎用本品。

【FDA 妊娠期药物安全性分级】D 级。本品有致突变、致畸和免疫抑制作用,大鼠、兔和仓鼠应用静脉剂量(3~7 倍于人类的最大推荐剂量)的生殖研究显示有胚胎和胎儿毒性及致畸效应。妊娠期禁用。

【哺乳期药物安全性分级】L5 级。目前未见关于在人类哺乳期应用放线菌素 D,以及乳汁中药物含量的研究报道,鉴于其严重不良反应的潜在危险,哺乳期禁用。

【制剂与规格】注射用放线菌素 D:0.2mg/ 瓶。

博来霉素　Bleomycin, BLM

【适应证】本品为广谱抗肿瘤抗生素,适用于头颈部、食管、皮肤、宫颈、阴道、外阴、霍奇金病及恶性淋巴瘤及癌性胸腔积液等。

【用法和用量】肌内、皮下注射:15~30mg(效价),以 0.9% 氯化钠注射液 5ml 溶解后使用;如病变周边皮下注射,以不高于 1mg(效价)/ml 浓度为宜。动脉注射:5~15mg(效价)溶于 0.9% 氯化钠注射液或葡萄糖注射液 1~2ml 中,直接弹丸式动脉注射或连续灌注。静脉注射:15~30mg(效价)以注射用水或 0.9% 氯化钠注射液 5~20ml 溶解后缓慢静脉注入。出现严重发热反应时,一次静脉给药剂量应减少到 5mg 以下。可增加给药次数,如一日 2 次。给药频率:通常一周 2 次,根据病情可增加为一日 1 次或减少为一周 1 次。总剂量:以肿瘤消失为治疗终止目标,总剂量 0.3g(效价)以下不超过 0.4g。

【不良反应】肺：10%～23%的用药患者可出现肺毒性，表现为呼吸困难、咳嗽、胸痛、肺部啰音等，导致非特异性肺炎和肺纤维化，甚至快速死于肺纤维化。用药0.4g的患者，肺功能失常发生率约为10%，1%～2%患者死于肺纤维化；用药0.5g以上的患者死亡率可达3%～5%。应随时注意肺部纤维化，尤其注意肺活量、一氧化碳扩散容积、动脉内氧气分压等指标及胸部放射科照片检查，当发现肺部异常时，应立即停止用药，并适当的对症治疗。老年患者和心肺机能不良的患者，应特别注意，要减少用药剂量或延长用药间隔时间。皮肤毛发：可引起手指、脚趾、关节处皮肤肥厚和色素沉着，引起趾甲变色脱落、脱发。血液系统：本品引起骨髓抑制作用较轻微。心脏：可能引起心电图改变、心包炎症状，但可自然消失，无长期的心脏后遗症。肝：本品可能引起肝细胞脂肪浸润伴肝肿大。消化道：少数患者有食欲缺乏、恶心，少见呕吐、腹泻、口腔炎及口腔溃破。坏死引起出血：治疗期间可出现肿瘤坏死引起出血，应特别注意。口腔炎：用药量达至0.15g（效价）时，有时可出现口腔炎，停药后可自行恢复。静脉炎：长期静脉用药，可出现注射部位周围静脉壁变硬，此时应改成肌内注射；反复肌内注射会引起局部硬结，应经常改变注射部位。其他：约1/3患者于用药后3～5小时可出现发热，一般38℃左右，个别有高热，常在几小时后体温自行下降。还可出现肿瘤局部疼痛、头痛、头部沉痛感、恶性腹泻、残尿感、药物皮疹，偶见过敏性休克。

【禁忌证】对本类药物过敏者禁用。严重肺部疾患、严重弥漫性肺纤维化者禁用。严重肾功能障碍、严重心脏疾病、胸部及其周围接受放射治疗者禁用。

【注意事项】①本药所致不良反应的个体差异显著，即使投用较少剂量，也可出现不良反应。应从小剂量开始使用，本药总剂量不可超过0.4g。②生育年龄患者，应考虑对性腺的影响。③应用同类药物者，原则是博来霉素与该药剂量总和，为总用药量。④间质性肺炎、肺纤维化：捻发音是最初出现的体征。发现异常时应该立即停药，按特发性肺纤维化处置，给予肾上腺皮质激素及抗生素预防继发感染。肺功能基础较差者，间质性肺炎及肺纤维化出现频率较高，总剂量应在150mg以下。⑤用药过程中出现发热、咳嗽、活动性呼吸困难等，应立即停药。进行胸部X线检查、血气分析（A-aDO$_2$）、动脉氧分压、一氧化碳扩散度等相关检查。随后2个月定期检查。⑥A-aDo2、PaO$_2$等每周检查1次，持续2周以上。出现下降时应立即停药。当A-aDO$_2$、PaO$_2$比用药前低10mmHg以上，结合临床表现，怀疑药物引起时，应立即停药，同时给予激素治疗。当DLCO比用药前低15%，亦按以上处理。用药前如肺功能检查数值较低，应慎重。如检查值有降低趋势，应立即停药。⑦长期使用博来霉素，不良反应有增加及延迟性发生倾向，应十分注意。⑧避免药物接触眼睛。用手涂抹黏膜附近病变后,应立即洗手。⑨肌内注射应避开神经,局部可引起硬结,应不断更换注射部位;静脉注射可引起血管疼痛,应注意注射速度,尽可能缓慢给药。

【FDA 妊娠期药物安全性分级】D 级。本品对大鼠有致畸作用,并会导致孕兔流产,但目前未见本品与人类先天畸形相关的报道。孕妇应慎用本药,特别是妊娠前 3 个月。如果在怀孕期间使用该药物,或患者在服用该药物时怀孕,应告知患者对胎儿的潜在危害。

【哺乳期药物安全性分级】L4 级。所有抗癌药均可影响细胞动力学,并引起诱变和畸形形成,哺乳期慎用。

【制剂与规格】注射用盐酸博来霉素:10mg(效价)/瓶、15mg(效价)/瓶。

依托泊苷　Etoposide,VP16

【适应证】本品为拓扑异构酶抑制剂。适用于治疗小细胞肺癌、恶性淋巴瘤、恶性生殖细胞瘤、白血病,对神经母细胞瘤、横纹肌肉瘤、卵巢癌、非小细胞肺癌、胃癌和食管癌等有一定疗效。

【用法和用量】口服:单用一日 $60 \sim 100 mg/m^2$,连用 10 日,每 3 ~ 4 周重复。联合化疗 $50 mg/m^2$,连用 3 日或 5 日。静脉滴注:将本品以 0.9% 氯化钠注射液稀释,浓度不超过 0.25mg/ml,静脉滴注时间不少于 30 分钟。实体瘤:一日 $60 \sim 100 mg/m^2$,连续 3 ~ 5 日,每隔 3 ~ 4 周重复用药;白血病:一日 $60 \sim 100 mg/m^2$,连续 5 日,根据血象情况,间隔一定时间重复给药。

【不良反应】常见:脱发。骨髓抑制:白细胞及血小板减少,多发生在用药后 7 ~ 14 日,20 日左右后恢复正常。消化道:食欲减退、恶心、呕吐、口腔炎等。

【禁忌证】骨髓抑制,白细胞、血小板明显低下者禁用。心、肝肾功能有严重障碍者禁用。

【注意事项】①本品不宜静脉推注,静脉滴注时速度不得过快,至少半小时,否则容易引起低血压,喉痉挛等过敏反应。②不得作胸腔、腹腔和鞘内注射。③用药期间应定期检查周围血象和肝肾功能。④本品稀释后立即使用,若有沉淀产生严禁使用。

【FDA 妊娠期药物安全性分级】D 级。本品是动物的潜在致癌物质,而对人类可能也是潜在的致癌剂。大鼠和小鼠的实验提示:即使是给予体表面积计算的临床推荐剂量的 1/20 ~ 1/2 的低剂量,也具有致畸和胚胎毒性。说明书标示:妊娠期禁用。因此,该药用于妊娠期属于超说明书用药,应综合目前循证医学证据,按超说明书用药规范管理,须知情同意。

【哺乳期药物安全性分级】L5 级。本品可分泌进入乳汁,对婴儿具有严重的潜在毒性,例如骨髓抑制、脱发和致癌性。说明书标示:哺乳期禁用。因此,该药用于哺乳期属于超说明书用药,应综合目前循证医学证据,按超说明书用药规范管理,须知情同意。

【制剂与规格】依托泊苷胶囊:50mg/粒;依托泊苷注射液 5ml:0.1g/支。

长春新碱　Vincristine, VCR

【适应证】本品为生物碱类化合物。适用于急性白血病、霍奇金病、恶性淋巴瘤,也用于乳腺癌、支气管肺癌、软组织肉瘤、神经母细胞瘤等。

【用法和用量】静脉注射:临用前以 0.9% 氯化钠注射液适量使溶解。一次 1~1.4mg/m²,或一次 0.02~0.04mg/kg,一次量不超过 2mg,每周 1 次,一个疗程总量 60~80mg。

【不良反应】剂量限制性毒性是神经系统毒性,主要引起与累积量有关的外周神经症状,如手指神经毒、足趾麻木、腱反射迟钝或消失、外周神经炎等。运动神经、感觉神经和脑神经也可受到破环,并产生相应症状。神经毒性常发生于 40 岁以上者,恶性淋巴瘤患者出现神经毒性的倾向高于其他肿瘤患者。腹痛、便秘、麻痹性肠梗阻偶见。骨髓抑制和消化道反应较轻。静脉反复注药可致血栓性静脉炎。注射时漏至血管外可造成局部组织坏死。本品在动物中有致癌作用,长期应用可抑制卵巢功能,引起闭经。可见脱发,偶见血压的改变。

【注意事项】①对诊断的干扰:本品可使血钾、尿酸升高。②下列情况应慎用:有痛风病史、肝功能损害、感染、白细胞减少、神经肌肉疾病、有尿酸盐性肾结石病史以及近期用过放射治疗或抗癌药治疗的患者。③用药期间应定期检查周围血象,肝、肾功能。注意观察心率、肠鸣音及肌腱反射等。④用药过程中,出现严重四肢麻木、膝反射消失、麻痹性肠梗阻、腹绞痛、心动过速、脑神经麻痹、白细胞过低、肝功能损害,应停药或减量。⑤本品只能静脉用药,不能作肌内、皮下或鞘内注射。注射时药液漏至血管外,应立即停止注射,以氯化钠注射液稀释局部,或以 1% 普鲁卡因注射液局封,温湿敷或冷敷,发生皮肤破溃后按溃疡处理。⑥防止药液溅入眼内,一旦发生应立即用大量生理盐水冲洗,以后应用地塞米松眼膏保护。⑦注入静脉时避免日光直接照射。⑧肝功能异常时减量使用。

【FDA 妊娠期药物安全性分级】D 级。长春新碱是一种阻止细胞有丝分裂的抗肿瘤药,对仓鼠、小鼠和猴子,有杀胚和致畸作用。有限的人类资料显示使用长春新碱后,不良妊娠的数据与普通人群无统计学差异。说明书标示:妊娠期慎用。

【哺乳期药物安全性分级】L5 级。目前未见哺乳期使用长春新碱的报道,说明书标示：哺乳期慎用。

【制剂与规格】注射用硫酸长春新碱：1mg/ 支。

紫杉醇　Taxol

【适应证】用于进展期卵巢癌的一线和后继治疗；淋巴结阳性的乳腺癌患者在含多柔比星标准方案联合化疗后的辅助治疗；转移性乳腺癌联合化疗失败或者辅助化疗 6 个月内复发的乳腺癌患者；非小细胞肺癌患者的一线治疗；AIDS 相关性卡氏肉瘤的二线治疗。

【用法和用量】预防发生过敏反应，在紫杉醇治疗前 12 小时和 6 小时均分别口服地塞米松 20mg，治疗前 30 ~ 60 分钟肌内注射或口服苯海拉明 50mg，静脉注射西咪替丁 0.3g 或雷尼替丁 50mg。单药剂量 0.135 ~ 0.2g/m^2，在粒细胞集落刺激因子（G-CSF）支持下，剂量可达 0.25g/m^2。将紫杉醇用 0.9% 氯化钠注射液、5% 葡萄糖注射液或 5% 葡萄糖氯化钠注射液稀释成 0.3 ~ 1.2mg/ml 溶液，静脉滴注 3 小时。联合用药每次 0.135 ~ 0.175g/m^2，3 ~ 4 周重复。

【不良反应】过敏反应：表现为支气管痉挛性呼吸困难，荨麻疹和低血压。几乎所有的反应发生在用药后最初的 10 分钟。骨髓抑制：主要为剂量限制性毒性，表现为中性粒细胞减少，血小板降低少见，一般发生在用药后 8 ~ 10 日。严重中性粒细胞减少发生率为 47%，严重的血小板降低发生率为 5%，贫血较常见。神经毒性：周围神经病变发生率为 62%，最常见的表现为轻度麻木和感觉异常，严重的神经毒性发生率为 6%。心血管毒性：可有低血压和无症状的短时间心动过缓；30% 有心电图异常改变。肌肉关节疼痛：发生率为 55%，发生于四肢关节，发生率和严重程度呈剂量依赖性。胃肠道反应：恶心和呕吐，腹泻，黏膜炎发生率分别为 59%、43% 和 39%，一般为轻度和中度。肝脏毒性：谷草转氨酶、谷丙转氨酶和碱性磷酸酶升高。脱发：发生率为 80%。局部反应：输注药物的静脉和药物外渗局部的炎症。

【禁忌证】对本品或其他用聚氧乙烯蓖麻油配制的药物过敏者禁用。白细胞低于 1.5 × 10^9/L、严重骨髓抑制者禁用。

【注意事项】①预防有可能发生的过敏反应，紫杉醇治疗前应用地塞米松，苯海拉明和 H$_2$ 受体拮抗剂进行预处理。②配制注意宜带手套操作，若皮肤接触本品，立即用肥皂彻底清洗皮肤，一旦接触黏膜应用水彻底清洗。③静脉注射时一旦药液漏至血管外应立即停止注入，采取局部冷敷和以 1% 普鲁卡因局封等相应措施。④本品滴注开始 1 小时内，每 15 分钟测血压、心率和呼吸一次，注意过敏反应。⑤滴注紫杉醇时应采用非聚氯乙烯材料的输液瓶和输液器，并通过所连接的过滤器，过滤器的微孔膜应 <0.22μm。⑥紫杉

醇浓缩注射液在静脉滴注前必须加以稀释,可用 0.9% 氯化钠注射液、5% 葡萄糖注射液或 5% 葡萄糖氯化钠注射液稀释,最后稀释浓度为 0.3~1.2mg/ml。⑦本品应在有经验的肿瘤化疗医师指导下使用,患者必须住院,注射本品前须备有抗过敏反应的药物及相应的抢救器械。

【FDA 妊娠期药物安全性分级】D 级。但动物资料提示,在器官形成期使用该药有导致先天畸形的风险,在器官形成期以后用药则相对安全。研究已证明紫杉醇可引起流产,减少黄体的生成,降低着床数和胎儿的存活数,即胚胎 / 胎儿死亡数,但未发现有整体外观、软组织和骨骼的改变。人类妊娠资料有限,不足以评估紫杉醇对胚胎 / 胎儿的毒性,若于妊娠期使用该药,需对胎儿进行适当的检测。正接受紫杉醇治疗期间的育龄妇女,应劝告其避免怀孕。说明书标示:妊娠期禁用。

【哺乳期药物安全性分级】L5 级。目前未见紫杉醇在人类哺乳期使用的报道,由于可能对哺乳婴儿造成严重毒性,用药期间应暂停哺乳。说明书标示:哺乳期禁用。

【制剂与规格】紫杉醇注射液:5ml:30mg/ 支、10ml:60mg/ 支、16.7ml:100mg/ 支、25ml:150mg/ 支。

环磷酰胺　Cyclophosphamide，CTX

【适应证】本品为氮芥类衍生物。环磷酰胺以联合化疗和单剂治疗可用于卵巢癌、乳腺癌等。

【用法和用量】口服:每日 2~3mg/kg,连用 10~14 日,休息 1~2 周重复。单药静脉注射:一次 0.5~1.0g/m^2,用 0.9% 氯化钠注射液 20~30ml 稀释,一周 1 次,连用 2 次,休息 1~2 周重复。联合用药 0.5~0.6mg/m^2。

【不良反应】骨髓抑制:白细胞减少最常见,最低值在用药后 1~2 周,多在 2~3 周后恢复。对血小板影响较小。胃肠道反应:包括食欲减退、恶心及呕吐,一般停药 1~3 日即可消失。泌尿道反应:可致出血性膀胱炎,表现为膀胱刺激症状、少尿、血尿及蛋白尿,系其代谢产物丙烯醛刺激膀胱所致,但环磷酰胺常规剂量应用时,其发生率较低。其他反应包括脱发、口腔炎、中毒性肝炎、皮肤色素沉着、月经紊乱及肺纤维化等。

【禁忌证】对本品过敏者禁用。骨髓抑制、感染、肝肾功能损害者禁用或慎用。

【注意事项】①本品的代谢产物对尿路有刺激性,应用时应鼓励患者多饮水,大剂量应用时应水化、利尿,同时给予尿路保护剂美司钠。②当肝肾功能损害、骨髓转移或既往曾接受多疗程化放疗时,环磷酰胺的剂量应减少至治疗量的 1/3~1/2。③由于本品需在肝内活化,因此腔内给药无直接作用。④环磷酰胺水溶液仅能稳定 2～3 小时,最好现配现用。

【FDA 妊娠期药物安全性分级】D 级。环磷酰胺是一种烷基化的细胞毒性药物。妊娠期间使用该药后,分娩正常儿和畸形儿的案例均有报道。妊娠早期在宫内接受过环磷酰胺的新生儿表现出多种畸形情况。在妊娠中、晚期使用环磷酰胺,似乎与胎儿的先天畸形风险无关。长期研究表明妊娠中期(神经成纤维细胞的增生期)暴露环磷酰胺的后代们的成长和智力发育未受影响。说明书标示:本品有致突变、致畸胎作用,可造成胎儿死亡或先天畸形,妊娠期禁用。因此,该药用于妊娠期属于超说明书用药,应综合目前循证医学证据,按超说明书用药规范管理,须知情同意。

【哺乳期药物安全性分级】L5 级。本品可在乳汁中排出,美国儿科学会将环磷酰胺归类为能够干扰母乳喂养婴儿细胞代谢的药物。曾有粒细胞减少和血小板减少的病例报道,以及本品有免疫抑制、生长障碍和致癌作用,所以用药期间应暂停哺乳。说明书标示:哺乳期禁用。

【制剂与规格】环磷酰胺片:50mg/ 片;复方环磷酰胺片（50mg 环磷酰胺、50mg 人参茎叶总皂苷）;注射用环磷酰胺:0.1g/ 瓶、0.2g/ 瓶、0.5g/ 瓶。

顺铂　Cisplatin, DDP

【适应证】本品为重金属络合物,类似于双功能烷化剂,可抑制 DNA 的复制过程。适用于卵巢癌、宫颈癌、子宫内膜癌、膀胱癌、黑色素瘤、肉瘤及各种鳞状上皮癌和恶性淋巴瘤等的治疗。

【用法和用量】顺铂仅能由静脉、动脉或腔内给药。以 0.9% 氯化钠注射液或 5% 葡萄糖溶液稀释后静脉滴注。剂量视化疗效果和个体反应而定。方案一:单次化疗（每 4 周 1 次）,一次 80～100mg/m^2;方案二:一次 50mg/m^2,每周 1 次,共 2 次;方案三:一次 20mg/m^2,一日 1 次,连用 5 日。

疗效依临床疗效而定,每 3～4 周重复疗程。本品可与其他抗癌药联合使用,单一使用亦可。联合用药时,用量需随疗程作适当调整。给药前 2～16 小时和给药后至少 6 小时之内,必须进行充分的水化治疗。

【不良反应】①消化道反应:严重恶心、呕吐,为主要的限制性毒性。②肾毒性:尿素氮及肌酐升高,肌酐清除率降低,反复高剂量治疗可致持久性肾损害。③神经毒性:多见于总量超过 0.3g/m^2 的患者,周围神经损伤多见,表现为运动失调、肌痛、上下肢感觉异常等;少数患者可能出现大脑功能障碍,亦可出现癫痫、球后视神经炎等。④骨髓抑制:白细胞和 / 或血小板下降。⑤过敏反应:如心率加快,血压降低、呼吸困难、面部水肿、变态性发热反应等,都可能出现。⑥耳毒性:可出现耳鸣和高频听力减低,多为可逆性,不需特殊处理。⑦高尿酸血症:常出现腿肿胀和关节痛。⑧血浆电解质紊乱:低镁血症、低钙血症、肌肉痉挛。⑨心脏毒性：少见心律失常、心电图改变、心动过缓或过速、心功能不全等。⑩免疫系统：会出现免疫抑制反应。⑪血管性病变，如脑缺血、冠状动脉缺血、外周血管障碍类似 Raynaud 综合征等不良反应，少见，但可能与顺铂使用有关。⑫牙龈变化：牙龈会有铂金属沉积。⑬其他：患者接受动脉或静脉注射的肢体可能出现局部肿胀、疼痛、红斑及皮肤溃疡、局部静脉炎等少见；也有可能出现脱发、卵子形成障碍等现象；继发性非淋巴细胞性白血病的出现与顺铂化疗使用有关。

应对措施：预防性使用镇吐药，如 5-HT$_3$ 受体拮抗剂及激素等。肾功能不全者减量或停用。

【禁忌证】对顺铂和其他含铂制剂过敏者禁用。骨髓功能减退、严重肾功能损害、失水过多、水痘、带状疱疹、痛风、高尿酸血症、近期感染及因顺铂而引起的外周神经病等患者禁用。

【注意事项】①下列情况慎用：既往有肾病史、造血系统功能不全、听神经功能障碍、用药前曾接受其他化疗或放射治疗、非顺铂引起的外周神经炎等。②治疗前后，治疗期间和每 1 疗程之前，应作如下检查：肝、肾功能，全血计数，血钙以及听神经功能、神经系统功能等检查。此外，在治疗期间，每周应检查全血计数。通常需待器官功能恢复正常后，才能重复下 1 疗程。③化疗期间与化疗后，男女患者均需严格避孕。治疗后若想怀孕，需事先进行遗传学咨询。④顺铂可能影响注意力集中，应避免驾驶和机械操作。⑤本品应避免接触铝金属（如铝金属注射针器等）。⑥在化疗期间与化疗后，患者必须饮用足够的水。

【FDA 妊娠期药物安全性分级】D 级。本品能导致动物细胞畸形，对小鼠有致畸和胚胎毒性，能透过小鼠胎盘，导致小鼠后代成年后罹患肝、肺、神经系统和肾脏肿瘤。因此，妊娠期使用本品可导致胎儿损害。若在妊娠期间应用本品，或给药期间发现怀孕，应告知患者其对胎儿的潜在危害性。说明书标示：妊娠期禁用。因此，该药用于妊娠期属于超说明书用药，应综合目前循证医学证据，按超说明书用药规范管理，须知情同意。

【哺乳期药物安全性分级】L5 级。有报道在人乳汁中可检测到本品，乳汁／血浆药物浓度比可达 1∶1。因此，用药期间应暂停哺乳。说明书标示：哺乳期禁用。

【制剂与规格】注射用顺铂：10mg／支、20mg／支、50mg／支；顺铂注射液：6ml∶30mg／支。

卡铂　Carboplatin, CBP

【适应证】本品适用于晚期上皮来源的卵巢癌的一线治疗；其他治疗失败后的二线治疗；小细胞肺癌和头颈部鳞癌。

【用法和用量】本品仅供静脉使用。肾功能正常的初治患者，推荐剂量为 400mg/m²，单剂静脉输注 15~60 分钟。两次用药间隔 4 周和 / 或中性粒细胞计数 ≥2 000/mm³；血小板计数 ≥100 000/mm³ 方可进行下一疗程治疗。存在危险因素的患者，如以往有过骨髓抑制治疗史、一般状况差（Zubrod-ECOG 2~4、卡氏计分 <80）的患者，建议减少本药初治剂量的 20%~25%。对 65 岁以上的患者，应根据患者的体质情况，调整初剂量及其后的剂量。建议在初始疗程中，每周测定外周血细胞计数，判断血细胞减少的最低点，以便调整下一疗程的剂量。

【不良反应】①血液系统：骨髓抑制是本药的剂量限制性毒性。治疗前血象正常的患者，血小板减少（低于 50 000/mm³）发生率 25%，中性粒细胞减少（低于 1 000/mm³）发生率 18%，白细胞减少（白细胞计数低于 2 000/mm³）发生率为 14%。一般最低点是治疗后 21 日（用联合化疗的患者为 15 日），到第 28 日时，90% 的患者的血小板恢复 >100 000/mm³，74% 的患者的中性粒细胞 >2 000/mm³，67% 的患者的白细胞 >4 000/mm³。肾功能不全的患者，一般状况差，年龄在 65 岁以上和接受过强烈化疗患者，或是接受过顺铂治疗者的骨髓抑制可能更长、更严重。通常来说，如果按说明书建议的方案单药化疗，骨髓抑制是可逆的，没有累积性。感染和出血并发症发生率分别为 4% 和 5%。<1% 的患者可因为此血液系统毒性而死亡。治疗前血红蛋白正常的患者，用本药后 71% 的患者发生血色素降低（低于 11g/dl），随着用药的增加，贫血的发生率增加。②肾脏毒性：一般情况下，肾毒性并非是剂量限制性，且不需要采用如水化或利尿等预防措施。尿素氮或肌酐升高发生于 6%~15% 的患者，尿酸增加发生于 5% 的患者。27% 肌酐清除率 >60ml/min 的患者，发生率会降低。治疗前肾功能受损的患者，肾毒性的发生率和严重程度都可能增加。尚不清楚足量的水化疗法能否预防或减低此毒性的发生。肾功能严重受损时，必须减少剂量或停止治疗。使用本药后，有血清电解质（镁、钾、钠罕见钙）下降的报道。③胃肠道：15% 的患者有恶心不伴呕吐，65% 的患者有恶心，约 1/3 患者有严重的呕吐。复治患者（特别是用过顺铂者）更易呕吐。恶心和 / 或呕吐常在给药后 24 小时内停止，给予止吐药有效，亦可预防。延长本药的给药时间（连续 5 日持续滴注）比单剂量间歇用药的呕吐发生率低。当本药与其他有呕吐作用的药物组成联合化疗方案时，呕吐增加。其他胃肠道副作用包括腹痛（17%）、腹泻（6%）、便秘（6%）。本药对这些副作用的发生机制还不清楚。④过敏反应：过敏反应如皮疹、荨麻疹、红斑、紫癜、极少支气管痉挛和低血压，在接受本药治疗的患者中发生率低于 2%。这些反应与其他铂类药物相似，一般在本药注射后数分钟内发生。⑤耳毒性：15% 的患者在接受本药治疗后，可能会发生亚临床高音频区（4 000~8 000Hz）的听力缺损，但只有

1%的患者出现临床症状,大多数是耳鸣。如果听力损害是以前接受顺铂治疗时发生,则本药治疗后可能会持续存在或加重。⑥神经毒性:用本药治疗后,外周神经病变的发生率为4%,多数病例限于感觉异常和深腱反射减低。这些不良反应在以前曾用过顺铂、以及长期接受本药治疗的患者发生率和严重程度都有增加。以往存在的感觉异常,特别是接受顺铂治疗后出现的,在本药治疗后可能会持续存在或加重。5%的患者观察到有中枢症状,大多数与止呕药的使用有关。本药与其他药物联合和/或延长治疗时间,神经毒性的积累性的发生率可能增加。⑦肝毒性:1/3患者肝功能基线值正常的患者,在接受本药治疗后出现肝功能轻、中度改变,碱性磷酸酶升高(24%)比谷丙转氨酶、谷草转氨酶(15%)和总胆红素的改变(5%)常见。通常,这些改变是可以自动逆转的。严重的肝功能受损都见于大剂量的患者。⑧其他反应:血清钠、钾、钙和镁降低的发生率分别为29%、20%、22%和29%。低钠血症偶见报道。

【禁忌证】对本品和其他含铂类化合物曾有过敏史者禁用。严重肾功能不全者及严重骨髓抑制患者禁用。出血性肿瘤患者禁用。

【注意事项】①本品必须在有经验的内科医师指导下使用,而且必须在有适当的治疗设施和治疗经验的医院内进行治疗。必须定期进行血细胞计数以及肾功能和肝功能检查,也要定期进行神经系统检查。如果观察到骨髓抑制或肾功能或肝功能异常,应当停药。②本品可能会导致血小板减少、粒细胞减少和贫血,因此,在治疗前后应定期检查血象。疗程开始必须与前一个疗程间隔4周和/或中性粒细胞至少2 000/mm³以上,血小板至少100 000/mm³以上。一旦严重的骨髓抑制发生,可能有必要进行输血治疗。③本品使用时引起的骨髓抑制与肾脏的肾小球清除率密切相关。严重的和持续的骨髓功能抑制通常发生于肾功能受损或与其他肾脏毒性药物联合使用的患者。肾脏功能在治疗前和治疗中必须仔细评估。④本品正常的使用频率不应该超过每月1次。⑤本品会导致恶心、呕吐,在以往接受治疗的患者中这些反应较为严重,特别是以往接受顺铂治疗的患者。预防性给予止呕剂和通过连续输注或连续5日用药延长本品的给药时间可以减轻恶心、呕吐发生的频度和严重程度。⑥本品可能改变肾功能,尽管与氨基糖苷类及其他有肾毒性药物合用时,肾毒性是否增加尚未有肯定的结果,但建议避免与这些药物合用。⑦与其他铂类化合物相似,本品可能引起过敏反应,过敏反应在开始给药后数分钟内发生,应给予适当的治疗。⑧在肾功能受损的患者中使用本品超过推荐剂量,可能引起视力受影响,包括视力丧失,但极为罕见,停止注射本品几周后,视力可以完全恢复,或者明显恢复。⑨低钠血症与本品的关系不明,但应当考虑低钠血症的可能性,特别是对于有其他危险因素例如合并利尿治疗的患者。补钠或限水一般可以纠正低钠血症。⑩应当执行正确操作和处置抗癌药物的规范。任何时候使用抗癌药物都必须小心,一定要采取措施防止操作人员暴露于药品,操作时要使用恰当的器具如戴手套及操作后用肥皂和清水洗手。⑪在稀释或给药时,本品不能接触含铝的针头或其他器械。铝与本品会产生沉淀反应和 / 或降低效价。

【FDA 妊娠期药物安全性分级】D 级。卡铂在体内外均能诱导突变,类似大多数抗癌药物,在非临床实验中证实有胚胎毒性和潜在的致突变作用。目前尚无针对孕妇的临床试验,但由于卡铂可能危害胎儿,因此,必须告知有可能怀孕的妇女该危险,育龄妇女在接受卡铂治疗时,应告知其避免怀孕。说明书标示:妊娠期禁用。

【哺乳期药物安全性分级】暂无。卡铂分子量较小(大约 371),可能通过乳汁分泌。同类药物如顺铂(分子量 300)可通过乳汁分泌。由于可能的致突变及致畸性,使用该药物的妇女不应哺乳。说明书标示:哺乳期禁用。

【制剂与规格】卡铂注射液:10ml:50mg/ 支、10ml:100mg/ 支、15ml:150mg/ 支;注射用卡铂:0.1g/ 瓶。

亚叶酸钙　Calcium Folinate,CF

【适应证】本品为化疗辅助用药。适用于治疗叶酸拮抗剂所引起的不良反应及毒性。保护正常细胞,防止大剂量甲氨蝶呤所产生的毒性作用。与 5–氟尿嘧啶(5–FU)合用治疗晚期结直肠癌。

【用法和用量】因叶酸缺乏引起的巨幼细胞性贫血:初始剂量为肌内注射 9～12mg 或口服 7.5mg,一日 1 次,连用 10～15 日,如疗效满意,可将剂量降低至能保证足够临床治疗效果的水平,直至血象正常,症状消失为止。当用于治疗叶酸拮抗剂之毒性及不良反应时观察到任何毒副反应,应尽早进行治疗,并据骨髓抑制情况,调校其剂量。常用剂量为肌内注射,一次 3～6mg,一日 1～2 次,直至血象恢复正常为止。用于甲氨蝶呤解毒,不同患者亚叶酸钙剂量差异很大。需紧密监测甲氨蝶呤从血浆排除率来决定最佳剂量。继续服用亚叶酸钙直至甲氨蝶呤浓度低于 2×10^{-8}mol/L。以下为用于解救大剂量甲氨蝶呤时不同的亚叶酸钙剂量指导:一般情况,在甲氨蝶呤静脉滴注后 24 小时开始亚叶酸钙治疗,以 15mg 静脉注射,口服或肌内注射 11 次,每隔 6 小时 1 次。

【不良反应】口服应用本品偶有过敏反应报道。联合应用亚叶酸钙与 5–FU 主要剂量限制不良反应为口腔炎及腹泻。另外,造血系统抑制,例如白细胞减少、血小板减少可发生。这些不良反应和剂量有关,降低细胞毒性药物剂量可减少不良反应发生。须密切监测造血系统数值,例如血白细胞及血小板水平,若有腹泻,必须监测血浆电解质(例如钠、钾、钙)及肌酐水平等来控制这些不良反应。

【禁忌证】恶性贫血症或其他因维生素 B_{12} 缺乏的巨幼细胞性贫血者禁用。

【注意事项】①对化疗药物有经验的医师方可使用 MTX 及 5-FU 联合治疗。②由于亚叶酸钙的钙含量，每分钟不能静脉注射超过 160mg。

【FDA 妊娠期药物安全性分级】C 级。动物实验未发现本药具有生殖毒性，目前未见关于孕妇用药的相关研究报道，妊娠期使用须权衡利弊。

【哺乳期药物安全性分级】暂无。

【制剂与规格】亚叶酸钙注射液：15mg/ 支、25mg/ 支、0.1g/ 支。

美司钠　Mesna

【适应证】预防氧氮磷环类（oxazaphosphrine）药物（包括异环磷酰胺、环磷酰胺、三芥环磷酰胺）引起的泌尿道毒性。应用大剂量环磷酰胺（>10mg/kg）和三芥环磷酰胺时，应配合使用美司钠。下列患者使用氧氮磷环类药物治疗时也应配用美司钠，即曾做骨盆放射、曾使用以上三种药物（异环磷酰胺、环磷酰胺、三芥环磷酰胺）治疗导致膀胱炎以及有泌尿道损伤病史者。

【用法和用量】本品常用量为环磷酰胺、异环磷酰胺、三芥环磷酰胺剂量的 20%，静脉注射或静脉滴注，给药时间为 0 小时段（用细胞抑制剂的同一时间）、4 小时后及 8 小时后的时段，共 3 次。使用环磷酰胺作连续性静脉滴注时，在治疗的 0 小时段，一次大剂量静脉注射本品，然后再将本品加入环磷酰胺输注液中同时给药（本品剂量可高达环磷酰胺剂量的 100%）。在输注液用完后约 6 ~ 12 小时内连续使用本品（剂量可高达环磷酰胺剂量的 50%）以保护尿道。

【不良反应】偶尔有轻微的过敏反应，如不同程度的皮肤及黏膜反应（瘙痒、红斑、水疱）、局部肿胀（风疹样水肿）。极少情形下可能会出现由急性过敏反应诱发的低血压、心跳加快（>100 次 /min）或短暂的肝转氨酶升高等现象。极少数病例在注射部位出现静脉刺激。在高剂量静脉注射及口服药物的耐受性试验中，当一次使用剂量超过 60mg/kg 时，可出现恶心、呕吐、腹泻、头痛、肢体痛、血压降低、心动过速、皮肤反应、疲倦及虚弱等反应，在治疗期间这些症状常常难于区分其是来自氧氮磷环类药物、美司钠或其他药物。

【禁忌证】对美司钠或其他巯醇化合物有过敏者禁用。

【注意事项】本品的保护作用只限于泌尿系统的损伤，其他肿瘤药物的治疗不应因使用美司钠而有所影响。

【FDA 妊娠期药物安全性分级】B 级。动物和人类资料有限，美司钠的药物动力学性质提示对人类胎儿风险很小。尚无孕早期使用的经验。如果异环磷酰胺或环磷酰胺化疗在孕早期进行，美司钠可能对其导致的出生缺陷没有保护作用。应用异环磷酰胺或环磷酰胺时,使用美司钠减少预防出血性膀胱炎的母体获益似乎超过了未知的胎儿风险。

【哺乳期药物安全性分级】暂无。没有报道描述哺乳期使用美司钠情况。因为分子量相对较小(约 164),可以分泌进入乳汁。但清除半衰期短(0.36 小时),代谢迅速,使乳汁中药物量较少。

【制剂与规格】美司钠注射液:2ml:0.2g/ 支、4ml:0.4g/ 支。

10.2 外 阴 肿 瘤

10.2.1 疾病简述

外阴肿瘤是生长于外阴部肿瘤的统称,可分为良性及恶性两类。良性外阴肿瘤主要有上皮来源的外阴乳头瘤、汗腺腺瘤及中胚叶来源的平滑肌瘤、纤维瘤等;外阴恶性肿瘤以外阴鳞状细胞癌最为多见,占外阴癌的 80% 以上,其余还有外阴黑色素瘤、外阴基底细胞癌、汗腺癌、Page 病、前庭大腺癌、黑色素瘤、肉瘤等。以黑色素瘤、肉瘤的恶性程度最高,腺癌和鳞癌次之,基底细胞癌恶性程度最低。外阴良性肿瘤有包括囊性肿瘤及实性肿瘤。囊性肿瘤有前庭大腺囊肿、尿道旁腺囊肿、表皮样囊肿、皮脂腺囊肿、中肾管囊肿、腹股沟管囊肿,囊性肿瘤临床均少见,体积小,除伴发感染外,临床常无症状。实性肿瘤种类甚多,可来源于皮肤附件、结缔组织、平滑肌、血管等不同组织。

10.2.1.1 **乳头状瘤** 发生于外阴皮肤或黏膜,多由慢性刺激或病毒感染导致上皮增生、表面覆以鳞状上皮,间质为纤维结缔组织,生长缓慢。

治疗方案及原则:以手术切除为主,术中可行快速冰冻切片检查,如有恶变,应行广泛外阴切除。

10.2.1.2 **色素痣** 是由皮肤色素细胞生长过度所致。其组织来源有表皮、间胚叶及神经组织。色素痣按生长的部位分为交界痣、内皮痣和复合痣。

治疗方案及原则:深部切除,其切除范围应超过痣边缘 1cm。切线要垂直,具有一定的深度,切至皮下筋膜上。不可切向痣中心,防止扩散,应避免切除不全、创伤性刺激、药物腐蚀。

10.2.1.3 **汗腺瘤** 多起于外阴大汗腺,因汗腺管畸形、外阴汗腺阻塞扩大所致。

治疗方案及原则:汗腺瘤一般为良性,可行局部切除,标本送病理检查。

10.2.1.4 **纤维瘤** 由纤维结缔组织及少量肌纤维增生所致。多为良性,恶性变者罕见。

治疗方案及原则:局部手术切除,标本送病理检查。

10.2.1.5　脂肪瘤　系脂肪细胞增生所致。脂肪细胞分化成熟,间质内有纤维组织及血管。良性,发生率低。

治疗方案及原则:小者无症状不需治疗,大者可手术切除。

10.2.1.6　平滑肌瘤　系细胞增生所致,生长缓慢,多为良性。

治疗方案及原则:①带蒂肌瘤或浅表肌瘤,局部切除即可;②对较深的肌瘤,应切开包膜,剜出肌瘤;③直径 >5cm 者,术中应行快速冰冻切片检查。

10.2.1.7　血管瘤　为先天性,由无数毛细血管或海绵状血管所构成。起源于中胚叶,可分为毛细血管瘤、海绵状瘤、老年性瘤及血管角质瘤四型。

治疗方案及原则:①较小者可行冷冻、电灼、激光治疗;②较大需行手术切除病灶,必要时可行植皮。因外阴血运丰富,术时出血多,术前应充分准备,术中加强止血。

10.2.1.8　淋巴管瘤　由先天遗留的胚胎组织发展形成,分为表浅局限性淋巴管瘤及深在性淋巴管瘤两种。

治疗方案及原则:小者行激光、电灼、放射性核素等治疗;较大者手术切除,必要时植皮。

10.2.1.9　外阴上皮内瘤变　是外阴癌的癌前病变,包括外阴上皮不典型增生及原位癌。外阴上皮内瘤变分为三级:Ⅰ级为轻度外阴上皮不典型增生(异型上皮局限在外阴上皮下 2/3)、Ⅱ级为中度外阴上皮不典型增生(异型上皮局限在外阴上皮下 2/3)、Ⅲ级为重度外阴上皮不典型增生(异型上皮局限在外阴上皮下 2/3 以上,但未达全层)及原位癌(癌灶局限在上皮层内,未突破表皮基底膜)。

治疗方案及原则:

(1)药物治疗:1% 氟尿嘧啶溶液局部湿敷,一日 3 次。

(2)物理治疗:电灼、激光、冷冻治疗均可选用,效果肯定,但是治疗后局部皮肤的坏死溃疡愈合较慢。

(3)手术治疗:手术原则是既要尽量切除病灶,但又要尽量少毁损外阴,以免影响性功能。

10.2.1.10　外阴鳞状细胞癌　简称外阴鳞癌或外阴癌,占外阴恶性肿瘤的 85% ~ 95%。常见于绝经后妇女。

治疗方案及原则:

(1)手术治疗:外阴癌以手术治疗为主。手术范围趋向个体化,根据病灶大小、浸润深度、有无转移灶等决定。

(2)放射治疗:晚期病例无法手术,或年老体弱,或合并严重内科疾病不能耐受手术者,可行放射治疗。

(3)化学治疗:晚期或复发病例,根据病情可加用或单用化学药物治疗。

10.2.1.11　前庭大腺癌　是指生长于前庭大腺的腺癌,约占外阴恶性肿瘤的 1%。

治疗方案及原则:

(1)早期应行外阴根治术及双侧腹股沟淋巴结清扫术,如淋巴结已有转移,应考虑行盆腔淋巴结清扫术。

(2)晚期病例可行放射治疗。

(3)复发及转移病例可进行化学治疗。

10.2.1.12　外阴湿疹样癌　又称外阴帕杰病(Paget's disease),是一种少见的具有特征的发展缓慢的外阴恶性肿瘤。为上皮内癌,可见典型特征性的、有空泡形成的 Paget's 细胞。

治疗方案及原则:

(1)手术治疗:手术应根据病灶范围以及是否合并腺癌而决定其范围。①真性上皮内癌不伴腺癌者应进行较广泛的局部切除,切除标本的边缘应进行快速冰冻切片检查,以明确手术范围是否足够。②局部复发病灶较局限者可再行局部切除。③合并腺癌者应行外阴根治术及腹股沟淋巴结清扫术,如淋巴结阴性,则预后较好。

(2)化学治疗:1% 5- 氟尿嘧啶溶液或霜剂局部涂敷。

(3)物理治疗:CO_2 激光治疗局灶型病例有效。

10.2.1.13　外阴恶性黑色素瘤　较少见,约占外阴恶性肿瘤的 2% ~ 3%,多数由色素痣恶变所致,是一种恶性度极高、转移倾向早而广泛的肿瘤。其转移途径除直接蔓延或淋巴系统转移外,也可经血行扩散达全身各部位,发展迅速,预后不佳。

治疗方案及原则:①外阴广泛切除及腹股沟淋巴结清扫术;②免疫治疗;③放射治疗、化学治疗及姑息性治疗。

10.2.1.14　阴道良性肿瘤　阴道良性肿瘤很少见,常见的有乳头状瘤、平滑肌瘤、纤维瘤、神经纤维瘤等。

治疗方案及原则:①肿瘤较小无症状时可以随访观察;②手术切除。

10.2.1.15　阴道上皮内瘤变　是阴道癌的癌前病变,包括阴道鳞状上皮不典型增生和阴道鳞状上皮原位癌。

根据阴道鳞状上皮异常细胞侵犯上皮的程度,可分为三级:①I级为轻度外阴上皮不典型增生,即细胞异形局限于上皮下 1/3;②II级为阴道上皮中度不典型增生,即细胞异行侵犯上皮下 2/3;③III级为阴道上皮重度不典型增生及原位癌,异常变化的细胞可达上皮全层,仅表面细胞成熟,上皮表面有一层扁平的细胞。阴道原位癌是指异常细胞已侵犯上皮全层。

治疗方案及原则:

（1）局部治疗：①电凝及 CO_2 激光治疗，治疗时需注意局部组织破坏的深度。②局部应用 5- 氟尿嘧啶软膏，将 5%5- 氟尿嘧啶软膏放在阴道内，2 周后做阴道镜复查，观察阴道病灶愈合情况。

（2）手术切除：根据病灶的部位、范围、子宫存在与否可以采取不同的手术范围，如局部病灶切除、部分阴道切除及全阴道切除术，年轻患者需行阴道重建术。

（3）综合治疗：CO_2 激光气化及手术切除的综合治疗常用于阴道上皮内瘤变合并宫颈上皮内瘤变（CIN）的病例，当病灶位于颈管内时，可用 CO_2 激光气化阴道及宫颈阴道部的病灶，然后行宫颈锥形切除或全子宫切除治疗颈管内病灶。

10.2.1.16　原发性阴道癌　少见，仅占女性生殖道恶性肿瘤的 1%～2%，多见于发病 60 岁以上的老年妇女。

治疗方案及原则如下。

（1）放射治疗：腔内加体外照射，腔内照射主要针对阴道原发肿瘤区进行照射，剂量约 60Gy。体外照射主要针对阴道旁组织、盆壁及其所属淋巴区进行照射，采用四野垂直照射，组织剂量可达 40Gy。除阴道早期癌外均应配合体外照射。

（2）手术治疗：①阴道上段早期癌行子宫根治术和阴道部分切除（阴道的切缘距癌灶边缘至少 3cm）及盆腔淋巴结清除术。②阴道下段早期癌行外阴阴道癌根治术及腹股沟淋巴结和盆腔淋巴结清扫术。

（3）药物治疗：作为综合治疗的方法之一，按肿瘤类型选择用药，一般采用顺铂、多柔比星、5- 氟尿嘧啶等行介入化疗。

10.2.1.17　阴道肉瘤　很少见，常见的类型有胚胎横纹肌肉瘤（葡萄状肉瘤）、平滑肌肉瘤、阴道内胚窦瘤等。幼女患者 80% 为葡萄状肉瘤。阴道肉瘤的恶性程度极高，其预后与肉瘤组织类型、侵犯范围、早期治疗、首次治疗的彻底性等有关。

治疗方案及原则：以手术为主的综合治疗。①葡萄状肉瘤的治疗原则以手术为主，一般主张行子宫根治术、阴道切除术、双侧腹股沟及盆腔淋巴结清扫术，亦可行局部肿瘤切除术后加放射治疗。化疗对阴道肉瘤的疗效不肯定，可作为综合治疗措施之一。②阴道平滑肌肉瘤的治疗与其他生殖道平滑肌肉瘤相同，手术是首选的治疗，化疗作为辅助治疗。

10.2.2　诊断标准

（1）病史及症状：有外阴慢性单纯性苔藓、外阴硬化性苔藓等病史。最常见的症状是外阴瘙痒、局部肿块或溃疡，可伴有疼痛、出血，少部分患者无任何症状。晚期邻近部位器官受累可出现相应症状。

（2）妇科检查：早期可为外阴结节或小溃疡，晚期可累及全外阴伴溃破、出血、感染。应注意病灶部位、大小、质地、活动度、色素改变、与邻近器官关系（尿道、阴道、肛门直肠有无受累）及双侧腹股沟是否有肿大的淋巴结，并仔细检查阴道、宫颈以排除有无肿瘤。

（3）辅助检查及诊断

细胞学检查：可做细胞学涂片或印片，其阳性率仅为 50% 左右。

病理组织检查：是确诊外阴癌的唯一方法，对一切外阴赘生物和可疑病灶均需尽早做活体组织病理检查。

其他：超声、CT、MRI、膀胱镜检、直肠镜检有助于诊断，腹股沟区 CT 或 MRI 检查有助于判断淋巴结的状态。

10.2.3　治疗方案

手术治疗为主，晚期可辅以放射治疗及化学药物综合治疗，最大限度保留外阴的生理结构，减少患者的痛苦，减少治疗后的并发症，提高生活质量。对于早期的外阴癌患者在不影响预后的前提下，尽量缩小手术范围，手术切除范围应包括癌灶周围 1cm 的外观正常的组织；对晚期患者应重视与放疗、化疗相结合的综合治疗，但与直接手术相比并不改善预后。

（1）手术治疗

ⅠA 期：外阴扩大局部切除术，手术切缘距离肿瘤边缘 1cm，深度至少 1cm，需达皮下组织。

ⅠB 期：外阴根治性局部切除术，手术切缘应至少超过病变边缘 1cm，深度应达尿生殖膈下筋膜，即位于阔筋膜水平面且覆盖耻骨联合的筋膜层；如果癌灶在阴蒂位置或附近，则应切除阴蒂。病灶同侧或双侧腹股沟淋巴结清扫术。

Ⅱ 期：外阴根治性局部切除，并切除受累的尿道、阴道、肛门皮肤及双侧腹股沟淋巴清扫术，必要时切除盆腔淋巴结。

Ⅲ 期、Ⅳ 期：外阴广泛切除 + 双侧腹股沟淋巴结切除术，必要时切除盆腔淋巴结。

（2）放射治疗：鳞癌对放射治疗较敏感，但外阴皮肤对放射线耐受性极差，易发生明显放射皮肤反应（肿胀、糜烂、疼痛），难以达到放射根治剂量。外阴癌放射治疗常用于①术前局部照射，缩小癌灶再手术；②转移淋巴结区域照射；③手术切缘阳性或接近切缘、脉管有癌栓或复发癌治疗。

（3）化学治疗：多用于放疗时的同步化疗及晚期癌或复发癌的综合治疗。临床上目前常用的抗肿瘤药物有 80 余种，根据其来源和作用机制，可以分为烷化剂、抗代谢物、抗肿瘤抗生素、植物药、激素和其他（包括铂类、酰胺酶、靶向治疗等）六类。

10.2.4　治疗药物

铂类及其衍生物：顺铂（DDP）、卡铂（CBP）（见 10.1 妊娠滋养细胞疾病）。

抗代谢药：5- 氟尿嘧啶（5-FU）（见 10.1 妊娠滋养细胞疾病）。

抗肿瘤抗生素：博来霉素（BLM）（见 10.1 妊娠滋养细胞疾病），丝裂霉素（MMC）、多柔比星（ADM）、平阳霉素（MMC）。

烷化剂：环磷酰胺（CTX）（见 10.1 妊娠滋养细胞疾病），氮芥（HN2）。

植物药：长春新碱（VCR）（见 10.1 妊娠滋养细胞疾病）。

其他类：达卡巴嗪（DTIC）。

丝裂霉素　Mitomycin, MMC

【适应证】本品为广谱抗肿瘤抗生素，适用于胃癌、肺癌、乳腺癌，也适用于肝癌、胰腺癌、结直肠癌、食管癌、卵巢癌及癌性腔内积液。

【用法和用量】①静脉注射：一次 6～8mg，以氯化钠注射液溶解后静脉注射，一周 1 次。也可一次 10～20mg，每 3～4 周重复治疗。②动脉注射：剂量与静脉注射同。③腔内注射：每次 3～4 瓶（6～8mg）。④联合化疗：FAM（氟尿嘧啶、多柔比星、丝裂霉素）主要用于胃肠道肿瘤。

【不良反应】骨髓抑制是最严重的毒性反应，可致白细胞及血小板减少，白细胞减少常发生于用药后 28～42 日，一般在 42～56 日恢复。恶心、呕吐发生于给药后 1～2 小时，呕吐在 3～4 小时内停止，而恶心可持续 2～3 日。对局部组织有较强的刺激性，若药液漏出血管外，可引起局部疼痛、坏死和溃疡。少见的不良反应有间质性肺炎、不可逆的肾功能衰竭等。心脏：本品与多柔比星同时应用可增加心脏毒性，建议多柔比星总量限制在 $0.45g/m^2$ 以下。

【禁忌证】水痘或带状疱疹患者禁用。

【注意事项】①用药期间应密切随访血常规及血小板、尿素氮、肌酐。②在应用丝裂霉素后数月仍应随访血常规及肾功能，特别是总剂量 >60mg 的患者，易发生溶血性贫血。③长期应用抑制卵巢及睾丸功能，造成闭经和精子缺乏。④本品局部刺激严重，若药液漏出血管外，可致局部红肿疼痛，以致坏死溃疡。⑤丝裂霉素一般经静脉给药，也可经动脉注射或腔内注射给药，但不可作肌内或皮下注射。⑥应避免注射于静脉外，如静脉注射时有烧灼感或刺痛，应立即停止注射。静脉注射时药液漏至血管外应立即停止注射，以 1% 普鲁卡因注射液局封。⑦由于丝裂霉素有延迟性及累积性骨髓抑制，一般较大剂量应用时两个疗程之间间隔应超过 6 周。⑧用药期间禁进行活病毒疫苗接种和避免口服脊髓灰质炎疫苗。

【FDA 妊娠期药物安全性分级】D 级。本品在动物实验中有致癌及致畸性,说明书标示:在妊娠前 3 个月应避免应用本品。

【哺乳期药物安全性分级】L5 级。说明书标示:哺乳期禁用。

【制剂与规格】注射用丝裂霉素:2mg/ 瓶、4mg/ 瓶、8mg/ 瓶、10mg/ 瓶。

多柔比星　Adriamycin,ADM

【适应证】本品为抗肿瘤抗生素。可抑制 RNA 和 DNA 的合成,对 RNA 的抑制作用最强,适用于急性白血病(淋巴细胞性和粒细胞性)、恶性淋巴瘤、乳腺癌、肺癌(小细胞和非小细胞肺癌)、卵巢癌、骨及软组织肉瘤、肾母细胞瘤、膀胱癌、甲状腺癌、头颈部鳞癌、胃癌、肝癌等。

【用法和用量】缓慢静脉或动脉注射。本品体外溶血性实验结果表明本品具有溶血特性,给药时注意缓慢注射或缓慢点滴并且严密监测血象。

(1)单独给药:一次 $60 \sim 75mg/m^2$,每 $3 \sim 4$ 周 1 次或一日 $20mg/m^2$,连用 3 日,停用 $2 \sim 3$ 周后重复。分次用药的心肌毒性、骨髓抑制和胃肠道反应(包括口腔溃疡)较每 3 周用药 1 次为轻。联合用药一次 $30 \sim 40mg/m^2$,每 3 周 1 次或一次 $25mg/m^2$,一周 1 次,连用 2 周,每 3 周重复。总剂量不宜超过 $0.4g/m^2$。

(2)联合化疗:①ABVD(多柔比星、博来霉素、长春碱和达卡巴嗪),主要用于霍奇金淋巴瘤;②CAF(环磷酰胺、多柔比星和氟尿嘧啶),主要用于乳腺癌;③CAOP(环磷酰胺、多柔比星、长春新碱和泼尼松),主要用于恶性淋巴瘤;④FAM(氟尿嘧啶、多柔比星和丝裂霉素),主要用于胃癌;⑤AC(多柔比星和阿糖胞苷),主要用于成人急性髓细胞性白血病;⑥AOP(多柔比星、长春新碱和泼尼松),主要用于淋巴母细胞型急性白血病的诱导缓解;⑦ACP(多柔比星、环磷酰胺和顺铂),主要用于卵巢癌和肺癌以及头颈部癌、膀胱癌等;⑧COAD(环磷酰胺、长春新碱、多柔比星和达卡巴嗪),主要用于软组织肉瘤和成骨肉瘤;⑨CAO(环磷酰胺、多柔比星、长春新碱),主要用于小细胞型肺癌。

【不良反应】①骨髓抑制:为多柔比星的主要不良反应。白细胞减少约于用药后 $10 \sim 14$ 日下降至最低点,大多在 3 周内逐渐恢复至正常水平,贫血和血小板减少一般不严重。②心脏毒性:可出现一过性心电图改变,表现为室上性心动过速、室性期前收缩及 ST–T 改变,一般不影响治疗,少数患者可再现延迟性进行性心肌病变,表现为急性充血性心力衰竭,与累计剂量密切相关,大多出现在总量 $>400mg/m^2$ 的患者,这些情况偶尔可突然发生而常规心电图无异常迹象。多柔比星引起的心脏病变多出现在停药后 $1 \sim 6$ 个月,心脏毒性可因联合应用其他药物加重。③消化道反应:表现为食欲减退、恶心、呕吐,也可有口腔黏膜红斑、溃疡及食管炎、胃炎。④脱发：发生率约 86%，一般停药 1～2 个月可恢复生长。⑤局部反应：如注射处药物外溢可引起组织溃疡和坏死。药物浓度过高引起静脉炎。⑥其他：少数患者有发热、出血性红斑、肝功能异常与蛋白尿、甲床部位出现色素沉着、指甲松离，在原先放射野可出现皮肤发红或色素沉着。个别患者出现荨麻疹、过敏反应、结膜炎、流泪。此外，多柔比星还可增加放疗和一些抗癌药毒性。白血病和恶性淋巴瘤患者应用本品时，特别是初次用多柔比星者，可因瘤细胞大量破坏引起高尿酸血症，而致关节疼痛或肾功能损害。

【禁忌证】周围血象中白细胞低于 $3.5 \times 10^9/L$ 或血小板低于 $50 \times 10^9/L$ 患者禁用。明显感染或发热、恶病质、失水、电解质或酸碱平衡失调者禁用。胃肠道梗阻、明显黄疸或肝功能损害患者禁用。心肺功能失代偿患者、水痘或带状疱疹患者禁用。曾用其他抗肿瘤药物或放射治疗已引起骨髓抑制的患者禁用。严重心脏病患者禁用。

【注意事项】①用药后 1～2 日内可出现红色尿，一般都在 2 日后消失。肾功能不全者用本品后要警惕高尿酸血症的出现。②痛风患者，如应用多柔比星，别嘌醇用量要相应增加。③少数患者用药后可引起黄疸或其他肝功能损害，有肝功能不全者，用量应予酌减。④用药前后需测定心脏功能、监测心电图、超声心动图、血清酶学和其他心肌功能试验；应经常查看有无口腔溃疡、腹泻以及黄疸等情况。⑤过去曾用过足量柔红霉素、表柔比星及本品者不能再用。⑥本品可用于浆膜腔内给药和膀胱灌注，但不能用于鞘内注射。⑦外渗后可引起局部组织坏死，需确定静脉通畅后才能给药。

【FDA 妊娠期药物安全性分级】D 级。多柔比星对大鼠具有胚胎毒性和致畸性，在家兔中会引起胚胎毒性和流产。目前还没有关于在妊娠中期使用多柔比星的孕妇后代的生长和心理发育的长期研究。受孕前接受多柔比星治疗的妇女的男性胎儿可出现可逆性睾丸功能障碍。目前研究不能确定使用多柔比星的孕妇的不良妊娠结局的确切原因，但认为妊娠期不能使用多柔比星化疗。说明书标示：妊娠期禁用。

【哺乳期药物安全性分级】L5 级。尽管分泌到乳汁中的量可以忽略不计，但美国儿科学会认为多柔比星是可能干扰哺乳婴儿的细胞代谢的药物。说明书标示：哺乳期禁用。

【制剂与规格】注射用盐酸多柔比星：10mg/ 支、50mg/ 支。

平阳霉素　Bleomycin A₅

【适应证】本品为抗肿瘤抗生素。适用于唇癌、舌癌、齿龈癌、鼻咽癌等头颈部鳞癌。亦可用于治疗皮肤癌、乳腺癌、宫颈癌、食管癌、外阴癌、恶性淋巴癌和坏死性肉芽肿等。对肝癌也有一定疗效。对翼状胬肉有显著疗效。

【用法和用量】静脉注射:以 0.9% 氯化钠注射液或 5% 葡萄糖注射液 5 ~ 20ml 溶解本品 4 ~ 15mg(效价)/ml 的浓度注射。肌内注射:用 0.9% 氯化钠注射液 5ml 以下溶解本品 4 ~ 15mg(效价)/ml 的浓度注射。动脉注射:用 3 ~ 25ml 添加抗凝剂(如肝素)的 0.9% 氯化钠注射液溶解本品 4 ~ 8mg(效价)作一次动脉内注射或持续动脉内注射。一次剂量为 8mg(效价),通常每周给药 2 ~ 3 次。根据患者情况可增加或减少至每日 1 次到每周 1 次。显示疗效的剂量一般为 80 ~ 160mg(效价)。一个疗程的总剂量为 0.24g(效价)。肿瘤消失后,应适当追加给药,如每周 1 次 8mg(效价)静脉注射 10 次左右。

淋巴管瘤:每次 4 ~ 8mg,溶入注射用水 2 ~ 4ml,有囊者尽可能抽尽囊内液后注药,间歇期至少 1 个月,5 次为 1 个疗程。3 个月以下新生儿暂不使用或减量使用。血管瘤:每次注射平阳霉素 4 ~ 8mg,用生理盐水或利多卡因注射液 3 ~ 5ml 稀释。注入瘤体内,注射 1 次未愈者,间歇 7 ~ 10 日重复注射,药物总量一般不超过 70mg(效价)。鼻息肉:取平阳霉素 1 支(含 8mg)用 0.9% 氯化钠注射液 4ml 溶解,用细长针头行息肉内注射,每次息肉注射 2 ~ 4ml,即一次注射 1 ~ 2 个息肉。观察 15 ~ 30 分钟有无过敏反应,每周 1 次,5 次为 1 个疗程,一般 1 ~ 2 个疗程。肿瘤患者,尤其是恶性淋巴肿瘤患者,在初次和第 2 次给予本品时,应以 4mg(效价)以下剂量给药,以观察和增强患者的耐受能力,当患者无急性反应时,方可增至正常剂量。

【不良反应】发热、胃肠道反应(恶心、呕吐、食欲不振等)、皮肤反应(色素沉着、角化增厚、皮炎、皮疹等)、脱发、肢端麻痹和口腔炎症等,肺部症状(肺炎样病变或肺纤维化)出现率低于博来霉素。

【禁忌证】对本品、博来霉素类抗生素有过敏史者禁用。

【注意事项】①给药后如患者出现发热现象,可给予退热药。对出现高热的患者,在以后的治疗中应减少剂量,缩短给药时间,并在给药前后给予解热药或抗过敏剂。②患者出现皮疹等过敏症状时应停止给药,停药后症状可自然消失。③患者如出现咳嗽、咳痰、呼吸困难等肺炎样症状,同时胸部 X 光片出现异常,应停止给药,并给予甾体激素和适当的抗生素。④偶尔出现休克样症状(血压低下、发冷发热、喘鸣、意识模糊等),应立即停止给药,对症处理。⑤对有肺、肝、肾功能障碍的患者慎用。

【FDA 妊娠期药物安全性分级】暂无。动物研究发现平阳霉素具有致畸性。如果在怀孕期间使用该药物,或患者在服用该药物时怀孕,应告知患者对胎儿的潜在危害。

【哺乳期药物安全性分级】暂无。该药物具有致突变性、致畸性和致癌性,可能会伤害正在哺乳的婴儿,因此在用药期间应停止母乳喂养。

【制剂与规格】注射用盐酸平阳霉素：以盐酸平阳霉素计：4mg/ 支、8mg/ 支、15mg/ 支。

氮芥　Chlormethine, HN$_2$

【适应证】本品为双氯乙胺类烷化剂，主要用于恶性淋巴瘤及癌性胸腔、心包及腹腔积液。

【用法和用量】静脉注射：按体表面积一次 4 ~ 6mg/m^2（或 0.1mg/kg），加生理盐水 10ml 由输液小壶或皮管中冲入，并用 0.9% 氯化钠注射液或 5% 葡萄糖注射液冲洗血管，一周 1 次，连用 2 次，休息 1 ~ 2 周重复。腔内给药：一次 5 ~ 10mg，加 0.9% 氯化钠注射液 20 ~ 40ml 稀释，在抽液后即时注入，一周 1 次，可根据需要重复。局部皮肤涂抹：新配制一次 5mg，加 0.9% 氯化钠注射液 50ml，一日 1 ~ 2 次，主要用于皮肤蕈样霉菌病。

【不良反应】骨髓抑制：主要表现为白细胞和血小板减少，严重时可导致全血细胞减少。白细胞下降最低值在注射本品后第 7 ~ 10 日，停药 1 ~ 2 周后多可恢复。胃肠道反应：恶心、呕吐常出现于注射后 3 ~ 6 小时，可持续 24 小时。可致月经紊乱、闭经。其他反应还包括脱发、乏力、头晕、注射于血管外时可引起溃疡。局部涂抹可产生迟发性皮肤过敏反应。

【禁忌证】对本品过敏者禁用。

【注意事项】①本品剂量限制性毒性为骨髓抑制，故应密切观察血象变化，每周查血象 1 ~ 2 次。②氮芥对局部组织刺激性强，若漏出血管外，可导致局部组织坏死，故严禁口服、皮下及肌内注射，药物一旦溢出，应立即用硫代硫酸钠注射液或 1% 普鲁卡因注射液局部注射，用冰袋冷敷局部 6 ~ 12 小时。③氮芥水溶液极易分解，故药物开封后应在 10 分钟内注入体内。④凡有骨髓抑制、感染、肿瘤细胞侵及骨髓、曾接受过多疗程化疗或放疗者应慎用。

【FDA 妊娠期药物安全性分级】D 级。氮芥和其他抗肿瘤药物已经联合应用于孕妇，但大部分报道未显示对胎儿有不良的影响，甚至包括在妊娠早期用药。本品有致突变或致畸胎作用，可造成胎儿死亡或先天畸形，特别是妊娠前 3 个月内。说明书标示：妊娠期禁用。用于妊娠期属于超说明书用药，应综合目前循证医学证据，按超说明书用药规范管理，须知情同意。

【哺乳期药物安全性分级】暂无。目前未见哺乳期应用氮芥的研究报道，氮芥分子量低，能够自由通过乳汁排泄。说明书标示：哺乳期禁用。

【制剂与规格】盐酸氮芥注射液：1ml：5mg/ 支。

达卡巴嗪　Dacarbazine, DTIC

【适应证】本品为嘌呤生物合成的前体，为烷化剂类抗肿瘤药。适用于恶性黑色素瘤,也用于软组织肉瘤恶性淋巴瘤等。

【用法和用量】静脉滴注:取 2.5~6mg/kg 或 0.2~0.4g/m²,用 0.9% 氯化钠注射液 10~15ml 溶解后,用 5% 葡萄糖注射液稀释至 250~500ml 后静脉滴注,30 分钟以上滴完,一日 1 次,疗程 5~10 日,一般间歇 3~6 周重复给药。单次大剂量:0.65~1.45g/m²,每 4~6 周 1 次。动脉灌注:位于四肢的恶性黑色素瘤,可用同样剂量动脉注射。

【不良反应】消化道反应:食欲不振、恶心呕吐、腹泻等,2~8 小时后可减轻或消失。骨髓抑制:可致白细胞和血小板下降、贫血,以大剂量时更为明显。一般在用药 2~3 周出现血象下降,第 4~5 周可恢复正常。少数患者可出现"流感"样症状,如全身不适、发热、肌肉疼痛,可发生于给药后 7 日,持续 1~3 周。也可有面部麻木、脱发。局部反应:注射部位可有血管刺激反应。偶见肝肾功能损害。

【禁忌证】严重过敏史者禁用。水痘或带状疱疹患者禁用。

【注意事项】①肝肾功能损害、感染患者慎用本品。②因本品对光和热极不稳定、遇光或热易变红,在水中不稳定,放置后溶液变浅红色。需临时配制,溶解后立即注射,并尽量避光。③对诊断的干扰:使用本品时可引起尿素氮、碱性磷酸酶、谷丙转氨酶、谷草转氨酶、乳酸脱氢酶暂时性升高。④用药期间禁止活性病毒疫苗接种。⑤静脉滴注速度不宜太快,防止药物外漏,避免对局部组织刺激。⑥用药期间应定期检查尿素氮、肌酐、尿酸、胆红素、谷丙转氨酶、谷草转氨酶、乳酸脱氢酶。

【FDA 妊娠期药物安全性分级】C 级。目前未见有关达卡巴嗪在人类妊娠中应用的研究报道,在妊娠大鼠腹腔内注射 0.8g 或 1.0g/kg 达卡巴嗪,可致使后代的骨骼变形缺陷、腭裂和无脑儿,可能有致癌作用。说明书标示:妊娠期禁用。因此,该药用于妊娠期属于超说明书用药,应综合目前循证医学证据,按超说明书用药规范管理,须知情同意。

【哺乳期药物安全性分级】L5 级。目前未见达卡巴嗪在哺乳期应用的研究报道,它对母乳喂养的婴儿有潜在的严重不良反应,例如造血抑制。因此,哺乳期使用本品应暂停哺乳。

【制剂与规格】注射用达卡巴嗪:0.1g/ 支、0.2g/ 支。

10.3　宫 颈 肿 瘤

10.3.1　疾病简述

10.3.1.1　宫颈良性肿瘤　包括发生于子宫颈的良性赘生性疾病,主要分为鳞状上皮乳头状瘤、宫颈平滑肌瘤、腺肌瘤、血管瘤及其他。

治疗方案及原则：①宫颈良性肿瘤以手术治疗为主，如肿瘤局部切除、子宫颈锥形切除甚至全子宫切除，手术切除即可治愈。局限性小病灶可使用激光、冷冻等物理方法进行治疗。②宫颈良性病变有多中心发病现象，可于原发病部位或其他部位再次出现同样类型的肿瘤，这种情况多为肿瘤再发，而非肿瘤复发。

10.3.1.2　宫颈上皮内瘤变（CIN）是子宫颈癌的癌前病变，分为子宫颈轻度不典型增生（CINⅠ）、中度不典型增生（CINⅡ）、重度不典型增生及原位癌（CINⅢ）。

治疗方案及原则：①CINⅠ暂按炎症处理，每3~6个月随访一次，做宫颈细胞刮片，必要时再次活检，病变持续不变者可继续治疗和观察。②CINⅡ可行宫颈锥形切除术或LEEP治疗，亦可选用冷冻、激光、微波、电烙等物理治疗。术后3~6个月随访一次。老年患者宫颈萎缩、颈管有粘连者，不宜行物理治疗，可行子宫切除术。③CINⅢ应行手术治疗。治疗性宫颈锥形切除适用于年轻、希望保留生育功能者。全子宫切除术只用于老年及已经完成生育任务的妇女。④随访CINⅠ~Ⅱ经治疗后，应每隔3~6月做一次宫颈细胞涂片及阴道镜检查，随访稳定1年后，每年检查一次。

10.3.1.3　宫颈癌　分为鳞状细胞癌和腺癌，前者较为常见。国际妇产科联盟（FIGO）一临床与手术病理分期相结合，将宫颈癌分期：Ⅰ期癌局限于宫颈（不考虑扩散至宫体）；Ⅱ期宫颈癌浸润超出子宫，但未达阴道下1/3或盆壁；Ⅲ期癌累及阴道下1/3，和/或扩散到盆壁，和/或导致肾积水或无功能肾；Ⅳ期癌超出盆骨，或扩散到膀胱，或直肠黏膜，泡状水肿不能分。

治疗方案如下。

（1）手术治疗：①Ⅰa$_1$期可行筋膜外全子宫切除术。②Ⅰa$_2$期可行次广泛子宫切除术。③Ⅰb期及Ⅱa期应行广泛子宫切除术及双侧盆腔淋巴结切除术。

（2）放射治疗：极早期患者可行单纯腔内照射，其他均应行体内、体外联合放疗。

（3）化学疗法：适用于晚期或转移复发的病例。常用化疗药物有氟尿嘧啶、多柔比星、长春新碱（VCR）、环磷酰胺、顺铂、AT1258、博来霉素、丝裂霉素、紫杉醇等。可静脉给药，亦可动脉插管给药。

治疗原则如下。

（1）手术治疗适用于FIGOⅡa期及以下的早期患者。

（2）放射治疗适用于FIGO各期的宫颈癌患者。

（3）化学治疗是有效的辅助治疗手段，可用于手术或放疗前、后，对放射治疗有增敏作用。

（4）宫颈腺癌对放疗及化疗的敏感性均较差，应尽量争取手术治疗。若手术有困难,可加用放疗。

10.3.2 治疗药物

抗代谢类:氟尿嘧啶(见 10.1 妊娠滋养细胞疾病)。

抗肿瘤抗生素:多柔比星、丝裂霉素(见 10.2 外阴肿瘤)、博来霉素(见 10.1 妊娠滋养细胞疾病)。

植物药:长春新碱(VCR)、紫杉醇(见 10.1 妊娠滋养细胞疾病)。

烷化类:环磷酰胺(见 10.1 妊娠滋养细胞疾病)。

铂类:顺铂(见 10.1 妊娠滋养细胞疾病)。

10.4 子宫肌瘤

10.4.1 疾病简述

子宫肌瘤是女性生殖器中最常见的一种良性肿瘤,多见于 30～50 岁妇女。以宫体部肌瘤多见,少数为宫颈肌瘤。

10.4.2 治疗方案及原则

子宫肌瘤的处理应根据患者年龄、症状、肌瘤大小、有无变性、生育要求及全身情况全面考虑。

(1)随访观察:如肌瘤小于妊娠 10 周内子宫大小、无明显症状或近绝经期患者,可 3～6 个月复查一次。

(2)手术治疗

1)手术指征:肌瘤大于妊娠 10 周子宫;月经过多,继发贫血;有压迫症状;宫颈肌瘤;生长迅速,可疑恶性。

2)手术方式:①肌瘤切除术主要适用于年轻未婚或未生育、希望保留生育功能的患者,可经腹行肌瘤切除。②子宫切除主要适用于肌瘤较大、症状明显、经药物治疗无效、不需要保留生育功能,或疑有恶变者,可行子宫次全切除或子宫全切术。

(3)药物治疗:肌瘤小于 2 个半月妊娠子宫大小、症状较轻、近绝经年龄及全身情况不能手术者,可选择药物治疗。

(4)有条件者也可行子宫肌瘤介入治疗,但要严格掌握适应证。

(5)妊娠合并子宫肌瘤的处理:①孕期无症状者,定期产前检查,严密观察,不需特殊处理。②妊娠 36 周后,根据肌瘤生长部位是否会发生产道梗阻及产妇和胎儿的具体情况决定分娩方式。③剖宫产时除基底部较小的浆膜下

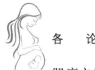

肌瘤之外,子宫肌壁肌瘤及多发或肌瘤较大者应慎行肌瘤切除术。

10.5　卵　巢　肿　瘤

10.5.1　疾病简述

卵巢恶性肿瘤是女性生殖器常见的三大恶性肿瘤之一,约占女性生殖器恶性肿瘤的 23%。由于其发病隐匿,早期诊断困难,大部分患者就诊时已属晚期,而晚期患者治疗效果不佳,因此卵巢恶性肿瘤的病亡率高居女性生殖器恶性肿瘤之首。卵巢恶性肿瘤是全身原发性肿瘤类型最多的恶性肿瘤,其组织学类型繁多,不同组织学类型的生物行为以及好发年龄段不同。

妊娠合并卵巢恶性肿瘤的处理与非妊娠者在原则上并无区别,一旦确定或怀疑为恶性卵巢肿瘤,应尽早施行手术,而不必顾及妊娠的时期。手术时首要的是确定肿瘤的期别,应做冷冻切片的组织学检查,确定肿瘤的病理诊断和类别。如果肿瘤局限于一侧卵巢,包膜完整,未发现有转移(即临床 I a 期的肿瘤);或肿瘤属于低度恶性,可仅做单侧附件切除,如对侧活检及盆、腹腔冲洗细胞学检查,未查到癌细胞,可允许妊娠持续至足月。

对于 I a 期以上的卵巢上皮性癌,宜做全子宫双附件切除,大网膜和阑尾切除,腹膜后淋巴结清除及转移灶切除,作为"肿瘤灭减术"。对于恶性生殖细胞肿瘤或颗粒细胞瘤,即使肿瘤已累及卵巢以外的部位,仍可仅做瘤变卵巢和转移癌切除,保留妊娠子宫和对侧卵巢。所有的妊娠合并卵巢恶性肿瘤均应接受化疗。早期肿瘤仅做单侧附件切除者,可在足月分娩后第 6 周开始,进行化疗;经做全子宫双侧附件切除的患者,应在术后 5～10 日即开始化疗。对于原发于胃、结肠、肝或乳腺等部位的卵巢转移性癌的处理,可因人而异。除非发生急腹症,否则不必急于切除卵巢,允许患妇继续妊娠至成熟胎儿娩出,或可在精神心理上予其慰藉。

国际妇产科联盟(FIGO)以临床与手术病理分期相结合,将卵巢癌分期为:I 期是指肿瘤局限于卵巢的情况;II 期指肿瘤在累及卵巢的同时,发生了盆腔内的扩散;III 期指肿瘤发生了盆腔外腹膜种植,或者是局部淋巴结转移,或者是肝或脾表面转移,或者是小肠或大网膜转移;IV 期指肿瘤向远处转移。

10.5.1.1　卵巢上皮性肿瘤

占原发性卵巢肿瘤的 50%～70%,其恶性类型占卵巢恶性肿瘤 85%～90%,其中又可以分为:①浆液性肿瘤;②黏液性肿瘤;③子宫内膜样肿瘤;④透明细胞肿瘤;⑤移行细胞肿瘤;⑥鳞状细胞肿瘤;⑦混合型上皮性肿瘤;⑧未分化和未分类肿瘤。

治疗方案及原则：以手术为主，辅以放疗、化疗等综合治疗。早期争取治愈，晚期控制复发，延长生存期及提高患者生存质量。

（1）手术治疗

1）已经怀疑为卵巢恶性肿瘤应尽早行剖腹探查术，术时取腹水或腹腔冲洗液做细胞学检查，然后行全腹、盆腔探查及病灶活检，初步分期，并评价手术的可能性。

2）根据分期、患者的全身情况决定手术范围：①早期病例应行全面分期探查术，包括全子宫及双侧附件切除，加大网膜切除、阑尾切除，同时行腹膜后淋巴结清扫及腹主动脉旁淋巴结清扫术；②Ⅱ期以上晚期病例行肿瘤细胞减灭术，使肿瘤残留病灶直径缩小到 2cm 以下，包括全子宫及双侧附件切除、大网膜及阑尾切除、盆腔及腹主动脉旁淋巴结清扫、转移灶切除，以及膀胱、肠及肝脏转移病灶的切除。

3）保留生育功能的保守性手术，仅用于符合下列条件者：①临床Ⅰa 期；②分化好的浆液性、黏液性、内膜样肿瘤；③对侧卵巢楔形切除，快速冰冻切片检查未发现异常；④大网膜活检未发现异常；⑤年轻要求生育者；⑥有条件随访者，在完成生育后再切除子宫及对侧卵巢。

（2）化学治疗：卵巢癌的化疗包括术前及术后化疗，术前化疗适用于晚期卵巢癌、大量腹水、估计手术切除困难者，先行 1~2 个疗程的化疗。而卵巢癌术后不论期别均需辅助化疗，包括腹腔和静脉化疗。化疗疗程视病情而定，一般需要 6~12 个疗程。

10.5.1.2　卵巢生殖细胞肿瘤

占卵巢肿瘤的 20%~40%，其中又可以分为：①无性细胞瘤；②卵黄囊瘤；③胚胎性癌；④多胎瘤；⑤非妊娠性绒毛膜癌；⑥畸胎瘤；⑦混合型。

治疗方案及原则：手术加化疗，辅以放射治疗。

（1）手术治疗：目的是切除肿瘤，明确分期。①手术时首先详细探查，包括腹腔冲液找肿瘤细胞；盆、腹腔脏器及腹膜淋巴结探查，横膈、腹膜及大网膜多点活检，以准确地做出分期。②基本术式为患侧附件切除术加大网膜切除和腹膜后淋巴结清扫术。无论期别如何，只要对侧卵巢和子宫没有受累，均应考虑保留生育功能。

（2）放射治疗：对晚期、复发或有远处转移的无性细胞瘤，除手术和化疗外，还可加用放射治疗。腹部 25Gy/3 周，盆腔加腹主动脉旁淋巴结 10Gy。

（3）化学治疗：卵巢生殖细胞恶性肿瘤对化疗很敏感，通过化疗可取得令人满意的治疗效果。

（4）随访：定期随访，尤其是最初 2 年。人绒毛膜促性腺激素（HCG）、甲胎蛋白（AFP）和乳酸脱氢酶测定，有助于预测肿瘤复发。

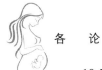

10.5.1.3　卵巢性索间质肿瘤

占卵巢肿瘤的 5%,此类肿瘤常有内分泌功能,故又称为功能性卵巢肿瘤。其中又可以分为:①颗粒细胞 – 间质细胞肿瘤(颗粒细胞瘤、卵泡膜细胞瘤 – 纤维瘤);②支持细胞 – 间质细胞肿瘤(睾丸母细胞瘤);③混合性或未分类的性索 – 间质肿瘤;④类固醇细胞肿瘤。

治疗方案及原则:一般仅在有低度恶性转移灶和术后有残余肿瘤时才予化疗。Ⅰ期低危患者仅术后随访,不需辅助化疗。

(1)手术治疗

1)颗粒细胞瘤:基本手术方式为全子宫及双侧附件切除术。复发或转移者可行肿瘤细胞减灭术。要求保留生育功能的年轻患者,无卵巢外扩散、包膜完整的Ⅰa期,可行患侧附件切除术,术中仔细检查对侧卵巢并做活检行快速冰冻切片检查。

2)卵泡膜细胞瘤:基本手术方式为患侧附件切除,但有 5% ~ 10% 可发生恶变,故近绝经期或绝经后患者、恶变者,应行全子宫及双侧附件切除术。

3)支持间质细胞瘤:基本属良性,但有 22% ~ 34% 显示恶性行为,故年轻、肿瘤局限于一侧卵巢可行患侧附件切除术,近更年期患者或恶变者可行全子宫及双侧附件切除术。

4)两性母细胞瘤:切除患侧附件或兼全子宫切除。

5)伴环状小管的性索瘤:以切除患侧附件为主。

(2)化学治疗:凡为恶性肿瘤,术后均需化疗。常用化疗方案如下。

1)VAC 方案、PVB 方案和 BEP 方案。

2)可酌情选用上述方案,疗程间隔 4 周。

(3)随访:定期随访。颗粒细胞瘤有远期复发倾向,需长期随访。

10.5.1.4　其他类型肿瘤

以转移性肿瘤多见,占卵巢肿瘤的 5%,其原发部位多为胃肠道、乳腺及生殖器官。还包括脂质细胞瘤、性腺母细胞瘤、非卵巢特异性软组织肿瘤。

10.5.1.5　卵巢非特异性间质肿瘤　良性肿瘤性患侧附件切除术。恶性者行全子宫及双侧附件切除术及肿瘤细胞减灭,术后辅以化疗及放疗,因恶性程度高,患者常很快广泛转移或复发,预后极差。

10.5.1.6　卵巢转移性肿瘤　治疗原发肿瘤,目前多主张手术切除全子宫及双侧附件,加大网膜切除,以减少腹水的发生,改善生活质量,延长患者的生命;而广泛转移或恶病质者不宜手术。术后治疗以原发瘤为主。

10.5.1.7　卵巢瘤样病变　一般需观察 2 ~ 3 个月后复查,多数可自行消失。当发生扭转、破裂引起急腹症时,需及时诊断,及时处理。多数卵巢非赘生性囊肿破裂不需手术,但腹腔内出血多者应立即剖腹探查,行修补缝合术。

　　有以下情况者应行剖腹探查。

　　（1）囊肿直径超过 6cm。

　　（2）出现急腹症症状。

　　（3）观察 3~6 个月，囊肿持续存在。

　　（4）不能排除阑尾炎、异位妊娠、真性卵巢肿瘤。

10.5.2　用药方案

　　（1）卵巢上皮性肿瘤用药方案

方案	药物组成	剂量	用药途径	时间	疗程间隔
静脉化疗					
TC	taxol	$175mg/m^2$	静脉滴注	>3h	3 周
	CBP	AUC 5 ~ 7.5mg/（ml·min）	静脉滴注	>1h	
dd-TC	taxol	$80mg/m^2$	静脉滴注	>3h 间隔 1 周	3 周
	CDP	AUC 5 ~ 7.5mg/（ml·min）	静脉滴注	>1h	
TC-BEV	taxol	$175mg/m^2$	静脉滴注	>3h	3 周
	CBP	AUC 5 ~ 7.5mg/（ml·min）	静脉注射	>1h	
	bevacizumab	7.5 ~ 15mg/kg	静脉注射	0.5 ~ 1.5h	
TP	taxol	$135mg/m^2$	静脉滴注	>24h	3 周
	DDP	$75mg/m^2$	静脉滴注	>6h	
DC	docetaxel	$60 ~ 75mg/m^2$	静脉注射	>1h	3 周
	CBP	AUC 5 ~ 6mg/（ml·min）	静脉注射	>1h	
PC	DDP	$70mg/m^2$	静脉注射		3 ~ 4 周
	CTX	$700mg/m^2$	静脉注射		
静脉腹腔					
	taxol	$135mg/m^2$	静脉注射	d1	3 周
	DDP	$75mg/m^2$	腹腔注射	d2	
	taxol	$60mg/m^2$	腹腔注射	d8	

（2）卵巢生殖细胞肿瘤用药方案

方案	药物组成	剂量	途径	时间
VAC	VCR	1.5mg/m²	静脉注射	d1
	KSM	5~7μg/kg	静脉注射	d1~5
	CTX	5~7mg/kg	静脉滴注	d1~5
BVP	DDP	30mg/m²	静脉滴注	d1~5
	VCR	1~1.5mg/m²	静脉滴注	d1~2
	BLM	15mg/m²	静脉滴注	d1~2
BEP	VP-16	100mg/m²	静脉滴注	d1~5
	BLM	15mg/m²	静脉滴注	d1~2
	DDP	30mg/m²	静脉滴注	d1~2

10.5.3　治疗药物

抗肿瘤抗生素：博来霉素（BLM）、放线菌素 D（KSM）（见 10.1 妊娠滋养细胞疾病）。

铂类及其衍生物　顺铂（DDP）、卡铂（CBP）（见 10.1 妊娠滋养细胞疾病）。

烷化剂：环磷酰胺（CTX）（见 10.1 妊娠滋养细胞疾病）。

拓扑异构酶抑制剂：依托泊苷（VP16）（10.1 妊娠滋养细胞疾病）。

植物成分药：紫杉醇（taxol）、长春新碱（VCR）（见 10.1 妊娠滋养细胞疾病），多西他赛。

单克隆抗体抗肿瘤药：贝伐珠单抗。

多西他赛　Docetaxel

【适应证】本品为紫杉醇类抗肿瘤药。对晚期乳腺癌、卵巢癌、非小细胞肺癌有较好的疗效。

【用法和用量】仅用于静脉滴注。一次 75mg/m²，滴注 1 小时，3 周 1 次。

【不良反应】①骨髓抑制：中性粒细胞减少是最常见的不良反应而且通常较严重（低于 500 个 /mm³），可逆转且不蓄积。②过敏反应：部分病例可发生严重过敏反应，其特征为低血压与支气管痉挛，需要中断治疗。停止滴注并立即治疗后患者可恢复正常。部分病例也可发生轻度过敏反应，如脸红、伴有或不伴有瘙痒的红斑、胸闷、背痛、呼吸困难、药物热或寒战。红斑主要表现为局部皮疹，通常可能在滴注多西他赛后一周内发生，但可在下次滴注前恢复。严重症状如皮疹后出现脱皮则极少发生。可能会发生指（趾）甲病变，以色素沉着或变淡为特点,有时发生疼痛和指甲脱落。③体液潴留包括水肿,也有报道极少数病例发生胸腔积液、腹水、心包积液、毛细血管通透性增加以及体重增加。在停止多西他赛治疗后,液体潴留逐渐消失。④可能发生恶心、呕吐或腹泻等胃肠道反应。⑤临床试验中曾有神经毒性的报道。⑥心血管不良反应如低血压、窦性心动过速、心悸、肺水肿及高血压等有可能发生。⑦其他不良反应包括脱发、无力、黏膜炎、关节痛、肌肉痛和注射部位反应等。⑧肝功能正常者在治疗期间也有出现转氨酶、胆红素升高者,其与多西他赛的关系尚不明确。

【禁忌证】以下患者禁用:对多西他赛或吐温 –80 有严重过敏史的患者,白细胞数目 <1 500 个 /mm³ 的患者,肝功能有严重损害的患者。

【注意事项】①须在有经验的医师指导下使用。因可能发生较严重的过敏反应,应具备相应的急救设施,注射期间密切监测主要功能指标。②除非有禁忌,患者在接受本品治疗前需预防用药以减轻体液潴留的发生率和严重程度,以及减轻过敏反应的严重程度,预防用药包括口服皮质类固醇,如地塞米松 16mg(8mg BID),在本品注射前一日开始服用,持续 3 日。③注意本品在血液学、过敏反应、皮肤反应、体液潴留、肝功能损害、神经系统及其他方面的毒性。④应遵循细胞毒类药物配置规程。⑤用药期间如发生发热性中性粒细胞减少且持续一周以上低于 500/mm³,出现严重或蓄积性皮肤反应或外周神经症状,应酌情减量。⑥肝功能损伤的患者,对于胆红素超过正常值上限和 / 或谷草转氨酶及谷丙转氨酶超过正常上限 3.5 倍并伴有碱性磷酸酶超过正常值上限 6 倍的患者,除非有严格的使用指征,否则不应使用,也无减量使用建议。

【FDA 妊娠期药物安全性分级】D 级。目前尚无足够的和严格控制的孕妇临床研究资料。与其他细胞毒药物一样,多西他赛可能对胎儿产生损伤。在兔及鼠中显示有胚胎及胎儿毒性,并能降低鼠的生育能力。因此,育龄妇女在接受多西他赛治疗时应避免怀孕。本品不能用于孕妇,如果患者在妊娠期使用本品,或在使用本品期间怀孕,应告知其对胎儿的潜在危害和流产的风险。本品用于妊娠期属于超说明书用药,应综合目前循证医学证据,按照说明书用药规范管理,须知情同意。

【哺乳期药物安全性分级】L5 级。尚不明确多西他赛是否能分泌进入乳汁。多西他赛为亲脂性物质,理论上易进入乳汁,由于其潜在的对哺乳婴儿的不良反应,在多西他赛治疗期间应停止母乳喂养。

【制剂与规格】注射用多西他赛:0.5ml∶20mg/ 支、1ml∶40mg/ 支、2ml∶80mg/ 支。

贝伐珠单抗 Bevacizumab
【适应证】本品为人源化抗 –VEGF 单克隆抗体。适用于转移性结直肠癌,贝伐珠单抗联合以 5- 氟尿嘧啶为基础的化疗适用于转移性结直肠癌患者的治疗。晚期、转移性或复发性非小细胞肺癌,贝伐珠单抗联合卡铂与紫杉醇用于不可切除的晚期、转移性或复发性非鳞状细胞非小细胞肺癌患者的一线治疗。

【用法和用量】贝伐珠单抗采用静脉输注的方式给药,首次静脉输注时间需持续 90 分钟。如果第一次输注耐受性良好,则第二次输注的时间可以缩短到 60 分钟。如果患者对 60 分钟的输注也具有良好的耐受性,那么随后进行的所有输注都可以用 30 分钟完成。建议持续贝伐珠单抗的治疗直至疾病进展或出现不可耐受的毒性为止。

【不良反应】最严重的药物不良反应是:胃肠道穿孔;出血,包括较多见于NSCLC(非小细胞肺癌)患者的肺出血 / 咯血;动脉血栓栓塞。发生频率最高的药物不良反应包括高血压、疲劳或乏力、腹泻和腹痛。

【禁忌证】贝伐珠单抗禁用于已知对下列物质过敏的患者:产品中的任何一种组分,中国仓鼠卵巢细胞产物或者其他重组人类或人源化抗体。

【注意事项】①在采用贝伐珠单抗治疗时,患者发生胃肠道穿孔和胆囊穿孔的风险可能增加。②发生瘘的风险可能增加。③出血的风险加大,特别是与肿瘤有关的出血。④在采用贝伐珠单抗治疗的患者中,观察到高血压的发生率有所升高。

【FDA 妊娠期药物安全性分级】C 级。研究表明血管生成对胎儿的发育至关重要。给予贝伐珠单抗后对血管生成产生的抑制作用可能导致不良的妊娠结局。在孕妇中还没有充分的研究。已知 IgG 可以穿过胎盘屏障,而且贝伐珠单抗可能抑制胎儿的血管生成。因此,在妊娠期间不应该使用贝伐珠单抗。建议育龄妇女在采用贝伐珠单抗进行治疗时,应该采取适当的避孕措施。出于药代动力学考虑,建议在贝伐珠单抗末次治疗后的至少 6 个月内都要采取避孕措施。

【哺乳期药物安全性分级】L4 级。尚不明确贝伐珠单抗是否能分泌进入乳汁。因为母体 IgG 可以通过乳汁排泄,而且贝伐珠单抗可能危害婴儿的生长和发育,因此应该建议妇女在采用贝伐珠单抗进行治疗时应停止哺乳,并且在最后一次贝伐珠单抗治疗后的至少 6 个月内不要采取母乳喂养。

【制剂与规格】贝伐珠单抗注射液:4ml:100mg/ 瓶;16ml:400mg/ 瓶。

(黄汉辉　王志坚　袁中文　周晓宁)

参 考 文 献

[1] 周琦,吴小华,刘继红,等 . 外阴癌诊断与治疗指南(第四版)[J]. 中

国实用妇科与产科杂志, 2018, 34（11）: 1230-1237.

［2］刘红, 张国楠. 妊娠期的安全性评估［J］. 中国实用妇科与产科杂志, 2018, 34（10）: 1167-1171.

［3］林仲秋. FIGO/IGCS 妇科恶性肿瘤分期及临床实践指南: 外阴癌［J］. 国际妇产科学杂志, 2008（01）: 75-76.

［4］向阳, 周琦, 吴小华, 等. 妊娠滋养细胞疾病诊断与治疗指南（第四版）［J］. 中国实用妇科与产科杂志, 2018, 34（09）: 994-1001.

［5］赵霞, 张伶俐. 临床药物治疗学妇产科学疾病［M］. 北京: 人民卫生出版社, 2016.

第 11 章 妊娠期特有疾病用药

11.1 妊 娠 剧 吐

11.1.1 疾病简述

妊娠剧吐(hyperemesis gravidarum, HG)是指发生于妊娠早期,以严重的恶心、呕吐为主要症状,可能伴有孕妇脱水、电解质紊乱和酸中毒,是妊娠呕吐最严重的阶段。通常,有恶心呕吐的孕妇中只有 0.3% ~ 1% 会发展为妊娠剧吐。

11.1.2 诊断标准

临床上证实为宫内正常的妊娠患者,至少应包括每日呕吐≥3 次,尿酮体阳性,体重较孕前减轻≥5%。妊娠剧吐的诊断需要仔细询问病史,排除其他可能引起呕吐的疾病,如胃肠道感染、病毒性肝炎、胆囊炎、胆道蛔虫及胰腺炎等消化系统疾病。此外,对妊娠剧吐患者还应行其他实验室检查以协助了解病情,如电解质、甲状腺功能、肝功能检查等。

11.1.3 治疗方案

持续性呕吐并发酮症的妊娠剧吐孕妇需要住院治疗,包括静脉补液、补充多种维生素、纠正脱水及电解质紊乱、合理使用止吐药物、防治并发症。

(1)一般处理及心理支持治疗:应尽量避免接触容易诱发呕吐的气味、食品或添加剂。伴有恶心的孕妇应该在感到饥饿之前或在感到饥饿时尽快进食,以免出现空腹,空腹可加重恶心。鼓励少量多餐,两餐之间饮水、进食清淡及高蛋白的食物。在症状缓解之前,孕妇应避免服用含铁补充剂,因为铁剂能刺激胃,诱发恶心和呕吐。此外,医务人员和家属应给予患者心理疏导,告知妊娠剧吐经积极治疗 2 ~ 3 日后,病情多迅速好转,仅少数孕妇出院后症状复发,需再次入院治疗,且随着妊娠的进展,妊娠剧吐存在自然消退的现象。

(2)纠正脱水及电解质紊乱:呕吐导致液体丢失大于液体摄入时可能发生脱水,通常伴有电解质异常、乏力、头晕及虚弱。纠正脱水及电解质紊乱方案：①每日静脉滴注葡萄糖液、葡萄糖盐水、生理盐水及平衡液共 3 000ml 左右，其中加入维生素 B_6 0.1g、维生素 B_1 0.1g、维生素 C 2~3g，连续输液至少 3 日（初始治疗视呕吐缓解程度和进食情况而定），维持每日尿量 ≥1 000ml。常规治疗无效不能维持正常体质量者可考虑鼻胃管肠内营养，肠外静脉营养由于其潜在的母亲严重并发症，只能在前述治疗无效时作为最后的支持治疗。②一般补钾一日 3~4g，严重低钾血症时可补钾至一日 6~8g。注意观察尿量，原则上每 500ml 尿量补钾 1g 较为安全，同时监测血钾水平和心电图，酌情调整剂量。根据血二氧化碳水平适当补充碳酸氢钠或乳酸钠溶液纠正代谢性酸中毒，常用量为每次 125~250ml。

（3）止吐治疗：必要时可采取药物止吐治疗。由于妊娠剧吐常发生在妊娠早期，正值胎儿致畸的敏感时期，需密切关注止吐药物的安全性。维生素 B_6 可改善恶心，妊娠期使用安全性好、副作用小，当维生素 B_6 治疗恶心无效时，可采用维生素 B_6- 多西拉敏复合制剂，这两种药于 2013 年获美国食品药品管理局（FDA）批准，并由美国妇产科医师学会（ACOG）《妊娠期恶心呕吐诊治指南（2018）》推荐作为妊娠止吐一线用药。当前两者没有效果时，可以联合使用苯海拉明，苯海拉明是研究最广泛地用于治疗妊娠期恶心和呕吐的抗组胺药，目前未见其对胎儿有致畸性的报道。

临床上还可选择的常规止吐药物有甲氧氯普胺、异丙嗪、昂丹司琼等，对胎儿较安全。甲氧氯普胺止吐效果较好，多项研究显示，妊娠早期使用甲氧氯普胺不会增加胎儿畸形的发生风险，且由于其没有很强的镇静作用，可作为多巴胺拮抗剂的首选。一项随机对照双盲研究结果显示，异丙嗪的止吐疗效与甲氧氯普胺基本相似，但可能出现明显的镇静作用和发生肌张力障碍反应，副作用发生率高于甲氧氯普胺。妊娠剧吐常难以忍受口服药物时，其他途径给药展示出优势，如异丙嗪可以直肠给药。昂丹司琼是一种 5-HT$_3$ 受体拮抗药，目前在妊娠女性中应用存在争议。现有数据显示，妊娠早期使用昂丹司琼，先天畸形风险较低，但心血管畸形（尤其是间隔缺损）和腭裂风险可能小幅增加。一项随机对照双盲研究证实，静脉滴注昂丹司琼与甲氧氯普胺的止吐效果相似，但其不良反应如嗜睡、口干、尿酮症发生率低于甲氧氯普胺。难治性病例可使用糖皮质激素和氯丙嗪治疗，氯丙嗪适用于类固醇副反应可能更严重无法使用糖皮质激素的妊娠剧吐患者，且氯丙嗪因其母体副作用比其他多巴胺拮抗剂更严重，因此仅用于难治性病例。妊娠期可以使用的糖皮质激素有氢化可的松、泼尼松龙和甲泼尼龙。但妊娠期糖皮质激素治疗可能会增加胎膜早破和胎儿宫内生长受限的风险，因此妊娠早期应避免使用糖皮质激素止吐，仅作为常规止吐方案无效患者的最后止吐方案。

（4）辅助治疗：对于妊娠期合并胃灼热（烧心）/ 胃酸反流及恶心和呕吐

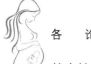

的女性,可采取抑酸药物联合止吐药物治疗。

11.1.4 治疗药物

维生素类:维生素 B_6 或维生素 B_6-多西拉敏复合制剂。
抗组胺药:苯海拉明、异丙嗪。
多巴胺拮抗剂:甲氧氯普胺。
5-HT_3 受体拮抗药:昂丹司琼。
糖皮质激素:甲泼尼龙、氢化可的松、泼尼松龙。
吩噻嗪类药物:氯丙嗪。

维生素 B_6　Vitamin B_6

【适应证】本品为维生素类药物。适用于预防和治疗维生素 B_6 缺乏症,如脂溢性皮炎、唇干裂;还可用于减轻妊娠呕吐。

【用法和用量】口服:一日 10～25mg,一日 3 次。肌内或静脉注射:一次 50～100mg,一日 1 次。

【不良反应】维生素 B_6 在肾功能正常时几乎不产生毒性,但长期、过量应用本品可致严重的周围神经炎、出现神经感觉异常、步态不稳、手足麻木。

【禁忌证】对本品过敏者禁用,过敏体质者慎用。

【注意事项】①必须按推荐剂量服用,不可超量服用,用药 3 周后应停药。②孕妇及哺乳期妇女应在医师指导下使用。③如服用过量或出现严重不良反应,应立即就医。④本品性状发生改变时禁止使用。⑤如正在使用其他药品,使用本品前请咨询医师或药师。⑥维生素 B_6 对妊娠女性的最大治疗剂量为一日 0.2g,孕妇接受大量维生素 B_6,可致新生儿产生维生素 B_6 依赖综合征。

【FDA 妊娠期药物安全性分级】A 级;C 级(超过日推荐剂量)。维生素 B_6 安全性好、副作用少;有研究报道了长期摄入超过推荐剂量的维生素 B_6 引起感觉性神经病的情况。

【哺乳期用药安全等级】L2 级;L4 级(大剂量)。不建议每日剂量超过 25mg,乳母摄入正常需要量对婴儿无不良影响。

【制剂与规格】维生素 B_6 片:10mg/ 片;维生素 B_6 注射液:1ml:25mg/ 支、1ml:50mg/ 支、2ml:0.1g/ 支;注射用维生素 B_6:50mg/ 支、0.1g/ 支、0.2g/ 支。

苯海拉明　Diphenhydramine

【适应证】本品为抗组胺药。①适用于皮肤黏膜的过敏(如血管神经性水肿、荨麻疹、皮肤瘙痒、药疹)、过敏性鼻炎、虫咬症和接触性皮炎。②预防和治疗晕动病。③镇静,催眠。④加强镇咳药的作用,适用于感冒或过敏所致的咳嗽。⑤注射剂主要用于急性重症过敏反应,可减轻输血或血浆所致的过敏反应;手术后药物引起的恶心呕吐;帕金森病和锥体外系症状等。⑥对于妊娠、梅尼埃病、放射线治疗等引起的恶心、呕吐、眩晕也有一定效果。

【用法和用量】口服。止吐:美国妇产科医师学会(ACOG)《妊娠期恶心呕吐诊治指南(2018)》推荐在口服维生素 B_6 基础上加用本品 25 ~ 50mg,每 4 ~ 6 小时 1 次;预防晕动病:一次 50mg,于乘车、船、飞机前 0.5 ~ 1 小时服,必要时可重复 1 次;抗过敏:一次 50mg,一日 2 ~ 3 次。

【不良反应】常见头晕、头昏、恶心、呕吐、食欲缺乏以及嗜睡。偶见皮疹、粒细胞减少。

【禁忌证】对本品过敏或对其他乙醇胺类药物高度过敏者禁用。新生儿、早产儿禁用。重症肌无力者禁用。

【注意事项】①用药期间不宜驾驶车辆及从事有危险的机器操作。②不宜与其他中枢抑制药同服。

【FDA 妊娠期药物安全性分级】B 级。现有的资料显示苯海拉明对胎儿是安全的,目前未见其对胎儿有致畸性的报道。

【哺乳期用药安全等级】L2 级。本品可能会少量分泌至母乳,目前未见乳儿不良反应的报道。如发现哺乳婴儿有嗜睡现象,服药期间暂停哺乳。

【制剂与规格】苯海拉明片:25mg/ 片、50mg/ 片。

异丙嗪　Promethazine

【适应证】本品为抗组胺药。①皮肤黏膜的过敏:适用于长期的、季节性的过敏性鼻炎,血管运动性鼻炎,过敏性结膜炎,荨麻疹,血管神经性水肿,对血液或血浆制品的过敏反应,皮肤划痕症。②晕动病:防治晕车、晕船、晕飞机。③用于麻醉和手术前后的辅助治疗,包括镇静、催眠、镇痛、止吐。④用于防治放射病性或药源性恶心、呕吐。此外,现还用于妊娠呕吐。

【用法和用量】口服:首次 25mg,必要时可每 4 ~ 6 小时再服 12.5 ~ 25mg。肌内注射:一次 12.5 ~ 25mg,必要时每 4 小时重复 1 次。

【不良反应】常见:嗜睡;少见:视力模糊或色盲(轻度)、头晕目眩、口鼻咽干燥、耳鸣、皮疹、胃痛或胃部不适感、反应迟钝、晕倒感(低血压)、恶心或呕吐(进行外科手术和 / 或并用其他药物时),甚至出现黄疸。增加皮肤对光的敏感性,多噩梦,易兴奋,易激动,幻觉,中毒性谵妄。心血管的不良反应很少见,可见血压升高,偶见血压轻度降低。白细胞减少、粒细胞减少症及再生不良性贫血少见。

【禁忌证】尚不明确。

【注意事项】①对吩噻嗪类药高度过敏者对本品也过敏。②下列情况应慎用：肝功能不全和各类肝脏疾病患者，肾衰竭，急性哮喘，膀胱颈部梗阻，骨髓抑制，心血管疾病，昏迷，闭角型青光眼，高血压，胃溃疡，幽门或十二指肠梗阻，呼吸系统疾病，癫痫患者（注射给药时可增加抽搐的严重程度），黄疸，Reye 综合征（异丙嗪所致的锥体外系症状易与 Reye 综合征混淆）。③应用异丙嗪时，应特别注意有无肠梗阻，药物的过量、中毒等问题，其症状体征可被异丙嗪的镇吐作用所掩盖。④禁止使用动脉内及皮下给药。⑤孕妇服用后，可诱发婴儿的黄疸和锥体外系症状。因此，孕妇在临产前 1~2 周应停用。

【FDA 妊娠期药物安全性分级】C 级。大样本研究报道，异丙嗪具有很好的胎儿安全性，以及在缓解恶心和呕吐方面对母体有效。

【哺乳期用药安全等级】L3 级。异丙嗪的代谢速度很快，其分子量较低（约 284），可能经乳汁排泄，对哺乳婴儿的潜在影响尚不明确。

【制剂与规格】盐酸异丙嗪片：12.5mg/ 片、25mg/ 片；盐酸异丙嗪注射液：2ml：50mg/ 支。

甲氧氯普胺　Metoclopramide

【适应证】本品为多巴胺 D_2 受体拮抗剂。适用于各种病因所致恶心、呕吐、嗳气、消化不良、胃部胀满、胃酸过多等症状的对症治疗。现临床也用于治疗妊娠剧吐。

【用法和用量】口服、肌内注射或静脉滴注：5~10mg，每 8 小时 1 次。
其他各项见 2.1.2 慢性胃炎。

昂丹司琼　Ondansetron

【适应证】本品为 5-HT_3 受体拮抗药。适用于控制癌症化疗和放射治疗引起的恶心和呕吐；亦适用于预防和治疗手术后恶心呕吐，现临床上也用于治疗妊娠剧吐。

【用法和用量】妊娠呕吐：孕妇无脱水，肌内注射或口服，一次 4~8mg，每 12 小时 1 次；孕妇有脱水，静脉滴注，一次 8mg，每 12 小时 1 次，滴注时间 <15 分钟。对于高度催吐的化疗药引起的呕吐：一次 8mg，化疗前 15 分钟、化疗后 4 小时、8 小时各注射 1 次，停止化疗以后每 8~12 小时口服 8mg，连用 5 日。对于催吐程度不太强的化疗药引起的呕吐：一次 8mg，化疗前 15 分钟静脉注射，以后每 8~12 小时口服 8mg，连用 5 日。对于放射治疗引起的呕吐：一次 8mg，放疗前 1~2 小时口服，以后每 8 小时口服 8mg，疗程视放疗的疗程而定。对于预防手术后的恶心呕吐：一次 8mg，麻醉前 1 小时口服，随后每隔 8 小时口服 8mg，连用 2 次。

【不良反应】可有头痛、腹部不适、便秘、口干、皮疹,偶见支气管哮喘或过敏反应、短暂性无症状氨基转移酶增加。上述反应轻微,无须特殊处理。个别患者有癫痫发作。并有胸痛、心律失常、低血压及心动过缓的罕见报告。

【禁忌证】对本品过敏者、胃肠梗阻者禁用。

【注意事项】①对肾脏损害患者,无须调整剂量、用药次数和用药途径。②对肝功能损害患者,肝功能中度或严重损害患者体内清除能力显著下降,血清半衰期也显著延长,因此,用药剂量每日不应超过 8mg。③有 Q-T 间期延长、心功能衰竭、低钾血症、低镁血症个人及家族史的患者使用本品时应监测电解质及心电图。④腹部手术后不宜使用本品,以免掩盖回肠或胃扩张症状。

【FDA 妊娠期药物安全性分级】B 级。现有数据显示,妊娠早期使用昂丹司琼,先天畸形风险不高,但心血管畸形(尤其是心脏间隔缺损)和腭裂风险可能小幅增加。

【哺乳期用药安全等级】L2 级,本品可直接用于婴儿,剂量等于或大于理论上乳汁中出现的剂量,因此哺乳期使用相对安全。

【制剂与规格】盐酸昂丹司琼片:4mg/ 片、8mg/ 片;盐酸昂丹司琼胶囊:4mg/ 粒、8mg/ 粒;盐酸昂丹司琼口腔崩解片:8mg/ 片;盐酸昂丹司琼注射液:2ml:4mg/ 支、4ml:8mg/ 支。

甲泼尼龙　Methylprednisolone

【适应证】本品为中效糖皮质激素。适用于顽固性妊娠剧吐患者的最后治疗。

【用法和用量】静脉滴注或口服:一次 16mg,每 9 小时 1 次,连用 3 日,用药超过 2 周逐渐减量,直至最低有效剂量;如果有效,使用总时间不应超过 6 周。

其他各项见 1.4 支气管哮喘。

氢化可的松　Hydrocortisone

【适应证】本品为短效糖皮质激素。适用于顽固性妊娠剧吐患者的最后治疗。

【用法和用量】有资料报道,用于止吐时,本品可静脉给予 0.1g,一日 2 次。

其他各项见 1.4 支气管哮喘。

泼尼松　Prednisone

【适应证】本品为中效糖皮质激素。适用于顽固性妊娠剧吐患者的最后治疗。

【用法和用量】一般静脉治疗后,采用口服本品逐渐减量,第 1 日口服 40mg,随后 3 日为每日 20mg,接下来 3 日每日 10mg,再接下来 7 日每日 5mg,这种治疗方案可在 6 周内重复 3 次。

其他各项见 1.2 支气管哮喘。

氯丙嗪　Chlorpromazine

【适应证】本品为吩噻嗪类药物。适用于各种原因所致的呕吐或顽固性呃逆。

【用法和用量】口服:一次 12.5~25mg,一日 2~3 次。静脉或肌内注射:25~50mg,每 4~6 小时 1 次。

【不良反应】常见:口干、上腹不适、食欲缺乏、乏力及嗜睡。可引起体位性低血压、心悸或心电图改变。锥体外系反应,如震颤、僵直、流涎、运动迟缓、静坐不能、急性肌张力障碍。长期大量服药可引起迟发性运动障碍。可引起血浆中泌乳素浓度增加,可能有关的症状为溢乳、月经失调、闭经。可引起中毒性肝损害或阻塞性黄疸。少见骨髓抑制。偶可引起癫痫、过敏性皮疹或剥脱性皮炎及恶性综合征。

【禁忌证】基底神经节病变、帕金森病、帕金森综合征、骨髓抑制、青光眼、昏迷及对吩噻嗪类药过敏者禁用。

【注意事项】①患有心血管疾病(如心衰、心肌梗死、传导异常)慎用。②出现迟发性运动障碍,应停用所有的抗精神病药。③出现过敏性皮疹及恶性综合征应立即停药并进行相应的处理。④用药后引起体位性低血压应卧床,血压过低可静脉滴注去甲肾上腺素,禁用肾上腺素。⑤肝、肾功能不全者应减量。⑥癫痫患者慎用。⑦应定期检查肝功能与白细胞计数。⑧对晕动症引起的呕吐效果差。⑨用药期间不宜驾驶车辆、操作机械或高空作业。⑩不适用于有意识障碍的精神异常者。⑪如发现哺乳儿有嗜睡现象,服药期间暂停哺乳。

【FDA 妊娠期药物安全性分级】C 级。大多数研究仍旧认为偶然小剂量使用氯丙嗪对母亲和胎儿均是安全的,其他研究也认为吩噻嗪类药物无致畸性。另一项研究的结论是,氯丙嗪已经广泛用于临床,如果孕期需要抗精神病治疗,氯丙嗪可以作为治疗的选择之一。

【哺乳期用药安全等级】L3 级。本品是一种较强的中枢神经系统镇静剂,少量的药物被分泌至乳汁中,其半衰期很长,有很强的镇静作用,哺乳期母亲长期使用,对哺乳婴儿可能存在风险。

【制剂与规格】氯丙嗪片:25mg/ 片、50mg/ 片;盐酸氯丙嗪注射液:1ml:10mg/ 支、1ml:25mg/ 支、2ml:50mg/ 支。

11.2　流　产

11.2.1　疾病简述

妊娠不足 28 周、胎儿体重不足 1 000g 而终止妊娠者，称为流产。80% 的流产发生在妊娠 12 周之前。按流产发生孕周分类，流产分为早期流产（发生在妊娠 13 周前）和晚期流产（发生在妊娠 14～28 周之间）。按流产发展的不同阶段分为先兆流产、难免流产、不全流产、完全流产，以及稽留流产、复发性流产、流产合并感染 3 种特殊情况。按流产次数分类，仅发生 1 次者称为偶发性流产，同一性伴侣连续发生 3 次及 3 次以上的流产者称为复发性流产（recurrent spontaneous abortion，RSA），大多数专家认为连续发生 2 次流产就应该重视并予以评估。

11.2.2　诊断标准

流产的诊断：根据病史、临床表现即可诊断，但有时需结合辅助检查才能确诊。

（1）病史：询问有无停经史、反复流产史、早孕反应及其出现时间，阴道流血量、持续时间、与腹痛之间的关系，腹痛的部位、性质，有无妊娠物排出。了解有无发热、阴道分泌物有无臭味可协助诊断流产合并感染。

（2）体格检查：测量体温、脉搏、呼吸、血压。检查有无贫血及急性感染征象，外阴消毒后妇科检查了解宫颈是否扩张，有无妊娠物堵塞或羊膜囊膨出，子宫有无压痛，孕周与停经时间是否相符，双附件有无压痛、增厚或肿块。疑为先兆流产者，操作应轻柔。

（3）辅助诊断：①超声检查，测定妊娠囊的大小、形态、胎儿心管搏动，并可辅助诊断流产的类型，若妊娠囊形态异常，提示妊娠预后不良。宫腔和附件检查有助于稽留流产、不全流产及异位妊娠的鉴别诊断。②妊娠试验，连续测定血 β-HCG、孕酮、雌激素等。③其他检查，如血常规检查判断出血程度，白细胞和血沉可判断有无感染存在。复发性流产患者可行染色体、免疫因素、宫颈功能、甲状腺功能等检查。

11.2.3　治疗方案

11.2.3.1　先兆流产　①首先排除异位妊娠，诊断确认为宫内妊娠才能进行保胎治疗。②黄体功能不全者，可给予支持黄体功能的激素治疗。常用的有黄体酮制剂、绒毛膜促性腺激素、地屈孕酮。黄体酮制剂给药途径可口服、肌注或阴道用。③甲状腺功能低下者可补充左甲状腺素片。④维生素 E 为抗氧化剂,有利于孕卵发育,孕期可适当补充。

11.2.3.2　难免流产、不全流产、稽留流产　①及早清宫,如需查胚胎因何种原因导致的流产,可行胎儿的绒毛染色体核型分析或染色体微阵列检查等;②稽留流产者注意排查及处理凝血功能异常;③术中或术后可使用缩宫素等促进子宫收缩,减少出血;④阴道大量出血伴休克者,抗休克同时应及时清宫;⑤药物流产,使用"米非司酮 + 米索前列醇"方案。

11.2.3.3　完全流产无须特殊处理。

11.2.3.4　流产合并感染　①依据病情的程度及抗菌药物的抗菌谱选择使用抗菌药物控制感染;②及早手术,去除病灶,可行清宫术;③支持治疗及并发症处理。

11.2.3.5　早期复发性流产　①积极寻找病因,如胚胎及夫妻双方染色体核型、子宫解剖异常、内分泌因素、感染性疾病、获得性血栓前状态、免疫因素等。②夫妻双方染色体异常者,建议行遗传咨询,必要时行辅助生殖。③对怀疑存在子宫解剖结构异常者需通过宫腔镜、腹腔镜或三维超声等进一步检查以明确诊断。④内分泌异常者,如甲状腺功能异常、糖尿病、多囊卵巢综合征等,应该在孕前及孕期积极监测及治疗。⑤存在生殖道感染者,建议孕前根据病原体的类型给予针对性的治疗,感染控制后方可受孕,尽量避免在妊娠早期使用全身性抗菌药物。⑥血栓前状态患者可单独使用低分子肝素或联合小剂量阿司匹林治疗,低分子肝素一般用法是 5 000U 皮下注射,每日 1 ~ 2 次。用药时间可从妊娠早期开始,一般在检测血 β-HCG 诊断妊娠即开始用药,在治疗过程中如监测胎儿发育良好,血栓前状态相关的异常指标恢复正常即可停药,停药后定期复查血栓前状态的相关指标,同时监测胎儿生长发育情况,如有异常,需考虑重新开始用药,必要时治疗可持续至整个孕期,在终止妊娠前 24 小时停止使用。妊娠期使用低分子肝素对母胎均有较高的安全性,但有时也可引起孕妇的不良反应,例如过敏反应、出血、血小板计数减少及发生骨质疏松等,因此,在使用低分子肝素的过程中,应对药物不良反应进行监测。阿司匹林对胎儿的安全性目前尚处于研究之中,中华医学会《复发性流产诊治的专家共识(2016)》建议小剂量阿司匹林于孕前使用,推荐剂量为每日 50 ~ 75mg,在治疗过程中要注意监测血小板计数、凝血功能及纤溶指标。⑦抗磷脂综合征患者可单独使用低分子肝素或联合小剂量阿司匹林治疗。⑧存在风湿性疾病患者需治疗后,在病情缓解后方可选择适当时机受孕。抗核抗体阳性者可用糖皮质激素治疗,如泼尼松每日 10 ~ 20mg。⑨甲状腺抗体阳性者,可考虑小剂量左甲状腺素治疗,含硒制剂是否有助于降低流产率尚无足够证据,可酌情选用。⑩目前对淋巴细胞主动免疫治疗或静脉注射丙种球蛋白治疗仍有较大争议,不推荐 RSA 患者常规进行免疫治疗,但仍有临床实践证明,免疫治疗对防治早期复发性流产有一定疗效。对于已经排除各种明确致病因素,考虑存在同种免疫功能紊乱的不明原因复发性流产患者,尤其是封闭抗体阴性及 NK 细胞数量及活性升高者,主动免疫治疗或静脉注射丙种球蛋白仍可作为一种治疗手段。

11.2.3.6　晚期复发性流产　①积极寻找病因,建议行胎儿及胎盘病理检查;②对于胎儿发育异常或宫内死胎者,建议行胎儿染色体微阵列检查;③宫内死胎者,可选用米非司酮 + 米索前列醇方案、钳刮术或羊膜腔内利凡诺引产术;④宫颈机能不全患者可行宫颈环扎术;⑤血栓前状态及自身免疫功能紊乱所致晚期复发性流产者,治疗方案同早期复发性流产治疗方案。

11.2.4　治疗药物

支持黄体功能激素:黄体酮、地屈孕酮、人绒毛膜促性腺激素。

甲状腺激素:左甲状腺素。

宫缩剂:缩宫素。

孕激素拮抗剂:米非司酮。

前列腺素:米索前列醇。

抗凝药:依诺肝素、那屈肝素、达肝素、阿司匹林。

免疫调节剂:泼尼松、丙种球蛋白。

维生素:维生素 E。

黄体酮　Progesterone

【适应证】本品为孕激素制剂。适用于黄体功能不足、先兆流产和复发性流产(因黄体不足引起者)等。

【用法和用量】口服:用于先兆流产和复发性流产,一日 0.2g ~ 0.3g,分 1 ~ 2 次服用。每次剂量不得超过 0.2g,服药时间最好远离进餐时间。

阴道给药:①软胶囊,一日 0.2g ~ 0.3g,分 1 ~ 2 次使用,每次剂量不得超过 0.2g。若妊娠 3 个月后使用软胶囊,建议采用阴道给药方式。②阴道缓释凝胶,一次 90mg,一日 1 次。

肌内注射:用于先兆流产,通常一次 10 ~ 20mg,直至疼痛及出血停止;用于复发性流产史者,自妊娠开始,一次 10 ~ 20mg,一周 2 ~ 3 次。

【不良反应】突破性出血,阴道点状出血,体重增加或减少,宫颈鳞柱交界改变,宫颈分泌物性状改变,乳房肿胀,恶心,头晕,头痛,倦怠感,发热,失眠,过敏伴或不伴瘙痒,黑斑病,黄褐斑,阻塞性黄疸,肝功能异常,注射部位皮疹、瘙痒、疼痛、刺激、红肿。

【禁忌证】对黄体酮或本品中其他成分过敏者禁用；阴道不明原因出血、血栓性静脉炎、血管栓塞、脑中风或有既往病史者禁用；乳腺肿瘤或生殖器肿瘤者禁用；严重肝损伤患者禁用（使症状恶化）。

【注意事项】①本药不适用于所有自发性流产，尤其是对遗传因素造成的流产无效。②肾病、心脏病水肿、高血压的患者慎用。③一旦出现血栓性疾病（如血栓性静脉炎、脑血管病、肺栓塞、视网膜血栓形成）的临床表现，应立即停药。④出现突发性部分视力丧失或突发性失明，复视或偏头痛，应立即停药。⑤注射剂如长期大剂量应用增加局部硬结风险，偶有发生局部无菌脓肿、人工性脂膜炎等严重的局部反应。通常形成的局部硬结、无菌脓肿的吸收恢复需较长时间。⑥本药可能引起嗜睡、眩晕，驾驶和操作机械时应谨慎。⑦注射液为油剂，不可与水剂一同注射。

【FDA 妊娠期药物安全性分级】B 级。本品可通过胎盘，有极少数患者妊娠早期应用本品导致流产、新生儿先天缺陷（腭裂、唇裂、尿道下裂、室间隔缺损、动脉导管未闭合和其他先天性心脏缺陷）及胎儿死亡的报道，但造成先天性畸形的原因尚不明确。孕妇仅在必要时使用。

【哺乳期用药安全等级】L3。黄体酮会微量分泌到母乳中，目前未见对婴儿不良影响的报道。

【制剂与规格】黄体酮（软）胶囊：50mg/ 粒、0.1g/ 粒、0.2g/ 粒；黄体酮栓：25mg/ 枚；黄体酮阴道缓释凝胶：8%（90mg）/ 支；黄体酮注射液：1ml：10mg/ 支、1ml：20mg/ 支。

地屈孕酮　Dydrogesterone

【适应证】本品为孕激素制剂。适用于孕激素缺乏所致先兆性流产或复发性流产等。

【用法和用量】口服。先兆流产：初始剂量一次 40mg，然后每 8 小时 10mg，至症状消失；复发性流产：一次 10mg，一日 2 次，至怀孕 20 周。

【不良反应】孕激素依赖性肿瘤的增大、抑郁情绪、精神紧张、呕吐、性欲改变、乳房肿胀、子宫内膜增生、子宫内膜癌、心肌梗死、突破性出血、心血管意外。

【禁忌证】下列情况禁用：①已知对本品的有效成分或任何辅料过敏者；②已知或疑有孕激素依赖性肿瘤；③不明原因阴道出血；④严重功能障碍：肝脏肿瘤（现病史或既往史）、Dubin-Johnson 综合征、Rotor 综合征、黄疸；⑤妊娠期或应用性激素时产生或加重的疾病或症状，如严重瘙痒症、阻塞性黄疸、妊娠期疱疹、卟啉症和耳硬化症。

【注意事项】用药前后及用药期间，应定期全面体检，重点是妇科及乳房检查、肝肾功能检查。

【FDA 妊娠期药物安全性分级】B 级。根据自发报告的监测系统,至今尚无地屈孕酮不能在妊娠期间使用的证据,且没有其他有关地屈孕酮使用的流行病学数据。

【哺乳期用药安全等级】暂无。哺乳期女性的乳汁中见地屈孕酮的分泌,不能排除对哺乳婴儿的风险,母乳喂养期间不应使用地屈孕酮。

【制剂与规格】地屈孕酮片:10mg/ 片。

人绒促性素　Human chorionic gonadotrophin

【适应证】本品为促性腺激素类药物。适用于先兆流产、复发性流产等。

【用法和用量】肌内注射:一次 1 000 ~ 5 000U。

【不良反应】本品用于促排卵时,较多见者为诱发卵巢囊肿或轻度到中度的卵巢肿大,伴轻度胃胀、胃痛、盆腔痛,一般可在 2 ~ 3 周内消退,少见者为严重的卵巢过度刺激综合征,由于血管通透性显著提高而致体液在胸腔、腹腔和心包腔内迅速大量积聚引起多种并发症,如血容量降低、电解质紊乱、血液浓缩、腹腔出血、血栓形成等。临床表现为腹部或盆腔部剧烈疼痛、消化不良、浮肿、尿量减少、恶心、呕吐或腹泻,气促、下肢肿胀等。往往发生在排卵后 7 ~ 10 日或治疗结束后,反应严重可危及生命。少见:乳房肿大、头痛、易激动、精神抑郁、易疲劳。偶见:注射局部疼痛、过敏性皮疹。用本品促排卵可增加多胎率或新生儿发育不成熟、早产等。

【禁忌证】怀疑有垂体增生或肿瘤,前列腺癌或其他与雄激素有关的肿瘤患者禁用(有促进作用)。性早熟者、诊断未明的阴道流血、子宫肌瘤、卵巢囊肿或卵巢肿大、血栓性静脉炎、对促性腺激素有过敏史患者都禁用。

【注意事项】①有下列情况应慎用:高血压、哮喘、癫痫、心脏病、偏头痛、肾功能损害等。②发现卵巢过度刺激综合征及卵巢肿大、胸腔积液、腹水等合并症时,应停药或征求医师意见。③使用前应嘱患者有多胎妊娠的可能。使用中询问不良反应和定期进行有关的临床检查。④对妊娠试验可出现伪阳性,应在用药结束 10 日后进行检查。⑤本药溶液极不稳定,且不耐热,应用前临时配制,并经肌内或皮下缓慢注射。

【FDA 妊娠期药物安全性分级】X 级。本品是人体内源性激素,对妊娠起着至关重要的作用。在妊娠早期,人绒毛膜促性腺激素对于预防流产可能是有用的。一项系统评价纳入 4 项试验,共计 180 例复发性流产女性,结果发现,本品治疗可显著降低自然流产的风险,尤其是在月经稀发的女性中,但是,其中有 2 项研究存在重大的方法学缺陷。另外,现有的证据表明,妊娠期使用本品可能存在致畸风险。因此,在妊娠期使用本品之前,应权衡药物治疗的潜在好处和潜在风险。

【**哺乳期用药安全等级**】L3 级。现有的证据和 / 或专家的共识是不确定的，或不足以确定在哺乳期使用本品对婴儿的风险。在哺乳期使用本品之前，应权衡药物治疗的潜在好处和潜在风险。

【**制剂与规格**】注射用绒促性素：1 000U/ 支、2 000U/ 支、5 000U/ 支；注射用重组人绒促性素：250μg/ 支。

维生素 E　Vitamin E

【**适应证**】本品为维生素类。适用于多种原因导致的维生素 E 缺乏，也可用于复发性流产的辅助治疗。

【**用法和用量**】口服：一次 10 ~ 100mg，一日 2 ~ 3 次。

【**不良反应**】长期过量服用可引起恶心、呕吐、眩晕、头痛、视力模糊、皮肤皲裂、唇炎、口角炎、腹泻、乳腺肿大、乏力。

【**禁忌证**】对本品过敏者禁用。

【**注意事项**】由于维生素 K 缺乏而引起低凝血酶原血症患者、过敏体质者、缺铁性贫血患者慎用。

【**FDA 妊娠期药物安全性分级**】A 级；C 级（如剂量超过美国的每日推荐摄入量）。妊娠期维生素 E 膳食推荐量为 10mg，当孕妇经饮食不能摄取足够的维生素 E 时，建议补充。

【**哺乳期用药安全等级**】L2 级。哺乳期维生素 E 的膳食推荐量为 12mg，当母亲经饮食不能摄取足够的维生素 E 时，建议补充。

【**制剂与规格**】维生素 E 片：1mg/ 片、5mg/ 片、10mg/ 片、50mg/ 片；维生素 E 软胶囊（胶丸）：5mg/ 粒、10mg/ 粒、50mg/ 粒、0.1g/ 粒。

缩宫素　Oxytocin

【**适应证**】本品为子宫平滑肌兴奋药。适用于产后及流产后因宫缩无力或缩复不良而引起的子宫出血。

【**用法和用量**】静脉滴注：控制产后出血静脉滴注 20 ~ 40mU/min，胎盘娩出后可肌内注射。肌内注射：胎盘娩出后注射 5 ~ 10U。

【**不良反应**】偶有恶心、呕吐、心率加快或心律失常。大剂量应用时可引起高血压或水滞留。

【**禁忌证**】以下情况禁用：骨盆过窄，产道受阻，明显头盆不称及胎位异常，有剖宫产史，子宫肌瘤剔除术史者及脐带先露或脱垂、前置胎盘、胎儿窘迫、宫缩过强、子宫收缩乏力长期用药无效、产前出血（包括胎盘早剥）、多胎妊娠、子宫过大（包括羊水过多）、严重的妊娠高血压综合征。

【注意事项】①下列情况应慎用：心脏病、临界性头盆不称、曾有宫腔内感染史、宫颈曾经手术治疗、宫颈癌、早产、胎头未衔接、孕妇年龄已超过 35 岁，用药时应警惕胎儿异常及子宫破裂的可能。②骶管阻滞时用缩宫素，可发生严重的高血压，甚至脑血管破裂。③用药前及用药时需检查及监护：子宫收缩的频率、持续时间及强度；孕妇脉搏及血压；胎儿心率；静止期间子宫肌张力；胎儿成熟度；骨盆大小及胎先露下降情况；出入液量的平衡（尤其是长时间使用者）。

【FDA 妊娠期药物安全性分级】X 级。本品注射剂用于催产时必须指征明确，以免产妇和胎儿发生危险。

【哺乳期用药安全等级】L2 级。本品为多肽类激素，口服极易被消化液所破坏，故口服无效，其鼻喷雾剂可用于协助产妇产后乳腺分泌的乳汁排出。

【制剂与规格】缩宫素注射液：0.5ml：2.5U/ 支、1ml：5U/ 支、1ml：10U/ 支；注射用缩宫素：5U/ 瓶、10U/ 瓶。

米非司酮　Mifepristone

【适应证】本品为孕激素受体拮抗剂。与前列腺素药物序贯联合使用，可用于终止停经 49 日内的正常宫内妊娠。

【超说明书用法】目前的循证医学证据表明本品可用于终止 8～16 周妊娠。美国 FDA 批准米非司酮配伍米索前列醇用于终止 70 日内的妊娠。Thomson 有效性、推荐等级和证据强度：治疗有效；推荐等级为 Class Ⅱa（大多数情况下推荐使用）；证据强度为 Category A。但本品说明书标示：用于终止 49 日内的正常宫内妊娠。因此，该药用于 8～16 周终止妊娠属于超说明书用药，应综合目前循证医学证据，按超说明书用药规范管理，须知情同意。

【用法和用量】口服给药。

（1）终止停经≤49 日的宫内妊娠：于空腹或进食后 2 小时服用本品。服用方案有两种。①顿服，一次 0.2g，第 3 日空腹服用米索前列醇 600μg 或于阴道后穹窿放置卡前列甲酯栓 1mg（1 枚），随后卧床休息 1～2 小时，门诊观察 6 小时；②分次服，一次 25～50mg，一日 2 次，连服 2～3 日，总量 0.15g，每次服药后禁食 2 小时，第 3～4 日清晨于阴道后穹窿放置卡前列甲酯栓 1mg（1 枚），或使用其他同类前列腺素药物，卧床休息 1～2 小时，门诊观察 6 小时。如使用米索前列醇口服片，则服用 400～600μg。

（2）终止 8～16 周内的宫内妊娠：①顿服，一次 0.2g；②分次服，一次 0.1g，一日 1 次，连续 2 日，总量 0.2g。首次服用米非司酮间隔 36～48 小时后，于第 3 日上午使用米索前列醇。如为门诊服药者第 3 日上午需来院口服米索前列醇 400μg 或阴道给予米索前列醇 600μg，如无妊娠产物排出，间隔 3 小时

（口服）或 6 小时（阴道给药）以后重复给予米索前列醇 400μg，最多用药次数 ≤4 次。

【不良反应】终止早孕治疗过程的设计是诱导蜕膜坏死，必要的阴道出血和子宫收缩痉挛致使流产。几乎所有接受米非司酮与米索前列醇治疗的妇女均有不良反应，发生率约为 90%。子宫出血和下腹痛（包括子宫痉挛）是用本品治疗可预见的结果，部分妇女出血量超过最大月经量。部分早孕妇女服药后，有轻度恶心、呕吐、头晕、头痛、疲劳、腹泻、肛门坠胀感。个别妇女可出现皮疹。使用前列腺素后可有腹痛，部分对象可发生呕吐腹泻，少数有潮红和发麻现象。其他不良反应有背痛、发热、阴道炎、寒战、消化不良、失眠、腿痛、焦虑、白带和盆骨痛。实验室检查可有血色素、血细胞比容和血红细胞下降，极少数可有谷丙转氨酶、谷草转氨酶、碱性磷酸酶及 γ- 谷氨酰转肽酶增高。

【禁忌证】对本品中任何成分过敏者禁用。心、肝、肾疾病患者及肾上腺皮质功能不全者禁用。有使用前列腺素类药物禁忌症者禁用，如青光眼、哮喘及对前列腺素类药物过敏等。带宫内节育器妊娠和怀疑宫外孕者禁用。同时进行长期皮质类固醇治疗者禁用。有异常出血史或同时进行抗凝治疗者禁用。遗传性卟啉症禁用。如不能为患者提供紧急处理不全流产、输血和紧急复苏的医疗设施禁用。不得用于不能理解治疗程序或不能依从治疗方案的患者。

【注意事项】①本品必须在有经验的临床医师监控下使用。②米非司酮胶囊必须在具有急诊、刮宫手术和输液输血条件下使用。③服药前必须向服药者详细告知治疗效果，及可能出现的不良反应。治疗或随诊过程中，如出现大量出血或其他异常情况，应及时就医。④服药后，一般会较早出现少量阴道出血，平均 9~16 日，部分妇女流产后出血时间较长，8% 可达 30 日或更长，曾有出血达 69 日的报告。在某些患者中，过多的出血可能需要血管收缩剂治疗、刮宫、输注生理盐水或输血。⑤少数早孕妇女服用米非司酮胶囊后，即可自然流产。约 80% 的孕妇在使用前列腺素类药物后，6 小时内排出绒毛胎囊，约 10% 孕妇在服药后一周内排出妊娠物。⑥服药后 8~15 日应去治疗单位复诊，以确定流产效果。必要时作 B 型超声波检查或血 HCG 测定，如确诊为流产不全或继续妊娠，应及时处理。⑦使用本品终止早孕失败者，必须进行人工流产终止妊娠。⑧没有本品在患慢性疾病妇女中的安全性和有效性数据，如心血管疾病，肝脏、呼吸系统或肾脏疾病，1 型糖尿病，严重贫血或重度吸烟。对超过 35 岁和每日吸烟 10 支或以上的妇女应慎用。⑨同时使用其他药品，请告知医师。

【FDA 妊娠期药物安全性分级】X 级。米非司酮是一种有效的抗孕激素化合物，主要用于终止妊娠，通常和前列腺素类似物联合使用。它还被用来在流产前促宫颈成熟，最近正在研究米非司酮用于足月妊娠引产。由于资料太少,尚不确定本药对人类是否有致畸性。虽然米非司酮流产的成功率较高,但不是全部成功,所以应该告知那些服用本品后继续妊娠的妇女,存在胚胎毒性的危险。

【哺乳期用药安全等级】L3 级。本药口服后吸收良好,有较强的抗激素效应,哺乳期不应使用本药。

【制剂与规格】米非司酮片:10mg/ 片、25mg/ 片;米非司酮胶囊:5mg/ 粒、12.5mg/ 粒、25mg/ 粒。

米索前列醇　Misoprostol

【适应证】本品为合成前列腺素 E_1 类似物。与米非司酮序贯合并使用,可用于终止停经 49 日内的早期妊娠。

【超说明书用法】目前的循证医学证据表明本品可用于终止 8～16 周妊娠。美国 FDA 未批准米索前列醇用于终止妊娠。Thomson 有效性、推荐等级和证据强度:证据支持有效;Class Ⅱ b(在某些情况下推荐使用);证据强度为 Category B。但说明书标示:用于终止 49 日内的正常宫内妊娠。因此,该药用于 8～16 周终止妊娠属于超说明书用药,应综合目前循证医学证据,按超说明书用药规范管理,须知情同意。

【用法和用量】口服或阴道给药。①终止停经≤49 日的宫内妊娠:本品与米非司酮序贯合并使用,在服用米非司酮 36～72 小时后,单次空腹口服米索前列醇 600μg。②终止 8～16 周的宫内妊娠:首次服用米非司酮间隔 36～48 小时后,于第 3 日上午使用米索前列醇,单次口服米索前列醇 400μg 或阴道给予米索前列醇 600μg,如无妊娠产物排出,每间隔 3 小时(口服)或 6 小时(阴道给药)重复给予米索前列醇 400μg,最多用药次数≤4 次。

【不良反应】轻度恶心、呕吐、眩晕、乏力和下腹痛。极个别妇女可出现潮红、发热及手掌瘙痒,甚至过敏性休克。

【禁忌证】禁用于心、肝、肾疾病患者及肾上腺皮质功能不全者,有使用前列腺素类药物禁忌者,如青光眼、哮喘及过敏体质者,带宫内节育器妊娠和怀疑宫外孕者。

【注意事项】①本品用于终止早孕时,必须与米非司酮配伍,严禁单独使用。②本品配伍米非司酮终止早孕时,必须医师处方,并在医师监管下有急诊刮宫手术和输液、输血条件的单位使用。③服药前必须向服药者详细告知治疗效果,及可能出现的不良反应。服用本品时必须在医院观察 4～6 小时,治疗或随诊过程中,如出现大量出血或其他异常情况应及时就医。④服药后,一般会较早出现少量阴道出血,部分妇女流产后出血时间较长。少数早孕妇女服用米非司酮后,即可自然流产,但仍然必须按常规服完本药品。约 80% 的孕妇在使用本品后，6 小时内排出绒毛胎囊。约 10% 孕妇在服药后一周内排出妊娠物。⑤服药后 8~15 日应去原治疗单位复诊，以确定流产效果。必要时作 B 超检查或血 HCG 测定，如确认为流产不全或继续妊娠，应及时处理。⑥使用本品终止早孕失败者，必须进行人工流产终止妊娠。⑦哺乳期间服用本品，需要观察婴儿有无腹泻和腹痛绞痛。

【FDA 妊娠期药物安全性分级】X 级。本品是有效的子宫兴奋剂，妊娠早期口服或经阴道给药均可以诱发流产，且可能与出生缺陷有关。

【哺乳期用药安全等级】L2 级。虽然本品在乳汁中存在，但含量相当低，建议哺乳后立即服用本品，然后 4 小时后再开始下一次哺乳。

【制剂与规格】米索前列醇片：0.2mg/ 片。

低分子肝素　Low molecular heparin

【适应证】本品为抗凝药。本品主要用于预防和治疗深部静脉血栓形成，也可用于血液透析时预防血凝块形成。

【超说明书用法】目前的循证医学证据表明低分子肝素单独或联合阿司匹林可用于血栓前状态引起的复发性流产患者的抗凝治疗，被认为是首选的治疗方法，原发性抗磷脂综合征的复发性流产患者同样应给予抗凝治疗。但说明书标示：低分子肝素主要用于预防和治疗深部静脉血栓形成，也可用于血液透析时预防血凝块形成。因此，该药用于复发性流产患者血栓前状态或抗磷脂综合征的抗凝治疗属于超说明书用药，应综合目前循证医学证据，按超说明书用药规范管理，须知情同意。

【用法和用量】皮下注射：用于血栓前状态，一次 5 000U，一日 1~2 次；用于原发性抗磷脂综合征的复发性流产，一次 5 000U，一日 2 次。

其他各项见 11.7.2 妊娠期肺栓塞。

阿司匹林　Aspirin

【适应证】本品为抗血小板药。本品对血小板聚集有抑制作用，可防止血栓形成。

【超说明书用法】目前的循证医学证据表明本品可用于复发性流产患者血栓前状态和抗磷脂综合征。用于血栓前状态：通常于孕前小剂量使用阿司匹林（一日 50~75mg）；用于抗磷脂综合征：既往无流产史，或妊娠前 10 周发生的流产，通常以小剂量阿司匹林治疗。但说明书中并无这两种适应证，因此，该药用于复发性流产患者血栓前状态或抗磷脂综合征的抗凝治疗属于超说明书用药，应综合目前循证医学证据，按超说明书用药规范管理，须知情同意。

其他各项见 3.1 妊娠合并高血压疾病。

左甲状腺素　Levothyroxine

【适应证】本品为甲状腺激素制剂。用于甲状腺功能减退的替代治疗,对于确诊为临床甲状腺功能减退的复发性流产患者,均需接受甲状腺激素治疗。建议当甲状腺功能恢复正常 3 个月后再考虑妊娠,孕期应坚持服用甲状腺激素。对于亚临床甲状腺功能减退症的患者,应酌情补充左甲状腺素钠,促使甲状腺激素控制在正常水平。

【用法和用量】口服:一般甲状腺激素治疗应该从低剂最开始,每 2 ~ 4 周逐渐加量。初始剂量一般 25 ~ 50μg。

其他各项见 4.2.2 妊娠合并甲状腺功能减退。

硒酵母　Selenious Yeast

【适应证】本品为含硒制剂。适用于低硒的肿瘤、肝病、心脑血管疾病患者或其他低硒引起的疾病。含硒制剂是否有助于降低流产率尚无足够证据,可酌情选用。

【用法和用量】口服:一次 100 ~ 200μg,一日 1 ~ 2 次,本品应嚼碎后服用。

【不良反应】长期过量服用,可致肝损害、指甲变形和毛发脱落。

【禁忌证】对本品过敏者禁用。

【注意事项】①硒酵母混悬液启封后低温保存,宜在 5 日内服完。②口服给药的 LD_{50}>5g/kg,说明本品毒性低,安全性高。

【FDA 妊娠期药物安全性分级】暂无。

【哺乳期用药安全等级】暂无。

【制剂与规格】硒酵母片:50μg/ 片;硒酵母胶囊:0.143g/ 粒(相当于 Se100μg);硒酵母混悬液:250ml:1.25mg/ 瓶、240ml:1.2mg/ 瓶、100ml:0.5mg/ 瓶。

泼尼松　Prednisone

【适应证】本品为糖皮质激素。适用于治疗过敏性与自身免疫性炎症性疾病。对抗核抗体阳性的复发性流产患者采用糖皮质激素治疗。

【用法和用量】口服。一日 10 ~ 20mg。

其他各项见 1.4 支气管哮喘。

人免疫球蛋白　Human Immunoglobulin

【适应证】原发性免疫球蛋白缺乏症,如 X 联锁低免疫球蛋白血症、常见变异性免疫缺陷病、免疫球蛋白 G 亚型缺陷病等。继发性免疫球蛋白缺陷病,如重症感染、新生儿败血症等。自身免疫性疾病,如原发性血小板减少性紫癜、川崎病。

【超说明书用法】目前的循证医学证据显示,对于已经排除各种明确致病因素,考虑存在同种免疫功能紊乱的不明原因 RSA 患者,尤其是封闭抗体阴性及 NK 细胞数量及活性升高者,给予淋巴细胞免疫治疗或静脉注射丙种球蛋白仍可作为一种治疗手段。但说明书无此适应证,因此,本品用于复发性流产属于超说明书用药,应综合目前循证医学证据,按超说明书用药规范管理,须知情同意。

【用法和用量】直接静脉滴注或以 5% 葡萄糖注射液稀释 1~2 倍作静脉滴注。开始滴注速度为 0.01~0.02ml/(kg·min)。持续 15 分钟后若无不良反应,可逐渐加快速度。但滴注速度最快不得超过 0.08ml/(kg·min)。每个患者的最佳用药剂量和疗程应根据其具体病情而定。推荐剂量与疗程:原发性免疫球蛋白 G 缺陷病,首次剂量 400mg/kg,维持剂量 200~400mg/kg。给药间隔时间视患者血清 IgG 水平和病情而定,一般每月 1 次。

其他各项见 5.2 妊娠合并特发性血小板减少性紫癜。

11.3　分　　娩

11.3.1　阴道分娩的禁忌证和处理

11.3.1.1　阴道分娩的禁忌证　①头盆严重不对称;②脐带绕颈绕肩;③前置胎盘等。

11.3.1.2　阴道分娩的处理

第一产程的管理:第一产程是从临产到宫颈口开全,分为潜伏期和活跃期。第一产程中需要对孕妇进行系统评估和监测,并及时发现潜伏期和活跃期产程异常。应给予产妇安慰,也可提供非药物的镇痛方法,如安慰支持、口服补液、自由体位、按摩或水浴、导乐分娩等。可适当应用镇静剂地西泮,还可选择镇痛剂哌替啶。

第二产程管理:指从宫口开全至胎儿娩出的过程。在此期间,严密监测胎心,其他监测同第一产程。应鼓励产妇摄入足够水分和能量,必要时可静脉输液。此外,还可行会阴后–侧切开术或采用胎头吸引器或低位产钳助娩。

第三产程管理:第三产程是指胎儿娩出到胎盘胎膜娩出的阶段。积极管理第三产程、预防性使用缩宫素、延迟断脐等。静脉注射或肌内注射缩宫素 10~20U。

11.3.2　剖宫产的适应证和处理

11.3.2.1　剖宫产适应证　①胎儿窘迫;②产程迟滞;③骨盆狭窄或胎头

与骨盆腔不对称；④胎位不正；⑤多胞胎；⑥前胎剖宫生产；⑦胎盘因素；⑧子宫曾手术过；⑨母体不适合阴道生产；⑩胎儿过大。

　　11.3.2.2　剖宫产的处理　①麻醉：持续硬膜外麻醉、麻醉剂中不应加用肾上腺素，麻醉平面不宜过高；②补液：术中及术后要严格限制补液量，24 小时总入量 <1L，速度 1ml/min；③术后应用镇痛剂；④不再继续妊娠者，可同时行绝育手术；⑤心力衰竭时，先控制心力衰竭再行手术；病情难以控制者，边控制心力衰竭边手术抢救。

11.3.3　治疗药物

宫缩剂：缩宫素。
镇静剂：地西泮。
阿片类镇痛剂：哌替啶。

缩宫素　Oxytocin
【适应证】本品为子宫平滑肌兴奋药。用于引产、催产、产后及流产后因宫缩无力或缩复不良而引起的子宫出血。

【用法和用量】静脉滴注。引产或催产：一次 2.5～5U。滴注开始时不超过 0.001～0.002U/min，每 15～30 分钟增加 0.001～0.002U，至达到宫缩与正常分娩期相似，最快不超过 0.02U/min，通常为 0.002～0.005U/min。控制产后出血：0.02～0.04U/min，胎盘排出后肌内注射 5～10U。

其他各项见 11.2 流产。

地西泮　Diazepam
【适应证】本品为苯二氮䓬类镇静安眠药。适用于焦虑、镇静催眠、抗癫痫和抗惊厥。缓解局部肌肉或关节的炎症所引起的反射性肌肉痉挛，上运动神经元的病变，手足徐动症和僵人综合征的肌肉痉挛，颞颌关节病变引起的咬肌痉挛。也可用于治疗惊恐症、肌紧张性头痛等。

【用法和用量】口服：镇静，一次 2.5～5mg，一日 3 次；催眠，5～10mg 睡前服。肌内或静脉注射：镇静、催眠等，开始 10mg，以后按需每隔 3～4 小时加 5～10mg。每日最大剂量 40～50mg。静脉注射宜缓慢，速度建议为 2～5mg/min。

其他各项见 3.1 妊娠期高血压疾病。

哌替啶　Pethidine
【适应证】本品为阿片类镇痛剂。可用于多种剧痛，如创伤性疼痛、手术后疼痛、内脏绞痛（与阿托品配伍使用）、分娩疼痛等。

【用法和用量】肌内注射:用于分娩镇痛。阵痛开始时给药,常用量为一次 25～50mg,每 4～6 小时按需要重复。最大剂量一次 50～100mg。

其他各项见 13.5 阿片类镇痛药。

11.4 早 产

11.4.1 疾病简述

早产是指妊娠不足 37 周之前发生的分娩。根据原因不同,早产分为自发性早产和治疗性早产,前者包括早产和未足月胎膜早破后早产,后者是因妊娠并发症或合并症而需要提前终止妊娠者。大约 70%～80% 的早产是自发的,并且与早产临产或未足月胎膜早破相关,这两者分别在早产中占 40%～50% 和 20%～30%,其余是因为母体或胎儿的问题,如子痫前期、前置胎盘、胎盘早剥、胎儿生长受限、多胎妊娠等。

11.4.2 诊断标准

主要临床表现是子宫收缩,最初为不规律宫缩,常伴有少许阴道出血或血性分泌物,以后可发展为规则宫缩。

(1)早产临产:(凡妊娠满 28～36+6 周,出现规律宫缩(指每 20 分钟 4 次或每 60 分钟 8 次),同时宫颈长度进行性缩短(宫颈缩短≥80%),伴有宫口扩张。

(2)先兆早产:凡妊娠满 28～36+6 周,孕妇虽有上述规律宫缩,但宫颈尚未扩张,而经阴道超声测量宫颈长度(cervical length,CL)≤20mm 则诊断为先兆早产。

11.4.3 预防与治疗方案

11.4.3.1 预防方案

(1)一般预防:孕期进行宣教,避免低龄(<17 岁)或高龄(>35 岁)妊娠,提倡合理的妊娠间隔(>6 个月);避免多胎妊娠;提倡平衡营养摄入,避免体质量过低妊娠;戒烟、酒;控制好原发病如高血压、糖尿病、甲状腺功能亢进、红斑狼疮等;停止服用可能致畸的药物。对计划妊娠妇女注意其早产的高危因素,对有高危因素者进行针对性处理。

(2)孕期注意事项:早孕期超声检查确定胎龄,排除多胎妊娠,如果是双胎应了解绒毛膜性质,如果有条件应测量胎儿颈部透明层厚度,其可了解胎儿非整倍体染色体异常及部分重要器官畸形的风险。第一次产检时应详细了解早产高危因素,以便尽可能针对性预防;提倡平衡饮食,合理增加妊娠期体质量;避免吸烟饮酒。

（3）前次晚期自然流产或早产史及妊娠 24 周前阴道超声测量 CL<25mm 者可预防性应用特殊类型的孕酮,包括 17α 羟己酸孕酮酯、微粒化孕酮胶囊、阴道孕酮凝胶,这 3 种药物各自的适应证略有不同。对有晚期流产或早产史的无早产症状者,不论宫颈长短,均可推荐使用 17α 羟己酸孕酮酯;对前次早产史,此次妊娠 24 周前宫颈缩短,CL<25mm,可经阴道给予微粒化孕酮胶囊每日 0.2g 或孕酮凝胶每日 90mg,至妊娠 34 周;对无早产史,但孕 24 周前阴道超声发现宫颈缩短,CL<20mm,推荐使用微粒化孕酮胶囊每日 0.2g 阴道给药,或阴道孕酮凝胶每日 90mg,至妊娠 36 周。

（4）宫颈环扎术能减少早产发生率的适应证有两个:一是宫颈机能不全;二是对有前次早产或晚期流产史,此次为单胎妊娠,妊娠 24 周前 CL<25mm,无早产临产症状、无绒毛膜羊膜炎、持续阴道流血、胎膜早破、胎儿窘迫、胎儿严重畸形或死胎等宫颈环扎术禁忌证。不推荐用于子宫发育异常、宫颈锥切除术后及双胎妊娠。

11.4.3.2　治疗方案

（1）对有规律宫缩且阴道超声测量宫颈长度 <20mm 的孕妇,可使用宫缩抑制剂,预防即刻早产,为完成促胎肺成熟治疗,以及转运孕妇到有早产儿抢救条件的医院分娩赢得时间。

临床上这类药物主要有硝苯地平、吲哚美辛、利托君及阿托西班。硝苯地平抑制子宫平滑肌兴奋性收缩,能够降低 7 日内发生早产的 24%、妊娠 34 周前发生早产的 17%、减少呼吸窘迫综合征 37%、坏死性小肠炎 79%、脑室周围出血 41%。研究显示,硝苯地平在延迟孕周至 37 周后分娩的作用,可能优于其他宫缩抑制剂。吲哚美辛是一种前列腺素抑制剂,通过抑制环氧合酶,减少花生四烯酸转化为前列腺素,从而抑制宫缩。该药在妊娠 32 周前使用或使用时间不超过 48 小时,对胎儿的副作用较小,因此主要用于妊娠 32 周前的早产。利托君可降低 48 小时发生早产的 37%、7 日内发生早产的 33%,但不一定能降低新生儿呼吸窘迫综合征发病率和围产儿死亡率。2016 年 ACOG《早产的管理（No.171）》推荐以上三种药物为抑制早产宫缩的一线用药。此外,临床上常用的宫缩抑制剂还有阿托西班,该药是一种选择性缩宫素受体拮抗剂,竞争性结合子宫平滑肌及蜕膜的缩宫素受体,使缩宫素兴奋子宫平滑肌的作用削弱,不良反应轻微,无明显的用药禁忌。由于宫缩抑制剂持续使用48 小时以上不能明显降低早产率,但明显增加药物不良反应,因此不推荐48 小时后的持续宫缩抑制剂治疗,且 2 种或以上宫缩抑制剂联合使用可能增加不良反应的发生,应尽量避免联合使用。

（2）硫酸镁的应用：中华医学会《早产临床诊断与治疗指南（2014）》推荐妊娠 32 周前早产者常规应用硫酸镁作为胎儿中枢神经系统保护剂治疗。研究指出，硫酸镁不但能降低早产儿的脑瘫风险，且能减轻妊娠 32 周早产儿的脑瘫严重程度。

（3）28～34+6 周的先兆早产应给予 1 个疗程糖皮质激素促胎肺成熟。主要药物有倍他米和地塞米松，两者效果相当。倍他米松 12mg 肌内注射，24 小时重复 1 次，共 2 次；地塞米松 6mg 肌内注射，12 小时重复 1 次，共 4 次。若早产临产，来不及完成整个疗程，也应给药。

（4）分娩在即并下生殖道 B 族溶血性链球菌检测阳性时，使用抗菌药物治疗。对于胎膜完整的早产，使用抗菌药物不能预防早产，因此不推荐使用。

11.4.4　治疗药物

预防用药
孕酮：17α 羟己酸孕酮酯、黄体酮（微粒化孕酮、阴道孕酮凝胶）。
治疗用药
钙离子通道阻滞剂：硝苯地平。
前列腺素合成酶抑制剂：吲哚美辛。
β₂ 肾上腺素受体激动剂：利托君。
缩宫素受体拮抗剂：阿托西班。
胎儿中枢神经系统保护剂：硫酸镁。
糖皮质激素：倍他米松、地塞米松。

17α 羟己酸孕酮酯　17α progesterone hydroxycaproate

【适应证】本品为孕酮制剂。用于治疗月经不调、功能性子宫出血、子宫内膜异位症、习惯性流产等。

【超说明书用药】目前循证医学证据表明本品可降低有早产史的单胎孕妇的早产风险。美国 FDA 批准本品用于预防有单胎自发性早产史者单胎妊娠时早产。Thomson 有效性、推荐等级和证据强度：证据是不确定的；推荐等级为 ClassⅡb（某些情况下推荐使用）；证据强度为 Category B。但本品说明书无此适应证。因此，该药用于降低有早产史的单胎孕妇的早产风险属于超说明书用药，应综合目前循证医学证据，按超说明书用药规范管理，须知情同意。

【用法和用量】对有自发早产史的无早产症状者，自妊娠 16～20 周起，每周肌内注射 0.25g，至妊娠 36 周。

【不良反应】荨麻疹、瘙痒、恶心、腹泻。注射部位反应：疼痛、肿胀、瘙痒、结节。

【禁忌证】下列情况禁用：血栓形成或血栓栓塞异常，已知或怀疑的乳腺癌，其他对激素敏感的癌症及病史，未诊断的与妊娠无关的阴道出血，妊娠期胆汁性黄疸，良性或恶性肝肿瘤，活性肝疾病，不受控制的高血压。

【注意事项】①17α 羟己酸孕酮酯不适用于多胎妊娠及有其他早产危险因素的妇女。②如果发生过敏反应，应考虑停药。③可引起糖耐量下降，应对接受治疗的糖尿病前期和糖尿病患者进行监测。④可能导致液体潴留，对可能液体潴留的患者进行监测，如子痫前期、癫痫、心或肾功能紊乱。

【FDA 妊娠期药物安全性分级】B 级。2011 年 FDA 批准羟己酸孕酮酯注射液用于减少既往至少有 1 次自发性单胎早产病史孕妇在妊娠 37 周前的早产风险。

【哺乳期用药安全等级】暂无。哺乳期妇女不宜使用。

【制剂与规格】羟己酸孕酮酯注射液：1ml：0.25g/ 支、1m：0l.125g/ 支、2ml：0.25g/ 支。

黄体酮　Progesterone

【超说明书用药】目前的循证医学证据表明本品可用于预防宫颈短孕妇早产。美国 FDA 批准本品用于预防宫颈短孕妇早产。Thomson 有效性、推荐等级和证据强度：证据支持有效；推荐等级为 ClassⅡa（大多数情况下推荐使用）；证据强度为 Category B。但本品说明书无此适应证。因此，该药用于预防孕妇早产属于超说明书用药，应综合目前循证医学证据，按超说明书用药规范管理，须知情同意。

【用法用量】①对有早产史，妊娠 24 周前宫颈缩短，CL<25mm 的孕妇，可经阴道给予黄体酮软胶囊 200mg/d 或黄体酮凝胶 90mg/d，至妊娠 34 周。②对无早产史，但妊娠 24 周前阴道超声发现宫颈缩短，CL<20mm，可经阴道给予黄体酮软胶囊 200mg/d 或黄体酮凝胶 90mg/d，至妊娠 36 周。

其他各项见 11.2 流产

硝苯地平　Nifedipine

【超说明书用法】中华医学会《早产临床诊断与治疗指南（2014）》，将硝苯地平列为抑制宫缩，治疗早产的可选药物。但目前，包括硝苯地平在内的任何宫缩抑制剂的作用尚未被确定，是因为在研究中发现相当一部分被诊断为早产临产的女性即使未接受抗宫缩治疗，也没有在短期内分娩，甚至并未早产。此外，给予抗宫缩剂并未使重要的临床结局如新生儿呼吸窘迫和生存情况出现有统计学意义的改善，为此导致推荐等级较低。本品说明书无抗早产的适应证,美国 FDA 也未批准硝苯地平用于治疗抗早产。因此,该药用于抗早产属于超说明书用药,应综合目前循证医学证据,按超说明书用药规范管理,须知情同意。

【用法和用量】抑制宫缩,用于抗早产。国内对使用剂量尚无一致看法,国外指南及人民卫生出版社《妇产科学》第 9 版均推荐,硝苯地平用于抗早产的起始剂量为 20mg 口服,然后一次 10～20mg,每日 3～4 次,根据宫缩情况调整,可持续 48 小时。服药中注意观察血压,防止血压过低。

其他各项见 3.1 妊娠期高血压疾病。

吲哚美辛　Indometacin

【超说明书用药】目前的循证医学证据表明吲哚美辛可用于妊娠 32 周前的早产,Thomson 有效性、推荐等级和证据强度为:有效性等级为证据支持有效;推荐等级为 Class Ⅱ b(在某些情况下推荐使用);证据等级为 Category B。但说明书无此适应证,美国 FDA 也未批准该药用于治疗早产。因此本品用于妊娠 32 周前的早产属于超说明书用药,应综合目前循证医学证据,按超说明书用药规范管理,须知情同意。

【用法和用量】抗早产用法用量:经阴道或直肠给药,也可口服。初始剂量一次 50～100mg,后每 6 小时给 25mg,维持 48 小时。

【不良反应】不良反应较多。胃肠道:出现消化不良、胃痛、胃烧灼感、恶心反酸等症状,出现溃疡、胃出血及胃穿孔;神经系统:出现头痛、头晕、焦虑及失眠等,严重者可有精神行为障碍或抽搐等;泌尿系统:出现血尿、水肿、肾功能不全,在老年人多见;各型皮疹,最严重的为重症多形性红斑(Stevens-Johnson 综合征);造血系统受抑制而出现再生障碍性贫血,白细胞减少或血小板减少等;过敏反应,哮喘,血管性水肿及休克等。

【禁忌证】对本品或对阿司匹林或其他非甾体抗炎药过敏者禁用。有活动性溃疡病、溃疡性结肠炎及病史者禁用。癫痫、帕金森病及精神病患者禁用。肝肾功能不全者禁用。血管神经性水肿或支气管哮喘者禁用。孕妇血小板功能不良、出血性疾病禁用。

【注意事项】①交叉过敏反应:本品与阿司匹林有交叉过敏性。由阿司匹林过敏引起喘息的患者,应用本品时可引起支气管痉挛。对其他非甾体抗炎药、镇痛药过敏者也可能对本品过敏。②本品解热作用强,通常 1 次服 6.25mg 或 12.5mg 即可迅速大幅度退热,故应防止大汗和虚脱,补充足量液体。③本品因对血小板聚集有抑制作用,可使出血时间延长,停药后此作用可持续 1 日,用药期间尿素氮及肌酐含量也常增高。④用药期间应定期随访检查:血象及肝、肾功能。⑤个案报道提及本品能导致角膜沉着及视网膜改变(包括黄斑病变),遇有视力模糊时应立即作眼科检查。⑥为减少药物对胃肠道的刺激,本品宜于饭后服用或与食物或制酸药同服。⑦本品不能控制疾病过程的进展,故必须同时应用能使疾病过程改善的药物。⑧由于本品的毒副反应较大,治疗关节炎一般已不作首选用药,仅在其他非甾体抗炎药无效时才考虑应用。

【FDA 妊娠期药物安全性分级】B 级;D 级(如持续使用超过 48 小时或在妊娠 34 周以后用药)。在妊娠晚期本品可能引起胎儿动脉导管收缩伴或不伴三尖瓣反流,因此妊娠 32 周后用药,应密切监测羊水量及胎儿动脉导管宽度,当发现胎儿动脉导管狭窄时立即停药。

【哺乳期用药安全等级】L3 级。本品可分泌至母乳,美国儿科学会认为本品可能诱发婴儿癫痫发作。本品说明书标示:本品可自乳汁排出,对婴儿可引起毒副反应。哺乳期妇女禁用。

【制剂与规格】吲哚美辛肠溶片:25mg/ 片;吲哚美辛缓释片:25mg/ 片、75mg/ 片;吲哚美辛胶囊:25mg/ 粒;吲哚美辛缓释胶囊:25mg/ 粒、75mg/ 粒;吲哚美辛栓:25mg/ 枚、50mg/ 枚、100mg/ 枚。

利托君　Ritodrine

【适应证】本品为 β₂ 肾上腺素受体兴奋剂。适用于预防妊娠 20 周以后的早产。目前本品用于子宫颈开口 >4cm 或开全 80% 以上时的有效性和安全性尚未确立。

【用法和用量】静脉滴注:根据孕妇情况,滴注时要经常监测妊娠子宫收缩频率、心率、血压和胎儿的心率。一次 0.1g,稀释至 500ml(0.2mg/ml)的溶媒中静脉滴注,滴注时应保持左侧姿势,以减少低血压危险。密切观察滴注速度,使用可控制的输注装置或调整分钟滴数。开始时应控制滴速使剂量为 0.05mg/min(5 滴 /min),每 10 分钟增加 0.05mg/min(增加 5 滴 /min),直至达到预期效果,通常保持在 0.15 ~ 0.35mg/min(15 ~ 35 滴 /min),待宫缩停止,继续输注至少 12 ~ 18 小时。输注液应用 5% 葡萄糖注射液,对糖尿病患者可用 0.9% 氯化钠注射液。配制输注液变色、有沉淀物、颗粒物或配制超过 48 小时,不得使用。

口服:静脉滴注结束前 30 分钟开始口服治疗,最初 24 小时口服剂量为每 2 小时 10mg,此后每 4 ~ 6 小时 10 ~ 20mg,每日最大剂量 0.12g。每日常用维持剂量在 80 ~ 120mg 之间,平均分次给药。只要医师认为有必要延长妊娠时间,可继续口服用药。

【不良反应】①心血管系统:孕妇、胎儿心率及孕妇血压等变化很常见。可见心悸、心律失常、心脏停搏(在多胎妊娠情况下,有给予麻醉药后立即从心律失常转为心脏骤停的报道),罕见心电图异常(ST-T 的异常)。②代谢 /

内分泌系统:可见血糖升高,血钾降低。③呼吸系统:可见肺水肿、肺水肿合并心功能不全、呼吸困难。④肌肉骨骼系统:可见横纹肌溶解症(肌肉痛、无力感、肌酸磷酸激酶升高、血和尿中的肌红蛋白升高)。⑤精神神经系统:较常见头痛,可见头晕、烦躁、焦虑、震颤等。⑥肝脏系统:可见黄疸、肝功能损害(谷草转氨酶、谷丙转氨酶等升高)。⑦消化系统:恶心感、呕吐、便秘、伴淀粉酶升高的唾液腺肿胀。⑧血液系统:可见白细胞减少,粒细胞缺乏,罕见血小板较少。⑨皮肤:可见红斑,面色潮红,罕见皮疹。⑩孕妇用过 β 拟交感神经剂,其婴儿可能有低血钙、低血糖、肠梗阻等的症状。

【禁忌证】妊娠 20 周内禁用。以下情况禁用:①分娩前任何原因的大出血,特别是前置胎盘及胎盘剥落;②子痫及严重的先兆子痫;③胎死腹中;④绒毛膜羊膜炎;⑤孕妇有心脏病及危及心脏功能的情况;⑥肺性高血压;⑦孕妇甲状腺功能亢进;⑧未控制的糖尿病;⑨重度高血压;⑩对本品中任何成分过敏者。

【注意事项】①必须在有抢救条件的医院并由有经验的医师使用。对于紧急入院的患者,应对子宫颈口的开大、展平及出血情况进行综合评价,制订安全的给药方案后,在严密监护下给药,应避免不必要的用药。②诊断为早产并适用本品者,最初用静脉滴注,随后口服维持治疗,密切监测子宫收缩和不良反应,以确定最佳用量。根据孕妇情况,静脉滴注时要密切监测妊娠子宫收缩频率、心率、血压和胎儿的心率,如孕妇心率超过 120 次 /min,或诉心前区疼痛,应停止使用;密切关注胎儿情况,特别是用于急性胎儿窘迫时,如果胎儿情况恶化,需立即停药。胎儿心跳每分钟可能增加 25 次以上,但通常很少见。③为预防由腔静脉综合征引起的低血压,静脉滴注时应保持左侧卧位。④在延长输液期间,密切监测有糖尿病患者或排钾利尿患者的生化指标变化。因本品可以升高血糖及降低血钾,故该类患者慎用。停药后 24 小时内转为正常。⑤本品治疗后曾有孕妇发生肺水肿的报告,原因包括患有心脏病、持续性心动过速(超过 140 次 /min)、子痫以及与皮质类固醇并用,因此要严密监测患者,避免体液过多。如发生肺水肿立即停止用药。⑥胎儿酸中毒时,继续监测是必要的,少数严重酸中毒(pH<7.15)的情况,不宜使用。⑦当使用本品预防早产、延缓分娩是因为绒毛膜羊膜未成熟而提早破裂的情况时,要考虑是否会有绒毛膜羊膜炎的发生,用药要谨慎。⑧持续静脉滴注需定期进行血液检查。⑨滴注药量超过每分钟 0.2mg 时,或者口服每日的使用剂量超过 30mg,均可能会增加不良反应,应加强监护。

【FDA 妊娠期药物安全性分级】B 级。虽未发现本品的致畸作用,但关于妊娠 20 周内使用本品的资料很少,且尚没有关于妊娠早期使用本品的报道。建议妊娠期 20 周内禁用本品。

【哺乳期用药安全等级】L3 级。研究报道在动物实验中发现本品可通过乳汁分泌,因此,在分娩之前用药的情况下,建议避免分娩后立即哺乳。

【制剂与规格】盐酸利托君片:10mg/ 片;盐酸利托君注射液:5ml:50mg/ 支、10ml:150mg/ 支。

阿托西班　Atosiban

【适应证】本品为缩宫素受体拮抗剂。用于 18 岁以上、孕龄 24～33 周、胎儿心率正常的孕妇,在其规律性宫缩达每 30 分钟 4 次以上,每次持续至少 30 秒,并伴宫颈扩张 1～3cm(初产妇 0～3cm)、宫颈管消失 50% 以上的时候,推迟其即将出现的早产。

【用法和用量】静脉注射或静脉滴注:初始剂量一次 6.75mg,静脉注射,注射时间 >1 分钟;紧接着以 300μg/min 的速度静脉滴注 3 小时;然后以 100μg/min 的速度静脉滴注适当时间,最长可滴注 45 小时。治疗时间不应超过 48 小时,整个疗程总剂量不宜超过 0.33g。

若需要用阿托西班重复治疗,开始时静脉注射 7.5mg,随后再静脉滴注 7.5mg。

【不良反应】常见恶心、头痛、头晕、潮红、呕吐、心悸、低血压、注射部位反应和高血糖症。少见发热、失眠、瘙痒和出疹。

【禁忌证】孕龄少于 24 周或超过 33 周、孕龄超过 30 周胎膜早破者禁用。宫内胎儿生长迟缓和胎儿心律异常、产前子宫出血须立即分娩、子痫和重度先兆子痫须分娩、宫内胎儿死亡、内感染可疑、前置胎盘屏障、胎盘屏障分离、继续怀孕对母亲或胎儿有危险的患者禁用。

【注意事项】①在不能排除有胎膜早破的妇女中,使用阿托西班时,应权衡推迟分娩的与发生绒毛膜炎的潜在危险。②尚无肝肾功能不全、胎盘位置异常的患者使用阿托西班的经验。③多胎妊娠或孕龄在 24～27 周使用阿托西班的临床经验有限,阿托西班对于这类患者的益处尚不能肯定。④可以重复使用阿托西班,但是多次重复应用阿托西班(达 3 次)的临床经验有限(见用法用量)。⑤对宫内生长迟缓的病例,继续和重新开始给予阿托西班治疗要取决于对胎儿成熟度的评估。⑥在给予阿托西班治疗期间应监测子宫收缩和胎儿心率。⑦作为催产素的拮抗剂,阿托西班理论上可以促进子宫的松弛,因此可能出现产后子宫收缩不良并引起产后出血,所以应该监测产后失血量。但是在临床试验过程中尚未观察到有产后子宫收缩不良的情况。⑧多胎妊娠和宫缩抑制剂(如钙离子通道阻滞剂和 β 肾上腺素受体激动剂)与肺水肿发生风险的增加相关。因此,阿托西班应慎用于多胎妊娠和 / 或与其他宫缩抑制剂一起使用。

【FDA 妊娠期药物安全性分级】暂无。本品可通过胎盘,胎儿的药物浓度是母体药物浓度的 12%。尚未证实本品会引起新生儿心血管或酸 / 碱状态改变。

【哺乳期用药安全等级】暂无。少量阿托西班可以经过血浆分泌到乳汁,在阿托西班的临床试验中,未观察到对哺乳有影响。

【制剂与规格】醋酸阿托西班注射液:0.9ml:7.5mg(以阿托西班计)/ 支、5ml:7.5mg(以阿托西班计)/ 支。

硫酸镁　Magnesium sulfate

【超说明书用法】目前的循证医学证据表明本品可用于妊娠 32 周前早产者胎儿脑保护,不但能降低早产儿的脑瘫风险,还能减轻妊娠 32 周早产儿的脑瘫严重程度。但使用时机和使用剂量尚无一致意见。2016 年美国妇产科医师学会(ACOG)《早产的管理指南》(临时更新版)建议硫酸镁的使用时间不超过 48 小时。因长期应用硫酸镁可引起胎儿骨骼脱钙,造成新生儿骨折,故硫酸镁作为胎儿中枢神经系统保护剂治疗时建议静脉使用 4g 的负荷剂量,然后每小时 1g 维持 24 小时后停止治疗。应用前及使用过程中应监测呼吸、膝反射、尿量,24 小时总量不超过 30g。但说明书未标示本品可用于抗早产的适应证,因此,本品用于妊娠 32 周前早产者胎儿脑保护属于超说明书用药,应综合目前循证医学证据,按超说明书用药规范管理,须知情同意。

其他各项见 3.1 见妊娠期高血压疾病。

倍他米松　Betamethasone

【超说明用法】目前的循证医学证据表明倍他米松可用于促胎肺成熟,所有妊娠 28 ~ 34+6 周的先兆早产应当给予 1 个疗程的糖皮质激素。对可能在 7 日内发作早产的孕妇,推荐使用单疗程糖皮质激素治疗;对已使用单疗程糖皮质激素治疗 7 日后的患者,如仍有 34 孕周前发生早产的风险,可考虑再次使用单疗程糖皮质激素治疗;不建议常规使用双疗程或多疗程的糖皮质激素。若早产临产,来不及完成完整疗程者,也应给药。倍他米松肌内注射,一次 12mg,每 24 小时重复 1 次,共 2 次。但说明书未标示促胎肺成熟的适应证。因此,本品用于促胎肺成熟属于超说明书用法,应综合目前循证医学证据,按超说明书用药规范管理,须知情同意。

【不良反应】①心血管系统:高血压;②内分泌与代谢:库欣综合征、高血糖症、继发性低皮质醇症;③皮肤:皮肤萎缩、红疹、毛囊炎、瘙痒、刺痛;④精神:患者可出现欣快感,也可表现为抑郁;⑤骨骼肌肉系统:骨质疏松症;⑥神经系统:脑血管意外、神经损伤、颅内压升高、抽搐等;⑦眼部:白内障、青光眼等；⑧呼吸系统：肺结核。

【禁忌证】对本品及其他甾体激素过敏者禁用。下列疾病患者一般不宜使用，特殊情况应权衡利弊使用，但应注意病情恶化可能：严重的精神病（过去或现在）和癫痫，活动性消化性溃疡病，新近胃肠吻合手术，骨折，创伤修复期，角膜溃疡，肾上腺皮质功能亢进症，高血压，糖尿病，孕妇，抗菌药物不能控制的感染如水痘、麻疹、霉菌感染，较重的骨质疏松症等。

【注意事项】①诱发感染：在激素作用下，原来已被控制的感染可活动起来，最常见者为结核感染复发。在某些感染时应用激素可减轻组织的破坏、减少渗出、减轻感染中毒症状，但必须同时用有效的抗生素治疗，密切观察病情变化，在短期用药后，即应迅速减量、停药。②对诊断的干扰：糖皮质激素可使血糖、血胆固醇和血脂肪酸、血钠水平升高，使血钙、血钾下降；对外周血象的影响为淋巴细胞、真核细胞及嗜酸性、嗜碱性粒细胞数下降，多核白细胞和血小板增加，后者也可下降；长期大剂量服用糖皮质激素可使皮肤试验结果呈假阴性，如结核菌素试验、组织胞浆菌素试验和过敏反应皮试等；还可使甲状腺 ^{131}I 摄取率下降，减弱促甲状腺激素（TSH）对 TSH 释放素（TRH）刺激的反应，使 TRH 兴奋实验结果呈假阳性，干扰促黄体素释放素（LHRH）兴奋试验的结果；使同位素脑和骨显像减弱或稀疏。③随访检查：长期应用糖皮质激素者，应定期检查以下项目。血糖、尿糖或糖耐量试验，尤其是糖尿病或糖尿病倾向者；儿童应定期检测生长和发育情况；眼科检查，注意白内障、青光眼或眼部感染的发生；血清电解质和大便隐血；高血压和骨质疏松的检查，尤其是老年人。

【FDA 妊娠期药物安全性分级】C 级；D 级（妊娠早期使用）。流行病学研究提示早孕期使用皮质类固醇会发生面裂。

【哺乳期用药安全等级】L3 级。由于糖皮质激素可经乳汁中排泄，对婴儿造成不良影响，如生长受抑制、肾上腺皮质功能抑制等。哺乳期妇女在权衡利弊情况下，尽可能避免使用。

【制剂与规格】倍他米松醋酸酯注射液：1ml：1.5mg/ 支；倍他米松磷酸钠注射液：1ml：5.26mg（相当于倍他米松 4mg）/ 支。

地塞米松 Dexamethasone

【超说明书用法】目前的循证医学证据表明地塞米松可用于促胎肺成熟，所有妊娠 28 ~ 34+6 周的先兆早产应当给予 1 个疗程的糖皮质激素。对可能在 7 日内发作早产的孕妇，推荐使用单疗程糖皮质激素治疗；对已使用单疗程糖皮质激素治疗 7 日后的患者，如仍有 34 孕周前发生早产的风险，可考虑再次使用单疗程糖皮质激素治疗；不建议常规使用双疗程或多疗程的糖皮质激素。若早产临产，来不及完成完整疗程者，也应给药。地塞米松肌内注射，一次 6mg,每 12 小时重复 1 次,共 4 次。但说明书未标示促胎肺成熟的适应证。因此,本品用于促胎肺成熟属于超说明书用法,应综合目前循证医学证据,按超说明书用药规范管理,须知情同意。

其他各项见 3.1 妊娠期高血压疾病。

11.5 过 期 妊 娠

11.5.1 疾病简述

平时月经周期规则,妊娠达到或超过 42 周(≥294 日)尚未分娩者,称为过期妊娠(post termpregnancy)。过期妊娠是胎儿窘迫、胎粪吸入综合征、成熟障碍综合征、新生儿窒息、围产儿死亡及巨大儿、难产的重要原因。大多数过期妊娠的病因不明,可能与以下因素相关:初产妇、既往过期妊娠史、男性胎儿、孕妇肥胖、胎儿畸形等。

11.5.2 诊断标准

准确核实孕周,确定胎盘功能是否正常。

11.5.3 治疗方案

引产:宫颈成熟而无胎儿窘迫、明显头盆不称等,可考虑滴注缩宫素引产或球囊引产。

剖宫产:胎盘功能不良,胎儿贮备能力差不能耐受宫缩者;巨大儿合并胎位异常;同时存在其他妊娠合并症及并发症;产时胎儿窘迫,短时间内不能经阴道结束分娩者;引产失败或产程进展缓慢,疑头盆不对称者,可选择剖宫产分娩。

11.5.4 治疗药物

宫缩剂:缩宫素(见 11.2 流产)。

11.6 产 后 出 血

11.6.1 疾病简述

产后出血是指胎儿娩出后 24 小时内,阴道分娩者出血量≥500ml、剖宫产分娩者出血量≥1 000ml;严重产后出血是指胎儿娩出后 24 小时内出血量

≥1 000ml;难治性产后出血是指经宫缩剂、持续性子宫按摩或按压等保守措施无法止血,需要手术、介入治疗甚至切除子宫的严重产后出血。

11.6.2　诊断标准

诊断产后出血的关键在于对出血量有正确的测量和估计,严重低估将会丧失抢救时机。突发大量的产后出血易得到重视和早期诊断,而缓慢、持续的少量出血和血肿容易被忽视。出血量的绝对值对不同体质量者临床意义不同,因此,最好能计算出产后出血量占总血容量的百分比,妊娠末期总血容量的简易计算方法为非孕期体重(kg)× 7%×(1+40%),或非孕期体重(kg)× 10%。

11.6.3　治疗方案

11.6.3.1　一般处理　在寻找出血原因的同时建立双静脉通道,积极补充血容量;进行呼吸管理,保持气道通畅,必要时给氧;监测出血量和生命体征,留置尿管,记录尿量;交叉配血;进行基础的实验室检查(血常规、凝血功能、肝肾功能等)并行动态监测。

针对产后出血原因的处理:除积极进行容量复苏外,病因治疗是最根本的治疗,检查宫缩情况、胎盘、产道及凝血功能,针对出血原因进行积极处理。

11.6.3.2　子宫收缩乏力

(1)子宫按摩或压迫法:可采用经腹按摩或经腹经阴道联合按压,按摩时间以子宫恢复正常收缩并能保持收缩状态为止,应配合应用宫缩剂。

(2)应用宫缩剂:常用的宫缩剂有缩宫素、米索前列醇、卡贝缩宫素、卡前列素氨丁三醇。缩宫素为预防和治疗产后出血的一线药物,该药应用相对安全,但大剂量应用时可引起高血压、水中毒和心血管系统不良反应。在没有缩宫素的情况下,米索前列醇可作为治疗子宫收缩乏力性产后出血的一线药物,但该药不良反应较大,恶心、呕吐、腹泻、寒战和体温升高较常见。哮喘、青光眼及过敏体质者禁用;高血压,活动性心、肝、肾疾病及肾上腺皮质功能不全者慎用。相对于缩宫素,卡贝缩宫素的作用时间长,由此而产生的子宫收缩就不能简单地通过终止给药而停止。卡前列素氨丁三醇可引起全子宫协调强有力的收缩,哮喘、心脏病和青光眼患者禁用,高血压患者慎用,不良反应常见的有暂时性呕吐、腹泻等。此外,临床上治疗产后出血的宫缩剂还包括卡前列素甲酯栓(可直肠或阴道给药)及麦角新碱。

(3)止血药物:如果宫缩剂止血失败,或者出血可能与创伤相关,可考虑使用止血药物。中华医学会《产后出血预防与处理指南(2014)》推荐使用氨甲环酸,其具有抗纤维蛋白溶解的作用,一次 1.0g 静脉滴注或静脉注射,1 日用量为 0.75 ~ 2.0g。此外,临床上还可选择的止血药物有益母草制剂。

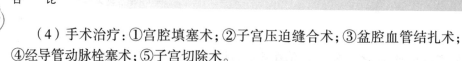

（4）手术治疗：①宫腔填塞术；②子宫压迫缝合术；③盆腔血管结扎术；④经导管动脉栓塞术；⑤子宫切除术。

11.6.3.3　产道损伤的处理　缝合时注意恢复解剖结构，并应在超过裂伤顶端0.5cm处开始缝合，必要时应用椎管内麻醉。发现血肿尽早处理，可采取切开清除积血、缝扎止血或碘伏纱条填塞血肿压迫止血（24~48小时后取出）。

11.6.3.4　胎盘因素的处理

（1）胎盘滞留伴出血：对胎盘未娩出伴活动性出血者可立即行人工剥离胎盘术，并加用强效宫缩剂。

（2）胎盘残留：对胎盘、胎膜残留者应用手或器械清理。

（3）胎盘植入：胎盘植入伴活动性出血，若为剖宫产可先采用保守治疗方法，如盆腔血管结扎、子宫局部楔形切除、介入治疗等；若为阴道分娩应在输液和/或输血的前提下，进行介入治疗或其他保守性手术治疗。如果保守治疗方法不能有效止血，则应考虑及时行子宫切除术。

11.6.3.5　凝血功能障碍的处理

如果出现凝血功能障碍，尤其是弥散性血管内凝血，应迅速补充相应的凝血因子，目标是维持凝血酶原时间及活化凝血酶原时间均<1.5倍平均值，并维持纤维蛋白原水平在1.5g/L以上。

11.6.4　治疗药物

宫缩剂：缩宫素（见11.2流产）、卡贝缩宫素、卡前列素氨丁三醇、米索前列醇、卡前列甲酯、麦角新碱、益母草。

止血药：氨甲环酸、补血益母丸。

卡贝缩宫素　Carbetocin

【适应证】本品为宫缩剂。适用于选择性硬膜外或腰麻下剖宫产术后，以预防子宫收缩乏力和产后出血。对于急诊剖宫产、古典式剖宫产、硬膜外或脊髓麻醉的其他麻醉下的剖宫产或产妇有明显的心脏病、高血压史、已知的凝血疾病或肝肾和内分泌疾病（不包括妊娠糖尿病）等情况使用卡贝缩宫素还没有进行研究。经阴道分娩后给予卡贝缩宫素治疗也没进行适当的研究，其剂量还未确定。

【超说明书用药】目前循证医学证据表明本品可用于治疗产后出血。但卡贝缩宫素说明书标示：用于选择性硬膜外或腰麻下剖宫产术后，以预防子宫收缩乏力和产后出血。因此，该药用于治疗产后出血属于超说明书用药，应综合目前循证医学证据，按超说明书用药规范管理，患者需知情同意。

【用法和用量】静脉注射：单剂量100μg，只有在硬膜外或腰麻醉下剖宫产术完成婴儿娩出后,缓慢地在 1 分钟内一次性给予。卡贝缩宫素可以在胎盘娩出前或娩出后给予,或遵医嘱。经阴道分娩后给予卡贝缩宫素治疗也没进行适当的研究,其剂量还未确定。

【不良反应】常发生(10%~40%)的是恶心、腹疼、瘙痒、面红、呕吐、热感、低血压、头痛和震颤。不常发生(1%~5%)的不良事件包括背疼、头晕、金属味、贫血、出汗、胸痛、呼吸困难、寒战、心动过速和焦虑。

【禁忌证】卡贝缩宫素禁用于对催产素和卡贝缩宫素过敏的患者;禁用于有血管疾病的患者,特别是冠状动脉疾病,若用则必须非常的谨慎。

【注意事项】①相对于催产素,卡贝缩宫素的作用时间长,由此而产生的子宫收缩就不能简单地通过终止给药而停止。所以在婴儿娩出前,不论任何原因都不能给予卡贝缩宫素,包括选择性或药物诱导的生产。在妊娠期间不恰当地使用卡贝缩宫素,理论上可出现类似催产素过量时的症状,包括子宫过度刺激后出现强的(高张)和持续的(强直性)收缩、分娩过程骚乱、子宫破裂、宫颈和阴道的撕裂、产后出血、子宫–胎盘血流灌注降低和各种胎心减慢、胎儿供氧不足、高碳酸血症,甚至死亡。②单剂量注射卡贝缩宫素后,在一些患者可能没有产生足够的子宫收缩。对于这些患者,不能重复给予卡贝缩宫素,但用其他子宫收缩药物如催产素或麦角新碱进行更进一步的治疗是允许的。对持续出血的病例,需要排除胎盘碎片的滞留、凝血疾病或产道损伤。③尽管还没有胎盘部分滞留或胎盘截留的病例报道,但是如果在胎盘娩出前给予卡贝缩宫素,从理论上讲,上述情况仍有可能发生。

【FDA 妊娠期药物安全性分级】X 级。卡贝缩宫素禁止使用于妊娠期和婴儿娩出前。

【哺乳期用药安全等级】L3 级。本品单剂量注射后,较小剂量进入乳汁或初乳中,随后通过哺乳进入婴儿胃肠道后被肽酶迅速降解,因此哺乳期使用对哺乳儿较安全。

【制剂与规格】卡贝缩宫素注射液:1ml:100μg/ 支。

卡前列素氨丁三醇　Carboprost Tromethamine

【适应证】本品为宫缩剂。①用于中期妊娠流产。②用于常规处理方法无效的子宫收缩弛缓引起的产后出血。此效果是否与先前使用宫缩药的后继作用有关尚不明确。

【用法和用量】①难治性产后子宫出血:起始剂量为 250μg,做深部肌内注射。②流产:起始剂量为 250μg,用结核菌素注射器做深部肌内注射 250μg,此后依子宫反应,间隔 1.5~3.5 小时再次注射 250μg。

【不良反应】不良反应一般为暂时性的,治疗结束后可恢复。最常见的不良反应多与它对平滑肌的收缩作用有关。试验患者中约 2/3 表现出呕吐和腹泻，1/3 有恶心，1/8 体温上升超过 1.1℃，出现潮红。

【禁忌证】对卡前列素氨丁三醇无菌溶液过敏的患者、急性盆腔炎的患者、有活动性心肺肾肝疾病的患者禁用。

【注意事项】①动物实验显示，在持续数周高剂量使用前列腺素 E 和 F 类物质可导致骨质增生。该作用亦可在长期使用 PGE₁ 后产下的新生儿身上出现。至今仍无证据显示，短期使用本品会引起类似的骨质增生现象。②哮喘、低血压、心血管病、贫血、黄疸、糖尿病应慎用本品。③与其他缩宫剂一样，本品应慎用于疤痕子宫。④绒毛膜羊膜炎可能抑制子宫对本品的反应。⑤大约用 20% 的患者在使用本品时可造成不完全流产，用药后 8～15 日必须复查，以确定是否完全流产，必要时配合 B 超检查及人绒毛膜促性腺激素（HCG）测定。⑥因可能发生白细胞增多，应检测白细胞计数。本品引起的发热，无子宫内感染征象的患者，应鼓励其多饮水。⑦尽管宫颈损伤的发生率极低，流产后仍需及时仔细检查宫颈的情况。⑧应区别流产后子宫内膜炎引起的体温升高与使用本品引起的体温升高。本品引起的发热通常发生在第一次注射后 1～16 小时内，恶露正常、无炎症和子宫触痛，停药后恢复，不需治疗。

【FDA 妊娠期药物安全性分级】C 级。大鼠和家兔的试验表明其具有胚胎毒性，而且任何会引起子宫张力增加的剂量，都会危害胚胎或胎儿。

【哺乳期用药安全等级】暂无。

【制剂与规格】卡前列素氨丁三醇注射液：1ml：250μg/ 支。

米索前列醇　Misoprostol

【超说明书用法】目前的循证医学证据表明在没有缩宫素的情况下，本品可作为治疗子宫收缩乏力性产后出血的一线药物。Thomson 有效性、推荐等级和证据强度为：有效性等级为证据支持有效；推荐等级为 ClassⅡb；证据等级为 Category B。但说明书无此适应证，FDA 未批准该药用于产后出血的治疗。因此，该药用于产后出血属于超说明书用药，应综合目前循证医学证据，按超说明书用药规范管理，须知情同意。

【用法用量】口服或舌下给药：顿服，一次 200～600μg。

其他各项见 11.2 流产。

卡前列甲酯　Carboprost Methylate

【适应证】本品为前列腺素类药物。用于终止早期或中期妊娠：扩张宫颈，用于早期人工流产和终止 12～14 周妊娠钳刮术前。预防和治疗宫缩弛缓所引起的产后出血。

【用法和用量】①终止妊娠药。停经≤49 日之健康早孕妇女,空腹或进食 2 小时后,首剂口服米非司酮 0.2g 后禁食 2 小时,第 3 日晨于阴道后穹窿放置卡前列甲酯栓 1mg,或首剂口服米非司酮 50mg,当晚再服米非司酮 25mg,以后每隔 12 小时服米非司酮 25mg。第 3 日晨服米非司酮 25mg 后 1 小时于阴道后穹窿放置卡前列甲酯栓 1mg。卧床休息 2 小时,门诊观察 6 小时,注意用药后出血情况,有无妊娠物排出和不良反应。②预防和治疗宫缩弛缓所引起的产后出血。于胎儿娩出后,立即戴无菌手套将卡前列甲酯栓 1mg 放入阴道,贴附于阴道前壁下 1/3 处,约 2 分钟。

【不良反应】常见:腹泻、恶心或呕吐、腹痛等,采用复方地芬诺酯后,不良反应显著减少。停药后上述反应即可消失。少数人面部潮红,很快消失,注意观察前列腺素可能引起的一般不良反应,如胃肠道、心血管系症状等。

【禁忌证】前置胎盘及宫外孕、急性盆腔感染、胃溃疡、心血管疾病、哮喘及严重过敏体质、青光眼患者禁用。

【注意事项】①糖尿病,高血压及严重心、肝、肾功能不全者慎用。②本品不能用作足月妊娠引产。③本品应在医师监护下使用。如发现不可耐受性呕吐、腹痛或阴道大出血,应立即停用。④必须戴无菌手套将药品置入阴道,以免发生继发感染。

【FDA 妊娠期药物安全性分级】X 级。

【哺乳期用药安全等级】暂无。

【制剂与规格】卡前列甲酯栓:0.5mg/ 枚、1mg/ 枚。

麦角新碱　Ergometrine

【适应证】本品为子宫平滑肌兴奋药。适用在产后或流产后预防和治疗由于子宫收缩无力或缩复不良所致的子宫出血。用于产后子宫复旧不全,加速子宫复原。

【用法和用量】口服:一次 0.2 ~ 0.4mg,一日 2 ~ 4 次,直到纠正宫缩无力和流血停止。疗程 48 小时。肌内注射或静脉注射:一次 0.2mg,必要时可 2 ~ 4 小时重复注射 1 次,最多 5 次。静脉注射时需稀释后缓慢注入,注射时间 >1 分钟。

【不良反应】由于产后或流产后子宫出血的用药时间较短,药物的某些不良反应较其他麦角生物碱少见。但静脉给药时,可出现头痛、头晕、耳鸣、腹痛、恶心、呕吐、胸痛、心悸、呼吸困难、心率过缓;也有可能突然发生严重高血压,在用氯丙嗪后可以有所改善甚消失。如使用不当,可能发生麦角中毒,表现为持久腹泻、手足和下肢皮肤苍白的发冷、心跳弱、持续呕吐、惊厥。

【禁忌证】禁用于对麦角或麦角新碱过敏者、有自然流产风险或引产术患

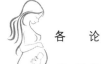

者、胎儿及胎盘未剥离娩出前的产妇。

【注意事项】①下列情况应慎用：冠心病，血管痉挛时可造成心肌梗死；肝功能损害；严重的高血压，包括妊娠高血压综合征；低血钙；可能加重闭塞性周围血管病；肾功能损害；脓毒症。②交叉过敏反应，患者不能耐受其他麦角制剂，同样也不能耐受本品。③不宜将静脉注射作为常规给药方式，静脉注射时需稀释缓慢注入，时间不少于1分钟。④与地诺前列酮合用增加催产作用，因此禁止合用。

【FDA 妊娠期药物安全性分级】X 级。本品在胎儿娩出前使用，可能会引起了宫强制性收缩，以致胎儿缺氧或颅内出血，应禁用。

【哺乳期用药安全等级】暂无。本药可随乳汁排泄，且可能抑制泌乳，乳儿摄入后可能出现麦角样毒性反应，临床上尚未发现严重不良反应，但哺乳期妇女使用应权衡利弊。

【制剂与规格】马来酸甲麦角新碱片：0.2mg/ 片、0.5mg/ 片；马来酸麦角新碱注射液：1ml：0.2mg/ 支、1ml：0.5mg/ 支。

氨甲环酸　Tranexamic Acid

【适应证】本品为抗纤维蛋白溶解药。主要用于急性或慢性、局限性或全身性原发性纤维蛋白溶解亢进所致的各种出血。弥散性血管内凝血所致的继发性高纤溶状态，在未肝素化前，慎用本品。本品尚适用于：前列腺、尿道、肺、脑、子宫、肾上腺、甲状腺、肝等富有纤溶酶原激活物脏器的外伤或手术出血；用作组织型纤溶酶原激活物（t–PA）、链激酶及尿激酶的拮抗物；人工流产、胎盘早期剥落、死胎和羊水栓塞引起的纤溶性出血；局部纤溶性增高的月经过多，眼前房出血及严重鼻出血；用于防止或减轻因子Ⅷ或因子Ⅸ缺乏的血友病患者拔牙或口腔手术后的出血；中枢动脉瘤破裂所致的轻度出血，如蛛网膜下腔出血和颅内动脉瘤出血，应用本品止血优于其他抗纤溶药，但必须注意并发脑水肿或脑梗死的危险性，至于重症有手术指征患者，本品仅可作辅助用药；用于治疗遗传性血管神经性水肿，可减少其发作次数和严重度；血友病患者发生活动性出血，可联合应用本药；可治疗溶栓过量所致的严重出血。

【用法和用量】口服：一次 1 ~ 1.5g，一日 2 ~ 6g。静脉注射或静脉滴注：一次 0.25 ~ 0.5g，一日 0.75 ~ 2g。静脉注射以 25% 葡萄糖注射液稀释，静脉滴注以 5% 或 10% 葡萄糖注射液稀释。为防止手术前后出血，可参考上述剂量，为治疗原发性纤维蛋白溶解所致出血，剂量可酌情加大。

【不良反应】偶有药物过量所致颅内血栓形成和出血。不良反应尚有腹泻、恶心及呕吐；较少见的有经期不适（经期血液凝固所致）。必须持续应用本品较久者,应进行眼科检查监护(例如视力测验、视觉、视野和眼底)。

【禁忌证】有血栓形成倾向患者禁用。

【注意事项】①应用本品患者要监护血栓形成并发症的可能性。对于有血栓形成倾向者(如急性心肌梗死)慎用。②本品一般不单独用于弥散性血管内凝血所致的继发性纤溶性出血,以防进一步血栓形成,影响脏器功能,特别是急性肾功能衰竭。如有必要,应在肝素化的基础上才应用本品。③如与其他凝血因子如因子IX等合用,应警惕血栓形成,一般认为在凝血因子使用后 8 小时再用本品较为妥善。④由于本品可导致继发肾盂和输尿管凝血块阻塞,血友病或肾盂实质病变发生大量血尿时要慎用。⑤宫内死胎所致低纤维蛋白原血症出血,肝素治疗较本品更安全。⑥慢性肾功能不全时用量酌减,给药后尿液浓度常较高。治疗前列腺手术出血时,用量也应减少。

【FDA 妊娠期药物安全性分级】B 级。目前没有证据说明本品对胎儿及新生儿产生不良影响,虽然它可通过胎盘,但是,由于它不能激活细胞壁血纤溶酶原激活剂的活性,因此可以保护胎儿和新生儿免受潜在的血栓形成的风险。

【哺乳期用药安全等级】L3 级。氨甲环酸可经过乳汁分泌,但吸收率尚不确定。

【制剂与规格】氨甲环酸片:0.25g/ 片、0.5g/ 片;氨甲环酸注射液:2ml:0.1g/ 支、2ml:0.2g/ 支、5ml:0.25g/ 支、5ml:0.5g/ 支;注射用氨甲环酸:0.4g/ 瓶、1.0g/ 瓶;氨甲环酸氯化钠注射液:100ml:0.5g/ 瓶、100ml:1g/ 瓶。

益母草　Leonurus

【适应证】本品为子宫收缩药。用于预防和治疗子宫收缩乏力所致的产后出血;用于流产后减少子宫出血;用于修复流产后子宫内膜损伤。

【用法和用量】肌内注射:一次 1~2ml,一日 1~2 次,疗程 3~5 日。

【不良反应】尚不明确。

【禁忌证】胎盘尚未排除前禁用。妊娠期禁用。

【注意事项】尚不明确。

【FDA 妊娠期药物安全性分级】暂无。

【哺乳期用药安全等级】暂无。

【制剂与规格】益母草注射液:1ml/ 支。

补血益母丸(颗粒)

【功能主治】补益气血,祛瘀生新。用于气血两虚兼血瘀证产后腹痛。

【注意事项】尚不明确。

【不良反应】尚不明确。

【用法和用量】口服：一次 12g，一日 2 次。

【FDA 妊娠期药物安全性分级】暂无。

【禁忌证】尚不明确。

【制剂与规格】补血益母丸（颗粒）：12g/ 袋。

11.7　栓塞性疾病

11.7.1　羊水栓塞

11.7.1.1　疾病简述　羊水栓塞（amniotic fluid embolism，AFE）是指在分娩过程中羊水及其内容物进入母体血液循环后引起的过敏样综合征、肺动脉高压、弥散性血管内凝血、炎症损伤、休克和多器官功能衰竭等一系列病理生理变化过程。以起病急骤、病情凶险、难以预测、病死率高为临床特点，是极其严重的分娩期并发症。

11.7.1.2　诊断标准　在诱发子宫收缩、子宫颈扩张或分娩，剖宫产过程中或产后短时间内，出现下列不能用其他原因解释的情况：①血压骤降或心脏骤停；②急性缺氧如呼吸困难、发绀或呼吸停止；③凝血酶机制障碍，或无法解释的严重出血。若有这些情况应首先诊断为羊水栓塞，并立即按羊水栓塞抢救。

11.7.1.3　治疗方案　一旦怀疑 AFE，立即按 AFE 急救。治疗主要是支持、对症治疗，包括呼吸支持（通常以气管插管和机械通气的形式）、适当补液的循环支持、血管活性药物、正性肌力药物、肺血管扩张剂、及时分娩及适时的子宫切除、积极处理凝血功能障碍以及器官功能的支持治疗与保护，而迅速、全面的监测是实施有效治疗措施的保证。

（1）呼吸支持：立即保持气道通畅，充分给氧，尽早保持良好的通气状况是成功的关键，包括面罩给氧、无创面罩或气管插管辅助呼吸等。

（2）循环支持：根据血流动力学状态，在 AFE 的初始治疗中使用血管活性药物和正性肌力药物，以保证心输出量和血压稳定，并避免过度输液。

首先应进行液体复苏，以晶体液为基础，常用林格液。在循环支持治疗时一定要注意限制液体入量，否则很容易引发心力衰竭、肺水肿。对于血容量正常或偏高的患者，血管加压药是首选的初步治疗，可选择去甲肾上腺素和多巴胺。AFE 的初始阶段由于肺动脉高压，表现为右心功能不全。多巴酚丁胺、米力农兼具强心、扩张肺动脉的作用，是治疗的首选药物。如果肺动脉高压不能有效缓解，建议选择前列环素、西地那非、一氧化氮及内皮素受体拮抗剂等特异性舒张肺血管平滑肌的药物，也可给予罂粟碱、阿托品、氨茶碱、酚妥拉明等药物。当孕产妇出现 AFE 相关的心脏骤停时,应即刻进行标准的基础心脏生命支持和高级心脏生命支持等高质量的心肺复苏。对未分娩的孕妇,应左倾 30° 平卧位或子宫左牵防止负重子宫压迫下腔静脉。另外,基于临床实践的经验,尽早使用大剂量糖皮质激素,可作为有益的尝试。氢化可的松每日 0.5～1g,静脉滴注;或甲泼尼龙每日 80～160mg,静脉滴注;或地塞米松 20mg 静脉推注,然后再予 20mg 静脉滴注。AFE 发生后,对于血管活性药物无效的顽固性休克孕产妇,可考虑进行有创性支持方法,如体外膜肺氧合(ECMO)和主动脉内球囊反搏等策略。

(3)凝血功能障碍处理:推荐早期进行凝血状态的评估。AFE 引发的产后出血、DIC 往往较严重,应积极处理,快速补充红细胞和凝血因子(新鲜冰冻血浆、冷沉淀、纤维蛋白原、血小板等)至关重要,尤其需要注意补充纤维蛋白原。同时进行抗纤溶治疗,如静脉输注氨甲环酸等。如有条件,早期即按大量输血方案进行输血治疗可使抢救更有效;AFE 患者还常伴有宫缩乏力,必要时使用宫缩剂,例如缩宫素和前列腺素。由于 AFE 进展迅速,难以掌握何时是 DIC 的高凝阶段,使用肝素治疗弊大于利,中华医学会《羊水栓塞临床诊断与专家处理共识(2018)》不推荐常规使用肝素治疗,除非有早期高凝状态的依据。

(4)产科处理:若 AFE 发生在胎儿娩出前,抢救孕妇的同时应及时终止妊娠,行阴道助产或短时间内行剖宫产术。当孕产妇发生心脏骤停,胎儿已达妊娠 23 周以上,立即进行心肺复苏的同时准备紧急剖宫产术;如孕产妇心肺复苏 4 分钟后仍无自主心律,可以考虑行紧急剖宫产术;但当 AFE 孕产妇发生心脏骤停时,在孕产妇围死亡期做出剖宫产术的决定是比较困难的,须根据抢救现场的具体情况做出决策,并无统一的处理标准。子宫切除不是治疗 AFE 的必要措施,不应实施预防性子宫切除术。若产后出血难以控制,危及产妇生命时,果断、快速地切除子宫是必要的。

(5)迅速、全面的监测:立即进行严密的监护,全面的监测应贯穿于抢救过程的始终,包括血压、心率、呼吸、尿量、凝血功能、电解质、肝肾功能、血氧饱和度等。经孕产妇食管或胸超声心动图和肺动脉导管,可作为监测其血流动力学的有效手段。

(6)器官功能支持与保护:AFE 急救成功后往往会发生急性肾功能衰竭、急性呼吸窘迫综合征、缺血缺氧性脑损伤等多器官功能衰竭及重症脓毒血症等。心肺复苏后要给予适当的呼吸、循环等对症支持治疗,以继续维持孕产妇的生命体征和内环境稳定。

11.7.1.4　治疗药物

升压药:去甲肾上腺素、多巴胺(见 8.8 急性肾损伤)、间羟胺。

正性肌力药：多巴酚丁胺、米力农、毛花苷 C、毒毛花苷 K。

利尿药：呋塞米、20% 甘露醇（见 3.1 妊娠期高血压疾病）。

解痉药（解除肺动脉高压）：前列环素（依前列醇、伊洛前列素、曲前列尼尔）、罂粟碱、阿托品、氨茶碱（见 1.4 支气管哮喘）、酚妥拉明（见 3.1 妊娠期高血压疾病）。

糖皮质激素：氢化可的松、甲泼尼龙、地塞米松。

抗纤溶药物：氨甲环酸、氨基己酸、氨甲苯酸。

宫缩剂：缩宫素（见 11.2 流产）、麦角新碱、米索前列醇（见 11.6 产后出血）。

抗凝剂：肝素（见 11.7.2 妊娠期肺栓塞）。

去甲肾上腺素　Norepinephrine

【适应证】本品为肾上腺素受体激动剂。适用于治疗急性心肌梗死、体外循环等引起的低血压；对血容量不足所致的休克、低血压或嗜铬细胞瘤切除术后的低血压，本品作为急救时补充血容量的辅助治疗，以使血压回升，暂时维持脑与冠状动脉灌注，直到补充血容量治疗发生作用；也可用于椎管内阻滞时的低血压及心搏骤停复苏后血压维持。

【用法和用量】用 5% 葡萄糖注射液或 5% 葡萄糖氯化钠注射液稀释后静脉滴注。静脉滴注：滴注速度为 8～12μg/min，调整滴速以达到血压升到理想水平；维持量为 2～4μg/min。在必要时可按医嘱超越上述剂量，但需注意保持或补足血容量。

【不良反应】药液外漏可引起局部组织坏死。本品强烈的血管收缩可以使重要脏器器官血流减少，肾血流锐减后尿量减少，组织供血不足导致缺氧和酸中毒；持久或大量使用时，可使回心血流量减少，外周血管阻力升高，心排血量减少，后果严重。应重视的反应包括静脉输注时沿静脉径路皮肤发白、注射局部皮肤破溃、皮肤发绀、发红、严重眩晕，上述反应虽属少见，但后果严重。个别患者因过敏而有皮疹、面部水肿。在缺氧、电解质平衡失调、器质性心脏病患者中或逾量时，可出现心律失常；血压升高后可出现反射性心率减慢。以下反应如持续出现应注意：焦虑不安、眩晕、头痛、皮肤苍白、心悸、失眠等。逾量时可出现严重头痛及高血压、心率缓慢、呕吐、抽搐。

【禁忌证】禁止与含卤素的麻醉剂和其他儿茶酚胺类药合并使用，可卡因中毒及心动过速患者禁用。

【注意事项】①缺氧、高血压、动脉硬化、甲状腺功能亢进症、糖尿病、闭塞性血管炎、血栓病患者慎用。②用药过程中必须监测动脉压、中心静脉压、尿量、心电图。

【FDA 妊娠期药物安全性分级】C 级。本品易通过胎盘，使子宫血管收缩,血流减少,导致胎儿缺氧,并可兴奋子宫而引起流产。

【哺乳期用药安全等级】暂无。现有资料显示哺乳期使用本品尚未发现问题。

【制剂与规格】重酒石酸去甲肾上腺素注射液:1ml:2mg/支、1ml:5mg/支、2ml:10mg/支。

间羟胺 Metaraminol

【适应证】本品为肾上腺素受体激动药。适用于防治椎管内阻滞麻醉时发生的急性低血压;由于出血、药物过敏、手术并发症及脑外伤或脑肿瘤合并休克而发生的低血压的辅助对症治疗;心源性休克或败血症所致的低血压。

【用法和用量】肌内注射或皮下注射:2～10mg/次(以间羟胺计),由于最大效应不是立即显现,在重复用药前对初始量效应至少应观察10分钟;静脉注射:初始剂量0.5～5mg,然后静脉滴注,用于重症休克;静脉滴注:本品15～100mg溶入500ml 5%葡萄糖注射液或0.9%氯化钠注射液中静脉滴注,调节滴速以维持合适的血压。极量一次0.1g(0.3～0.4mg/min)。

【不良反应】心律失常,发生率随用量及患者的敏感性而异。升压反应过快过猛可致急性肺水肿、心律失常、心跳停顿。过量的表现为抽搐、严重高血压、严重心律失常,此时应立即停药观察,血压过高者可用5～10mg酚妥拉明静脉注射,必要时可重复。静脉注射时药液外溢,可引起局部血管严重收缩,导致组织坏死糜烂或红肿硬结形成脓肿。长期使用骤然停药时可能发生低血压。

【禁忌证】对本品过敏者禁用。用氯仿、氟烷、环丙烷进行全身麻醉者禁用;2周内曾使用单胺氧化酶抑制剂者禁用。

【注意事项】①甲状腺功能亢进、高血压、冠心病、充血性心力衰竭、糖尿病患者和有疟疾病史者慎用。②血容量不足者应先纠正后再用本品。③给药时应选用较粗大静脉注射,并避免药液外溢。④短期内连续使用,出现快速耐受性,作用会逐渐减弱。

【FDA妊娠期药物安全性分级】C级。

【哺乳期用药安全等级】暂无。

【制剂与规格】重酒石酸间羟胺注射液:1ml:10mg(相当于重酒石酸间羟胺19mg)/支、5ml:50mg(相当于重酒石酸间羟胺95mg)/支。

多巴酚丁胺 Dobutamine

【适应证】本品为正性肌力药。适用于:心脏血液输出量不能满足体循环要求而出现低灌注状态,需要采用强心剂治疗的患者;由于心室充盈压异常升高,导致出现肺充血和肺水肿的危险,需要进行强心治疗的患者。

【用法和用量】静脉滴注:0.25g 溶入 250～500ml 5% 葡萄糖注射液中静脉滴注,滴注速度为 2.5～10μg/(kg·min)。

【不良反应】可有心悸、恶心、头痛、胸痛、气短等。如出现收缩压增加心率增快者,与剂量有关,应减量或暂停用药。

【禁忌证】尚不明确。

【注意事项】

(1)交叉过敏反应,对其他拟交感药过敏,可能对本品也敏感。

(2)梗阻性肥厚型心肌病不宜使用,以免加重梗阻。

(3)下列情况应慎用:①心房颤动,多巴酚丁胺能加快房室传导,心室率加速,如须用本品,应先给予洋地黄类药;②高血压可能加重;③严重的机械梗阻,如重度主动脉瓣狭窄,多巴酚丁胺可能无效;④低血容量时应用本品可加重,故用前须先加以纠正;⑤室性心律失常可能加重;⑥心肌梗死后,使用大量本品可能使心肌耗氧量增加而加重缺血;⑦用药期间应定时或连续监测心电图、血压、心排血量,必要或可能时监测肺楔压。

【FDA 妊娠期药物安全性分级】B 级。在对大鼠及家兔的生殖研究中没有发现对胎儿有危害的证据。

【哺乳期用药安全等级】L2 级。尚不明确本品是否分泌进入乳汁,但其半衰期为 2 分钟,且在胃肠道内会被快速降解,目前未见本品对乳儿的不良反应报道。

【制剂与规格】盐酸多巴酚丁胺注射液:2ml:20mg/ 支。

米力农　Milrinone

【适应证】本品为正性肌力药。适用于急性失代偿性心力衰竭患者的短期治疗。

【用法和用量】静脉给药:①负荷剂量为 37.5～50μg/kg,10 分钟内缓慢静脉注射;②维持剂量以 0.375～0.75μg/(kg·min)的速度静脉滴注维持,最大日剂量不超过 1.13mg/kg。肾功能不全者宜减量。

【不良反应】少数患者可有低血压、窦性心动过速、室性心律失常、血小板计数减少。

【禁忌证】禁用于对米力农过敏的患者、严重室性心律失常患者、肥厚梗阻型心肌病患者(可使流出道梗阻加重)。

【注意事项】①其他药物疗效不明显时方可考虑使用本品。②如果怀疑因使用强利尿而导致心脏充盈压显著降低,此时应在监测血压、心率和临床症状的条件下谨慎应用米力农。③给药前和用药期间需注意纠正低血容量、电解质失衡，并进行必要的辅助呼吸等措施。因米力农有较强的扩张血管作用，严重低血压、血容量不足患者慎用。

【FDA 妊娠期药物安全性分级】C 级。只有母亲受益大于胎儿风险时才可使用。

【哺乳期用药安全等级】L4 级。本品半衰期为 0.8 ~ 2.3 小时，因此在最后一次哺乳后 8 小时再哺乳，可基本消除对婴儿的影响。

【制剂与规格】米力农注射液：5ml：5mg / 支、10ml：10mg / 支。

毛花苷 C　Lanatoside C

【适应证】本品为正性肌力药。用于急性心力衰竭或慢性心力衰竭急性加重，由于其作用较快，适用于急性心功能不全或慢性心功能不全急性加重的患者。控制快速心室率的心房颤动、心房扑动的心室率。

【用法和用量】静脉注射：首次负荷 0.4 ~ 0.8mg，溶于 5% 葡萄糖注射液中缓慢静脉注射，需要时可间隔 2 ~ 4 小时后再给 0.2mg。

【不良反应】常见：新出现的心律失常、食欲缺乏、恶心、呕吐、下腹痛、无力和软弱；少见：视力模糊、色视、腹泻、中枢神经系统反应如精神抑郁或错乱；罕见：嗜睡、头痛、皮疹和荨麻疹。在洋地黄的中毒表现中，心律失常最重要，最常见者为室性期前收缩，约占心脏反应的 33%。其次为房室传导阻滞，阵发性或加速性交界性心动过速，阵发性房性心动过速伴房室传导阻滞，室性心动过速、窦性停搏、心室颤动等。

【禁忌证】任何洋地黄类制剂中毒者禁用。室性心动过速、心室颤动、肥厚型梗阻性心肌病（若伴收缩功能不全或心房颤动仍可考虑）禁用。预激综合征伴心房颤动或心房扑动者禁用。

【注意事项】①本品可通过胎盘屏障，故妊娠后期母体用量可能增加，分娩后 6 周须减量。②下列情况慎用：低钾血症、不完全性房室传导阻滞、高钙血症、甲状腺功能低下、缺血性心脏病、急性心肌梗死早期、心肌炎活动期、肾功能损害。③用药期间，应定期监测地高辛血药浓度，血压、心率及心律，心电图，心功能，电解质尤其是钾、钙、镁，肾功能。疑有洋地黄中毒时，应作地高辛血药浓度测定。过量时，由于蓄积性小，一般停药后 1 ~ 2 日中毒表现可以消退。④应用本品剂量应个体化。

【FDA 妊娠期药物安全性分级】C 级。

【哺乳期用药安全等级】暂无。本品可分泌进入乳汁，哺乳期妇女应用须权衡利弊。

【制剂与规格】毛花苷 C 注射液：2ml：0.4mg/ 支。

毒毛花苷 K　Strophanthin K

【适应证】本品为正性肌力药。适用于急性充血性心力衰竭,特别适用于洋地黄无效的患者,亦可用于心率正常或心率缓慢的心房颤动的急性心力衰竭患者。

【用法和用量】静脉注射:首剂 0.125～0.25mg,溶入 20～40ml 5% 葡萄糖注射液中缓慢静脉注射(不少于 5 分钟),2 小时后按需要重复再给一次 0.125～0.25mg,总量每日 0.25～0.5mg。极量:静脉注射一次 0.5mg,一日 1mg。病情好转后,可改用洋地黄口服制剂。成人致死量为 10mg。

【不良反应】常见新出现的心律失常、食欲缺乏、恶心、呕吐、下腹痛、无力和软弱;少见视力模糊、色视、腹泻、中枢神经系统反应如精神抑郁或错乱;罕见嗜睡、头痛、皮疹和荨麻疹。中毒表现中,心律失常最重要,最常见为室性期前收缩,约占心脏不良反应的 33%。其次为房室传导阻滞,阵发性或加速性交界区心动过速,阵发性房性心动过速伴房室传导阻滞,室性心动过速,心室颤动,窦性停搏等。皮下注射可以引起局部炎症反应。

【禁忌证】任何洋地黄类制剂中毒者禁用。室性心动过速、心室颤动、肥厚型梗阻性心肌病(若伴收缩功能不全或心房颤动仍可考虑)禁用。预激综合征伴心房颤动或心房扑动者禁用。急性心肌炎、感染性心内膜炎、晚期心肌硬化等患者忌用。

【注意事项】①本品毒性剧烈,过量时可引起严重心律失常;近 1 周内用过洋地黄制剂者,不宜应用,以免中毒危险;已用全效量洋地黄者禁用,停药 7 日后慎用。②不宜与碱性溶液配伍。③本品慎用于:低钾血症,不完全性房室传导阻滞,高钙血症,甲状腺功能低下,缺血性心脏病,急性心肌梗死早期,活动心肌炎,肾功能损害,房、室期前收缩者。④皮下注射或肌内注射可以引起局部炎症反应,一般仅用于静脉注射。⑤强心苷中毒,一般会有恶心、呕吐、厌食、头痛、眩晕等,首先应鉴别是由于心功能不全加重,还是强心苷过量所致,因前者需调整剂量,后者则宜停药。⑥用药期间忌用钙剂。⑦用药期间应注意随访检查:血压、心率及心律,心电图,心功能监测,电解质尤其钾、钙、镁;肾功能。疑有洋地黄中毒时,应作洋地黄血药浓度测定。

【FDA 妊娠期药物安全性分级】暂无。本品可通过胎盘,故妊娠后期用量可能适当增加,分娩后 6 周减量。

【哺乳期用药安全等级】暂无。本品可分泌入乳汁,哺乳期应暂停哺乳。

【制剂与规格】毒毛花苷 K 注射液:1ml:0.25mg/ 支。

依前列醇　Epoprostenol

【适应证】本品为前列环素制剂。适用于治疗某些心血管疾病(如心肺分流术、血液透析等)时作为抗血小板药以防止高凝状态。也用于严重外周血管性疾病(如雷诺病)、缺血性心脏病、原发性肺动脉高压和血小板消耗性疾病等。

【用法和用量】静脉滴注:5mg/(kg·min),临用时配制,连续滴注时间根据病情而定。

【不良反应】心血管系统:心动过缓、胸部疼痛、低血压、心动过速;皮肤系统:面红;胃肠系统:腹痛、腹泻、食欲不振、恶心和呕吐;肌肉骨骼系统:关节痛、下巴疼痛、肌肉骨骼疼痛;神经系统:头晕、头痛、焦虑、感到紧张。严重不良反应包括出血、脾功能亢进、脾肿大、败血症、血流感染。

【禁忌证】禁用于由左心室射血分数降低引起的心力衰竭;对依前列醇过敏的患者。

【注意事项】常见的不良反应有低血压、心律加速、面部潮红、头痛等,其发生率随剂量加大而增多。也可有胃痉挛、恶心、呕吐、胃部不适、血糖升高、嗜睡、胸痛等。

【FDA 妊娠期药物安全性分级】B 级。

【哺乳期用药安全等级】L3 级。尚不明确本品是否分泌入乳汁,哺乳期妇女慎用。

【制剂与规格】注射用依前列醇钠:500μg(附甘氨酸缓冲液 50ml)/ 支。

伊洛前列素　Iloprost

【适应证】本品为前列环素制剂。适用于治疗中度原发性肺动脉高压。

【用法和用量】吸入:一次 5μg,一日 6 ~ 9 次;羊水栓塞时解除肺动脉高压,一次 10 ~ 20μg,一日 6 ~ 9 次。

【不良反应】临床试验中最常见的不良反应(≥20%)包括血管扩张、头痛以及咳嗽;最严重的不良反应有低血压、出血及支气管痉挛。

【禁忌证】下列情况禁用:①对伊洛前列素或任何赋形剂过敏;②活动性消化性溃疡、外伤、颅内出血或者其他出血(由于吸入用伊洛前列素溶液对血小板的作用可能会使出血的危险性增加);③患有心脏病的患者,如严重心律失常、严重冠状动脉性心脏病、不稳定性心绞痛、发病 6 个月内的心肌梗死、未予控制和治疗的或未在严密检测下的非代偿性心力衰竭、先天性或获得性心脏瓣膜疾病伴临床相应的心肌功能异常、与肺动脉高压无关疑似肺充血、由肺静脉闭塞性疾病引起的肺动脉高压、近 3 个月发生过脑血管事件(如短暂性脑缺血发作、脑卒中)。

【注意事项】①当低血压患者开始使用本品,应监测生命体征。在血压偏低的患者中应谨慎使用以避免血压进一步降低。收缩压低于 85mmHg 的患者不应使用伊洛前列素。②吸入伊洛前列素有诱导支气管痉挛的危险,尤其是对于患有支气管高反应性的患者。③肺血管舒张药物可能会使肺静脉闭塞性疾病患者的心血管状态显著恶化。如果患者出现肺水肿体征,应考虑出现肺静脉闭塞性疾病的可能性,并应中止治疗。④从治疗初时直至确定对患者具有不良影响的期间应对其加强关注。当患者有低血压症状(如头晕)时,驾驶或操作仪器可能受到严重影响。⑤吸入用伊洛前列素溶液不应与皮肤和眼睛接触;应避免口服咽下吸入用伊洛前列素溶液。在雾化治疗期间必须避免使用面罩,而应仅使用口含器来给药。

【FDA 妊娠期药物安全性分级】C 级。

【哺乳期用药安全等级】L3 级。

【制剂与规格】吸入用伊洛前列素溶液:2ml:20μg/ 支。

曲前列尼尔　Remodulin

【适应证】本品为前列环素制剂。用于治疗肺动脉高压。

【用法和用量】本品只能连续皮下或静脉输注。皮下输注是首选给药路径。但是,如果因为输注部位严重疼痛或反应而不能耐受皮下给药,也可经中心静脉导管给药。初始输注速率为 1.25ng/(kg·min)。如果由于全身效应不能耐受初始剂量,应将注射速率降低至 0.625ng/(kg·min)。羊水栓塞时解除肺动脉高压:静脉泵注,起始剂量 1~2ng/(kg·min),逐步增加直至达到效果。

【不良反应】常见:输注部位出现疼痛和反应。输注部位反应定义为不包括疼痛或出血/擦伤的任何局部不良事件,包括红斑、硬化或皮疹。腹泻、下颌疼痛、水肿、血管扩张及恶心。长期给药时,可能出现输注系统并发症,包括手臂肿胀、感觉异常、血肿及疼痛。在上市后出现的不良事件:外周静脉输注伴随的血栓性静脉炎、血小板减少症和骨痛。另外,还有全身皮疹(有时为斑疹或丘疹)、蜂窝织炎的报道。

【禁忌证】尚不明确。

【注意事项】①本品采用留置中心静脉导管长期静脉输注。这种给药途径可导致血流感染和败血症,可能是致命的。因此,连续皮下输注(未稀释)是首选给药方式。②本品是一种强效的肺部和全身血管扩张剂。本品必须在具有足够的生理监控和紧急救护人员及设备的医疗场所开始给药。③如症状未改善或恶化应增加剂量,如出现过度药理效应或不可接受的输注部位症状应减少剂量。④突然停药或突然大幅降低剂量可能会导致肺动脉高压症状恶化,应避免突然停药或突然大幅降低剂量。⑤肝或肾功能不全患者应缓慢增加剂量,因为与肝、肾功能正常患者相比,这些患者全身暴露浓度可能更大。

【FDA 妊娠期药物安全性分级】B 级。动物实验未观察到本品对胎仔有不良影响,尚无人类妊娠期研究资料,妊娠期妇女慎用。

【哺乳期用药安全等级】L3 级。尚不明确本品是否分泌入乳汁,哺乳期慎用。

【制剂与规格】曲前列尼尔注射液:20ml∶20mg/ 支、20ml∶50mg/ 支、20ml∶0.1g/ 支、20ml∶0.2g/ 支。

罂粟碱　Papaverine

【适应证】本品为解痉药。用于治疗脑、心及外周血管痉挛所致的缺血,肾、胆或胃肠道等内脏痉挛。

【用法和用量】静脉注射:一次 30～120mg,每 3 小时 1 次,应缓慢注射,不少于 1～2 分钟,以免发生心律失常以及足以致命的窒息等;肌内注射:一次 30mg,一日 90～120mg;口服:一次 30～60mg,一日 3 次;缓慢静脉滴注:用 0.9% 氯化钠注射液稀释后滴注,一次 30mg(以盐酸罂粟碱计),每日 90～120mg,分 3～4 次给药。

【不良反应】用药后出现黄疸,眼及皮肤明显黄染,提示肝功能受损。胃肠道给药可引起注射部位发红、肿胀或疼痛。快速胃肠道外给药可促使呼吸加深、面色潮红、心跳加速、低血压伴眩晕。过量时可有视力模糊、复视、嗜睡或无力。

【禁忌证】完全性房室传导阻滞、帕金森病(震颤麻痹)、对本品过敏、出血性脑梗死、脑梗死发病后 24 小时至 2 周内有脑水肿及颅内压增高、血压下降或血压有下降趋势者禁用。

【注意事项】①由于对脑及冠状血管的作用不及对周围血管,可使中枢神经缺血区的血流进一步减少,出现"窃流现象",用于心绞痛、新近心肌梗死或卒中时须谨慎。②心功能不全时慎用,以免引起心功能抑制。③青光眼患者要定期检查眼内压。④静脉大量应用能抑制房室和室内传导,并产生严重心律失常。⑤需注意检查肝功能,尤其是患者有胃肠道症状或黄疸时。出现肝功能不全时应停药。

【FDA 妊娠期药物安全性分级】C 级。尚不清楚妊娠期使用本品是否对胎儿会造成伤害,孕妇慎用。

【哺乳期用药安全等级】暂无。本品是否随乳汁排泄尚不明确,哺乳期慎用。

【制剂与规格】盐酸罂粟碱片:30mg/ 片;盐酸罂粟碱注射液:1ml∶30mg/ 支。

阿托品　Atropine

【适应证】本品为 M 受体拮抗剂。适用于抗休克。

【用法和用量】一般 0.02 ~ 0.05mg/kg,溶于 50% 葡萄糖注射液中静脉注射或溶于葡萄糖注射液中静脉滴注。

其他各项见 8.7 肾结石。

氢化可的松　Hydrocortisone

【适应证】本品为短效糖皮质激素。适用于治疗肾上腺皮质功能减退症及垂体功能减退症的补充或替代治疗及危象时的治疗,亦可用于类风湿关节炎、风湿性发热、痛风、支气管哮喘、过敏性和炎症性疾病,并可用于严重感染和抗休克治疗等。

【用法用量】静脉滴注:一次 0.1 ~ 0.2g,溶入 50 ~ 100ml 5% 或 10% 葡萄糖注射液中快速静脉滴注,再以 0.3 ~ 0.8g 溶入 250 ~ 500ml 5% 葡萄糖注射液中静脉滴注,每日最高剂量为 0.5 ~ 1g。

其他各项见 1.4 支气管哮喘。

甲泼尼龙　Methylprednisolone

【适应证】本品为中效糖皮质激素。适用于肾上腺皮质功能不全诱发的休克,或因肾上腺皮质功能不全而使休克对常规治疗无反应,如对常规性治疗无反应的失血性、创伤性及手术性休克。

【用法用量】静脉滴注:一日 80 ~ 160mg。

其他各项见 1.4 支气管哮喘。

地塞米松　Dexamethasone

【适应证】本品为长效糖皮质激素。适用于过敏性与自身免疫性炎症性疾病。多用于结缔组织病、活动性风湿病、类风湿关节炎、红斑狼疮、严重支气管哮喘、严重皮炎、溃疡性结肠炎、急性白血病等,也用于某些严重感染及中毒、恶性淋巴瘤的综合治疗。

【用法用量】静脉注射:一次 20mg,然后再予 20mg 静脉滴注。

其他各项见 3.1 妊娠期高血压疾病。

氨甲环酸　Tranexamic Acid

【适应证】本品为抗纤溶蛋白溶解药。适用于人工流产、胎盘早期剥落、死胎和羊水栓塞引起的纤溶性出血。

【用法和用量】静脉注射或静脉滴注:一次 0.25 ~ 0.5g,一日 0.75 ~ 2g。为防止手术前后出血,可参考上述剂量。为治疗原发性纤维蛋白溶解所致出血,剂量可酌情加大。

其他各项见 2.6 消化道出血。

氨基己酸　Aminocaproic Acid

【适应证】本品为抗纤维蛋白溶解药。适用于预防及治疗血纤维蛋白溶解亢进引起的各种出血。①前列腺、尿道、肺、肝、胰、脑、子宫、肾上腺、甲状腺等富有纤溶酶原激活物脏器的外伤或手术出血,组织纤溶酶原激活物(lt–PA)、链激酶或尿激酶过量引起的出血。②弥漫性血管内凝血(DIC)晚期,以防继发性纤溶亢进症。③可作为血友病患者拔牙或口腔手术后出血或月经过多的辅助治疗。④可用于上消化道出血、咯血、原发性血小板减少性紫癜和白血病等各种出血的对症治疗,对一般慢性渗血效果显著,对凝血功能异常引起的出血疗效差,对严重出血、伤口大量出血及癌肿出血等无止血作用。⑤局部应用:0.5% 溶液冲洗膀胱用于术后膀胱出血;拔牙后可用 10% 溶液漱口和蘸药的棉球填塞伤口;亦可用 5%~10% 溶液纱布浸泡后敷贴伤口。

【用法和用量】口服:一次 2g,一日 3~4 次,疗程 7~10 日或更长。静脉滴注:初始剂量可取 4~6g,溶于 100ml 0.9% 氯化钠注射液或 5% 或 10% 葡萄糖注射液,滴注时间 15~30 分钟;维持剂量为每小时 2g,维持时间依病情确定,每日最大剂量 20g,可连用 3~4 日。

【不良反应】常见:恶心、呕吐和腹泻,其次为眩晕、瘙痒、头晕、耳鸣、全身不适、鼻塞、皮疹、红斑、不泄精等。当每日剂量超过 16g 时,尤易发生。快速静脉注射可出现低血压、心动过速、心律失常。少见:惊厥及心脏或肝脏损害。大剂量或疗程超过 4 周可产生肌痛、软弱、疲劳、肌红蛋白尿,甚至肾功能衰竭等,停药后可缓解恢复。本品从尿排泄快,尿浓度高,能抑制尿激酶的纤溶作用,可形成血凝块,阻塞尿路。因此,泌尿科术后有血尿的患者应慎用。

【禁忌证】有血栓形成倾向或过去有血管栓塞者禁用。

【注意事项】①本品排泄快,需持续给药,否则难以维持稳定的有效血浓度。②在 DIC 早期,血液呈高凝趋势,继发性纤溶尚未发生,不应使用抗纤溶药。DIC 进入低凝期并有继发性纤溶时,肝素与抗纤溶药可考虑并用。③本品不能阻止小动脉出血,术中有活动性动脉出血,仍需结扎止血。④使用避孕药或雌激素的妇女,服用氨基己酸时可增加血栓形成的倾向。⑤本品静脉注射过快可引起明显血压降低、心动过速和心律失常。⑥因本品排泄快,需持续给药才能维持有效浓度,故一般采用静脉滴注。⑦本品在体内的有效抑制纤维蛋白溶解的浓度至少为 130μg/ml。对外科手术出血或内科大量出血者,迅速止血,要求迅速达到上述血液浓度。⑧尿道手术后出血的患者、肾功能不全

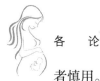

者慎用。

【FDA 妊娠期药物安全性分级】C 级。本品可迅速进入胎盘,孕妇需慎用。

【哺乳期用药安全等级】L4 级。尚不明确本品是否分泌入乳汁,哺乳期慎用。

【制剂与规格】氨基己酸片:0.5g/ 片;氨基己酸注射液:10ml:2g/ 支、20ml:4g/ 支。

氨甲苯酸　Aminomethylbenzoic Acid

【适应证】本品为抗纤维蛋白溶解药。适用于因原发性纤维蛋白溶解过度所引起的出血,包括急性和慢性、局限性或全身性的高纤溶出血,后者常见于癌肿、白血病、妇产科意外、严重肝病出血等。

【用法和用量】口服:一次 0.25 ~ 0.5g,一日 2 ~ 3 次;静脉注射或静脉滴注:一次 0.1 ~ 0.3g,每日最高剂量 0.6g。

【不良反应】不良反应极少见,长期应用未见血栓形成,偶有头昏、头痛、腹部不适。有心肌梗死倾向者应慎用。

【禁忌证】尚不明确。

【注意事项】①应用本品患者要监护血栓形成并发症的可能性,对于有血栓形成倾向者(如急性心肌梗死)宜慎用。②本品一般不单独用于 DIC 所致的继发性纤溶性出血,以防进一步血栓形成,影响脏器功能,特别是急性肾功能衰竭。如有必要,应在肝素化的基础上应用本品。③如与其他凝血因子(如因子Ⅸ)等合用,应警惕血栓形成,一般认为在凝血因子合用后 8 小时再用本品较为妥善。④慢性肾功能不全时用量酌减,由于本品可导致继发肾盂和输尿管凝血块阻塞,血友病或肾盂实质病变发生大量血尿时要慎用。⑤宫内死胎所致低纤维蛋白原血症出血,肝素治疗较本品为安全。⑥慢性肾功能不全时用量酌减,给药后尿液浓度常较高。治疗前列腺手术出血时,用量也应减少。

【FDA 妊娠期药物安全性分级】暂无。

【哺乳期用药安全等级】暂无。

【制剂与规格】氨甲苯酸片:0.25g/ 片;氨甲苯酸注射液:5ml:50mg/ 支、10ml:0.1g/ 支。

11.7.2　妊娠期肺栓塞

11.7.2.1　疾病简述　妊娠期肺栓塞(PE)是妊娠期内源性或外源性栓子堵塞肺动脉引起肺循环障碍的临床和病理生理综合征。包括肺血栓栓塞（PTE）、羊水栓塞、脂肪栓塞、空气栓塞等。PTE 为 PE 的最常见类型。急性 PTE 造成肺动脉广泛栓塞，出现急性肺源性心脏病。引起 PTE 的栓子主要来自下肢深静脉血栓，由于围产期病理生理改变，易出现深静脉血栓形成（DVT）。

11.7.2.2　诊断标准　当高危病例出现不明原因的呼吸困难、胸痛、晕厥和休克，或伴有单侧或双侧不对称性下肢肿胀、疼痛等时，对诊断有重要的提示意义。需结合以下检查进行诊断。

（1）心电图检查：大多数表现为非特异性心电图。

（2）动脉血气分析：主要表现为低氧血症。

（3）尽快常规行 D- 二聚体检测：检测 D- 二聚体对水平对诊断 PTE 敏感性为 98%，但特异性有限，约为 30%。

（4）超声检查：超声检查的改变大多与肺栓塞继发肺动脉高压、右心室后负荷加重有关。

（5）胸部 X 线检查：胸部 X 线摄片是 PTE 的常规、简单的检查方法，但特异性差。

（6）CT 及 MRI 检查：螺旋 CT 及采用特殊技术行 CT 肺动脉造影，或 MRI 检查有助于发现肺动脉内血栓的直接证据。

（7）放射性核素肺通气 / 灌注扫描（V/Q）：反应肺栓塞的特征性改变。妊娠期选择影像检查时，尽量将胎儿或胚胎所受的照射剂量降至最低水平。

11.7.2.3　治疗方案　确诊 PTE 的患者，应进行监测呼吸、心率、血压、静脉压、心电图及血气的变化，对大面积 PTE 可收入重症监护病房，为防止栓子再次脱落，要求患者绝对卧床。积极抗休克，改善呼吸，纠正低氧血症，呼吸循环支持治疗。对已经发生明显临床症状，高度怀疑 PE 者，应立即开始治疗性抗凝。

初始治疗首选皮下注射低分子肝素，该药对大多数妊娠患者安全性更高。对于出血风险高，或因肺栓塞而持续性低血压患者，可选普通肝素，因其半衰期短，抗凝易于监测，且鱼精蛋白可完全逆转其作用，因此在引起出血时可立即停止抗凝。妊娠期间不建议常规使用华法林，因该药在妊娠早期有致畸风险，妊娠晚期可导致胎儿或新生儿出血以及胎盘早剥，但在某些疾病如妊娠合并瓣膜性心脏病治疗中，由于低分子肝素和普通肝素的疗效不及华法林确切，且华法林剂量 <5mg/d，发生胚胎病的风险很低，因此欧洲心脏病学会《妊娠期心血管疾病管理指南（2018）》建议可应用华法林直至孕 36 周，然后改用低分子肝素或普通肝素。此外，其他新型口服抗凝剂，如利伐沙班、阿哌沙班、依度沙班和达比加群酯，以及磺达肝癸钠在妊娠合并肺栓塞的治疗中缺乏相关证据，不推荐使用。当大面积肺栓塞引起严重肺动脉高压、肺血管痉挛等严重并

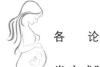

发症威胁母体生命时,应采用溶栓治疗。

分娩后,如果没有发生显著的出血,可在剖宫产后 12 小时或阴道分娩后 6 小时恢复抗凝治疗。因华法林不经过乳汁代谢,哺乳期使用较安全,产后可接受华法林加低分子肝素治疗至少 5 日,在 INR 值连续 2 日达标后(2.0～3.0),停用低分子肝素,单独使用华法林。对于产后使用普通肝素或低分子肝素抗凝的患者,由于两种药进入乳汁的量很少,且在胎儿肠道中不存在重吸收作用,因此不会出现抗凝作用,治疗期间可继续哺乳。产后抗凝治疗至少维持 6 周。服用新型口服抗凝剂建议暂停哺乳。

11.7.2.4　治疗药物

抗凝剂:依诺肝素、那屈肝素、达肝素、普通肝素。

维生素 K 拮抗剂:华法林。

依诺肝素　Enoxaparin

【适应证】本品为低分子量肝素钠制剂。适用于预防深静脉血栓形成和肺栓塞;治疗已形成的深静脉血栓;治疗急性不稳定性心绞痛及非 ST 段抬高心肌梗死患者急性期的治疗;用于血液透析体外循环中,防止血栓形成。

【用法和用量】皮下注射:预防深静脉血栓形成、预防静脉血栓栓塞性疾病,一次 4 000U,一日 1 次,低分子肝素钠治疗最短应为 6 日,直至患者不需卧床为止,最长 14 日;伴有或不伴有肺栓塞的深静脉血栓,一次 150U/kg,一日 1 次,或一次 100U/kg,一日 2 次;合并肺栓塞,一次 100U/kg,一日 2 次。疗程一般为 10 日,应在适当时开始口服抗凝药治疗,并应持续本品治疗直至口服抗凝药达到抗凝治疗效果(INR 2.0～3.0)。不稳定型心绞痛和非 ST 段抬高心肌梗死,一次 100U/kg,每 12 小时 1 次,应与小剂量阿司匹林合用,至临床症状稳定,疗程 2～8 日。

【不良反应】可见:出血,部分注射部位瘀点、瘀斑。罕见:注射部位坚硬炎性结节,局部或全身过敏反应,血小板减少症,免疫性血小板减少症伴有血栓形成,骨质疏松倾向,谷草转氨酶、谷丙转氨酶升高。

【禁忌证】对本品过敏者禁用。严重的凝血障碍者、低分子肝素或肝素诱导的血小板减少症史(以往有血小板数明显下降)者、活动性消化性溃疡或有出血倾向的器官损伤者、急性感染性心内膜炎者(心脏瓣膜置换术所致的感染除外)禁用。

以下情况不推荐使用:出血性脑卒中、难以控制的动脉高压。

【注意事项】①肝功能不全患者应给予特别注意。②肾功能损害时出血危险性增大。轻中度肾功能不全者,治疗时严密监测;严重肾功能不全时需要调整剂量,推荐剂量预防时一次 2 000U,一日 1 次,治疗时一次 100U/kg,一日

1 次。③禁止肌内注射。

【FDA 妊娠期药物安全性分级】B 级。依诺肝素的平均分子量为 4 500，因其分子相对较大，不能通过胎盘，所以对胎儿的危险性小。

【哺乳期药物安全性分级】L2 级。本品分子量相对较高，几乎不经乳汁排泄，且药物在消化道容易灭活，哺乳儿从乳汁中摄取本品的危险性几乎可以被忽略。

【制剂与规格】依诺肝素钠注射液：0.2ml：2 000U 抗 Xa/ 支、0.4ml：4 000U 抗 Xa/ 支、0.6ml：6 000U 抗 Xa/ 支、0.8ml：8 000U 抗 Xa/ 支、1.0ml：10 000U 抗 Xa/ 支。

那屈肝素　Nadroparin

【适应证】本品为低分子肝素制剂。适用于在外科手术中，静脉血栓形成中度或高度危险的情况，预防静脉血栓栓塞性疾病。治疗已形成的深静脉血栓。联合阿司匹林用于不稳定性心绞痛和非 Q 波性心肌梗死急性期的治疗。在血液透析中预防体外循环中的血凝块形成。

【用法和用量】皮下注射。可依据患者的体重范围，按 0.1ml/10kg 的剂量每 12 小时注射一次。可按下表决定剂量：

体重 /kg	一次剂量 /ml	体重 /kg	一次剂量 /ml
40 ~ 49	0.4	80 ~ 89	0.8
50 ~ 59	0.5	90 ~ 99	0.9
60 ~ 69	0.6	≥100	1.0
70 ~ 79	0.7		

【不良反应】可见出血，部分注射部位瘀点、瘀斑，一过性转氨酶升高；罕见注射部位炎性坚硬结节，局部或全身过敏反应，血小板减少症，免疫性血小板减少症伴有血栓形成，骨质疏松倾向，氨基转移酶升高；非常罕见嗜酸性粒细胞过多症、超敏反应、可逆性高钾血症、皮肤坏死。

【禁忌证】下列情况禁用：对那屈肝素或那屈肝素注射液中任何赋形剂过敏；有使用那屈肝素发生血小板减少症病史；与止血异常有关的活动性出血和出血风险的增加，不是由肝素引起的弥散性血管内凝血除外；可能引起出血的器质性损伤（如活动性消化性溃疡）；出血性脑血管意外；急性感染性心内膜炎；接受血栓栓塞疾病；不稳定心绞痛以及肺 Q 波心肌梗死治疗的严重肾功能损害（肌酐清除率 <30ml/min）的患者。

一般不适宜在下列情况中使用本药：严重的肾功能损害、出血性脑血管意

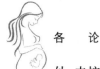

外、未控制的高血压。

一般不能同以下药物共同使用：阿司匹林（镇痛、解热剂量）、非甾体抗炎药、右旋糖酐、噻氯匹定。

【注意事项】①用药过量可致自发性出血，一旦发生应立即停药。②肾功能不全时慎用。

【FDA 妊娠期药物安全性分级】B 级。有报告描述了 7 例患有下肢静脉血栓和家族性血栓形成倾向的妇女，在整个妊娠期预防性使用那屈肝素，分娩正常健康新生儿。没有发生母体血栓性或者出血性疾病并发症，血小板也未发生减少。那屈肝素平均分子量较大（4 500），不能透过胎盘，对胎儿风险较小。

【哺乳期用药安全等级】暂无。分子量较大，进入乳汁的量很少，且在胃肠道不会重吸收，使用期间可继续哺乳。

【制剂与规格】那屈肝素钙注射液：0.3ml：3 075IU 抗 Xa 因子 / 支、0.4ml：4 100IU 抗 Xa 因子 / 支、0.6ml：6 150IU 抗 Xa 因子 / 支。

达肝素钠　Dalteparin Sodium

【适应证】本品为低分子量肝素制剂。适用于急性深静脉血栓，血液透析和血液滤过期间防止凝血，不稳定型冠脉疾病（如不稳定型心绞痛、非 ST 段抬高心肌梗死），预防手术后、长期卧床或恶性肿瘤患者的深静脉血栓形成及肺栓塞。

【用法和用量】皮下注射：急性深静脉血栓，一次 200U/kg，一日 1 次，每日总量不可超过 18 000U，出血风险较高者，可一次 100IU/kg，一日 2 次，使用本品同时可开始口服华法林治疗，待 INR 达到 2.0 ~ 3.0 时停用本药（通常需联合治疗 5 日左右）；急性冠状动脉综合征（不稳定型心绞痛和非 ST 段抬高心肌梗死），一次 120U/kg，一日 2 次，最大剂量为每 12 小时 10 000U，至少治疗 6 日，如有必要可以延长。此后，推荐使用固定剂量治疗，直至进行血管重建，推荐同时使用低剂量阿司匹林，总治疗周期不应超过 45 日。根据患者的性别和体重选择剂量：80kg 以下的女性患者，每 12 小时皮下注射 5 000U；超过 80kg（含 80kg）的女性患者，每 12 小时皮下注射 7 500U。预防与手术有关的血栓形成：①中度血栓风险，术前 1 ~ 2 小时皮下注射 2 500U，术后一日 1 次，皮下注射 2 500IU，直至可以活动，疗程 5 ~ 7 日或更长；②高度血栓风险的患者（患有某些肿瘤的特定患者和某些矫形手术），术前晚间皮下注射 5 000U，术后每晚皮下注射 5 000U。持续到患者可活动为止，疗程 5 ~ 7 日或更长；也可术前 1 ~ 2 小时皮下注射 2 500U，术后 8 ~ 12 小时皮下注射 2 500U，然后一日 1 次，皮下注射 5 000U。

【不良反应】可能引起注射部位的皮下血肿,暂时性轻微的血小板减少症（Ⅰ型）,暂时性谷草转氨酶、谷丙转氨酶升高。罕见：皮肤坏死、脱发、过敏反应和注射部位以外的出血。很少见：过敏样反应和严重的免疫介导型血小板减少症（Ⅱ型）伴动脉、静脉血栓或血栓栓塞。

【禁忌证】对本品、其他低分子肝素或肝素过敏者禁用。急性胃十二指肠溃疡和脑出血者,严重的凝血系统疾病,脓毒性心内膜炎,中枢神经系统、眼部及耳部的损伤或施行手术者禁用。接受大剂量达肝素（例如治疗急性深静脉血栓、肺动脉栓塞以及不稳定性冠状动脉疾病）时,禁止实施脊椎或硬膜外麻醉或椎管穿刺。

【注意事项】禁止肌内注射。

【FDA 妊娠期药物安全性分级】B 级。达肝素不通过胎盘,目前使用本品还未发现影响生育和损害胎儿的证据。

【哺乳期药物安全性分级】L2 级。本品分子量相对较高,几乎不经乳汁排泄,且药物在消化道容易灭活,需喂养的婴儿从乳汁中摄取本品的危险性几乎可以被忽略。

【制剂与规格】达肝素钠注射液：0.2ml：2 500U 抗 Xa/ 支、0.2ml：5 000U 抗 Xa/ 支、0.3ml：7 500U 抗 Xa/ 支。

肝素　Heparin

【适应证】本品为普通肝素制剂。适用于防治血栓形成或栓塞性疾病（如心肌梗死、血栓性静脉炎、肺栓塞等）,各种原因引起的弥漫性血管内凝血（DIC）；也用于血液透析、体外循环、导管术、微血管手术等操作中及某些血液标本或器械的抗凝处理。

【用法和用量】深部皮下注射：首次 5 000 ~ 10 000U,以后每 8 小时 8 000 ~ 10 000U 或每 12 小时 15 000 ~ 20 000U,总量约每 24 小时 30 000 ~ 40 000U,应根据凝血试验监测结果调整剂量。静脉注射：首次 5 000 ~ 10 000U,以后每 4 小时 100U/kg,用 0.9% 氯化钠注射液稀释后应用,应按 APTT 测定结果调整用量。静脉滴注：一日 20 000 ~ 40 000U,加至 0.9% 氯化钠注射液 1 000ml 中持续滴注,静脉滴注前应先静脉注射 5 000U 作为初始剂量,静脉滴注过程中按 APTT 测定结果调整用量。预防性治疗：高危血栓形成患者,大多是用于手术之后,以防止深部静脉血栓,在外科手术前 2 小时先给 5 000U 肝素皮下注射,但麻醉方式应避免硬膜外麻醉,然后每隔 8 ~ 12 小时给 5 000U,疗程 7 日。

【不良反应】①本品毒性较低,自发性出血倾向是肝素过量使用的最主要危险。②本品偶可发生过敏反应,表现为发热、皮疹、瘙痒、鼻炎、结膜炎、哮喘、心前区紧迫感及呼吸短促、一过性脱发和腹泻。③肌内注射可引起局部血肿。④长期使用可引起骨质疏松和自发性骨折。⑤长期使用有时反可致血栓形成,可能是抗凝血酶Ⅲ耗竭的后果。⑥血小板减少症,有两种类型,一种为轻型(Ⅰ型),血小板计数常呈中度降低,不出现血栓或出血症状,一般发生在用药后 2～4 日,即使继续应用肝素,血小板也常可自行恢复;另一种为重症(Ⅱ型),由于体内产生了肝素依赖性抗血小板抗体,血小板大量聚集而致循环血小板显著减少,一般发生于用药后 2～8 日,可由于血栓栓塞而导致皮肤、肢体或脏器坏死。

【禁忌证】对肝素过敏者禁用。有自发出血倾向者、血液凝固迟缓者(如血友病、紫癜、血小板减少)、外伤或术后渗血者、先兆流产或产后出血者、亚急性感染性心内膜炎者、海绵窦细菌性血栓形成者、胃十二指肠溃疡者、严重肝功能不全者、颅内出血者、重症高血压者、胆囊疾病及黄疸者禁用。

【注意事项】

(1)硬膜外麻醉时,尽可能地暂停用药。

(2)干扰诊断:可延长一期法凝血酶原时间,使磺溴酞钠(BSP)试验潴留时间延长而呈假阳性反应,导致 T_3、T_4 浓度增加,从而抑制垂体促甲状腺激素的释放。用量达 15 000～20 000U 时,血清胆固醇水平下降。

(3)下列情况应慎用:①有过敏性疾病及哮喘病史。②口腔手术等易致出血的操作。③已口服足量的抗凝药者。

(4)使用前宜测定全血凝固时间(试管法)或活化部分凝血酶时间(APTT 或 KPTT)以及一期法凝血酶原时间。治疗期间应测定全血凝固时间(试管法)或活化部分凝血酶时间(APTT 或 KPTT)、血细胞比容、粪便潜血试验、尿隐血试验及血小板计数等。肝素干扰凝血酶原时间的测定,必须在应用肝素 4 小时后重复测定。

(5)当口服抗凝药替换肝素时应加强临床监测。

(6)本品对蛇咬伤所致 DIC 无效。

(7)本品易致眶内及颅内出血,故眼科与神经手术及有出血性疾病者,不宜作为预防用药。

(8)早期逾量的表现有黏膜和伤口出血、齿龈渗血、皮肤瘀斑或紫癜、鼻出血等。严重时有内出血征象,表现为腹痛、腹胀、背痛、麻痹性肠梗阻、咯血、呕血、血尿、血便及持续性头痛,甚至可使心脏停搏。

(9)若血浆中 AT-Ⅲ降低,则肝素疗效较差,此时需输注血浆或 AT-Ⅲ。

(10)肝素代谢迅速,轻微过量时停用即可;严重过量时应用鱼精蛋白缓慢静脉注射予以中和,通常 1mg 鱼精蛋白能中和 100U 肝素;如果肝素注射后已超过 30 分钟,鱼精蛋白用量需减半。

【FDA 妊娠期药物安全性分级】C 级。妊娠后期和产后用药,有增加母体出血危险,须慎用。

【哺乳期药物安全性分级】L2 级。本品分子量大(15 000),不能分泌进入乳汁。

【制剂与规格】肝素钠注射液:2ml: 1 000U/ 支、2ml: 5 000U/ 支、2ml: 12 500U/ 支;肝素钙注射液:0.2ml: 5 000U/ 支、0.5ml: 12 500U/ 支、0.8ml: 20 000U/ 支。

华法林　Warfarin

【适应证】本品为维生素 K 拮抗剂。适用于预防及治疗深静脉血栓及肺栓塞;预防心肌梗死后血栓栓塞并发症(卒中或体循环栓塞);预防房颤、心瓣膜疾病或人工瓣膜置换术后引起的血栓栓塞并发症(卒中或体循环栓塞)。

【用法和用量】口服:避免冲击治疗,第 1 ~ 3 日,一日 3 ~ 4mg(体弱及糖尿病患者半量即可),3 日后可给维持量一日 2.5 ~ 5mg(可参考凝血时间调整剂量使 INR 达 2.0 ~ 3.0)。

【不良反应】过量容易导致各种出血。早期表现有瘀斑、紫癜、牙龈出血、鼻衄、伤口出血经久不愈、月经量过多等。出血可发生在任何部位,特别是泌尿道和消化道。肠壁血肿可致亚急性肠梗阻,也可见硬膜下颅内血肿和穿刺部位血肿。偶见呕吐、腹泻、瘙痒性皮疹、过敏反应及皮肤坏死。大量口服甚至出现双侧乳房坏死,微血管病或溶血性贫血以及大范围皮肤坏疽;一次量过大尤其危险。

【禁忌证】肝肾功能损害、严重高血压、凝血功能障碍伴有出血倾向、活动性溃疡、外伤、近期手术者禁用。月经期应慎用。各种原因的维生素 K 缺乏症和脑脊髓、眼科手术者等禁用。

【注意事项】①本品治疗窗很窄,剂量必须个体化,剂量的精确与否对取得疗效和降低不良反应十分重要。②个体差异较大,治疗期间应严密观察病情,并依据凝血酶原时间 INR 调整用量。甲状腺功能亢进、发烧及非代偿性心力衰竭会增加华法林效果;甲状腺功能减退症会减少华法林效果;在中度肝功能不足,华法林效果会增加;在肾功能不足及肾病综合征,血清游离华法林增加;患者的其他伴随疾病可使华法林效果增加或减少。治疗期间还应严密观察口腔黏膜、鼻腔、皮下出血及大便隐血、血尿等,应避免不必要的手术操作,选期手术者应停药 7 日,急诊手术者需纠正 PTINR 值≤1.6,避免过度劳累和易致损伤的活动。③若发生轻度出血,或凝血酶原时间已显著延长至正常的 2.5 倍以上,应即减量或停药。严重出血可静脉注射维生素 K_1 10 ~ 20mg,用以控制出血,必要时可输全血、血浆或凝血酶原复合物。④由于本品系间接作用抗凝药,半衰期长,给药 5～7 日后疗效才可稳定,因此,维持量足够与否务必观察 5～7 日后方能定论。⑤少量华法林可由乳腺分泌进入乳汁。哺乳期妇女每日服 5～10mg,血药浓度一般为 0.48～1.8μg/ml,乳汁中药物浓度极低,对乳儿一般无影响,但仍需严密观察有无出血征象。

【FDA 妊娠期药物安全性分级】X 级。本品在妊娠早期有致畸风险,妊娠晚期可导致胎儿或新生儿出血以及胎盘早剥,但在某些疾病如妊娠合并瓣膜性心脏病治疗中,由于华法林是预防瓣膜血栓形成并发症(包括瓣膜梗阻、血栓栓塞和母体死亡)最有效的治疗,因此本品只用于潜在母体获益大于胎儿畸形风险时。此外,现有证据表明剂量每日 >5mg,发生胎儿胚胎病风险更高。说明书标示:本品易通过胎盘并致畸胎,妊娠期使用本品可致"胎儿华法林综合征",妊娠早期 3 个月及妊娠后期 3 个月禁用。遗传性易栓症孕妇应用本品治疗时可给予小剂量肝素并接受严密的实验监控。因此,妊娠期早期 3 个月及妊娠后期 3 个月使用本品属于超说明书用药,应综合目前循证医学证据,按超说明书用药规范管理,须知情同意。

【哺乳期药物安全性分级】L2 级。本品分泌至乳汁的量极低,暂无哺乳期服用本品导致乳儿不良反应的报道。

【制剂与规格】华法林钠片:2.5mg/ 片、3mg/ 片。

11.7.3　静脉血栓

同 11.7.2 肺栓塞。

(陈敦金　殷锦锦　刘春霞　黄泳华)

参 考 文 献

[1] 中华医学会妇产科学分会产科学组 . 妊娠剧吐的诊断及临床处理专家共识(2015)[J]. 中华妇产科杂志, 2015, 50(11): 801–803.

[2] American College of Obstetricians and Gynecologists. Practice Bulletin No. 189: Nausea and Vomiting of Pregnancy[J]. Obstet Gynecol, 2018, 131(1): e15–e30.

[3] CARMICHAEL SL, SHAW GM, MA C, et al. Maternal corticosteroid use and orofacial clefts[J]. Am J Obstet Gynecol, 2007, 197(6): 585. e1–e7.

[4] SKULADOTTIR H, WILCOX AJ, MA C, et al. Corticosteroid use and risk of orofacial clefts[J]. Birth Defects Res A Clin Mol Teratol[J]. 2014, 100(6): 499–506.

[5] 中华医学会妇产科学分会产科学组 . 复发性流产诊治的专家共识

［J］. 中华妇产科杂志, 2016, 51（1）: 3-9.

［6］SCOTT JR, PATTISON N. Human chorionic gonadotrophin for recurrent miscarriage［J］. Cochrane Database Syst Rev, 2000,（2）: CD000101.

［7］中华医学会计划生育学分会. 米非司酮配伍米索前列醇终止 8~16 周妊娠的应用指南（2015）［J］. 中华妇产科杂志, 2015, 50（5）: 321-322.

［8］低分子肝素防治自然流产中国专家共识编写组. 低分子肝素防治自然流产中国专家共识［J］. 中华生殖与避孕杂志, 2018, 38（9）: 701-708.

［9］中华医学会风湿病学分会. 抗磷脂综合征诊断和治疗指南［J］. 中华风湿病学杂志, 2011, 15（6）: 407-410.

［10］中华医学会妇产科学分会产科学组. 早产临床诊断与治疗指南（2014）［J］. 中华妇产科学杂志, 2014, 48（7）: 481-485.

［11］American College of Obstetricians and Gynecologists, Committee on Practice Bulletins—Obstetrics. ACOG practice bulletin No. 127: Management of preterm labor［J］. Obstet Gynecol, 2012, 119（6）: 1308-1317.

［12］The American College of Obstetricians and Gynecologists. Management of Preterm Labor［J］. Obstet Gynecol, 2016, 127（1）: e29-e38.

［13］中华医学会妇产科学分会产科学组. 产后出血预防与处理指南（2014）［J］. 中华妇产科杂志, 2014, 49（9）: 641-646.

［14］中华医学会妇产科学分会产科学组. 羊水栓塞临床诊断与处理专家共识（2018）［J］. 中华妇产科杂志, 2018, 53（12）: 831-835.

［15］REGITZ-ZAGROSEK V, ROOS-HESSELINK JW, BAUERSACHS J, et al. 2018 ESC Guidelines for the management of cardiovascular diseases during pregnancy［J］. Eur Heart J, 2018, 39（34）: 3165-3241.

第12章 计划生育

12.1 药物避孕

目前常见的避孕药按药物剂型可分为口服避孕药、注射避孕针和缓释系统避孕药。世界卫生组织(World Health Organization, WHO)《避孕方法选用的医学标准》推荐了不同阶段及状态下避孕方法的选择,适用等级分为四类:1类是适用,2类是慎用,3类、4类是禁用(具体见下表和注释)。

不同阶段及状态下避孕方法的选择及其级别

类别	复方短效口服避孕药	孕激素口服避孕药	长效醋酸甲羟孕酮避孕针	左炔诺孕酮或依托孕烯皮下埋植剂	含铜宫内节育器	含左炔诺孕酮宫内节育器
生育状态						
1. 未产妇	1	1	1	1	2	2
2. 经产妇	1	1	1	1	1	1
产后						
1. <48 小时(包括胎盘娩出后立即置入)	无此项	无此项	无此项	无此项	1	不哺乳=1 哺乳=2
2. ≥48 小时~<4 周	无此项	无此项	无此项	无此项	3	3
3. ≥4 周	无此项	无此项	无此项	无此项	1	1
4. 产后脓毒血症	无此项	无此项	无此项	无此项	1	1
哺乳期						
1. <产后 6 周	4	2	3	2	无此项	无此项
2. ≥6 周~<6 个月	3	1	1	1	无此项	无此项
3. ≥6 个月	2	1	1	1	无此项	无此项
产后(不哺乳)						
1. <20 日						
无静脉血栓栓塞症(VTE)危险因素	3	1	1	1	无此项	无此项
有 VTE 危险因素	4	1	1	1	无此项	无此项
2. ≥21 日~<42 日						
无 VTE 危险因素	2	1	1	1	无此项	无此项
有 VTE 危险因素	3	1	1	1	无此项	无此项
3. >42 日	1	1	1	1	无此项	无此项

续表

类别	复方短效口服避孕药	孕激素口服避孕药	长效醋酸甲羟孕酮避孕针	左炔诺孕酮或依托孕烯皮下埋植剂	含铜宫内节育器	含左炔诺孕酮宫内节育器
流产后						
1. 孕早期流产	1	1	1	1	1	1
2. 孕中期流产	1	1	1	1	2	2
3. 感染性流产	1	1	1	1	4	4

注：1 类指任何情况均可使用，该避孕方法无使用限制；2 类指通常可使用该方法，使用该方法的益处通常大于（理论上或已证实的）风险；3 类指使用该方法风险（理论上或已证实的）大于益处；4 类指该避孕方法会带来不可接受的健康风险。

12.1.1 对生育力的影响

最普遍应用的口服避孕药为复方短效口服避孕药（combination oral contraceptive, COC），这是一种含雌、孕激素的复方制剂，雌激素成分以低剂量炔雌醇为主，孕激素成分则有不同，因而构成不同的配方与药品名称。长效口服避孕药是以长效雌激素为主药，以各种孕激素配伍，由于一次口服药物剂量较大，不良反应较明显，安全性也不如短效口服避孕药，并且停药后不能立即受孕，现在一般不推荐使用。此外，长效的药物剂量高，如醋酸甲羟孕酮避孕针，药物活性成分的代谢清除会慢一些，月经周期的开始可能延迟。

正确使用 COC 期间可避免受孕，停用后即可恢复生理周期和生育力，即停药第 1 个月经周期就可以恢复排卵，恢复生育功能，无须等待 3~6 个月。因为短效的药物剂量低，代谢清除快，停药 7 日期间药物基本被清除，并且避孕药本身无致畸作用，停药后即刻妊娠也无任何顾虑。但若在服药期间发现妊娠，必须停止继续用药。

COC 对生育力有保护作用。首先，COC 具有可靠的避孕效果，可减少非意愿妊娠（宫内或异位妊娠），从而减少了因流产导致的各种并发症及对生育的影响。其次，COC 通过调节月经周期，可以用于异常子宫出血的治疗。第三，COC 还能减少盆腔感染的发生，从而对输卵管的功能起到保护作用。使用 COC，异位妊娠的发生风险可减少 90%。

12.1.2 对母乳喂养的影响

产后排卵的恢复，与是否哺乳有密切关系。没有母乳喂养的妇女可能产后四周就恢复了排卵，而母乳喂养妇女，产后首次排卵会受到喂养强度、营养状况、胖瘦程度的影响。如果妇女本身营养良好，并且保持着高强度的母乳喂养，月经恢复时间大概在 5.9~14.5 个月。

产后 6 个月内,纯母乳喂养,并且每次喂养的间隔不超过 4~6 小时,在没有来月经的情况下,母乳喂养可预防 98% 的妊娠。但是,产后采用哺乳期闭经避孕法的妇女,若未满足前述条件,则避孕效果会降低,为了避免意外妊娠发生,不推荐将这个方法作为产后常规避孕措施,而是应该及时采取其他有效的避孕措施。

哺乳期妇女如果需要紧急避孕,没禁忌情况下可以考虑用左炔诺孕酮类避孕药。现有的研究表明,孕激素类的避孕药似乎不影响母乳量、母乳成分及造成对婴儿的有害影响,但国内的药品说明书有建议服药后暂停哺乳 3 日。

在产后 3 周内,血液凝固和纤维蛋白溶解均尚未恢复正常,不管哺乳与否,服用 COC 都会增加产妇血栓形成的危险,应禁用 COC,尤其对于本身就有静脉血栓危险因素的妇女。

对于产后哺乳的妇女,产后 6 周至 6 个月内服用 COC 会减少乳量,缩短哺乳期,对婴儿成长不利,应禁用 COC。产后 6 个月以后,服用 COC 有可能会减少乳量,但此时婴儿已经增加辅食,影响不大,可慎用,但最好选用其他类避孕药和避孕方式。

12.1.3　避孕方法

复方口服避孕药:①短效避孕药,包括去氧孕烯炔雌醇、屈螺酮炔雌醇、环丙孕酮炔雌醇、复方孕二烯酮、复方炔诺酮;②长效避孕药,包括左炔诺孕酮炔雌醚。

孕激素口服避孕药:左炔诺孕酮、炔孕酮。

孕激素拮抗剂:米非司酮。

避孕针:长效醋酸甲羟孕酮避孕针。

缓释避孕系统:左炔诺酮或依托孕烯皮下埋植剂。

工具避孕:含铜宫内节育器、含左炔诺孕酮节育器。

去氧孕烯炔雌醇　Desogestrel and Ethinylestradiol

【**适应证**】本品为复方短效口服避孕药。适用于女性避孕。

【**用法和用量**】在月经周期的第 1 日,即月经来潮的第 1 日开始服用本品。按照盒内箭头所指的方向每日在同一时间口服 1 片本品,连续口服 21 日,随后停药 7 日,在停药的第 8 日开始服用下一板。

漏服处理:①漏服在 12 小时之内,避孕效果不会降低。一旦想起立即补服,并在常规时间服下 1 片。如果漏服超过 12 小时,避孕效果可能降低,可以按以下的建议进行漏服处理。②漏服发生在第 1 周,在您想起时立即补服漏服的药片(即使这意味着同时服用 2 片药),在常规时间服下 1 片药。随后的 7 日应同时采取屏障避孕 (如避孕套) ,漏服的前 7 日内有性生活,则有妊娠的可能性。漏服的药片越多,距停药期越近,妊娠的危险越高。③漏服发生在第 2 周,在想起时立即补服,即使这意味着同时服用两片药,然后按常规时间服用剩下的药片。如果在漏服药片前的 7 日连续正确服药,不用采取其他避孕措施。如果在漏服药片前的 7 日没有连续正确服药,或漏服超过 1 片,在接下来的 7 日建议同时采用屏障法避孕。④漏服发生在第 3 周,方法一为在想起时立即补服,即使这意味着同时服用 2 片药,在常规时间服用剩下的药片。一旦本盒药服完,立即开始服用下一盒,其间无停药期。在第二盒药服完之前可能没有撤退性出血,但是服药期间可能有点滴性出血或突破性出血。方法二为停止服用本盒药,停药 7 日 (包括漏服药片的那日) ,然后继续服用下一盒。如果漏服药片,并在停药期无撤退性出血,则应考虑妊娠的可能性。

发生呕吐时的处理:如果在服药的 3 ~ 4 小时内呕吐,药物的活性成分可能还未被完全吸收,按 "漏服处理" 处理。如果不想改变正常的服药顺序,可从另一盒药中取出补服。

【不良反应】通常在使用复方口服避孕药的开始几个周期时会出现一些轻度的不良反应,如恶心、头痛、乳房胀痛以及月经间期的点滴出血。一些较为少见的不良反应包括呕吐、腹痛、腹泻;情绪低落、情绪改变;不能耐受隐形眼镜;乳房溢乳、阴道分泌物改变;各种皮肤不适 (如皮疹、荨麻疹、光敏性、结节性红斑、多形性红斑) ;体液潴留;体重改变;过敏反应;性欲改变等不良反应。

【禁忌证】有或曾有血栓 (静脉或动脉) 病史、栓塞前驱症状 (如心绞痛和短暂性脑缺血发作) 、存在一种严重的或多个静脉或动脉血栓栓塞的危险因子者禁用。伴血管损害的糖尿病、严重高血压、严重异常脂蛋白血症者禁用。已知或怀疑的性激素依赖的生殖器官或乳腺恶性肿瘤、肝脏肿瘤 (良性或恶性) ,有或曾有严重肝脏疾病,肝脏功能未恢复正常,不明原因的阴道出血,已妊娠或怀疑妊娠、哺乳期妇女禁用。

【注意事项】

(1) 开始服药前请咨询医师。包括体检,采集完整的个人和家族病史,特别注意检查血压。

(2) 连续服用本品 3 个月以上,应去医院进行检查。服用本品时应当每年进行体检,在体检过程中向医师说明正在服用本品。

(3) 在 7 日的停药期间通常会出现撤退性出血,通常在最后一次服药后 2 ~ 3 日发生,且可能持续到服用下一板药前还不会结束。

(4) 有下列情况者慎用:①明确的静脉血栓家族病史、延长固定术、外科手术 (尤其是腿部外科手术) 或外伤;②吸烟 (年龄超过 35 岁,每日吸烟

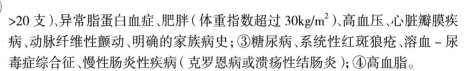

>20 支）、异常脂蛋白血症、肥胖（体重指数超过 30kg/m^2）、高血压、心脏瓣膜疾病、动脉纤维性颤动、明确的家族病史；③糖尿病、系统性红斑狼疮、溶血 – 尿毒症综合征、慢性肠炎性疾病（克罗恩病或溃疡性结肠炎）；④高血脂。

（5）出现下列情况应当停止使用并咨询医师：听力或视觉障碍、持续血压升高、胸部锐痛或突然气短、偏头痛、乳房肿块、癫痫发作次数增加、严重腹痛或腹胀、皮肤黄染或全身瘙痒等。

【FDA 妊娠期药物安全性分级】炔雌醇：X 级。

【哺乳期用药安全等级】炔雌醇：L3 级。

【制剂与规格】去氧孕烯炔雌醇片：去氧孕烯 0.15mg/ 片和炔雌醇 30μg/ 片。

屈螺酮炔雌醇　Drospirenone and Ethinylestradiol

【适应证】本品为复方短效口服避孕药。适用于女性避孕。

【用法和用量】口服。按照包装所标明的顺序，每日约在同一时间用少量液体送服。一日 1 片，连服 21 日。停药后第 8 日后开始服用下一盒药，其间通常会出现撤退性出血。一般在该周期最后一片药服完后 2~3 日开始出血，而且在开始服用下一盒药时，出血可能还未结束。

使用方法：①开始用药前，未使用激素避孕药的妇女（过去一个月）应该在其自然月经周期的第 1 日开始服药（即月经来潮的第 1 日）；也可以在第 2~5 日开始，这种情况下，推荐在第一个服药周期的最初 7 日内，加用屏障避孕法。②从另一种复方激素避孕药（复方口服避孕药 /COC）、阴道环或者经皮贴剂改服本品的妇女，最好在服用以前所用的 COC 最后一片含激素药物后，第 2 日即开始服用本品，最晚应在以前所用 COC 的停药期末或使用不含激素药片期末立即开始服用本品。对于曾经使用过阴道环或者经皮贴剂的妇女，最好在取出的当日开始服用本品，但最晚应该在下一次用药时开始服用本品。③从单纯孕激素方法（微丸、注射剂、埋植剂）或从释放孕激素的宫内节育系统（IUS）改服本品，微丸可在任何时间，埋植剂或 IUS 应在取出日，注射剂应在下一次注射日，但是对所有这情况，应建议在服药的最初 7 日内加用屏障避孕法。④早期妊娠流产后的妇女可以立即开始服药。在这种情况下，不需要加用其他避孕方法。⑤分娩后或者中期妊娠流产后，应建议妇女在分娩后或中期妊娠流产后第 21~28 日开始服用。如果开始较晚，应建议妇女在服药的最初 7 日内加用屏障避孕法，哺乳期妇女的服用方法参见前述内容。然而，如果已经发生性行为，应该先排除妊娠的可能性，再开始服用本品，或者要等第一次月经来潮时再服用。

漏服处理：如果使用者忘记服药的时间在 12 小时以内，避孕保护作用不会降低。一旦发现,立即补服。下 1 片药物应在常规时间服用。如果漏服的时间超过 12 小时,避孕保护作用可能降低,漏服的处理可遵循以下两项基本原则。①在任何情况下停止服药不能超过 7 日;②需要不间断地连服 7 日,以保持对下丘脑 – 垂体 – 卵巢轴的充分抑制。因此在日常服药中可给出如下建议:第 1 周使用者应该在想起来时尽快服用漏服的药片,即使这意味着同时服用 2 片药,然后在常规时间继续服药。此外,在以后的 7 日内要加用屏障避孕法如避孕套。如果此前 7 日内已发生性行为,应考虑有妊娠的可能,漏服的药片越多并且越接近常规的停药期,发生妊娠的风险越高。第 2 周使用者应该在想起来时尽快服用漏服的药片,即使这意味着同时服用 2 片药,然后在常规的时间继续服药。假若使用者在第 1 片漏服药的前 7 日内均正确服药,则不需要使用额外的避孕措施。但是,如果不是这种情况,或者漏服药不止 1 片,那么应建议她加用额外的避孕措施 7 日。第 3 周因为临近停药期,所以避孕可靠性降低的风险加大。然而,通过调整服药计划,仍可防止避孕保护作用的降低。假如妇女在漏服第 1 片药的前 7 日内均正确服药,则遵照以下两项建议的任一项,使用者没有必要采用额外的避孕措施。如果不是这种情况,建议妇女遵循这两项建议的第一项,并在以后的 7 日内加用额外的避孕措施。①使用者应该在想起来时尽快服用漏服的药片,即使这意味着同时服用两片药,然后在常规时间继续服药。这盒药服完后立即开始服用下一盒药,即两盒药之间没有停药期,使用者在服完第二盒药之前,不大可能有撤退性出血,但可能在服药期间出现点滴或突破性出血。②还可以建议妇女不再继续服用此周期药物。该妇女应该经过一个 7 日的停药期,其中包括漏服的日数,然后再开始继续服用下一周期的药物。如果妇女漏服了药物,而且在随后的第一个正常停药间隔期未出现撤退性出血,则应考虑妊娠的可能性。

对发生胃肠道紊乱者的建议:如果发生重度胃肠道紊乱,则吸收可能不完全,应采取额外的避孕措施。如果服用药物后 3 ~ 4 小时内发生呕吐,可以按照"漏服处理"。

改变月经或推迟月经期:要想推迟月经,妇女可以在服完一盒药后,接着继续服用下一盒药即无停药间隔期,可以根据意愿将月经推迟到第二盒药物服完前的任何时间,再恢复继续规律服用本品。若希望月经提前,建议缩短停药间隔期到她希望的时间。停药间隔期越短,则不发生撤退性出血和在下一盒药服药期间发生突破性出血及点滴出血的风险越大。

【不良反应】对于患有遗传性血管性水肿的妇女,外源性雌激素可以诱发或者加重血管性水肿的症状。在中国进行的Ⅲ期临床试验显示,整个临床试验中屈螺酮炔雌醇组 28.6% 出现与药物相关的不良事件,最常见的 3 个为子宫不规则出血、恶心和情绪波动。这些事件均为已知的复方口服避孕药的不良反应。试验中,屈螺酮炔雌醇组 0.4% 发生了与试验药物肯定相关的严重不良事件(妊娠),这些妇女在发现妊娠以前均有漏服或者推迟服药的记录。该组无其他严重不良反应发生。

【禁忌证】对本品活性成分或其任何赋形剂过敏者禁用。静脉或动脉血栓形成 / 血栓栓塞(如深静脉血栓形成、肺栓塞、心肌梗死)或脑血管意外,或有上述病史者禁用;存在血栓形成的前驱症状或有相关病史(如短暂脑缺血发作、心绞痛),存在静脉或动脉血栓形成的重度或多重危险因素者禁用;偏头痛病史伴有局灶性神经症状者禁用;累及血管的糖尿病者禁用;与重度高甘油三酯血症相关的胰腺炎或其病史者禁用;严重的肝脏疾病,只要肝功能指标没有恢复正常,重度肾功能不全或急性肾功能衰竭者禁用;肾上腺功能不全、存在或曾有肝脏肿瘤(良性或恶性)史、已知或怀疑存在受性甾体激素影响的恶性肿瘤(如生殖器官或乳腺)、原因不明的阴道出血、已知或怀疑妊娠者禁用。

【注意事项】如果存在下述任何一种情况 / 危险因素,应对每一位妇女权衡应用 COC 的益处与可能出现的危险,在她决定开始服药前与其进行讨论。并告知如果以下任何一种情况或危险因素加重、恶化或首次出现,应与医师联系,医师应决定是否应该停用 COC。

循环系统疾病:使用 COC 与动、静脉血栓形成以及血栓栓塞性疾病如心肌梗死、深静脉血栓形成、肺栓塞和脑血管事件的危险性增加有关。这些事件的发生罕见。如果怀疑存在遗传易感性,在决定使用任何 COC 前,应向专科医师咨询。如长时间制动、大型外科手术、任何腿部手术或较大的创伤,对于这些情况建议停服 COC(择期手术前至少先停药 4 周),直到完全恢复活动 2 周后再服药。吸烟(吸烟量大及年龄增加则风险进一步增加,尤其是 35 岁以上的妇女)、异常脂蛋白血症、高血压、偏头痛、心脏瓣膜病、心房纤颤都会增加静脉或动脉血栓形成 / 血栓栓塞事件或脑血管意外风险。使用 COC 期间,若出现偏头痛发作频率或疼痛程度增加(可能为脑血管外的前驱症状),可能需要立即停服 COC。

肿瘤:长期使用 COC 可间接增加 HPV 感染。服用 COC 的妇女出现重度的上腹疼痛、肝脏肿大或有腹腔内出血的体征时,鉴别诊断要考虑肝脏肿瘤。因个别病例中,肿瘤引起了危及生命的腹腔内出血。

其他情况:对于治疗前血钾在正常范围上限并且正在使用保钾利尿剂的肾功能损伤患者,服用屈螺酮可能有高钾血症危险性。有高甘油三酯血症或有家族史的妇女,服用 COC 可能增加胰腺炎的危险。在有遗传性血管性水肿的妇女中,外源性雌激素可以诱导或者加重血管性水肿的症状。急性或慢性肝脏功能异常需要停用 COC,直到肝功能指标恢复正常。首次发生于妊娠期或既往使用性甾体激素期间的胆汁淤积性黄疸复发时,需停用 COC。COC 可能影响外周胰岛素抵抗和糖耐量,应仔细观察糖尿病妇女服用 COC 期间的血糖情况。克罗恩病和溃疡性结肠炎与使用 COC 有关。有黄褐斑倾向的妇女,服用 COC 期间应避免暴露在阳光下或紫外线辐射。影响周期控制:所有 COC 服用者都可能发生不规则出血(点滴或突破性出血),特别是在使用的最初几个月内。因此,评价任何不规则出血,要在约 3 个周期的适应期后才有意义。如果不规则出血持续存在或在规则周期之后出现,则应考虑非激素原因,应当采取适当的诊断措施,以排除恶性肿瘤或妊娠。

【FDA 妊娠期药物安全性分级】炔雌醇:X 级。妊娠期间禁用本品。如在服用本品期间发生了妊娠,必须停止继续用药。

【哺乳期用药安全等级】炔雌醇:L3 级。含有雌激素的避孕药,雌激素可能显著抑制一些服药者泌乳或者改变乳汁成分的质量。用药者注意观察泌乳量是否减少。

【制剂与规格】本品为复方制剂,其组分为屈螺酮 3mg/ 片和炔雌醇 0.03mg/ 片。

炔雌醇环丙孕酮　Ethinylestradiol and Cyproterone Acetate

【适应证】本品为复方短效口服避孕药。用于女性避孕;也可用于治疗妇女雄激素依赖性疾病,例如痤疮,特别是明显的类型,如伴有皮脂溢、炎症或形成结节的痤疮(丘疹脓疱性痤疮、结节囊肿性痤疮),妇女雄激素性脱发,轻型多毛症以及多囊卵巢综合征患者的高雄性激素表现。

【用法和用量】规律服用炔雌醇环丙孕酮片以取得治疗效果和所需的避孕保护。应该停止使用此前使用的激素避孕法。炔雌醇环丙孕酮片的剂量方案和大多数复方口服避孕药的常用方案类似。这样必须考虑采取同样的用药规则。正确服用复方口服避孕药,每年的失败率约为 1%。不规律服用炔雌醇环丙孕酮片可能会导致月经间期出血,并可能降低治疗的效果和避孕的可靠性。

必须按照包装指示方向每日约在同一时间用少量液体送服。一日 1 片,连服 21 日。停药 7 日后开始下一盒药。通常在该周期最后一片药服用后 2~3 日开始撤退性出血,而在开始下一盒药时出血可能尚未结束。

既往没有使用激素避孕药(过去 1 个月)应该在妇女自然月经周期的第 1 日开始服药(即月经来潮的第 1 日)。也可以在第 2~5 开始,但推荐在第一个治疗周期服药的前 7 日内加用屏障避孕法。

从复方激素避孕药(复方口服避孕药 /COC)、阴道环或透皮贴剂改用本品的妇女,最好在服用完最后一片原 COC 含激素药片后,立即开始服用炔雌醇环丙孕酮片,但最晚应在原来的 COC 的停药期末或使用不含激素药片期末服用。如果原来使用的是阴道环或透皮贴剂,应该最好在其取出后当日服用炔雌醇环丙孕酮片,最晚应该在下次使用开始前服用本品。

从单纯孕激素方法(微丸、注射剂、埋植剂)或从释放孕激素宫内节育系统(IUS)改服本品,微丸可在任何时间,埋植剂或 IUS 应在取出日,注射剂应在下一次注射日,但对所有这些情况,应在服药的前 7 日内加用屏障避孕法。

早期妊娠流产后,可以立即开始服药。在这种情况下,不需要加用其他避孕方法。分娩后或中期妊娠流产后,建议在分娩后或中期妊娠流产后第 21~28 日开始服药。如果开始较晚,建议在服药的前 7 日内加用屏障法。如果已经发生性行为,在实际开始服用炔雌醇环丙孕酮片之前,应该排除妊娠,或者等到第一次月经来潮时再服用。

漏服的处理:如果使用者忘记服药的时间是在 12 小时以内,对避孕的保护作用不会降低。一旦发现,必须立即补服,同时应仍在常规时间服用下 1 片药物。如果漏服的时间超过 12 小时,避孕保护可能降低。漏服药的处理可遵循以下两项基本原则:①停止服药不能超过 7 日;②需要不间断地连服 7 日,以保持对下丘脑 – 垂体 – 卵巢轴的适当抑制。相应地在日常使用中建议:第 1 周,使用者应该在想起来时尽快服用最后漏服的药片,即使这意味着同时服用 2 片药,然后继续在常规时间服药。此外,在以后的 7 日内要加用屏障避孕法如避孕套。如果此前 7 日内已发生性行为,应考虑有妊娠的可能。漏服的药片越多并且越接近常规的停药期,发生妊娠的风险越高。第 2 周,使用者应该在想起来时尽快服用最后漏服的药片,即使这意味着同时服用 2 片药,然后继续在常规的时间服药。假若使用者在第 1 片漏服药的前 7 日内均正确服药,则不需要采用额外的避孕方法。但是,如果不是这种情况,或者漏服不止 1 片,那么应建议妇女加用其他的避孕方法 7 日。第 3 周,因为临近 7 日的停药期,所以可靠性降低的风险很大。但是,通过调整服药时间,仍可防止避孕保护作用的降低。假如妇女在漏服第 1 片药以前 7 日内均正确服药,则遵照以下两项建议的任一项,使用者没有必要采取另外的避孕措施。如果不是这种情况,建议妇女遵循这两项建议的第一项,并在以后的 7 日内采取另外的预防措施。①使用者必须在想起来时尽快服用漏服的最后 1 片药,即使如果这意味着同时服用 2 片药,然后继续在常规时间服药。这盒药服完后立即开始服用下一盒药,即两盒药之间没有停药期。使用者在第二盒药服完之前,不大可能有撤退性出血,但可能在服药期间出现点滴或突破性出血。②也可以建议妇女不再继续服用此周期药物。停药 7 日,包括漏服的日数,然后开始继续服用下一周期的药物。如果漏服药物,而且在随后的第一个正常停药间隔期没有发生撤退性出血,应考虑妊娠的可能。

如果发生严重的胃肠道不适,吸收可能不完全,那么则需要同时采用其他的避孕方法。如果服药后 3~4 小时内发生呕吐,可以采用"漏服的处理"的建议。如果不想改变正常的服药顺序,则可从另一盒药中取出药物补服。

使用时间长度:作为避孕药,只要需要避孕且没有禁忌证,炔雌醇环丙孕酮片可以一直使用。使用时间取决于雄性化症状的严重程度以及对治疗的反应,通常治疗需要进行几个月的时间。通常痤疮、脂溢性皮炎对治疗的效果要早于多毛症和脱发。一般推荐在症状消退后再继续服用炔雌醇环丙孕酮片至少 3 ~ 4 个周期。如果恢复炔雌醇环丙孕酮片治疗(在停药 4 周或更长时间后),应该考虑到静脉血栓栓塞(VTE)风险升高。

特殊人群用药:肝脏损伤患者,有严重肝脏疾病的妇女只要肝脏功能指标未恢复至正常,就禁用本品。肾脏损伤患者,现有的有限数据未显示本品用于肾脏损伤患者会引起任何变化。

【不良反应】下列严重不良事件在使用 COC 的妇女中已有报道:静脉血栓栓塞症;动脉血栓栓塞症;脑血管意外;高血压;高甘油三酯血症;葡萄糖耐量改变或外周胰岛素抵抗受影响;肝脏肿瘤(良性和恶性);肝脏功能紊乱;黄褐斑;在有遗传性血管性水肿的妇女中,外源性雌激素可能诱导或加重血管性水肿症状;病情发生或加重与 COC 关系尚未定论;胆汁淤积相关的黄疸和 / 或瘙痒;胆石形成;卟啉症;系统性红斑狼疮;溶血性尿毒症;综合征舞蹈症;妊娠疱疹,耳硬化症相关听力丧失;克隆病,溃疡性结肠炎,宫颈癌;使用口服避孕药患者的乳腺癌诊断率略微上升。由于乳腺癌在 40 岁以下妇女属罕见病,因此,增长的数字相对于乳腺癌总体风险是很小的。

【禁忌证】含有雌、孕激素的复方制剂不能用于下列任何情况。如果使用这些制剂期间,首次出现下列任何一种情况,必须立即停药。出现或既往有静脉或动脉血栓形成性 / 血栓栓塞性疾病(如深静脉血栓形成、肺栓塞、心肌梗死)或脑血管意外;出现或既往有血栓形成的前驱症状(如短暂脑缺血发作、心绞痛);出现静脉或动脉血栓形成的严重或多重危险因素。有局灶性神经症状的偏头痛病史累及血管的糖尿病者禁用。与重度高甘油三酯血症相关的胰腺炎或其病史严重的肝脏疾病患者,只要肝功能值没有恢复正常或既往有肝脏肿瘤(良性或恶性)者禁用。已知或怀疑受性甾体激素影响的(如生殖器官或乳腺)恶性肿瘤,未确诊的阴道出血,已知或怀疑妊娠、哺乳,对炔雌醇环丙孕酮片的任何成分过敏者禁用。

【注意事项】参见屈螺酮炔雌醇项下的【注意事项】。

【FDA 妊娠期药物安全性分级】炔雌醇:X 级。炔雌醇环丙孕酮不能用于妊娠期,如果服用炔雌醇环丙孕酮片期间发生妊娠,应立即停药。

【哺乳期用药安全等级】炔雌醇:L3 级。

【制剂与规格】本品为复方制剂,其组分为醋酸环丙孕酮 2mg/ 片和炔雌醇 0.035mg/ 片。

复方孕二烯酮　Compound Gestodene

【适应证】本品为复方短效口服避孕药。适用于女性避孕。

【用法和用量】口服。自月经周期的第 1 日起，每日在相同的时间服用 1 片，连服 21 日。停药 7 日后，在第 8 日起开始服用下一盒，服用方法同上。

【不良反应】常见的有恶心、呕吐、头痛、乳房痛、经间少量出血；较少见的有皮疹及不能耐受隐形眼镜；较严重的不良反应有血栓形成、血压升高、肝病、黄疸以及过敏反应等。

【禁忌证】对本品过敏者禁用。乳腺癌、生殖器官癌、肝功能异常或近期有肝病或黄疸史、阴道异常出血、镰状细胞性贫血、深部静脉血栓病、脑血管意外、高血压、心血管病、高脂血症、精神抑郁症及哺乳期妇女禁用。

【注意事项】①开始服药前进行详细咨询，包括体检、采集完整的个人和家庭病史，特别注意检查血压。②服用本品时应当每年进行体检，告知用药者在体检时应向医师说明正在服用本品。③必须按规定方法服药，若漏服药不仅可发生经期间异常出血，还可导致避孕失败。一旦发生漏服，除按规定服药外，应在 24 小时内加服 1 片，并在随后 7 日同时采取其他的非激素避孕措施。④出现下列症状时应停药：怀疑妊娠、血栓栓塞病、听力或视觉障碍、高血压、肝功能异常、精神抑郁、缺血性心脏病、胸部锐痛或突然气短、偏头痛、乳腺肿块、癫痫发作次数增加、严重腹痛或腹胀、原因不明剧烈性头痛、皮肤黄染或全身瘙痒等。⑤吸烟可使服用本品的妇女发生心脏病和中风的危险性增加，尤其是 35 岁以上的妇女，故服药期间应戒烟。⑥如欲怀孕，应停药并采取其他避孕措施，直到出现第一个月经周期后再受孕。

【FDA 妊娠期药物安全性分级】炔雌醇：X 级。

【哺乳期用药安全等级】炔雌醇：L3 级。含有雌激素的避孕药，雌激素可能显著抑制一些服药者泌乳或者改变乳汁成分的质量。

【制剂与规格】复方孕二烯酮片：孕二烯酮 0.075mg/ 片和炔雌醇 0.03mg/ 片。

复方炔诺酮　Compound Norethisterone

【适应证】本品为复方短效口服避孕药。适用于女性避孕。

【用法和用量】口服，从月经周期第 5 日开始用药，一日 1 片，连服 22 日，不能间断，服完等月经来后第 5 日继续服药。

【不良反应】类早孕反应，表现为恶心、呕吐、困倦、头晕、食欲减退；突破性出血（多发生在漏服药时，必要时可每晚加服炔雌醇 0.01mg）、闭经；精神压抑、头痛、疲乏、体重增加、面部色素沉着。肝功能损害，或增高发生肝良性腺瘤的危险性；35 岁以上的吸烟妇女，服用本品缺血性心脏病患病危险性增加；

可能引起高血压。

【禁忌证】对本品中任一成分过敏者禁用。下列情况应禁用:乳腺癌、生殖器官癌、阴道有不规则出血、肝功能异常或近期有肝病或黄疸史、深部静脉血栓、脑血管意外、高血压、心血管病、糖尿病、高脂血病、精神抑郁症及 40 岁以上妇女。

【注意事项】①服药期间,应定期体检,发现异常应及时停药就医。②出现下列症状时应停药:怀疑妊娠、血栓栓塞病、视觉障碍、高血压、肝功能异常、精神抑郁、缺血性心脏病等。③按规定方法服药,漏服不仅可发生突破性出血,还可导致避孕失败。一旦发生漏服,除按常规服药外,应在 24 小时内加服 1 片。

【FDA 妊娠期药物安全性分级】炔雌醇:X 级。

【哺乳期用药安全等级】炔雌醇:L3 级。含有雌激素的避孕药,雌激素可能显著抑制一些服药者泌乳或者改变乳汁成分的质量,提醒用药者注意观察泌乳量是否减少。哺乳期妇女应于产后半年开始服用。

【制剂与规格】复方炔诺酮片:炔诺酮 0.6mg/ 片和炔雌醇 0.035mg/ 片。

左炔诺孕酮炔雌醚　Levonorgestrel and Quinestrol

【适应证】本品为复方长效口服避孕药。有抑制排卵作用,适用于女性长效避孕。

【用法和用量】于月经第 5 日午饭后服药 1 次,间隔 20 日服第二次,或月经第 5 日及第 10 日各服 1 片。以后就均以第二次服药日为每月的服药日期,每月服 1 片,一般在服药后 6 ~ 12 日有撤退性出血。由短效口服避孕药改服长效避孕药时,可以服完 22 片后的次日接服长效避孕药 1 片,以后每月按开始服长效避孕药的同一日期服药 1 片。

【不良反应】类早孕反应和短效口服避孕药表现相似,但比较严重,开始服药的前几个周期表现尤其明显,反应发生时间一般在服药后 8 ~ 12 小时,因此将服药时间定于午饭后,使反应高峰恰在熟睡中,从而减轻症状。白带增多为长效口服避孕药最常见的不良反应,多发生在 3 ~ 6 周期之后。少数人发生月经过多或闭经。其他不良反应有胃痛、浮肿、乳房胀痛、头痛。

【禁忌证】子宫肌瘤、乳房肿块及肝肾功能不全者、心血管疾病、血栓史、高血压、糖尿病、甲状腺功能亢进、精神病或抑郁症、高血脂患者禁用。

【注意事项】①本品适用于长期同居夫妇避孕,每月只需服药一次,但必须在医务人员指导下按规定用药。②初次服药后 10 ~ 15 日来一次月经,开始服药的两次月经周期有些缩短,属于正常现象,第三次转为正常。③服药期间有个别人因体内雌激素不足而发生阴道出血,可加服炔雌醇片,每日每次 1 片

（0.005~0.01mg）或遵医嘱。④服药期间定期体检,发现异常及时停药。⑤如需生育,应停药或采取其他避孕措施,半年后再怀孕。⑥既往月经不调、有闭经史者,产后或流产后未恢复正常月经者,不宜服用。⑦服避孕药的吸烟妇女并发心血管病（脑卒中、心肌梗死等）较不吸烟者多,因此服避孕药妇女应停止吸烟,或吸烟妇女（特别是年龄超过 35~40 岁者）不宜服避孕药。⑧出现下列症状时应停药:怀疑妊娠、血栓栓塞病、视觉障碍、原因不明剧烈性头疼或偏头疼、出现高血压、肝功能异常、精神抑郁、缺血性心脏病等。⑨严格按照规定方法服药,漏服不仅可以发生突破性出血,还可导致避孕失败。⑩服药期限,以连续 3~5 年为宜,停药观察数月,体检正常者,可再服用。

【FDA 妊娠期药物安全性分级】暂无。孕妇禁用。

【哺乳期用药安全等级】左炔诺孕酮:L2 级。哺乳期妇女服药后可使乳汁减少,故应于产后半年开始服用。

【制剂与规格】本品为复方制剂,其组分为左炔诺孕酮 6mg/ 片和炔雌醚 3mg/ 片。

左炔诺孕酮　Levonorgestrel

【适应证】本品为事后口服避孕药。用于女性紧急避孕,即在无防护措施或其他避孕方法失败时使用。

【用法和用量】在房事后 72 小时内服 0.75mg,隔 12 小时后服 0.75mg；或房事后 72 小时内服 1.5mg。在无防护性性生活或避孕失败 72 小时以内,服药越早,预防妊娠效果越好。本品可在月经周期任何时间服用。

【不良反应】可有轻度恶心、呕吐、乳房触痛、头痛、眩晕、疲劳等症状,一般不需处理,可在 24 小时后自行消失,如症状较重或持续存在应向医师咨询；可有子宫异常出血,若出血不能自行消失,应及时去医院就诊,警惕异位妊娠的存在。偶有轻度恶心、呕吐,一般不需处理,可自行消失,如症状较重应向医师咨询。

【禁忌证】对本品过敏者禁用。乳腺癌、生殖器官癌、肝功能异常或近期有肝病或黄疸史、静脉血栓病、脑血管意外、高血压、心血管病、糖尿病、高脂血症、精神抑郁者及 40 岁以上妇女禁用。

【注意事项】①本品是用于避孕失败的紧急补救避孕药,不是引产药。②本品不宜作为常规避孕药,服药后至下次月经前应采取可靠的避孕措施。③如服药后 2 小时发生呕吐反应,应立即补服 1 片。④本品可能使下次月经提前或延期,如逾期 1 周月经仍未来潮,应立即到医院检查,以排除妊娠。⑤对本品过敏者禁用,过敏体质者慎用。⑥本品性状发生改变时禁止服用。

【FDA 妊娠期药物安全性分级】X 级。孕妇禁用。

【哺乳期用药安全等级】L2 级。

【制剂与规格】左炔诺孕酮分散片：0.75mg/ 片、1.5mg/ 片；左炔诺孕酮肠溶胶囊：1.5mg/ 粒。

炔诺酮　Norethindrone

【适应证】本品为探亲口服避孕药。适用于分居两地夫妇探亲时使用。

【用法和用量】探亲避孕药，于探亲前一日或者当日中午起服用一片，此后每晚服一片，至少连服 10 ~ 14 日，如果需要，可以接着改服短效口服避孕药。

【不良反应】主要为恶心、头晕、倦怠。突破性出血。

【禁忌证】重症肝肾病患者、乳房肿块者和孕妇禁用。

【注意事项】①妊娠 4 个月内慎用，不宜用作早孕试验。②心血管疾病、高血压、肾功能损害、糖尿病、哮喘病、癫痫、偏头痛、未明确诊断的阴道出血、有血栓病史（晚期癌瘤治疗除外）、胆囊疾病和有精神抑郁史者慎用。③长期用药需注意检查肝功能，特别注意乳房检查。

【FDA 妊娠期药物安全性分级】X 级。

【哺乳期用药安全等级】L3 级，炔诺酮对泌乳有抑制作用。

【制剂与规格】炔诺酮：5mg/ 片。

米非司酮　Mifepristone

【适应证】本品为孕激素受体拮抗剂。用于无防护性生活后或避孕失败（如避孕套破裂或滑脱、体外射精失败、安全期计算失误等）后 72 小时以内，预防妊娠的临床补救措施。

【用法和用量】于无防护性生活或避孕措施失败后 72 小时内，空腹或进食 2 小时后口服 1 片，服药后禁食 2 小时。

其他各项见 11.2 自然流产。

醋酸甲羟孕酮　Medroxyprogesterone Acetate

【适应证】本品为长效避孕针。适用于避孕。

【用法和用量】深部肌内注射，每次注射含醋酸甲羟孕酮 150mg 的无菌水混悬液 3ml，本品有效避孕时间为 3 个月，注射间隔为（90 ± 7）日，于月经来潮的 1 ~ 5 日给予首次注射。

【不良反应】过敏及类过敏样反应，栓塞性疾患，乳房触痛和溢乳，阴道分泌物改变，潮热，体重改变和情绪改变，注射部位皮肤色素沉着。

【禁忌证】原因不明的阴道出血，诊断未明确的乳腺病理改变禁用。

【注意事项】本品使用过程中出现血栓栓塞性疾病的症状和体征的妇女，

在继续用药前需谨慎。有急性视觉障碍、突眼或偏头痛患者在继续使用本品前应排除乳头瘤或视网膜血管病变。妊娠可疑者应停止用药。多次注射后所致的闭经及排卵一直可能持续 18 个月或更长时间。

【FDA 妊娠期药物安全性分级】X 级。孕酮类药物对胎儿有潜在性伤害，因此，妊娠期间不推荐使用本品。

【哺乳期用药安全等级】暂无。

【制剂与规格】醋酸甲羟孕酮注射液：3ml：0.15g。

含铜宫内节育系统　Cu Intrauterine System

【适应证】本品为工具避孕药。适用于育龄妇女长效避孕。

【用法和用量】放置宫内节育器最好在月经干净 3～7 日后。如在人工流产术后上环，要掌握好子宫腔深度，以小于 10 厘米为宜。哺乳期放环要在产后 3 个月以上，剖宫产术后以 6 个月为宜。如为自然流产者，则应在恢复一次正常月经以上为合适。目前我国以带铜的宫内节育器作为临床首选的避孕环。避孕环放到子宫腔后，身体和子宫内膜有一个适应的过程。一部分人放置节育器后可能出现白带增多、血性白带、月经量增多、月经周期不正常及下腹不适等不良反应。这些症状多数在 3 个月至半年内自然消失，对身体无多大影响。但若无菌操作不严格、技术不熟练、放置不妥或动作粗暴等都可引起严重的并发症，如子宫穿孔、异位妊娠、宫内节育器异位、感染（子宫内膜炎、附件炎等）、不规则出血及月经失调等，均会造成不孕的后果。放置节育器后，避孕作用迅速起效，取出后避孕作用随即消失。根据临床观察，许多妇女在取出节育器后不久就成功妊娠。因此，有妊娠计划要及时取出节育器，除发生上述严重并发症外，一般不会造成不孕。如无副作用及并发症，金属节育器可放置 8～10 年，取出时立即更换新的节育器。

【不良反应】①子宫穿孔：上环导致子宫穿孔的机制并不明确，一般认为可能是子宫大小不合或医师操作不当造成。除此之外，当女性剧烈运动的时候，体内的节育环由于形状锋利，物理惯性作用也有可能对子宫造成损伤。不明原因的子宫收缩也有可能挤压节育环而造成子宫穿孔。②损伤其他脏器：少数情况下，宫内节育器造成子宫穿孔后会进入腹腔，从而造成节育器的异位。节育器可能异位于膀胱内、盆腔、肠系膜上。③经量过多：一部分宫内节育器含有铜离子，而铜离子具有细胞毒性和溶血作用，从而造成经量过多，流血不凝，这属于正常现象。④宫外孕：如果胚胎在输卵管里着床而没有到达子宫，会发生异位妊娠。而宫内节育器的避孕原理是改变子宫内的环境从而造成流产，只在子宫内起局部作用，所以只能防止子宫内的正常怀孕，而不能避异位妊娠。⑤子宫内膜纤维化病变：宫内节育器本质上属于人体内的异物，而人体内的异物会造成局部组织的机械损伤和慢性炎症以及纤维化病变。节育器放置 10~12 年后,子宫内膜可能会发生纤维化病变。⑥带环怀孕:带环怀孕又叫带器妊娠。由于宫内节育器的避孕成功率低于口服避孕药和绝育术,因此,妇女在放置节育器后仍要做好防范措施,以防止带环怀孕。

【注意事项】①取出节育器前:应先进行一次 X 线透视或 B 超检查,带有尾丝的环可请医师扩开阴道口看一下子宫口外面有没有尼龙丝存在,以证实节育器在子宫腔后再进行取出。取出节育器的时机最好也在月经干净后 3~7 日之内,这样可减少出血。②取出节育器后:取出节育器后 2 周内适当休息,不做重体力活动,进食富有营养的食物。注意外阴清洁,2 周内禁盆浴、禁房事。取出节育器后当日,可能有轻微下腹不适、腰痛或少量阴道出血。如术后阴道出血量超过月经量,或半月后出血持续不净,或腹痛严重等,请立即就医。术后服用适量抗感染及止血药物。③带环怀孕的原因:位置放置不准确,如节育环未放到子宫底,无法起到避孕作用;放置后做了蹲位的体力劳动,或因性生活,致使节育环移位脱落,导致避孕失败;患有糖尿病,血糖过高,体液酸度上升,金属环受腐蚀而影响避孕;节育器放置过久未及时更换,子宫内膜月复一月地剥脱及月经血冲刷,造成节育器脱落或下移;型号选择不当,如子宫较大,而环的型号较小,造成节育器在子宫内移位或脱落,不能发挥避孕作用。

含左炔诺孕酮宫内节育系统　Levonorgestrel Intrauterine System

【适应证】本品为工具避孕药。适用于避孕,特发性月经过多,即非器质性病变引起的月经过多。

【用法和用量】左炔诺孕酮宫内节育系统被放置于宫腔内,可维持 5 年有效。体内溶解速率开始时约为 20μg/24h,5 年后约降为 10μg/24h。左炔诺孕酮在 5 年时间内的平均溶解速率约为 14μg/24h。按照放置说明正确放置左炔诺孕酮宫内节育系统,一年的失败率约为 0.2%,且 5 年累计失败率约为 0.7%。

放置:育龄妇女,左炔诺孕酮宫内节育系统必须在月经开始的 7 日以内放入宫腔。更换新的左炔诺孕酮宫内节育系统可以在周期的任何时间进行。该系统也可以在妊娠早期流产后立即放置。产后放置应推迟至子宫完全复旧,最早不应早于分娩后 6 周。如果子宫复旧时间严重后推,应考虑等待产后 12 周再放置。如果出现放置困难和 / 或在放置时或之后出现异常疼痛或出血,应该立即进行体格检查和超声检查排除子宫穿孔。推荐本系统只能由具有放置经验和 / 或已经对于本系统的放置经过了充分培训的医师及卫生专业人员来操作放置。

取出 / 更换:可以用钳子夹住左炔诺孕酮宫内节育系统的尾丝轻柔牵拉取出。如果看不见尾丝,而系统在宫腔内,可以使用细的持物钳取出。这可能需要扩张宫颈管或其他外科介入手段。该系统应在 5 年后取出。如果使用者希望继续使用同一方法,可以在取出的同时放入一个新的系统。育龄妇女如果不希望妊娠,只要仍然有月经周期,取出应该在月经期进行。如果是在月经周期的中期取出该系统,而妇女在取出后一周内有性生活,则有妊娠的危险,除非在取出后即刻放入一个新的系统。取出左炔诺孕酮宫内节育系统后,需检查是否完整。当取出困难时,有激素套管滑过横臂并将横臂隐藏在套管中的个别报道。对于此情况,只要可以确保该系统的完整性,无须进一步进入宫腔探查。横臂上的结节通常防止激素套管从 T 型体上脱落。

使用与操作须知:左炔诺孕酮宫内节育系统以无菌包装供应,不得在放置前打开包装。打开的产品必须注意无菌操作。若系统的密封无菌包装有破损,则应予以丢弃。

【不良反应】月经紊乱,表现为月经过少、闭经、不规则出血,少数有出血过多,为终止使用的主要原因(约占 60% ~ 80%)。其他不良反应参阅"孕激素"。

【注意事项】①需进行随访,定期观察药效和不良反应。②如闭经天数超过 60 日,应检查是否妊娠。如妊娠,应终止妊娠,宫内节育器或皮下埋植剂应在施行人工流产时同时取出。③到有效期应及时取出。如需继续使用,应更换新的宫内节育器或皮下埋植剂。④左炔诺孕酮宫内节育系统,如果出现放置困难和 / 或在放置时或之后出现异常疼痛或出血,应该立即终止操作或取出。

12.2　药 物 流 产

12.2.1　简述

药物流产是常用终止妊娠方法之一,是一种用药物终止早孕失败的补救措施。我国目前常用的药物主要是米非司酮片配伍米索前列醇,前者使子宫蜕膜变性坏死、宫颈软化,后者使子宫兴奋、子宫收缩,促使胚胎排出。

12.2.2　适用人群

妊娠≤49 日内,孕妇年龄 <40 岁,且孕囊 <3cm × 3cm × 3cm,无阴道炎症;B 超证实为宫内早孕;不宜行手术流产的高危妊娠对象;对手术流产有恐惧心理,并对药流流程知情且同意的妇女。

12.2.3　禁忌人群

(1)米非司酮药物禁忌:内分泌疾病(如肾上腺疾病、糖尿病、甲状腺疾病等）、肝或肾功能异常、各种器官的良性或恶性肿瘤、血液病或血栓性疾病、高血压等。

（2）前列腺素药物禁忌：心脏病、青光眼、哮喘、癫痫、胃肠功能紊乱和过敏体质者。

（3）其他：肝肾功能异常、严重贫血、妊娠剧吐、服避孕药失败后妊娠、带宫内节育器妊娠、可疑异位妊娠、长期使用泼尼松治疗或抗凝治疗。

12.2.4　治疗方案

（1）用药前严格筛选，包括询问病史，进行全身体检和妇科检查，作实验室检查，如尿妊娠试验、阴道清洁度、滴虫和霉菌、血常规和血型、B 超检查。

（2）医师详细交代服药方法、药物疗效及可能出现的不良反应，征得同意后方可用药。

（3）常用剂量：米非司酮，顿服，一次 0.15～0.2g，或分次于 3 日内服完。于第 3 日到医院加用前列腺素制剂，卡前列甲酯栓 1mg 置于阴道内或米索前列醇 600μg 口服。在医院中观察 6 小时。

（4）流产过程中的监护：住院观察期间除注意血压、脉搏、药物不良反应外，所排出的大小便均需保留在干净便盆内，由专人检查并记录有无胎囊及其排出时间、胎囊大小和出血量。如排出胎囊前后有活动性出血，可给宫缩剂或立即刮宫止血。

（5）观察 6 小时后如胎囊仍未排出，出血不多，可回家，按医师规定日期随诊。如在家中排出组织，须带返医院给医师察看。

12.2.5　治疗药物

孕酮受体拮抗剂：米非司酮。

PGF2α 衍生物：卡前列素、卡前列甲酯。

PGE₁ 类似物：米索前列醇。

子宫平滑肌兴奋药：依沙吖啶。

米非司酮　Mifepristone

【适应证】本品为孕激素受体拮抗剂。与前列腺素药物序贯联合使用，可用于终止停经 49 日内的正常宫内妊娠。

【用法和用量】口服给药。停经≤49 日的健康早孕妇女，空腹或进食 2 小时后，口服 25～50mg 米非司酮一日 2 次，连服 2～3 日，总量 0.15g，每次服药后禁食 2 小时，第 3～4 日清晨于阴道后穹窿放置卡前列甲酯栓 1 枚（1mg），或使用其他同类前列腺素药物。卧床休息 1～2 小时，门诊观察 6 小时。注意用药后出血情况,有无妊娠产物和不良反应。

其他各项见 11.2 自然流产。

卡前列素　Carboprost

【适应证】本品为抗早孕药。与米非司酮配伍,用于闭经 49 日内的早期妊娠。

【用法和用量】米非司酮口服:一次 25mg,一日 2 次,空腹或进食后 2 小时服用,连服 3 日;或一次口服米非司酮 0.2g,服药后禁食 2 小时。卡前列素栓:第 4 日清晨于阴道后穹窿放置 1mg 卡前列素栓,卧床休息 2 小时,门诊观察 6 小时。

【不良反应】少数人可发生恶心、呕吐、腹泻和腹痛等。

【禁忌证】过敏体质或对本品有过敏史者禁用。急性盆腔炎,心、肝、肾、肾上腺皮质功能不全,青光眼,镰状细胞性贫血,高血压,严重哮喘,胃肠功能紊乱,癫痫,带器妊娠和怀疑异位妊娠者禁用。

【注意事项】①本药必须与米非司酮序贯使用,并必须在具有急诊刮宫手术和输液、输血条件的医疗单位使用。②使用本品流产失败者必须做人工流产终止妊娠。③对不完全流产引起大出血或胎囊排出后阴道流血时间长者应进行刮宫术和做必要的处理。④用药后 8~15 日必须复查,以确定是否完全流产,必要时配合 B 超,血 HCG 测定。

【FDA 妊娠期药物安全性分级】C 级。大多数孕妇在使用本品后 6 小时内可排出绒毛胚囊,少数在用药后一周内排出妊娠物。

【哺乳期用药安全等级】L3 级。

【制剂与规格】卡前列素栓:1mg/ 粒。

卡前列甲酯　Carboprost Methylate

【适应证】本品为前列腺素类药物。适用于终止早期或中期妊娠;扩张宫颈,用于早期人工流产和终止 12~14 周妊娠钳刮术前。

【用法和用量】①终止妊娠药。停经≤49 日之健康早孕妇女,空腹或进食 2 小时后,首剂口服 0.2g 米非司酮后禁食 2 小时,第 3 日晨于阴道后穹窿放置卡前列甲酯栓 1mg,或首剂口服 50mg 米非司酮,当晚再服 25mg,以后每隔 12 小时服 25mg。第 3 日晨服 25mg 米非司酮后 1 小时于阴道后穹窿放置卡前列甲酯栓 1mg。卧床休息 2 小时,门诊观察 6 小时,注意用药后出血情况,有无妊娠物排出和不良反应。②中期引产:一次 1mg,2~3 小时重复 1mg,直至流产(平均用量约为 6mg)。

其他各项见 11.6 产后出血。

米索前列醇 Misoprostol

【适应证】本品为合成前列腺素 E_1 类似物。可用于终止停经 49 日内的早期妊娠。

【用法和用量】本品与米非司酮序贯合并使用,在服用米非司酮 36 ~ 72 小时后,单次空腹口服米索前列醇 0.6mg。

其他各项见 11.2 自然流产。

依沙吖啶 Ethacridine

【适应证】本品为中期妊娠引产药。适用于终止 12 ~ 26 周的妊娠。

【用法和用量】羊膜腔内给药或宫腔内羊膜腔外注药:一次 0.05 ~ 0.1g,极量为 1.2g,中毒剂量为 0.5g,一般用量为 0.1g 以内。羊膜腔内给药:排空膀胱后,孕妇取仰卧位,选择宫体最突出部位,羊水波动明显处为穿刺点,用纱布持 7 号腰穿针垂直刺入腹壁,进入羊膜腔时有落空感,再继续进针 0.5 ~ 1cm 后拔出针芯,有羊水涌出后,将装有本品 0.1g 溶液的注射器接在穿刺针上,再回抽羊水证实无误后将药液缓缓注入,拔针前须回抽羊水。拔针前将针芯插入针内快速拔针后,敷盖消毒纱布,压针眼。

宫腔内羊膜腔外注药:膀胱排空后取膀胱截石位,常规外阴、阴道、宫颈消毒后,用宫颈钳夹住宫颈前唇,将橡皮导管沿宫颈向宫腔送入,将已配制的本品溶液(内含 0.1g 药物,用注射用水稀释至 100ml)注入导管。导管下端夹壁(双折用线扎紧),卷折放在阴道内,塞纱布固定,于术后 24 小时取出纱布和导管。

【不良反应】中毒时表现为少尿、无尿及黄疸,肝、肾功能严重损害。3% ~ 4% 孕妇发热可达 38℃以上。本品引产容易发生胎盘滞留或部分胎盘、胎膜残留而引起大量阴道出血。软产道损伤,常见宫颈撕裂、宫颈管前壁或后壁穿孔。

【禁忌证】肝功能不全、肾功能不全患者禁用。

【注意事项】①羊膜腔内给药不良反应轻,但必须在妊娠 16 周以后,经腹壁能注入羊膜腔内者才能使用此种给药途径。②妊娠小于 16 周,常用宫腔内注药,将导管经阴道放入宫腔内羊膜腔外,经导管将药物注入,这种途径不良反应较大,感染发生率也较高,故现已少用。③用本品引产时,慎用其他引产药物(如催产素静脉滴注),以免导致软产道损伤。④如出现体温 39℃以上,白细胞计数超过 20×10^9/L 时,应给予抗生素。⑤注射前临时现配,要用注射用水溶解,不能用等渗氯化钠注射液作溶剂,亦不能与含氯化物的溶液或碱性溶液配伍,以免析出沉淀。

【FDA 妊娠期药物安全性分级】暂无。

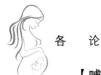

【哺乳期用药安全等级】暂无。

【制剂与规格】注射用乳酸依沙吖啶液：0.1g/ 支。

（陈敦金　邱峻朝　朱雯婷）

参 考 文 献

［1］复方口服避孕药临床应用中国专家共识专家组.复方口服避孕药临床应用中国专家共识［J］.中华妇产科杂志,2015,50（2）81-91.

［2］程利南,狄文,丁岩,等.女性避孕方法临床应用的中国专家共识［J］.中华妇产科杂志,2018,53（7）433-447.

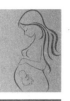

第 13 章　麻醉镇痛用药

在妊娠期和哺乳期使用麻醉药时要考虑各类药品对胎儿的作用。胎盘是脂质屏障,由磷脂组成。脂溶性、电离度小、分子量小的物质易透过胎盘。因此几乎所有的麻醉、镇痛药物都能迅速通过胎盘,而神经肌肉阻滞药,因低脂溶性、高解离度而不易透过胎盘,对胎儿影响不大。

13.1　静脉麻醉药

13.1.1　简述

静脉麻醉药是指直接将麻醉药输入血液循环内产生全身麻醉作用的药物,麻醉的深浅和血液内麻醉药浓度的高低有关。静脉麻醉药的药代动力学在妊娠期间可能有较大的改变。

（1）妊娠和非妊娠患者对丙泊酚的药代动力学相似,妊娠患者对其清除更快,有部分经血液转运到胎儿胎盘消除。丙泊酚能够透过胎盘,高剂量可能会导致新生儿中枢抑制。

（2）氯胺酮具有拟交感神经作用,可引起心动过速、高血压和全身性血管收缩。妊娠期间,氯胺酮的血浆清除率降低,该药在胎盘中的浓度与剂量相关。有报道显示,分娩时使用大剂量的氯胺酮可以引起新生儿抑制,Apgar 评分下降和肌张力过高等。

（3）依托咪酯虽然通过胎盘;但对产妇的血流动力学影响较丙泊酚小,使诱导期循环更加稳定,是严重心脏病和血流动力学不稳定产妇的理想麻醉药。

妊娠引起的主要血流动力学变化包括心输出量增加、水钠潴留导致的血容量增加、全身血管阻力和体循环血压的降低,这些改变会引起心血管循环系统的变化。对于剖宫产麻醉,最常用的诱导药物是丙泊酚（2～3mg/kg）和琥珀胆碱（1.0～1.5mg/kg）。根据临床情况也可选择其他药物,如依托咪酯（0.2～0.3mg/kg）、氯胺酮（1.0～2.0mg/kg）及非去极化肌松药。若为维持麻醉,使用丙泊酚仅限于有某种医学原因（如妊娠合并心脏病）的患者。

若出现妊娠合并心血管疾病,合理方案是选择短效麻醉药,例如依托咪酯（0.2~0.3mg/kg）、氯胺酮（1.0~2.5mg/kg）或丙泊酚（1.5~2.5mg/kg，分次给药，逐渐调整至有效），并联合多次快速给予去氧肾上腺素（50~100μg/次）或输注去氧肾上腺素（0.1~2μg/（kg·min）），肌松药选用琥珀胆碱（1~1.5mg/kg）。针对具体病变，需要根据其病理生理特性选择具体用药。一般来说，应用丙泊酚需要从小剂量开始应用并滴定至起效，同时注意监测血压变化，如果需要附加吸入性麻醉药，应权衡利弊。因为低浓度的吸入性麻醉药，也可能对患者的心脏功能产生影响。确诊有子痫前期、马方综合征、肥厚型心肌病的患者，禁用氯胺酮。相比较而言，针对心血管循环疾病，更推荐使用依托咪酯。

13.1.2　静脉麻醉药物

烷基酚类：丙泊酚。
非巴比妥类：氯胺酮、依托咪酯。

丙泊酚　Propofol
【适应证】本品为烷基酚类短效静脉麻醉药，适用于诱导和维持全身麻醉，也可以辅助用于脊髓和硬膜外麻醉。
【用法和用量】丙泊酚通常需要配合其他药物使用，如神经肌肉阻断药、常用的术前用药、吸入麻醉药或止痛药等。作为全身麻醉以辅助区域麻醉技术，所需的剂量较低。麻醉给药：通常需要 1.5~2.5mg/kg 的丙泊酚（约每 10 秒给药 40mg），调节剂量直至临床体征表明麻醉起效。超过 55 岁需要量一般减少；ASA Ⅲ级和Ⅳ级患者的给药速率应更低，每 10 秒约 20mg。麻醉维持：通过持续静脉滴注或重复单次静脉注射给予丙泊酚能较好地维持麻醉所需要的浓度。由于个体差异性，持续滴注给药的速率不同，通常维持在 4~12mg/（kg·h）的速率范围。重复单次注射给药，应根据临床需要，每次给予 25~50mg。ICU 镇静：当作为对正在强化监护而接受人工通气患者的镇静药物使用时，建议持续输注丙泊酚。输注速率应根据所需的镇静深度进行调节，通常 0.3~0.4mg/（kg·h）的输注速率范围，应能获得令人满意的镇静效果。人工流产手术：术前以 2mg/kg 剂量实行麻醉诱导，术中若患者因疼痛有肢体动时，以 0.5mg/kg 剂量追加，应能获得满意的效果。

　　给药方式：未稀释的丙泊酚注射液能直接用于静脉滴注，但建议使用微量泵或输液泵，以便控制输注速率。静脉滴注只能用 5% 葡萄糖注射液稀释，临用前配制，存放于 PVC 输液袋或输液瓶中；稀释度不超过 1∶5（2mg/ml），6 小时内滴注完成。若用于麻醉诱导，丙泊酚可以与利多卡因注射液（0.5% 或 1%）混合使用，比例小于 20∶1。

　　【不良反应】丙泊酚是目前最常用的静脉麻醉药，起效快、苏醒快，恶心、呕吐发生率低。不良反应包括：麻醉诱导期间，因剂量、术前用药等可导致低血压和短暂性呼吸停止，极少情况下会出现兴奋；维持麻醉期间，可能会出现低血压，偶见诱导过程中肌阵挛，发生率 1% 左右，罕见肺部水肿；在恢复阶段，少数患者可能有恶心、呕吐和头痛的症状。延长本品给药：偶见尿变色的报道；罕见支气管痉挛、红斑和低血压过敏症。偶有术后发热、一过性皮肤潮红，罕见血栓形成和静脉炎。当与其他麻醉药合用时，可能出现性欲兴奋。可能出现注射部位局部疼痛。

【禁忌证】对丙泊酚或其中的乳化剂成分过敏者禁用。

【注意事项】①本品使用前需摇晃，使药物均匀，此药只能用 5% 葡萄糖注射液稀释，比例不能超过 1∶5，稀释后 6 小时应用完。②妊娠期和哺乳期妇女应慎用。③脂肪代谢紊乱，心脏、呼吸系统、肝肾疾病患者慎用。④癫痫及癫痫发作者慎用。

【FDA 妊娠期药物安全性分级】B 级。目前循证医学证据指出，丙泊酚作为全身麻醉的诱导剂，已经在临床剖宫产术中使用。与硫喷妥钠相比，丙泊酚能更好地抑制插管反应，产妇苏醒也更加迅速。大剂量的丙泊酚可以显著降低全身血管阻力，同时可快速通过胎盘，脐静脉和产妇静脉比值（UV/MV）约为 0.7。研究认为，丙泊酚剂量 <2.5mg/kg 或滴注 <6mg/（kg·h）时，对新生儿的神经行为学评分和自主呼吸没有明显影响，但是大剂量（每小时≥9mg/kg）可能影响新生儿神经和呼吸功能。丙泊酚对新生儿影响小可能与下列因素有关：①在母体组织中丙泊酚的重分布；②新生儿的肝脏首过消除；③高水含量的新生儿大脑降低了丙泊酚的中枢作用。

说明书标示：产科和剖宫产麻醉禁用丙泊酚。因丙泊酚能透过胎盘，可能与新生儿中枢和呼吸抑制有关。因此，丙泊酚用于产科和剖宫产麻醉属于超说明书用药，应综合目前循证医学证据与指南，按照超说明书用药规范管理，须知情同意。

【哺乳期用药安全等级】L2 级。丙泊酚可以被排泄进入乳汁中。临床中常用的丙泊酚作用时间短、代谢快，术后能母乳喂养。

【制剂与规格】丙泊酚注射液：10ml∶0.2g/ 支、50ml∶1.0g/ 支；丙泊酚乳状注射液：10ml∶0.1g/ 支、10ml∶0.2g/ 支、20ml∶0.2g/ 支、20ml∶0.4g/ 支、50ml∶0.5g/ 支、50ml∶1g/ 支；丙泊酚中 / 长链脂肪乳注射液：10ml∶0.1g/ 支、20ml∶0.2g/ 支、50ml∶0.5g/ 支、100ml∶1g/ 支。

氯胺酮　Ketamine

【适应证】本品为非巴比妥类静脉麻醉药。作为 N- 甲基 -D- 天冬氨酸（NMDA）受体非竞争性拮抗药，氯胺酮具有显著镇痛作用，且对呼吸和循环系统影响轻微,常作为复合全麻的诱导、局麻或椎管内麻醉不能达到理想效果时的辅助用药。

【用法和用量】全麻诱导:1~2mg/kg 缓慢静脉注射(60 秒以上)。维持可采用持续静脉滴注,每分钟不超过 1~2mg,即 10~30μg/kg。加用苯二氮䓬类药,可减少其用量。基础麻醉:临床个体间差异大。镇痛:静脉注射 0.2~0.75mg/kg,2~3 分钟完成,后持续静脉滴注 5~20μg/(kg·min)。

【不良反应】对于产妇而言,诱导剂量(1~1.5mg/kg)的氯胺酮能有效维持产妇循环的稳定,但妊娠期高血压患者(子痫前期)应该尽量避免使用。氯胺酮有谵妄和致幻的作用,可增加产妇癫痫发作的风险。常规诱导剂量的氯胺酮存在术中知晓的可能,但发生率比 4mg/kg 的硫喷妥钠低,与苯二氮䓬类药物合用,能降低产妇术中知晓及致幻的发生。相比单独用硫喷妥钠 4mg/kg 作为诱导麻醉,使用氯胺酮 1mg/kg 的患者术后吗啡使用量更低。在麻醉恢复期可出现幻觉、躁动不安、噩梦及谵语等,青壮年发生率较高且严重。术中常有泪液、唾液分泌增多,血压、颅内压及眼内压升高。偶有不能自控的肌肉收缩,少见呼吸抑制或暂停、喉痉挛及气管痉挛,多半是在用量较大、分泌物增多时发生。

【禁忌证】顽固、难治性高血压,严重的心血管疾病及甲亢患者禁用。

【注意事项】①颅内压增高、脑出血、青光眼患者不宜单独使用。②静脉注射切忌过快,否则易致一过性呼吸暂停。③苏醒期间可出现噩梦、幻觉,预先应用镇静药,如苯二氮䓬类药物,可减少此反应。④完全清醒后心理恢复正常需一定时间,24 小时内不得驾车和操作精密性工作。⑤失代偿的休克患者或心功能不全患者可引起血压骤降,甚致心搏骤停。⑥对于产妇,诱导剂量(1.0~1.5mg/kg)的氯胺酮刺激交感神经系统,抑制去甲肾上腺素的重吸收,能有效维持产妇循环的稳定,但高血压患者(子痫前期)应该尽量避免使用。

【FDA 妊娠期药物安全性分级】B 级。目前循证医学证据指出,推荐氯胺酮以 1mg/kg 的剂量诱导全身麻醉,较低的剂量可用于阴道分娩或子宫探查镇痛。若使用剂量超过 1mg/kg 可能会导致子宫高渗并减少子宫胎盘灌注,需谨慎使用。诱导剂量(1~1.5mg/kg)的氯胺酮对新生儿呼吸和循环的影响较小。另外,虽然氯胺酮的子宫收缩作用与药物剂量成正比,但足月孕妇单次给予诱导剂量时并不增强子宫收缩。说明书标示:不推荐产科使用氯胺酮,因大剂量氯胺酮能使妊娠子宫的压力及收缩强度与频率增加,并迅速通过胎盘,使胎儿肌张力增加。

【哺乳期用药安全等级】L3 级。目前尚不明确氯胺酮是否能分泌进入乳汁。

【制剂与规格】盐酸氯胺酮注射液:2ml:0.1g/ 支、10ml:0.1g/ 支、20ml:

0.2g/ 支。

依托咪酯　Etomidate

【适应证】本品为非巴比妥类静脉麻醉药。作为静脉全麻诱导药或麻醉辅助药,适用于对其他静脉麻醉药过敏或心功能受损的患者。

【用法和用量】静脉全麻诱导:0.3mg/kg(范围 0.2 ~ 0.6mg/kg),静脉注射 30 ~ 60 秒。合用琥珀酰胆碱或非去极化肌松药,便于气管内插管。如果在手术前预先给予镇静药,或使用 0.1mg 芬太尼注射 1 ~ 2 分钟进行全身麻醉诱导,则应酌情减少本品用量。

【不良反应】依托咪酯是短效静脉麻醉药,恶心、呕吐的发生率较高。本品可阻碍肾上腺皮质产生可的松和其他皮质激素,引起暂时的肾上腺功能不全而呈现水盐失衡、低血压甚至休克。术后或危重患者由于应用此药已有需要补充肾皮质激素的报道。本品诱导时可出现肌肉发生阵挛,肌颤发生率约 6%,不自主的肌肉活动发生率约为 22.7% ~ 63%;严重的肌强直可类似抽搐。诱导剂量处在 0.2 ~ 0.3mg/kg 时,可迅速水解,快速恢复。使用后常见恶心呕吐,呃逆,注射部位疼痛可达 20%(1.2% ~ 42%),但若在肘部较大静脉内注射或用乳剂则发生率较低。

【禁忌证】癫痫患者及肝肾功能严重不全者禁用。有免疫抑制、脓毒血症及进行器官移植的患者禁用或慎用。

【注意事项】①使用本品须备有复苏设备,并供氧。②给药后有时可发生恶心呕吐,麻醉前给予东莨菪碱或阿托品以预防误吸。③与任何中枢性抑制剂并用,用量应酌减。④麻醉前应用氟哌利多或芬太尼可减少肌阵挛的发生。⑤如将本品作为氟烷的诱导麻醉剂,宜将氟烷用量减少。⑥对产妇的血流动力学影响较丙泊酚小,使诱导期循环更加稳定。

【FDA 妊娠期药物安全性分级】C 级。依托咪酯可快速通过胎盘,但是脐静脉和产妇静脉比值(UV/MV 比值)变化较大(0.04 ~ 0.5)。孕产妇使用依托咪酯的情况仅限于接受剖宫产的妇女。若在分娩前立即使用,依托咪酯可导致新生儿皮质醇浓度短暂下降,这种效应的临床意义尚不清楚。研究指出,与硫喷妥钠 3.5mg/kg 相比,依托咪酯诱导剂量为 0.3mg/kg 时对新生儿酸碱测量和整体临床情况表现较好。因此,在足月或接近足月时使用依托咪酯诱导全身麻醉风险较低。

【哺乳期用药安全等级】暂无。依托咪酯可以分泌进入乳汁。分娩前静脉给药,临床中常用的依托咪酯作用时间短、代谢快,术后能立即母乳喂养。静脉给药 30 分钟后乳汁 – 血浆浓度比为 1:2,4 小时后样品中检测不到药物。新生儿在该时段的乳汁暴露量很少,哺乳期可以使用。

【制剂与规格】依托咪酯注射液：10ml∶20mg/ 支；依托咪酯乳状注射液：10ml∶20mg/ 支。

13.2　吸入麻醉药

13.2.1　简述

吸入麻醉药是指经气道吸入后，通过肺泡毛细血管膜弥散入血而产生全身麻醉的药物。在剖宫产全麻中常用作维持用药，对心血管系统和神经系统的抑制作用具有剂量依赖性，可使产妇发生血压下降（胎盘血流减少）和宫缩乏力。其摄取和转运的速度取决于吸入药物分压、血 / 气组织分布系数和血流量等因素。不同药物达到最低肺泡有效浓度（MAC）的速度有差异，从快到慢分别是氧化亚氮、地氟烷、七氟烷、异氟烷。吸入麻醉药可以迅速通过胎盘，与胎儿组织达到平衡，发生胎儿抑制作用。但在紧急剖宫产，尤其是在胎盘功能不全的紧急剖宫产，由于大量药物透过胎盘前胎儿已经娩出，抑制作用的临床意义较少。

妊娠期间孕妇对吸入麻醉药的需要量减少，最低肺泡有效浓度（MAC）比正常低 30% ~ 40%，而且高浓度的吸入麻醉药会明显抑制宫缩，导致胎儿娩出后子宫收缩不良，增加手术出血量。研究表明，0.5MAC、1.0MAC、1.5MAC 的地氟烷和七氟烷呈剂量依赖性抑制子宫收缩。缩宫素所引起的子宫收缩强度、时长及频率与吸入麻醉药呈剂量依赖性。2.0MAC 的吸入麻醉药能完全抑制缩宫素对子宫的作用，另外通过两药间的比较发现 1.0MAC 的地氟烷对宫缩的抑制较七氟烷轻。体外研究表明，七氟烷降低宫缩反应 50% 的浓度（ED_{50}）是 MAC 的 0.8 ~ 1.72 倍，地氟烷的 ED_{50} 范围是 MAC 的 0.9 ~ 1.4 倍。目前尚无证据表明在剖宫产期间短时间暴露于麻醉药物会导致新生儿出现发育问题。但一般情况下，在胎儿娩出后，不主张把吸入麻醉药的浓度超过0.5MAC。对于心血管疾病患者，如果患者能耐受，全身麻醉的维持可以应用大约 1.0MAC 七氟烷或地氟烷。如果选用地氟烷，要避免浓度快速提高，以防止心动过速和肺动脉高压。

吸入麻醉药在体内排除速度快，生物利用度低，母体接受吸入麻醉药后能继续母乳喂养，对新生儿的影响较少。

13.2.2　吸入麻醉药物

卤素类：七氟烷、地氟烷。

七氟烷　Sevoflurane

【适应证】本品为挥发性卤素类麻醉药,用于全身麻醉。

其他的临床资料显示,七氟烷对呼吸道无刺激,是临床应用吸入诱导时最广泛使用的吸入麻醉药,与其他吸入麻醉药相比,它的刺激性气味更少,诱导苏醒迅速。

【用法和用量】吸入:全身麻醉如采用肺活量法可设定浓度为8%,意识消失后注射瑞芬太尼 1～1.5μg/kg,诱导时间 3.5～5.5 分钟,麻醉浓度为1.5%～2.5%。

【不良反应】常见低血压。不常见心动过缓、心动过速、高血压。偶见心律失常。另外,可见咳嗽加重,过度呼吸,横纹肌溶解症,休克、类过敏症状,惊厥和不随意运动,肝功能不全和黄疸。

【禁忌证】对七氟烷或其他含氟药物过敏的患者禁用。有恶性高热或怀疑对恶性高热易感者禁用。

【注意事项】

（1）下列患者必须慎用:①肝、胆疾患的患者（可能会使肝胆疾患加重）;②肾功能障碍的患者（可能会使肾功能恶化）;③静脉注射琥珀酰胆碱后出现肌强直者（发生恶性高热的风险增加）;④有恶性高热家族史（发生恶性高热的风险增加）;⑤癫痫病史（可能会出现惊厥）;⑥心脏病和心电图异常的患者［曾有心脏骤停、房室传导阻滞、心动过缓、室性期外收缩、室性心动过速（包括尖端扭转）和心室颤动的报告］;⑦中央轴空病、多轴空病及 King-Denborough 综合征的患者;⑧肌营养不良症患者（这些患者可能发生恶性高热和横纹肌溶解症）;⑨接受含肾上腺素药物的患者。

（2）重要的注意事项:①麻醉前禁食禁水;②原则上需术前用药;③麻醉中和麻醉后保持呼吸道通畅,注意呼吸及循环变化;④麻醉深度须控制在手术或检查所需的最低限度;⑤在使用高浓度药物进行诱导时须密切观察患者的状况,因为曾有异常脑电图和异常运动的报告,特别是在过度通气时。

（3）使用中的注意事项:①由麻醉技术熟练的麻醉师使用;②本品在封闭麻醉系统回路中接触二氧化碳吸收剂时会分解,请予注意;③七氟烷的指示色为黄色;④需要使用专用七氟烷挥发罐,提供正确浓度;⑤麻醉液注入装置的接口位于瓶颈部（环形接口连接挥发罐注入口）;⑥干燥的二氧化碳吸收剂可能会导致过热,国外有吸收剂起火的报告。因此要定期更换新的二氧化碳吸收剂,避免其过于干燥并注意吸收装置的温度。

【FDA 妊娠期药物安全性分级】B 级。研究指出,七氟烷用于剖宫产时,能剂量依赖性地引起子宫松弛和胎儿抑制,但吸入 0.5MAC 时对新生儿的Apgar 评分无影响。本品的血/气分配系数为 0.63～0.69,25～40 岁的 MAC

数值为 2.1% ~ 2.6%,对新生儿无致畸和致突变作用,在产科中作为择期手术的麻醉用药,目前未观察到有不良事件发生,因此在新生儿手术中也广泛应用。但有在妊娠早期接触七氟烷后,新生儿畸形的报道,因此使用时要权衡利弊并随时监察。

【哺乳期用药安全等级】L3 级。七氟烷是否能进入乳汁以及对新生儿的毒性尚未明确,基于母体对药物的代谢作用,乳汁暴露的危险较低。

【制剂与规格】吸入用七氟烷:100ml/ 瓶、120ml/ 瓶、250ml/ 瓶。

地氟烷　Desflurane

【适应证】本品为挥发性卤素类麻醉药。适用于成年人做住院或门诊手术时的诱导和维持麻醉。

【用法和用量】须用专用蒸发罐,单用 12% ~ 15% 地氟烷可引起下颌松弛,完成气管插管,维持 6% ~ 9%。平衡麻醉时,地氟烷吸入浓度可维持 3% 左右。因为地氟烷可以升高颅内占位性病变患者的颅内压,对此类患者使用时建议维持呼气浓度 <0.8MAC。

【不良反应】①对呼吸道有刺激性,诱导中可能会引起分泌物增多、咳嗽或屏气。②与其他麻醉药合用时可能暂时性升高血糖和白细胞数。③对颅内占位患者地氟烷可产生剂量依赖的颅内压增高作用。

【禁忌证】已知或可疑对恶性高热具有遗传易感性患者,对地氟烷或其他卤化药物过敏患者,有全身麻醉禁忌证者禁用。

【注意事项】①沸点低(23.5℃)不能用标准蒸发器,需用电子温控的蒸发器,使蒸发器温度保持在 23 ~ 25℃。②在地氟烷维持麻醉时,增加本品浓度会产生与剂量相关的血压降低,此时应减少本品吸入浓度以控制血压。③地氟烷浓度大于最小肺泡麻醉药浓度时可能增加心率,患冠状动脉疾病时应维持正常的血流动力学,以避免心肌缺血。冠状动脉疾病患者、心率加快或血压升高者不应单用本品诱导麻醉,应与其他药物如阿片类和催眠药静脉注射合用。

【FDA 妊娠期药物安全性分级】B 级。地氟烷起效迅速、复苏快、可控性高,但可能引起子宫松弛和胎儿抑制,应尽量减少母体的暴露。在产科中用作麻醉用药,动物实验中没有致畸报道;目前仍缺乏人类妊娠早期用药数据。

【哺乳期用药安全等级】地氟烷是否能进入乳汁以及对新生儿的毒性尚未明确,基于母体对药物的代谢作用,乳汁暴露的危险较低。

【制剂与规格】地氟烷:240ml/ 瓶。

13.3　局部麻醉药

13.3.1　简述

局部麻醉药是一种能暂时、完全和可逆地阻滞神经传导功能的药物。根据《美国医师协会孕产妇麻醉用药指南》,对局麻药的推荐用量如下表所示。

局部麻醉	最大推荐剂量（有肾上腺素）	最大推荐剂量（无肾上腺素）
布比卡因	3mg/kg	3mg/kg
利多卡因	7mg/kg	5mg/kg
罗哌卡因	2mg/kg	2mg/kg

剖宫产局部麻醉推荐方案如下。

（1）腰麻：常用布比卡因。可通过鞘内注入小剂量芬太尼（如 15.0μg）。

（2）硬膜外麻醉：选择 0.5% 布比卡因或 0.5% 罗哌卡因,或者是罗哌卡因与利多卡因的混合溶液,但起效时间均比利多卡因慢；也可以使用 2% 利多卡因加肾上腺素。加用碳酸氢钠可加速起效。

（3）腰－硬联合麻醉：可选择标准的局麻剂量或更低剂量的局麻药。在注入硬膜外局麻药之前,应抽吸硬膜外导管并试验性给药（如 3ml 的 1.5% 利多卡因,加 1∶20 万肾上腺素）。

（4）连续腰麻：初始剂量为 3.75mg 的 0.75% 重比重的布比卡因并逐渐加量；较少使用 0.5% 等比重的布比卡因。可加用 15μg 芬太尼或 5μg 舒芬太尼。

布比卡因与罗哌卡因是镇痛麻醉常用药物,两者都属于同类的长效酰胺类局部麻醉药。对于分娩镇痛的椎管内麻醉,罗哌卡因的镇痛效能约为布比卡因的 60%。布比卡因有心脏毒性的风险而未能被广泛使用,0.5% 罗哌卡因的心脏毒性可能较小。在目前用于临产镇痛的等效剂量和稀释浓度下,临床上这两种药物产生的运动阻滞似乎相当,低剂量的布比卡因和罗哌卡因对母体满意度、镇痛起效、器械助产分娩的发生率及第二产程的持续时间也相当。但一些研究显示,与罗哌卡因相比,剂量更低的布比卡因即可引起心脏传导异常,常规使用低浓度进行临产镇痛。临床上,常用 0.062 5% ~ 0.125% 的布比卡因或 0.08% ~ 0.2% 的罗哌卡因,与芬太尼或舒芬太尼联合用药。

椎管内麻醉的阻滞平面不够,剖宫产期间可能会发生疼痛。如果已经置入了硬膜外导管，应追加局麻药，一般为 0.5% 罗哌卡因，或者 1% 利多卡因与 0.5% 罗哌卡因的混合溶液。或可暂停手术，直到麻醉药物起效，期间可加用其他辅助药物。

13.3.2　局部麻醉药物

氨基酰胺类：布比卡因、罗哌卡因、利多卡因。

酯类：普鲁卡因、丁卡因。

布比卡因　Bupivacaine

【适应证】本品为氨基酰胺类局部麻醉药。适用于局部浸润麻醉、外周神经阻滞和椎管内阻滞。

【用法和用量】臂丛神经阻滞：0.25%，20～30ml（37.5～75mg）或 0.375%，20ml（50～75mg）。骶管阻滞：0.25%，20～30ml（37.5～75mg）或 0.5%，15～20ml（75～100mg）。硬脊膜外间隙阻滞：0.25%～0.375% 可以镇痛，0.5% 可用于一般的腹部手术等。局部浸润：总用量一般以 0.25%，70～80ml（175～200g）为限 24 小时内分次给药，一日极量 0.4g。交感神经节阻滞：总用量 0.25%，50ml（50～125mg）。蛛网膜下隙阻滞：常用量 5～10mg 加入 10% 葡萄糖注射液中使成高密度液或用脑脊液稀释成近似等密度液。

【不良反应】少数患者可出现头痛、恶心、呕吐、尿潴留及心率减慢等，如出现严重不良反应，可静脉注射麻黄碱或阿托品。过量或误入血管可产生严重的毒性反应，一旦发生心肌毒性几无复苏希望。

【禁忌证】本品过敏者禁用。肝功能不全者禁用。

【注意事项】①注射本品时应注意，以免发生血管内注射。②使用本品后应仔细和连续监测患者的心血管、呼吸指标和意识状态，不安、焦虑、耳鸣、头晕、视物不清、震颤、困倦等可能是发生中枢神经系统毒性的早期警告迹象。③身体虚弱患者、老年患者、急病患者和儿童应根据其年龄和身体状况减量使用，严重休克或心脏停搏者应小心使用。④肝病患者或心血管功能障碍者应慎用本品。⑤因本品不含防腐剂，用后剩余药液应弃去。

【FDA 妊娠期药物安全性分级】C 级。布比卡因可以透过胎盘屏障，禁用于宫颈旁阻滞麻醉，因可导致胎儿心动过缓、缺氧、酸中毒、胎死宫内。不推荐使用 0.75% 注射液作为产科硬膜外麻醉。

【哺乳期用药安全等级】L2 级。本品可随乳汁排泄，但相关数据显示，哺乳期妇女用药对婴儿的危害较小。

【制剂与规格】盐酸布比卡因注射液：5ml：25mg/ 支、5ml：37.5mg/ 支。

罗哌卡因　Ropivacaine

【适应证】本品为氨基酰胺类局部麻醉药。①外科手术麻醉：硬膜外麻醉（包括剖宫产术硬膜外麻醉）、局部浸润麻醉。②急性疼痛控制：用于术后或分娩镇痛，可采用持续硬膜外输注，也可间歇性用药。

【用法和用量】用于硬膜外阻滞麻醉，常用浓度为 0.5% ～ 1%。剖宫产手术硬膜外麻醉罗哌卡因浓度不应高于 0.75%。用于手术后镇痛及分娩镇痛，常用浓度为 0.125% ～ 0.2%。用于外周神经阻滞麻醉，浓度越高，剂量越大，起效越快，常用浓度为 0.4% ～ 0.5%。

【不良反应】罗哌卡因的不良反应和其他长效酰胺类的局麻药是类似的。除了注射进血管或过量等意外事件，局麻的不良反应几乎是少见的。要将其与阻滞神经本身引起的生理反应相区别，如硬膜外麻醉时的血压下降和心动过缓。用药过量和注射入血管可能引起严重的全身反应。过敏反应：对酰胺类的局麻药来说是很少见的（最严重的过敏反应是过敏性休克）。神经并发症：神经系统的疾病以及脊柱功能不良（如前脊柱血管综合征、蛛网膜炎马尾综合征）和区域麻醉有关，而和局部麻醉药几乎无关。急性全身性毒性反应：只有在高剂量或意外将药物注入血管内而使药物血浆浓度骤然上升或者是药物过量的情况下，罗哌卡因才会造成急性毒性反应。曾有报道患者因作臂神经丛阻断时，无意中将 0.2g 药物注入血管内后，发生惊厥。大部分和麻醉有关的不良反应都和神经阻滞的影响和临床情况有关，很少和药物的反应有关。在临床研究治疗中患者低血压发生率为 39%，恶心的发生率为 25%。一般临床报道不良反应（>1%）是低血压、恶心、心动过缓、焦虑、感觉减退。

【禁忌证】对本品或本品中任何成分或同类药品过敏者禁用。

【注意事项】①区域麻醉的实施必须在人员和设备完善的基础上进行。在实施较大麻醉前应先给患者建立静脉通路。②有些局部麻醉如头颈部的注射，严重不良反应的发生率较高，而与所用的局麻药无关。对于年老或伴有其他严重疾患而需施用区域麻醉的患者，应特别注意。为降低严重不良反应的潜在危险，在施行麻醉前，应尽力改善患者的状况，药物剂量也应随之调整。③由于罗哌卡因在肝脏代谢，所以严重肝病患者应慎用。由于药物排泄延迟，重复用药时需减少剂量。通常情况下肾功能不全患者如用单一剂量或短期治疗不需调整用药剂量。慢性肾功能不全患者伴有酸中毒及低蛋白血症，发生全身性中毒的可能性增大。④硬膜外麻醉会产生低血压和心动过缓，如预先输液扩容或使用血管性增压药物，可减少这一不良反应的发生，低血压一旦发生可以用 5 ～ 10mg 麻黄素静脉注射治疗，必要时可重复用药。⑤即使没有明显的中枢神经系统毒性，局部麻醉也会轻微的影响精神状况及共济协调，还会暂时损害运动和灵活性,这些作用与剂量有关。⑥本品未加防腐剂,只能一次性使用,任何残留在打开容器中的液体必须弃去。

【FDA 妊娠期药物安全性分级】B 级。孕妇用药后是否对胎儿生长有影响尚无临床研究资料,建议孕妇慎用。已有试验数据表明,作为产科麻醉或镇痛,在分娩时使用本药未观察到不良反应。

【哺乳期用药安全等级】L2 级。尚不明确本药及其代谢物是否随乳汁排泄。根据本药在大鼠中的乳汁 / 血浆浓度比值,估计幼鼠每日摄入本药量为母鼠剂量的 4%,假设人类乳汁 / 血浆浓度比值与大鼠相同,则哺乳婴儿经乳汁摄入的量远比妊娠时在母亲子宫中经胎盘接受的量低。

【制剂与规格】盐酸罗哌卡因注射液:10ml:20mg/ 支、10ml:50mg/ 支、10ml:75mg/ 支、10ml:0.1g/ 支。

利多卡因　Lidocaine

【适应证】本品为中效酰胺类局麻药和Ⅰb 类抗心律失常药。适用于口咽和气管内表面麻醉,硬膜外阻滞或臂丛、颈丛神经阻滞,室性心律失常。

【用法与用量】作为局部麻醉药,利多卡因很少用作临产镇痛,因为其作用持续时间短且运动阻滞的程度相对较高。1.5% 的利多卡因常用作椎管内麻醉的试验用药,浓度为 1%～2% 可用于临床医师追加给药,或在第二产程期间或器械助产分娩时提供更强效的阻滞。

骶管阻滞用于分娩镇痛,用量以 0.2g(1%)为限;硬脊膜外阻滞,胸腰段 0.25～0.3g(1.5%～2%);浸润局麻或静脉注射区域阻滞,50～300mg(0.25%～0.5%);外周神经阻滞,臂丛(单侧)0.25～0.3g(1.5%);肋间神经,30mg(1%),0.3g 为限;宫颈旁浸润,左右侧各 0.1g(0.5%～1%);椎旁脊神经阻滞(每支),30～50mg(1%),0.3g 为限;阴部神经,左右侧各 0.1g(0.5%～1%);交感神经节阻滞,颈星状神经节 50mg(1%),腰星状神经节 50～100mg(1%),一次限量,一般不要超过 0.2g(4mg/kg),药液中加用肾上腺素用量可增至 0.3～0.35g(6mg/kg)。静脉注射区域阻滞,极量 4mg/kg。

【注意事项】①本品吸收快,易发生毒性反应,故应用时勿误入血管。②加入 1/20 万肾上腺素作神经阻滞可减少毒性作用发生率,延长作用时效。③本品扩散强,毒性与血药浓度相关,一般不宜用作浸润麻醉。④静脉注射时可有麻醉样感觉,头晕、黑矇,若将药物静脉滴注,可使此症状减轻。静脉注射逾量药物作用于中枢神经,可无出现兴奋即出现深度的抑制,应慎用。⑤心、肝功能不全者,应适当减量。

【制剂与规格】盐酸利多卡因注射液:5ml:50mg/ 支、5ml:0.1g/ 支、10ml:0.2g/ 支、20ml:0.4g/ 支。

其他各项见 3.2 妊娠合并心脏病。

普鲁卡因　Procaine

【适应证】本品为酯类局部麻醉药。适用于浸润麻醉、阻滞麻醉、腰椎麻醉、硬膜外麻醉、封闭疗法及静脉复合麻醉。

【用法和用量】以 0.9% 氯化钠注射液稀释后使用。浸润麻醉：0.25% ~ 0.5% 溶液，每小时不得超过 1.5g。阻滞麻醉：1% ~ 2% 溶液，每小时不得超过 1.0g。硬膜外麻醉：2% 溶液，每小时不得超过 0.75g。

【不良反应】本品可有高敏反应和过敏反应，个别患者可出现高铁血红蛋白症。剂量过大，吸收速度过快或误入血管可致中毒反应。

【禁忌证】心、肾功能不全，重症肌无力等患者禁用。

【注意事项】①给药前必须作皮内敏感试验，皮试遇周围有较大红晕时应谨慎，必须分次给药，注射部位的皮丘有变大和红肿者应作较长时间观察，每次不超过 30 ~ 50mg，证明无不良反应时，方可继续给药；若患者感到不适，应立即停药。②除有特殊原因外，一般不必加肾上腺素，如确要加入，应在临用时加入，且高血压患者应谨慎。③药液不得注入血管内，给药时应反复抽吸，不得有回血。④本品的毒性与给药途径、注速、药液浓度、注射部位、是否加入肾上腺素等有关，应严格按照本说明书给药。营养不良、饥饿状态更易出现毒性反应，应予减量。⑤给予最大剂量后应休息 1 小时以上方可行动。⑥脊椎麻醉时尤其需调节阻滞平面，随时观察血压和脉搏的变化。⑦注射器械不可用碱性物质如肥皂、煤酚皂溶液等洗涤消毒，注射部位应避免接触碘，否则会引起普鲁卡因沉淀。

【FDA 妊娠期药物安全性分级】C 级。本药有极少量可透过胎盘屏障，对胎儿影响较小，可用于产科。但已有胎心缓慢和酸中毒的报道。妊娠高血压综合征、胎儿窘迫或早产时不推荐将本药用于宫颈旁阻滞。已有妊娠早期使用本药进行宫颈旁阻滞导致母体癫痫发作和心血管性虚脱的病例。故孕妇用药应权衡利弊。硬膜外、宫颈旁或阴部麻醉会改变子宫收缩和母体分娩力量，进而改变产力。阵痛和分娩时使用某些局部麻醉药物可能在第 1 日或第 2 日降低肌力和肌张力。

【哺乳期用药安全等级】L3 级。目前未见关于普鲁卡因分泌到人乳汁中的数据报道。考虑到大多数其他局麻药很少能分泌进入乳汁，而普鲁卡因血浆半衰期短，所以进入乳汁的量很少。而且普鲁卡因结构中含有酯键，生物利用度很低，认为乳汁中少量的药物对乳儿的影响小。

【制剂与规格】盐酸普鲁卡因注射液：2ml：20mg/ 支、10ml：100mg/ 支、20ml：50mg/ 支、20ml：0.1g/ 支；注射用盐酸普鲁卡因：0.15g/ 瓶、1g/ 瓶。

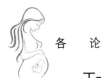

丁卡因　Tetracaine

【适应证】本品为酯类局部麻醉药。适用于硬膜外阻滞、蛛网膜下腔阻滞、神经传导阻滞、黏膜表面麻醉。

【用法和用量】硬膜外阻滞：常用浓度为 0.15% ~ 0.3% 溶液，与盐酸利多卡因合用，最高浓度为 0.3%，一次常用量为 40 ~ 50mg，极量为 80mg。蛛网膜下腔阻滞：常用其混合液（1% 盐酸丁卡因 1ml 与 10% 葡萄糖注射液 1ml、3% 盐酸麻黄碱 1ml 混合使用），一次常用量为 10mg，15mg 为限量，20mg 为极量。神经传导阻滞：常用浓度 0.1% ~ 0.2%，一次常用量为 40 ~ 50mg，极量为 0.1g。黏膜表面麻醉：常用浓度 1%，眼科用 1% 等渗溶液，耳鼻喉科用 1% ~ 2% 溶液，一次限量为 40mg。

【不良反应】毒性反应：本品药效强度为普鲁卡因的 10 倍，毒性也比普鲁卡因高 10 倍，毒性反应发生率也比普鲁卡因高，常由于剂量大、吸收快或操作不当引起，如误注入血管使血药浓度过高等。过量中毒症状表现为头昏、目眩，继之寒战、震颤、恐慌，最后可致惊厥和昏迷，并出现呼吸衰竭和血压下降，需及时抢救。变态反应：对过敏患者可引起猝死，即使表面麻醉时也需注意。可产生皮疹或荨麻疹，颜、口和 / 或舌咽区水肿等。

【禁忌证】对本品过敏者禁用。严重过敏性体质者禁用。心、肾功能不全、重症肌无力等患者禁用。禁用于浸润局部麻醉、静脉注射和静脉滴注。

【注意事项】

（1）过敏反应罕见，与普鲁卡因可能有交叉过敏反应，故对普鲁卡因或具有对氨基苯甲酸结构的药物过敏者慎用。

（2）大剂量可致心脏传导系统和中枢神经系统出现抑制。

（3）药液不得注入血管内，注射时需反复抽吸，不可有回血。

（4）儿童、年老体弱、营养不良、饥饿状态易出现毒性反应，应减量。

（5）肝功能不全，血浆胆碱酯酶活动减弱时应减量。

（6）皮肤或黏膜表面损伤、感染严重的部位需慎用。

（7）椎管内麻醉时尤其需调节阻滞平面，并随时观察血压和脉搏的变化。

（8）神经传导阻滞、硬膜外阻滞以及蛛网膜下腔阻滞，由于使用不当致死已屡见；为了防止中毒、死亡，在用药期间即使表面黏膜麻醉也应监测：①呼吸与循环系统的功能状态，包括心血管情况；②中枢神经活动，兴奋或抑制；③胎儿心率。同时对呼吸和循环等方面的意外，应有预见，及时觉察，防治和抢救得法，减少时间上延误。

（9）本品的毒性与给药途径、给药速度、药液浓度、注射部位、是否加入肾上腺素等有关，必须严格操作和管理，控制单位时间内的用量，按说明书给药。

（10）给予最大用量后应休息 3 小时以上方可行动。

（11）注射器械不可用碱性物质如肥皂、煤酚皂溶液等洗涤消毒。

【FDA 妊娠期药物安全性分级】C 级（眼部给药）。妊娠期大量孕激素的分泌，增加对局部麻醉药的敏感性，因此孕妇使用局部麻醉药作硬膜外阻滞时用量需减少。

【哺乳期用药安全等级】暂无。尚不清楚丁卡因是否能分泌进入乳汁。目前未见关于人类哺乳期间使用丁卡因的报告。

【制剂与规格】盐酸丁卡因片：10mg/ 片；盐酸丁卡因注射液：3ml：30mg/ 支、5ml：50mg/ 支、10ml：30mg/ 支；注射用盐酸丁卡因：10ml/ 瓶、15mg/ 瓶、20mg/ 瓶、25mg/ 瓶、50mg/ 瓶。

13.4　麻醉辅助药

13.4.1　简述

麻醉辅助药物是指利用其内在特性，通过不同的机制提高局部麻醉药的麻醉效果，减少局部麻醉药的用量和不良反应。能够提高术中麻醉质量，延长术后镇痛时间，减少对运动神经的阻滞。主要的麻醉辅助药物包括 α_2 肾上腺素激动剂、苯二氮䓬类药物和肌肉松弛药。

（1）α_2 肾上腺素激动剂能结合位于周围神经、脊髓（背角）和脑干的突触前和突触后的 α_2 肾上腺素能受体；激动并调节下行去甲肾上腺素能系统的活性起到镇痛作用。这个过程引起去甲肾上腺素释放，从而调节背角疼痛通路，同时通过抑制 P 物质释放和增加乙酰胆碱水平起镇痛作用。右美托咪定是一种高选择性、中枢作用的 α_2 激动剂，具有抗焦虑、镇静和镇痛作用，对呼吸驱动无有害影响。根据美国 FDA 批准的产品信息，右美托咪定适用于机械通气患者的初始镇静，最长可达 24 小时。

（2）苯二氮䓬类药物在分娩时用于镇静，但有明显的不良反应，这些影响可能与剂量相关。其中，咪达唑仑可产生抗焦虑、催眠、抗惊厥、肌松和强效的顺性遗忘作用，起效快，对静脉无刺激性。

（3）分娩前普遍使用肌肉松弛药，以便为插管和手术提供最佳条件，大多数肌肉松弛药解离性很高，脂溶性很低，因此不宜透过胎盘。临床上，罗库溴铵是一种替代琥珀酰胆碱用于快速诱导的非去极化肌肉松弛药，起效快，ED_{95} 为 0.3mg/kg，插管剂量 0.6 ~ 1.0mg/kg，起效时间为 50 ~ 90 秒，临床作用时间 45 ~ 60 分钟，维持剂量为 0.1 ~ 0.15mg/kg。

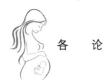

13.4.2　麻醉辅助药物

非稠合咪唑环类：右美托咪定。
苯二氮䓬类：咪达唑仑。
甾体类非去极化肌松药：罗库溴铵。

右美托咪定　Dexmedetomidine

【适应证】本品为含非稠合咪唑环类镇静安眠药。适用于：①行全麻诱导、维持和苏醒、全身麻醉的手术患者气管插管和机械通气时的镇静；②重病监护治疗期间开始插管和使用呼吸机患者的镇静，本品连续输注不可超过24小时。

《右美托咪定临床应用专家共识（2018）》中提到的适应证还包括：①区域阻滞，使用本品在保证良好的区域阻滞效果的同时，应尽量避免心血管及上呼吸道等不良反应；②有创检查；③用于器官保护。

【用法用量】根据药品说明书，本品静脉注射时，可配成 4μg/ml 浓度，以 1μg/kg 缓慢静脉注射，输注时间应 >10 分钟。本品在给药前必须用 0.9% 氯化钠注射液稀释为 4.0μg/ml，可取出 2ml 本品加入 48ml 0.9% 的氯化钠注射液中形成总的 50ml 溶液，轻轻摇动使均匀混合。

根据目前循证医学证据，全身麻醉期间应用右美托咪定用法如下：①麻醉诱导前给予负荷剂量或从麻醉诱导前至麻醉结束以一定剂量静脉持续泵注；②麻醉诱导后开始静脉持续泵注至麻醉结束前或结束后；③麻醉结束前开始静脉泵注至麻醉结束后。

根据《右美托咪定临床应用专家共识（2018）》，麻醉苏醒后单独给予右美托咪定或替换其他镇静催眠药和 / 或麻醉性镇痛药转换成右美托咪定时，无须给予负荷剂量，逐渐增加右美托咪定的输注剂量，逐渐减少原来给予的镇静催眠药和 / 或麻醉性镇痛药剂量。

使用剂量：用于术后辅助镇痛，与阿片类镇痛药复合时，右美托咪定的背景输注剂量为 0.03 ~ 0.05μg/（kg·h），自控镇痛泵（PCA）为 0.06 ~ 0.1μg/kg，可减少镇痛药用量、PCA 按压次数和补救药物的次数，降低患者术后疼痛评分及术后恶心呕吐发生率，提高患者镇痛满意度，有助于改善术后睡眠，并不增加术后不良反应（嗜睡和低血压等），但心动过缓或心脏传导阻滞患者应慎用或禁用。

综上所述，右美托咪定临床使用推荐剂量方案为：通常不进行初始负荷剂量，但如果需要可以给药。麻醉诱导可以术前给药 20μg，因其可能引起短暂的血压变化，给药时需要同时监测心率等指标。全麻维持阶段，右美托咪定可先通过微量输液泵以 1μg/（kg·h）负荷剂量给药 10 分钟,再用浓度为 0.4 ~ 0.6μg/（kg·h）进行维持,同时适当调节吸入麻醉药和麻醉性镇痛药的剂量。资料显示剂量 >1.5μg/（kg·h）似乎不会增加右美托咪定的临床疗效。患者对右美托咪定的反应具有可变性。

剂量调整:根据说明书,由于可能的药效学相互作用,当本品与其他麻醉剂、镇静剂、安眠药或阿片类药物同时给药时可能需要减少给药剂量（见药物相互作用）。

对于或患有肾脏或肝脏损伤的患者的剂量说明书没有具体指导。根据《右美托咪定临床应用专家共识（2018）》,对于肝肾功能障碍患者。轻度、中度和重度肝功能损伤患者右美托咪定的平均清除率分别为74%、64% 和53%,重度肝功能不全患者,右美托咪定 V_{ss}、$t_{1/2}$ 均明显增加,故应减少其使用剂量并提前停药。肾功能重度损害患者（肌酐清除率 <30ml/min）右美托咪定的药代动力学参数与健康受试者相比无明显差异,但长期输注时应降低其使用剂量;因此进行剂量滴定是明智的。

【不良反应】盐酸右美托咪定注射液（Precedex）获准上市后,低血压、心动过缓及窦性停搏是最常见的,与药物相关的不良反应发生率 >2%。其他不良反应报告包括全身性反应（高热、血容改变、肢体感觉改变等）、心血管系统（心肌节律改变、心脏病和心肌梗死等）、中枢及外周神经系统、呼吸系统（呼吸暂停或呼吸困难）、肝胆系统（代谢酶改变）以及视觉异常等。此外,长时间使用右美托咪定可能会出现停药症状和依赖性,相关不良反应详细内容参考药品说明书。由于这些不良反应为用药人群自发报告,其样本人数尚不明确,不能确切地估计其发生频率和确定与药物的因果关系。因此,盐酸右美托咪定注射液临床上使用时,应充分阅读相关说明书,知晓相关不良反应发生的可能性及对应的处理措施。

【禁忌证】对本品及其成分过敏者禁用。

【注意事项】①本品只能由专业人士在具备医疗监护设备的条件下使用。由于本品的已知药理作用,患者输注本品时应该进行连续监测。②因为物理相容性尚不确定,本品不应与血液或血浆通过同一静脉导管同时给予。当本品与以下药物同时给予时显示不相容:两性霉素 B、地西泮。当本品与以下静脉液体和药物同时给予时已经显示了相容性:0.9% 的氯化钠注射液、5% 葡萄糖注射液。③已经证实一些类型的天然橡胶可能吸收本品,建议使用合成的或有涂层的橡胶垫给药装置。

根据《右美托咪定临床应用专家共识（2018）》,新增注意事项如下:①右美托咪定用药后,一般起效时间为 10 ~ 15 分钟,达峰时间 25 ~ 30 分钟,因此 30 分钟内不宜频繁增加输注剂量,以免镇静过度。②临床上患者血压变化和心动过缓等不良反应与右美托咪定的给药剂量和输注速度有关,其发生率低于 8%。对于重度心脏传导阻滞或严重心室功能不全的患者应谨慎使用。手术中持续输注较大剂量右美托咪定,显著减弱机体对低血容量的生理调控反应,若出现手术期间大失血可出现严重低血压。右美托咪定有可能加剧迷走神经刺激引起的心动过缓,应该考虑静脉给予抗胆碱能药物(阿托品或格隆溴铵)来减轻迷走神经的紧张性。口干发生率为 3%。③迷走神经张力高、糖尿病、高血压、高龄和肝功能严重受损的患者使用本品后更易发生心动过缓,甚至窦性停搏。重度心脏传导阻滞没有安装起搏器和重度心室功能不全患者慎用。

【FDA 妊娠期药物安全性分析】C 级。目前循证医学证据已有报道,右美托咪定在产科中应用。静脉注射右美托咪定可以作为阿片类药物的辅助剂用于分娩镇痛,也可以组合用于剖宫产术全身麻醉。对于分娩期的静脉用药,完整剥离的胎盘模型研究表明,右美托咪定很少进入胎儿体内。研究者发现更多的右美托咪定是滞留在胎盘中,有可能归因于右美托咪定的高亲酯性。但是考虑到其他可用药物的数量和 α_2 激动剂可靠性证据的缺乏,产后患者不宜常规混合使用这些药物,尤其对于有用药禁忌的慢性疼痛患者。

说明书标示:右美托咪定在孕妇未进行充分良好的临床研究,在待产和生产期间包括剖宫产术时不推荐本品。只有在潜在的好处大于对胎儿潜在的危险时才可以在孕妇使用。因此,右美托咪定用于产科和剖宫产麻醉属于超说明书用药,应综合目前循证医学证据与指南,按照超说明书用药规范管理,患者须知情同意。

【哺乳期用药安全等级】L4 级。目前循证医学证据指出,右美托咪定分子量较大(236),血浆蛋白结合率高(94%),pH 5～7,这些理化特性决定了右美托咪定从血浆向乳汁转移的量非常少,且剖宫产术后早期乳汁分泌量少。此外,右美托咪定口服生物利用度低,因此认为右美托咪定经乳汁分泌对新生儿的影响无临床意义。另外,右美托咪定能够促进子宫收缩,所以剖宫产术后右美托咪定辅助镇痛是安全的。

说明书标示:尚不知道右美托咪定是否能分泌到人乳中;放射性同位素示踪的右美托咪定皮下给予哺乳的雌鼠后在乳汁中分泌,哺乳期妇女应当慎用本品。

【制剂与规格】盐酸右美托咪定注射液:5ml:200μg/支(按右美托咪定计算)。

咪达唑仑　Midazolam

【适应证】本品是一种短效水溶性苯二氮䓬类药物。适用于麻醉前用药,椎管内麻醉及局部麻醉时辅助用药,诊疗性操作(如心血管造影、心律转复等）时患者镇静,重症监护病房患者镇静,全麻诱导及维持。

【用法与用量】麻醉前用药,术前 2 小时口服 7.5 ~ 15mg 或肌内注射 0.05 ~ 0.075mg/kg;全麻诱导,0.1 ~ 0.25mg/kg 静脉注射;局部麻醉或椎管内麻醉辅助用药,分次静脉注射 0.03 ~ 0.04mg/kg;重症监护病房患者镇静,先静脉注射 2 ~ 3mg,继之以 0.05mg/(kg·h)静脉滴注维持。

【不良反应】用于全麻诱导可引起外周血管阻力和平均动脉压下降,左室充盈压减少,对心肌收缩力无影响,其血压下降机制主要与降低交感张力,减少儿茶酚胺释放有关,其对血流动力学的影响随剂量增加,但到一定程度不再增加,具有封顶效应(ceiling effect)。呼吸抑制程度与剂量相关,静脉注射诱导时,其导致的呼吸暂停现象常见。可降低脑血流量,降低颅内压,而对脑代谢无明显影响。

【禁忌证】妊娠前 3 个月的孕妇、重症肌无力患者、严重抑郁状态患者、对苯二氮䓬类药物过敏者禁用。

【注意事项】①用作全麻诱导术后常有较长时间再睡眠现象,应注意保持患者气道通畅。②本品不能用 6% 葡聚糖注射液或碱性注射液稀释或混合。③咪达唑仑经肝脏代谢为活性产物,消除半衰期为 1 ~ 4 个小时,对血流动力学影响小,但活性产物在患者体内持续存在。伴有肝肾功能受损或重症患者,可能发生苏醒延迟(60 ~ 80 分钟),长时间用药应减少剂量。如果长期静脉注射咪达唑仑,突然撤药可引起戒断综合征,推荐逐渐减少剂量。④咪达唑仑本身无镇痛作用,但可增强其他麻醉药的镇痛作用,也可增强中枢抑制药的作用,与酒精合用也可以增强咪达唑仑的药效,故使用咪达唑仑 12 小时内不得饮用含乙醇的饮料。⑤肌内或静脉注射咪达唑仑后至少 3 小时不能离开医院或诊室,之后应有人伴随才能离开。至少 12 小时内不得开车或操作机器等。⑥慎用于体质衰弱者或慢性疾病、阻塞性肺疾病、慢性肾衰、肝功能损害或充血性心衰患者,若使用咪达唑仑应减少剂量并进行生命体征的监测。⑦本品只能一次性用于一个患者,用后剩余药液应弃去。

【FDA 妊娠期药物安全性分析】D 级。目前循证医学证据指出,苯二氮䓬类药物(例如咪达唑仑和地西泮)作为抗焦虑药,可用于阴道分娩期间的镇静作用。对于其镇静作用,特别是顺性遗忘分娩过程不愉快的体验,咪达唑仑是优选。对于特别焦虑的患者,可能需要提前给药,以允许放置椎管内麻醉剂,或帮助患者在用椎管内麻醉醒来时耐受手术。另外,咪达唑仑术前用药,也可以作为剖宫产麻醉的诱导药物。但大剂量使用(如全麻诱导和维持剂量 0.1 ~ 0.3mg/kg,小剂量 0.075mg/kg)时可快速通过胎盘屏障,引起新生儿肌张力减退。剖宫产中使用咪达唑仑的适应证较少,只有在其他药物有相对或者绝对禁忌证时才使用该药。说明书标示:咪达唑仑不能用于孕妇,在分娩过程中应用需特别注意,单次大剂量(>0.3mg/kg)可导致新生儿呼吸抑制、肌张力减退以及吸吮无力。因此,该药用于分娩镇静属于超说明书用药,应综合目前循证医学证据与指南,按照超说明书用药规范管理,须知情同意。

【哺乳期用药安全等级】L2 级。目前循证医学证据指出,临床单一剂量应用咪达唑仑作为麻醉诱导药物,哺乳期间新生儿风险较低,需要权衡利弊后才可决定。咪达唑仑的药代动力学研究显示,其半衰期仅为 3 小时。在 22 名女性产后 6 日每日口服本品 15mg,平均乳 / 血浆比率为 0.15。母乳在给药后1 ~ 2 小时可检测到咪达唑仑,最大浓度为 9μg/L,4 小时后检测不到其羟基代谢物。因此,建议用药后 4 小时再进行母乳喂养。有报道妇女使用咪达唑仑联合其他中枢性抑制药物后,出现有关于新生儿中枢抑制现象,但两者是否存在相关性证据不足。进一步研究表明,哺乳期妇女因麻醉诱导接受咪达唑仑24 小时后哺乳婴儿,咪达唑仑的 RID 值为 0.63%,婴儿的最大暴露剂量小于母体应用剂量的 0.1%。认为给予单一剂量后的 24 小时母乳中的药物剂量是非常低,不太可能会影响健康的婴儿。

【制剂与规格】咪达唑仑注射液:5ml∶5mg/ 支、3ml∶15mg/ 支。

罗库溴铵　Rocuronium

【适应证】本品为中效甾体类非去极化肌松药。适用于各种手术的全麻。目前主要用作全麻诱导气管内插管。

【用法与用量】研究者发现,给予 0.6mg/kg 的罗库溴铵和 4 ~ 6mg/kg 的硫喷妥钠诱导时,79 秒后能提供优良的插管条件,98 秒能提供最佳插管条件。临床上,罗库溴铵的诱导剂为 0.6mg/kg,若需要维持剂量,则通常以 0.2mg/h进行间断给药。气管插管时用量为 0.6mg/kg,90 秒后可达良好插管状态,维持肌肉松弛时间 30 ~ 45 分钟;快速气管插管时用量为 0.9mg/kg,60 秒达良好插管状态,肌松维持时间可达 75 分钟左右;肌肉松弛维持,间断追加 0.15mg/kg,长时间应用吸入麻醉剂降至 0.075 ~ 0.1mg/kg。持续静脉滴注维持肌松,在静脉全麻时剂量为 5 ~ 10μg/(kg·min),吸入全麻时剂量为 5 ~ 6μg/(kg·min)。有报道,1.2mg/kg 的罗库溴铵引起肌肉松弛时间和琥珀酰胆碱相似(55 秒),但是临床作用时间明显延长。罗库溴铵虽然起效时间短,但作用时间过长,难以替代琥珀胆碱用于困难插管。

【不良反应】有轻微的组胺释放作用,但临床剂量无心率及血压变化。大剂量时有解迷走神经作用,可能会引起心率增快。

【禁忌证】对本品过敏患者禁用。

【注意事项】①合并低钾血症、高镁血症、低钙血症、低血红蛋白、脱水、酸血症、高碳酸血症及恶病质均可增加罗库溴铵的作用,用药时应适当减量。

②严重肝肾功能不全者慎用。

【FDA 妊娠期药物安全性分级】C 级。尚无足够资料来评估人类妊娠期使用罗库溴铵对胎儿潜在的危害。罗库溴铵的动物数据表明胚胎胎儿风险较低。此外,该试剂在其结构中含有季铵基团,容易变成离子状态,这将限制其胎盘转移。临床使用剂量对心率和血压无明显影响,对新生儿 Apgar 评分、酸碱测量值、持续呼吸时间和神经行为评分没有不良影响。剖宫产术结束时神经肌肉接头的拮抗作用令人满意。对于孕妇,罗库溴铵的使用应权衡利弊后决定。由于镁盐可增强神经肌肉阻滞,因此,对接受镁盐治疗妊娠期高血压疾病的产妇进行残余肌松的拮抗时可能会导致作用不满意或受到抑制。所以这些患者的罗库溴铵用量应减少,并依据颤搐反应进行剂量滴定。

【哺乳期用药安全等级】暂无。在哺乳期的大白鼠乳汁中发现罗库溴铵的浓度不明显,尚无人类哺乳期间使用罗库溴铵的资料。罗库溴铵的分子量约为 610,理论上可以排泄到母乳中。但药物在生理 pH 下被电离成为离子的形态,因此,乳汁中的排出量是有限的。罗库溴铵通过乳汁的排泄对哺乳婴儿的影响尚不清楚,但可能不具有临床意义。只有认为利大于弊时,才可用于哺乳期妇女。

【制剂与规格】罗库溴铵注射液:5ml∶50mg/ 支、10ml∶0.1g/ 支、25ml∶0.25g/ 支。

13.5　阿片类镇痛药

13.5.1　简述

阿片类镇痛药与外周及中枢神经系统(脊髓及脑)的阿片受体结合发挥镇痛作用。目前已证实的阿片类受体包括 μ、κ 、δ 和 σ 四型,其中 μ、κ 和 δ 受体都与镇痛有关。按药理作用分类,阿片类镇痛药可分为激动药(芬太尼、吗啡、哌替啶等)、激动 – 拮抗药(纳布啡、布托啡诺、地佐辛等)、部分激动药(丁丙诺啡)和拮抗药(纳洛酮、纳曲酮等)。根据阿片类药的镇痛强度分类,临床分为强阿片药和弱阿片药。强阿片药包括吗啡、芬太尼、舒芬太尼、瑞芬太尼、哌替啶、羟考酮、氢吗啡酮等,主要用于术后中至重度疼痛治疗。弱阿片药主要为曲马多、可待因和双氢可待因等,可用于轻、中度急性疼痛。激动 – 拮抗药布托啡诺和纳布啡等,主要用于术后中度痛的治疗。

分娩镇痛包括药物类及非药物类,非药物类主要包括精神安慰法、水中分娩法、针刺镇痛法等,此类方法镇痛效果不确切。药物类分娩镇痛包括吸入性镇痛(氧化亚氮)、阿片类药物镇痛、静脉镇痛(瑞芬太尼)、会阴神经阻滞及椎管内阻滞等。其中以椎管内阻滞镇痛效果最为确切,镇痛有效率可达95%以上,所以分娩镇痛和剖宫产手术首选椎管内麻醉镇痛(包括连续硬膜外镇痛和腰-硬联合镇痛)。

硬膜外镇痛将导管置入硬膜外腔,可以重复或连续给镇痛药。硬膜外分娩镇痛效果确切、麻醉平面和血压较容易控制、对母婴影响小、产妇清醒能主动配合,是目前应用最为广泛的分娩镇痛方法之一,并且当分娩过程中发生异常情况需实施紧急剖宫产时,可直接用于剖宫产麻醉。镇痛药由局部麻醉药(布比卡因和罗哌卡因)和阿片类药物(芬太尼和舒芬太尼)组成。常用硬膜外分娩镇痛药物及剂量见表1。

表1　分娩镇痛硬膜外常用药物浓度及剂量

药物	首剂量 / (ml/ 次)	维持量 / (ml/h)	自控量 / (ml/ 次)
0.062 5% ~ 0.15% 罗哌卡因 + 芬太尼 1 ~ 2μg/ml 或舒芬太尼 0.4 ~ 0.6μg/ml	15 ~ 6	15 ~ 6	10 ~ 8
0.04% ~ 0.125% 布比卡因 + 芬太尼 1 ~ 2μg/ml 或舒芬太尼 0.4 ~ 0.6μg/ml	15 ~ 6	15 ~ 6	108

腰-硬联合镇痛是蛛网膜下腔镇痛(腰麻)与硬膜外镇痛的结合,可单独使用局部麻醉药、阿片类药物或两者同时使用,此方法集两者之优点,起效迅速、镇痛完善、且能延长麻醉时间。分娩镇痛蛛网膜下腔常用药物剂量见表2。蛛网膜下腔注药30~45分钟后,硬膜外腔用药参照硬膜外镇痛方案(表1)。

表2　分娩镇痛蛛网膜下腔常用药物剂量

阿片类药物	局麻药	联合用药
芬太尼 15 ~ 25μg	罗哌卡因 2.5 ~ 3mg	罗哌卡因 2.5mg+ 舒芬太尼 2.5μg(或芬太尼 12.5μg)
舒芬太尼 2.5 ~ 7μg	布比卡因 2.0 ~ 2.5mg	布比卡因 2.0mg+ 舒芬太尼 2.5μg(或芬太尼 12.5μg)

全身麻醉在分娩镇痛及剖宫产手术的使用较少,对绝大多数剖宫产产妇而言,应首选椎管内麻醉镇痛。但对于急症剖宫产或患者存在椎管内麻醉禁忌及椎管内麻醉失败时,比如在需要术中抢救复苏时(如子宫破裂、脐带脱垂、严重胎盘早剥造成的大出血等),首选全身麻醉。用于全身性镇痛及麻醉的阿片类药物见表3,该类药物能通过胎盘影响胎儿或新生儿,可能影响有胎

心基线变异消失、基线降低、新生儿呼吸抑制或者神经行为改变。必须加强监测和管理，以防危险情况发生。

表 3　全身性镇痛及麻醉的阿片类药物

药物	剂量及用药方式	起效时间	持续时间	半衰期（母体）
芬太尼	50～100μg/h；或选择 PCA，负荷剂量 50μg，每隔 10～12min 给药，每次给予 10～25μg	2～4min（静脉注射）	30～60min	3h
舒芬太尼	PCA，负荷剂量 1～3μg，每隔 10～12min 给药，每次给予 2～4μg	1～2min（静脉注射）	30～60min	2.5h
瑞芬太尼	0.15～0.5μg/kg 间隔 2min（患者自控）	20～90s	3～4min	9～10min
吗啡	2～5mg（静脉注射） 5～10mg（肌内注射）	10min（静脉注射）； 30min（肌内注射）	1～3h	2h
纳布啡	10～20mg（静脉注射、皮下注射、肌内注射）	2～3min（静脉注射）； 15 分钟（皮下注射、肌内注射）	3～6h	2～5h
布托啡诺	1～2mg（静脉注射）或（肌内注射）	3～5min（静脉注射）； 10～15min（肌内注射）	3～4h	2～5h

剖宫产后可通过静脉注射、患者控制的静脉注射或肌内注射给予阿片类镇痛药。无论是静脉患者自控镇痛（patient controlled intravenousanalgesia，PCIA）或是硬膜外患者自控镇痛（patient controlled epidural analgesia，PCEA）都是目前剖宫产后最为理想的镇痛方法。如果是在腰麻或全麻下完成剖宫产，可选用 PCIA，比如纳布啡、舒芬太尼 + 氟比洛芬酯、地佐辛 + 氟比洛芬酯等，不同的医院根据各自医院的临床需求有不同的配方。如果是在硬膜外或腰麻 - 硬膜外联合麻醉下完成手术，可选用 PCEA，比如罗哌卡因联合吗啡。术后镇痛强调多模式镇痛管理，在阿片类药的基础上加用非甾体抗炎药不仅可对抗炎性痛，还可以减少阿片类药物的用量。氟比洛芬酯是非特异性 COX 受体抑制药，属微球制剂，具有靶向镇痛作用，能降低阿片类药痛觉过敏，可用于预防性和术后镇痛。帕瑞昔布是 COX-2 抑制剂，肌内注射作用时间可长达 12 小时，也是很好的选择。右美托咪定是 α_2 受体激动药，有镇静镇痛作用，可减少伤害性刺激转导、传递，增强中枢性下行性抑制的调控，是目前用于术中、术后静脉镇痛的辅助用药。非阿片类镇痛药中尚有 NMDA 受体抑制剂氯胺酮、加巴喷丁类药等。

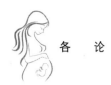

13.5.2　治疗药物

阿片受体激动药：芬太尼、舒芬太尼、瑞芬太尼、吗啡、哌替啶、曲马多。
阿片受体激动 – 拮抗药：纳布啡、布托啡诺、地佐辛。

芬太尼　Fentanyl

【适应证】本品为苯哌啶类强效镇痛药。适用于麻醉前、中、后的镇静与镇痛，是目前复合全麻中常用的药物。芬太尼贴片适用于须持续应用阿片类镇痛药的癌痛或慢性疼痛患者，通常这些患者的疼痛用解热镇痛剂或阿片类合剂不能有效的控制。

【用法和用量】

（1）静脉注射（全麻时初始剂量）：①小手术 0.001～0.002mg/kg（以芬太尼计，下同）；②大手术 0.002～0.004mg/kg；③体外循环心脏手术 0.02～0.03mg/kg，维持量可每隔 30～60 分钟给予初量的一半或连续静脉滴注，一般每小时 0.001～0.002mg/kg；④全麻同时吸入氧化亚氮 0.001～0.002mg/kg；⑤局麻镇痛不全，作为辅助用药，0.001 5～0.002mg/kg。

（2）麻醉前用药或手术后镇痛：肌内注射或静脉注射 0.000 7～0.001 5mg/kg。

（3）手术后镇痛：硬膜外给药，初始剂量 0.1mg，加 0.9% 氯化钠注射液稀释到 8ml，每 2～4 小时可重复，维持量每次为初始剂量的一半。

【不良反应】常见眩晕、视物模糊、恶心、呕吐、低血压、胆道括约肌痉挛、喉痉挛及出汗等。偶有肌肉抽搐。严重不良反应有呼吸抑制、窒息、肌肉僵直及心动过缓，如不及时治疗，可发生呼吸停止、循环抑制及心脏停搏等。本品有成瘾性，但较哌替啶轻。

【禁忌证】支气管哮喘、呼吸抑制、对本品特别敏感的患者以及重症肌无力患者禁用。

【注意事项】①本品为国家特殊管理的麻醉药品。②本品务必在单胺氧化酶抑制药（如呋喃唑酮、丙卡巴肼）停用 14 日以上方可给药，而且应先试用小剂量（1/4 常用量），否则会发生难以预料的、严重的并发症，临床表现为多汗、肌肉僵直、血压先升高后剧降、呼吸抑制、发绀、昏迷、高热、惊厥，终致循环虚脱而死亡。③心律失常，肝、肾、功能能不良，慢性阻塞性肺疾病，呼吸储备力降低及脑外伤昏迷、颅内压增高、脑肿瘤等易陷入呼吸抑制的患者慎用。④本品药液有一定的刺激性，不得误入气管支气管，也不得涂敷于皮肤和黏膜。⑤硬膜外注入本品镇痛时，一般 4～10 分钟起效，20 分钟脑脊液的药物浓度达到峰值，同时可有全身瘙痒，作用时效 3.3～6.7 小时，而且仍有呼吸频率减慢和潮气量减小的可能，处理应及时。⑥本品绝非静脉全麻药，虽然大量快速静脉注射能使神智消失,但患者的应激反应依然存在,常伴有术中知晓。⑦快速推注本品可引起胸壁、腹壁肌肉僵硬而影响通气。⑧用后剩余药液应弃去。

【FDA 妊娠期药物安全性分级】C 级;D 级(如在临近分娩时长期、大量使用)。芬太尼镇痛效果是吗啡的 100 倍、哌替啶的 800 倍,目前尚未见有关芬太尼致畸的报道。虽然芬太尼容易通过胎盘,但是脐带/母体平均血药浓度比维持在 0.31 低限水平,由于芬太尼是一种短效阿片类药物,其起效快、持续时间和血浆半衰期短、无活性代谢产物、不释放组胺、对心血管功能影响小、能抑制气管插管时的应激反应等特点有利于其应用在分娩中。静脉注射 1μg/kg 芬太尼可以取得比较好的镇痛效果,并且胎儿在娩出后 2 小时和 24 小时的新生儿 Apgar 评分、婴儿酸碱平衡、血流动力学和新生儿神经行为评分均无明显差异。有研究者将静脉注射芬太尼(50～100μg/h)与哌替啶(25～50μg/h)作对比,发现芬太尼组的镇静、呕吐发生率和纳洛酮用量均低于哌替啶组,新生儿神经行为评分无明显差异。小剂量的芬太尼在妊娠期均可使用,低浓度局部麻醉药复合小剂量芬太尼(1～2μg/ml)硬膜外给药,镇痛效果良好且对母婴无明显不良影响,常用于分娩时全身麻醉镇痛,或作为硬膜外麻醉和镇痛的辅助用药。

但临近分娩时长期、大量使用可能出现新生儿呼吸抑制和新生儿戒断综合征的风险,大剂量的芬太尼可能会出现蓄积,静脉注射过快则易致呼吸抑制。有研究表明在分娩过程中使用芬太尼新生儿呼吸抑制发生率会增高,同时需要使用纳洛酮的概率明显升高,因此使用的时机就显得尤为重要。如果胎儿存在酸中毒则避免使用。

【哺乳期用药安全等级】L2 级。芬太尼可以分泌进入乳汁中,但在母乳中的含量非常低,且口服生物利用度低,不会对新生儿造成明显的风险,母乳喂养是安全的。美国儿科学会将芬太尼列为可母乳喂养的药物。

【制剂与规格】枸橼酸芬太尼注射液:1ml:0.05mg/支、2ml:0.1mg/支、10ml:0.5mg(以芬太尼计)/支。

舒芬太尼　Sufentanil

【适应证】本品为苯哌啶类强效镇痛药。适用于麻醉前、中、后的镇痛与镇静,可作为复合全麻用药。

【用法和用量】①麻醉诱导,0.1～5.0μg/kg 作静脉注射或加入输液中静脉滴注,滴注时间 2～10 分钟。当临床表现镇痛效应减弱时按 0.15～0.7μg/kg 追加维持剂量(相当于舒芬太尼注射 0.2～1.0ml/70kg)。②全身麻醉,总量可为 8～30μg/kg,当临床表现镇痛效应减弱时按 0.35～1.4μg/kg 追加维持剂量(相当于舒芬太尼注射液 0.5～2.0ml/70kg)。

【不良反应】典型的阿片样症状,如呼吸抑制、呼吸暂停、骨骼肌强直(胸肌强直)、肌阵挛、低血压、心动过缓、恶心、呕吐和眩晕、缩瞳和尿潴留。注射部位偶有瘙痒和疼痛。其他较少见的不良反应有咽部痉挛、过敏反应和心脏停搏,因在麻醉时使用其他药物,很难确定这些反应是否与舒芬太尼有关。偶尔可出现术后恢复期的呼吸再抑制。

【禁忌证】已知对枸橼酸舒芬太尼注射液或其他阿片类药物过敏者禁用。急性肝卟啉症禁用;因用其他药物而存在呼吸抑制者禁用;患有呼吸抑制疾病的患者禁用。低血容量症、低血压者、重症肌无力者禁用。

【注意事项】①本品为国家特殊管理的麻醉药品。②静脉内注射枸橼酸舒芬太尼注射液,只能由受过训练的麻醉医师,在医院和其他具有气管插管和人工呼吸设施的条件下进行。③每次给药之后,都应对患者进行足够时间的监测。④在颅脑创伤和颅内压增高的患者中需要注意。避免对有脑血流量减少的患者应用快速的静脉推注方法给予阿片类药物。在这类患者中,其平均动脉压降低会偶尔伴有短期的脑灌流减少。⑤深度麻醉时的呼吸抑制,可持续至术后或复发。所以应对这类患者做适当的监测观察,复苏器具与药物(包括拮抗剂)应准备到位。呼吸抑制往往是和剂量相关的,可用特异性拮抗剂(如纳络酮)使其完全逆转。由于呼吸抑制持续的时间可能长于其拮抗剂的效应,有可能需要重复使用拮抗剂。麻醉期间的过度换气可能减少呼吸中枢对 CO_2 的反应,也会影响术后呼吸的恢复。⑥舒芬太尼可以导致肌肉僵直,包括胸壁肌肉的僵直,可以通过缓慢地静脉注射药物加以预防(通常在使用低剂量时可以奏效),或同时使用苯二氮䓬类药物及肌松药。⑦如果术前所用的抗胆碱药物剂量不足,或本品与非迷走神经抑制的肌肉松弛药合并应用时,可能导致心动过缓甚至发生心脏停搏。心动过缓可用阿托品治疗。⑧对甲状腺功能低下、肺病疾患、肝和/或肾功能不全、老年人、肥胖、酒精中毒和使用过其他已知对中枢神经系统有抑制作用的药物的患者,在使用本品时均需要特别注意。建议对这些患者做较长时间的术后观察。⑨分娩期间,或实施剖宫产手术期间婴儿剪断脐带之前,不能做静脉给药,因本品可以引起新生儿的呼吸抑制。⑩在使用本品前 14 日内用过单胺氧化酶抑制剂者禁用。⑪给予本品后,患者不能驾车与操作机械并不能饮用含酒精饮料。⑫用后剩余药液应弃去。

【FDA 妊娠期药物安全性分级】C 级;D 级(如在临近分娩时长期、大量使用)。舒芬太尼的结构与作用类似芬太尼,其镇痛作用强度约为芬太尼的 5~10 倍,起效也较芬太尼快。虽然舒芬太尼可迅速通过胎盘,但由于其起效快,持效时间短、半衰期短,麻醉和换气抑制恢复亦较快,临床常规剂量使用,对母婴影响小。现有的循证证据表明低浓度局部麻醉药复合小剂量的舒芬太尼（0.4～0.6μg/ml）硬膜外给药，镇痛效果良好且对母婴安全可靠，妊娠期使用临床剂量的舒芬太尼不会对胎儿或新生儿造成太大的风险。但临近分娩时长期、大量使用舒芬太尼（分娩期间或实施剖宫产手术剪断脐带之前）肌内注射或静脉注射，可能引起新生儿呼吸抑制。说明书标示：孕期禁用。因此，该药在妊娠期麻醉镇痛属于超说明书用药，应综合目前循证医学证据，按超说明书用药规范管理，须知情同意。

【哺乳期用药安全等级】暂无。目前未见哺乳期使用舒芬太尼的报道，虽然舒芬太尼能通过乳汁分泌，但乳汁中含量少，且由于其起效快，持续时间和半衰期短，清除率高，且无活性代谢产物，对胎儿或新生儿影响小，因此可用于哺乳期。说明书标示：哺乳期禁用。因此，在哺乳期使用舒芬太尼属于超说明书用药，应综合目前循证医学证据，按超说明书用药规范管理，须知情同意。

【制剂与规格】枸橼酸舒芬太尼注射液：1ml：50μg/ 支、2ml：100μg/ 支、5ml：250μg（以瑞芬太尼计）/ 支。

瑞芬太尼　Remifentanil

【适应证】本品为苯哌啶类强效镇痛药。适用于全麻诱导和全麻中维持镇痛，也用作麻醉辅助用药。

【用法和用量】本品只能静脉给药，特别适用于静脉持续滴注给药。配制：溶解并定量稀释成 25μg/ml、50μg/ml 或 250μg/ml 浓度的溶液，溶媒：灭菌注射用水、5% 葡萄糖注射液、0.9% 氯化钠注射液、5% 葡萄糖氯化钠注射液、0.45% 氯化钠注射液。配制后应尽快使用，如需保存，室温下不超过 24 小时，未使用完的稀释液应丢弃。本品用上述注射液稀释后可以与乳酸林格液或 5% 葡萄糖乳酸林格液共行一个快速静脉输液通路。本品连续输注给药，必须采用定量输注装置，可能情况下，应采用专用静脉输液通路。本品停药后，应清洗输液通路，避免当其他药物经同一输液通路给药时残留瑞芬太尼的无意输入，可能出现呼吸抑制及胸壁肌强直。

全身麻醉的辅助用药如下。

（1）麻醉诱导，0.5～1μg/（kg·min）静脉输注；若经插管麻醉，初始 8 分钟内可 1μg/kg 静脉输注 30～60 秒。与催眠药物或挥发性药物联合使用，不可单独用药进行麻醉诱导。

（2）麻醉维持，0.25μg/（kg·min）静脉输注（剂量范围为 0.05～2μg/（kg·min））联合异氟烷或丙泊酚；需要时可每 2～5 分钟补充推注 1μg/kg。

（3）麻醉维持，0.4μg/（kg·min）静脉输注（剂量范围每分钟 0.1～2μg/kg 静脉输注）联合一氧化二氮；需要时可每 2～5 分钟补充推注 1μg/kg。

（4）联合用药，与硫喷妥钠、丙泊酚、异氟烷和咪达唑仑合用时可能需要减少高达 75% 的剂量。

监护麻醉镇静的辅助用药如下。

（1）单次剂量：①与咪达唑仑联合使用，0.5μg/kg 于使用局部麻醉药之前 90 秒静脉注射，持续 30~60 秒。②单独用药，1μg/kg 于使用局部麻醉药之前 90 秒静脉注射，持续 30~60 秒。

（2）持续输注：①与咪达唑仑联合使用，在局部或区域阻滞进行前 5 分钟按 0.05μg/（kg·min）静脉输注；阻滞完成后，将剂量减至 0.025μg/（kg·min）（剂量范围为 0.025~0.2μg/（kg·min）），每隔 5 分钟以 0.025μg/（kg·min）的增量调整剂量。②单独使用，在局部或区域阻滞进行前 5 分钟按 0.1μg/（kg·min）静脉输注；阻滞完成后，将剂量减至 0.05μg/（kg·min）（剂量范围为 0.025~ 0.2μg/（kg·min）），每隔 5 分钟以 0.025μg/（kg·min）的增量调整剂量。

（3）术后疼痛（术后即刻开始）：0.1μg/（kg·min）静脉输注，每 5 分钟以 0.025μg/（kg·min）的增量来调整输注剂量以达到理想药效（剂量范围为 0.025~0.2μg/（kg·min））。控制术后疼痛，停用瑞芬太尼后不会残存镇痛作用。如果预计患者会发生术后疼痛，在停用瑞芬太尼前应使用其他止痛药。

【不良反应】典型的阿片样症状，如呼吸抑制、呼吸暂停、骨骼肌强直（胸肌强直）、肌阵挛、低血压、心动过缓、恶心、呕吐和眩晕、缩瞳和尿潴留。在注射部位偶有瘙痒和疼痛。其他较少见的不良反应有咽部痉挛、过敏反应和心脏停搏，因在麻醉时使用其他药物，很难确定这些反应是否与舒芬太尼有关。偶尔可出现术后恢复期的呼吸再抑制。

【禁忌证】已知对本品中各种组分或其他芬太尼类药物过敏的患者禁用。重症肌无力及易致呼吸抑制患者禁用。支气管哮喘患者禁用。

【注意事项】①本品为国家特殊管理的麻醉药品。②本品能引起呼吸抑制和窒息，需在呼吸和心血管功能监测及辅助设施完备的情况下，由具有资格的和有经验的麻醉师给药。③在推荐剂量下，本品能引起肌肉强直。肌肉强直的发生与给药剂量和给药速率有关，因此，单剂量注射时应缓慢给药，给药时间应不低于 60 秒；提前使用肌肉松弛药可防止肌肉强直的发生。本品引起的肌肉强直必须根据患者的临床状况采取合适的方法处置。麻醉诱导过程中出现的严重肌肉强直应给予神经肌肉阻断剂和 / 或另加催眠剂，并给予插管通气。在本品使用过程中发生的肌肉强直也可通过停止给药或减小给药速率处置，在停止给药后几分钟内肌肉强直可解除；或者给予阿片受体拮抗剂，但这样会逆转或抑制本品的镇痛作用，一般不推荐这样使用。出现危及生命的肌肉强直时，应给予迅速起效的神经肌肉阻断剂或立即中断输注。④心律失常、慢性阻塞性肺疾病，呼吸储备力降低及脑外伤昏迷、颅内压增高、脑肿瘤等易陷入呼吸抑制的患者慎用。⑤本品务必在单胺氧化酶抑制药（如呋喃唑酮、丙卡巴肼)停用 14 日以上,方可给药,而且应先试用小剂量,否则会发生难以预料的严重的并发症。⑥使用本品出现呼吸抑制时应妥善处理,包括减小输注速率 50% 或暂时中断输注。本品即使延长给药也未发现引起再发性呼吸抑制,但由于合用麻醉药物的残留作用,在某些患者身上停止输注后 30 分钟仍会出现呼吸抑制,因此,保证患者离开恢复室前完全清醒和足够的自主呼吸非常重要。⑦本品能引起剂量依赖性低血压和心动过缓,可以预先给予适量的抗胆碱能药(如葡糖吡咯或阿托品)抑制这些反应。低血压和心动过缓可通过减小本品输注速率或合用药物来处置,在合适的情况下使用输液、升压药或抗胆碱能药。⑧本品停止给药后 5 ~ 10 分钟,镇痛作用消失。对预知需要术后镇痛的患者,在中止本品给药前需给予适宜的替代镇痛药,并且必须有足够的时间让其达到最大作用,选择镇痛药应适合患者的具体情况和护理水平。⑨在非麻醉诱导情况下,不得以患者的意识消失为药效目标而使用本品。⑩本品不含任何抗菌剂和防腐剂,因此在稀释的过程中应保持无菌状态,稀释后的溶液应及时使用,没使用完的稀释液应丢弃。⑪肝肾功能受损的患者不需调整剂量。肝肾功能严重受损的患者对瑞芬太尼呼吸抑制的敏感性增强,使用时应监测。⑫运动员慎用。⑬本品不能单独用于全麻诱导,即使大剂量使用也不能保证使意识消失。⑭本品处方中含有甘氨酸,因而不能于硬膜外和鞘内给药。⑮禁与血、血清、血浆等血制品经同一路径给药。

【FDA 妊娠期药物安全性分级】C 级;D 级(如在临近分娩时长期、大量使用)。在说明书中,孕妇及哺乳期妇女不推荐使用瑞芬太尼,因为本品可通过胎盘屏障,经母乳排泄,产妇应用时有引起新生儿呼吸抑制的危险。因而在必须使用时,医师应权衡利弊。

但瑞芬太尼对动物没有致畸性或毒性,且由于瑞芬太尼起效快,半衰期短(分布半衰期 1 分钟,消除半衰期约为 6 分钟),通过非特异性血浆和组织酯酶迅速代谢,持续使用无蓄积效应。所以,尽管它可以快速通过胎盘,但它能在胎儿体内被快速代谢,不会引起新生儿抑制。此外,孕妇的血药浓度几乎是非孕妇的一半,出现这种情况的原因可能包括:①孕妇血容量低、蛋白结合率下降,导致瑞芬太尼的分布容积更大;②孕妇心输出量和肾灌注增多,瑞芬太尼清除率增大;③孕妇的酯化活性更高。综上所述,即使瑞芬太尼通过胎盘屏障进入胎儿体内,但由于在血浆中代谢迅速,因此持续使用不会在孕妇和胎儿体内产生蓄积,也不会对胎儿产生明显的不良反应,临床常规剂量使用不会引起新生儿抑制。临床上,瑞芬太尼用于产科镇痛已经有 10 多年,其独特的代谢特点决定了它比其他阿片类药物更适合用于产科镇痛,是产科全麻诱导的首选阿片类药物。

【哺乳期用药安全等级】L3 级。目前未见关于瑞芬太尼用于哺乳期妇女的报道。瑞芬太尼、芬太尼和舒芬太尼等均能被排到母乳中,但由于瑞芬太尼代谢快、消除时间短,不在体内蓄积,在剖宫产术或其他手术中使用瑞芬太尼不会对几小时后开始或持续母乳喂养的新生儿构成重大风险,因此它也是母乳喂养理想的麻醉药物。美国儿科学会将瑞芬太尼列为可母乳喂养的药物。

【制剂与规格】注射用瑞芬太尼:1mg/ 支、2mg/ 支、5mg/ 支。

吗啡　Morphine

【适应证】本品为天然阿片类强效镇痛药。适用于:①急性疼痛,尤其中、重度痛,如严重创伤、战伤、烧伤等疼痛。可缓解心肌梗死和左心室衰竭以及心源性肺水肿。②镇静:麻醉和手术前给药。③口服制剂用于癌痛和慢性重度疼痛。

【用法和用量】口服:常用量,一次 5 ~ 15mg,一日 15 ~ 60mg;极量一次 30mg,一日 0.1g。服用控释片宜从每 12 小时服用 10 ~ 20mg 开始,视镇痛效果调整剂量;服用时必须整片吞服,不可掰开或嚼碎。少数耐受者可用量可达 1 ~ 2g。皮下注射:一次 5 ~ 15mg,一日 15 ~ 40mg;极量一次 20mg,一日 60mg。静脉注射:一次 5 ~ 10mg;用作静脉全麻不得超过 1mg/kg,不够时加用作用时效短的本类镇痛药,以免苏醒迟延、术后发生血压下降和长时间呼吸抑制。手术后镇痛注入硬膜外间隙,自腰脊部位注入,一次极限 5mg,胸脊部位应减为 2 ~ 3mg,按一定的间隔可重复给药多次。注入蛛网膜下腔,一次 0.1 ~ 0.3mg。原则上不再重复给药。对于重度癌痛患者,首次剂量范围较大,每日 3 ~ 6 次,以预防癌痛发生及充分缓解癌痛。

【不良反应】连用 3 ~ 5 日即产生耐药性,1 周以上可成瘾,需慎用。少见:依赖及成瘾现象、恶心、呕吐、呼吸抑制、嗜睡、眩晕、便秘、排尿困难、胆绞痛等。偶见:瘙痒、荨麻疹、皮肤水肿等过敏反应。急性中毒的主要症状为昏迷,呼吸深度抑制,瞳孔极度缩小、两侧对称或呈针尖样大,血压下降,发绀,尿少,体温下降,皮肤湿冷,肌无力,由于严重缺氧致休克、循环衰竭、瞳孔散大、死亡。中毒解救:可采用人工呼吸、给氧、给予升压药提高血压,β 受体拮抗药减慢心率、补充液体维持循环功能。静脉注射拮抗剂纳洛酮 0.005 ~ 0.01mg/kg,成人 0.4mg。亦可用烯丙吗啡作为拮抗药。

【禁忌证】呼吸抑制已显示发绀、颅内压增高和颅脑损伤、支气管哮喘、肺源性心脏病代偿失调、甲状腺功能减退、皮质功能不全、排尿困难及严重肝功能不全、休克尚未纠正控制前、炎性肠梗等患者禁用。

【注意事项】①本品为国家特殊管理的麻醉药品。②根据 WHO《癌症疼痛三阶梯止痛治疗指导原则》中关于癌症疼痛治疗用药个体化的规定,对癌症患者镇痛使用吗啡应由医师根据病情需要和耐受情况决定剂量。③未明确诊断的疼痛,尽可能不用本品,以免掩盖病情,贻误诊断。④可干扰对脑脊液压升高的病因诊断,这是因为本品使二氧化碳滞留,脑血管扩张的结果。⑤能促使胆道括约肌收缩,引起胆管系的内压上升;可使血浆淀粉酶和脂肪酶均升高。⑥对碱性磷酸酶、谷丙转氨酶、谷草转氨酶、胆红素、乳酸脱氢酶等测定有一定影响,故应在本品停药 24 小时以上方可进行以上项目测定,以防可能出现假阳性。⑦因本品对平滑肌的兴奋作用较强,故不能单独用于内脏绞痛(如胆、肾绞痛),而应与阿托品等有效的解痉药合用,单独使用反使绞痛加剧。⑧用后剩余药液应弃去。

【**FDA 妊娠期药物安全性分级**】C 级;D 级(如在临近分娩时长期、大量使用)。治疗性使用吗啡与重要的先天性缺陷间的相关没有报道,吗啡能迅速通过胎盘,给药 5 分钟后胎儿和母体的血药浓度比约为 0.96,新生儿消除半衰期比成年人长,药物也更容易进入胎儿的血脑屏障。与其他的阿片类镇痛药相比,吗啡也会引起胎心减慢。怀孕时可以改变吗啡的药代动力学,与非怀孕妇女相比,孕妇吗啡血浆清除率更高,消除半衰期更短,代谢产物出现率更高。由于本品能对抗催产素对子宫的兴奋作用而延长产程,妊娠晚期使用吗啡有可能导致新生儿呼吸抑制和戒断。吗啡和东莨菪碱合用在分娩镇痛,胎儿的呼吸中枢对吗啡极为敏感,常规剂量的吗啡就会造成胎儿出现明显的呼吸抑制,故国内孕妇产程中不用此药。

【**哺乳期用药安全等级**】L3 级。本品虽然能通过乳汁分泌,但吗啡脂溶性低,在乳汁中的穿透性比其他麻醉药物低,只有少量经乳汁排出,而且乳汁中的吗啡口服吸收差,在母亲体内经肝脏代谢后很少进入婴儿体内。故产后低剂量短时间使用吗啡后哺乳,对婴儿中枢神经系统和呼吸系统的影响比较小,美国儿科学会将吗啡列为可母乳喂养的药物。说明书标示:妊娠哺乳期禁用。因此,该药用于妊娠哺乳期属于超说明书用药,应综合目前循证医学证据,按超说明书用药规范管理,须知情同意。

【**制剂与规格**】盐酸吗啡或硫酸吗啡片:5mg/ 片、10mg/ 片;盐酸吗啡或硫酸吗啡控释片:10mg/ 片、30mg/ 片、60mg/ 片;盐酸吗啡或硫酸吗啡注射液:0.5ml:5mg/ 支、1ml:10mg/ 支、5ml:50mg/ 支。

哌替啶　Pethidine

【**适应证**】本品为阿片类镇痛剂。可用于多种剧痛,如创伤性疼痛、手术后疼痛、内脏绞痛(与阿托品配伍使用)、分娩疼痛等。

【**用法和用量**】肌内注射:用于分娩镇痛。阵痛开始时给药,常用量为一次 25～50mg,每 4～6 小时按需重复。最大剂量一次 50～100mg。

由于哌替啶半衰期长,易蓄积,在胎儿体内的达峰浓度时间,及其代谢成去甲哌替啶、去甲哌替啶酸、哌替啶酸等约在母体用药后 2～4 个小时。因此，认为哌替啶在产前 2～4 小时注射可致新生儿呼吸抑制，而注射后超过 4 小时以上或不到 1 小时，则对新生儿影响不大。但实际操作中由于分娩时间的预测或控制的不确定性，通常难以保证分娩一定能够在用药后 1 小时内进行。因此，目前国内外一致认为临床上哌替啶不作为产程中的首选镇痛用药，若需使用则应在胎儿娩出前 4 小时以上给药。

【不良反应】心血管系统：可出现心动过速、体位性低血压。静脉注射后可出现外周血管扩张、血压下降尤其是与吩噻嗪类药物（如氯丙嗪等）以及中枢抑制剂合用时。呼吸系统：可出现呼吸困难。泌尿生殖系统：可出现排尿困难、尿痛。神经系统：可出现轻度眩晕、震颤。大剂量用药可产生惊厥。精神症状：严重时可出现焦虑、兴奋。胃肠道：可出现口干、恶心、呕吐、咽痛。皮肤：可出现多汗。其他：可出现疲倦、发热、成瘾性。

【禁忌证】排尿困难者禁用。颅脑损伤、颅内占位性病变、颅内高压者禁用。慢性阻塞性肺疾病、支气管哮喘、严重肺功能不全者禁用。肺源性心脏病、室上性心动过速者禁用。

【注意事项】①用于分娩止痛时，须监护本品对新生儿的抑制呼吸作用。②本品为国家特殊管理的麻醉药品。③未明确诊断的疼痛，尽可能不用本品，以免掩盖病情贻误诊治。④肝功能损伤、甲状腺功能不全者慎用。⑤静脉注射后可出现外周血管扩张、血压下降，尤其与吩噻嗪类药物（如氯丙嗪等）以及中枢抑制药并用时。⑥本品务必在单胺氧化酶抑制药（如呋喃唑酮、丙卡巴肼等）停用 14 日以上方可给药，而且应先试用小剂量（1/4 常用量），否则会发生难以预料的严重的并发症，临床表现为多汗、肌肉僵直、血压先升高后剧降、呼吸抑制、发绀、昏迷、高热、惊厥，终致循环虚脱而死亡。⑦注意勿将药液注射到外周神经干附近，否则产生局麻或神经阻滞。⑧不宜用于患者自控镇痛。⑨用后剩余药液应弃去。

【FDA 妊娠期药物安全性分级】C 级。妊娠后期大剂量有规律地使用本品可使胎儿成瘾。因本品能透过胎盘屏障，引起新生儿呼吸和中枢神经系统抑制，因此产妇分娩镇痛时应酌减剂量。

【哺乳期用药安全等级】L4 级（6 个月内）；L3 级（6 个月以上）。《中国产科麻醉专家共识（2017）》指出哌替啶对新生儿有一定的抑制作用，可导致新生儿呼吸抑制、Apgar 评分以及神经行为能力评分降低。

【制剂与规格】盐酸哌替啶注射液：1ml：50mg/ 支、2ml：100mg/ 支。

曲马多　Tramadol

【适应证】本品为人工合成的弱阿片类镇痛药物。适用于中度至重度疼痛,主要用于术后镇痛、慢性镇痛、分娩镇痛。

【用法和用量】本品用量视疼痛程度而定。口服:初始剂量 50mg,每 12 小时 1 次,根据患者疼痛程度可调整用药剂量(两次服药的间隔不得少于 8 小时),原则上应选用最低的镇痛剂量。肌内注射:一次 50 ~ 100mg,必要时可重复。静脉注射:一次 0.1g,缓慢静脉注射或以 5%、10% 葡萄糖注射液稀释后静脉滴注。每日最高剂量 0.4g。

【不良反应】皮肤系统:面部潮红(7.7% ~ 15.8%)、瘙痒症(3% ~ 11.9%);消化系统:便秘(10% ~ 46%)、恶心(13% ~ 40%)、呕吐(3% ~ 17%)、口腔干燥(1% ~ 10%);神经系统:头晕(7% ~ 33%)、头痛(3% ~ 32%)、失眠(1% ~ 10.9%),嗜睡(4% ~ 25%)。严重的不良反应包括心肌梗死(0.5% ~ 1%)、低糖血症(极罕见)、胰腺炎(0.5% ~ 1%)、过敏症样反应(<1%)、癫痫发作、呼吸困难(<1%)、呼吸抑制、血清素综合征(<1%)。

【禁忌证】对盐酸曲马多或其赋形剂过敏者禁用。酒精、镇静剂、镇痛剂或阿片类药物、精神类药物急性中毒的患者禁用。严重脑损伤、视力模糊、呼吸抑制患者禁用。严重肝肾功能受损者禁用。本品不能用于经治疗未能充分控制的癫痫患者。

【注意事项】①用于脑损伤、代谢性疾病、酒精成药物戒断、中枢神经系统感染患者应考虑可能增加癫痫发作的危险性。②肝肾功能不全者、心脏病患者酌情减量或慎用。③当使用超过推荐的日最高剂量(0.4g)时有出现惊厥的危险,合并应用能降低痉挛阈值或其本身可诱发惊厥的药物(如抗抑郁剂、神经阻滞剂等)时出现惊厥的危险性增加。④与中枢神经系统抑制剂(如酒精、麻醉药品、吩噻嗪类药、镇静催眠药物等)合用时需减量。⑤长期使用不能排除产生耐药性或药物依赖性的可能。因不能抑制吗啡的戒断症状,禁止作为对阿片类有依赖性患者的代替品。⑥有药物滥用或依赖性倾向的患者不宜使用。⑦本品有可能影响患者的驾驶和机械操作能力,尤其是与酒精同时服用时更为严重。⑧本品有缩瞳作用,用与颅高压患者时可能掩盖部分体征。⑨突然撤药可能导致戒断症状(如焦虑、出汗、失眠、寒战、疼痛、恶心、震颤、腹泻、上呼吸道症状、立毛、幻觉等),建议缓慢减药。⑩对阿片类药物依赖、抑郁症、有头部损伤、休克、不明原因的神志模糊、呼吸中枢及呼吸功能异常、颅内压增高、有癫痫和惊厥趋向的患者,应谨慎使用。⑪本品不宜用于正在接受单胺氧化酶(MAO)抑制剂治疗或在过去的 14 日内已服用过上述药物的患者。

【FDA 妊娠期药物安全性分级】C 级。动物试验表明,在使用很高剂量的盐酸曲马多时可对胎儿器官的发育、骨化和新生儿死亡率产生影响。本品可通过胎盘,但未观察到有致畸作用。分娩前及分娩期间应用本品,不会影响子宫收缩。目前有关孕期使用盐酸曲马多的安全性的证据尚不充分。

【哺乳期用药安全等级】L3 级。本品可能引起新生儿呼吸频率的改变,但通常无临床意义,无须处理。在妊娠期间长期使用可能引起新生儿戒断症状。哺乳期使用,约有 0.1% 的剂量进入乳汁,单次应用通常无须中断哺乳。

【制剂与规格】盐酸曲马多片:50mg/ 片;盐酸曲马多缓释片:0.1g/ 片;盐酸曲马多分散片:50mg/ 片;盐酸曲马多胶囊:50mg/ 粒;盐酸曲马多注射液:2ml:50mg/ 支、2ml:0.1g/ 支。

纳布啡　Nalbuphine

【适应证】本品为激动拮抗型吗啡类镇痛药。适用于缓解中至重度的疼痛。也可作为复合麻醉时辅助用药,用于术前、术后镇痛和生产、分娩过程中的产科镇痛。

【用法和用量】皮下注射、肌内注射或静脉注射:一次 10mg,必要时 3~6 小时重复。最大剂量一次 20mg,一日 0.16g。

【不良反应】据国外文献报道,临床用纳布啡治疗中,最常见的不良反应为镇静。不常见的不良反应包括多汗、恶心 / 呕吐、眩晕。

【禁忌证】对盐酸纳布啡或本品中其他成分过敏者禁用。

【注意事项】本品作为全麻辅助用药时,必须由经过专业静脉麻醉训练的麻醉师给药,并及时处理使用该药过程中出现的阿片类药物对呼吸的抑制作用。事先准备好盐酸纳洛酮注射液、复苏和插管装置、给氧装置等以防不测。

【FDA 妊娠期药物安全性分级】D 级。在人类或者试验动物中均未见在妊娠期使用纳布啡而引起先天性畸形的报道。等效剂量的纳布啡(20mg)和哌替啶(0.1g)对比,两者的镇痛作用相当,但纳布啡组恶心、呕吐的发生率更少,母体镇静作用更强,纳布啡组 2 小时和 4 小时新生儿神经行为评分较低,但 24 小时评分则和哌替啶组无差异。纳布啡在分娩期间用药,有发生胎心缓慢的报道,纳洛酮可逆转这些效应,故产科使用时应对母体和胎儿进行密切监测。怀孕期间长期使用可能会导致新生儿戒断,分娩期间用药可引起胎儿窘迫和新生儿呼吸抑制,故孕妇用药应权衡利弊。

【哺乳期用药安全等级】L2 级。目前还没有关于在母乳喂养期间使用纳布啡的报告。由于纳布啡在脐带血和母体血中浓度比是 0.71,在母乳中的含量非常低,只有极少数量(不到给药剂量的 1%)被排泄到母乳中,且与母体剂量无关,同时由于乳汁中纳布啡口服吸收差,不太可能对哺乳期婴儿产生不利影响,所以哺乳期妇女接受纳布啡镇痛后可母乳喂养新生儿。

【制剂与规格】盐酸纳布啡注射液:2ml:20mg/ 支。

布托啡诺　Butorphanol

【**适应证**】本品为人工合成的阿片受体激动 – 拮抗类镇痛药。适用于缓解中至重度的疼痛。用于各类手术和手术后镇痛、分娩镇痛，也可作为复合麻醉时辅助用药。

【**用法和用量**】①作为辅助药物用于复合麻醉的维持：起始剂量，在即将诱导麻醉前 2mg 静脉注射；维持剂量，在麻醉中以 0.5 ~ 1mg 静脉注射，最高可达 0.06mg/kg；常用总剂量，4 ~ 12.5mg（约 0.06 ~ 0.18mg/kg）。②分娩镇痛：足月产妇产程早期起始剂量，1 ~ 2mg 静脉或肌内注射；可在 4 小时后重复给药；对分娩镇痛，或预期将在 4 小时内分娩者，使用其他镇痛药物替代。

【**不良反应**】主要为嗜睡、头晕、恶心和 / 或呕吐。

【**禁忌证**】对本品或本品中其他成分过敏者禁用。因阿片的拮抗特征，本品不宜用于依赖那可丁的患者。年龄小于 18 岁患者禁用。

【**注意事项**】①对于重复使用麻醉止痛药，且对阿片耐受的患者慎用。②脑损害和颅内压升高的患者慎用或不用。③肝肾疾病患者初始剂量时间时隔应延长到 6 ~ 8 小时，直至反应很好，随后的剂量随患者反应调整而不是按给药方案固定给药。④对有心肌梗死、心室功能障碍、冠状动脉功能不全的患者慎用。发生高血压时，应立即停药。⑤本品可致呼吸抑制，尤其是同时服用兴奋 CNS 药或患有 CNS 疾病或呼吸功能缺陷的患者慎用。⑥服用本品时，禁止喝酒。⑦啮齿动物短期给本品后的身体依赖性潜力低于吗啡和喷他佐辛，但据近年报告，无论是动物还是人长期、频繁、大量使用酒石酸布托啡诺也会产生身体依赖性和滥用。

【**FDA 妊娠期药物安全性分级**】C 级。在动物试验中，使用布托啡诺对器官形成未见潜在的致畸性，但使用本品组的死胎发生率高于对照组，使胚泡着床后丢失的发生率升高，发生死产率比对照组高。FDA 黑框警示：在妊娠期长期使用酒石酸布托啡诺可导致新生儿戒断综合征，若需在妊娠期女性中长期使用阿片类药物，应向患者告知新生儿戒断综合征的风险，并确保患者可接受恰当的治疗。2011 年酒石酸布托啡诺镇痛专家共识指出：布托啡诺虽然可通过胎盘进入胎儿体内，但微量的布托啡诺不易引起胎儿呼吸抑制，低剂量的布托啡诺可用于无痛分娩。在孕 37 周前摄入布托啡诺未有足够和经过严密控制的研究，所以最好不要用药，只有潜在利益大于潜在风险时，孕妇才可使用布托啡诺，且将剂量及用药时间限制在所需的最低水平，并密切注意患者呼吸抑制及镇静的症状 / 体征。

【**哺乳期用药安全等级**】L2 级。哺乳期妇女静脉给予布托啡诺注射液时，在乳汁中进行布托啡诺的检测表明，布托啡诺乳汁中浓度极低，临床上可能对婴儿影响较少，不会对新生儿产生呼吸抑制（母体每日使用 4 次，每次 2mg，乳汁排泄时有 4μg/L。4kg 的婴幼儿口服 4μg 布托啡诺相当于 70kg 的成年人口服 0.07mg 布托啡诺）。布托啡诺的最大相对婴儿摄取量（RID）为 0.5%，口服生物利用度为 5%~17%，可用于哺乳期。

【制剂与规格】酒石酸布托啡诺注射液：1ml：1mg/ 支；酒石酸布托啡诺鼻喷剂：2.5ml：25mg。

地佐辛　Dezocine

【适应证】本品为人工合成的阿片受体激动 – 拮抗剂。适用于各种术后中重度疼痛、分娩疼痛、内脏绞痛、癌痛。

【用法和用量】肌内注射：推荐剂量为 5~20mg。大部分患者的起始用药剂量为 10mg。必要时可每隔 3~6 小时重复给药 1 次。最高剂量一次 20mg，一日 120mg。静脉注射：初始剂量一次 5mg，以后每 2~4 小时 2.5~10mg。静脉滴注：一次 5mg 溶于 50ml 0.9% 氯化钠注射液中缓慢静脉滴注。

【不良反应】主要为恶心、呕吐、镇静及注射部位反应，发生率为 3%~9%；头晕发生率在 1%~3%；尿潴留、瘙痒、红斑等发生率 <1%。

【禁忌证】对阿片类镇痛药过敏的患者禁用。

【注意事项】①本品含有焦亚硫酸钠，硫酸盐对于某些易感者可能引起致命性过敏反应和严重哮喘。②本品具有阿片拮抗剂的性质，对麻醉药有身体依赖性的患者不推荐使用。③对于脑损伤、颅内损伤或颅内压高的患者，使用本品产生呼吸抑制可能会升高脑脊液压力。对此类患者仅在必要时使用，要尤为注意。④本品可引起呼吸抑制，患有呼吸抑制、支气管哮喘、呼吸梗阻的患者使用本品要减量。⑤本品经过肝脏代谢和肾脏排泄，肝、肾功能不全者应用本品应低剂量。⑥胆囊手术者慎用本品。⑦阿片类镇痛药、普通麻醉剂、镇静药、催眠药或其他中枢神经系统抑制剂（包括酒精）与本品同用会产生添加作用。因此，联合治疗时，一种或全部药物的剂量都应减少。

【FDA 妊娠期药物安全性分级】C 级。在动物实验中，在致畸敏感期使用地佐辛未见致畸作用，尚没有关于地佐辛用于孕妇的研究或病例报道。地佐辛高脂溶性可透过胎盘进入胎儿体内，妊娠期注射本品的安全性未被确定，仅在权衡利弊后，对胎儿有利的情况下方可使用。在分娩过程中使用本品的安全性未知，认为对母婴均必要时才使用本品。

【哺乳期用药安全等级】L3 级。未见哺乳期间使用地佐辛，或者测定分泌进入乳汁中的地佐辛含量的相关报道。未确定本品是否通过乳汁排泄，因此哺乳期妇女不推荐使用本品。

【制剂与规格】地佐辛注射液：1ml：5mg/ 支。

13.6 非甾体抗炎药

13.6.1 简述

多模式镇痛指联合使用作用于疼痛通路中不同靶点及不同作用机制的镇痛药物或镇痛技术,以获得相加或协同的镇痛效果,减少药物剂量,降低相关不良反应,达到最大效应/风险比,是最常见的术后镇痛方式。非甾体抗炎药对中重度疼痛有效,纳入剖宫产术后的多模式镇痛方法,吗啡自控镇痛缓和使用非甾体抗炎药能减少 30%~50% 的吗啡用量。研究表明吗啡自控镇痛加用非甾体抗炎药能降低恶心、呕吐的发生率,而过度镇静的发生率也明显降低。原则上所有的非甾体抗炎药均可用于可口服患者的术后轻、中度疼痛的镇痛,或在术前、手术结束后作为多模式镇痛的组成部分。在我国临床上用于术后镇痛的口服药物主要有对乙酰氨基酚、布洛芬、塞来昔布、双氯芬酸等。注射药物主要有氟比洛芬酯、帕瑞昔布等。

非甾体抗炎药可导致凝血功能异常、子宫动脉收缩并延长产程。孕妇使用非甾体抗炎药会导致分娩时、产前或产后出血,并致新生儿患出血性疾病。因此,孕妇使用非甾体抗炎药必须谨慎地权衡利弊风险。

非甾体抗炎药呈弱酸性,脂溶性差,蛋白结合率高,这些因素都导致其在乳汁中的排泄率低,对乳儿的影响不大,近年来的研究结果也证实产妇应用后对新生儿哺乳无明显影响,因此氟比洛芬酯、帕瑞昔布能用于产妇术后镇痛。

13.6.2 镇痛药物

氟比洛芬酯、帕瑞昔布、塞来昔布、对乙酰氨基酚、布洛芬。

氟比洛芬酯 Flurbiprofen axetil
【适应证】本品为芳基丙酸类非甾体抗炎药。适用于术后及癌症的镇痛。
【用法和用量】静脉注射:一次 50mg,尽可能缓慢给药(1 分钟以上),根据需要使用镇痛泵,必要时可重复应用,并根据年龄、症状适当增减用量。一般情况下,本品应在不能口服药物或口服药物效果不理想时应用。
【不良反应】严重不良反应:罕见休克、急性肾衰、肾病综合征、胃肠道出血、血小板减少、血小板功能低下、伴意识障碍的抽搐。再生障碍性贫血、中毒性表皮坏死症(Lyell 综合征)、剥脱性皮炎。一般不良反应:偶见注射部位疼痛及皮下出血;发热、头痛、倦怠、嗜睡、畏寒、恶心、呕吐、腹泻、转氨酶升高、血

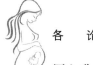

压上升、心悸、瘙痒、皮疹等。

【禁忌证】消化性溃疡者禁用。严重的肝、肾及血液系统功能障碍者禁用。严重的心衰、高血压者禁用。对本制剂成分有过敏史者禁用。阿司匹林哮喘或有既往史者禁用。正在使用依洛沙星、洛美沙星、诺氟沙星者禁用。

【注意事项】

（1）下述患者慎用本药：①有消化性溃疡既往史的患者；②有出血倾向、血液系统异常或有既往史的患者；③心、肝、肾功能不全或有既往史的患者及高血压患者；④有过敏史的患者；⑤有支气管哮喘的患者。

（2）尽量避免与其他的非甾体抗炎药合用。

（3）不能用于发热患者的解热和腰痛症患者的镇痛。

（4）本品的给药途径为静脉注射，不可以肌内注射。

（5）不能经口服药的患者如能口服药物时，应停止静脉给药，改为口服给药。

（6）本品应避免长期使用，在必须长期使用时，要定期监测血尿常规和肝功能，及时发现异常情况，给予减量或停药。

（7）在用药过程中要密切注意患者的情况，及时发现不良反应，并作适当的处理。

【FDA妊娠期药物安全性分级】B级；D级（如在妊娠晚期或临近分娩时用药）。孕期使用前列腺素合成酶抑制剂可能引起胎儿动脉导管闭合、分娩延迟、延长孕期、抑制胎儿的肾脏功能。如在接近分娩的妊娠晚期使用这种药物可能引起新生儿的持续肺动脉高压。准备妊娠的妇女不应使用前列腺素合成酶抑制剂（包括氟比洛芬），因为不同的动物模型表明这些药物阻止囊胚着床。妊娠或可能妊娠的妇女必须在治疗的有益性大于危险性时才能应用。非甾体抗炎药可引起高血压，目前的机制是认为由于血管舒张性前列腺素合成的抑制，从而使钠潴留和内皮素产生过多导致的，对已经存在妊娠性肾病和高血压的患者应慎用非甾体抗炎药。

【哺乳期用药安全等级】L2级。尽管氟比洛芬在母乳中存在，但乳汁中药量极少，对哺乳期婴儿构成的风险很小。当母乳喂养时需要使用非甾体抗炎药，氟比洛芬是安全的。美国儿科学会认为氟比洛芬在哺乳期可以使用。

【制剂与规格】氟比洛芬酯注射液：5ml：50mg/支。

帕瑞昔布　Parecoxib

【适应证】本品为选择性COX-2抑制剂。适用于手术后疼痛的短期治疗。

【用法和用量】静脉注射或肌内注射。推荐剂量为40mg，随后视需要间隔

6～12 小时给予 20mg 或 40mg,每日总剂量不超过 80mg。可直接进行快速静脉推注,或通过已有静脉通路给药。肌内注射应选择深部肌肉缓慢推注。使用本品超过 3 日的临床经验有限。由于本品与其他药物在溶液中混合可出现沉淀,因此不论在溶解或是注射过程中,本品严禁与其他药物混合。如帕瑞昔布与其他药物使用同一条静脉通路,帕瑞昔布溶液注射前后须采用相容溶液充分冲洗静脉通路。

【不良反应】感染和侵染:常见咽炎、牙槽骨炎(干槽症);少见胸骨伤口异常浆液状引流物、伤口感染。血液和淋巴系统异常:常见术后贫血;少见血小板减少。免疫系统异常:罕见过敏样反应。代谢和营养异常:常见低钾血症;少见食欲减退、高血糖。精神异常:常见焦虑、失眠。神经系统异常:常见感觉减退;少见脑血管疾病。耳及迷路异常:少见耳痛。心脏异常:少见心肌梗死、心动过缓。血管异常:常见高血压、低血压;少见高血压加重、体位性低血压。呼吸、胸及胸腔纵隔异常:常见呼吸功能不全;少见肺栓塞。胃肠道异常:非常常见恶心;常见腹痛、呕吐、便秘、消化不良、胃肠胀气;少见胃及十二指肠溃疡、胃食管反流病、口干、肠鸣音异常;罕见胰腺炎、食管炎、口腔水肿(口周肿胀)。皮肤及附属器官异常:常见瘙痒、多汗;少见瘀斑、皮疹、荨麻疹。肌肉骨骼及结缔组织异常:常见背痛;少见关节痛。肾及泌尿系统异常:常见少尿;罕见急性肾功能衰竭。全身及注射部位:常见外周水肿;少见乏力、注射部位疼痛、注射部位反应。常规检查:常见肌酐升高;少见肌酸磷酸激酶、乳酸脱氢酶、谷草转氨酶、谷丙转氨酶、尿素氮升高。损伤、中毒和操作并发症:少见操作后并发症(皮肤)。

【禁忌证】对注射用帕瑞昔布钠活性成分或赋形剂中任何成分有过敏史者禁用。有严重药物过敏反应史,尤其是皮肤反应,如重症多形性红斑(Stevens-Johnson 综合征)、中毒性表皮坏死松解症、多形性红斑等,或已知对磺胺类药物超敏者禁用。有应用非甾体抗炎药后发生胃肠道出血或穿孔病史者、活动性消化性溃疡或胃肠道出血者禁用。服用阿司匹林或非甾体抗炎药(包括 COX-2 抑制剂)后出现支气管痉挛、急性鼻炎、鼻息肉、血管神经性水肿、荨麻疹以及其他过敏反应者禁用。处于妊娠后 3 个月孕程或正在哺乳者禁用。严重肝功能损伤(血清白蛋白 25g/L 或 Child-Pugh 评分≥10)、炎症性肠病、充血性心力衰竭(NYHAⅡ～Ⅳ)者禁用。禁用于冠状动脉搭桥手术(CABG)术后疼痛的治疗、已确定的缺血性心脏疾病、外周动脉血管和/或脑血管疾病的患者。

【注意事项】静脉注射和肌内注射。由于应用帕瑞昔布超过 3 日的临床经验有限,建议临床连续使用不超过 3 日。由于较高剂量的帕瑞昔布、其他 COX-2 抑制剂以及非甾体抗炎药可能增加不良反应发生率,对接受帕瑞昔布治疗的患者在剂量增加后应进行评估,在剂量增加而疗效并未随之改善时,应考虑其他治疗选择。根据控制症状的需要,在最短治疗时间内使用最低有效剂量,可以使不良反应降到最低。

【FDA 妊娠期药物安全性分级】暂无。妊娠或分娩期妇女应用帕瑞昔布的研究数据不充足。然而,抑制前列腺素的合成可能对妊娠产生不良影响。流行病学研究显示,妊娠早期应用前列腺素合成酶抑制剂可能会增加自然流产的机会。在动物中应用前列腺素合成酶抑制剂(包括帕瑞昔布),会降低受孕率以及增加胚胎 – 胎仔死亡的发生。除非必要,否则在妊娠期的早、中期不应使用本品。

妊娠晚期使用帕瑞昔布,怀疑有可能引起严重出生缺陷。与其他抑制前列腺素合成的药物一样,帕瑞昔布可导致胎儿动脉导管提前闭合或孕妇子宫收缩无力,禁用于妊娠晚期。根据非甾体抗炎药的作用机制,应用非甾体抗炎药可能会延迟或抑制排卵,与其他抑制 COX–2 的药物一样,不推荐有受孕计划的妇女使用帕瑞昔布。

【哺乳期用药安全等级】暂无。Micromedex 数据库的哺乳期药物安全分级:不能排除婴幼儿用药风险。现有证据和 / 或专家共识尚无定论或不足以明确母乳喂养期间婴幼儿的用药风险。在母乳喂养期间,给予本药治疗之前,需权衡本药治疗的潜在益处和潜在风险。说明书标示:正在哺乳的妇女不建议使用本品。而虽然帕瑞昔布可分泌至人乳中,给予剖宫产后哺乳期妇女单剂量帕瑞昔布,有相对少量帕瑞昔布及其活性代谢物(伐地昔布)经乳汁分泌,但乳汁中的剂量相对低(约为母体体重调整剂量的 1%),暴露给婴儿无明显影响,可用于哺乳期。因此,在哺乳期使用帕瑞昔布钠属于超说明书用药,应综合目前循证医学证据,按超说明书用药规范管理,须知情同意。

【制剂与规格】注射用帕瑞昔布钠:20mg(以帕瑞昔布计)/ 支、40mg(以帕瑞昔布计)/ 支。

塞来昔布　Celecoxib

【适应证】本品为选择性环氧化酶 –2(COX–2)抑制剂。适用于急性疼痛。

【用法和用量】口服:急性疼痛,初始剂量,一次给予 0.4g,必要时加用 0.2g;维持剂量,必要时一次 0.2g,一日 2 次;急性术后疼痛,术后予一次给予 0.4g。

其他各项见第 6 章风湿免疫系统疾病用药。

对乙酰氨基酚　Paracetamol

【适应证】本品为属于苯胺类外周性镇痛药。适用于缓解轻度至中度疼痛,如头痛、关节痛、神经痛及偏头痛、癌性痛及手术后止痛等。

【用法和用量】口服:普通制剂,一次 0.65g,每 4 ~ 6 小时按需服用,每日最大剂量 3.25g(增强用法:一次 1.0g,每 6 小时按需服用,每日最大剂量 3.0g);缓释制剂,一次 1.3g,每 8 小时按需服用,每日最大剂量 3.9g。

其他各项见 1.1 急性上呼吸道感染。

布洛芬　Ibuprofen

【适应证】本品为属于非选择性环氧合酶(COX)抑制剂。用于缓解轻至中度疼痛如头痛、关节痛、偏头痛、牙痛、肌肉痛、神经痛、痛经、癌性痛和手术后止痛。

【用法和用量】口服:按需给予,一次 0.2 ~ 0.4g,每 4 ~ 6h 一次。每日最大剂量 1.2g。除非有医师指导,否则避免服药超过 10 日。

其他各项见 1.1 急性上呼吸道感染。

（谭湘萍　蔡云　施胜英）

参 考 文 献

［1］Bulletins-Obstetrics C O P. Practice Bulletin No. 177: Obstetric analgesia and anesthesia［J］. Obstetrics & Gynecology, 2017, 129(4): e73-e89.

［2］DEVROE S , MARC V D V , REX S. General anesthesia for caesarean section［J］. Anaesthesia, 1993, 48(8): 739.

［3］CHESTNUT D. Chestnut 产科麻醉学［M］. 北京: 人民卫生出版社, 2017.

［4］AKAMATSU T J , BONICA J J , REHMET R , et al. Experiences with the use of ketamine for parturition［J］. Anesthesia & Analgesia, 1974, 53(2): 284-287.

［5］GALBERT M W , GARDNER A E. Ketamine for obstetrical anesthesia［J］. Anesthesia & Analgesia, 1973, 52(6): 926-930.

［6］PALANISAMY A, KLICKOVICH RJ, RAMSAY M, et al. Intravenous dexmedetomidine as an adjunct for labor analgesia and cesarean delivery anesthesia in a parturient with a tethered spinal cord［J］. Int J Obstet Anesth, 2009, 18(3): 258-261.

［7］ALA-KOKKO TI, PIENIMAKI P, LAMOELA E, et al. Transfer of clonidine and dexmedetomidine across the isolated perfused human placenta［J］. Pharmacol Toxicol, 1995, 41(2): 313-319.

[8] MATHESON I, LUNDE P K, BREDESEN J E. Midazolam and nitrazepam in the maternity ward: milk concentrations and clinical effects.[J]. British Journal of Clinical Pharmacology, 2012, 30(6): 787–793.

[9] KELLY LE, POON S, MADAD P, et al. Neonatal benzodiazepines exposure during breastfeeding[J]. The Journal of Pediatrics, 2012, 161(3): 448–451.

[10] NITSUN M, SZOKOL J, SALEH H, et al. Pharmacokinetics of midazolam, propofol, and fentanyl transfer to human breast milk[J]. Clinical Pharmacology & Therapeutics, 2006, 79(6): 549–557.

[11] REGAN J, CHAMBERS F, GORMAN W, et al. Neonatal abstinence syndrome due to prolonged administration of fentanyl in pregnancy[J]. BJOG, 2000, 107(4): 570–572.

[12] 中华医学会麻醉分学会产科麻醉学组. 中国产科麻醉专家共识(2017),中华麻醉在线, 1–12.

[13] Academy of Breastfeeding Medicine. ABM Clinical Protocol #15: Analgesia and Anesthesia for the Breastfeeding Mother, Revised 2017[J]. Breastfeed Med. 2017, 12(9): 500–506.

[14] MADEJ TH, STRUNIN L. Comparison of epidural fentanyl with sufentanil. Analgesia and side effects after a single bolus dose during elective caesarean section[J]. Anaesthesia 1987, 42(11): 1156–1161.

[15] GERALD G BRIGGS, ROGER K. FREEMAN MD. Drugs in Pregnancy and Lactatio. 10th ed[M]. Philadelphia: Lippincott Williams & Wilkins, 2015.

[16] SCHAEFER, CHRISTOF. Drugs During Pregnancy and Lactation. 3rd [M]. Pittsburgh: Academic Press, 2015.

[17] PEACH MJ, SALMAN S, ILETT KF, et al. Transfer of parecoxib and its primary active metabolite valdecoxib via transitional breastmilk following intravenous parecoxib use after Cesarean delivery: a comprarison of naïve pooled data analysis and nonlinear mixed-effects modeling[J]. Anesth Analg(Hagerstown, MD, US) 2012, 114(4): 837–44.

附　录

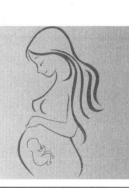

1 肝脏细胞色素 P-450 同工酶 与药物代谢的影响

1.1 肝脏细胞色素 P-450 同工酶

基因（遗传因子）是产生一条多肽链或功能 RNA 所需的全部核苷酸序列。作为生物的遗传单位，可在染色体排列成线性的遗传基本单元。基因可储备有关遗传的信息，当细胞分裂时能自身复制，且具有一定的稳定性。但在某些条件下可发生突变，突变后的基因又以新的形式处于稳定状态；基因尚可重组，可在不同物种上进行交换，在新的位置上复制、转录、翻译。基因在医药学的位置十分重要，可用于基因工程制药（疫苗、单抗）、疾病鉴别、诊断和治疗，并与药物相互作用的发生机制密切相关，其中与肝细胞色素 P-450 同工酶的活性和代谢的关系更为密切。

肝脏的细胞色素 P-450 同工酶（cytochrome P-450 isodynamic enzyme）是血红蛋白超级家族，它是内质网膜上混合功能氧化酶系统的末端氧化酶。由于在采用分光光度法测这些同工酶与一氧化碳结合和还原时在波长 450nm 附近有特征吸收峰，因此统称为 P-450。现已清楚认识到 CYP 可参与外源性物质（如药物、乙醇、抗氧化剂、有机溶剂、染料、化学制品）的代谢。它们在氧化、过氧化和还原内源性生理化合物，如甾体、胆汁酸、脂肪酸、前列腺素等代谢方面起重要作用。

早期研究证实细胞色素 P-450 有多种类型，但并不知道不同物种和组织有相似的同工异构体。研究人员根据同工酶的光谱特性、电泳泳动度或其底物将其分别命名。随着人们认识氨基酸顺序的迅速进展，将同工酶及基因分为家族酶、亚家族酶和个体酶，均以 "CYP" 为词首来命名所有物种的细胞色素 P-450 同工酶。在该系统中，对所有来源的细胞色素 P-450 蛋白的氨基酸同源性大于 40%，则归于同一家族，并以阿拉伯数字标示。亚家族酶氨基酸同源性大于 55% 以上，以大写字母标示，字母后面的阿拉伯数字表示不同的酶，与酶相关的基因则用斜体字表示。比如，CYP2 家族有几个亚家族，诸如 CYP2C、CYP2D、CYP2E。数字代表不同的个体酶，如 CYP2D6，基因则用 *CYP2D6* 表示。

CYP 系统可催化多种反应，包括环氧化、*N-* 去烷基化、*O-* 去烷基化、*S-*

氧化及脂肪族和芳香族残基的羟化反应。氧化反应可使化合物激活或失活。和所有的酶一样,细胞色素 P-450 同工酶呈饱和动力学,其活性需要辅助因子,并可被诱导或抑制。如苯巴比妥可诱导 CYP2B,肾上腺皮质激素可诱导 CYP3A,乙醇可诱导 CYP2E 及氯贝丁酯可诱导 CYP4A。

迄今为止,在人体中已发现至少有 700 种以上与 CYP 相关的基因,且在不断发展,多数与 P-450 系统和药物肝脏代谢有关。其中 CYP1、CYP2、CYP3 家族约占肝脏 P-450 含量的 70%,并负责大多数药物的代谢。

1.2　酶促药和酶抑药

肝脏的细胞色素 P-450 系统在药物的代谢中起着重要作用,肝脏的细胞色素 P-450 同工酶具有活性,遗传、年龄、营养、机体状态和疾病等均可影响酶的活性;同时有些药品也可诱导或抑制它的活性,分别被称为"肝药酶诱导药或酶促药"或"肝药酶抑制药或酶抑药"。

"酶促"即对 P-450 酶有诱导作用,可使药酶的活性增加,导致自身的代谢加快或对药物的代谢速度加快(包括首关效应)而提前失效,而对于前药,可加速其转化为活性药而出现作用和疗效。这种作用称为酶诱导作用。具有这种作用的药物称为酶诱导药或酶促药。由于加速了自身的消除,从而产生耐受性,并且使其他依赖药酶消除的药物药效降低,作用时间缩短,停药后可恢复,酶诱导药分为苯巴比妥类药物和芳香族烃类药物两类。苯巴比妥类诱导药中有苯巴比妥、卡马西平、苯妥英钠、格鲁米特、甲苯磺丁脲,能引起肝大,平滑内浆网增生,不但能诱导肝药酶,亦能提高小肠多种生物转化酶的活性,其他尚有安替比林、扑米酮、利福平等,芳香烃类诱导药为二噁英、二甲基苯并蒽、甲基胆蒽等化学品。

"酶抑"即对 P-450 酶有抑制作用,可使药酶的活性减弱,导致自身的代谢减慢或使酶对药物的代谢速度减慢(包括首关效应)而导致靶药物药理活性增强,即为酶抑制药。属于"酶抑"的药品众多,如甲硝唑、别嘌醇、环丙沙星、甲氧苄啶、胺碘酮、奎尼丁、异烟肼、红霉素、氯霉素等。

1.3　由酶促和酶抑所产生的药物相互作用

(1)酶促作用:酶促药巴比妥类药与抗凝药并用,可使抗凝药的代谢大大增加。乙醇、抗组胺药、镇静催眠药可强化巴比妥类的作用;反之巴比妥类药也能加速其他药品的代谢,如苯妥英钠、甲睾酮、环孢素、洋地黄毒苷、氢化可的松、黄体酮、茶碱、多西环素、对乙酰氨基酚、氯霉素等,使上述药品代谢速度加快,血浆药物浓度降低,同时效价降低。

（2）酶抑作用:一般而言,酶抑作用所致的代谢性相互作用的临床意义远大于酶促作用,约占该酶系统全部相互作用的 70%,如震惊全球的药品不良事件"特非那定""西立伐他汀"事件都是由酶抑作用引起的。

血脂调节药羟甲戊二酰辅酶 A 还原酶抑制药（HMG-CoA 还原酶抑制剂）在治疗剂量下与对 CYP3A4 有明显抑制的环孢素、伊曲康唑、红霉素、阿司咪唑、HIV 蛋白酶抑制药、奈法唑酮等合用能显著增高他汀类药的血浆水平。尤其不宜与吉非贝齐、烟酸合用,国内外诸多的报道证实西立伐他汀或联合吉非贝齐使用时,可干扰 CYP2C8 和 CYP2C19,出现肌痛、肌无力的致死性横纹肌溶解症。2001 年美国报道已有 31 例患者在服用后死亡,迄今已发现 52 例,因而被撤出市场。

又如帕罗西汀主要通过 CYP2D6 代谢,代谢中又与 CYP2D6 辅酶基结合可抑制 CYP2D6 活性。而 CYP2D6 与多种抗精神病药、β 受体拮抗药、抗心律失常药的代谢有关。在帕罗西汀与吩噻嗪类药合用中,显示 CYP2D6 活性下降 2～21 倍,美索达嗪血浆浓度出现了明显升高,引起了 Q-T 间期延长,室性心律不齐等严重不良反应,因此目前已将两药作为配伍禁忌。

又如质子泵抑制药（proton pump inhibitor, PPI）在人体内主要经 CYP2C19 代谢,其次是 CYP3A4 代谢,亚洲人约 20% 为 CYP2C19 的慢代谢型（PM）,中国人群中发生率也高达 15%～17%,如奥美拉唑的慢代谢型（PM）和快代谢型（EM）血药浓度相差约 7 倍,代谢若被抑制,则发生不良反应的风险将大大增加。在大环内酯类抗生素中,克拉霉素、红霉素是 CYP3A4 强抑制药（也是 CYP3A4 的底物）,阿奇霉素、罗红霉素则对 CYP3A4 的抑制作用较弱,故与 PPI 合用时应选择阿奇霉素或罗红霉素。相比较于未服 CYP3A4 抑制药的红霉素,PM 对 CYP3A4 的抑制作用（如克拉霉素引起的）能成倍增加奥美拉唑的 AUC,并且引起 PM 个体中这种药物的 AUC 升高 10 倍。因而可预料,CYP3A4 被抑制的患者对 PPI 治疗 Hp 感染的反应可能更好,但同时也更易引起严重的不良反应（肌痛、心悸、眩晕、肢端麻木、嗜睡等）。

2 药物皮肤敏感试验

　　有些药品在给药后极易引起过敏反应,甚至出现过敏性休克,如青霉素、维生素、有机碘造影剂、局麻药、免疫调节剂、生物药品(酶、抗毒素、类毒素、血清、菌苗、疫苗)等。

　　为安全起见,需在注射给药前进行皮肤敏感试验,皮试后观察 15~20 分钟,以确定其阳性或阴性反应。

　　对青霉素等易致过敏反应的药品,注意提示患者在用药前(或治疗结束后再次应用时)进行皮肤敏感试验(见附表 1),在明确药品敏感试验结果为阴性后,再进行药品调配;对尚未进行皮试者、结果阳性或结果未明确者拒绝调配药品。同时注意提示有家族过敏史或既往有药品过敏史的患者在应用时提高警惕性,于注射后休息和观察 30 分钟,或采用脱敏方法给药。

附表 1　常用青霉素类药物皮肤敏感试验的药液浓度和给药方法与剂量

药物名称	皮试药液浓度(/ml)	给药方法与剂量
青霉素钾注射液	500U	皮内注射 0.1ml
青霉素钠注射液	500U	皮内注射 0.1ml;划痕 1 滴
青霉素 V 钾片	500U	皮内注射 0.1ml
普鲁卡因青霉素注射液 – 青霉素	500U	皮内注射 0.1ml
普鲁卡因青霉素注射液 – 普鲁卡因	2.5mg	皮内注射 0.1ml
苄星青霉素注射液	500U	皮内注射 0.1ml

　　注:苯唑西林钠、氟唑西林钠、氨苄西林钠、阿莫西林、羧苄西林钠、哌拉西林钠、磺苄西林钠注射液和青霉胺片剂等皮试药液浓度和给药剂量同青霉素。

3　美国 FDA 妊娠期药物安全分级 X 级药物目录

　　虽然美国食品药品管理局（FDA）推出了新的"怀孕与哺乳期标示规则（PLLR）"。认为将 PLLR 的叙述性结构取代原有的分级系统，可以更好地传达孕期和哺乳期药物暴露的潜在风险。但 FDA 妊娠期药物的安全分级方式，简单、明了、易记，广为流传，特别适用于基层医务工作者和患者教育使用。考虑到上述原因，本处方集仍然保留该分级方式在各个药物的叙述中以供参考，并集中列出 X 级药物目录作出警示提醒。

A

阿托伐他汀　Atorvastatin　口服给药

阿维 A　Acitretin　口服给药

阿维 A 酯　Etretinate　口服给药

艾司唑仑　Estazolam　口服给药

B

比卡鲁胺　Bicalutamide　口服给药

波生坦　Bosentan　口服给药

C

雌氮芥　Estramustine　口服给药

雌二醇　Estradiol　口腔咽部给药 / 口服给药 / 经皮给药 / 阴道给药

雌酮　Estrone　肠道外给药

促卵泡素 α　Follitropin Alpha　肠道外给药

促卵泡素 β　Follitropin Beta　肠道外给药

D

达那唑　Danazol　口服给药

碘甘油　Iodinated Glycerol　口服给药

度他雄胺　Dutasteride　口服给药

E

鹅去氧胆酸　Chenodeoxycholic Acid　口服给药

F

非那雄胺　Finasteride　口服给药

氟伐他汀　Fluvastatin　口服给药

氟甲睾酮　Fluoxymesterone　口服给药

氟尿嘧啶　Fluorouracil　局部 / 皮肤外用

氟西泮　Flurazepam　口服给药

G

睾酮　Testosterone　口服给药 / 肠道外给药 / 局部、皮肤给药 / 经皮给药

戈舍瑞林　Goserelin　肠道外给药

H

琥珀酸雌三醇　Estriol Succinate　口服给药

华法林　Warfarin　口服给药

J

己二烯雌酚　Dienestrol　局部 / 皮肤外用

己烯雌酚　Diethylstilbestrol　口服给药

加尼瑞克　Ganirelix　肠道外给药

甲氨蝶呤　Methotrexate　口服给药 / 肠道外给药

甲地孕酮　Megestrol　口服给药

甲睾酮　Methyltestosterone　口服给药

甲羟孕酮　Medroxyprogesterone　肠道外给药

甲炔诺酮　Norgestrel　口服给药

L

来氟米特　Leflunomide　口服给药

雷洛昔芬　Raloxifene　口服给药

利巴韦林　Ribavirin　吸入 / 口服给药 / 肠道外给药

亮丙瑞林　Leuprorelin　肠道外给药

氯米芬　Clomifene　口服给药

氯烯雌醚　Chlorotrianisene　口服给药
洛伐他汀　Lovastatin　口服给药

M

麦角胺　Ergotamine　口含 / 口服给药 / 直肠给药
麦角新碱　Ergometrine　肠道外给药
美雌醇　Mestranol　口服给药
美格鲁特　Miglustat　口服给药
米非司酮　Mifepristone　口服给药
米索前列醇　Misoprostol　口服给药

N

那法瑞林　Nafarelin　鼻腔给药
南诺龙　Nandrolone　肠道外给药
尿促卵泡素　Urofollitropin　肠道外给药
尿促性素　Menotrophin　肠道外给药

P

哌嗪雌酮硫酸酯　Estropipate　口服给药 / 阴部给药
普伐他汀　Pravastatin　口服给药

Q

前列地尔　Alprostadil　肠道外给药
羟甲烯龙　Oxymetholone　口服给药
曲普瑞林　Triptorelin　肠道外给药
炔雌醇　Ethinyl Estradiol　口服给药
炔诺醇　Norethisterone　口服给药

R

绒促性素　Chorionic Gonadotrophin　肠道外给药
瑞舒伐他汀　Rosuvastatin　口服给药

S

三唑仑　Triazolam　口服给药
沙利度胺　Thalidomide　口服给药

双氢麦角胺　Dihydroergotamine　口服给药

司坦唑醇　Stanozolol　口服给药

缩宫素　Oxytocin　肠道外给药

T

他扎罗汀　Tazarotene　局部 / 皮肤给药

替马西泮　Temazepam　口服给药

X

西立伐他汀　Cerivastatin　口服给药

西曲瑞克　Cetrorelix　肠道外给药

香豆素　Coumarin　口服给药

辛伐他汀　Simvastatin　口服给药

Y

氧雄龙　Oxandrolone　口服给药

异炔诺酮　Noretynodrel　口服给药

异维 A 酸　Isotretinoin　口服给药

Z

左炔诺孕酮　Levonorgestrel　口服给药 / 皮下给药

4 治疗药物药动学参数

妊娠期伴随的一系列组织形态和生理功能改变,使妊娠期治疗药物的药代动力学特点也随之改变,呈现出一定的特殊性和复杂性。应掌握药物的吸收、分布,胎盘转运和排泄过程的动态规律及存在的差异,除考虑其治疗作用、毒副作用外,更应注意到孕妇用药后,药物对胚胎、胎儿、新生儿的潜在危害因素,科学选用药品,达到安全、有效的治疗目的。

代表药物 <FDA 分级>	药动学参数		作用持续时间	代谢	排出	相对婴儿剂量
	达峰时间	半衰期				
17α 羟己酸孕酮酯 <D>	3~7d	大鼠肌内注射后 $t_{1/2}$ 为10 日左右	维持时间 7~17 日	—	代谢物和原型经肾和粪便排出	—
50% 三氯醋酸 <—>	—	—	—	—	—	—
阿巴卡韦 <C>	1~1.5h	—	—	肝	肾	0.1%~0.88%
阿达木单抗 <B>	5d	—	—			0.12%
阿德福韦酯 <C>	1.75h	7.48h	—	肝	肾	
阿加曲班 <C>	2h(静脉滴注)	40~50min(静脉滴注)	—	肝脏	经胆汁从粪便中排出	
阿米替林 <C>	6~12h	9~25h	—	肝	肾	1.9%~2.8%
阿莫西林 <B>	1~2h(口服);1h(肌内注射)0.5h(静脉给药)	1~1.3h(口服);约 1h(肌内注射)	6h	肝	口服后,约60%药量以原型经肾排出;20%以青霉噻唑酸经肾排出;另有部分经胆汁排出	1.00%

续表

代表药物 <FDA 分级>	药动学参数		作用持续时间	代谢	排出	相对婴儿剂量
	达峰时间	半衰期				
阿莫西林钠克拉维酸钾 <B>	阿莫西林1.5h;克拉维酸钾 1h	阿莫西林1h;克拉维酸钾 0.8h	8h	肝	肾	0.90%
阿莫西林舒巴坦 <B>	1.5h	1.08h	8h	24% 药物在肝内代谢	60% 以上原型药经肾排出,少量经胆道排出	—
阿普唑仑 <D>	1~2h	12~15h	—	肝	肾	8.50%
阿奇霉素 <B>	2.5~2.6h	48~68h	—	肝	主要从胆汁排出,仅 6.5% 以原型经肾排出	5.90%
阿司匹林 <C;D- 如在妊娠晚期大量使用>	1~2h	2~3h(口服小剂量)	—	肝	肾	2.5%~10.8%
阿托品 <C>	肌内注射后15~20min血药浓度峰值,口服为1~2h	3.7~4.3h	4~6h	肝	约有 13%~50% 在12h 内以原型经肾排出	—
阿托西班 <—>	1h(静脉滴注)	1.7h ± 0.3h	—	—	在尿中很少,主要代谢产物可从乳汁排出,尚不清楚粪便中的含量	—
阿昔洛韦 <B>	—	2.5h(口服、静脉滴注)	—	肝	主要经肾由肾小球滤过和肾小管分泌而排出	4.70%
艾司奥美拉唑 <B>	1~2h	1.3h	>8h	肝	80% 的艾司奥美拉唑以代谢物形式从尿中排出	—
艾司西酞普兰 <C>	4h	30h	—	肝	肾	5.2%~7.9%

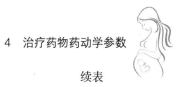

代表药物 <FDA 分级 >	药动学参数		作用持续时间	代谢	排出	相对婴儿剂量
	达峰时间	半衰期				
艾司唑仑 <X>	3h	10~24h	—	肝	肾	—
氨苄西林 <B>	2h（口服）； 0.5~1h（肌内注射）	1~1.5h	—	12%~50%在肝内代谢	口服 20%~60% 由肾排出；肌内注射 50%、静脉注射 70% 经肾排出	0.2%~0.5%
氨苄西林舒巴坦 <B>	0.5~1h	1h	8h	肝	75%~85% 以原型经肾排出	0.5%~1.5%
氨茶碱 <C>	—	成人（不吸烟并无哮喘者）8.7h；2.2h，吸烟者（一日吸1~2包）4~5h	—	—	本品大部分以代谢产物形式经肾排出，10% 以原型排出	5.90%
氨基己酸 <C>	—	61~120min	—	体内不代谢	给药后 12 小时有40%~60% 以原型经肾迅速排出	—
氨基酸 <—>	0.4h ± 0.12h	—	—	—	—	—
氨甲苯酸 <—>	3h（口服）	—	3~5h（静脉注射）	—	肾	—
氨甲环酸 <B>	3h（口服）	2h（口服）	7~8h	—	给药后 24 小时，给药量的 76% 以原型经肾排出	—
昂丹司琼 <B>	约2h(口服)；10min（肌内注射）	3h（口服、肌内注射、静脉注射）	—	肝脏代谢（首关效应），在严重肝损害患者，消除半衰期延长至 15~32 小时	从尿中排出的原型药 <5%；75%代谢物经肾排出；25% 经与肝脏排出	—

续表

代表药物 <FDA 分级 >	药动学参数		作用持续时间	代谢	排出	相对婴儿剂量
	达峰时间	半衰期				
奥卡西平 <C>	4~6h	1~2h	—	肝	肾	—
奥美拉唑 <C>	0.5~7h	0.5~1h,慢性肝病患者为 3h		肝	72%~80% 经肾排出;18%~23% 经粪便排出	—
奥曲肽 <B>	30min	皮下给药的清除半衰期为 100min。静脉注射后其消除呈双相,半衰期分别为10min和90min	—	—	大部分经粪便排出,约 32% 以原型经肾排出	
奥司他韦 <C>	—	6~10h	—	主要经肝脏和肠壁的酯酶代谢	肾	0.47%
奥硝唑 <—>	2h(口服)	约 14h(口服、静脉滴注)	—	肝	经肾排出,少量在粪便中排出	—
白芍总苷 <—>	—	大鼠:$t_{1/2\alpha}$为(2.6+0.9)min;$t_{1/2\beta}$为(27.4+14.4)min;兔:$t_{1/2\alpha}$为(5.9+2.7)min;$t_{1/2\beta}$为(66.0+27.6)min	—	肝	主要以原型经肾排出,经粪便和胆汁排出较少	
倍他米松 <C、D 如在妊娠早期用药 >	1h(肌内注射)	190min(血浆),3d(组织)	—	肝	—	
苯巴比妥 <D- 肠道外给药 >	1h(口服)	20~50h	10~12h	65% 经肝代谢	27%~50% 以原型,其余以代谢物经肾排出	24.00%

代表药物 <FDA 分级>	药动学参数		作用持续时间	代谢	排出	相对婴儿剂量
	达峰时间	半衰期				
苯海拉明 <B>	15~60min（口服）	4~6h	3~6h	肝脏代谢	吸收后仅有少量经脱胺氧化,大部分以原型经肾排出	0.7%~1.4%
苯妥英钠 <D>	4~12h	7~42h	—	肝	肾	0.6%~7.7%
比索洛尔片<口服 C;D-如在妊娠晚期或邻近分娩时>	2~4h	10~12h	24h	50% 经肝代谢	50% 经肾排出	—
吡嗪酰胺 <C>	2h	9~10h	—	肝	肾小球滤过排出	1.50%
苄星青霉素 <B>	—	—	—	肝	主要通过肾小管分泌排出,少量经胆道排出	—
别嘌醇 <C>	1~2h（口服）	1~3h（口服）	—	肝脏	大部分经肾排出,其余经肠道排出	4.90%
丙泊酚 <B>	2min（静脉注射）	α相:2.5min（静脉注射）	10min（静脉注射）	肝	肾	4.44%
丙磺舒 <C>	2~4h（口服）	3~8h（口服）随服药量改变	—	肝	肾	0.70%
丙硫氧嘧啶（PTU） <D>	1h	1~2h	—	肝	肾	1.80%
丙酸倍氯米松 <C>	—	—	—	—	—	—
丙酸氟替卡松 <C>	—	3h	—	—	粪便	—
丙戊酸钠 <D>	1~4h	12~15h	—	肝	肾	0.99%~5.6%

续表

代表药物 <FDA 分级 >	药动学参数		作用持续时间	代谢	排出	相对婴儿剂量
	达峰时间	半衰期				
布比卡因 <C>	15~20min	—	3~6h	肝脏	大部分经肾排出，约5%以原型排出	0.85%~2.92%
布地奈德 <C>	—	—	—	肝	代谢产物经肾和粪便排出	0.30%
布洛芬 <B- 早期和中期；D- 妊娠晚期或临近分娩时 >	1.2~2.1h（口服）	1.8~2h（口服）	100%于24h内排出	肝	60%~90%经肾排出	0.1%~0.7%
促肝细胞生长素 <—>	—	—				
达肝素 <B>	3h（皮下）	3~5h，平均3.5h（皮下注射）；2h（静脉注射）	2~4h（单次）；10~24h（多次）	肝脏代谢	主要经肾排出，肾脏清除率20~30ml/min	—
蛋白琥珀酸铁 <—>	—	—	—			
地尔硫䓬 <C>	2~3h（普通片）；6~11h（缓释胶囊）	3.5h	—	肝	尿、胆汁	0.90%
地氟烷 <B>	—	—	—		从肺迅速排出	—
地高辛 <C>	2~6h	32~48h	—	—	以原型经肾排出	2.7%~2.8%
地诺前列酮 <C>	—	几分钟	2~3h（阴道栓），平均流产时间为17h（12~24h）	肺、肾、肝及其他组织	代谢产物主要经肾排出，少量经粪便排出	—

代表药物 <FDA 分级>	药动学参数		作用持续时间	代谢	排出	相对婴儿剂量
	达峰时间	半衰期				
地屈孕酮 <B>	地屈孕酮及其主要代谢物 t_{max} 分别为 0.5h 和 2.5h	地屈孕酮及其主要代谢物 $t_{1/2}$ 分别为 5~7h 和 14~17h	—	肝	肾	—
地塞米松 <C；D- 如妊娠早期用药>	1h（地塞米松磷酸钠）、8h（地塞米松醋酸酯）	190min（血浆）、3 日（组织）	—	肝内代谢	注射后 48h 本品约 60% 经肾排出，40% 经粪便排出	—
地特胰岛素 <B>	小峰 6~8h	—	18~26h	肝、肾	—	—
地西泮 <D-口服给药、肠道外给药和直肠给药>	1h（口服）	20~50h	—	肝	以代谢物经肾排出	0.88%~7.14%
毒毛花苷 K <C>	1~2h（静脉注射）	21h（静脉注射）	2~3h（静脉注射）	体内不代谢	原型经肾排出	—
度洛西汀 <C>	6h	8~17h，平均 12h	—	肝	肾	0.1%~1.1%
对乙酰氨基酚 <B>	0.5~2h（口服）	1~3h（口服）	3~4h（口服）	肝	肾	8.8%~24.2%
多巴胺 <C>	5min（静脉注射）	约 2min（静脉注射）	5~10min（静脉注射）	25% 左右在肾上腺神经末梢、肝、肾、血浆	80% 在 24h 内经肾排出，尿液内以代谢物为主，极小部分为原型	—
多巴酚丁胺 <B>	约 10min	约 2min	持续时间数分钟	肝	肾和胆汁排出	—
多潘立酮 <C>	15~30min（口服、肌内注射）；1h（直肠给药）	7~9h（口服）	—	肝	经肾排出总量为 31%，原型药占 1%；粪便排出总量 66%，原型药占 10%	0.01%~0.35%

续表

代表药物<FDA 分级>	药动学参数		作用持续时间	代谢	排出	相对婴儿剂量
	达峰时间	半衰期				
多索茶碱<C>	1.22h	7.42h	—	—	以原型和代谢物经肾排出	—
多糖铁复合物<—>	—	—	—	—	—	—
多烯磷脂酰胆碱<B>	6h（口服）	66h（口服胆碱）；32h（口服不饱和脂肪酸）	—	肝	血浆	—
恩替卡韦<C>	0.5~1h	128~149h	—	—	以原型经肾排出	—
二甲双胍<B>	2h	0.9~2.6h	12h	肝	肾	0.3%~0.7%
法莫替丁<B>	2~3h	3h	12h	肝	大部分以原型经肾排出，胆汁排出量少	1.90%
芬太尼<C；D- 如在临近分娩时长期、大量使用>	4min（静脉注射）	约 3.7h（静脉注射）	30~60min（静脉注射）	肝脏	约 10% 原型药与代谢产物经肾排出，约 9% 以无活性代谢产物经粪便排出	2.9%~5%
酚妥拉明<C- 肠道外给药>	20min（肌内注射）；2min（静脉注射）	19min	30~45min（肌内注射）；15~30h（静脉注射）	肝	13% 以原型经肾排出	—
呋塞米<C；D- 如用于妊娠高血压患者>	1~2h（口服）；0.33~1h（静脉给药）	30~60min（正常人）；75~155min（无尿患者）	6~8h（口服）；2h（静脉给药）	12% 经肝	88% 以原型经肾排出，12% 经胆汁排出	—
氟比洛芬酯<B；D- 如在妊娠晚期或临近分娩时用药>	6~7min（静脉给药）	5.8h（静脉给药）	—	—	约 50% 经肾排出	0.7%~1.4%

续表

代表药物 <FDA 分级>	药动学参数		作用持续时间	代谢	排出	相对婴儿剂量
	达峰时间	半衰期				
氟伏沙明 <C>	3~8h	13~22h	—	肝	肾	0.3%~1.4%
氟桂利嗪 <C>	2~4h	2.4~5.5h	—	肝	胆	—
氟氢可的松 <C>	约 1.7h（口服）	—	—	—	—	—
氟西泮 <X>	0.5~1h	30~100h	7~8h	肝	肾	—
氟西汀 <C>	6~8h	4~6d	—	肝	约 60% 经肾排出	1.6%~14.6%
辅酶 A <—>	—	—	—	—	—	—
复方氨基酸 <—>	0.4h ± 0.12h	—	—	—	—	—
复方碘溶液 <D>	—	—	—	—	肾	—
复方乳酸钠山梨醇 <—>	—	—	—	—	—	—
复合维生素 <—>	—	—	—	—	—	—
复合维生素 B <—>	—	—	—	肝	90% 经肾排出，10% 经粪便排出	—
富马酸亚铁 <—>	—	—	—	—	—	—
甘精胰岛素 <C>	无峰	—	24h	肝、肾	—	—
甘露醇 <C- 肠道外给药>	0.5~1h（静脉注射）	约 100min（静脉注射）	3~8h（静脉注射）	肝脏（很少）	3h 内 80% 经肝脏排出	—

续表

代表药物 <FDA分级>	药动学参数		作用持续时间	代谢	排出	相对婴儿剂量
	达峰时间	半衰期				
肝素 <C>	20~60min（皮下注射）	1~6h（静脉给药）;平均为1.5h,与用量有关	3~4h	肝	50% 以原型经肾排出	4.90%
格列本脲 <C>	2~5h	10h	24h	肝	肝、肾	0.53%~1.05%
枸橼酸钾 <—>	—	—	—	—	—	—
枸橼酸钠 <—>	—	—	—	—	—	—
谷氨酰胺 <C>	1~2h	—	—	—	经 ^{14}C 标记的谷氨酰胺在给药96h后,81%经呼气排出;4%经尿排出;1.5%经粪便排出	—
还原型谷胱甘肽 <—>	5h（静脉注射）	24h（静脉注射）	—	肝	肾	—
红霉素 <B>	2~4h	1.5~2h	—	肝	主要在肝中浓缩和从胆汁排出,并进行肠肝循环	1.4%~1.7%
琥珀酸亚铁 <—>	—	—	—	—	—	—
华法林 <X>	1~3d	40~50h	2~5d（单次）,4~5h（多次）	肝	主要经肾排出,可通过无活性形式通过乳汁和胆汁排出	—
环孢素 <C>	1~6h	终末半衰期为6.3h	—	—	主要经胆汁消除,只有6%口服给药经肾排出	0.05%~0.3%

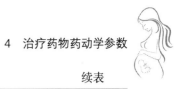
代表药物 <FDA 分级 >	药动学参数		作用持续时间	代谢	排出	相对婴儿剂量
	达峰时间	半衰期				
环丙孕酮 <X>	1.6h	—	—	—	部分醋酸环丙孕酮以原型排出；代谢物以 1∶2 的比率经肾和胆汁排出	—
黄体酮 <B>	2~3h(口服)；2~6(阴道栓)；6~8h(肌内注射)	2.5h(口服)，肌内注射数分钟	48h(肌内注射)	肝	代谢物与葡糖醛酸结合经肾排出	—
加巴喷丁 <C>	2~3h	5~7h	—	体内不被代谢	肾	6.60%
甲基多巴 <B>	4~6h	1.7h(正常人)，3.6h(无尿时)	12~24h	肝	70% 以原型药物和代谢产物经肾排出	0.1%~0.4%
甲泼尼龙 <C；D- 如在妊娠早期用药 >	1.5~2.3h(口服)；25min(静脉注射)；120min(肌内注射)	12~36h	—	肝	代谢产物以葡萄糖醛酸盐、硫酸盐和非结合型化合物的形式经肾排出	0.46%~3.15%
甲巯咪唑（MMI） <D>	1h	3h	—	肝	肾	5.88%~14.7%
甲硝唑 <B>	1~2h(口服)；约20min(静脉滴注)	8~10h(口服)	约 12h(静脉滴注)	肝	60%~80% 经肾排出，少量经粪便排出	12.6%~13.5%
甲氧氯普胺 <B>	0.5~1h(口服)10~15min(肌内注射)1~3min(静脉注射)	4~6h	1~2h	肝	口服量约有 85% 以原型及葡糖醛酸结合物形式经尿排出	4.7%~14.3%
间苯三酚 <B>	20min	15min	—	肝	经尿和粪便排出	—

续表

代表药物 <FDA 分级 >	药动学参数		作用持续时间	代谢	排出	相对婴儿剂量
	达峰时间	半衰期				
间羟胺 <C>	起效时间：10min（肌内注射）,5~20min（皮下注射）,1~2min（静脉注射）	—	1h（肌内注射或皮下）,20min（静脉注射）	肝	代谢物经胆汁和尿排出	—
精蛋白锌重组人胰岛素（NPH） <B>	5~7h	—	13~18h	肝、肾、骨骼肌	肾	—
聚乙二醇4000 <一>	—	—	—	—	—	—
卡贝缩宫素 <X>	—	分布和清除半衰期分别为 5.5min ± 1.6min 和 41min ± 11.9min	1h	—	非肾脏途径清除,极少量（0.7%）以原型经肾排出	—
卡马西平 <D>	4~12h	25~65h	—	肝	肾	3.8%~5.9%
卡前列甲酯 <X>	—	30min	—	—	给药后 6~9h 主要经肾排出	—
卡前列素 <C>	2~3h（阴道给药）; 20~30min（肌内注射）	27~31h	6~8h	肝	肾	—
卡前列素氨丁三醇 <X>	30min（肌内注射）	—	2h	—	—	—

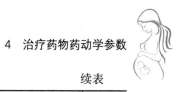

代表药物 <FDA 分级>	药动学参数		作用持续时间	代谢	排出	相对婴儿剂量
	达峰时间	半衰期				
克拉霉素 <C>	2.7h	4.4h	12h	肝脏首过代谢为有活性的14 羟化克拉霉素	低剂量（每12 小时 250mg）给药时，经肾、粪便两个途径排出的药量相仿。剂量增大时（每12 小时 500mg），尿中排出量增多	2.10%
克林霉素 <B>	0.75~2h（口服）; 45~60min（肌内注射）	2.4~3.0h（口服）	—	肝	约10% 给药量以活性成分经肾排出，3.6% 以活性成分经粪便排出	0.9%~1.8%
口服补液盐 <—>	8~12h（口服）	—	—	—	—	—
枯草杆菌 <—>	—	—	—	—	—	—
拉贝洛尔 <C；D- 妊娠中晚期>	1~2h（口服）	6~8h（口服）	8~12h	肝（首过效应明显）	55%~60% 原型药物和代谢产物经肾排出	0.2%~0.6%
拉米夫定 <C>	1h	5~7h	—	少量在肝内代谢	以原型经肾排出	0.49%~6.4%
拉莫三嗪 <D>	0.5~5.0h	6.4~30.4h	—	肝	肾	9.2%~18.27%
赖脯胰岛素 <B>	30~70min	—	2~5h	—	—	—
兰索拉唑 <B>	1.5~2.2h	1.3~1.7h	—	肝	经胆汁和肾排出	—
劳拉西泮 <D>	2h	10~20h	—	肝	肾	2.6%~2.9%
雷贝拉唑 <B>	3.1h	1h	—	肝	大约30% 的药物以硫羧酸及葡萄糖苷酸衍生物的形式从尿液中排出	—

代表药物 <FDA 分级 >	药动学参数		作用持续时间	代谢	排出	相对婴儿剂量
	达峰时间	半衰期				
雷尼替丁 <B>	1~2h	2~3h	8~12h	30% 经肝脏代谢	50% 以原型经肾排出	—
利多卡因 <B>	—	—	—	肝脏	经肾排出	0.5%~ 3.1%
利福平 <C>	1.5~4h	3~5h	6h	肝	主要经胆和肠道排出，少量药物亦可经尿、乳汁、泪液、汗液、痰、唾液排出	5.3%~ 11.5%
利托君 <B>	1h（静脉滴注）；30~60min（口服）	1.7~2.6h	—	—	90% 药物在 24h 内经肾排出	—
利血生 <—>	—	—	—	—	—	—
粒 – 巨噬细胞集落刺激因子（GM–CSF） <—>	3~4h（皮下注射）	1~2h（静脉注射）；2~3h（皮下注射）	—	—	肾	—
粒细胞集落刺激因子（G–CSF） <C>	—	1.4h	—	—	—	—
磷霉素氨丁三醇 <B>	—	约 2h	—	肝	静脉滴注 90% 在 24h 内原型经肾排出；30%~38% 口服给药量经肾排出	—
磷酸铝 <B>	在体内几乎不吸收	—	—	肝	—	—
硫酸镁 <B– 肠道外给药 >	20min（肌内注射）	—	30min	—	经肾排出，排出的速度与血镁浓度和肾小球滤过率相关	0.20%

代表药物 <FDA 分级 >	药动学参数		作用持续时间	代谢	排出	相对婴儿剂量
	达峰时间	半衰期				
硫酸亚铁 <一>	—	—	—	—	—	—
硫唑嘌呤 <D>	1h	90min（静脉注射）	1~2h	肝	50%~60% 在24 小时内经肾排出；12% 在 48 小时内经粪便排出	0.07%~0.3%
柳氮磺胺吡啶 <B- 口服给药、直肠给药；D- 临近分娩时使用 >	—	—	服药 4~5 日后达恒定的血药浓度	—	大部分以原型自粪便排出，有小部分以原型经肾中排出	0.26%~2.73%
罗红霉素 <B>	2h	8.4~15.5h	—	肝	主要以原型随粪便排出，也有部分以脱糖代谢物形式排出，另有7.4% 经肾排出	—
罗哌卡因 <B>	—	14min~4h（硬膜外给药）	—	肝	经肾排出	—
洛哌丁胺 <B>	—	9~14h	24h 以上	肝	经胆汁和粪便排出	0.03%
铝碳酸镁 <->	—	—	—	—	—	—
氯胺酮 <B>	—	2~11min（静脉注射）	—	肝	肾	—
氯苯那敏 <B>	3~6h	12~15h	—	肝	经尿液、大便、汗液排出	—
氯丙嗪 <C>	1~3h（口服）	12~36h	易透过血－脑屏障，颅内药物浓度高 4~5 倍	肝	主要以代谢物形式经肾尿和粪便中排出	0.30%

续表

代表药物 <FDA 分级>	药动学参数		作用持续时间	代谢	排出	相对婴儿剂量
	达峰时间	半衰期				
氯化钾 <C>	约 2h （口服）	—	—	—	90% 经肾脏排出，10% 经粪便排出	—
氯雷他定 <B>	1.3h	8.4h	—	肝	肾	0.03%
氯硝西泮 <D>	1~2h	26~49h	6~8h	肝	肾	2.80%
吗啡 <C；D- 如在临近分娩时长期、大量使用>	—	1.7~3h（普通片剂口服）；3.5~5h（缓、控释片剂口服）	1~3 小时	肝微粒体酶代谢	主要经肾排出，少量经胆汁和乳汁排出	9.09%~35%（9.09%~35%）
麦角新碱 <X>	6~15min（口服）；2~3min（肌内注射）	0.5~2h	3h	肝	肾	—
毛花苷 C <C>	5~30min（静脉注射）	—	2~4d（静脉注射）	—	大部分经胆汁排出，70% 以原型排出，少量经肾排出	—
美洛昔康 <C；D 妊娠晚期或临近分娩时>	6h 内（口服给药或直肠给药）	20h	—	肝	50% 经肾排出，其余 50% 经粪便排出	—
美沙拉嗪 <B>	1~4h（口服）	5~10h（口服）；0.5~2h（直肠给药）	—	肝	肾、粪便、尿	0.12%~8.76%
美托洛尔 < 口服 C；D- 如在妊娠中晚期给药 >	1.5~2h（普通片）	3~7h（普通片）	24h（缓释片）	肝	尿	1.40%
门冬氨酸钾镁 <C>	0.5~1h（口服）	—	—	肝	肾	—

续表

代表药物 <FDA 分级>	药动学参数		作用持续时间	代谢	排出	相对婴儿剂量
	达峰时间	半衰期				
门冬氨酸鸟氨酸<一>	0.5~1h（口服）	3.5h（口服）；0.3~0.4h（静脉滴注）	7h（口服）	上消化道（口服）	以代谢物经肾排出	—
门冬胰岛素<B>	1~3h（皮下注射）	—	3~5h	—	—	—
蒙脱石散<一>	—	—	—	—	6h后连同所吸附的攻击因子随消化道蠕动排出体外	—
孟鲁司特钠<B>	3h	—	—	肝	几乎全部经胆汁排出	0.68%
咪达唑仑<D>	15~60min（口服）	1~5h（口服）	—	肝	肾	—
米非司酮<X>	0.9h ± 0.5h	20~34h，平均26h	—	肝（首过效应明显）	主要通过粪便，<10% 经尿排出	—
米力农<C>	0.5h（口服）；5~15min（静脉注射）	2~3h	4~6h（口服）	肝	肾	—
米索前列醇<X>	1.5h	36~40min	—	—	肾	0.04%
莫沙必利<一>	0.8h	2h	—	肝	肾	—
那屈肝素<B>	3h（皮下注射）	3.5h（皮下注射），2.2h（静脉注射）	—	肝	经肾以少量代谢的形式或原型排除	—
纳布啡<D>	30min（皮下注射、肌内注射）	3~5h（皮下注射、肌内注射）	—	肝	粪便	0.5%~0.8%
奈韦拉平<B>	—	40h	—	肝	肾	4.8%~17.48%

续表

代表药物 <FDA 分级>	药动学参数		作用持续时间	代谢	排出	相对婴儿剂量
	达峰时间	半衰期				
尼卡地平 <C>	0.5~2h	$t_{1/2\beta}$ 为 8.6h	3h	肝	60% 以代谢产物经肾排出，35% 随粪便排出	0.07%~ 0.1%
尼莫地平 <C>	1h	1~2h （口服）	8~9h	肝	以代谢产物经肾排出	0.001%~ 0.04%
尿激酶 <B>	约 15min （静脉注射）	约 20min （静脉注射）	—	肝	少量药物随胆汁和尿液排出	—
帕罗西汀 <D>	4.9~6.4h	24h	—	肝	约 64% 经肾排出，大约有 36% 经粪便排出	1.2%~ 2.8%
帕瑞昔布 <—>	1h（肌内注射）；30min （静脉注射）	约 22min	—	肝	约 70% 的药物以非活性代谢物形式经肾排出	—
哌拉西林钠他唑巴坦钠 <B>	0.5h	0.7~1.2h	—	肝	通过肾小球滤过和肾小管分泌，经肾排出，少量从胆汁排出	—
哌替啶 <B；D，如在临近分娩时长期、大量使用>	1~2h	2.4~4.4h	2~4h	肝	肾	1.1%~ 13.3%
泮托拉唑 <B>	2~3h	约 1h	大于 20h	肝	80% 经肾排出，20% 经粪便排出	1.00%
泼尼松 <C- 口服给药；D- 妊娠中、晚期给药>	1~2h （口服）	1h	12~36h	肝	尿、乳汁	1.8%~ 5.3%
扑米酮 <D>	3~4h	10~15h	—	肝	肾	8.4%~ 8.5%
葡醛内酯 <—>	—	—	—	肝	肾	—

续表

代表药物 <FDA 分级>	药动学参数		作用持续时间	代谢	排出	相对婴儿剂量
	达峰时间	半衰期				
葡萄糖酸钙 <C>	—	—	—	—	约80%经粪便排出，约20%~30%经尿排出	—
葡萄糖酸亚铁 <—>	—	—	—	—	—	—
普鲁卡因 <C>	—	7.7min	30~60min	大部分被血浆中假性胆碱酯酶水解	肾	—
普鲁卡因青霉素 <B>	2h（肌内注射）	—	—	肝	60%~90%经肾排出	—
普罗帕酮 <C>	2~3h	3.5~4h	>8h	肝	肾	0.09%
普萘洛尔 <C>	1~2h（口服）;6.6h（缓释胶囊）	3.5~6h（口服）;7h（缓释胶囊）;2~3h（静脉滴注）	—	肝	肾	0.3%~0.5%
普通胰岛素 <B>	1.5~3.5h（皮下注射）;15~30min（静脉滴注）	2h（皮下注射）;5~10min（静脉滴注）	5~7h（皮下注射）;0.5~1h（静脉滴注）	肝、肾	少量经尿排出	—
七氟烷 <B>	—	—	—	—	大部分以原型经肺排出	—
齐多夫定 <C>	0.5~1.5h（口服）	约1h（口服）;约1.5h（静脉注射）	—	肝	肾	0.01%~0.36%
羟氯喹 <C>	2~4.5h（口服）	$t_{1/2\alpha}$ 为3日;$t_{1/2\beta}$ 为18~32d	—	肝	部分分泌入胆汁;40%经肾排出,20%经粪便排出,3%经皮肤排出	2.90%

续表

代表药物 <FDA 分级>	药动学参数		作用持续时间	代谢	排出	相对婴儿剂量
	达峰时间	半衰期				
羟氯喹 <C>	2~4.5h （口服）	$t_{1/2\beta}$ 为 32~40d	—	肝	主要经肾缓慢排出,其中23%~25%为原形药物	2.90%
青霉素 G <B>	0.5h（肌内注射）	0.5h（肌内注射）	5h	约 19% 在肝内代谢	主要经肾小管分泌排泄	—
青霉素 V 钾 <B>	1h	1h	6~8h	肝	经肾排出,约20%~35% 以原型排出,约 34% 以水解产物青霉噻唑酸排出	—
氢化可的松<C;D–如妊娠早期用药>	1~2h （口服）	1.3~1.9h	1.25~1.5d	肝	大多数代谢产物结合成葡糖醛酸酯,极少数以原型经肾排出	—
氢氯噻嗪<B;D–用于妊娠高血压>	4h（口服）	15h（口服）	6~12h （口服）	—	以原型经肾排出	1.68%
氢氧化铝 <B>	—	—	20~30min	—	少量经肾排出,大部分经粪便排出	—
屈螺酮 <X>	—	40h	—	—	经粪便和尿液排出	—
屈他维林 <—>	45~60min	8~10h	—	肝	50% 经肾排出	—
曲前列尼尔 <B>	约 10h	4h	—	肝	—	—
去甲肾上腺素 <C>	静脉给药后起效迅速	—	停止滴注后作用时效维持 1~2 分钟	肝	肾	—
曲马多 <C>	1.2~2h （口服）	6h	—	肝	约 80% 的原型药物或代谢物经肾排出	2.86%

代表药物 <FDA分级>	药动学参数		作用持续时间	代谢	排出	相对婴儿剂量
	达峰时间	半衰期				
去氧孕烯 <X>	1.5h	—	—	—	约50%的原型药物或代谢产物经肾排出	—
去乙酰毛花苷 <C>	1~3h	33~36h	2~5h	肝	肾	—
炔雌醇 <X>	1~2h（口服）	6~14h（口服）	—	肝	大部分以原型排出，约60%经肾排出	<1.0%
炔诺酮 <X>	0.5~4h（口服）	5~14h（口服）	>24h	—	肾	—
人免疫球蛋白 <C>	15min（静脉注射）	3~4周	—	—	—	—
人绒促性素 <X-肠道外给药>	12h（皮下注射、肌内注射）	双相11h和23h	—	—	24小时内10%~12%以原型经肾排出	—
人血白蛋白 <C>	—	—	—	—	—	—
乳果糖 <B>	—	—	—	肠道菌群	尿、粪	—
乳酸菌 <—>	—	—	—	—	—	—
乳酸钠 <—>	—	—	—	肝	—	—
瑞巴派特 <->	0.5~4h	2h	—	—	大部分以原型经肾排出	—
瑞芬太尼 <C；D-如在临近分娩时长期、大量使用>	20min（静脉给药）	—	约36min（单剂量静脉给药）	肝、小肠	—	—
塞来昔布 <C-口服给药；D-妊娠晚期或临近分娩时>	3h（空腹）；4h（与食物同服）	10~12h	—	肝	少于3%的原型经肾和粪便排出	0.3%~0.7%

附 录

续表

代表药物 <FDA 分级>	药动学参数		作用持续时间	代谢	排出	相对婴儿剂量
	达峰时间	半衰期				
噻托溴铵 <C>	—	—	—	肝	肾	—
三硅酸镁 <—>	—	—	—	—	—	—
三磷腺苷 <C>	—	—	—	肝	肾	—
色苷酸钠 <B>	—	80min	—	—	以原型排出,50% 通过肾排出,50% 通过胆汁排出	—
沙丁胺醇 <C>	1.8h(普通片);5.5h(缓释片)	—	—	肝	—	—
沙美特罗 <C>	10~45min	5.5h	12h	体内羟化作用	用药后 168h 分别有 25% 经肾和 60% 经粪便排出	—
鲨肝醇 <—>	—	—	—	—	—	—
山梨醇铁 <—>	2h				24小时内20%~30% 给药量经肾排出	
舍曲林 <C>	4.5~8.4h	22~36h	—	肝	从粪便和尿中等量排出,只有少量(0.2%)舍曲林以原型经肾排出	0.4%~2.2%
生长抑素 <—>	—	依据放射性免疫测定结果,其半衰期一般在 1.1~3min 之间;对于肝脏病患者,其半衰期在 1.2~4.8min 之间;对于慢性肾衰患者,其半衰期在 2.6~4.9min 之间	—	肝	肾	—

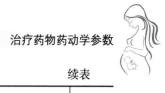
代表药物 <FDA 分级>	药动学参数		作用持续时间	代谢	排出	相对婴儿剂量
	达峰时间	半衰期				
嗜酸乳杆菌 <—>	—	—	—	—	—	—
舒芬太尼 <C;D–如在临近分娩时长期,大量使用>	—	3~10min（静脉给药）	5~10min（静脉给药）	—	—	—
舒马普坦 <C>	—	2.5h	—	肝	（约60%）是以代谢物形式经肾排出,40%经粪便排出	3.5%（单剂量）
双氯芬酸 <B;D–妊娠晚期或临近分娩时>	1~2h(空腹);6h(与食物同服);约4h（缓释片）;0.5~2h(直肠给药)	2h	可维持12h	肝	40%~65% 经肾排出,35% 经胆汁、粪便排出	—
双歧杆菌 <—>	—	—	—	—	—	—
水飞蓟宾 <—>	1.5h(胶囊);60~90min（片）	50~60min（片）	3.6h（口服）	肝	80% 以代谢物经胆汁排出	—
缩宫素 <X>	起效时间:3~5min(肌内注射),滴鼻起效迅速,静脉滴注立即起效	1~6min	20min（滴鼻）,30~60min（肌内注射）,静脉滴注至滴注完毕后20min效应逐渐减弱	肝、肾	经肾排出,极少量是原型药	—
他克莫司 <C>	口服差异较大;静脉给药可及时达到需要浓度高峰	3.5~50h	—	肝	差异大,清除率低	0.1%~0.53%

附　录

续表

代表药物<FDA 分级>	药动学参数		作用持续时间	代谢	排出	相对婴儿剂量
	达峰时间	半衰期				
碳酸钙<—>	—	—	—	—	—	—
碳酸氢钠<C>	—	—	—	—	呼气排出或以原型经肾排出	—
特布他林<B>	—	—	—	—	—	0.2%~0.3%
替比夫定<B>	1~4h	15h	—	—	以原型经肾排出	—
替诺福韦酯<B>	1h	17h	—	肝	70%~80%以原型经肾排出	—
替普瑞酮<—>	5h	—	—	本药在肝脏代谢极少,84.8%以药物原型排出	服药3日内27.7%由呼吸道清除;4日内22.7%经肾排出,29.3%经粪便排出	—
替硝唑<C>	2h(口服)	11.6~13.38h(口服、静脉滴注)	—	肝	16%以原型经肾排出,12%以代谢产物形式排出	12.20%
头孢氨苄<B>	1h	0.6~1h	6h	体内不代谢	以原型药物经肾小球滤过和肾小管分泌排出	0.39%~1.47%
头孢吡肟<B>	1.5h	2h	—	少量在体内代谢	约85%的药物以原型经肾排出	0.30%
头孢丙烯<B>	1.5h	1.3h	—	不代谢	大部分以原型经肾排出	3.70%
头孢泊肟酯<B>	2~3h	2.09~2.84h	—	基本不代谢	约80%的药物以原型经肾排出,极小部分经胆道排出	—
头孢地尼<B>	3h	1.6~1.8h	—	不代谢	原型经肾排出	—

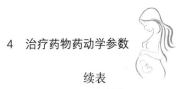

代表药物 <FDA 分级>	药动学参数		作用持续时间	代谢	排出	相对婴儿剂量
	达峰时间	半衰期				
头孢呋辛 <B>	2.5~3h（口服）；0.75h（肌内注射）；15min（静脉注射）	1.2~1.6h（口服）；13h（肌内注射、静脉注射）	8h	不代谢	约有 50% 经肾小管排出，其余则经肾小球滤过而排出	0.6%~2%
头孢克洛 <B>	0.5~1h	0.6~0.9h	8h	肝	60%~85% 以原型经肾排出，少量经胆汁排出	0.4%~0.8%
头孢克肟 <B>	2~4h	3~4h	—	—	20% 左右以原型经肾排出，60% 左右经非肾机制清除	—
头孢孟多 <B>	0.5~2h	60min（肌内注射）；32min（静脉注射）	—	不代谢	经肾小球滤过和肾小管分泌，经肾以原型排出	—
头孢哌酮舒巴坦 <B>	15min~2h	1~1.7h	—	不代谢	25% 头孢哌酮和 72% 舒巴坦以原型药物经肾排出，其余头孢哌酮经胆汁排出	—
头孢曲松 <B>	约 2h（肌内注射）；30min（静脉给药）	约 7h（肌内注射）	24h	不代谢	以原型经肾与肝消除，其中 50%~60% 经肾排出，40%~50% 自胆道经肠道排出	4.1%~4.2%
头孢曲松 <B>	2h（肌内注射）；30min（静脉滴注）	7~8h	—	不代谢	以原型经肾与肝消除，其中 50%~60% 经肾排出，40%~50% 自胆道经肠道排出	4.1%~4.2%
头孢噻肟 <B>	0.5h（肌内注射）	0.92~1.35h（肌内注射）；0.84~1.25h（静脉注射）	—	肝	80% 经肾排出	0.6%~2%

续表

代表药物 <FDA 分级 >	药动学参数		作用持续时间	代谢	排出	相对婴儿剂量
	达峰时间	半衰期				
头孢他啶 <B>	1~1.2h（肌内注射）	1.65~2.05h	—	不代谢	82.8%~86.7% 以原型经肾排出	0.90%
头孢西丁 <B>	20~30min	41~59min	—	—	85% 的药物以原型经肾排出	0.1%~0.3%
头孢西丁 <B>	20~30min（肌内注射）	0.7~1h	6~8h,6小时后 85% 药物排出	—	肾	0.1%~0.3%
头孢唑林 <B>	—	1.8h	8h	—	原型经肾排出	—
托吡酯 <C>	2h	19~25h	—	肝	肾	24.68%~55.65%
微粒化孕酮胶囊 <B>	2~6h	血中 $t_{1/2}$ 仅数分钟	—	肝	50%~60% 的代谢产物会经过肾排出；有大约 10% 经胆汁和粪便进行排出	—
维 D 钙	—	—	—	—	—	—
维拉帕米 <C>	1~2h（口服）; 2~5min（静脉注射）	2.8~7.4h（口服）; 2~5h（静脉注射）	6~8h（口服）;2h(静脉注射)	肝	肾	0.20%
维生素 B_{12} <C>	8~12h（口服）; 1h（注射）	—	8h	肝	肾	—
维生素 B_4 <—>	—	—	—	—	—	—
维生素 B_6 <A，C 超过日推荐剂量 >	—	15~20d	—	肝	70% 以原型经肾排出，30% 随粪便排出	—
维生素 C <A；C>	—	—	—	肝	极少量以原型物或代谢产物经肾排出	—

续表

代表药物 <FDA 分级>	药动学参数		作用持续时间	代谢	排出	相对婴儿剂量
	达峰时间	半衰期				
维生素 E <A；C- 如剂量超过美国的每日推荐摄入量>	—	—	—	肝	大部分胆汁排出，小部分经肾排出	—
维生素 K₁ <—>	—	—	—	肝	经肾和胆汁排出	—
文拉法辛 <C>	5.5h	5h	—	肝	肾	6.8%~8.1%
乌拉地尔 <—>	4~6h（口服）	5h（口服）；27h（静脉）	—	肝	50%~70% 经肾排出	—
西咪替丁 <B>	45min（口服）；15min（肌内注射）	2h	4h	肝	肾	—
西酞普兰 <C>	3h	1.5~3.75d	—	肝	85% 经肝排出，其余 15% 经肾排出，日剂量中的 12%~23% 的西酞普兰以原型经肾排出	3.56%~5.37%
西替利嗪 <B>	1h（口服）	7.4~11h（口服）	—	基本不被代谢	大部分以原型经尿、大便、汗液、乳液等排出	—
硒酵母 <—>	—	—	—	—	—	—
腺苷 <C>	—	<10s	10~20s	—	红细胞、血管内皮细胞	—
腺苷蛋氨酸 <—>	3~5h（口服）；45min（肌内注射）	90min（口服）	—	内源性代谢途径	原型经肾排出	—
硝苯地平 <C>	1~2h	$t_{1/2\alpha}$ 为 2.5~3h，$t_{1/2\beta}$ 为 5h	4~8h	肝	80% 以代谢产物经肾排出，20% 经粪便排出	2.3%~3.4%

续表

代表药物 <FDA 分级 >	药动学参数		作用持续时间	代谢	排出	相对婴儿剂量
	达峰时间	半衰期				
硝普钠 <C>	立即起作用并达作用高峰	—	1~10min（静脉滴注）	肝	肾	—
硝酸甘油 <C- 经舌给药和经皮给药 >	约 5min（舌下含服）；即刻作用（静脉滴注）；30min（贴膜给药）	1~4min（舌下含服）；2~4 喷（口腔喷雾）	10~30min（舌下含服）	肝	肾	—
小麦纤维素 <—>	不被人体消化吸收	—	—	肝	粪便	—
熊去氧胆酸 <—>	1h 和 3h（口服出现两次峰值）	3.5~5.8d	—	肝	主要随粪便排出，少量经肾排出	—
溴隐亭 <B>	1~3h	—	8~12h	肝	胆汁	—
盐酸罂粟碱 <C>	—	0.5~2h		肝	以代谢产物形式经肾排出，可经透析被清除	—
叶酸 <A>	60~90min	约 0.7h（口服）		肝	30% 经肾排出，少量经胆汁排出	—
伊洛前列素 <C>	—	20~30min		—	—	—
伊托必利 <—>	30min	6h		肝	肾	—
依那西普 <—>	48h	约 70h		—	—	0.07%~0.2%
依诺肝素 <B>	3~5h（皮下注射）	3~4h（皮下注射）；2h（静脉注射）	24h（皮下）	—	肾	—

续表

代表药物 <FDA 分级>	药动学参数		作用持续时间	代谢	排出	相对婴儿剂量
	达峰时间	半衰期				
依前列醇 <B>	—	6min	—	—	—	—
依沙吖啶 <—>	12h	—	—	肝	肾	—
依托咪酯 <C>	—	75min（静脉注射）	—	肝和血浆	75% 经肾排出，13% 经胆汁排出	—
胰高血糖素 <—>	5~10min	—	—	肝	—	—
乙胺丁醇 <B>	2~4h	3~4h	24h	肝	经肾小球滤过和肾小管分泌排出	0.02%
乙肝免疫球蛋白 <C>	7d	17.5~25d	—	—	—	—
乙肝疫苗 <—>	—	—	—	—	—	—
乙琥胺 <C>	2~4h	50~60h	—	肝	肾	31.4%~73.5%
异丙嗪 <C>	20min（肌内注射）；3~5min（静脉注射）	6~8h（口服）	抗组胺作用 6~12h；镇静作用 2~8h	肝	无活性代谢产物经肾排出，少量经粪便排出	—
异丙托溴铵 <B>	—	1.6h	—	肝	肾	—
异烟肼 <C>	1~2h	快乙酰化者为 0.5~1.6h；慢乙酰化者 2~5h	—	主要在肝脏中通过乙酰化代谢	主要经肾排出，亦可从乳汁排出，少量可自唾液、痰液和粪便中排出	1.2%~18%
益母草 <—>	0.5~1.5h	6h	12h	—	肾排出，少量药物原型经尿排出	—
阴道孕酮凝胶 <B>	5.4h ± 0.97h	45h ± 34.7h	—	肝	50%~60% 的代谢产物经肾排出；有大约 10% 经胆汁和粪便排出	—

续表

代表药物 <FDA 分级 >	药动学参数		作用持续时间	代谢	排出	相对婴儿剂量
	达峰时间	半衰期				
吲哚美辛 <B;D-持续使用超过48h,或在妊娠34周以后用药 >	1~4h（口服）	4.5h（口服）	—	肝	60% 经肾排出，33% 经胆汁排出，在乳汁中也有排出	1.20%
英夫利西单抗 <—>	—	终末半衰期7.7~9.5d	—	—	—	0.32%~3.01%
英夫利昔单抗 <B>	—	7.9~9.5d	—	—	—	—
右旋糖酐铁 <C>	—	5h	—	—	—	—
右佐匹克隆 <C>	1h	6h	—	肝	75% 以代谢物的形式经肾排出，<10% 以原型药物经肾消除	—
孕二烯酮 <X>	1.5h	—	—	—	约 50% 的原型药物或代谢产物经肾排出	—
扎来普隆 <C>	1h	1h	—	肝	80% 经肾排除、20% 经粪便排出	1.50%
蔗糖铁 <—>	—	6h	—	—	24 小时后约 75% 的蔗糖被排出	—
重组人促红素 <C>	15min（静脉注射）;5~24h（皮下注射）	4~13h	12~16h	肝脏,少部分在肾,骨髓和脾脏代谢	少量以原型经肾排出	—
左卡尼汀 <B>	—	2~15h	—	—	肾	—
左炔诺孕酮 <X>	—	5.5~10.4h	—	肝	肾	—
左甲状腺素 <A>	5~6h	7d	—	肝、肾、脑、肌肉	尿、粪	—

续表

代表药物 <FDA 分级 >	药动学参数		作用持续时间	代谢	排出	相对婴儿剂量
	达峰时间	半衰期				
左乙拉西坦 <C>	0.3~1.6h	6~8h	—	肝	肾	3.4%~7.8%
佐米曲普坦 <C>	1~2h	2.5~3h	4~6h	肝	肾	—
佐匹克隆 <C>	1.5~2.0h	5~7h	—	肝	50% 经肺排出,其余经肾排出。仅剂量的 4%~5% 以原型经肾排出	1.50%
唑吡坦 <C>	0.5~3h	0.7~3.5h	—	肝	60% 经肾排出、40% 经粪便排出	0.02%~0.18%

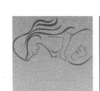

5 肿瘤治疗药物药动学参数

妊娠期抗肿瘤治疗药物的使用需在关注妊娠期药代动力学一般改变的同时，更加注重不同病理细胞类型、病理分期对抗肿瘤药物的敏感性，因此，集中列出妊娠期抗肿瘤治疗药物代谢动力学参数，以供参考。

| 分类 | 代表药物
<FDA 分级> | 作用周期 | 药动学参数 | | 作用持续时间 | 代谢 | 排泄 | 相对婴儿剂量 |
			达峰时间	半衰期				
烷化剂	环磷酰胺 <D>	对各期细胞均有作用	1h 后（口服）	$t_{1/2}$7h	<48h	肝	68%已代谢排出，32%以原型排出	—
	氮芥 <D>	G_1 期和 M 期杀伤作用最强，增殖细胞期和 G_0 期均有杀伤作用	—	$t_{1/2}$5min	—	肝	20%以 CO_2 经呼吸道排出，60%~70%由肾排出（其中原型不到 1%）	—
铂类	顺铂 <D>	对各期细胞均有作用	2~4h	$t_{1/2\alpha}$0.4~0.8h，$t_{1/2\beta}$ 58~73h	>5d	肝、肾	25%~45%由尿排出	—
	卡铂 <D>	对各期细胞均有作用	—	$t_{1/2\alpha}$1.1~2h，$t_{1/2\beta}$ 2.6~5.9h，$t_{1/2\gamma}$>5d	>5d	肝	肾	1.8%

续表

分类	代表药物<FDA分级>	作用周期	药动学参数 达峰时间	药动学参数 半衰期	作用持续时间	代谢	排泄	相对婴儿剂量
抗代谢物	甲氨蝶呤<X>	S期，对 G_1/S 期细胞有延缓作用	1~5h（口服），0.5~1h（肌内注射）	$t_{1/2\alpha}$1h, $t_{1/2\beta}$2~3h, $t_{1/2\gamma}$8~10h	可达数月（有时）	肝、胃肠道	40%~90%经肾以原型药排泄，≤10%由胆汁排出	0.13%~0.95%
	5-氟尿嘧啶<D-肠道外给药；X-局部/皮肤外用>	S期	—	$t_{1/2\alpha}$10~20min, $t_{1/2\beta}$20h	3h（静脉注射）	肝	大部分分解为二氧化碳经呼吸道排出，15%经肾以原型排出	—
	放线菌素 D<D>	G_1 期	—	$t_{1/2}$36h	—	—	12%~20%经尿排出，50%~90%经胆道随粪便排出	—
抗肿瘤抗生素	博来霉素<D>	S期	—	$t_{1/2\alpha}$1.3h 及 8.9h（静脉滴注）；$t_{1/2\beta}$24min 及 4h（快速静脉滴注）	—	肝	50%~80%经肾排泄	—
	丝裂霉素<D>	晚 G_1 期及早 S 期	—	$t_{1/2\alpha}$5~10min, $t_{1/2\beta}$50min	—	—	肾	—
	多柔比星<D-肠道外给药>	S期的早期最为敏感，M期次之，而对 G_1、S 和 G_2 期有延缓作用	—	$t_{1/2\alpha}$0.5h, $t_{1/2\beta}$3h, $t_{1/2\gamma}$40~50h	—	肝	50%以原型，23%以代谢物经胆汁排出，5%~10%从尿液排出（《临床用药须知》2015版）	2.44%
	平阳霉素<一>	S期	30min	$t_{1/2\alpha}$1.3h 及 8.9h（静脉滴注）	—	—	50%~80%经肾排泄	—

续表

分类	代表药物<FDA分级>	药动学参数			作用持续时间	代谢	排泄	相对婴儿剂量
		作用周期	达峰时间	半衰期				
拓扑异构酶抑制剂	依托泊苷（足叶乙苷）<D>	G$_2$期	1~2h（口服）	$t_{1/2\alpha}$1.4h，$t_{1/2\beta}$5.7h	72h	—	67%以原型经肾排泄，16%随粪便排出	—
植物药	长春新碱<D>	M期	—	$t_{1/2\alpha}$0.07h，$t_{1/2\beta}$2.27h，$t_{1/2\gamma}$85h	—	肝	70%随粪排泄，5%~16%经尿排泄	—
	紫杉醇<D>	G$_2$期及M期	6~12h后（静脉滴注）	$t_{1/2\beta}$5.3~17.4h	—	肝	经粪便排出体外（>90%），经肾清除只占总清除的1%~8%	13.9%~22.9%
	多西他赛<D>	G$_2$期及M期	—	$t_{1/2\alpha}$4min，$t_{1/2\beta}$36min，$t_{1/2\gamma}$11.1h	—	肝	75%以粪便排泄为主，6%在尿中排出	—
单克隆抗体抗肿瘤药	贝伐珠单抗<C>	—	—	$t_{1/2}$20d	—	—	—	—
辅助用药	亚叶酸钙<C>	—	0.62~0.8h	$t_{1/2}$3.5~6.2h	3~6h	肝	80%~90%经肾排出	—
	美司钠<B>	—	2h	$t_{1/2}$1h	—	—	肾	—
其他类	达卡巴嗪<C>	G$_2$期	—	$t_{1/2\alpha}$19min，$t_{1/2\beta}$5h	—	肝	约30%~45%以原型经肾排出，尿中主要的代谢产物是AIC	—

6 超说明书用药规定

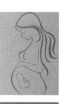

6.1 超说明书用药定义

超说明书用药（off-label drug use）又称"药品说明书外用法""药品未注册用法"，是指药品使用的适应证、给药方法或剂量不在药品监督管理部门批准的说明书之内的用法。药品未注册用法的具体含义包括超适应证、超剂量、超疗程、超适应人群及改变说明书中规定的用药途径与用药间隔时间等。

6.2 超说明书用药规程

在临床工作中，使用"超说明书用药"应具备以下条件。

（1）在影响患者生活质量或危及生命的情况下，无合理的可替代药品而选择使用"超说明书用药"时，必须充分考虑药品不良反应、禁忌证、注意事项，权衡患者获得的利益大于可能出现的危险，保证该用法是最佳方案。

（2）用药目的不是试验研究：用药必须仅仅是为了患者的利益，而不是试验研究，这体现医疗人员的基本职业权利。

（3）有合理的医学实践证据：如有充分的文献报道、循证医学研究结果、多年临床实践证明及申请扩大药品适应证的研究结果等。

超说明书用药依据通常为循证医学证据，包括国内外说明书、政府文件、RCT 的系统评价或 Meta 分析文献、其他对照试验、病例观察文献、指南、专家共识等。需要评估其证据级别。

（4）经医院药事管理与药物治疗学委员会（或药事管理委员会，以下简称"药事会"）及伦理委员会（以下简称"伦理会"）批准。在使用"超说明书用药"前，应向医院药事会及伦理会提出申请，由药事会及伦理会充分研究后决定是否可用，但紧急抢救情形下不受此条限制。

（5）保护患者的知情权：在使用"超说明书用药"前，应告知患者治疗的步骤、预后的情况及可能出现的危险。是否签署知情同意书取决于该用法的危险程度、偏离标准操作的程度及用药目的等。在我国临床工作中，医师应充分告知患者"超说明书用药"的性质和该用法可能出现的各种不可预测的危险,并在患者表示理解后签署知情同意书。(推荐使用的《超说明书用药知情同意书》格式如下。)

_____医院

超药品说明书用药知情同意书

姓名:_____ 性别:_____ 年龄:_____

科室:_____ 身份证号:_____

临床诊断:_____

涉及超药品说明书用药的药品(以下简称被告知药品)

名称:_____ 剂型:_____ 规格:_____

药品单价:_____ 用法用量:_____

疗程:_____

1. 为了患者健康利益的最大化,针对目前病情,我们建议使用药品说明书之外的用药方法,为了让您更好地理解,我们进行如下善意告知:

替代医疗方案及其疗效:_____

_____

2. 超药品说明书用药的依据:_____

_____

3. 针对患者的病情,我们已经按照药品说明书进行了常规药物治疗,目前评估效果不佳。在充分考虑药品不良反应、禁忌证、注意事项、权衡患者获得的利益大于可能出现的危险,我们认为被告知药品的超说明书用法是适宜的治疗方案。

4. 此处所说的超药品说明书用药不涉及临床试验或医学研究。

5. 您有权利要求医师/药师用通俗的语言对本知情同意书所载内容进行讲解,在讲解后您有权利向其提问,以便充分了解这次治疗用药的剂量、方法、可能的效果及可能的危害等。

6. 您已经被告知并请理解,使用被告知药品可能发生意外或如下不良反应,包括且不限于:

①_____

(详见后附药品说明书)

②说明书之外不可预见的药品不良反应:

_____

如果发生医疗意外情况或上述不良反应,医师将按照诊治常规进行积极救治,使您尽快康复。

我声明:经医师/药师告知,我已认真倾听和阅读并理解上述全部内容,对此超药品说明书用药存在的风险充分知晓,完全了解该药物治疗的必要性、可能出现的药品不良反应、意外和并发症,了解并自愿承担所做决定的风险及后果。经慎重考虑,同意□/不同意□接受被告知药品的超说明书用法,并接受此种治疗可能发生的医疗风险。

患者或家属(法定代理人)签名:＿＿＿＿＿＿＿＿＿＿＿＿＿＿＿＿＿

法定代理人与患者关系:＿＿＿＿＿＿＿＿＿＿＿＿＿＿＿＿＿＿＿＿＿

医师签名:＿＿＿＿＿＿＿＿＿＿＿＿药师签名:＿＿＿＿＿＿＿＿＿＿＿

日期:＿＿＿＿＿年＿＿月＿＿日

如果患者为18岁以下未成年人、患者丧失意识或各种原因导致思维障碍,由监护人或近亲属代签本知情同意书。如果患者曾明确告知同意(或法定代理人要求)对其采取隐瞒病情的保护性医疗措施,由患者书面授权的法定代理人签署本知情同意书。

药品说明书粘贴处

注:本知情同意书模版可根据医疗机构的实际情况作适当修改,如按《医疗机构处方审核规范》进行全处方前置审核的医疗机构,可无须药师签名。

参考文献

[1]广东省药学会.药品未注册用法专家共识[J].今日药学,2010,20(4):1-3.

[2]广东省药学会.医疗机构超药品说明书用药管理专家共识[J].今日药学,2014,24(12):841-843.

[3]广东省药学会.超药品说明书用药中患者知情同意权的保护专家共识[J].今日药学,2019,29(06):361-367.

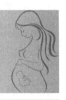

7 药品使用提示标签

药师在调配药品时,必须在药品的外包装上标记出使用药品的信息,包括剂量、给药次数等。药品使用提示标签是为了提醒患者在药品使用和保存方面应特别重视的问题,内容简单明了,作为医嘱和药品说明书关于用药的重要信息的强化和补充。

根据用药的实际情况,遴选下列 34 个药品的使用提示标签。

[1] 可致困倦(限含有抗组胺药的儿童制剂)。

[2] 可导致困倦或其他症状(如视物模糊、精神不集中、眩晕、恶心),服用期间不要操作机器、进行高空作业或驾驶,同时禁止饮酒。

[3] 可能导致困倦,服用期间不要操作机器、进行高空作业或驾驶,同时禁止饮酒或含酒精饮料。用于含单胺氧化酶抑制剂的药品。

[4] 不要饮酒。

[5] 不要同时服用抗酸药。

[6] 不要同时服用含铁、铝、钙、镁、锌等金属离子的药品。

[7] 不要与牛奶同服。牛奶可影响部分药品的吸收,因间隔 2~3 小时服用。

[8] 应遵医嘱,不要随便停药。

[9] 遵照医嘱,完成处方的疗程。

[10] 请按照打印说明用药。

[11] 用药后,避免阳光直射。

[12] 用药期间不要服用含阿司匹林的药品。

[13] 用水溶解或与水混匀后服用。

[14] 可能引起尿液变色。

[15] 药品易燃,远离火焰。

[16] 舌下含化,不要转移包装,注意密封。

[17] 24 小时内服用药品不要超过限量。

[18] 一日内或一周内服用药品不要超过限量。

[19] 可导致困倦并持续较长时间,服用期间不要操作机器、高空作业或驾驶,同时禁止饮酒。

［20］餐后或与食物同服。

［21］餐前 0.5~1 小时服用。

［22］空腹或餐前 1 小时服用。

［23］咀嚼或含服。

［24］需整片吞咽,不要咀嚼或掰碎。

［25］舌下含化。

［26］大量饮水。需大量水稀释的制剂、促进排泄或需要水化治疗的药品,应注意"大量"指的是至少 150ml。

［27］稀薄涂敷。

［28］不宜随意服用,每次或每日剂量需严格限定。

［29］不要与其他含对乙酰氨基酚的制剂同时服用。

［30］含阿司匹林和对乙酰氨基酚。不要服用其他含相同成分的复方制剂。

［31］含阿司匹林。

［32］避光保存。

［33］冷处保存(2~10℃)。

［34］防潮,密封保存。

中英药品名称对照索引

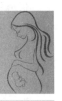

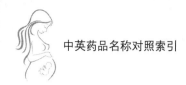

S

T

W

X

Y

英中药品名称对照索引

D

E

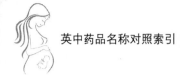

F

G

H

M

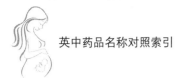